ESSENTIALS of Pediatric Nursing II

UNIT V 아동의 건강 회복

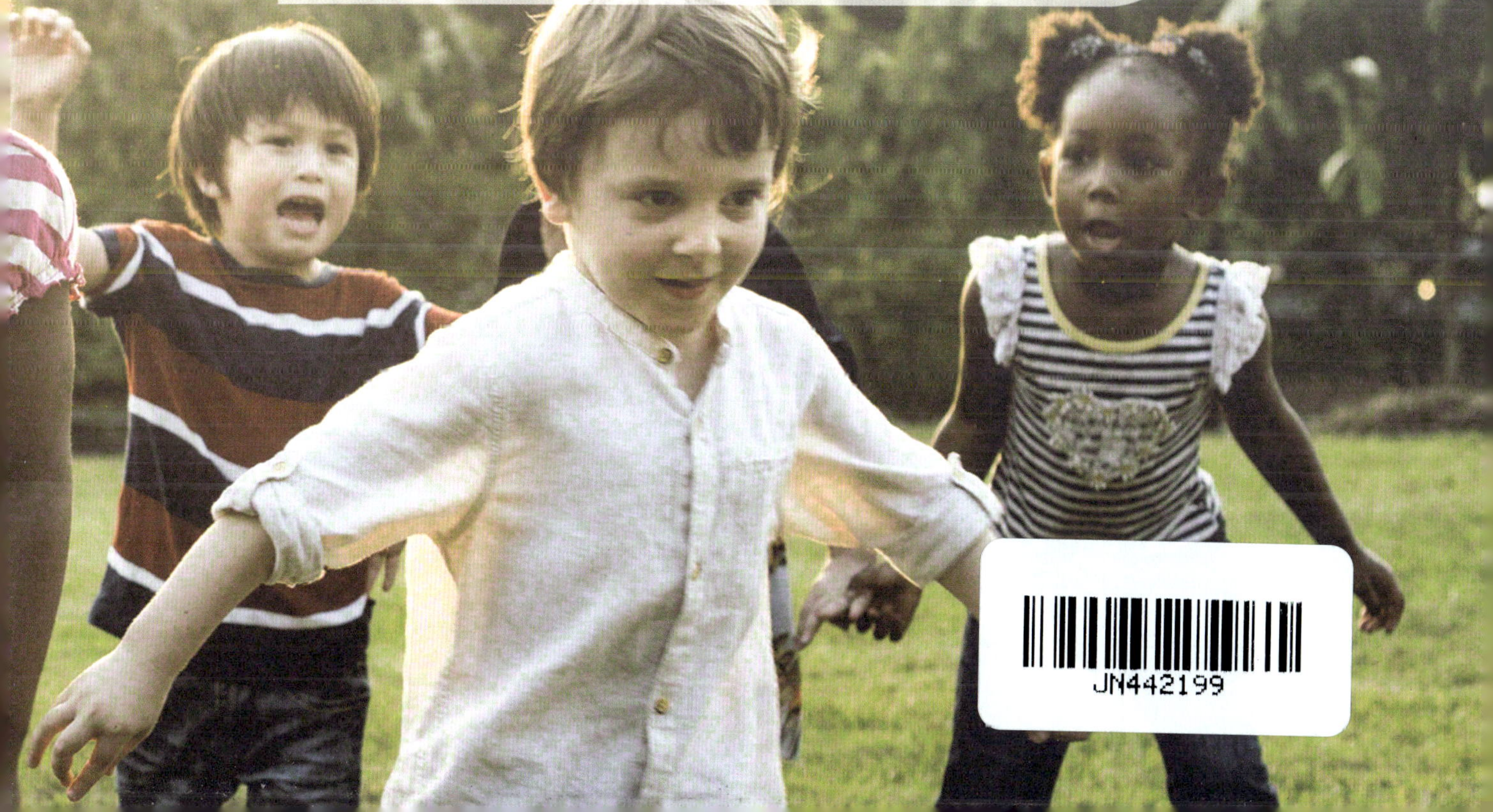

아동간호학 I

ESSENTIALS of Pediatric Nursing

FOURTH EDITION

TERRI KYLE, SUSAN CARMAN

김가은 어용숙 박은아 정옥분 배수현 손순영 이연규 박선희 윤희옥 외

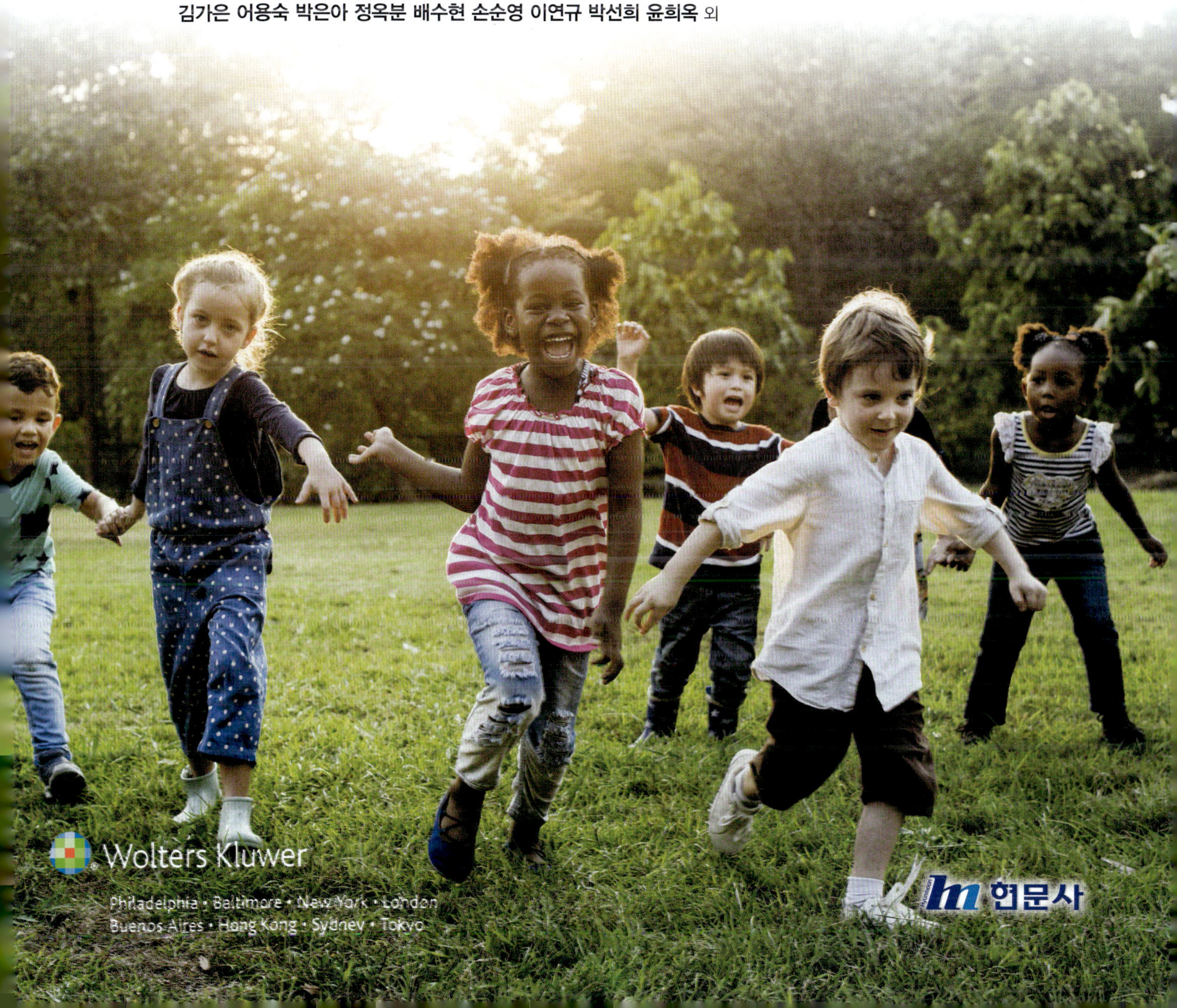

Wolters Kluwer

Philadelphia • Baltimore • New York • London

Buenos Aires • Hong Kong • Sydney • Tokyo

현문사

This is a translation of ESSENTIALS of Pediatric Nursing, 4th Edition by Terri Kyle, DNP, MSN, CPNP, Susan Carman, MSN, MBA published by arrangement with Wolters Kluwer Health Inc., USA.

집필진

AUTHORS

대표저자

김가은	계명대학교

편집위원

어용숙	동국대학교
박은아	부경대학교
정옥분	선린대학교
배수현	호산대학교
손순영	계명대학교
이연규	경북과학대학교
박선희	수성대학교
윤희옥	수성대학교

집 필 진

김가은	계명대학교
어용숙	동국대학교
박은아	부경대학교
정옥분	선린대학교
배수현	호산대학교
손순영	계명대학교
이연규	경북과학대학교
박선희	수성대학교
윤희옥	수성대학교
구건이	구미대학교
금정화	김천대학교
김미진	대구한의대학교
도경아	경북보건대학교
박동영	문경대학교
박수진	안동과학대학교
박연자	경북과학대학교
박희숙	경북과학대학교
서지영	경북전문대학교
서진희	하양초등학교
이경미	대구과학대학교
이미선	안동과학대학교
이순영	경운대학교
이춘희	포항대학교
전훈정	대경대학교
정유진	영남이공대학교
정윤경	경남도립거창대학
조은정	영남이공대학교
황완희	구미대학교

머리말

PREFACE

아동은 미래세대 성장동력인 반면 스스로 자신의 입장을 표현할 수 없는 대표적인 침묵(speechless)집단이기 때문에 아동을 건강한 사회구성원으로 성장시키기 위해서는 아동의 역량이 최대한 발휘될 수 있는 환경조성이 필요합니다. 아동의 신체적 건강은 과거에 비해 많이 향상되었으나 우울이나 스트레스 등의 정서적 문제, 자살, 학대, 장애, 미숙아 출생과 같이 성장격차나 불건강한 요소를 갖고 살아가는 아동들이 증가하고 있어 아동의 건강과 돌봄에 대한 요구는 질적·양적으로 증가하였고 과거와는 다른 새로운 대응이 요구됩니다.

아동과 관련된 환경변화에도 불구하고 이런 상황적 맥락에서 볼 때 전문가나 돌봄을 제공하는 사람은 아동의 발달적 특성을 고려해 가장 합리적인 돌봄이나 간호를 제공하는 것이 마땅합니다. 즉, 신체적, 정서적, 심리적, 인지적 변화를 민감하게 알아채 선제적으로 개입할 수 있어야 합니다. 아동이 어떤 환경과 건강상태에 놓였더라도 건강을 회복하거나 유지·증진하고 정상적인 성장발달을 촉진하는 데 있어 아동간호에는 기본 원칙이 있으며, 아동간호사의 역할은 점차 더 확장되고 있습니다.

이번에 **Terri Kyle**과 **Susan Carman**의 **Essentials of Pediatric Nursing(4th)**을 근간으로 서술된 본 교재는 아동간호학의 원칙에 충실하면서도 상황에 따라 다양한 실무환경에서 활용될 수 있도록 크게 5부분으로 구성하였습니다. **1부 '아동간호의 기초'**에서는 아동간호학의 개념을 다루었고, 한국 실정에 맞는 역사, 법적, 윤리적 문제를 포함하였습니다. **2부 '아동의 발달단계별 성장발달 특성 및 건강 유지, 증진'**에서는 아동의 발달단계에 따른 특징과 성장발달 관련 간호학적 이슈를 다루었습니다. **3부 '아동간호의 기본 원리'**에서는 아동의 발달단계와 상황에 따른 기본 간호에 대해 제시하였습니다. **4부 '신생아와 고위험 신생아'**에서는 원서에는 없는 내용이지만 급격히 감소하고 있는 신생아 출생률에 비해 조산, 다태아 등 고위험 신생아의 출생률은 매년 증가하는 상황에서 집중적인 간호와 관리가 필요한 고위험 신생아와 정상 신생아에 대한 내용으로 구성하였습니다. **5부 '아동의 건강 회복'**에서는 아동에게 호발하는 주요 질환에 대해 다루었고, 신체계통별로 문제가 있는 아동의 간호계획을 체계적으로 수립할 수 있도록 하였습니다. 전체적으로 병태생리학적 기전부터 간호과정의 적용 및 부모 교육, 비판적 사고, 관련분야 최신 지견 등을 담아 임상현장뿐 아니라 다양한 아동간호현장에서 효과적으로 활용할 수 있도록 하였습니다.

아무쪼록 건강관련 전문지식, 기술 및 의료환경이 빠르게 변화하는 이 시점에 아동간호학을 공부하는 학생들에게 좋은 교과서가 될 수 있길 희망합니다.

마지막으로 책을 쓰는 데 함께 하신 모든 저자들, 이 책의 출판을 결정해 주신 현문사 대표님과 임직원 분들께 깊은 감사를 드립니다.

2022년 8월

대표저자 김 가 은

전체 차례

CONTENTS IN BRIEF

차 례

CONTENTS

UNIT II 아동의 발달단계별 성장발달 특성 및 건강 유지, 증진 / 47

UNIT I

아동간호의 기초

Foundations of Pediatric Nursing

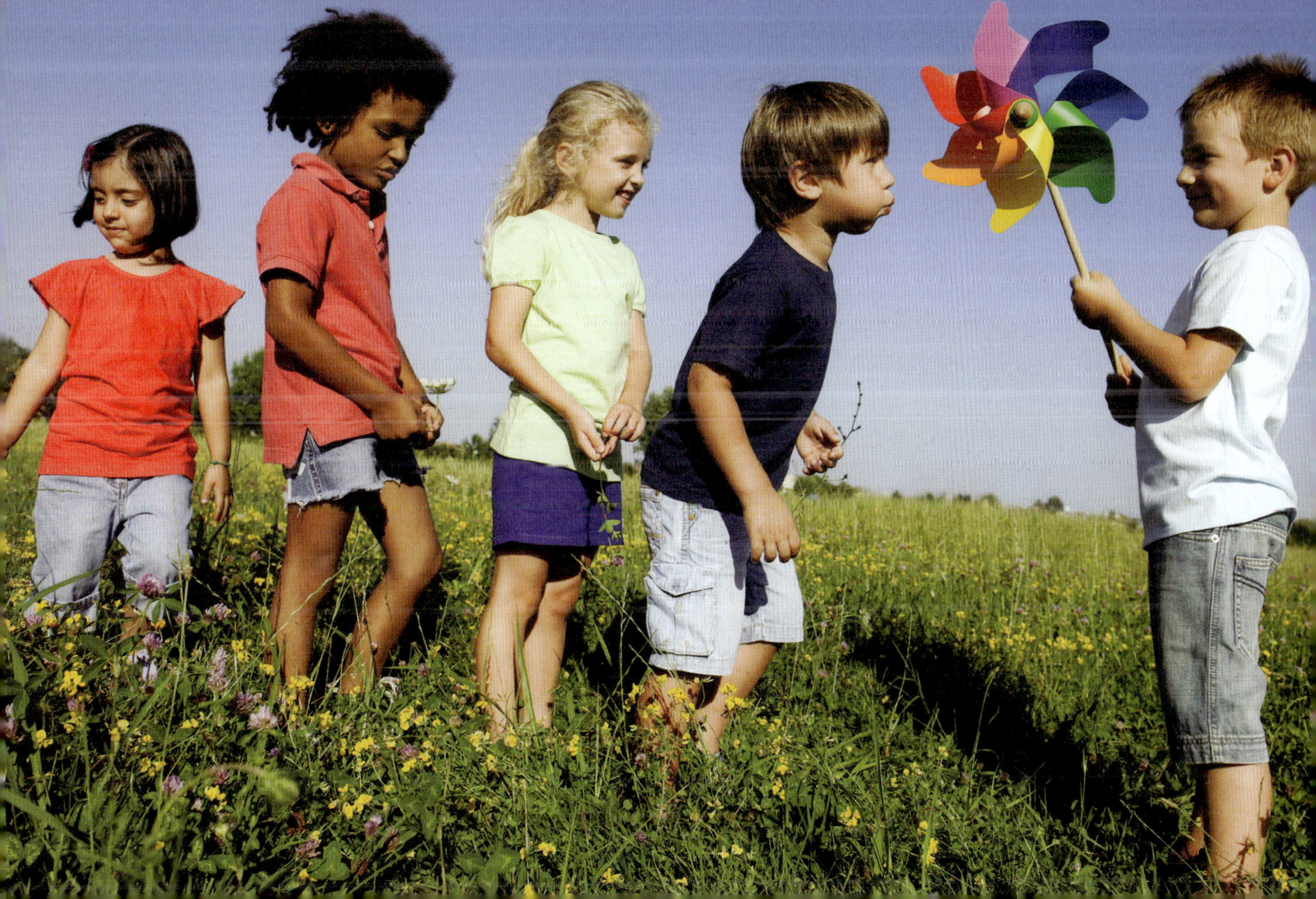

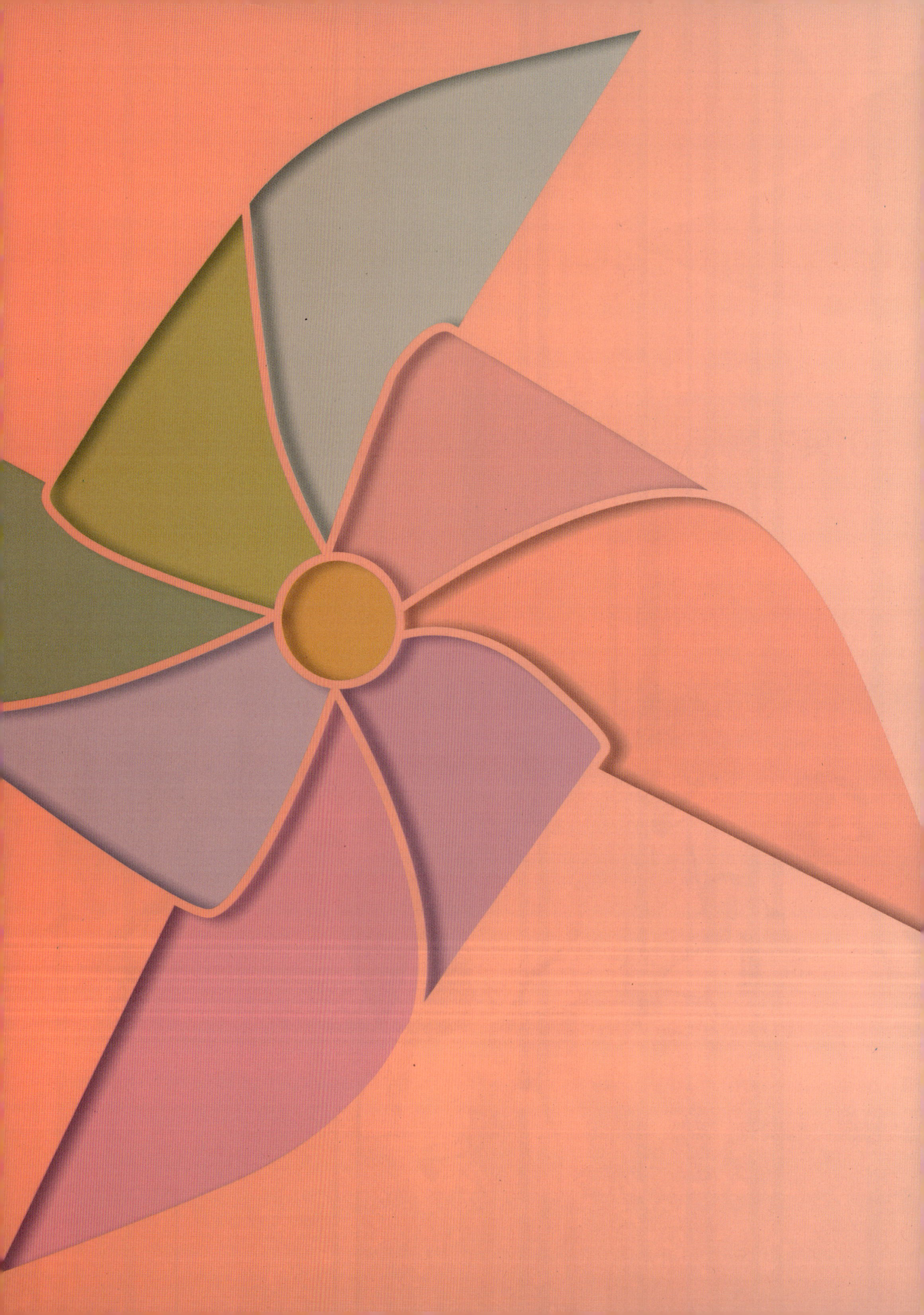

WORDS OF WISDOM

아동을 사랑한다는 것은 아동을 바라보고, 존중하고, 아동의 말을 듣는 것이다.

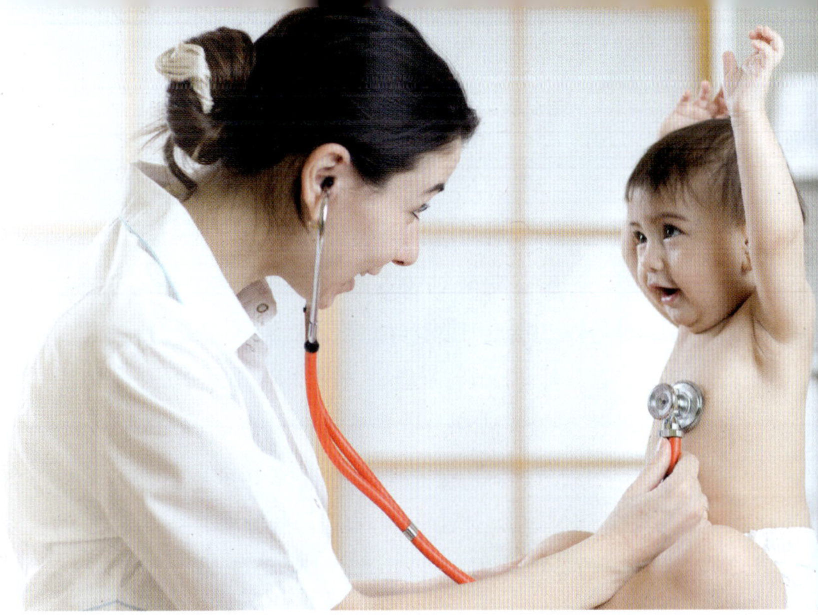

1

아동간호의 개요

Introduction to Child Health and Pediatric Nursing

주요 용어

- 간호과정(nursing process)
- 간호실무표준(standard of care)
- 사망률(mortality)
- 사전동의(informed consent)
- 심폐소생술 거부 [do not attempt resuscitation(DNAR)]
- 이환율(morbidity)
- 찬성(동의, assent)

학습목표

이 장을 학습한 후 학생들은 다음을 수행할 수 있다.

1. 아동의 주요 건강지표를 설명한다.
2. 아동간호의 개념과 철학을 설명한다.
3. 아동간호사의 주요 역할 및 기능, 간호실무표준을 확인한다.
4. 아동과 가족을 위한 간호실무관련 간호과정의 구성요소를 설명한다.
5. 아동간호와 관련된 윤리적 문제를 확인한다.
6. 아동간호와 관련된 법적 문제를 설명한다.

서희는 6세 된 뇌성마비 아동이다. 서희는 재태기간 28주에 출생하였고 현재 폐렴을 동반한 호흡곤란으로 입원 중이다. 서희는 부모님과 2명의 오빠 서진, 서우와 함께 집에서 살고 있다. 이 가족에게 영향을 미칠 수 있는 간호사의 역할에 대해 생각해보시오.

아동은 우리 사회의 미래이다. 아동기에 형성된 습관과 행동은 일생 동안 건강과 질병에 큰 영향을 미친다. 사회는 아동을 대상으로 건강증진, 건강유지, 질병예방, 건강회복 등과 관련된 서비스와 돌봄을 제공한다. 이런 상황에서 아동간호사의 역할은 중요하다. 아동간호사는 아동과 가족의 입장을 옹호하고, 아동 및 가족을 대상으로 상담자 및 건강교육자로서의 역할뿐 아니라 건강관리 자원과 접근성이 부족한 가족을 위해 지지자의 역할을 한다. 이 장에서는 아동의 건강 및 간호에 대해 소개하고, 아동간호와 관련된 법적·윤리적 문제에 대해 논의한다.

아동의 건강

아동은 이 세상의 선물로, 아동을 건강하게 양육하고 돌보는 것은 사회의 책임이다. 과거에는 건강을 단순히 질병이 없는 상태로 정의하고 집단의 사망률과 이환율로 측정하였으나 최근에는 건강-질병의 연속선상에서 질병예방, 건강증진 및 안녕상태를 포괄하는 개념으로 사용한다. 세계보건기구(WHO, 2018)에 따르면 건강은 "단순히 질병이나 손상이 없는 것이 아니라 신체적·정신적·사회적으로 완전한 안녕상태"를 의미한다.

아동건강의 역사

미국도 과거에는 국민의 건강수준이 지금보다 좋지 않아서, 사망률은 높고 기대여명은 짧았다. 많은 유럽계 이민자들이 동부지역에 정착했을 때 좁은 생활공간, 부족하고 비위생적인 음식(오염된 우유 등), 아동의 면역결핍, 힘든 노동환경(아동노동 포함) 등으로 감염성 질환이 유행하였고 천연두, 디프테리아, 성홍열, 홍역 등 감염성 질환의 가장 큰 피해자는 아동이었다. 과거에 아동은 일할 수 있는 중요한 인구집단으로 인식되었으나 이러한 사회적 통념이 점차 변화되면서 공립학교가 설립되었고, 사법체계에서도 아동을 미성년자로 간주하였으며, 아동의 건강에 점점 더 관심을 갖기 시작하였다.

19세기 후반, 질병의 근원에 대한 더 많은 이해를 토대로 '안전한 우유 공급 캠페인'과 같이 공중보건에 대한 노력이 시작되었다. 우유를 저온살균하고, 일부 도시에서는 우유를 무료로 공급하기도 하였다(MCHB, HRSA, USDHHS, 2013). 필수 예방접종 프로그램도 이 시기에 시작되었는데, 1800년대 후반 미국의 몇몇 주에서는 천연두 예방접종을 취학조건으로 하였다. 이러한 공공의 노력으로 영아와 아동의 사망률이 점차 감소되었다(MCHB, HRSA, USDHHS, 2013).

19세기 후반과 20세기 초반에 공중위생과 도시용수 처리 등 공중보건이 증진되었고, 디프테리아, 콜레라, 소아마비, 황열 같은 질병 위험은 감소하여 아동 희생자도 줄어들기 시작하였다(MCHB, HRSA, USDHHS, 2013). 20세기에 접어들면서 영양, 위생, 세균학, 약리학, 약물, 심리학의 발달과 더불어 penicillin(페니실린), corticosteroids(코르티코스테로이드), 다양한 백신 등이 개발되었고 전염성 질병을 퇴치하는 데 도움이 되었다. 이러한 노력의 결과로 20세기 말에는 1세 이상 아동의 사망원인 1위가 질병이 아닌 사고가 되었다(Guyer, Freedman, Strobino, & Sondik, 2000).

20세기 말, 기술의 발달이 건강관리 모든 측면에 영향을 끼쳐 아동의 생존율은 더 증가하게 되었다. 1960년대 이전 중증 미숙아의 경우 폐 발달 미숙으로 생존하기 어려웠으나, 20세기 말에는 치명적인 질병이 동반되어 생존 가능성이 증가하였다. 반면 만성장애 이환율은 증가하게 되었는데, 예를 들어 기계적 환기와 폐성숙을 돕는 약물로 미숙아의 생존율은 증가되었으나, 만성폐질환(기관지폐형성이상), 미숙아망막병, 뇌성마비, 발달지연과 같은 입원율과 사망률이 높은 만성질환은 증가하게 되었다.

최근에는 과학기술과 생명의학의 발전으로, 장애와 질병을 조기진단하고 치료할 수 있게 되었다. 1990년대에는 유전학과 병태생리학을 연결하는 큰 성과가 있었다. 예를 들어, 유전적으로 특정 효소가 결핍되는 선천부신과다형성증 여아가 출생 전 치료를 받을 수 있게 되어 해부학적 이상을 줄이고 생식기는 정상적으로 유지할 수 있게 되었다(Mayo Foundation for Medical Education and Research, 2017). 이외에도 많은 유전적 결함을 규명하여 조기에 상담과 치료를 할 수 있게 되었다.

진단기술과 치료방법의 발전은 계속해서 아동의 건강을 향상시킨다. 예를 들어 피부를 통해 혈당을 체크하는 경피 패치와 같이 덜 침습적인 혈당 모니터링 방법이 개발 중이다(Bruen, Delaney, Florea, & Diamond, 2017).

최근에는 아동의 권리를 지키기 위한 국내·외 단체들의 결성과 활동이 증가되고 있다. 이러한 단체들은 폭력, 학대, 아동 노동과 병역, 소년 재판, 아동이민자와 고아, 유기 및 노숙 아동 등 아동건강에 부정적인 영향을 미치는 문제에 초점을 두고 있다. 이런 단체의 활동으로 아동의 권리를 보호하고 성장, 발달, 교육, 건강을 증진시킬 수 있는 기회가 더 증가하게 되었다.

이러한 이득이 모든 아동에게 균등하게 분배되지는 않는다. 영양부족, 비만, 상염, 납 중독, 천식 등의 특성 건강문제는 부유층이나 중산층 아동보다 빈곤층 아동에게 더 많이 나타나고 더 심각한 영향을 끼치기 때문이다(Woolf et al., 2015).

질병 및 상해뿐 아니라 비만, 환경독소, 알레르기, 약물 남용, 아동학대, 방임, 정신건강문제는 오늘날 아동의 건강을 위협하는 주요 문제들이다.

아동의 주요 건강지표

아동은 성인과 달리 지속적인 신체·인지·정서·사회적 발달선상에 있으므로 아동의 건강상태를 측정하는 것은 간단하지만은 않다. 따라서 광범위한 자료수집이 필요하며 아동뿐 아니라 부모와의 면담자료도 필요하다. 국가별 아동의 건강수준을 파악하는 데 주로 사용되는 지표는 사망률과 이환율 같은 통계적 자료를 들 수 있다.

사망률

사망률(mortality)은 특정 기간 동안 사망한 사람의 수이다. 인구 1,000명에 대한 연간 사망자 수로 집계되고 사망진단서를 기준으로 한다.

신생아 및 영아 사망률

신생아사망률(neonatal mortality rate)은 출생한 신생아 1,000명 중 첫 28일 동안 사망한 신생아의 수이다. 영아사망률(infant mortality rate)은 출생 후 첫 12개월 동안 발생한 사망자 수로, 출생한 영아 1,000명 중 사망한 영아 수이다. 신생아 및 영아 사망률은 국가의 전반적인 건강 및 아동건강의 중요한 지표로 활용된다.

조산과 저체중출생은 영아사망의 주요 위험요인으로, 출생체중이 적을수록 사망의 위험이 더 증가한다. 영아사망률은 국가나 지역, 민족에 따라 크게 차이가 나며 2020년 OECD 38개국의 평균 영아사망률은 출생아 1,000명당 4.2명이다. OECD 국가 중 영아사망률이 가장 낮은 국가는 아이슬란드(1.1명), 가장 높은 국가는 콜롬비아(17.3명)이며 국내는 2.5명으로 지속적으로 감소하는 추세이다(그림 1.1).

아동사망률

국내 통계청 자료에 따르면, 아동(만 19세 이하)사망률(childhood mortality rate)은 2020년 기준 인구 10만 명당 24.3명으로 집계되었다(통계청, 2021). 주요 사망원인은 1~9세의 경우 악성신생물, 운수사고, 타살 순이었고, 10~19세의 경우 자살, 악성신생물, 운수사고 순이었다.

사고 및 손상 예방에 대한 연구는 계속되고 있지만 오토바이 사고, 화재, 익사, 자전거 및 보행자 사고, 중독사, 낙상 등 비의도적 손상은 여전히 아동사망률과 이환율의 주 원인이며, 아동, 가족, 사회에 큰 영향을 미친다.

이환율

이환율(morbidity)은 특정 기간 동안 일정 지역 또는 일정 집단에 새롭게 발생한 질병 혹은 환자빈도를 말하며, 인구 10만 명당 1년간 발생한 수로 계산된다.

이환율의 가장 중요한 측면은 이로 인해 발생하는 장애의 정도인데, 학교결석일수나 아파서 누워 있는 날짜 수로 계산해 볼 수 있다.

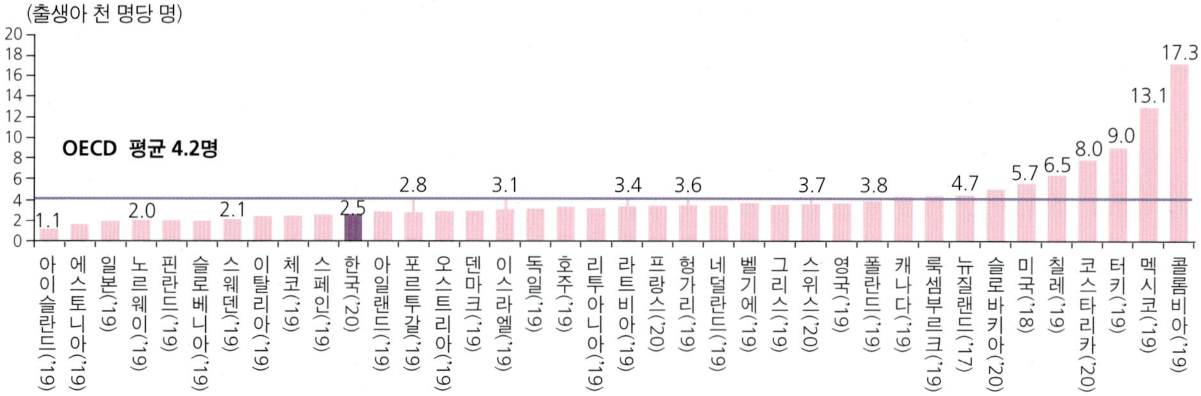

* 자료: OECD.STAT, Health Status Data(2021.9. 추출)
* OECD 평균은 38개 회원국의 가장 최근 자료를 이용하여 계산

그림 1.1 OECD 국가 영아사망률 비교

【출처】 통계청(2021). 2020년 사망원인 통계결과. https://www.kostat.go.kr/portal/korea/kor_nw/1/1/index.board?bmode=read&bSeq=&aSeq=403046&pageNo=1&rowNum=10&navCount=10&currPg=&searchInfo=&sTarget=title&sTxt=

아동에서 이환율이 높은 질환은 천식 등 호흡계 질환, 영양실조와 탈수를 초래하는 위장계 질환, 손상 등을 들 수 있다.

예방접종률이 증가하면서 전염성 질환으로 인한 문제는 많이 감소하였다. 아동의 전반적인 건강은 증진되었지만 천식, 당뇨병, 주의력결핍장애, 비만과 같은 일부 질환에 따른 사망률과 장애는 최근 증가하고 있다.

이외에 행동적·심리사회적·환경적 요인도 아동의 건강에 영향을 미치는 요인이다.

> 이 장의 앞부분에 소개된 서희와 그 가족을 돌아볼 때 아동건강의 어떤 변화가 이 가족에게 영향을 끼칠 수 있는가?

아동간호학의 개념

아동간호는 태아, 신생아부터 청소년에 이르는 아동을 대상으로 건강과 관련된 간호와 돌봄을 수행하는 것을 말한다. 간호는 '실제 및 잠재적 건강문제에 대한 사람들의 반응을 진단하고 치료하는 것'으로 아동간호 실무에도 적용이 된다[American Nurses Association (ANA), n.d.]. 아동간호의 전반적인 목표는 아동의 건강관리 및 안녕상태에 미치는 가족의 영향을 고려하여 아동의 건강을 유지·증진하도록 돕는 것이다. 이 목표에는 질병치료뿐만 아니라 건강증진 및 질병 예방 관련 실무를 포함된다.

아동간호학의 발달

미국의 경우 1870년 아동건강에 대한 전문적인 수련과 교육의 필요성을 인식함에 따라 의학계에서는 소아과학의 아버지로 불리는 아브라함 자코비(Abraham Jacobi)에게 의사로서 최초로 소아과 교수직을 수여하였다. 학교보건은 1902년에 뉴욕의 공립학교에 리나 로저스(Lina Rogers)가 정규직 보건교사로 임명되면서 시작되었고, 1929년에는 미국소아과학회가 설립되었다.

1960년대에 의료전달체계의 변화와 국민의 보건수준 변화로 임상간호사의 역할도 발전하였으며 1965년 석사과정의 아동전문간호사 교육과정이 시작되었다. 1980년대에 미국 보건의료체계의 큰 변화와 함께 전문간호사가 소아과 영역에 투입되게 되었으며 의료환경이 계속해서 복잡해짐에 따라 소아혈액/종양내과간호사나 소아응급간호사 등 아동전문간호사 자격증이 점점 전문화되고 있다. 국내에서도 2006년 아동전문간호사 교육과정이 시작되었고, 현재는 1개 대학에서 교육과정을 운영하고 있다.

아동간호의 철학

아동은 지속적인 발달선상에 있으므로 총체적, 통합적, 가족중심적인 방법으로 접근해야 한다. 아동간호는 아동의 변화하는 신체적·발달적·정서적 요구에 초점을 두며 아동간호사는 가족중심간호와 비외상성 간호 및 근거기반간호를 제공한다. 이 3가지 개념은 아동간호의 중요한 철학을 보여주고 있으며, 이 책의 여러 장에 걸쳐 제시되어 있다.

가족중심간호(family-centered care)란 아동과 가족, 건강관리전문가 간에 상호 도움이 되는 협력관계를 토대로 다양한 상황의 아동을 대상으로 건강관리를 계획하고 전달 및 평가하는 것이다(American Academy of Pediatrics, Committee on Hospital Care, Institute for Patient and Family-Centered Care, 2012, reaffirmed 2018).

부모나 보호자는 아동의 건강과 안녕에 중요한 역할을 하므로 가족중심간호는 아동의 건강관리에 더 좋은 결과를 유도할 수 있을 뿐만 아니라 대상자의 만족도도 높일 수 있다. 가족은 아동의 일차적 지지와 힘의 원천으로, 아동의 건강이나 질병에 대해 알고 있어야 한다.

아동에게 적용되는 중재 중 일부는 아동에게 충격적이거나 스트레스를 유발하거나 고통을 줄 수 있다. 간호를 받는 다양한 상황으로 인해 아동과 가족은 두렵거나 불안감을 느낄 수도 있다. 그렇기 때문에 아동간호에 있어 또 하나의 주요한 요소는 비외상성 간호(atraumatic care)를 제공하는 것이다. 즉 아동과 가족에게 신체적·심리적인 고통을 최소화하면서 치료적 간호를 제공하는 것이 아동간호의 또다른 주요 철학이다.

근거기반실무(evidence-based practice) 혹은 근거기반간호(evidence-based nursing)란 연구결과를 활용하여 간호계획을 세우고 간호를 수행하는 것이다. 이것은 최상의 결과를 얻기 위해 최선의 과학적 근거, 환자의 가치관과 선호도, 임상상황, 임상 전문지식을 통합하는 임상적 의사결정 접근법이다(Melnyk & Fineout-Overholt, 2015). 간호사는 임상질문을 토대로 현 상황에서 최선의 근거자료를 탐색 및 분석하고, 근거자료를 시의적절하게 실무에 통합하고, 결과를 평가함으로써 근거기반실무를 적용한다. 이러한 근거기반실무를 통해 간호의 질을 높이고 건강관리를 증진시킬 수 있다.

아동간호사의 역할

아동간호사의 일차 역할은 아동과 가족에게 직접간호를 제공하면서 교육자, 관리자가 되는 것이다. 간호사는 아동과 부모의 옹호자로서 아동과 부모의 요구와 자원을 알고, 권리와 선택 가능한 것을 알려주며, 충분히 인지한 상태에서 치료를 선택할 수 있도록 아동과 가족의 이익을 옹호하고 보호한다. 교육자로서는 아동과 부모에게 건강과 질병의 모든 측면에 내해 교육과 상담을 제공하며 아동 및 가족과 의사소통 시 아동의 나이와 발달적 수준을 고려하여야 한다. 또 근거기반 실무를 확립함으로써, 아동과 가족에게 최선의 치료를 지속적으로 적용하고 비용효과적인 간호를 제공할 수 있어야 한다.

아동간호사는 협력자, 조정자, 상담가로서의 역할도 담당한다. 아동간호사는 다학제간 건강관리팀과 협력하면서 아동과 가족의 요구를 조정된 간호계획에 통합시키고, 아동과 가족의 요구를 토대로 지지집단을 활용하거나 보건교사를 아동간호 계획에 참여시킬 수 있다.

아동건강관리 영역은 변화하고 있다. 아동간호사는 일반적인 발달적·정신적 건강요구뿐만 아니라 심각한 건강상의 문제를 야기할 수도 있는 아동 개인의 특성과 행동을 잘 알고 있어야 한다. 오늘날 아동 건강관리 실무의 범위는 훨씬 더 넓어져서, 아동간호사는 근거를 기반으로 양질의 간호계획을 세울 수 있어야 한다. 또한 아동간호사는 유전학과 생물학의 최신 정보 및 새로운 기술을 계속해서 습득해야 한다.

문화중심의 간호 제공

오늘날 아동과 가족은 문화, 가족 구조, 사회문화적 상태, 배경, 상황에 따라 다양하다. 아동간호사는 각 아동의 배경에 대해 더 관심을 갖고 개별 특성에 맞는 간호를 제공할 수 있어야 한다.

건강-질병 연속선상에서 간호 제공

질병의 진단과 치료법이 향상됨에 따라 아동간호사는 한때는 치명적이었으나 생존하고 있는 아동, 질환의 기대여명 이상으로 건강하게 살고 있는 아동, 만성장애가 있으면서도 학교에 출석하고 자신의 역할을 하는 아동 등 다양한 상황 속에 놓인 아동을 간호하고 있다. 또한 조산아 생존율이 증가함에 따라, 아동간호사는 건강한 아동부터 가끔 아픈 아동, 만성질병이나 장애가 있는 아동까지 다양한 상태의 아동을 대상으로 간호를 제공한다.

가족중심의 간호 제공

아동간호사는 아동과 부모에게 질병 및 치료에 대한 정보를 제공하고 특별한 사안에 대해 설명해 줄 수 있다. 아동간호사는 가족의 견해와 관심을 존중하고 이들의 문제와 관심에 집중하며, 부모를 아동건강의 중요한 참여자로 인식하고 아동과 부모를 의사결정과정에 항상 포함시켜야 한다.

예방적 간호 제공

최근 의료비용을 절감하고자 하는 노력의 일환으로 예방적 간호에 더 중점을 두게 되었다. 따라서 아동 및 부모에게 제공하는 예방적 육아지도(anticipatory guidance)는 매우 중요하다. 지도내용은 가정 내 안전유지에서부터 질병 예방까지 다양하게 포함된다.

연속적 간호 제공

비용효과적이고 효율적인 간호를 제공하기 위해 병원 등 급성기 의료시설에서부터 외래진료, 일차간호, 재활, 지역사회간호, 장기간호, 집, 학교 등 확장된 범위까지 연속적인 간호가 이루어져야 한다. 예를 들어, 급성기 병원에 입원한 아동이 집, 학교, 다른 지역에서 치료를 마무리할 수도 있고, 특정한 치료나 질병으로 병원에 단기간으로 재입원할 수도 있다. 간호사는 한 환경에서 다음 환경으로 환경이 변화될 때 추후관리와 원활한 전환을 제공하는 데 주요 역할을 한다.

아동과 가족 교육 제공

아동간호사의 역할에는 아동의 일반적인 사망 원인, 질병 유형, 건강관리가 필요한 증상에 대해 가족과 지역사회를 교육하는 것이 포함된다. 교육의 목표는 아동의 불필요한 죽음과 질병을 예방하고 이를 위해 이에 관한 인식을 높이고 지도와 상담을 하는 것이다.

연구

간호사는 아동과 가족에게 예방적 육아지도, 상담, 교육을 적절히 제공하고 질병에 대한 최선의 중재를 제공하기 위해 아동건강의 최신 경향을 알아야 한다. 과학적인 근거를 확인할 뿐 아니라 연구를 직접 수행하거나 참여하는 것은 아동간호사의 역할이다.

간호과정 수행

간호과정(nursing process)은 건강증진, 유지, 회복, 재활 과정 동안 아동과 가족의 간호를 위해 활용된다. 이는 과학적 방법에 근거한 문제해결방법으로 간호를 계획하고 수행하는 데 용이하다. 간호과정은 모든 건강관리시설에서 적용이 가능하며 5가지 단계(사정, 간호진단, 계획, 수행, 평가)로 구성되어 있다.

1. **사정.** 신체사정을 통해 아동과 가족에 대한 자료를 수집한다.
2. **간호진단.** 아동의 건강과 발달상태를 평가하기 위해 자료를 분석하는 과정에서 간호진단을 도출한다.
3. **계획.** 아동의 건강문제나 장애를 향상시키고, 건강증진 및 최적의 발달을 얻기 위한 목표나 간호계획을 세운다.
4. **수행.** 계획된 간호중재를 적용하고, 아동의 반응에 따라 계획을 수정할 수도 있다.
5. **평가.** 간호과정에 대해 지속적으로 평가하고 수정한다.

개념 숙달

사정

간호사는 사정(assessment)이 간호과정의 첫 번째 단계라는 것을 기억해야 한다.

다양한 건강관리환경에서의 간호실무

아동간호사는 다양한 환경에서 간호를 제공한다. 급성기 간호는 질병의 진단과 치료에 초점을 두며 일반아동병동, 소아집중치료실, 응급실, 외래, 수술실, 정신

건강센터와 같은 환경에서 수행된다. 지역사회간호는 건강증진과 질병예방에 초점을 두며 건강클리닉, 학교, 집, 어린이집, 캠프 등의 환경에서 적용된다. 회복, 재활, 삶의 질에 대한 간호는 보통 재활센터, 호스피스센터, 가정간호 서비스기관에서 이루어진다.

미국의 경우 보건의료체계가 다양하게 변화함에 따라 아동간호를 위한 전문간호의 역할도 지속적으로 발전하고 있다. 아동전문간호사(pediatric nurse practitioner, PNP)는 석사학위자로 전문분야 국가자격증이며, 자율적이고 독립적인 전문가이다. 아동전문간호사는 아동에게 건강유지간호(아동 건강검진 및 발달검사 등)와 아동기의 일반적인 질병을 진단하고 치료한다. 일차간호, 급성기간호, 중환자간호 환경에서 아동의 건강을 관리하거나 만성질환 아동에게 장기적인 관리를 제공힌다. 가족전문간호사(family nurse practitioner, FNP)나 신생아전문간호사(neonatal nurse practitioner, NNP)는 아동전문간호사와 비슷한 기능을 하지만 전 생애에 걸친 개인이나 신생아에게 개별화된 간호를 제공한다. 임상전문간호사는 석사학위자로 교육자, 임상가, 연구자로서 전문지식을 제공함으로써 아동, 가족의 요구를 충족시킨다.

아동간호사의 실무표준

실무표준이란 특정한 기술과 지식이 있는 사람에게서 기대되는 최소한의 행동으로, 미국의 경우 아동간호전문간호사협회(National Associatioon of Pediatric Nurse Practitioners, NAPNAP)와 아동간호사회(Society of Pediatric Nurses, SPN), 미국간호협회(American Nurses Association, ANA)에서는 아동간호사의 **간호실무표준**(standard of care)을 표 1.1과 같이 제시하고 있다.

이러한 실무표준은 간호실무의 일관성을 촉진하고, 간호계획 시 중요한 지침이 되며, 간호결과 기준개발에 기여하고, 질적인 간호를 할 수 있도록 한다.

표 1.1 아동간호사의 간호실무표준

종류	내용
실무표준	1. **사정:** 포괄적으로 건강정보를 수집한다. 2. **진단:** 사정자료를 분석하여 간호진단을 내린다. 3. **성과 확인(목표 설정):** 대상자에게 기대되는 결과를 개별적으로 확인한다. 4. **계획:** 기대되는 결과를 얻기 위해 간호중재 계획을 수립한다. 5. **수행:** 계획된 중재를 수행한다(간호의 조정과 사례관리, 건강교육·건강증진·건강회복·건강유지, 의사 등에게 상담 및 의뢰 등). 6. **평가:** 간호목표 달성을 위한 아동과 가족의 결과를 평가한다.
전문직 수행표준	7. **윤리:** 모든 실무 영역에서 윤리조항을 준수한다. 8. **교육:** 아동간호실무에 관한 최근의 지식과 역량을 확보하고 유지한다. 9. **근거기반실무와 연구:** 실무에 연구결과를 이용하고 새로운 지식 개발에 참여한다. 10. **실무의 질관리:** 아동간호실무의 질과 효율성을 체계적으로 향상시킨다. 11. **소통:** 아동, 가족 및 다른 보건의료전문가와 효과적으로 의사소통한다. 12. **리더십:** 실무환경과 전문직에서 리더십을 발휘한다. 13. **협력:** 아동, 가족, 다른 보건의료전문가와 협력하여 대상자를 간호한다. 14. **전문적 실무 평가:** 전문적인 실무표준, 관련 법규·규제 등을 토대로 자신의 간호실무수행을 평가한다. 15. **자원 활용:** 안전, 효용성, 비용과 실무에 미치는 영향을 고려한다. 16. **환경:** 안전하고 건강한 환경에서 치료를 촉진하는 전략을 실행하고 활용한다. 17. **옹호:** 대상자와 가족을 위한 옹호자로서의 역할을 한다.

【출처】 Pediatric Nursing: Scope and standards of practice. Silver Springs, MD: Nursebooks.org.

아동간호와 관련된 윤리적 · 법적 문제

아동의 건강과 건강서비스에 대해 아동은 스스로 상황을 판단하고 결정하는 능력이 제한되므로 부모나 법적 보호자가 결정하게 된다. 미성년자의 법적 보호자는 아동에게 최선인 것을 선택하고, 아동과 가족을 간호하는 간호사는 그들의 요구를 최우선으로 해야 한다. 아동을 간호할 때 직면하는 다양한 법적 · 윤리적 문제에 대한 고려가 필요하다.

TAKE NOTE!

간호사는 아동의 옹호자로서 아동의 권리를 보호하고 아동의 건강을 증진시키는 정책을 지지한다.

아동 및 가족간호와 관련된 윤리적 문제

아동간호사는 간호를 할 때 먼저 자신의 가치관을 점검할 필요가 있으며 다양한 윤리적 고려가 필요하다. 간호사가 아동 및 가족 간에 맺는 관계는 매우 중요하다. 다양한 종교, 문화, 민족 배경이 있는 가족들을 만날 때, 이들을 존경하는 마음으로 대해야 하며, 아동과 부모의 요구를 중요시해야 한다. 과학과 기술의 진보는 건강관리 측면에 많은 윤리적 딜레마를 가져왔고, 대부분의 의료기관에 윤리위원회가 구성되게 되었다. 윤리위원회는 윤리적 딜레마를 사례별로 검토하고 해결할 뿐만 아니라 기관의 정책을 검토하고 직원, 의사, 아동, 가족에게 윤리적 문제에 대한 교육을 제공한다(American Academy of Pediatrics & Committee on Bioethics, 2009, reaffirmed 2014).

윤리적인 측면에서 간호실무는 인간의 삶의 질과 존엄성에 민감해야 하며 간호사는 책임감과 논리적인 방법으로 윤리적 문제를 해결해야 한다. 윤리에는 자율성, 선행, 무해성, 정의, 정직, 성실의 원칙이 있다. 자율성은 건강관리와 관련된 선택의 자유와 자기결정권을 의미한다. 부모는 보통 아동의 건강관리를 선택할 자율성이 있다. 그러나 특정한 상황에서 나이든 아동은 간호나 치료에 동의할 자율성이 있고, 몇몇 특수한 경우에서는 청소년이 부모에게 알리지 않고 건강관리 절차에 대해 동의할 자율성이 있다. 선행은 다른 사람에게 이익이 되는 행동으로 간호사는 아동에게 해를 입히는 것 대신 이익이 되는 행동을 선택해야 한다. 무해성이란 의도적 또는 비의도적으로 해를 끼치지 않는 것이다. 정의는 공정하게 행동하는 것이다. 나이, 성별, 종교, 사회경제적 상태, 민족집단 등의 요인이 치료방법을 결정하는 데 영향을 주어서는 안 된다. 정직은 사실을 말하는 것이고, 성실은 약속을 지키고 사생활과 기밀을 보장하는 것을 의미한다. 아동간호사는 다양한 문화적 · 종교적 배경을 가진 가족을 간호할 때 이러한 윤리적 요소들의 균형을 잘 유지해야 한다. 그 과정은 다음과 같다.

1. 문제를 확인한다.
2. 문제에 관한 정보를 수집한다.
3. 이익과 위험요소를 비교한다.
4. 해결방안을 선택한다.
5. 해결방안을 수행한다.
6. 상황의 결과를 평가한다.

아동 및 가족간호와 관련된 법적 문제

미성년자(만 18세 미만 아동)는 스스로 상황을 판단하고 결정하는 능력이 제한되므로 그들을 대신해 의사결정할 성인 보호자가 필요하다. 보통은 생물학적 부모나 양부모가 아동의 법적 보호자가 된다. 이혼한 경우는 한쪽 또는 양쪽 부모 모두에게 양육권이 부여될 수 있다. 특수한 경우(아동학대나 방임, 위탁가정 등)에는 소송을 위한 후견인을 법원이 지정할 수 있다. 후견인은 아동에게 최선의 이익을 지키는 역할을 한다. 아동간호에서 일반적으로 제기되는 법적 문제는 다음과 같다.

동의

일반적으로 성인만이 건강관리에 대해 법적으로 동의(승낙, consent)할 수 있다. 아동은 미성년자이므로 부모나 법적보호자의 서면 동의서가 필요하다.

미국의 경우 부모나 법적 보호자가 아동의 치료에 대한 결정을 하였더라도 아동의 동의를 얻어야 하나, 국내의 경우는 치료에 대해 아동의 동의를 요구하지는 않는 상황이다.

TAKE NOTE!

아동과 함께 있는 성인이 항상 부모나 법적 보호자라고 할 수는 없다. 동반한 성인과의 관계를 항상 명확히 확인해야 한다.

사전동의

아동이 병원에 입원할 때 처음에 동의서에 서명한 것만으로도 병원에서 하는 대부분의 간호에 동의를 한 것과 같다. 그러나 어떤 경우는 '**사전동의**(informed consent)'의 특별한 과정이 필요하다. 수술, 요추천자나 골수흡인 등의 침습적 시술, 화학요법이나 방사선치료와 같이 위험도 높은 치료, 연구 목적의 시술이나 치료, 억제대 적용, 사진촬영 등을 할 때 사전동의가 필요하다.

아동의 경우 부모나 법적 보호자에게 사전동의를 받아야 한다. 그러나 동의에 대한 책임이 부모에게 있다 하더라도, 의사결정과정에 아동과 청소년을 최대한으로 참여시켜야 한다. 치료나 시술을 하는 의료진은 아동과 부모에게 치료나 시술에 대해 설명해야 할 책임이 있고, 시술과 치료의 잠재적 위험과 이득, 대체 가능한 치료방법에 대해 상세하게 설명한 후 동의를 받아야 하는 책임도 있다. 사전동의와 관련된 간호사의 책임은 다음과 같다.

- 부모나 법적 보호자에게 적절한 질문을 하여 그들이 서명한 문서를 제대로 이해하였는지 확인한다.
- 동의서에 부모나 법적 보호자가 서명하였는지 확인한다.
- 서명과정의 증인 역할을 한다.

특별한 경우의 사전동의

사전동의를 할 때 부모가 동의할 수 있는 상황이 아니거나 부모나 법적 보호자가 동의할 권리를 양도했다는 문서가 있을 때는 대리인(친척, 보모 또는 선생님)이 응급치료를 위한 동의를 대신할 수 있다. 응급상황에서는 전화를 통한 구두동의도 가능하나 두 명의 증인이 동시에 들어야 하고, 전화로 동의를 받았다고 동의서에 함께 기록하고 서명해야 한다. 의사가 아동의 부모나 법적 보호자에게 합리적인 방법으로 연락을 시도하였다는 증거가 있으면 동의 없이도 아동에게 응급치료를 할 수 있다(American Academy of Pediatrics, Committee on Pediatric Emergency Medicine, & Committee on Bioethics, 2011). 급박하거나 응급한 상황에서 동의를 받을 수 없다고 해서 적절한 의학적 중재가 지체되거나 보류되어서는 안 된다(American Academy of Pediatrics et al., 2011). 미국의 경우, 응급의료법(Emergency Medical Treatment and Labor Act, EMTALA)에 응급실에 있는 모든 아동이 사전동의나 비용 지불능력에 관계없이 의학적 검사를 시행받도록 규정하고 있다(American Academy of Pediatrics et al., 2011). 표 1.2에는 사전동의와 관련된 기타 상황에 따른 고려사항을 제시하였다.

부모의 치료 거부

부모의 자율성(치료에 대해 동의하거나 거부할 권리)은 기본적이고 법적으로 보호된 권리이지만, 절대적인 것은 아니다. 일반적으로 부모는 아동의 이익을 위해 최선을 다하지만, 일부의 경우 부모에 의해 아동의 치료가 거부되기도 한다. 이는 치료가 자신의 종교나 문화적 신념과 상충될 때 발생한다. 이런 상황에서는 의사소통과 교육이 중요한 역할을 한다.

또한 아동에게 제공되는 치료가 삶의 질을 크게 손상시킬 수 있다고 인식할 때 부모가 치료를 거부하기도 한다.

의학적 치료의 거부는 아동방임으로 간주된다. 치료를 하여 큰 손상이나 고통을 막거나 생명을 구할 수 있다면, 의료적 처치를 받을 수 있도록 아동을 옹호해야 한다.

찬성

아동의 건강관리에서 **찬성**(동의, assent)은 아동이 건강관리에 대한 결정과정에 참여하는 것을 말한다(American Academy of Pediatrics, 2016). 찬성하는 연령은 아동의 발달수준, 성숙도, 정신상태에 따른다. 미국소아과학회는 아동과 청소년이 자신의 건강관리에 대한 논의에 참여하고 나이에 적절한 정보를 통보받아야 한다고 권고한다.

표 1.2 사전동의와 관련한 기타 고려사항

상황	정의	간호 시 고려사항
아동이 생물학적 부모나 양부모와 동거하지 않음	• 위탁가정에 거주 • 양부모가 될 사람과 거주 • 친척과 거주	• 법으로 지정된 보호자가 동의해야 한다. • 보호자의 법적 권한을 확인하고, 법적으로 지정된 보호자의 동의서를 아동의 의료기록에 첨부한다.
이혼한 부모의 동의	• 이혼판정 시 법정 양육권을 가진 부모에게 동의할 자격이 있다.	• 부모가 공동 양육권이 있는지, 단독 양육권이 있는지 확인한다. • 신체적 양육권만 있는 경우도 응급치료에 동의할 수 있다. • 공동 양육권이 있지만 치료에 대한 의견이 일치하지 않으면 법원이 개입할 수 있다.
장기기증에 대한 동의	• 미성년자가 장기기증을 할 때, 부모는 이득과 위해를 알아야 한다.	• 기증 예정자를 지역 장기이식센터에 의뢰한다. • 가족에게 장기이식과 관련된 정책을 교육한다. • 법적 보호자나 부모가 장기이식에 동의할 수 있다.
임상실험을 위한 동의	• 부모와 아동의 동의가 있어야 하고, 아동에게 이익이 되어야 한다.	• 국내의 경우 식품의약품안전처의 소아 대상 임상시험 가이드라인에 따른다.

【출처】 American Academy of Pediatrics, Committee on Hospital Care, Section on Surgery, and Section on Critical Care. (2010, reaffirmed 2014). Pediatric organ donation and transplantation. *Pediatrics, 125*(4), 822–828; U.S. Department of Health and Human Services. (2016). *Special protections for children as research subjects.* http://www.hhs.gov/ohrp/policy/populations/children.html./
식품의약품안전처(2018). 소아대상임상시험가이드라인.

찬성을 얻을 때, 먼저 아동의 발달수준에 따라 자신의 건강상태를 이해하도록 도와준다. 그 다음 아동에게 계획한 치료내용을 알려주고, 앞으로 일어날 일에 대해 논의한다. 그 후, 아동이 상황을 이해하고 있는지 확인하고 한쪽 면에만 지나치게 영향을 받아서 결정하지 않는지 확인한다. 마지막으로, 치료나 연구에 참여하고자 하는 아동의 의지를 확인한다(American Academy of Pediatrics & Committee on Bioethics, 2016). 찬성은 하나의 과정으로, 치료나 연구 프로토콜 진행 중에도 계속되어야 한다.

연구에 아동을 포함하는 것에 대해서도 아동이 안전하게 보호받을 수 있도록 해야 한다. 연구 조사자나 임상시험심사위원회/기관생명윤리위원회(investigation review board, IRB)는 아동이 안전하게 보호받고 있는지 확인할 책임이 있다. 아동간호사 역시 모든 연구단계에서 아동을 보호할 책임이 있다. 간호사는 환아를 보호할 수 있도록 IRB의 구성원이 되거나, 승인된 연구 환경을 잘 알고 있어야 한다.

TAKE NOTE!

치료나 임상시험 참여에 관한 찬성(assent)은 가능한 한 아동에게 받는다.

사전의사결정서

1990년 '환자의 자기결정권법'으로 사전의사결정서(advance directives)의 개념이 확립되었다. 사전의사결정서에 아동과 가족의 연명치료 선택 여부를 포함하고 있어야 한다. 대부분 부모가 아동의 대리 결정권자 역할을 하므로 삶을 연장하는 것이 아동에게 이익이 되지 않는다면, 의사나 간호사는 부모에게 아동 질병상태와 예후에 대해 알려주어야 한다(Weise et al., 2017). 부모는 다른 가족, 친지, 종교지도자와 논의하여 연명치료 여부, 치료 보류, 심폐정지 시 심폐소생술 거부 여부 등에 대해 결정한다(Weise et al., 2017).

연명치료에는 항생제 투여, 항암화학요법, 투석, 인공호흡기 사용, 심폐소생술, 인공영양, 수분 공급 등이 포함된다. 가족은 이런 치료가 준비되어 있어도 철회하거나, 필요하여도 시작하지 않을 수 있다. '**심폐소생술 거부**[do not attempt resuscitate(DNAR)]'는 특히 일부 말기 아동에게 시행된다. 일부 기관에서는 자연사 허용(Allow Natural Death, AND)이라는 용어를 사용하여 왔다. 어떤 용어로 사용하든지 아동과 가족의 특별한 요구조건을 기록해 두어야 한다(예: 일부 가족들은 산소는 투여하지만 가슴압박이나 소생약물 투여는 원하지 않는다).

'미국 아동학대 예방 및 치료법'의 개정안인 Baby Doe 규정에는 부모의 요구와 상관없이 심각한 질환아, 미숙아, 말기 아동, 장애 아동 치료에 관한 지침을 제시하고 있다(Resnik, 2015). 이러한 상황은 복잡한 윤리적 문제를 포함하고 있어 법적인 불확실성이 있다. 그러므로 의료진은 중환아나 미숙아의 부모에게 아동의 상태와 치료의 위험과 장점에 대해 정확하게 지속적으로 알려주어야 한다. 또한 의료진은 중환아와 미숙아, 장애가 있는 신생아 치료 및 건강관리에 관한 정책과 병원 규정을 잘 알고 있어야 한다. 간호사는 다양한 윤리적 문제에 관심을 가져야 하며, 법에 대한 지식과 윤리적 개념을 적용해 적절한 간호를 제공해야 한다.

이 장의 앞부분에서 서희의 가족을 소개하였다. 가족이 서희에게 최선의 선택을 하도록 돕기 위해 당신은 가족에게 어떤 도움을 줄 수 있는가? 이떤 윤리적·법적 문제가 발생할 수 있는가?

주요 개념

- 과거에는 건강을 단순히 질병이 없는 상태로 정의하고 집단의 사망률과 이환율로 측정하였으나 최근에는 건강의 초점이 질병예방, 건강증진 및 안녕으로 전환되었다. 세계보건기구(2018)에 의하면 건강은 "단순히 질병이나 손상이 없는 상태가 아닌 신체적·정신적·사회적으로 완전한 안녕상태"이다.
- 아동의 주요 사망원인은 여전히 '손상이나 사고'이지만, 최근에는 비만, 환경독소, 알레르기, 약물 남용, 아동학대와 방임, 정신건강 등의 건강문제도 아동건강을 위협하고 있다(CDC/National Center for Health Statistics, 2017).
- 영유아 및 청소년의 집단건강상태를 나타내는 방법으로 사망률, 이환율 등의 통계를 사용할 수 있다.
- 영아사망에 영향을 미치는 주요 요인은 조산과 저체중출생이다.
- 아동간호의 중요한 철학을 반영하는 3가지 개념은 가족중심간호, 비외상성 간호, 그리고 근거기반간호이다. 아동간호사는 이 3가지 개념을 이용하여 지속적, 포괄적, 질적, 비용효과적인 간호를 제공한다.
- 아동간호사의 일차 역할은 아동과 가족에게 옹호자, 교육자, 관리자로서 직접간호를 제공하는 것이다. 또한 협력자, 조정자, 상담자로서의 역할도 한다.
- 간호실무표준(standard of care)이란 특정한 기술과 지식이 있는 사람에게 기대되는 최소한의 행위로, 합리적이고 분별력 있는 사람이 같은 상황에서 하는 행위를 반영한다.
- 간호과정이란 과학적 방법에 근거한 문제해결방법으로, 건강증진·유지·회복·재활 동안 아동과 가족을 간호하는 데 이용된다. 간호과정은 모든 건강관리환경에 적용 가능하고 사정, 간호진단, 계획, 수행, 평가의 5단계로 구성된다.
- 윤리적 간호는 자율성, 선행, 무해성, 성의, 성식, 성실의 기본 원칙을 포함한다. 과학과 기술의 진보는 건강관리환경에 윤리적 딜레마를 가져왔다. 부모가 치료를 거부하거나 아동의 의사가 부모의 결정과 다를 때 윤리적 딜레마가 발생할 수 있다.
- 아동은 성인과 마찬가지로 건강을 관리받을 권리가 있다.
- 미성년자 아동(만 18세 미만)의 건강관리의 대부분은 부모나 법적 보호자로부터 동의를 받는다.
- 사전동의는 수술, 요추천자나 골수흡인 같은 침습적 시술, 항암화학요법이나 방사선치료, 연구와 관련된 시술이나 치료, 억제대 적용, 아동과 관련된 사진촬영 등에서 필요하다.
- 사전동의와 관련된 간호사의 책임은 다음과 같다: 부모나 법적 보호자에게 적절한 질문을 하여 서명한 문서를 제대로 이해하였는지 확인한다. 부모나 법적 보호자가 사전동의 양식 마지막에 서명을 했는지 확인한다. 서명과정의 증인역할을 한다.

참고문헌

통계청(2021). 2020년 사망원인 통계. https://www.kostat.go.kr

American Academy of Pediatrics. (2018). *Promoting children's mental health*. Retrieved October 8, 2018, from http://www.aap.org/en us/advocacy-and-policy/federal-advocacy/Pages/mentalhealth.aspx

American Academy of Pediatrics, Committee on Bioethics. (2009, reaffirmed 2014). *American academy of pediatrics: Institutional ethics committees*. Retrieved December 10, 2013, from http://pediatrics.aappublications.org/content/107/1/205.full.pdf+html

American Academy of Pediatrics, Committee on Bioethics. (2016). Policy statement: Informed consent in decision-making in pediatric practice. *Pediatrics, 138*(2), doi: 10.1542/peds.2016-1484.

American Academy of Pediatrics, Committee on Drugs. (2014). Policy statement: Off-label use of drugs in children. *Pediatrics, 133*(3), 563–567.

American Academy of Pediatrics, Committee on Hospital Care, Institute for Patient and Family-Centered Care. (reaffirmed 2018). *Policy statement: Patient and family-centered care and the pediatrician's role*. Retrieved October 8, 2018, from http://pediatrics.aappublications.org/content/129/2/394

American Academy of Pediatrics, Committee on Hospital Care, and Section on Surgery, and Section on Critical Care. (2010, reaffirmed 2014). Pediatric organ donation and transplantation. *Pediatrics, 125*(4), 822–828.

American Academy of Pediatrics, Committee on Pediatric Emergency Medicine, & Committee on Bioethics. (2011, reaffirmed 2015). Consent for emergency medical services for children and adolescents. *Pediatrics, 128*(2), 427–433.

American Academy of Pediatrics, Committee on School Health and Committee on Bioethics. (2013, reaffirmed 2016). Policy statement: Honoring do-not-attempt resuscitation requests in school. *Pediatrics, 125*(5), 1073–1077.

American Association of Colleges of Nursing. (2017). *DNP Factsheet*. Retrieved October 8, 2018, from https://www.aacnnursing.org/

News-Information/Fact-Sheets/DNP-Fact-Sheet
American Nurses Association (ANA). (n.d.). *Practice & Policy: Scope of Practice.* Retrieved October 11, 2018, from https://www.nursingworld.org/practice-policy/scope-of-practice/
American Nurses Association, National Association of Pediatric Nurse Practitioners, & Society of Pediatric Nurses. (2015). *Pediatric nursing: Scope and standards of practice* (2nd ed.). Silver Spring, MD: Nursesbooks.org.
Ballesteros, M. F., Williams, D. D., Mack, K. A., Thomas, R., Simon, T. R., & Sleet, D. A. (2018). The epidemiology of unintentional and violence-related injury morbidity and mortality among children and adolescents in the United States. *International Journal of Environmental Research and Public Health, 15*(4), 616–635.
Bruen, D., Delaney, C., Florea, L., & Diamond, D. (2017). Review glucose sensing for diabetes monitoring: Recent developments. *Sensors, 17*(1866), doi:10.3390/s17081866
Centers for Disease Control and Prevention (CDC). (2018). *Preterm birth.* Retrieved October 1, 2018, from https://www.cdc.gov/reproductivehealth/maternalinfanthealth/pretermbirth.htm
Centers for Disease Control and Prevention (CDC)/National Center for Health Statistics. (2017). *Child health.* Retrieved September 26, 2018, from https://www.cdc.gov/nchs/fastats/child-health.htm
Central Intelligence Agency. (2018). *The world factbook: Country comparison: Infant mortality.* Retrieved October 1, 2018, from https://www.cia.gov/library/publications/the-worldfactbook/rankorder/2091rank.html
Child Trends. (2018). *Infant, child, and teen morality.* Bethesda, MD: Author. Retrieved October 4, 2018, from https://www.childtrends.org/indicators/infant-child-and-teen-mortality
Federal Interagency Forum on Child and Family Statistics. (2017). *America's children: Key national indicators of wellbeing, 2017.* Washington, DC: U.S. Government Printing Office.
Federal Interagency Forum on Child and Family Statistics. (2018). *America's children: Key national indicators of well-being, 2018.* Washington, DC: U.S. Government Printing Office.
Ghavam, A., & Marcdante, K. J. (2019). Section 1: Profession of pediatrics. Chapter 3: Ethics in pediatric care. In: K. J. Marcdante & R. M. Kleigman (Eds.), *Nelson essentials of pediatrics* (8th ed., pp. 4–6). Philadelphia, PA: Saunders.
GovTrack.us. (2018). *H.R. 3921—115th Congress: HEALTHY KIDS Act.* Retrieved March 11, 2019, from https://www.govtrack.us/congress/bills/115/hr3921
Guyer, B., Freedman, M. A., Strobino, D. M., & Sondik, E. J. (2000). Annual summary of vital statistics: Trends in the health of Americans during the 20th century. *Pediatrics, 106*(6), 1307–1317.
Hall, H. (2014). *Faith healing: Religious freedom vs. Child protection. Science and religion.* Retrieved October 10, 2018, from https://www.csicop.org/si/show/faith_healing_religious_freedom_vs._child_protection
Hamilton, B. E., Martin, J. A., Osterman, M. J. K., Driscoll, A. K., & Rossen, L. M. (2018). *Births: Provisional data for 2017. Vital statistics rapid release; no. 4.* Hyattsville, MD: National Center for Health Statistics. Retrieved October 15, 2018, from https://www.cdc.gov/nchs/data/vsrr/report004.pdf
HHS.gov/HealthCare. (2017). *About the affordable care act.* Retrieved September 28, 2018, from https://www.hhs.gov/healthcare/about-the-aca/index.html
Maternal and Child Health Bureau (MCHB), Health Resources and Services Administration (HRSA), U.S. Department of Health and Human Services. (n.d.). *MCH timeline.* Retrieved September 24, 2018, from https://mchb.hrsa.gov/about/timeline/timeline-scrnrdrs.html#top
Mayo Foundation for Medical Education and Research. (2017). *Congenital adrenal hyperplasia.* Retrieved September 25, 2018, from https://www.mayoclinic.org/diseases-conditions/congenital-adrenal-hyperplasia/diagnosis-treatment/drc-20355211
Melnyk, B. M., & Fineout-Overholt, E. (2015). *Evidence-based practice in nursing and health care: A guide to best practice* (3rd ed.). Philadelphia, PA: Wolters Kluwer Health.
Middleman, A. B., & Olson, K. A. (2018). Confidentiality in adolescent healthcare. In M. M. Torchia (Ed.), *UpToDate.* Retrieved December 9, 2018, from https://www.uptodate. com/contents/confidentiality-in-adolescent-health-care? search=confidential%20treatment%20in%20children& source=search_result&selectedTitle=2~50&usage_type=default&display_rank=2
National Conference of State Legislatures. (2017). *Children's health insurance program overview.* Retrieved October 15, 2018, from http://www.ncsl.org/default. aspx?tabid=14510
Office of Adolescent Health. (2017). *Mental health in adolescents.* Retrieved October 8, 2018, from http://www.hhs. gov/ash/oah/adolescent-health-topics/mental-health/home.html
Ogden, J. (2016). *Religious constraints on prescribing medication. prescriber.* Retrieved October 10, 2018, from https://onlinelibrary.wiley.com/doi/pdf/10.1002/psb.1524
Olson, K. A., & Middleman, A. B. (2018). *Consent in adolescent healthcare.* In M. M. Torchia (Ed.), *UpToDate.* Retrieved October 23, 2018, from https://www.uptodate.com/contents/consent-in-adolescent-health-care?search=informed%20consent&source=search_result&selectedTitle=6~150&usage_type=default&display_rank=6
QSEN Institute. (2018). *About QSEN.* Retrieved October 16, 2018, from http://qsen.org/about-qsen/
Resnik, J. (2015). *The baby doe rules (1984). The embryo project encyclopedia.* Retrieved October 22, 2018, from https://pdfs.semanticscholar.org/e595/146b35e7d00c 3ba7081b7713e380137b3316.pdf
Semega, J. L., Fontenot, K. R., & Kollar, M. A. (2017). *U.S. census bureau, current population reports, P60-259, income and poverty in the United States: 2016*, Washington, DC: U.S. Government Printing Office. Retrieved October 8, 2018, from https://www.census.gov/content/dam/Census/library/publications/2017/demo/P60-259.pdf
The Joint Commission. (2017). *Facts about the national patient safety goals.* Retrieved October 9, 2018, from http://www.jointcommission.org/facts_about_the_national_patient_safety_goals/
University of California–Irvine. (2018). *Child bill of rights.* Retrieved October 9, 2018, from http://www.ucirvinehealth. org/patients-visitors/patients-rights/
U.S. Department of Agriculture, Food and Nutrition Service. (2017). *National school lunch program.* Retrieved October 16, 2018, from https://fns-prod.azureedge.net/sites/default/files/cn/NSLPFactSheet.pdf
U.S. Department of Health and Human Services. (2013). *Summary of the HIPPA privacy rule.* Retrieved October 11, 2018, from https://www.hhs.gov/hipaa/for-professionals/privacy/laws-regulations/index.html
U.S. Department of Health and Human Services. (2016). *Special protections for children as research subjects.* Retrieved October 15, 2018, from http://www.hhs.gov/ohrp/policy/populations/children.html
U.S. Department of Health and Human Services. (2018). *HealthyPeople.gov.* Retrieved October 1, 2018, from https://www.healthypeople.gov/2020/About-Healthy-People/Foundation-Health-Measures
U.S. Department of Health and Human Services. (2019a). *Healthy People 2030 framework.* Retrieved March 11, 2019, from https://www.healthypeople.gov/2020/About-Healthy-People/Development-Healthy-People-2030/Framework
U.S. Department of Health and Human Services. (2019b). *Proposed objectives for inclusion in Healthy People 2030.* Retrieved March 11, 2019, from https://www.healthypeople. gov/sites/default/files/ObjectivesPublicComment508. updated%2012.20.2018.pdf
U.S. Department of Health and Human Services, Public Health Service. (1979). *Healthy people: The surgeon general's report on health promotion and disease prevention (DHEW publication No. PHS 79–5507).* Washington, DC: U.S. Government Printing Office.
Weise, K. L., Okun, A. L., Carter, B. S., Christian, C. W.; Commit-

tee on Bioethics, Section on Hospice and Palliative Medicine & Committee on Child Abuse and Neglect. (2017). Policy statement: Guidance on forgoing life-sustaining medical treatment. *Pediatrics.* doi: 10.1542/peds.2017-1905

Witt, W. P., Weiss, A. J., & Elixhauser A. (2014). *Overview of hospital stays for children in the United States, 2012. HCUP statistical brief #187.* Rockville, MD: Agency for Healthcare Research and Quality. Retrieved October 13, 2018, from http://www.hcup-us.ahrq.gov/reports/statbriefs/sb187-Hospital-Stays-Children-2012.pdf.

Woolf, S. H., Aron, L., Dubay, L., Simon, S. M., Zimmerman, E., & Luk, K. X. (2015). *How are income and wealth linked to health and longevity. Income and health initiative; Brief one.* Retrieved October 12, 2018, from https://www.urban. org/sites/default/files/publication/49116/2000178-How-are-Income-and-Wealth-Linked-to-Health-and-Longevity.pdf

World Health Organization (WHO). (2018). *Frequently asked questions.* Retrieved September 24, 2018, from http://www.who.int/suggestions/faq/en/

Xu, J., Murphy, S. L., Kochanek, K. D., Bastian, B., & Arias, E. (Eds.). (2018). *Deaths: Final data for 2016. National Vital Statistics Reports, 67(5), 1–76.* Hyattsville, MD: National Center for Health Statistics. Retrieved October 1, 2018, from https://www.cdc.gov/nchs/data/nvsr/nvsr67/nvsr67_05.pdf

Yarrow, A. L. (2011). A history of federal child antipoverty and health policy in the United States since 1900. *Child Development Perspectives*, *5*(1), 66–72.

임상적 판단능력

객관식 문제

1. 아동기 사망의 주요 원인은 무엇인가?
   a. 인간 면역결핍 바이러스
   b. 선천성 기형
   c. 자동차 사고
   d. 저체중출생

2. 청소년을 간호할 때, 간호사가 아동의 상태와 제공되는 간호에 대해 부모에게 알려야 하는 경우는 무엇인가?
   a. 임신 상담
   b. 우울증
   c. 피임
   d. 결핵

3. 보건교사가 스크리닝검사를 계획하고 있다. '새로운 이환율'과 관련된 문제를 해결하기 위해 어떤 항목이 포함될 수 있는가?
   a. 학업의 어려움, 폭력성 및 기타 정신건강문제
   b. 만성질환이 있는 아동의 수
   c. 아동의 건강보험 수혜와 관련된 통계치
   d. HIV 감염, 천식, 호흡기계 알레르기 검사

비판적 사고 연습

1. 아동간호체계에 맞춘 간호과정을 자세히 설명하시오.
2. 아동간호사와 아동전문간호사 역할의 차이점을 설명하시오.
3. 당신은 아동 관련 사전동의가 필요한 특수상황에 대해 발표하도록 요청받았다. 당신이 발표할 주제에 대해 설명하시오.

학습활동

1. 지역병원의 IRB에 대해 조사하고, 임상에서 승인된 연구에 대한 정보를 찾아보시오.
2. 국가의 아동건강 및 복지와 관련 정책, 법안, 안건을 조사해 보시오.
3. 병원의 표준화된 간호실무표준을 확인하고, 근거기반실무를 토대로 작성되었는지 평가하시오. 또한 당신의 간호대상 아동에 맞는 개별화된 간호계획을 세우고 두 개를 비교해 보시오.

통합: 사례연구

지역 초등학교의 간호사로서 아동사망률을 줄이는 방법에 대해 부모에게 프레젠테이션을 하라는 요청을 받았다. 프레젠테이션을 준비하면서 고려할 것이 많음을 알게 될 것이다.

WORDS OF WISDOM

성취보다 학습에 아동양육의 초점을 두어야 한다.

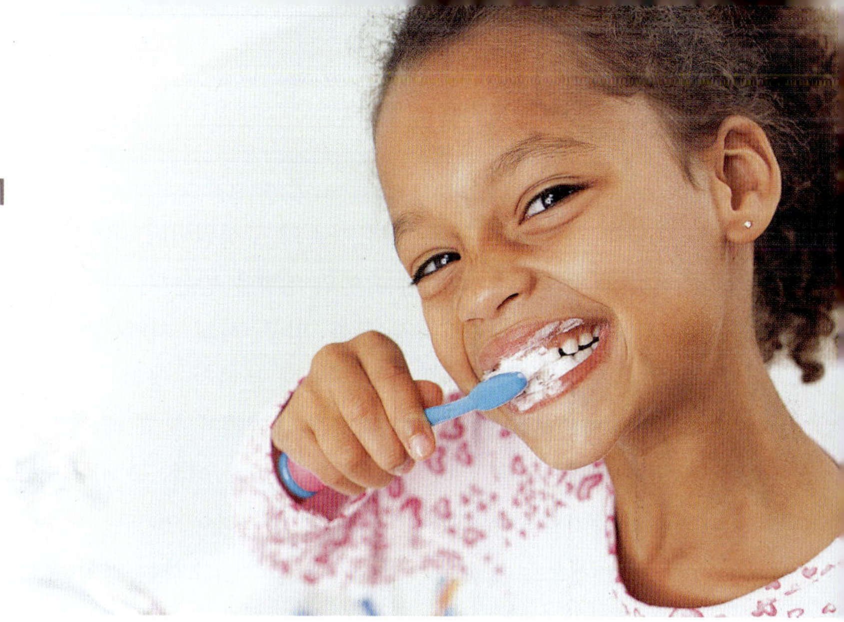

2 아동의 건강에 영향을 미치는 요인

Factors Influencing Child Health

학습목표

이 장을 학습한 후 학생들은 다음을 수행할 수 있다.

1. 아동의 건강에 영향을 미치는 유전에 대해 설명한다.
2. 아동의 건강에 영향을 미치는 건강상태와 생활습관에 대해 비교한다.
3. 아동과 건강상태에 관련된 회복의 개념을 설명한다.
4. 의료서비스의 접근성과 장애요인을 확인하고 아동건강에 미치는 영향을 설명한다.
5. 가족의 역할, 구조, 기능과 아동의 건강에 미치는 영향을 기술한다.
6. 처벌과 훈육을 구분한다.
7. 아동의 건강과 관련된 문화와 민족성을 고려할 수 있다.
8. 지역사회가 아동의 건강에 미치는 영향에 대해 설명한다.
9. 폭력의 원인과 폭력이 아동에게 미치는 영향에 대해 설명한다.
10. 빈곤과 노숙이 아동의 건강에 미치는 영향에 대해 설명한다.

미구엘은 폐렴 치료를 위해 소아청소년과에 입원한 10개월 된 남아다. 가족은 부모와 3살인 누나 루시아가 있다. 미구엘의 부모는 스페인어와 약간의 한국어를 구사한다. 가족은 가톨릭교도이다. 미구엘을 담당하는 간호사로서 어떻게 의사소통을 할 것인가? 언어장벽에도 불구하고 가족과 의사소통을 위한 단계로 무엇을 할 수 있을까?

주요 용어

- 가족 구조(family structure)
- 문화역량(cultural competence)
- 문화화(enculturation)
- 민족중심주의(ethnocentrism)
- 위탁양육(foster care)
- 유전(heredity)
- 유전학(genetics)
- 처벌(punishment)
- 회복력(resilience)
- 훈육(discipline)

출생과 동시에 아동은 이미 가족의 구성원이며, 유전이나 환경과 같은 다양한 요인의 영향을 받는다. 아동은 가족뿐만 아니라 특정 문화, 인구, 사회, 지역사회의 구성원이다. 아동은 변화무쌍한 문화적·영적·사회적·지역적 요인에 영향을 받는 환경에서 살고 배우며 자란다. 예를 들어, 한국은 2000년대 이후 국제결혼의 증가로 다문화가정이 급격히 증가하여 2005년에 30,719건으로 정점을 이루다가 서서히 감소하는 양상을 보이고 있다(통계청, 2021). 최근 수년간 전체 결혼에서 국제결혼이 차지하는 비율이 10% 수준을 유지하는 양상을 보이며, 국가의 구성은 베트남, 중국, 태국, 미국 등 다양하게 나타나고 있어 인종과 민족의 다양성에서 변화를 경험하고 있다. 또한 의료서비스의 접근성과 아동에게 제공되는 의료서비스의 종류는 건강관리체계와 재정의 변화로 달라졌다. 뿐만 아니라 한국은 폭력, 이민, 빈곤, 노숙에 대해 고심하고 있다. 이러한 다양한 요소들은 아동의 성장과 발달에 긍정적인 영향을 미칠 수도 있고 아동의 건강을 위험에 빠뜨리는 부정적인 영향을 끼칠 수도 있다.

아동과 가족을 위한 간호는 아동의 건강에 영향을 미치는 모든 요소에 대한 정확한 평가가 포함되어야 한다. 간호사는 아동과 가족에게 영향을 미치는 요인에 대해 평가하는 중요한 역할을 하고 있다. 아동간호사는 유전, 인종과 기질 그리고 전반적 건강상태와 생활습관에 대한 깊은 지식이 필요하다. 현대사회에 존재하는 다양한 구조, 역할, 기능을 가진 가족 또한 아동건강에 중요한 요소이다. 한부모가족이나 입양가족 같은 특수한 상황에 대한 지식은 개별화된 간호를 제공하는 데 중요하다. 간호사는 가족의 스트레스 지각수준을 그들이 감당할 수 있는 요구와 그것을 충족시킬 능력에 기초하여 사정해야 한다. 가족은 아동건강에 긍정적인 영향을 미칠 수 있는 대처행동, 방법, 전략이 있는지를 사정한다.

평가는 문화, 민족성, 영성 그리고 사회생태학과 사회적 역할이 포함된 아동의 지역과 사회에 초점을 맞추어야 한다(예: 빈곤과 노숙). 이러한 평가를 통해 수집된 정보는 가족에게 필요한 안정감과 건강요구를 도와줄 수 있는 지역사회 자원과 연계해줄 수 있다. 중앙정부와 지방자치단체, 공동모금이나 구세군 같은 지역사회 자원은 가족에게 도움을 제공할 수 있다.

간호사는 아동 및 가족과 함께 다양한 환경에서 일하며 잠재적인 문제의 징후를 발견하기 위해 노력해야 한다. 예를 들어, 아동이나 가족이 자신의 집주소를 노숙자보호소 주소 또는 잘못된 주소를 알려줄 수 있다. 부모나 자녀들은 빈곤과 노숙에 대해 부끄럽게 여기고 있을 수 있다. 다른 문제로는 반복되는 감염병 감염, 복합적인 건강문제의 존재 또는 항상 배고픔을 호소하는 것 등이 있다. 이에 대한 해결방법은 아동과 가족에게 재정적 지원과 아동의 건강요구를 지원해 주는 지역사회단체와 연계해 주는 것이다.

인구학적 변화, 이민, 국제화 등으로 인해 간호사가 제공하는 간호는 문화적으로 민감해야 한다. 간호중재는 아동과 가족의 요구가 충족될 수 있도록 가족의 고유한 가치, 신념과 행동을 통합해야 한다. 간호사는 아동의 효과적인 관리를 계획하는 데 필요한 지식과 기술을 습득하기 위해 이러한 모든 요소가 간호서비스의 질과 아동의 건강결과에 미치는 영향을 이해할 필요가 있다. 이러한 활동을 통해 간호사는 아동과 가족을 위해 가능한 최선의 결과를 달성할 수 있는 적절한 전략을 세우고 중재를 계획할 수 있다.

유전적 요인

유전학(genetics)은 생애주기의 모든 단계 및 다양한 질환에 적용되는 유전에 대한 연구와 변화에 관련된 학문이다. **유전**(heredity)은 유전적 특징이 부모에서 자손으로 전해지는 것이다. 아동의 성별과 인종, 생물학적 특성, 행동 특성과 기질의 특성, 특정 질환은 유전과 관련이 있다.

성별

아동의 성별은 성염색체의 결합으로 결정되며 신체적 특징이나 성격적 특성에 영향을 줄 수 있다. 또한 남녀의 생식기의 발달, 신체발달, 모발의 양상, 특정 질환과도 연관되어 있다. 예를 들어, 척추측만증은 여성

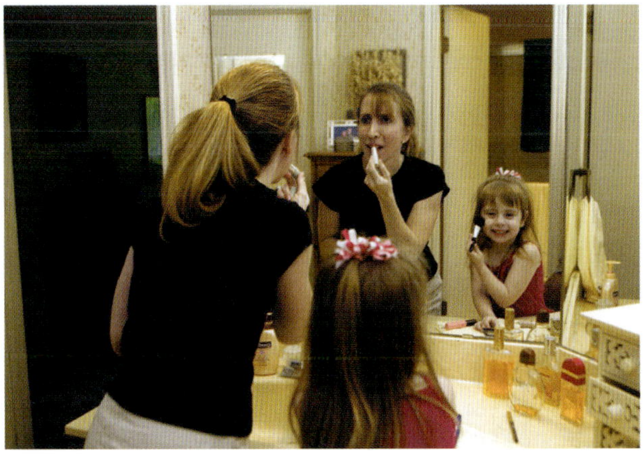

그림 2.1 어린 아동들은 동성의 부모를 자신과 동일시한다.

에게, 색맹은 남성에게 흔하다. 아동의 성별은 미숙아의 생존율에도 영향을 미쳐 남아보다 여아의 생존율이 더 높았다(Loyola University Health System, 2015).

또한 아동의 성별과 연관된 특이한 생물학적·신체적 특징으로는 사회적 기대효과가 있다. 아동은 자신의 문화에서 허용되는 성 역할과 습관을 형성한다. 가족 구성원이나 또래친구들과의 상호작용, 사회적 가치와 활동은 아동이 자신을 어떤 성별로 인지하는가에 영향을 준다(그림 2.1).

인종

인종(race)은 혈통으로 생물학적 특성을 받은 특정한 형질에 의해 구분된 구성원을 의미한다. 그들은 피부색, 골격, 혈액형과 같은 신체적 특징을 공유한다. 어떤 신체적 변형은 특정한 인종에서는 정상으로 여겨지지만, 다른 인종에서는 비정상의 지표일 수 있다. 예를 들어, 내안각췌피(epicanthal folds, 몽고주름, 눈 안쪽을 부분적 혹은 전체적으로 덮고 있는 수직 피부 주름)는 아시아계 아동에게는 정상이지만 다른 인종에서는 다운증후군에서 발견되는 특성일 수 있다. 또한 일부 기형과 질환은 특정 인종에서만 발견된다. 예를 들어, 겸상적혈구빈혈은 미국 흑인에게 흔히 발생한다.

기질

기질(temperament)은 아동이 환경과 소통하는 태도이다. 아동이 특정 사건을 경험하는 방식은 아동 기질의 영향을 받으며, 아동의 기질은 부모와 같은 다른 이들의 반응에 영향을 끼칠 것이다. 영아기 초기에는 자극에 따라 다른 행동을 보인다. 이런 반응은 영아의 성격과 특성에 중요한 역할을 한다. 아동의 기질을 아는 것은 부모가 원인제공자라는 죄책감을 덜고, 아동의 성격을 이해하고 받아들이는 것에 도움이 된다.

고전적인 기질이론에서는 아동의 기질을 쉬운 아동, 까다로운 아동, 느린 아동 등의 세 가지로 분류하고 있고, 그 기질들의 조합으로 다양한 기질이 존재할 수 있다고 제안한다(Levine, 2018). 쉬운 아동은 침착하며, 예측 가능한 행동과 새로운 경험에 대해 긍정적인 태도를 가진다. 까다로운 아동은 활동적이고 예민하며, 열정적이다. 하지만 이들은 새로운 경험을 회피하고 쉽게 좌절감을 느낀다. 느린 아동은 감정의 기복이 심하고 덜 활동적이며 불규칙적인 반응을 보인다. 그들은 새로운 경험에 대해서는 약하지만 수동적인 저항을 보이며 새로운 상황에 적응하는 데 시간이 많이 필요하다(Levine, 2018). 어떤 아동들은 이러한 기질의 범주들이 섞여 있는 형태를 나타내는 경우도 있다.

아동의 기질은 부모와 갈등이 발생할 경우 가족에게 문제를 야기할 수 있다(예: 까다로운 아동과 느린 부모). 만일 부모의 기대와 다르게 아동의 행동을 예측할 수 없다면 부모는 아동에게 문제가 있다고 생각하여 아동과 갈등이 발생할 수 있다. 중요한 것은 아동을 단정짓는 것이 아니라 각 기질별로 강점과 한계를 이해하는 것이다. 아동의 기질을 아는 것은 부모가 자녀의 성격과 행동을 이해하고 적절하게 양육법을 조성하는 데 도움이 된다.

유전 관련 질환

분자생물학과 생화학의 발전으로 유전질환과 유전변이와 관련된 체계를 더 잘 이해하게 되었다. 이러한 발전은 더 나은 진단검사와 관리방법으로 이어지고 있다.

아동학에서 중요한 유전분야는 바로 세포유전학과 인간 게놈 프로젝트이다. 세포유전학은 염색체를 연구하는 유전분야이다. 21번, 18번, 13번 염색체 이상은 전체 정상 출산의 0.6%에서 발생하며, 태아생존능력에 부정적인 영향을 미친다(Marion & Levy, 2019). 기형은 유산과 사산에서 더 흔하다. 인간 게놈 프로젝트는 인간의 유전자에 대한 위치 파악, 분리, 특성 파악 그리고 유전자의 기능과 다른 유전자와의 상호작용에 대한 국제적 연구이다. 이러한 연구 프로젝트는 유전질환을 새롭게 진단, 치료, 완치, 더 나아가 예방하는 데 필요한 정보를 제공할 것이다.

건강생활습관

아동의 일반적인 건강상태와 특정 생활습관은 아동의 건강에 영향을 미친다. 건강상태는 출생 직후 요인이 될 수 있다. 예를 들면, 다태아는 체외수정의 증가, 고령임신과 보조생식술로 증가하고 있다(Livingston, 2015). 다태아 출산의 잠재적인 합병증에는 조산과 자궁내 성장지연이 포함되며, 이는 아동의 만성 건강문제로 이어질 수 있다. 만성 건강문제를 가진 아동의 경우, 특히 인지, 대화, 적응, 사회적 기능, 운동기능과 관련된 기술을 습득하는 데 발달지연이 있을 수 있다. 그러므로 아동의 초기 건강상태는 장기적인 건강과 발달에 영향을 줄 수 있다.

발달과 질병 분포

아동의 발달은 유전자와 다양한 생물 · 심리 · 사회적 힘의 맥락이 포함된 환경의 결과이다. 생물학적 영향에는 유전, 자궁 내 기형유발물질의 영향, 산후 질환, 위험요소에 대한 노출, 성숙이 있다.

발달단계는 아동의 건강상태에 큰 영향을 미친다. 일반적으로 질병의 분포는 나이에 따라 다양하다. 예를 들어 특정 감염병은 특정 연령대에서 흔히 발생한다. 고열과 발진이 동반되는 바이러스성 질환인 풍진의 경우 6~15개월인 영아에게 주로 발견되며, A군 사슬알균에 의해 발생하는 성홍열은 4~8세 아동에게 주로 발생한다. 영아는 신체체계의 생리적 미성숙으로 감염의 위험이 높다. 유아기는 운동성과 호기심이 발달하여 독성물질의 섭취와 중독의 위험이 높다. 학령전기와 학령기 아동은 매우 활발하기 때문에 부상과 사고를 당하기 쉽다. 청소년은 자신의 정체성을 확립하여 전통적 가치와 가족으로부터 분리되며 자신의 또래집단을 따른다. 이러한 변화는 위험한 행동을 하게 하여 부상과 같은 건강을 손상시키는 일이 발생할 수 있다.

영양

적절한 영양섭취는 아동발달에 좋은 환경을 제공하며, 영양결핍은 뇌발달을 비롯한 다른 기능에 심각한 방해요소가 된다. 영양요구량은 아동의 나이에 따라 변하고 아동의 신체적 성장과 지적발달에 큰 영향을 끼친다. 영양은 건강을 유지하고 질병을 예방하는 데 필수적이다(그림 2.2).

철결핍빈혈과 같은 영양결핍이나 아동비만과 같은 영양과잉은 현재 한국에서도 흔한 문제이다. 영양결핍을 일으키는 요소로는 불충분한 음식섭취, 집과 학교에서의 영양교육 부재, 음식섭취와 영양흡수를 방해하는 질병의 존재 등이 있다. 성장하는 아동에게 부적절한 영양섭취는 발달지연, 아동기 질병과 감염에 대한 감수성 증가, 질병 이환율 및 사망률 증가, 신체성장장애와 관련이 있다(Buchanan & Marquez, 2019a). 아동비만은 아동들이 이른 나이에 성인비만과 특정 질병(예: 제2형 당뇨병, 심혈관질환)에 걸릴 위험을 높인다

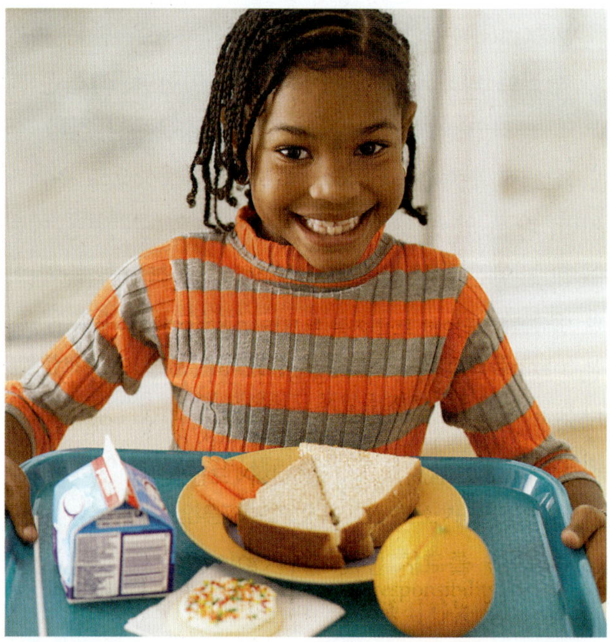

그림 2.2 생애 초기 형성된 식습관은 아동의 건강과 삶의 질에 오랫동안 영향을 줄 수 있다.

(Buchanan & Marquez, 2019b).

생활방식

아동의 식습관, 운동, 흡연, 마약, 술과 스트레스 대처방식을 포함한 생활방식은 아동의 건강에 영향을 줄 수 있다. 아동에게 있어 부모의 생활방식은 기본적으로 아동의 생활방식이다. 음식을 적게 섭취하고 비활동적인 부모의 경우 자녀도 같은 습관을 가지며, 이는 당뇨, 비만, 심장질환을 유발할 수 있다. 이러한 전형적인 성인의 문제들이 오늘날 아동과 청소년에게 더 자주 진단되고 있다. 부모는 자신의 식습관, 운동습관을 자가평가하고 개선하여 자녀에게 운동, 춤 혹은 가족 활동을 통한 건강한 신체적 활동이 포함된 습관을 가질 수 있도록 격려해야 한다.

환경

환경적 노출은 아동에게 해로운 영향을 미칠 수 있다. 자궁 내에서 태아는 모체의 영양결핍, 흡연, 마약, 알코올, 감염에 노출되어 영향을 받을 수 있다. 임신한 여성은 특정 약물, 화학물질, 식습관, 질환이 아동에게 위험을 야기할 수 있다는 것을 알아야 한다. 기형유발물질은 아동의 선천적 기형과 관련이 있을 수 있다. 모든 약물과 물질이 태아에게 영향을 미치는 것은 아니지만, 다른 변수와 기형유발물질에 대한 상호관계에 대한 연구는 계속되고 있다.

출생 후에도 환경은 계속하여 아동의 건강에 영향을 미친다. 공해, 담배, 오염된 물과 음식에 노출될 경우 아동의 건강이 악화될 수 있다. 가정이나 지역사회의 안전위험은 낙상, 화상, 익사 또는 기타 사고의 원인이 될 수 있다. 간접흡연과 방사능이나 화학물질과 같은 오염물질에 노출될 경우 아동의 건강은 위험에 빠진다. 아동은 작고 아직 성장 중에 있으므로 노출환경에 따라 심각한 건강문제를 일으킬 수 있다. 예를 들면, 납 노출은 특히 6세 이하 아동에게 예방 가능한 중독이다. 어린 아동은 신경계가 빠르게 발달하기 때문에 납의 영향에 더 민감하다. 납 페인트, 납 성분이 포함된 먼지, 흙과 물에 포함된 납이 주요 노출요소이다. 납에 노출될 경우 노출되는 양에 따라 집중력 저하와 과잉행동에서부터 영구적 뇌손상과 죽음에 이르는 발달적 · 행동적 문제가 발생할 수 있다.

스트레스와 대처

아동은 스트레스를 일으키는 다양한 상황과 사건에 노출된다. 이러한 사건으로는 새로운 학급, 새로운 기술 습득, 따돌림과 같은 성장발달과 관계된 평범한 문제들과 관련될 수 있다. 하지만 빈곤, 이혼, 폭력, 질병이나 외상과 같은 문제와 연관되어 있을 수도 있다. 어떤 아동은 스트레스를 받아들이고 조절할 수 있지만 그렇지 않은 경우도 있다. **회복력(resilience)**은 특정한 사건이나 스트레스로부터 개인이 회복하여 기능을 완벽히 수행하고 긍정적인 결과를 도출해 내는 자질을 말한다(NSCDC, 2015).

다양한 내 · 외적 방어요인은 회복력을 증진시킨다. 내적 요인에는 통제력과 능동성, 자신의 결정에 책임을 지는 능력, 자신의 한계와 능력을 이해하고 수용하는 능력, 목표지향적인 능력, 계속해야 할 때와 멈출 때를 아는 능력 등이 포함된다. 외적 요인에는 가족 구성원을 보살피려는 행위, 안전한 학교환경(동아리 및 사회단체도 포함), 지역사회의 긍정적인 영향이 포함되어 있다. 아동의 회복력 발달을 격려하는 것은 긍정적인 발달과 건강결과를 달성하는 데 도움이 된다(NSCDC, 2015).

가족 구조와 형태

가족은 기본적인 사회 단위로 간주된다. 미국 인구조사국(2015)에 따르면, 가족은 2명 혹은 그 이상의 사람이 출생, 결혼 또는 입양을 통해 맺어진 같이 사는 집단이라고 정의한다. 전통적인 가족의 개념은 같은 집에서 특정한 규칙 아래 법적인 제한 또는 유전적 관계가 있는 사람이라고 강조하였다. 그러나 현대사회에서 가족의 다양성을 고려할 때, 어떤 사람들은 가족은 아동이 말하는 대로 정의되어야 한다고 생각한다(그림 2.3)(Patterson, 1995).

아동이 태어난 가족의 형태는 아동의 발달과 건강에

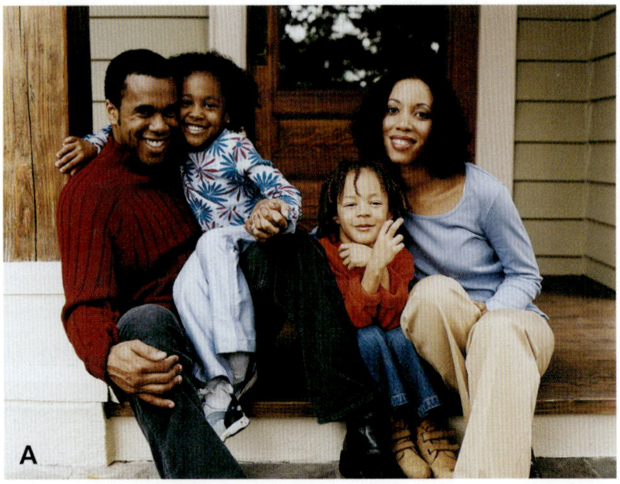

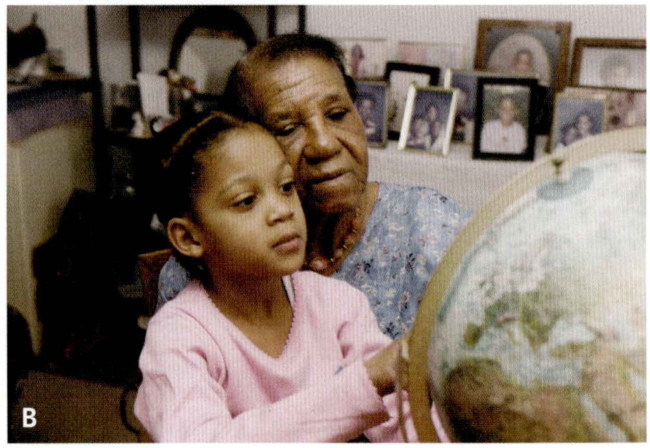

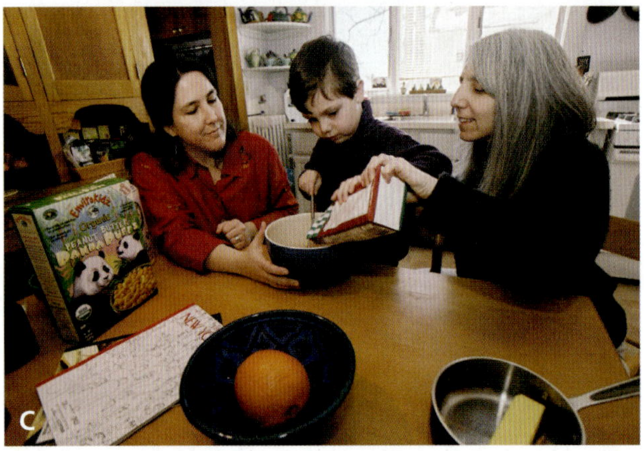

그림 2.3 간호사는 아동에게 의료서비스를 제공할 때 반드시 가족 역동학을 알아야 한다. 다양한 가족의 구조가 있으며, 이는 아동의 필요에 영향을 끼친다. **A.** 전통적인 핵가족은 두 부모와 생물학적 또는 입양한 자녀로 이루어진다. **B.** 대가족은 핵가족에 조부모, 이모, 삼촌 혹은 사촌 같은 다른 가족 구성원이 포함된 것이다. **C.** 동성애자 가족은 자녀가 있든 없든 헌신적인 관계를 공유하는 동성 두 사람으로 구성된다.

많은 영향을 준다. 아동은 가족으로부터 건강관리활동, 건강신념, 건강가치에 대해 배운다. 가족의 구조와 구성원이 맡고 있는 역할, 가족의 삶에 영향을 미치는 사회적 변화는 아동의 건강에 영향을 준다. 아동과 가족은 고유성을 가지며, 각각 다른 견해를 가지고 있어 이들을 지원하기 위해서는 각기 다른 방법이 필요하다.

가족을 정의하고, 가족의 구조와 기능을 이해하고, 가족의 대처와 적응을 평가하기 위해 다양한 이론과 모델이 생성되었다(표 2.1).

가족 구조와 이론

가족 구조(family structure)는 가족이 조직되는 방식이며, 가족 구성원이 사회적으로 승인된 방식으로 정기적이고 반복적으로 상호작용하는 것이다. 가족 구성원은 이혼, 결혼, 출생, 죽음, 유기, 투옥으로 늘어나거나 줄어들 수 있다. 이러한 사건으로 가족 구조의 변화뿐만 아니라 역할의 재분배와 재정립이 일어난다.

전통적인 핵가족은 더 이상 지배적인 가족 구조로 간주되지 않는다. 1960년부터 2016년 사이 두 부모와 함께 살고 있는 아동의 수는 88%에서 69%로 감소하였다(U.S. Census Bureau, 2016). 표 2.2는 현대사회의 가족 구조에 대한 설명이다. 아동간호사는 가족의 구조와 그 안에서 일어나는 모든 변화를 이해해야 가족이 대처할 수 있도록 도울 수 있다.

다양한 가족의 형태

가족은 아동을 양육하고 발달시키고 사회화하기 위해 노력하면서 다양한 문제에 직면한다. 가족 구조가 변할 경우, 아동에게 미치는 영향은 평생 지속될 수 있다. 이러한 특별한 상황은 아동과 가족에 대한 위험을 최소화하기 위해 통찰력 있는 평가와 사전예방적 중재가 필요하다.

표 2.1 가족과 관련된 주요 이론 요약

이론	설명	주요 요소
Friedman의 구조기능이론	가족의 조직과 기능, 가족 구조가 기능에 어떻게 영향을 미치는지 등 가족의 사회적 체계를 강조	가족의 다섯 가지 기능을 규명하였다. • 정서기능: 각 구성원의 사랑과 소속 욕구 충족 • 사회화와 사회적 배치 기능: 자녀에게 사회적 역할과 기능에 대해 교육 • 생식기능: 가족과 사회를 유지시키는 것 • 경제적 기능: 가족에게 자원에 대한 적절한 할당을 보장하는 것 • 건강관리기능: 가족의 건강을 위한 신체적 관리를 제공하는 것
Duvall의 발달이론	결혼으로 시작하는 모든 가족이 겪는 발달단계와 가족 삶의 주기를 강조	각 가족이 달성해야 할 예측 가능한 과업을 8개의 연대기적 단계에 따라 설명한다. • 결혼: 가족의 시작 • 자녀출산기 • 학령전기 아동이 있는 가족 • 학령기 아동이 있는 가족 • 청소년이 있는 가족 • 성인이 있는 가족 • 중년가족 • 노년가족
Von Bertalanffy의 가족체계이론	가족은 구성원의 생존, 연속성, 성장을 보장하기 위해 시간 경과에 따라 지속되는 상호의존적이고 상호작용하는 체계임을 강조. 가족은 부분의 합이 아니라 전체성과 통일성을 특징으로 함	가족이 가족 및 사회 구성원과 상호작용하고 영향을 받는 방식을 정의하고, 구성원의 상호관계와 한 구성원에게 영향을 미치는 변화가 다른 구성원에게 미치는 영향을 분석하는 데 사용된다.
가족 스트레스이론	가족이 스트레스에 어떻게 반응하는지, 가족 단체 혹은 개인이 스트레스에 어떻게 대처하는지 제시	• 가족 내부에서 발생하는 스트레스의 요소 중 가족이 조절 혹은 바꿀 수 있는 것(예: 가치, 믿음, 구조)과 가족이 조절할 수 없는 가족 외적 요소(예: 문화, 유전, 현재 장소와 시간)를 설명할 수 있다. • 건설적인 대처의 긍정적인 반응이나 위기의 부정적인 반응을 초래하는 가족 자원의 동원을 설명한다. • 가족과 가족 구성원에 대한 스트레스 사건의 의미를 기반으로 적절한 대처의 주요 결정요인을 확인한다.
가족 스트레스 및 가족적응의 회복력 모형 및 적응반응 모형	가족이 스트레스에 적응하고 역경을 극복하는 방법을 제시	가족들이 긍정적인 결과를 얻도록 돕는 위험요소와 보호요소를 확인한다.

【출처】 Friedman, M. M. (1998). *Family nursing: Theory and practice* (4th ed.). Stanford, CT: Appleton & Lange; Duvall, E. (1977). *Marriage and family development* (5th ed.). Philadelphia, PA: J. B. Lippincott; Von Bertalanffy, L. (1968). *General systems theory*. London: Penguin Press; Boss, P. (2001). *Family stress management: A Contextual Approach* (2nd ed.). Thousand Oaks, CA: Sage Publications, Inc; and Patterson, J. (2002). Integrating family resilience and family stress theory. *Journal of Marriage and Family, 64*(2), 349–360.

이혼가족

이혼은 가족 구조의 변화를 일으키는 흔한 원인 중 하나이다. 현재 이혼율은 50%이며, 대부분의 가족은 자녀가 있다(Fortin & Downes, 2019). 이혼은 아동에게 만성적이며 심각한 영향을 끼친다. 일반적으로 이혼은 단일사건이 아니다. 몇 년 동안 가족에게 변화가 발생하고 아동은 실제 이혼이 일어나기 전에 혼란, 폭력 혹은 가족의 구조의 변화에 노출되어 있을 수 있다. 아동은 이혼이 그들의 안전에 미치는 위협에 대해 혼란과 두려움을 느낀다. 이혼에 대한 아동의 초기반응은 나이와 발달수준, 기질, 이혼을 둘러싼 상황에 따라 달라진다. 이혼 직후 몇 년 동안 문제가 가장 뚜렷하

표 2.2 가족 구조의 종류

구조	설명	특정 문제
핵가족	• 남편, 아내, 자녀가 한 집에 살고 있음	• 친자 또는 입양아를 포함할 수 있다. • 한때 전통적인 가족 구조로 간주되었으나 이혼이나 비혼자 출산과 같은 기타 사회적 상황으로 인해 현재 감소하고 있다.
분리핵가족	• 공동양육으로 인해 자녀육아는 공동 프로젝트로 간주됨	• 자녀의 이익이 부모의 필요와 욕구보다 우선할 때 항상 더 잘 작동한다.
한부모가족	• 한 명의 부모가 자녀를 부양하는 책임이 있음	• 사별, 이혼, 유기, 혼외 출생 또는 입양으로 인해 발생할 수 있다. • 한 사람이 주부, 양육자, 부양자 역할을 하므로 경제적·사회적·개인적 제약으로 인해 여러 가지 어려움에 직면할 가능성이 크다.
분리가족	• 가족의 성인이 직업 혹은 경제적 이유로 집에서 떨어져 근무하여 자녀의 양육을 한 부모에게 맡기는 것	• 한부모가족과 비슷하다.
혼합가족	• 이전 결혼에서 또는 현재 결혼을 통해 생긴 자녀가 있는 성인	• 아동과 성인에 대한 기대치가 다르기 때문에 가족 갈등이 발생할 수 있다. 양육과 건강과 관련하여 서로 다른 견해와 관행을 가질 수 있다.
대가족	• 핵가족과 조부모, 사촌, 이모, 삼촌	• 의사결정자를 비롯하여 아동의 주 양육자를 결정해야 한다. 아시아 혹은 히스패닉의 경우 문화적으로 권장되는 분위기이다.
동성(게이/레즈비언/양성애)가족	• 동성의 성인과 자녀 혹은 무자녀	• 다른 생활양식에 대한 편견에 부딪힌다.
공동체가족	• 자녀 양육과 가족을 유지시키기 위해 사람들이 혈연이나 결혼과 상관없이 같이 사는 것	• 다른 생활양식에 대한 편견에 부딪힌다. • 아동에 대한 의사결정자와 양육자를 결정해야 한다.
위탁가족	• 정서적·신체적 안녕을 위해 부모와 떨어져 있는 아동을 위한 임시 가족	• 위탁가족의 자녀와 다른 위탁아동으로 이루어져 있을 수 있다. • 위탁아동은 다양한 환경에서 살았을 수 있기 때문에 충족되지 않은 건강요구사항과 만성건강문제가 있을 가능성이 더 크다.
조부모가족	• 조부모가 바쁜 부모를 대신해 손자, 손녀를 양육하는 가족	• 노인의 신체적·기능적·정서적 스트레스 위험을 증가시킬 수 있다. • 친부모가 아동의 삶에 출입할 경우 아동에게 혼란과 정서적 스트레스를 줄 수 있다.
청소년가족	• 부모 자신이 아동기 발달과업을 수행 중인 어린 부모로 이루어진 가족	• 십대 소녀는 임신 중 건강문제와 미숙아 분만 시 위험이 더 크며, 이는 차후의 건강 및 발달 문제의 위험으로 이어진다. • 재정적·정서적·학교 문제와 관련하여 가족의 지원이 필요하다.

게 나타나며 아동은 분노, 불안, 죄책감, 우울증과 부적응을 보일 수 있지만 대부분의 아동은 이혼 후 몇 년 뒤에는 적응을 잘하게 된다(Fortin & Downes, 2019). 이혼가정의 아동은 이혼하지 않은 가정의 아동보다 장기적 고통과 심리적 도움을 2~3배 더 필요로 한다(Fortin & Downes, 2019).

부모는 이혼이 자녀에게 미치는 영향에 대해 이해해야 자녀의 관심을 우선시할 수 있다. 이혼으로 부모를 잃으면 자녀는 신체적, 정신적 질병에 취약해질 수 있다(AACAP, 2017). 그러나 가족의 장점을 적절히 활용하고 보살핌과 관심을 제공함으로써 아동이 이혼에 대해 건설적으로 대처하도록 도울 수 있다(AACAP, 2017). 부모는 글상자 2.1에 있는 규칙을 사용하여 긴장감과 갈등을 줄이고 별거와 이혼이 아동에게 미치는 영향을 최소화할 수 있다. 의료인들은 가족 전체가 이혼의 부담을 덜 수 있도록 지지, 안내, 자원 등을 제공

글상자 2.1 이혼하는 부모를 위한 규칙

1. 자녀들이 이해할 수 있는 단어로 이혼과 그 이유를 설명한다. 모든 자녀들에게 동시에 말하며, 배우자와 함께 자녀들에게 말하도록 한다.
2. 자녀들에게 이혼이 절대 그들의 잘못이 아니라는 것을 알린다. 이는 가능한 많이 반복하여 들려준다.
3. 집에서 나가는 사람이 있을 때 미리 자녀에게 잘 알려준다(현재 학대가 진행되고 있으며 안전이 요구되는 경우는 제외한다).
4. 자녀에게 이혼 후 가족 구조의 변화에 대해 설명하고 누구와 어디에서 함께 살 것인지 이야기하고 방문권에 대해 명료하고 솔직하게 논의한다.
5. 자녀를 어른처럼 만들거나 행동하지 않도록 한다. 다른 어른들에게 도움을 구하도록 한다.
6. 자녀들 앞에서 돈과 재산에 대해 이야기하지 않는다.
7. 예측할 수 없는 계획을 최소화하고 일상생활, 규칙, 체벌 등을 일관되게 유지시키도록 한다.
8. 절대 자녀에게 한쪽 편을 들도록 강요하지 않는다.
9. 자녀가 들을 수 있는 곳에서 배우자에 대한 비난을 하지 않는다. 하지만 배우자의 무책임한 행동을 감싸주기 위해 거짓말을 해서는 안 된다.
10. 전 배우자와의 문제에 절대 자녀를 끌어들여서는 안 된다.
11. 부모는 계속 자녀의 삶에 관여해야 한다. 편지, 이메일, 전화 및 문자메시지를 통해 소통한다. 이는 자녀들이 다른 부모와 함께 있을 때에도 당신에게 소중한 존재임을 보여준다.
12. 다른 부모와 직접 대화한다. 자녀를 당신의 전달자로 만들지 않는다.
13. 자녀가 이혼에 대한 자신의 감정을 표현하도록 도와주고, 지지를 제공한다.

【출처】 D'Arcy, L. (2015). *Helping your child through a divorce.* Retrieved December 9, 2018, from https://kidshealth.org/en/parents/help-child-divorce.html#; Kemp, G., Smith, M., & Segal, J. (2018). *Children and divorce: Helping kids cope with separation and divorce.* Retrieved December 8, 2018, from https://www.helpguide.org/articles/parenting-family/children-and-divorce.htm

할 수 있다.

한부모가족

한부모가족(single-parent families)은 이혼, 별거, 사별, 미혼모 혹은 미혼자의 입양으로 생길 수 있다. 18세 미만 자녀의 약 32%가 미혼부모와, 21%는 어머니와, 7%는 동거부모와, 4%는 아버지와 함께 살고 있다(Livingston, 2018).

한부모가족은 아동의 건강에 영향을 미칠 수 있는 몇 가지 우려사항이 있다. 한부모가족으로 생활하는 것은 성인과 아동 모두에게 스트레스를 줄 수 있다. 한부모는 육아, 직장, 집안일과 재정에 대한 책임을 나눌 사람이 없는 것에 대해 스트레스를 받을 수 있다. 이러한 문제는 양육권 문제, 자녀와 보낼 수 있는 시간 부족, 이혼 후 분리된 부모 간의 갈등, 가족 구성원 간의 관계 변화와 같은 여러 가지 압력으로 인해 악화될 수 있다.

한부모가족이 최적의 기능을 하기 위해서는 의사소통과 지지가 필수적이다. 부모와 자녀는 자신의 감정을 표현하고 문제를 함께 해결할 수 있어야 한다. 한부모는 자녀에게 더 큰 지지를 보여야 한다. 아무리 한부모가 외로움을 느끼더라도 자녀를 파트너의 대신이 아니라 아동으로서 다루어야 한다. 지지와 위로는 외부 자원에서 받아야 한다. 지역사회의 지지가 도움이 될 수 있다. 한부모모임(Parents Without Partners)은 미국과 캐나다에 200개 이상의 지부를 지닌 국제단체이다. 이들은 '한부모와 그들의 자녀에게 개인적 성장을 할 수 있는 기회와 자신감을 향상시킬 수 있도록 지지하고 친선관계와 육아정보를 교환하는 환경'을 제공한다(Parents Without Partners, 2014).

혼합가족

혼합가족(blended families)을 이루는 것(부모와 의붓자녀)이 오늘날 '정상적'인 형태로 간주되지만 부모와 자녀들은 스트레스를 받을 수 있다. 한부모일 때의 재정적 스트레스를 줄이고 가족에게 체계와 안정성을 부여하지만 혼합가족으로 전환하는 데에는 시간이 걸린다. 아동은 의붓부모에게 질투를 느끼거나 친부모가 자신에게 불충실하다고 느낄 수 있다. 양자녀들 간에 질투와 경쟁이 있을 수도 있다. 아동은 의붓부모가 자신과 친부모의 관계를 방해하거나 사랑, 애정, 관심을 빼앗아 가는 것을 두려워할 수 있다.

가능한 친부모를 포함시킨 상호간의 신뢰와 개방적이고 정직한 대화를 나누는 것이 중요하다. 훈육, 기대, 한계에 대한 결정 등 양육의 책임은 반드시 공유되어야 한다. 지속적인 친부모의 역할과 의붓부모의 역할은 아동의 삶에 매우 중요하다.

입양가족

입양은 친부모가 아닌 부모가 아동과 법적 관계를 형성하는 과정이다. 입양은 국내(지역 혹은 국가의 기관이나 변호사를 통해) 혹은 해외에서 아동을 입양할 수 있다. 아동은 문화, 인종 혹은 민족성이 다를 수 있다(그림 2.4). 입양이 필요한 아동은 대부분 영아가 아니다. 최근에는 인종 간, 동성부모, 한부모 입양 증가와 함께 특별한 요구가 있는 아동과 위탁가정 아동의 입양이 증가하는 등의 추세를 보인다(Jones & Placke, 2017; Schulte, 2018).

생모와 아동과의 접촉 정도는 상당히 다양하다. 비공개입양의 경우, 생모, 입양아동, 입양부모 간의 접촉이 허용되지 않는다. 공개입양의 경우 개인이 원할 경우 더 많은 접촉이 이루어진다. 입양의 방식과 상관없이 입양가족은 독특한 문제에 직면하게 된다. 아동은 빈곤, 방치, 감염병, 의식주의 부족으로 건강문제, 신체적 성장과 발달의 지연, 행동, 인지, 정서적 문제가 발생할 위험이 있다. 입양하는 부모는 이러한 문제에 대해 알 수도 있지만, 상황에 따라 거의 아는 것이 없을 수도 있다.

문화, 민족, 인종에 따라 입양아동의 정체성에 미치는 영향이 다를 수 있다(Jones & Schulte, 2012, reaffirmed 2017). 아동은 인종차별이나 편견의 대상이 될 수 있다. 대가족의 구성원들은 아동을 가족의 구성원으로 받아들이지 않을 수도 있다. 부모는 입양된 자녀가 자신의 자녀이며, 다른 가족 구성원들과 마찬가지로 가족의 일원임을 강조해야 한다. 부모는 자신과 자녀 사이에 존재하는 인종적 차이를 솔직하게 인정해야 한다(Jones & Schulte, 2012, reaffirmed 2017). 부모는 자녀가 그들의 유산, 문화, 민족에 대해 배울 수 있도록 격려하고 도와야 한다. 입양 청소년과 성인이 자신의 생물학적 부모를 찾고자 하는 경우도 있다. 다른 나라에서 입양된 아동의 경우 자신의 출생 국가로 가기도 하고, 국내 입양아동은 자신의 생물학적 친척을 찾으려 할 수도 있다. 이러한 탐색은 건강한 정서적 성장의 지표이나, 이는 입양부모를 거부한다는 생각을 주어 속상하게 만들 수 있다.

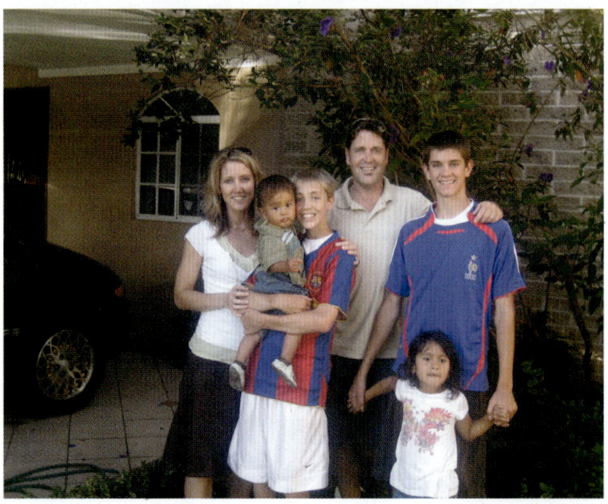

그림 2.4 다른 문화에서 온 아동을 입양한 가족

입양아동은 나이가 들면서 친가족을 잃게 되었다고 느끼거나 부모가 자신을 입양 보내게 된 계기가 본인에게 있는지 의문을 가진다. 입양가족에 대한 애착은 중요하다. 앞으로의 애착관계를 위해서 아동은 과거의 상실감을 올바르게 받아들일 줄 알아야 한다. 이는 나이가 많은 아동 혹은 위탁가정이나 고아원에 살았던 아동에게 특히 힘든 일이다.

명확하고 개방적이며 정직한 의사소통과 토론은 건강하고 강력한 관계를 형성하는 데 필수적이다. 지지에 대한 안내와 열린 대화는 관련된 모든 사람들에게 핵심이 된다. 입양관계를 공개적으로 인정하는 것은 입양을 통해 가족의 일원이 된다는 것이 무엇을 의미하는지 이해하는 법을 배울 때 아동의 신뢰, 안전과 자존감을 키우는 데 도움이 된다(Jones & Schulte, 2012, reaffirmed 2017).

아동간호사는 입양아동과 그들의 가족과 상호작용할 때 세심함과 이해심을 가지고 접근해야 한다. 입양에 대한 '긍정적' 단어를 사용해야 한다. 낳아준 부모를 지칭할 때는 '생부모'라고 하고, 입양한 부모는 그냥 '부모'로 칭해야 한다(Jones & Schulte, 2012, reaffirmed 2017). 또한 아동을 '입양아동' 또는 다른 아동을 '친자녀'로 지칭해서는 안 된다(Jones & Schulte, 2012, reaffirmed 2017). 입양에 대해 이야기할 때 '보내다' 아니면 '포기하고 입양 보내다'라는 표현 대신 '입양계획수립'이라는 단어 사용이 권장된다

(Jones & Schulte, 2012, reaffirmed 2017). 또한 간호사는 건강에 대한 정보 부족을 이해하고 안심시켜 주며 입양과 그로 인해 발생할 수 있는 문제를 감지하여 적절한 자원과 도움처를 제공해야 한다.

위탁양육가족

위탁양육(foster care)은 아동이 자신의 부모나 법적 후견인으로부터 떨어져 다른 거주형태에서 돌봄을 받는 상황을 말한다. 아동은 학대, 방임, 유기 또는 사망, 질병, 약물 오남용으로 인해 아동을 키울 여력이 되지 않는 가족 상황의 어려움 때문에 이러한 상황에 놓일 수 있다. 아동은 국가에서 승인한 보호와 주거지를 제공해 주는 낯선 위탁가족인 친척이나 위탁부모에게 보내지게 된다.

현재 위탁양육을 받고 있는 한국의 아동은 10,384명 정도이다. 2010년도 이전에는 위탁양육의 이용도가 꾸준히 상승하였지만 그 이후에는 감소세를 보이고 있다(보건복지부, 2021). 위탁양육의 목적은 아동이 자신의 집 또는 입양될 때까지 아동의 안전과 건강을 보호하는 임시서비스를 제공하는 것이다. 불행하게도 아동은 수년 또는 그 이상 다른 위탁가정을 옮겨 다니며 살아갈 수도 있다.

위탁가정에 오게 된 많은 아동들은 학대와 방임의 피해자이다. 위탁가정에 있는 아동은 광범위한 의학적, 정서적, 행동적, 치과적, 교육적, 발달적 문제를 보일 가능성이 더 크다(Fortin & Downes, 2019). 그러나 아동은 회복력이 빠르고 위탁가정에 있는 대부분의 아동은 자신의 삶을 살아가는 데 집중한다. 그러나 이들은 이래와 같은 문제를 겪기도 한다.

- 충족되지 않는 건강관리 요구
- 트라우마, 상실, 예측 불가능성으로 인한 수울, 사회적 문제, 불안, 외상후 스트레스장애 같은 특정 정신건강문제
- 약물 남용, 위법행위, 자기파괴적 행위 같은 행동문제
- 발달장애 및 발달지연
- 잦은 이사와 교육적 어려움과 관련된 교육문제
- 자책감과 죄책감
- 아무도 자신을 원하지 않는다는 느낌
- 무력감
- 미래에 대한 불안
- 위탁양육부모에게 느끼는 양가감정, 친부모에게 느끼는 배신감(AACAP, 2018; Fortin & Downes, 2019)

위탁가정에 있는 아동 개개인에게 관심을 기울이는 것이 중요하다. 친부모, 양부모, 아동, 건강관리전문가, 지지서비스를 포함한 다학제적인 접근이 성장과 발달에 대한 아동의 요구를 충족시키는 데 중요하다. 간호사는 아동을 옹호하는 데 중요한 역할을 하고 있다.

가족의 역할과 기능

아동양육에서 가족의 역할은 신체적·정서적 돌봄을 제공하는 것뿐만 아니라 사회에서 필요한 규칙과 행동을 교육과 훈육을 통해 익히도록 하는 것이다. 이러한 행동은 문화, 가치, 가족의 신념, 아동의 발달단계와 신체 및 인지 능력에 따라 다르다. 가족의 역할과 기능은 가족의 전통, 가치와 규범, 가족과 환경과의 상호작용에 의해 더 자세히 정의될 수 있다. 예를 들면, 어떤 가족은 다른 가족보다 사생활을 중요시할 수 있다. 이러한 가족 구성원은 좀 더 자기방어적이고 비밀스러운 성향을 보일 것이다.

양육자-아동 상호작용

양육자-아동 상호작용(caregiver-child interaction)은 어린 아동의 생존과 건강한 발달에 매우 중요하다(Horstman, Hays, & Maliski, 2016; WHO, 2012). 대체로 주 양육자는 부모이나, 이상적으로 부모는 자녀가 유능하고 생산적이며 자기주도적인 사회 구성원이 될 수 있는 환경을 제공한다. 특히 어린 아동의 경우, 성장, 건강, 인격은 부모가 자녀를 이해하고 반응하는 능력에 따라 달라질 수 있다(Horstman et al., 2016; WHO, 2012).

부모 역할

양육은 엄청난 책임이고 많은 시간과 신체적, 정신적

에너지가 필요하다. 부모의 역할은 방대하고 많다. 일반적인 부모의 역할에는 양육자/보호자, 재정제공자, 의사결정자, 일정관리자, 재정관리자, 문제해결자, 상담사, 교사, 행동지원관리자, 건강관리자 등이 있다.

시간경과에 따른 부모 역할의 변화

부모의 역할은 사회적·경제적 변화 및 개별 가족의 변화와 함께 발전해왔다. 전통적으로 아버지는 부양자 역할을 맡아 왔다. 그러나 여성의 사회진출과 맞벌이의 증가로 현재는 부모 모두가 부양자이자 양육자이다. 기술의 혁신으로 재택근무가 가능해지면서 일부 부모는 양육자와 건강관리자 역할을 동시에 수행하면서 부양자 역할을 유지할 수 있게 되었다. 아버지들은 집안일과 아동양육에 더 많은 책임을 분담하고 있다. 그리고 조부모의 손에 자라는 아동의 숫자 또한 증가하였다(AACAP, 2016). 또한 베이비붐 세대의 부모는 자녀와 부모를 둘 다 부양하는 경우도 있다.

양육방식

1960년대 심리학자 바움린드(Baumrind)의 연구와 1980년대 매커비(Maccoby)와 마틴(Martin)의 연구에서는 독재적, 민주적, 허용적, 방임적의 네 가지 양육방식을 제시하였다. 이러한 유형은 양육 동안 아동에 대한 통제나 지지의 정도에 따라 결정된다(Baumrind, 1966; Cherry, 2018). 대부분의 부모는 하나 이상의 양육방식을 사용할 수 있으며, 엄격하게 한 가지 방식을 고수하는 대신 여러 가지 양육방식을 사용할 수 있다. 또한 어떤 부모는 자녀의 나이와 성숙도에 따라 양육방식을 변경하기도 한다. 간호사는 부모의 양육방식을 파악하여 각 양육방식의 효과에 대해 논의하고 양육기술을 교육함으로써 부모를 지지해야 한다.

독재적(권위주의적, authoritarian). 독재적인 부모는 자녀에게 복종을 기대하며 가족의 규칙에 의문을 표현하는 것을 막는다. 부모는 지지를 적게 제공하고, 자녀를 많이 통제하려고 한다(Cherry, 2018). 부모가 정한 규칙과 기준은 엄격하게 강요된다. 부모는 자녀가 가족의 신념과 가치를 무조건 수용하고 존경하기를 바란다. 부모는 최고 권위자이며 결정을 내리는 데 있어 자녀의 참여를 거의 허용하지 않는다. 가족의 규칙에 어긋나는 행위는 절대 허용되지 않으며 처벌을 받게 된다. 이러한 양육법은 자존감, 행복감, 사회성을 저하시키고 반항과 공격성을 증가시킨다(Cherry, 2018).

민주적(권위적인, 권위있는, authoritative). 권위적 혹은 민주적 부모는 아동의 의견을 존중해준다. 비록 부모가 최고 권위자이며 자녀가 규칙을 준수하기를 원하지만, 권위적 부모는 아동이 독립적 인격체이며 다른 의견을 지닐 수 있다는 것을 인정한다. 부모는 처벌 대신 따뜻하고 일관성이 있으며, 공정하고 단호하게 가족의 규칙을 시행한다. 이러한 양육법은 독립성, 행복감, 자존감과 사회적 책임감을 향상시킨다(Cherry, 2018).

허용적(permissive). 허용적 혹은 자유방임적 부모는 자녀의 행동에 대해 최소한의 통제만 한다. 규칙과 기준은 일관성이 없고, 불명확하거나 존재하지 않을 수 있다. 허용적 부모는 자녀들이 자기만의 규칙과 기준을 따르는 것을 허용한다. 훈육법이 없거나, 느슨하고 일관성이 없을 수 있다. 부모는 따뜻하거나 냉정 혹은 무관심할 수 있다. 이러한 양육방식은 긍정적인 효과보다는 부정적 효과가 더 많다. 부정적 효과로는 자녀가 충동적이며 행복감을 느끼지 못하고 낮은 학업성취도를 보이며, 책임감과 독립성의 부족과 권위에 불만이 있을 수 있다(Cherry, 2018).

방임적(uninvolved, rejecting, or neglecting). 방임적 부모는 무관심하다. 그들은 규칙이나 기준을 제공하지 않는다. 부모는 아동의 삶에서 떨어져 있어 아동의 기본적 욕구에 신경을 쓰지 않는다. 어떤 경우에는 부모가 자녀를 방치하든가 거부한다. 아동의 욕구에 신경을 쓰지 않으며 관심을 보이지 않을 때가 있다. 아동과 보내는 시간과 상호작용이 거의 없다. 이러한 양육법은 학교나 미래에 대한 관심을 저하시키고 감정적 표현과 자기 통제력이 없어진다(Cherry, 2018). 또한 신뢰감 부족, 낮은 자존감, 타인에 대한 분노를 일으킬 수도 있다(Cherry, 2018).

훈육

양육의 대부분은 바람직한 행동을 늘리고, 바람직하지 않은 행동을 줄이거나 제거하는 것으로, 일반적으로 훈육(discipline)이라고 알려진 과정이다. 우리 사회에는 가장 좋은 또는 가장 효과적인 훈육에 대한 다양한 의견이 있다. 각 자녀와 가족은 고유성을 지닌다. 훈육이 한 아동 혹은 가족에게 효과가 있다고 해도 다른 가족에게는 효과가 없을 수도 있다. 훈육은 아동의 자존감과 품위를 지키며 아동의 발달에 초점을 두고 있어야 한다. 그리고 아동의 나이에 적합한 기대에 맞춰 명확하고, 일관성 있게 제공해야 한다.

훈육은 아동의 잘못된 행동에만 초점을 맞추는 것이 아니라 꾸준한 교육이 진행되는 것이다. 미국소아과학회(AAP, 1998, reaffirmed 2014)는 효과적인 훈육을 위한 3가지 전략과 방법을 다음과 같이 제시하였다(교육지침 2.1).

- 아동과 긍정적, 지지적, 양육적인 양육자–자녀 관계를 유지한다.
- 긍정적 강화를 통해 바람직한 행동을 증가시킨다.
- 바람직하지 않은 행동을 제거하거나 줄이기 위해 긍정적 강화를 제거하거나 처벌을 사용한다.

교육지침 2.1 효과적인 훈육을 위한 교육법

- 명확하고 일관성이 있으며, 발달적으로 적절한 기대행동을 정한다. 가능하다면 선택권을 제공한다.
- 행동에 일관성 있는 반응을 보인다. 격려와 애정을 표현한다.
- 를 모델로서 올바른 행동을 보인다.
- 바람직하지 않은 행동을 보였을 경우 아동의 나이에 맞게 설명한다.
- 아동이 바람직하지 않은 행동을 한 직후 바로 훈육한다.
- 아동의 나이와 상황에 맞는 훈육을 한다.
- 훈육할 때 화를 내지 않고 침착하지만 확고한 태도를 유지한다.
- 아동이 바람직한 행동을 할 경우 바로 칭찬한다.
- 아동이 바람직한 행동을 할 수 있는 환경을 조성한다. 바람직하지 않은 행동을 할 수 있는 요소는 제거한다.
- 아동의 행동이 나빴지, 아동이 나쁜 것이 아니라는 것을 강조한다.

긍정적 강화

부모의 관심은 매우 강력한 긍정적 강화요인이며 바람직한 행위를 증가시키는 데 도움이 된다. 아동의 올바른 행동에 집중하는 것이 부적절한 행위를 강조하는 것보다 중요하다. 즉각적이며 일관성 있는 꾸준한 피드백이 중요하다. 이러한 피드백은 미소, 칭찬, 특별한 관심 또는 추가 특권이나 활동과 같은 보상의 형태일 수 있다. 바람직한 행위 후 즉각적인 피드백 제공은 아동에게 긍정적 강화효과를 보인다.

무시

훈육의 또 다른 방법으로 바람직하지 않은 행동에 대해 긍정적 강화요인을 제거하거나 감소하는 무시(extinction)가 있다. 예를 들면 유아의 짜증을 무시하는 것, 특권을 철회하거나 제거하는 것 혹은 '타임아웃'을 요구하는 것이 있다. TV, 음악, 컴퓨터 혹은 전화 사용과 같은 특권을 철회하거나 빼앗는 것은 나이가 있는 아동과 청소년에게 효과적이다. 청소년은 짧은 기간 동안 외출을 금지 당하거나 운전을 금지 당할 수 있다. 효력을 발휘하려면 철회하거나 제거하는 특권이 자녀가 가치 있게 여기는 것이어야 한다.

타임아웃은 무시 훈육법으로 유아, 학령전기, 초기 학령기 아동에게 효과적인 방법이다. 이는 아동을 문제가 발생한 상황으로부터 분리시켜 자극이 없는 중립적 환경에서 아동과 부모 혹은 다른 사람과 일정 시간 동안 상호작용이 없도록 하는 것이다(그림 2.5).

TAKE NOTE!

아동의 타임아웃 시간은 나이 1년에 1분이 적절하다. 3살 무렵 아동의 부모들은 아동이 준비가 되고 차분해지면 돌아오도록 말해주는 것처럼 아동이 직접 그들의 타임아웃 시간을 정하도록 함으로써 아동이 스스로 관리할 수 있는 기술을 배울 수 있다(AAP, 2018).

처벌

훈육은 간혹 부정적 혹은 기분 나쁜 경험을 주는 처벌(punishment)과 혼동될 수 있다. 비록 처벌이 훈육의 한 방법으로 사용될 수 있어도, 효과적으로 사용되려면 바람직한 행위에 대한 보상이 함께 제공되어야 한다(AAP, 1998, reaffirmed 2014).

처벌에는 언어적 폭력과 신체적 체벌이 있다. 언어적 폭력은 질책과 잔소리로 이루어져 있다. 이는 바람직

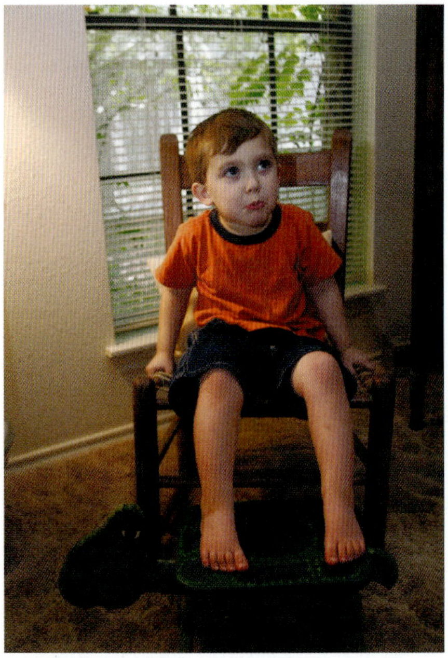

그림 2.5 비록 아동이 원하지 않더라도 조용한 격리는 아동의 내면 조절에 도움이 된다.

하지 못한 행동을 줄이거나 없애기 위해 사용된다. 언어적 폭력은 아동의 특정 행위에 초점을 맞춰 즉시 행해질 경우 단기적으로 효과가 있을 수 있다. 만일 질책이 자주 무분별하게 사용될 경우, 이는 효과를 잃어 아동에게 불안을 일으키고 아동이 부모를 무시하게 한다. 자주 사용될 경우 아동의 주목을 끌어 행동을 강화시킬 수 있다(AAP, 1998, reaffirmed 2014).

신체적 체벌은 바람직하지 못한 행동을 줄이기 위해 신체적 고통을 가하는 것을 의미한다. 가장 흔한 신체적 체벌의 형태는 스팽킹(spanking, 엉덩이부위 등을 노출시켜 손바닥으로 가격하여 상처 없이 행동교정을 시키는 법)이다(AAP, 1998, reaffirmed 2014). 연구결과에 따르면, 많은 부모들이 특정 시점에 자녀를 스팽킹한 경험이 있으며, 90% 이상의 부모가 1번 이상 스팽킹을 했다고 하였다(AAP, 1998, reaffirmed 2014). 아동의 나이가 들수록 스팽킹 횟수는 줄어들지만, 청소년의 처벌방법으로는 여전히 사용되고 있다.

스팽킹은 처음에는 순간적인 충격으로 효과적일 수 있다. 그러나 시간이 지날수록 충격이 반감되며 효과가 줄어든다. 스팽킹으로 부적절한 행동을 멈추게 할 수는 있지만, 특히 영유아에게는 신체손상의 위험이 있으며 양육자와 아동의 관계가 손상될 수도 있다(AAP, 1998, reaffirmed 2014). 스팽킹의 효과가 줄어들기 때문에 이전과 같은 효과를 얻기 위해서는 더 강하게 때려야 한다. 따라서 부모는 스팽킹으로 올 수 있는 결과에 대해 알아야 한다.

스팽킹은 논란이 많은 주제이다. 어떤 사람들은 아동에게 갈등해결방법으로 공격적 행동을 하는 것처럼 비춰질 수 있고, 아동의 공격성 증가와 관련이 있으며, 부모-자녀 관계에 악영향을 미칠 수 있다고 주장하고 있다. 다양한 연구에서 아동기의 신체적 공격과 폭력은 성인기의 폭력적 행동과 연관 있다고 하였다(AAP, 1998, reaffirmed 2014). 스팽킹의 부정적 영향과 다른 훈육방법에 비해 효과가 떨어지기 때문에 미국소아과학회(AAP, 1998, reaffirmed 2014)는 부모들에게 스팽킹 이외의 다른 방법으로 아동의 행동을 교정할 것을 권장하고 있다.

문화

문화(전통을 다음 세대에 물려주기 위해 특정 사회집단이 사용하는 일련의 전통과 세계관)는 건강과 건강실무를 포함하여 아동을 형성하는 데 중요한 역할을 한다. 문화는 신념, 가치, 언어, 시간, 개인의 행동과 성격으로 이루어진 복잡한 현상이다. 아동은 이러한 문화적 패턴을 가족과 지역사회를 통해 지식을 습득하고 가치를 내면화하는 과정을 통해 **문화화**(enculturation)된다(Adams-Leander, 2018).

문화는 아동발달의 모든 측면에 영향을 미치며, 건강한 적응을 촉진하기 위한 양육신념과 행동에 반영된다. 일반적으로 아동은 약 5세에 자신의 문화를 이해하기 시작한다(Andrews & Woodring, 2016). 아동의 문화적 배경은 아동의 사회화, 가치를 배우는 것 그리고 세상을 경험하는 방법에 영향을 준다. 아동의 발달 신념, 관습, 대화법, 의복, 행동은 문화에 의해 결정된다.

오늘날의 인구통계학적 양상이 변화함에 따라 간호사는 다양한 문화의 아동을 효과적으로 돌보기 위해 다양한 문화를 이해해야 한다. 간호사는 자신의 국가에 존재하는 다양한 문화적 전통, 가치, 윤리관에 대해 알아야 한다. 모든 간호사는 아동의 요구를 충족시키기 위해 아동의 문화를 이해하는 능력인 **문화역량**(cultural competence)을 확립해야 한다. 간호사는 지역사회의 인구 특성뿐만 아니라 다양한 문화에 기반을 둔 건강행동과 이것이 아동에게 미치는 영향을 알아야 한다. 간호목표는 간호사가 문화를 잠재적인 갈등요소가 아닌 조화의 가능성으로 보는 것이다.

문화와 건강관리의 관계는 광범위한 집단에 사용하는 것으로 인해 모호해질 수 있다. 실제적으로, 많은 문화집단이 존재하며 그 집단에는 많은 하위문화가 존재한다. 예를 들어, 뉴욕에 살고 있는 라틴계 미국인은 플로리다에 거주하는 라틴계 미국인과 다를 것이다. 간호사는 이러한 문화집단의 차이를 이해하고 문화적으로 유능한 간호를 제공해야 한다.

또한 간호사는 전통적 건강관리의 가치와 방법에 대해 알아야 한다. 예를 들어, 어떤 문화에서는 전통치료사의 조언을 믿으며, 이러한 믿음은 아동의 건강에 큰 영향을 끼친다. 표 2.3에 특정 문화집단의 몇 가지 일반적인 신념과 관습을 볼 수 있다. 간호사는 이러한 다양성이 문화별로 존재한다는 것을 기억해야 한다. 모든 아동은 자신만의 신념, 가치 그리고 역사를 지닌 독특한 독립체이다. 간호사는 오해를 불러일으킬 수 있는 고정관념을 피하도록 노력해야 한다. 편견이나 선입견은 자기가 속한 민족집단이 다른 민족보다 우월하다고 생각하는 **민족중심주의**(ethnocentrism)의 결과이다. 이러한 태도는 간호사가 문화적으로 적절한 간호를 제공하는 데 방해가 되며 세상을 보는 시선을 왜곡되게 할 수도 있다.

문화권에 따른 건강수칙

건강수칙은 대체로 개인의 문화에서 파생된 건강신념의 결과이다. 예를 들면, "아동과 가족은 건강과 질

표 2.3 특정 문화집단의 일반적인 신념과 관습

문화집단	아동의 건강에 영향을 주는 신념과 관습
아프리카계 미국인	• 강한 가족관계. 어머니가 가족을 이끔. 나이든 가족 구성원을 존중 • 음식이 건강과 부유의 상징 • 민속 치료법과 가족 치료약으로 신체·정신과 영혼을 돌봄 • 교회/종교적 소속감이 강함
아시아계 미국인	• 가족애가 강함. 가부장적(아버지가 가장임). 가족이 중심이고 모든 구성원은 서로를 돌봐야 함. 가족의 자부심과 존엄성을 유지하는 것이 중요 • 서양의 건강관리 관습으로 상호보완적인 요법 사용 • 권위를 존중
아랍계 미국인	• 여성은 남성에 종속되어 있음. 청년은 노인에게 종속되어 있음. 가족의 중성이 최우선적 • 겸손과 청결함이 가장 중요한 가치 • 질병과 질환은 알라의 의지 때문 • 좋은 건강은 제대로 먹고, 영양가 있는 음식 그리고 빠르게 질병을 치료하는 것으로 이루어짐
인디안/알래스카 미국 원주민	• 가족과 부족에 대한 가치가 높음. 연장자 존중. 확대가족 개념으로 신생아와 아동을 돌봄. 여성이 결정자 • 성장과 발달의 단계를 축하함 • 음식을 축하의 의미와 치료 그리고 종교의식으로 사용 • 약초나 치료의식을 통해 신체적, 정신적, 영적 조화를 이루려 함
히스패닉계	• 가족이 중요. 아버지가 힘, 지혜 그리고 자신감의 원천으로 봄 • 어머니는 양육자와 건강의 결정자 • 아동을 집안과 문화를 이어갈 자로 봄 • 음식을 기념행사 혹은 사회화에 사용

【출처】 Adams-Leander, S. (2016). Chapter 5: Transcultural nursing in the community. In C. Rector (Ed.), *Community & public health nursing. Promoting the public's health* (8th ed., pp. 115–149). Philadelphia, PA: Wolters Kluwer Health/Lippincott Wilkins & Williams.

병을 자연의 섭리, 초자연적인 힘 또는 힘의 불균형의 결과로 생각하는가?" 등이다. 대부분의 문화권에는 전문적인 의료기관을 찾기 전에 사용하거나 고려할 수 있는 치료법이 있다. 일부 문화권 사람들은 전통치료사가 특정 질환을 치유할 수 있다고 생각하여 전통치료사를 방문한다. 예를 들면, 멕시코계 미국인 공동체의 curandero(남성) 아니면 curandera(여성)은 신의 선물로 치유능력을 받았다고 믿는다. 아시아계 미국인은 침술, 지압, 뜸과 같은 전통 아시아 치료법 전문가를 찾아간다. 이러한 전통치료사는 그 사회에서 매우 영향력이 있고 같은 언어를 사용하며, 해당 문화의 영적 혹은 종교적인 측면에 매우 익숙하다.

만일 전통치료사의 요법과 수칙이 건강요법과 조화를 이루고 적합한 건강수칙을 지지한다면 이러한 신념과 행동은 오히려 아동과 가족에게 긍정적인 효과를 발휘할 것이다. 하지만 민간요법을 사용하면 유익한 치료가 지연되거나 다른 문제가 발생할 수도 있다. 일부 전통치료요법은 해로운 것으로 오해받기도 하고, 실제로 해로울 수도 있다. 예를 들면, 베트남에서는 기름칠한 몸에 동전으로 문질러 질병을 없애는 요법이 있는데, 이는 신체적 학대로 오해 받을 수 있다(Adams-Leander, 2018). 이러한 요법을 아동에게 자주 사용할 경우, 화상, 멍 혹은 종기 같은 병변을 일으킬 수 있다. 멕시코 전통치료법인 아자콘(Azarcon)과 그레타(greta)파우더는 납 함유량이 높으며, 소화불량과 설사에 적용되는 엠파초(empacho)에 사용되는데, 이는 납중독을 일으킬 수 있다(Adams-Leander, 2018).

변화하는 문화적 인구통계

한국의 아동 인구 비율은 성인 인구에 비해 감소하고 있으나 아동의 인종, 민족성과 문화의 다양성은 증가하고 있다. 한국의 통계청 조사에 의하면, 2000년대 이후 국제결혼이 급격히 증가하여 2019년에는 결혼한 부부의 10% 이상이 국제결혼으로 맺어진 부부인 것으로 보고되었다. 그러나 2020년에는 다문화 혼인의 비중은 7.6%로 전년보다 다소 감소한 것으로 나타났으며, 국제결혼의 나라 구성은 베트남, 중국, 태국, 필리핀 등 다양하게 나타나고 있다. 다문화 출생의 비중은 증가 추세를 보이고 있는데, 2020년 자료에 의하면 전체 출생 중 다문화 출생의 비중은 6.0%를 차지하는 것으로 나타났다(통계청, 2021). 다문화 출생의 과반수 이상이 외국인 산모이며, 귀화자, 외국인 아버지 순으로 나타났다. 즉, 한국은 주로 한국인 남성과 결혼하는 결혼이주여성의 비율이 가장 높고, 이외에도 외국인 남편과 귀화자가 있다.

영성과 종교

영성(spirituality)은 삶을 긍정적으로 보게 하는 위대한 존재에 대한 인간의 믿음을 의미한다. 이는 많은 사람들의 삶에 사랑과 관계 그리고 의미를 부여하는 등 큰 영향을 끼친다. 영성은 전 세계 모든 인간이 더 위대한 존재와의 연결을 통해 자신을 완성하고자 하는 현상이다. 선천성 장애 혹은 질병을 가진 자녀의 출생과 같은 인생을 전환시키는 사건이나 위기가 있을 때 가족들은 영적인 존재에게서 희망과 안정을 찾는다.

현대사회에서 '종교(religion)'는 영성과 같은 의미로 사용된다. 그러나 영성이 좀 더 개인적이며 내적인 믿음이라면, 종교는 믿음을 공유하고 예배를 실천하는 조직적인 방법이다. 90%의 미국인은 신의 존재를 믿는다(Newport, 2016). 그러므로 아동과 가족에게 다가갈 때 종교와 영성에 초점을 맞추어야 한다. 건강과 질병에 대한 개인의 반응을 이러한 믿음에 영향을 받을 수 있다. 일부 종교에서는 질병을 죄나 잘못에 대한 처벌로 보는 반면 다른 종교에서는 질병을 더 강해지기 위한 시련으로 본다(Adams-Leander, 2018).

아동은 발달단계에 따라 영성과 종교를 다르게 본다. 대체로 아동은 유아기에는 부모의 종교의식을 모방하고 청소년기에는 부모의 관점에서의 종교를 이해하게 된다.

가족은 자신의 종교에 대한 이해와 존중에 대해 감사해한다. 그러므로 아동과 가족의 종교적 신념과 관습을 파악하는 것은 중요하다. 가족은 특정 식이제한, 세례나 영성체와 같은 의례, 부적이나 우상의 사용 또는 아동의 간호계획에 포함될 수 있는 죽음과 관련된 관습을 따를 수 있다. 개방형 질문을 사용하고, 평가 중에 종교물품 사용 등을 관찰하면 가족의 신념과 관습에 대한 단서를 찾을 수 있다. 영적 지도자의 방문이 있을 수도 있다. 표 2.4는 아동의 건강에 영향을 미칠 수 있는 주요 종교적 신념에 대해 적혀 있다.

표 2.4 아동의 건강에 영향을 미치는 종교적 신념

종교	건강과 질병에 대한 신념	식사	출생과 죽음에 대한 신념
불교	• 질병은 카르마에 의해 발생한다(무분별한 갈망). • 질병은 영혼을 성장시킬 기회가 된다. • 열반에 드는 것이 궁극적인 목표(완벽한 안정, 순수 및 안정의 단계)이다. • 백신, 약물, 식이요법 등에 대한 제한은 없다.	• 절제된 식사를 권장한다. • 종파에 따라 일부 종파는 채식주의이고, 일부 종파는 엄격한 식이규정이 있을 수도 있고 없을 수도 있다. 따라서 아동의 선호도를 확인하는 것이 중요하다.	• 세례 없음 • 임종 직후 침상 곁에서 불경을 외움 • 만일 소생의 가능성이 조금이라도 있으면 모든 중재 권장됨 • 장기기증 가능 • 시신은 주로 화장
크리스천 사이언티스트	• 질병을 인간 정신의 오류로 간주하며 영적인 힘으로 극복 가능하다고 생각한다. • 건강을 영적인 틀 안에서 바라보며 기도와 의식을 통해 치료될 수 있다고 본다. • 아동이 입원했을 경우 자신의 치유시역자(기독교 과학자)와 접촉할 수 있다. • 약물이나 치료를 통한 중재에 반대하지만 법적으로 명시된 예방접종은 수용한다. • 일반적으로 혈액 또는 혈액성분을 사용하지 않으며, 이식을 받거나 기증자 역할을 하지 않고, 생검이나 신체검진을 하지 않는다.	• 특별한 금기사항은 없다. • 술, 담배, 차, 커피는 금한다.	• 세례나 장례의식 없음 • 생명연장을 위한 의료적 치료는 원치 않으며 기도로 회복하려 함 • 시신의 처리는 가족의 결정에 맡김
힌두교	• 질병은 전생의 업보로 발생한다. • 대부분의 의료행위나 진료를 수행한다. • 비폭력적인 삶을 추구한다.	• 육식을 금한다(특히 소고기). • 어떤 이들은 엄격한 채식주의자이기도 하다.	• 세례 없음 • 죽음을 열반에 닿기 위한 삶의 순환의 단계 중 하나로 봄 • 가족이 함께 시신을 씻는 것, 시신을 만진 사람에 대한 제한 등 사후에 규정된 특정 의식이 있음 • 시신은 주로 화장
이슬람교	• 신이 치료한다고 믿고 의료처치를 허용한다. • 새벽, 낮, 오후, 해질녘 그리고 밤에 정해진 기도를 한다.	• 돼지고기와 술을 금한다. • 금식(7세 이상 남아, 9세 이상 여아)이 라마단기간(이슬람력으로 9번째 달)에 시행되나 임산부, 수유부, 고령자 또는 중환자는 예외로 인정한다.	• 세례 없음 • 출생을 기념하여 Aqeeqa라는 특별한 잔치를 함 • 장례의식 있음(목욕시키기, 천으로 감기, 기도 등)
유대교(전통파와 보수파)	• 질병은 일부 식이제한을 위반해서 발생한 것이다. • 안식일(금요일 일몰 18분 전부터 토요일 일몰 42분 후까지) 또는 종교적 축일에는 치료나 검사를 받지 않는다.	• 피(생고기) 섭취를 금한다. • 유대교 율법에 따른 엄격한 식이법률이 존재한다. • 돼지고기와 육식성 가금류의 섭취를 금하고, 우유를 이용한 요리와 고기 요리를 섞지 않는다. 지느러미와 비늘이 있는 생선만 섭취 가능하고, 조개류는 금한다(엄격한 경우).	• 세례 없음 • 생후 8일만에 남아에게 포경수술 시행 • 사망 후 몸을 씻김. 가족과 친지들이 일정 기간 고인과 함께 함 • 화장 금지

(계속)

표 2.4 아동의 건강에 영향을 미치는 종교적 신념

종교	건강과 질병에 대한 신념	식사	출생과 죽음에 대한 신념
		• 속죄일(Yom kippur) 기간 동안 금식하며 유월절 기간 동안 발효시킨 빵을 마차(matzo: 납작빵 또는 크래커)로 대체한다.	
모르몬교 (예수그리스도 후기 성도교회)	• 안수를 통한 치료를 믿는다. • 의학적 치료에 대한 금지는 없다. • 일반적으로 허브 민간요법을 사용한다.	• 카페인이 함유된 차, 커피와 술, 담배의 사용을 금한다. • 한 달에 한 번 지정된 날에 24시간 동안 금식(물을 포함한 음식 또는 음료 금지)한다. 임산부, 아동, 노인, 환자 등은 예외로 한다.	• 8세 이전에 세례받음. 신생아는 출생 후 교회 관계자에 의해 축복받음 • 죽음을 또다른 영원한 순환의 단계로 봄 • 화장을 권장하지는 않으나 금기는 아님
로마 가톨릭교	• 질병치료를 권장한다. • 물질의 오용은 몸에 해롭고 죄가 된다고 본다. • 성찬례를 치료와 건강의 음식으로 여긴다.	• 절제된 식이요법을 권장한다. • 재의 수요일과 성 금요일에는 육류나 육가공품의 섭취를 금하고 금육한다. • 사순절 기간 동안 금요일에는 금식을 하지만 아플 때는 예외이다.	• 영아 세례 받음 • 아동이 살아있고 예후가 불량한 경우에는 병자 성사 시행 • 존경심을 가지고 장례를 치름 • 상황에 따라 화장 허용됨

【출처】 Hanson, P. A., & Andrews, M. M. (2016). Chapter 13: Religion, culture and nursing. In M. M. Andrews (Ed.), *Transcultural concepts in nursing care* (7th ed., pp. 394–444). Philadelphia, PA: Wolters Kluwer Health/Lippincott Williams & Wilkins

지역사회

지역사회(community)는 개인의 이웃주민 또는 단체에서부터 국가에 이르기까지 광범위한 개념을 포함하고 있다. 지역사회는 아동의 건강, 발달 그리고 전반적인 안녕상태에 많은 영향을 끼친다. 아동의 지역사회는 가족, 학교, 이웃, 단체 및 또래집단 등으로 이루어져 있다.

지역사회 내에서의 삶의 질은 긍정적이든 부정적이든 아동의 발달과업을 달성하고 사회의 기능적 구성원이 되는 데 많은 영향을 미친다. 그 자체가 지역사회가 되는 아동의 학교와 또래집단도 중요한 영향을 미친다. 또한 학교 프로그램과 지역사회센터는 아동의 전반적인 건강과 안녕상태에 영향을 미칠 수 있다.

아동은 지역사회에서 가치를 느끼고 지지와 돌봄을 받고 있다는 것을 느끼고 싶어 한다. 그들은 사랑하고 지지해주는 부모, 안전한 학교와 이웃, 성인 역할 모델과 멘토 그리고 사려 깊은 교사들을 필요로 한다. 아동은 지역사회에서 용납되지 않는 행동과 자신에게 기대되는 역할이 무엇인지를 알아야 한다.

학교와 기타 지역사회센터

오늘날 아동들은 예전보다 더 이른 나이에 학교에 입학하여 보육시설에서 더 많은 시간을 보내고, 다양한 지역사회센터와 활동에 참여한다. 3~4세가 되면 많은 아동이 하루에 몇 시간을 유치원에서 보낸다. 그러므로 일부 아동은 깨어 있는 동안 집보다는 학교와 보육시설에서 더 많은 시간을 보낸다. 따라서 학교와 보육시설은 아동에게 많은 영향을 미치게 되었다.

학교는 사회화를 제공한다. 출석 및 권위관계에 대한 학교의 규칙과 성취에 기반한 제재 및 보상체계는 아동에게 미래 직장 및 사회관계에 필요한 행동적 기대치를 가르치는 데 도움이 된다. 학교의 주요 역할은 학문적 교육이지만 근래에는 건강 관련 기능도 맡고 있다. 학교는 건강한 습관을 형성하도록 격려하고 올바른 운동법, 식단법, 안전, 성, 약물, 정신건강에 관한 교육을 제공한다.

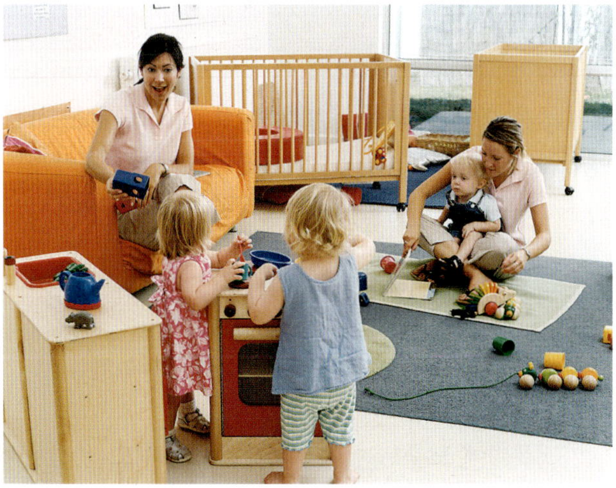

그림 2.6 어린이집은 아동에게 돌봄과 사회화를 제공한다.

학업성취도는 건강한 행동과 연관이 있다. 학업성취도는 아동의 안녕상태에 대한 좋은 지표가 되며, 성인기 건강결과를 예측하는 지표가 된다(CDC, 2018b). 학업실패는 약물사용, 폭력 및 신체활동 부족 등과 같은 건강위험행동과 관련이 있다(CDC, 2018b). 학교의 건강프로그램은 교육결과와 함께 건강결과 및 건강위험행동에 긍정적인 영향을 미친다(CDC, 2018b).

많은 가정의 부모가 맞벌이로 일을 해야 하기 때문에 아동은 방과 후 프로그램과 보육서비스에 등록되어 있다. 그러므로 사회화과정은 조기에 시작되고, 아동이 깨어 있는 시간의 비율이 더 높다(그림 2.6).

방과 후 시간은 아동이 배우고 성장할 수 있는 구조화된 활동과 감독이 제공되지 않는다면 위험한 건강행동을 하게 될 수 있으므로 중요한 시간이다. 지역사회센터와 방과 후 프로그램은 아동이 새로운 기술을 습득하고 새로운 경험을 하며, 안전하고 지지적인 환경에서 보살펴주는 어른과의 관계를 발전시킨다.

또래집단

아동의 친구들은 성장과 발달에 긍정적이든 부정적이든 지대한 영향을 미친다. 또래집단(peer groups)은 학령기에서 청소년기 아동의 인생에 많은 부분을 차지하고 있다. 이러한 또래집단의 영향은 학령전기 또는 학령기 놀이집단에서 시작된다. 아동은 친구들과 상호작용하며 다양한 가치와 신념에 노출된다. 아동이 또래집단에 들어가기 위해서는 또래집단의 특정 가치와 신념에 순응해야 한다. 이러한 가치와 신념이 성인과 다를 때 갈등이 발생할 수 있으며, 이는 아동을 성인과 분리시키고 또래집단에 대한 소속감을 강화할 수 있다.

아동의 친구들이 학교를 비롯한 다른 활동에서 우수한 성과를 보이면 아동의 성장과 발달은 건강하고 긍정적인 방식으로 계속 된다. 또래집단이 건강한 행동을 보일 경우 그 영향은 매우 긍정적이지만, 또래집단이 아동에게 부정적인 영향을 미칠 수도 있다. 따라서 아동의 삶에서 중요한 또래집단과 이 또래집단과 관련된 긍정적 또는 부정적 행동은 식별하는 것이 중요하다.

지역사회에서의 폭력

청소년폭력은 아동과 가족, 지역사회에 영향을 미친다. 연구결과, 청소년폭력은 의료비용의 증가와 부동산 가치의 하락 그리고 사회서비스의 몰락과 관련이 있는 것으로 나타났다(CDC, 2015). 연구에 의하면, 폭력에 노출된 아동은 발달, 행동, 신체적, 정신적 건강문제 등 평생 심각한 결과를 겪는 것으로 나타났다(Finkelhor, Turner, Shattuck, Hamby, & Kracke, 2015).

강력범죄

강력범죄(violent crimes)에는 살인, 강간, 강도 및 가중 폭행이 포함된다. CDC(2016a)의 통계에 따르면, 2014년 미국의 10~24세 중

- 대략 4,300명이 살해되었다. 그 중 86%가 총기로 사망하였다.
- 501,581명 이상이 신체적 폭력으로 인한 부상으로 응급실에서 치료를 받았다.
- 살인은 아프리카계 미국인, 히스패닉계, 미국 원주민과 알래스카 원주민 순으로 많이 일어났다.

자살

자살(suicide)은 젊은이들의 건강에 영향을 미치는 매우 심각한 공중건강문제이다. OECD 회원국의 청소년 자살률은 인구 10만 명당 평균 5.9명이며 한국

은 8.2명으로 평균보다 높은 수준이다. 미국 서부 유타(Utah) 주의 경우, 자살은 10~17세의 3번째 주요 사망원인이며 45%는 총기, 46%가 질식으로 사망하였다(Annor et al., 2018). 또한 남자가 77%로 여자보다 자살률이 더 높았다(Annor et al., 2018).

또한 미국의 9~12학년 학생들을 대상으로 한 설문조사 결과 17%가 12개월 이내 자살을 심각하게 고려한 적이 있다고 보고하였다(Child Trends Databank, 2019).

학교폭력

미국의 경우 교내 총기사고가 잇따르면서 학교폭력(school violence)에 대한 관심이 높아지고 학생 안전에 대한 우려가 높아졌다. 하지만 통계적으로 학령기 아동 살인의 1~2%가 등하교 중, 학교행사 중, 수업 시간 중에 발생한다(CDC, 2018c). 학생들이 학교에서 범죄의 피해자가 될 가능성은 학교 밖에 있을 때보다 훨씬 낮지만, 일부 학교에서는 심각한 범죄 및 폭력 문제가 계속되고 있다(CDC, 2018c).

많은 학교폭력은 괴롭힘과 관련이 있으며, 이는 피해자를 겨냥한 한 명 또는 그 이상의 사람이 명백히 악의적이고 부당한 부정적인 행동을 하는 것이다. 미국 9~10학년의 경우 학생의 20%가 괴롭힘의 대상자로 추정된다(CDC, 2018d). 괴롭힘 사건은 신고되지 않는 경우가 많지만, 괴롭힘을 당할 경우 우울, 낮은 자존감, 불안, 학업문제, 청소년기 및 성인기 이후의 폭력과 같은 장기적인 외상을 가져올 수 있다(CDC, 2018d). 보건교사는 이러한 괴롭힘에 대해 인식하고 학생과 교직원에게 필요한 경우 지지와 지도, 중재를 제공해야 한다.

안전한 학교는 올바른 교육, 성장, 발달 그리고 건강한 관계의 발달을 넘어 아동의 전반적인 건강에 필수적이다. 학교폭력은 학생뿐만 아니라 학교와 지역사회 전체에 부정적인 영향을 끼친다. 학교, 법 집행조직, 사회서비스와 정신보건체계 간의 지속적인 조정과 효과적인 프로그램은 이러한 위험행동을 줄이는 데 도움이 된다.

가정폭력

집에서 발생하는 폭력인 가정폭력(violence in the home)은 아동을 포함한 미국에 살고 있는 많은 사람들의 삶에 영향을 미친다. 가정폭력에는 배우자폭력과 가족 간의 폭력이 포함된다.

개념 숙달

가족의 폭력에 빈번하게 노출된 아동은 종종 흡연, 성행위나 마약 등의 기분전환용 약물 복용을 일찍 시작하는 경우가 많다.

가정폭력에 노출된 아동은 신체적, 성적 또는 정서적 학대를 당할 가능성이 더 높다(Child Trends, 2016). 연방 아동학대 예방 및 처치법(CAPTA)은 아동학대와 방임을 '부모 혹은 양육자로부터 죽음, 심각한 신체적·정서적 상해, 성적 학대 및 착취를 당하는 행동'으로 정의하였다(Child Welfare Information Gateway, n.d.). 2017년 한국에서는 대략 22,367건의 아동학대 사건이 발생하였다. 피해아동의 연령은 만 13~15세의 아동이 전체의 22.9%로 가장 많았으며, 10~12세, 7~9세 순으로 나타났다. 학대의 유형은 중복학대가 48.6%, 정서학대 21.1%, 방임 12.5%, 신체학대 14.7%, 성학대 3.1%로 나타났다. 학대자는 주로 친부모가 가장 많았는데, 초기에 학대자와 분리보호조치된 경우가 18.6%였으며, 이들 중 46명(0.2%)은 사망하였다. 학대아동에서는 적응행동, 정서·정신건강, 발달신체건강, 장애 등의 문제가 나타났다(보건복지부, 2018).

가정폭력과 같은 스트레스 요인에 노출되거나 아동학대 또는 방치의 피해자인 아동은 장·단기적 문제를 지닐 위험이 높다. 이러한 문제는 아동의 나이와 발달단계에 따라 다르며, 아동이 어릴수록 그리고 노출시간이 길수록 더 심각한 문제가 나타난다. 단기적 문제로는 수면장애, 두통, 복통, 우울, 천식, 야뇨증, 또래에게 행하는 괴롭힘 같은 폭력적인 행동 증가, 사회적 능력 감소, 공포, 불안, 학습장애가 있다. 장기적 문제로는 낮은 학업성취도, 무단결석, 그리고 성인과 관계를 맺고 과제를 수행하는 것에 어려움을 느낄 수 있다. 이러한 부정적 행동들은 조기흡연, 성행위, 마약 사용, 청소년 임신, 자살과 강한 상관관계가 있다(CDC, 2016c).

글상자 2.2 폭력사정

부모에게 질문

- 집에서 두려움을 느낀 적 있는가?
- 당신과 ____(배우자 이름)이 다툴 경우 무슨 일이 발생하는가?
- 언쟁이 물리적 문제로 변한 적이 있는가(때리기, 차기, 밀기, 던지기 혹은 주먹으로 부수기)?
- 흉기(총, 칼 등)로 위협 당한 적이 있는가?
- 집에서 죄수처럼 감금당한 것 같은 기분이 든 적이 있는가? 배우자가 외출할 때 당신을 집 안·밖에 가두거나 차 열쇠를 가져간 적이 있는가?
- 당신의 자녀가 집에서 폭력을 듣거나 목격한 적 있는가?
- 경찰이 당신의 집에서 발생한 폭력 때문에 출동한 적 있는가?
- 직접적으로 자녀에게 폭력이 행해진 적 있는가? ____(배우자 이름)가 화가 났을 경우 자녀를 때리든가, 차든가, 밀든가, 소리 지르지 않는가?
- 당신과 ____(배우자 이름)는 어떻게 자녀를 훈육하는가?

자녀에게 질문

- 엄마와 아빠(혹은 부모 이름)가 싸움/말다툼할 경우 무슨 일이 일어나는가? 누구를 때리거나 밀치는 행위가 있는가?
- 엄마와 아빠(혹은 부모 이름)가 싸울 경우 어떤 느낌이 드는가?
- 당신이 실수를 했을 경우 무슨 일이 일어나는가?

만일 구타나 다른 신체적 훈육이 있을 경우 아래와 같은 질문을 하시오.

- 무엇으로 때리는가? 몸 어디를 때리는가? 자국/멍이 남는 경우가 있는가?
- 누가 널 때리는가? 얼마나 자주 발생하는가?

폭력이 아동과 가족에게 미칠 수 있는 잠재적인 영향 때문에 철저한 평가를 통해 가족 내 폭력을 사정해야 한다(글상자 2.2). 대피소나 아동보호시설을 제공하면서 아동이 현재 처해 있는 상황을 파악하는 것이 중요하다.

폭력에 노출된 모든 아동이 모든 부정적 결과를 겪는 것은 아니다. 아동은 회복력이 있으며, 선행연구에 따르면 아동은 폭력의 영향으로부터 안충하고 아동이 폭력적인 행동을 발달시킬 위험을 줄이는 데 도움이 되는 보호요소가 있다고 확인되었다(CDC, 2018e). 보호요소의 예로는

- 비폭력적인 부모 또는 양육자와의 유대감 또는 안정적인 애착
- 학교와 학업에 집중
- 사회적 활동에 참여
- 긍정적인 형제와 또래 관계
- 문제에 대해 부모나 지지역할을 하는 성인과 의논할 수 있는 능력
- 아침기상, 하굣길, 저녁시간 또는 취침시간 중 하루에 적어도 한 번 이상 부모가 함께 있어줌
- 자신에 대한 긍정적인 관점
- 강한 문화적 그리고/또는 영적 정체성

따라서 중재는 아동의 폭력 노출을 줄이고, 보호요소를 육성하는 데 중점을 둘 필요가 있다.

사회적 관념과 환경

사회(society)는 아동의 건강에 중요한 영향을 준다. 아동과 아동의 건강에 영향을 미치는 사회의 주요 구성요소로는 사회적 역할, 사회경제적 지위, 미디어 그리고 사회의 국제적 특성 등이 있다. 이러한 각 영역은 아동의 자아 개념, 아동이 살고 있는 지역사회, 생활방식 선택 및 건강에 영향을 미칠 수 있다. 아동간호사는 이러한 영역과 이러한 영역이 아동과 가족에게 미치는 영향에 대해 평가하여 개별화된 전략을 수립함으로써 아동과 가족에게 미치는 긍정적인 효과를 극대화하고 부정적인 효과를 최소화할 수 있도록 해야 한다.

사회적 역할

사회는 어떤 행동은 허용되고 다른 것은 금지되는 것과 같이 특정한 사람들이 특정한 방식으로 행동하도록 지시한다. 이러한 패턴을 사회적 역할(social roles)이라고 하고 자아개념의 빌딩에 중요한 요인이 되며, 개인의 자아개념은 건강에 긍정적 또는 부정적 영향을 끼칠 수 있다.

아동의 경우 사회적 역할은 아동이 자신을 어떻게 생각하는지에 영향을 끼친다. 글상자 2.3에는 아동이 우리 사회에서 갖는 몇 가지 전형적인 역할을 명시해 놓았다. 이러한 사회적 역할은 대체로 가족, 학교, 또래 집단, 교회 또는 지역사회 단체에서 수행된다. 때로는 단체에 따라 아동이 행동하기를 기대하는 방식에 대한 갈등이 발생할 수 있다. 또한 자녀양육과 관련하여 부

글상자 2.3 아동의 사회적 역할의 예

- 아들 또는 딸
- 형제 또는 자매
- 손자 또는 손녀
- 1학년, 우등생 등과 같은 학교 또는 어린이집에서의 역할
- 민족공동체 구성원
- 촉망받는 음악가, 화가, 운동선수 같은 전문화된 역할

모와 갈등이 있을 수 있다. 예를 들어, 아동의 가족은 창조론을 믿지만 학교에서는 진화론을 가르칠 수 있다. 그리하여 아동은 집단마다 요구하는 행동에 대한 혼돈을 느낄 수 있다.

사회경제적 지위

아동에게 영향을 미치는 다른 중요한 요소는 가족의 경제적, 직업적, 교육적 수준을 고려한 가족의 사회경제적 지위(socioeconomic status, 사회에서의 상대적 지위)이다. 아동들은 부모의 경제적·직업적·교육적 수준에 따라 다르게 양육된다. 건강관리의 질과 의료 접근성의 발달에도 불구하고, 사회경제적 계층 간의 건강상태의 불일치는 여전히 존재한다(CDC, 2016d). 소득 불평등은 이러한 변화를 설명하는 중요한 요소이다. 저소득층 부모는 생활필수품을 구매하기 위하여 더 오랜 시간 동안 일해야 하고, 자녀의 삶을 풍요롭게 하거나 건강한 생활방식을 선택하는 데 필요한 시간이나 돈이 별로 없다. 하지만 저소득층 가족은 서로의 신체적, 정서적 욕구를 충족시키기 위해 가족관계망에 의지하여 더 강한 가족관계를 형성한다.

낮은 사회경제적 지위는 아동의 건강에 부정적인 영향을 끼칠 수 있다. 일부 가족은 건강보험이나 건강관리를 감당할 능력이 없을 수 있다. 가족의 집이 좁을 수 있으며 위생시설이 열악하거나 납 페인트칠이 되어 있을 수도 있다. 이러한 가족은 예방적 관리의 중요성을 이해하지 못하거나 비용을 감당할 능력이 없을 수 있으며, 결과적으로 아동은 전염병에 대한 예방접종을 제대로 받지 못할 수 있다. 연구에 의하면, 사회경제적 지위가 낮은 아동은 우울증, 불안, 약물 남용, 자살 시도, 비만 및 부상과 같은 부정적인 신체적, 정신적 건강 결과를 겪을 가능성이 더 높다고 한다(APA, 2018).

빈곤

기본적인 재정적 안정은 아동의 건강과 웰빙을 높이는 데 영향을 주므로 빈곤(poverty)은 아동의 건강에 부정적 영향을 미치는 중요한 요소이다. 빈곤한 아동은 대체로 건강상태가 좋지 않고, 학교를 자퇴하거나 강력범죄에 노출되거나 가난한 성인이 될 확률이 높다(Children's Defense Fund, 2017).

빈곤의 기준은 가족의 규모와 소득을 기반으로 하며, 가족의 빈곤 여부를 판단하는 데 사용된다. 2018년 한국의 인구조사통계에 따르면, 빈곤율은 16.7%로 2000년의 11.5%보다 증가한 것으로 나타났다. 이를 OECD의 자료와 비교하면 미국의 17.8%에 비해서는 낮지만, 영국 11.7%, 독일 10.4%, 프랑스 8.5% 등에 비해서는 높은 편이다(국가지표체계, 2021). 빈곤율은 전반적인 경제 건전성과 밀접한 관련이 있으므로 경기 침체기에는 빈곤율이 증가한다.

가족 구조는 아동의 빈곤율과 관련된 중요한 요소이다. 부부가구의 빈곤율은 한부모가정의 빈곤율보다 훨씬 낮다. 빈곤선 이하 가족의 25.7%가 남편이 없는 편모가족이었고 12.4%가 아내가 없는 편부가족이었으며, 4.9%만이 결혼한 부부가족이었다(Fontenot et al., 2018). 교육수준 또한 중요한 요소이다. 교육수준이 증가하면 실업률이 하락하고 연간 소득은 증가한다. 하지만 임금 소득자의 만성적인 신체적 혹은 정서적 문제는 실업으로 이어져 가족을 빈곤으로 몰아가는 원인이 될 수 있다.

빈곤이 아동건강에 미치는 영향은 광범위하다. 가족은 열악하든가 위험한 동네에 있는 집을 살 능력밖에 안 될 수가 있다(예: 비위생적인 환경, 독성물질, 폭력). 빈곤은 노숙으로 이어질 수 있다.

노숙

미국의 경우, 2014~2015년 사이 학교에 등록한 약 120만 명의 아이들이 노숙자였다(Child Defense Fund, 2017). 노숙자를 100% 정확하게 측정하는 것은 불가

능하다. 그러므로 동향을 살펴보는 것은 노숙의 증가가 있는지 없는지 파악하는 데 중요하다. 최근의 연구는 가족 단위 노숙이 증가하는 것으로 보고하고 있다(Child Trends Databank, 2015).

노숙(homelessness)은 시가지뿐만 아니라 중소도시 및 교외, 시골지역에도 존재한다. 노숙의 주요 원인은 빈곤과 저렴한 주택의 부족이다. 다른 원인으로는 공공복지 프로그램의 축소, 정신건강문제, 실업, 질병 또는 사고와 같은 사건 및 이혼, 가정폭력 또는 약물 남용과 같은 개인적인 위기 등이 있다. 아동은 집에서 강제로 쫓겨나든가 학대, 방임, 위탁가족 또는 소년원에서 도망쳐 나올 수 밖에 없어 노숙을 하게 된다.

노숙아동은 안정적인 주거지에 대한 기본적인 요구사항이 충족되지 않는다. 노숙은 아동이 성장하고 발달하기에 좋은 환경이 될 수 없다. 노숙아동은 행동 및 정서적 문제, 정신질환 집단, 신체적 및 성적 학대의 희생자, 교육장애를 겪을 가능성이 더 크다. 또한 그들은 천식, 귀 감염, 설사 같은 소화계통 질환, 언어장애 그리고 불안, 우울과 금단증상 같은 정신질환, 폭력 및 피해 위험 증가, 약물 남용, 임신, 성매개질환 같은 급·만성건강문제에 노출된다. 아동은 노숙자보호소나 과밀주택에서 위험한 환경에 노출되거나 거리에 살며, 비위생적인 요소와 손상위험에 노출될 수 있다. 불균형한 식단은 노숙아동을 영양결핍의 위험에 처하게 하여 성장과 발달을 지연시킬 수 있다. 노숙청소년은 약물사용 또는 여러 파트너와의 무방비한 성관계와 같은 위험한 행동을 하여 응급치료가 필요하고, 우울증에 걸리거나 성병에 걸리거나 임신할 가능성이 크다(AAP, 2013, reaffirmed 2016)(AAP, 2013, reaffirmed 2016).

노숙아동들은 예방접종, 치아관리, 아동복지서비스 등과 같은 예방치료에 대한 접근이 제한적일 수 있다. 예방접종이 부족하면 아동은 학교 입학이 늦춰질 수 있으며, 그로 인해 교육의 부재로 노숙의 악순환을 깰 수 없게 된다. 노숙가족의 경우 돈이 생기면 건강관리보다는 식품이나 주거지 마련에 사용한다. 노숙자들이 의료서비스를 찾는 경우는 대체로 응급실이나 무료진료소에서 단기치료를 받는 것으로, 이러한 산발적인 치료는 성장하는 아동에게 필요한 지속적인 건강관리요구에 도움이 되지 않는다. 가족들이 건강관리를 받지 못하는 이유로는 비용을 감당할 수 없거나 의료보험의 부재 또는 진료소나 약국으로 갈 수 있는 운송수단이 없어서일 수 있다.

어떤 아동들은 잦은 이사로 인하여 학교에 가지 않거나 계속 전학을 다녀야 한다. 스트레스를 겪는 가족들은 아동에게 교육적인 환경을 제공하지 못한다. 그 결과로 아동은 학습장애, 사회화문제 또는 행동문제가 있을 수 있다.

미디어

오늘날의 아동들은 텔레비전, 스마트폰, 태블릿과 같은 다양한 형태의 미디어, 비디오 및 컴퓨터 게임, 페이스북, 인스타그램, 스냅챗 같은 소셜미디어, 인터넷, 영화, 잡지, 책, 신문과 같은 다양한 미디어를 접한다(그림 2.7). 미디어는 아동이 노출되는 내용에 따라 아동 발달에 긍정적이거나 부정적인 영향을 준다(Chassiakos et al., 2016). 긍정적인 영향으로는 선행학습, 건강증진의 메시지를 포함한 새로운 지식과 정보 노출, 사회적 접촉과 지지 증가가 있다(Chassiakos et al., 2016). 부정적인 영향으로는 수면, 집중력, 학습, 활동과 정신건강에 악영향을 미칠 수 있다(Chassiakos et al., 2016). 어떤 이미지나 정보는 아동에게 좋지 않은 영향을 준다. 아동은 위험한 생활습관이나 행동을

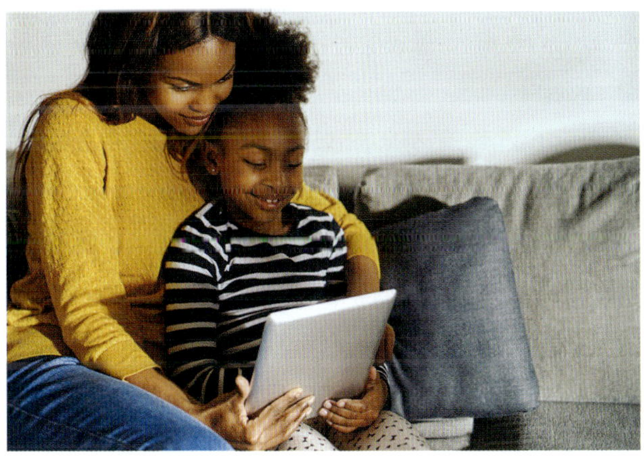

그림 2.7 컴퓨터 게임은 재미 있고 교육적일 수 있지만 컴퓨터나 다른 미디어를 사용할 때 부정적인 영향을 줄이기 위해서는 감독이 필요하다.

지닌 캐릭터를 모방할 수 있다. 미디어 노출이 과식, 흡연, 조기 성행위 시작, 미성년자 음주와 같은 다양한 위험 및 건강문제에 영향을 준다는 명백한 근거가 있다(Chassiakos et al., 2016). 연구에 의하면, 폭력과 공격적인 행동은 폭력적인 미디어와 연관성이 있는 것으로 나타났다(Chassiakos et al., 2016). 만약 특정 행동이나 이미지가 정상적인 것으로 표현되면, 아동은 장기적인 결과나 잠재적인 건강의 위협을 생각하지 않고 이를 받아들인다. 예를 들어 마른 것이 아름다운 것으로 정의됨으로써 아동은 건강하지 않은 식단을 먹고 자신의 신체를 변화시키기 위한 행동을 보인다. 이상과 일치하지 않는 신체를 지닌 아동은 우울과 자존감 문제가 발생할 수 있다.

전체적으로 아동이 매일 보는 이미지들은 그들의 행동과 건강에 영향을 미치므로 아동간호사는 아동과 가족을 대할 때 이를 고려해야 한다.

미디어의 영향은 내용뿐만 아니라 총 시청시간과도 관련이 있다. 예를 들어 지나친 텔레비전 시청은 비만, 인지능력 저하, 불규칙한 수면습관을 일으킬 수 있다. 컴퓨터나 비디오 게임을 너무 많이 할 경우 학업성취도가 떨어질 수 있다. TV가 여전히 지배적인 매체로 남아 있는 가운데 미디어는 아동의 삶의 주요 요소가 되었다(AAP, Council on Communications and Media, 2016b). 미디어는 약물 남용, 흡연 또는 폭력 조직 연루의 부정적인 영향에 대한 교육 프로그램이나 공공서비스 메시지를 제공하는 등의 긍정적인 영향을 미칠 수도 있다. 또한 공공방송은 유익한 프로그램을 제공할 수 있다.

미디어 기록은 정보를 얻기에 유용하고 중요하다. 간호사는 자녀가 미디어를 보면서 보내는 시간, 자녀의 침실에 TV나 인터넷 연결 장치 유무 여부와 같은 미디어 사용에 대해 질문을 해야 한다(Chassiakos et al., 2016). 미국소아과학회는 가족이 미디어 계획을 세우는 것을 권고한다. 이를 통해 가족은 미디어 사용에 관한 가족의 규칙과 지침을 개발하고 개별화할 수 있다. 미국소아과학회의 가족미디어 사용계획은 www.healtychildren.org/MediaUsePlan에서 볼 수 있다(Chassiakos et al., 2016). 부모가 TV, 컴퓨터, 휴대폰, 태블릿에서 시청하는 콘텐츠를 제한하고, 자녀가 무엇을 보고 있는지 아는 것이 중요하다.

TAKE NOTE!

미국소아과학회는 18개월 미만의 아동이 영상 채팅을 제외한 미디어를 사용하는 것을 금지한다. 18~24개월의 아동은 어른과의 상호작용을 동반한 교육적인 내용으로 제한하며, 2~5세의 아동은 1시간 미만으로 제한해야 한다. 5세 이상의 아동에게 권장되는 시간은 매일 2시간 이하이며, 식사 중이거나 취침 1시간 전은 화면을 보지 않도록 한다(AAP, Council of Communications and Media, 2016a, 2016b; Chassiakos et al., 2016).

광범위하게 퍼진 인터넷은 더 이상 자신의 주변 환경에 국한되지 않고 무한한 정보에 접근할 수 있도록 해준다. 인터넷은 아동과 부모가 정보에 접근하고, 새로운 것을 배우고, 가족이나 친구들과 소통할 수 있는 귀중한 자원일 수 있다. 그러나 성범죄자, 포르노, 폭력, 인종차별과 같은 아동의 건강과 안전에 영향을 줄 수 있는 온라인의 위협이 존재한다. 부모는 반드시 이러한 위험에 대해 경계하고, 안전지침을 설정해야 한다(교육지침 2.2).

교육지침 2.2 안전한 인터넷 사용을 위한 교육

- 가족 미디어 사용계획을 개발한다.
- 아동이 하루나 한 주에 인터넷을 사용할 수 있는 시간을 제한하고 이를 지키도록 한다.
- 인터넷 사용이 숙제, 수면, 신체활동, 친구, 집안일이나 학교활동을 대체하거나 방해하지 않도록 한다.
- 자녀에게 부모의 허락 없이는 절대 개인정보를 인터넷에 공개하지 않도록 한다.
- 자녀에게 절대 자신의 비밀번호를 친구 등 누구에게도 알려줘서는 안 된다고 주의를 준다.
- 자녀와 함께 인터넷 사이트를 같이 보며 어떤 사이트가 적절한지 교육한다. 인터넷 서비스에서 제공하는 안전 프로그램을 설치한다.
- 컴퓨터를 자녀 방에 두지 않도록 한다. 컴퓨터를 부엌이나 거실 같은 공적인 공간에 두어 자녀의 사용을 감시할 수 있도록 한다.
- 자녀에게 인터넷 사용 시 안전을 지켜야 하는 이유를 가르쳐 준다. 잠재적인 위험요소를 자녀가 알아들을 수 있는 단어를 사용해 설명한다.
- 자녀에게 혼란이나 불편감을 주는 사이트에 접속했을 경우 당장 끄도록 교육한다. 자녀에게 온라인으로 알게 된 사람과 실제로 만나지 않도록 주의를 준다. 만일 위와 같은 상황이 있을 경우 부모에게 알리도록 가르친다.

- 자녀에게 보낸 사람이 누군지 알 수 없는 메일은 절대로 열지 않도록 교육한다.
- 자녀 학교의 컴퓨터 사용지침에 대해 유의한다.

국제사회

세상은 다양한 방법으로 연결되어 있다. 사람들은 다른 나라로 쉽게 여행할 수 있으며, 매일 새로운 제품과 이민자가 도착하며, 인터넷을 통해 다른 나라 사람들과 소통하기가 쉬워졌다. 유엔아동기금과 세계보건기구는 전 세계 아동에 대한 문제를 다루는 데 있어 주도적인 역할을 하고 있다. 매년 전 세계적으로 630만 명의 아동이 사망한다(WHO, 2018). 개발도상국에서 태어난 수십만 명의 아동들이 난민, 이민자 또는 국제 입양인으로 미국과 같은 선진국으로 이주하여 그 국가의 일원이 된다.

아동간호사는 자연재해나 인재와 아동에게 영향을 미치는 세계적인 사건들을 알아야 한다. 아동은 허리케인, 전쟁과 같은 사건으로 난민이 되거나 전염병, 영양실조나 심리적 외상의 위험이 높아질 수 있다.

어린 아동들은 각종 질병에 맞서고 있지만 만 5세 미만 아동의 사망률 감소에는 진전이 있었다(WHO, 2018). 유엔아동기금과 세계보건기구는 아동의 성장과 발달, 생존에 영향을 미치는 주요 문제를 확인하였다.

- 폐렴과 같은 급성 호흡기 감염
- 미량영양소 결핍을 포함한 영양실조
- 깨끗한 물과 위생시설의 부재로 인한 설사
- 조산 합병증 및 출산 시 질식
- 홍역과 같은 백신으로 예방 가능한 질병
- 말라리아
- 임산부의 열악한 건강관리(WHO, 2018).

이 조직들은 이러한 상황들을 근절하고 전 세계 아동의 건강을 증진시킬 수 있는 방법들을 제공하기 위해 노력한다.

오늘날 가족과 아동들을 비롯한 사회 전체는 세계적인 위협과 안전에 대해 우려하고 있다. 2001년 9월 11일의 테러 공격, 컬럼바인 고등학교와 샌디 훅 초등학교 총격사건 그리고 허리케인 하비와 허리케인 마리아와 같은 자연재해는 아동의 안녕상태에 막대한 영향을 끼친다. 전쟁, 테러, 학교폭력 그리고 자연재해와 같은 스트레스 요인의 증가는 아동의 정신건강에 위협이 된다. 위와 같은 사건을 경험한 아동은 외상후 스트레스장애(PTSD), 행동장애, 우울, 불안, 수면장애, 과민, 공격성과 소화장애 같은 신체적 증상, 학업성취도 저하 그리고 안전에 대한 걱정이 나타난다(Schonfeld, Thomas Demaria, 2015). 아동의 대처능력이 감소되거나 성장과 발달에 변화가 나타날 수 있다. 아동의 반응은 나이와 발달단계에 따라 다르며 양육자의 정서적 상태에 따라 많은 영향을 받는다. 아동간호사는 반드시 이러한 위협의 영향에 대해 알고 아동에게 안전과 안정감을 제공할 수 있는 대안을 생각해야 한다.

주요 개념

- 아동의 성별, 인종, 행동 특성과 기질을 포함한 아동의 유전적 특성, 특정 질환은 유전과 관련 있다.
- 아동이 특정 사건을 경험하는 방식은 아동 기질의 영향을 받으며, 아동의 기질은 부모나 다른 이들의 반응에 영향을 끼칠 것이다.
- 발달단계는 아동의 건강상태에 큰 영향을 미친다. 일반적으로 질병의 분포는 나이에 따라 다양하다.
- 적절한 영양섭취는 아동발달에 좋은 환경을 제공하며, 영양결핍은 뇌발달을 비롯한 다른 기능에 심각한 방해요소가 된다.
- 아동의 식습관, 운동, 흡연, 마약, 술과 스트레스 대처방식을 포함한 생활방식은 아동의 건강에 영향을 줄 수 있다. 의학의 발달로 대부분의 만성건강문제는 개인의 생활방식과 관련이 있다. 아동에게 있어 부모의 생활방식은 기본적으로 아동의 생활방식이다.
- 환경적 노출은 아동에게 해로운 영향을 미칠 수 있다.
- '회복력'은 특정한 사건이나 스트레스로부터 개인이 회복하여 기능을 완벽히 수행하고 긍정적인 결과를 도출해내는 자질을 말한다(NSCDC, 2015).
- 회복력을 증진시키는 내적 요인에는 통제력과 능동성, 자신의 결성에 책임을 지는 능력, 자신의 한계와 능력을 이해하고 수용하는 능력, 목표지향적인 능력, 계속해야 할 때와 멈출 때를 아는 능력 등이 포함된다.
- 회복력을 증진시키는 외적 요인으로는 가족 구성원과 돌봄관계를 형성하는 것, 보호와 안정된 교육환경을 제공하는 학교(클럽이나 사회 조직) 그리고 지역사회에서의 긍정적인 영향이 있다.
- 가족은 사회의 기본 단위이다. 아동이 태어나고 자란 가족은 아동의 성장과 발달에 막대한 영향을 끼친다. 아동은 건강관리방법, 건강에 대한 신념, 건강의 가치를 가족에게 배운다.
- 전형적인 가족의 역할로는 양육자/돌봄제공자, 재정제공자, 의사

결정자, 일정관리자, 재정관리자, 문제해결자, 상담자, 교육자, 건강관리자가 포함된다.

- 4가지 양육방식에는 '독재적/민주적/허용적/방임적'이 있다. 이들은 자녀에 대한 부모의 통제와 지지의 정도를 나타낸다.
- 훈육은 바람직한 행동을 촉진시키고 권장되지 않는 행동을 줄이는 것이 목표이다. 체벌은 부정적 또는 불쾌한 경험을 통해 무언가를 하지 않도록 하는 행위이다.
- 문화는 아동의 건강과 건강수칙을 형성하는 데 중요한 역할을 한다.
- 변화하는 현재의 인구학적 패턴에 따라 간호사는 다양한 문화의 아동을 중재하기 위해 다양한 문화에 대한 지식을 습득해야 한다.
- 영성은 개인의 삶의 목적, 사랑의 근원, 관계 등에 대한 중요한 영향을 미친다. 영성과 종교적 믿음은 아동과 가족이 스트레스 상황이나 아플 때 힘과 지지를 제공한다. 종교는 가족이 질병을 해석하고 대응하는 방식을 결정할 수 있다. 예를 들어 어떤 종교는 질병을 잘못에 대한 벌로 여기기도 한다.
- 아동을 둘러싼 지역사회는 아동의 건강, 발달 그리고 복지에 영향을 끼친다. 아동의 지역사회는 가족, 학교, 이웃, 청소년단체, 또래집단으로 이루어진다.
- 어떤 아동은 깨어 있는 동안 집보다는 학교에서 더 많은 시간을 보낸다. 그러므로 학교나 보육시설이 아동에게 많은 영향을 끼칠 수 있다.
- 아동의 친구는 성장과 발달에 긍정적 또는 부정적인 영향을 끼칠 수 있다.
- 자살은 매우 심각한 공공 건강문제이다.
- 청소년폭력은 가족과 지역사회에 사회서비스 방해, 의료서비스 부담 증가, 재산가치의 하락을 일으킬 수 있다.
- 아동은 학교, 가정 또는 지역사회에서 폭력행위를 목격할 수 있다. 또한 폭력의 피해자가 될 수도 있다. 그러나 폭력에 노출된 아동 모두가 부정적인 결과를 초래하지는 않는다. 회복력과 어떤 방어 요소들이 폭력으로 인해 발생할 수 있는 위험을 감소시키고, 폭력의 영향을 완화할 수 있도록 한다.
- 안정적인 재정상황은 아동의 전반적인 건강과 안녕상태를 향상시키지만, 빈곤은 아동의 건강에 부정적인 영향을 미친다. 가난한 아동의 경우 건강이 좋지 않으며, 학교를 유급 또는 자퇴하고, 10대 부모가 되거나 강력범죄를 겪고 가난한 성인이 될 수 있다 (Children's Defense Fund, 2017).
- 노숙하는 아동의 경우 성장과 발달에 좋지 않은 환경에 노출되며, 상부호흡기질환, 귀와 피부 감염, 위장장애, 영양결핍과 같은 신체적 건강문제를 가질 수 있다.

참고문헌

보건복지부(2021). e-나라지표 지표조회상태. 보호대상아동 현황보고. index.go.kr/portal/main/EachDtlPageDetail.do?idx_cd=1421

통계청(2019). 2019년 다문화 인구동태 통계. 보도자료

통계청(2020). 2020년 다문화 인구동태 통계. http://kostat.go.kr

Adams-Leander, S. (2018). Chapter 5: Transcultural nursing in the community. In C. Rector (Ed.), *Community & public health nursing. Promoting the public's health* (9th ed., pp. 128–164). Philadelphia, PA: Wolters Kluwer Health/Lippincott Wilkins & Williams.

American Academy of Child and Adolescent Psychiatry (AACAP). (2016). *Facts for families: Grandparents raising grandchildren*. Retrieved November 14, 2018, from https://www.aacap.org/aacap/families_and_youth/facts_for_families/FFF-Guide/Grandparents-Raising-Grandchildren-077.aspx

American Academy of Child and Adolescent Psychiatry (AACAP). (2017). *Children and divorce*. Retrieved November 5, 2018, from https://www.aacap.org/AACAP/Families_and_Youth/Facts_for_Families/FFF-Guide/Children-and-Divorce-001.aspx

American Academy of Child and Adolescent Psychiatry. (2018). *Facts for families: Foster care*. Retrieved March 11, 2019, from https://www.aacap.org/aacap/families_and_youth/facts_for_families/fff-guide/Foster-Care-064.aspx

American Academy of Pediatrics (AAP). (1998, reaffirmed 2014). *Guidance for effective discipline*. Retrieved November 25, 2018, from http://pediatrics.aappublications.org/content/101/4/723. full.pdf+html

American Academy of Pediatrics (AAP). (2013, reaffirmed 2016). Policy statement. Providing care for children and adolescents facing homelessness and housing insecurity. *Pediatrics, 131*(6), 1206–1210. Retrieved December 6, 2018, from http://pediatrics.aappublications.org/content/early/2013/05/22/peds.2013-0645.

American Academy of Pediatrics (AAP). (2014). *Building resilience in children. Healthy Children*. Retrieved December 9, 2018, from http://www.healthychildren.org/english/healthy-living/emotional-wellness/pages/Building-Resilience-in-Children.aspx

American Academy of Pediatrics (AAP). (2018). What's the best way to discipline my child? *HealthyChildren*. Retrieved November 25, 2018, from http://www.healthychildren.org/english/family-life/family-dynamics/communication-discipline/pages/disciplining-your-child.aspx

American Academy of Pediatrics, Committee on Community Health Services. (2013). Providing care for immigrant, migrant, and border children. *Pediatrics, 131*(6), e2028. doi: 10.1542/peds.2013-1099

American Academy of Pediatrics (AAP), Council on Communications and Media. (2016a). Policy statement: Media and young minds. *Pediatrics, 138*(5). doi: 10.1542/peds.2016-2591

American Academy of Pediatrics (AAP), Council on Communications and Media. (2016b). Policy statement: Media use in school-aged children and adolescents. *Pediatrics, 138*(5). doi: 10.1542/peds.2016-2592

American Psychological Association (APA). (2018). *Children, youth, families and socioeconomic status*. Retrieved December 5, 2018, from https://www.apa.org/pi/ses/resources/publications/children-families

Andrews, M. M., & Woodring, B. C. (2016). Chapter 6: Transcultural perspectives in nursing care of children. In M. M Andrews & J. S. Boyle (Eds.), *Transcultural concepts in nursing care* (7th ed., pp. 153–185). Philadelphia, PA: Wolters Kluwer Health/Lippincott Williams & Wilkins.

Annor, F.B., Zwald, M.L., Wilkinson, A., Friedichs, M., Fondario, A., Dunn, A. ... Ivey-Stephenson, A.Z. (2018). Characteristics of and Precipitating Circumstances Surrounding Suicide Among Persons Aged 10–17 Years—Utah, 2011–2015. *MMWR, 67*, 329–332. DOI: http://dx.doi.org/10.15585/mmwr.mm6711a4

Artiga, S., & Ubri, P. (2017). *Key issues in children's health coverage. The Henry J. Kaiser family foundation*. Retrieved October 30, 2018, from http://files.kff.org/attachment/Issue-Brief-Key-Issues-in-Childrens-Health-Coverage

Baumrind, D. (1966). Effects of authoritative parental control on child behavior, *Child Development, 37*(4), 887–907.

Black, L. I., & Benson V. (2016). *Tables of summary health statistics for U.S. children: 2016 national health interview survey. 2018.* Retrieved October 30, 2018, from https://www.cdc.gov/nchs/nhis/SHS/tables.htm

Boss, P. (2001). *Family stress management: A contextual approach* (2nd ed.). Thousand Oaks, CA: Sage Publications, Inc.

Buchanan, A. O., & Marquez, M. L. (2019a). Section 6: Pediatric nutrition and nutritional disorders. Chapter 30: Pediatric undernutrition. In K. J. Marcdante & R. M. Kleigman (Eds.), *Nelson essentials of pediatrics* (8th ed., pp. 109–112). Philadelphia, PA: Saunders.

Buchanan, A. O., & Marquez, M. L. (2019b). Section 6: Pediatric nutrition and nutritional disorders. Chapter 29: Obesity. In K. J. Marcdante & R. M. Kleigman (Eds.), *Nelson Essentials of Pediatrics* (8th ed., pp. 104–109). Philadelphia, PA: Saunders.

Centers for Disease Control and Prevention (CDC). (2015). *Understanding youth violence fact sheet.* Retrieved December 3, 2018, from https://sa1s3.patientpop.com/assets/docs/66045.pdf

Centers for Disease Control and Prevention (CDC). (2016a). *Youth violence facts at a glance.* Retrieved December 3, 2018, from https://www.cdc.gov/violenceprevention/pdf/yv-datasheet.pdf

Centers for Disease Control and Prevention (CDC). (2016b). *Understanding school violence fact sheet.* Retrieved December 3, 2018, from https://www.cdc.gov/violenceprevention/pdf/school violence_fact_sheet-a.pdf

Centers for Disease Control and Prevention (CDC). (2016c). *About adverse childhood experiences.* Retrieved December 5, 2018, from https://www.cdc.gov/violenceprevention/acestudy/about_ace.html

Centers for Disease Control and Prevention (CDC). (2016d). *Strategies for reducing health disparities.* Retrieved December 5, 2018, from https://www.cdc.gov/minorityhealth/strategies2016/index.html

Centers for Disease Control and Prevention (CDC). (2018a). *Childhood obesity facts.* Retrieved October 30, 2018, from https://www.cdc.gov/obesity/data/childhood.html

Centers for Disease Control and Prevention (CDC), Healthy Youth. (2018b). *Adolescent and school health: Health & academics.* Retrieved December 1, 2018 from http://www.cdc.gov/HealthyYouth/health_and_academics/index.htm

Centers for Disease Control and Prevention (CDC). (2018c). *School-associated violent death study.* Retrieved December 3, 2018, from https://www.cdc.gov/violenceprevention/youthviolence/schoolviolence/savd.html

Centers for Disease Control and Prevention (CDC). (2018d). *Preventing bullying.* Retrieved December 4, 2018, from https://www.cdc.gov/violenceprevention/pdf/bullying-factsheet508.pdf

Centers for Disease Control and Prevention (CDC). (2018e). *Child abuse and neglect: Risk and protective factors.* Retrieved December 5, 2018, from https://www.cdc.gov/violenceprevention/childabuseandneglect/riskprotectivefactors.html

Centers for Disease Control and Prevention (CDC). (2019). *Preventing Suicide.* Retrieved December 4, 2018, from https://www.cdc.gov/violenceprevention/pdf/Suicide-factsheet_508.pdf

Chassiakos, Y. R., Radesky, J., Christakis, D., Moreno, M. A., Cross, C., & Council on Communications and Media. (2016). Technical report: Children and adolescents and digital media. *Pediatrics, 138*(5). doi: 10.1542/peds.2016-2593

Cherry, K. (2018). *Why parenting styles matter when raising children.* Retrieved November 14, 2018, from https://www.verywellmind.com/parenting-styles-2795072

Child Trends. (2016). *Children's exposure to violence: Indicators of child and youth well being.* Retrieved December 4, 2018, from https://www.childtrends.org/wp-content/uploads/2016/05/118_Exposure_to_Violence.pdf

Child Trends. (2018). *Immigrant children.* Retrieved March 11, 2019, from https://www.childtrends.org/?indicators=immigrant-children

Child Trends Databank. (2015). *Homeless children and youth.* Retrieved December 6, 2018, from https://www.childtrends.org/?indicators=homeless-children-and-youth

Child Trends Databank. (2018). *Foster care.* Retrieved November 6, 2018, from https://www.childtrends.org/?indicators=-foster-care

Child Trends Databank. (2019). *Suicidal teens.* Retrieved October 9, 2019, from https://www.childtrends.org/?indicators=-suicidal-teens

Children's Defense Fund. (2017). *The state of America's children: 2017.* Retrieved December 5, 2018, from https://www.childrensdefense.org/reports/2017/the-state-of-americaschildren-2017-report/

Child Welfare Information Gateway. (n.d.). *Definitions of child abuse and neglect in federal law.* Retrieved December 5, 2018, from https://www.childwelfare.gov/topics/can/defining/federal/

D'Arcy, L. (2015). *Helping your child through a divorce.* Retrieved December 9, 2018, from https://kidshealth.org/en/parents/help-child-divorce.html#

Duvall, E. (1977). *Marriage and family development* (5th ed.). Philadelphia, PA: J. B. Lippincott.

Federal Interagency Forum on Child and Family Statistics. (2017). *America's children: Key national indicators of well-being, 2017.* Washington, DC: U.S. Government Printing Office. Retrieved November 26, 2018, from https://www.childstats.gov/pdf/ac2017/ac_17.pdf

Federal Interagency Forum on Child and Family Statistics. (2018). *America's children: Key national indicators of wellbeing, 2018.* Washington, DC: U.S. Government Printing Office. Retrieved October 30, 2018, from https://www.childstats.gov/pdf/ac2018/ac_18.pdf

Finkelhor, D., Turner, H. A., Shattuck, A., Hamby, S. L., & Kracke, K. (2015). Children's exposure to violence, crime, and abuse: An update. *Juvenile Justice Bulletin.* Retrieved December 3, 2018, from https://www.ojjdp.gov/pubs/248547.pdf

Flores, G., Lin, H., Walker, C., Lee, M., Currie, J. M., Allgeyer, R., … Massey, K. (2017). The health and healthcare impact of providing insurance coverage to uninsured children: A prospective observational study. *BMC Public Health, 17*(553). Retrieved from https://doi.org/10.1186/s12889-017-4363-z

Fontenot, K., Semega, J., & Kollar, M. (2018). *U.S. Census Bureau, Current population reports, P60-263, income and poverty in the United States: 2017.* Washington, DC: U.S. Government Printing Office.

Fortin, K., & Downes, A. H. (2019). Section 5: Psychosocial Issues. In K. J. Marcdante & R. M. Kleigman (Eds.), *Nelson Essentials of Pediatrics* (8th ed., pp. 77–97). Philadelphia, PA: Saunders.

Franchek-Roa, K. M. (2018). Intimate partner violence: Childhood exposure. In M. M. Torchia (Ed.), *UpToDate.* Retrieved December 9, 2018, from https://www.uptodate.com/contents/intimatepartner-violence-childhood-exposure?search=effects%20violence%20exposure%20in%20children&source=search result&selectedTitle=2~150&usage_type=default&display_rank=2

Friedman, M. M. (1998). *Family nursing: Theory and practice* (4th ed.). Stanford, CT: Appleton & Lange.

Hanson, P. A., & Andrews, M. M. (2016). Chapter 13: Religion, culture and nursing. In M. M. Andrews & J. S. Boyle (Eds.), *Transcultural concepts in nursing care* (7th ed., pp. 394–444). Philadelphia, PA: Wolters Kluwer Health/Lippincott Williams & Wilkins.

Horstman, H. K., Hays, A., & Maliski, R. (2016). *Parent–child interaction. Oxford research encyclopedia, communication.* doi: 10.1093/acrefore/9780190228613.013.278

Jiang, Y., Ekono, M., & Skinner, C. (2016). *Basic facts about low-income children: Children under 18 years, 2014. National Center for Children in Poverty.* Retrieved October 30, 2018, from http://www.nccp.org/publications/pdf/text_1145.pdf

Jones, J., & Placke, P. (2017). Adoption by the numbers. In C. Johnson & M. Lestino (Eds.), *National council for adoption.* Retrieved November 5, 2018, from https://indd.adobe.com/view/4ae7a823-4140-4f27-961a-cd9f16a5f362

Jones, V. F., Schulte, E. E., & Committee on Early Childhood and

Council on Foster Care, Adoption, and Kinship Care. (2012, reaffirmed 2017). The pediatrician's role in supporting adoptive families. *Pediatrics, 130*(4):e1040–e1049. doi: 10.1542/peds.2012–2261

Kaiser Family Foundation. (2019). *Health coverage of immigrants*. Retrieved March 11, 2019, from https://www.kff.org/disparities-policy/fact-sheet/health-coverage-of-immigrants/

Kemp, G., Smith, M., & Segal, J. (2018). *Children and divorce: Helping kids cope with separation and divorce*. Retrieved December 8, 2018, from https://www.helpguide.org/articles/parenting-family/children-and-divorce.htm

Kids Count Data Center. (2016a). *Children who have difficulty speaking English by family nativity*. Retrieved November 27, 2018, from https://datacenter.kidscount.org/data/tables/128-childrenwho-have-difficulty-speaking-english-by-family-nativity?loc=1#detailed/1/any/false/870/78,79/470,471

Kids Count Data Center. (2016b). *Children living in linguistically isolated households by children in immigrant families*. Retrieved November 27, 2018, from https://datacenter.kidscount.org/data/tables/129-children-living-in-linguistically-isolated-householdsby-children-in-immigrant-families?loc=1&loct=2#detailed/1/any/false/870,38,35/78,79/472,473

Levine, D. A. (2019). Section 2: Growth and development. Chapter 7: Normal development. In K. J. Marcdante & R. M. Kleigman (Eds.), *Nelson essentials of pediatrics* (8th ed., pp. 14–16). Philadelphia, PA: Saunders.

Livingston, G. (2015). *Twins, triplets and more: More U.S. births are multiples than ever before*. Pew Research Center. Retrieved October 23, 2018, from http://www.pewresearch.org/fact-tank/2015/12/11/twins-triplets-and-more-more-u-sbirths-are-multiples-than-ever-before/

Livingston, G. (2018). *The changing profile of unmarried parents: A growing share are living with a partner*. Retrieved November 4, 2018, from http://www.pewsocialtrends.org/2018/04/25/the-changing-profile-of-unmarried-parents/

Loyola University Health System. (2015). Evidence that premature girls thrive more than premature boys. *ScienceDaily*. Retrieved October 23, 2018, from www.sciencedaily.com/releases/2015/04/150428151510.htm

Marion, R. W., & Levy, P. A. (2019). Section 9: Human genetics and dysmorphology. Chapter 49: Chromosomal disorders. In K. J. Marcdante & R. M. Kleigman (Eds.), *Nelson essentials of pediatrics* (8th ed., pp. 179–183). Philadelphia, PA: Saunders.

National Scientific Council on the Developing Child (NSCDC). (2015). *Supportive relationships and active skill-building strengthen the foundations of resilience: Working paper 13*. Retrieved October 29, 2018, from https://developingchild.harvard.edu/wp-content/uploads/2015/05/The-Science-of-Resilience.pdf

Newport, F. (2016). *Most Americans still believe in God*. Retrieved November 30, 2018, from https://news.gallup.com/poll/193271/americans-believe-god.aspx

Parents Without Partners. (2014). *Mission statement*. Retrieved November 3, 2018, from http://www.parentswithoutpartners.org/?page=AboutWho#Mission

Patterson, J. (1995). Promoting resilience in families experiencing stress. *Pediatric Clinics of North America, 42*(1), 47–63. Patterson, J. (2002). Integrating family resilience and family stress theory. *Journal of Marriage and Family, 64*(2), 349–360.

Samet, J. M., & Sockrider, M. (2018). Control of secondhand smoke exposure. In A. G. Hoppin (Ed.), *UpToDate*. Retrieved October 29, 2018, from https://www.uptodate.com/contents/control-of-secondhand-smoke-exposure?sectionName=Thirdhand%20smoke%20exposure&topicRef=6375&anchor=H22504300&source=see_link#H22504300

Schonfeld, D. J., Thomas Demaria, T., the Disaster Preparedness Advisory Council and Committee on Psychosocial Aspects of Child and Family Health. (2015). Providing psychosocial support to children and families in the aftermath of disasters and crises. *Pediatrics, 136*(4), e1120–e1130. doi: 10.1542/peds.2015-2861

Schulte, E. E. (2018). Adoption. In M. M. Torchia (Ed.), *UpToDate*. Retrieved November 5, 2018, from https://www.uptodate.com/contents/adoption?search=adoptionsource=search_result&selectedTitle=1~150&usage_type=default&display_rank=1

United Nations Children's Fund (UNICEF). (2018). *Providing help for children*. Retrieved December 8, 2018, from http://www.unicefusa.org/work/

U.S. Census Bureau. (2015). *Current population survey*. Retrieved October 31, 2018, from https://www.census.gov/programs-surveys/cps/technical-documentation/subject-definitions. html#family

U.S. Census Bureau. (2016). *The majority of children live with two parents, Census Bureau Reports*. Retrieved October 21, 2018, from https://www.census.gov/newsroom/pressreleases/2016/cb16-192.html

U.S. Census Bureau. (2018). *Demographic turning points for the United States: Population projections for 2020 to 2060 population estimates and projections; Current population reports*. Retrieved October 23, 2018, from https://www.census.gov/content/dam/Census/newsroom/press-kits/2018/jsm/jsm-presentation-pop-projections.pdf

U.S. Department of Health and Human Services. (2018). *2018 Poverty guidelines*. Retrieved December 5, 2018, from https://aspe.hhs.gov/poverty-guidelines

U.S. Department of Health & Human Services Administration for Children & Families, Administration on Children, Youth and Families, Children's Bureau. (2017). *The AFCARS report*. Retrieved November 6, 2018, from https://www.acf.hhs.gov/sites/default/files/cb/afcarsreport24.pdf

U.S. Department of Health & Human Services, Administration for Children and Families, Administration on Children, Youth and Families, Children's Bureau. (2018). *Child maltreatment 2016*. Retrieved October 9, 2019, from https://www.acf.hhs.gov/sites/default/files/cb/cm2016.pdf

Von Bertalanffy, L. (1968). *General systems theory*. London: Penguin Press.

Woods, T., & Hanson, D. (2016). *Demographic trends of children of immigrants*. Urban Institute. Retrieved March 11, 2019, from https://www.urban.org/sites/default/files/publication/85071/2000971-demographic-trends-of-children-of-immigrants_2.pdf

World Health Organization (WHO). (2012). *Care for child development: Participant manual*. Geneva, Switzerland. Retrieved January 1, 2014, from http://www.unicef.org/earlychildhood/files/3.CCD_-_Participant_Manual.pdf

World Health Organization (WHO). (2018). *Children: Reducing mortality*. Retrieved December 8, 2018, from https://www.who.int/en/news-room/fact-sheets/detail/children-reducing-mortality

임상적 판단능력

객관식 문제

1. 한부모가족의 엄마가 간호사에게 자신의 두 살짜리 아들의 훈육에 대해 질문한다. 어느 제안이 적절한가?
   a. 어머니가 부적절한 행위를 강조하도록 격려한다.
   b. 훈육을 하기 전에 한 시간 정도 기다린다.
   c. 2분간 타임아웃하도록 한다.
   d. 일주일간 특혜를 금지시킨다.

2. 간호사가 아동폭력의 예방적 요인으로 식별할 수 있는 것은 무엇인가?
   a. 가족폭력에 노출
   b. 사회활동의 제한적 참여
   c. 부모의 불규칙한 지지
   d. 학업에 전념

비판적 사고 연습

1. 한 부부가 11개월 된 여아를 중국에서 입양하여 건강상태를 검진하기 위해 왔다. 이 부부는 영아 생부와 연락을 할 수 없다. 이 영아는 입양 전 고아원에서 7개월가량 살았다. 이 가족에게 나타날 수 있는 문제에 대해 설명해 보시오.
2. 어머니는 자신의 3살짜리 아들, 민규를 보건소에 데리고 왔다. 어머니가 말하길 "민규는 손이 많이 가요. 항상 문제를 일으켜요. 어떻게 해야 할지 모르겠어요." 간호사는 어떻게 반응해야 하며 어떤 제안이 적절한가?
3. 당신이 지역 학교의 중학생들에게 인터넷 안전에 대해 강연할 것을 부탁 받았다면, 고려해볼 만한 주제로 무엇이 있을까?

학습활동

1. 학생들과 함께 다양한 가족 구조에 대해 토론해 보시오. 자신의 가족에 대한 정보를 포함시켜서 이야기해 보고, 다른 구성원들과 함께 비교하며 토론해 보시오.

2. 임상에서 사용할 문화 일기를 만들어 보시오. 다른 민족과 문화 출신의 아동과 가족을 관찰한 내용을 기록해 보시오. 아동과 가족들의 식습관, 건강관리, 의사결정, 아동과 전반적인 건강에 대한 활동을 기록해 보시오.

3. 자신의 '영적 정리(spiritual inventory)'를 시행해 보시오. 자신의 권위, 삶과 죽음, 삶의 이유 그리고 다른 사람들의 신념에 대한 가치 등의 생각을 정리해 보시오.

4. 폭력이 아동의 건강에 미치는 영향에 대한 자료를 인터넷 사이트에서 찾아보시오. 노숙아동과 가족에 대한 수업을 간호사가 준비하고 있다. 다음 중 어떤 요소가 노숙에 기여하는가? 해당하는 것 모두를 고르시오.
   a. 가족 수입의 증가
   b. 실직
   c. 학대와 방임에 노출
   d. 공공복지 삭감
   e. 사회 위기 센터의 발달

통합: 사례연구

보건소 간호사는 11세의 수진이의 건강방문에서 수진이의 어머니가 현재 이혼 절차를 밟고 있는 것을 알았다. 수진이에게는 13세인 언니도 있다. 수진이의 어머니는 화가 나 있는 상태이고, 아이들의 대처를 돕기 위해서는 어떻게 해야 할지 조언을 구하고 있다.

UNIT
II

아동의 발달단계별 성장발달 특성 및 건강 유지, 증진

Health Promotion of the Growing Child and Family

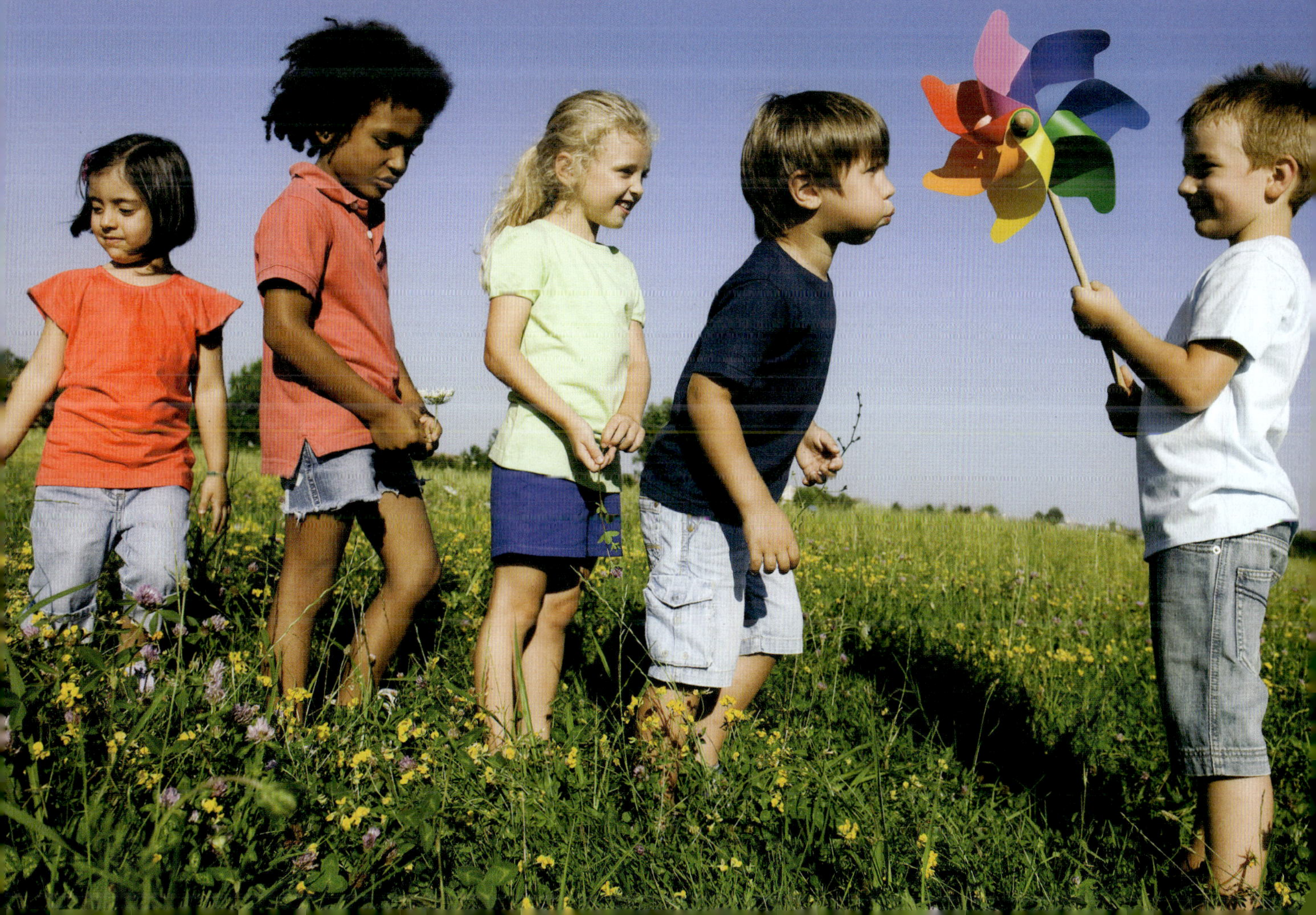

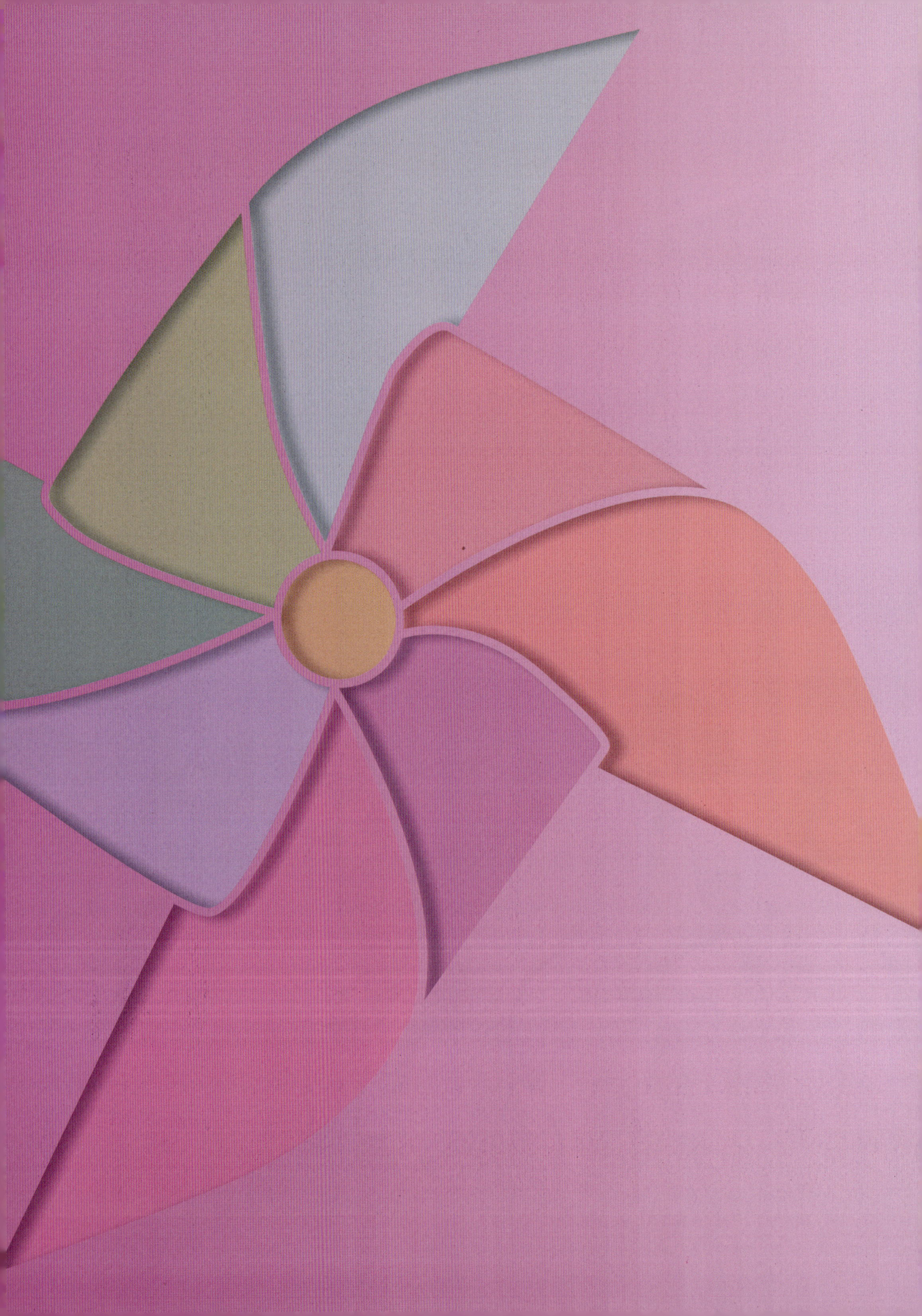

WORDS OF WISDOM

갓 태어난 아기의 기적…
아이를 키우겠다는 약속…
간호사의 존재가 이 여정을
이끄는 데 도움이 된다.

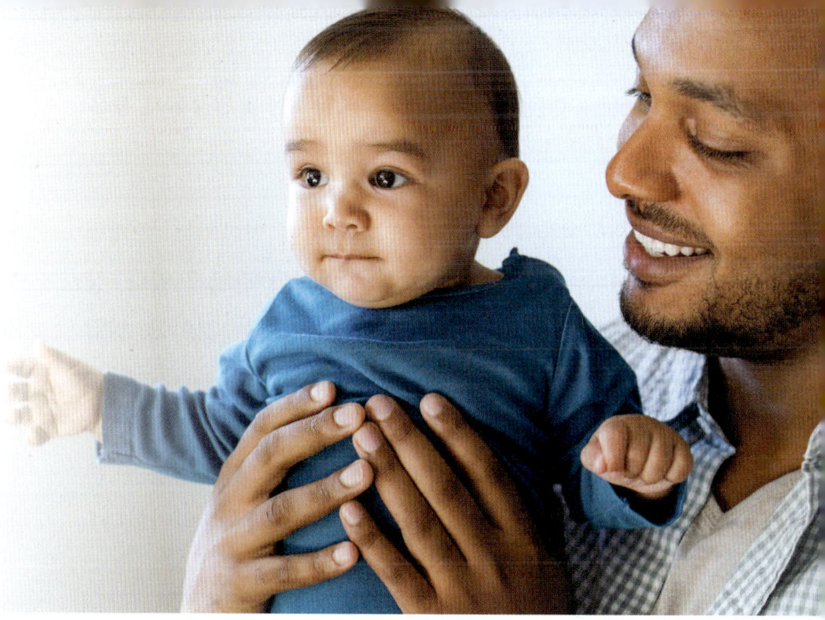

3 신생아와 영아의 성장발달과 건강증진

Growth and Development of the Newborn and Infant

학습목표

이 장을 학습한 후 학생들은 다음을 수행할 수 있다.

1. 신생아와 영아의 정상적인 신체적 성장, 생리학적 변화 및 심리사회적, 인지적, 언어적 발달을 설명한다.
2. 신생아와 영아의 운동발달을 설명한다.
3. 신생아와 영아의 영양요구와 고형식이 교육을 수행한다.
4. 발달과 관련된 적절한 예방적 육아지도 내용을 설명한다.

주요 용어

- 근위원위(proximodistal)
- 기질(temperament)
- 낯가림(stranger anxiety)
- 단독놀이(solitary play)
- 대상영속성(object permanence)
- 두미(cephalocaudal)
- 발달(development)
- 사출반사(let-down reflex)
- 산통(colic)
- 성숙(maturation)
- 성장(growth)
- 양안시성(binocularity)
- 영아돌연사증후군(sudden infant death syndrome)
- 예방적 육아지도(anticipatory guidance)
- 초유(colostrum)
- 훈육(discipline)

보라는 6개월 된 여아로, 예정된 검진을 받고자 부모와 함께 병원을 방문하였다. 초보 부모는 궁금한 것도 걱정도 많았다. 담당 간호사로서 보라의 성장과 발달을 평가한 후, 앞으로 몇 달 동안 보라에게 일어날 변화에 대해 부모에게 교육할 내용은 무엇이겠는가?

신생아기는 출생 후 28일까지이며 영아기는 12개월까지이다. 성장과 발달은 서로 밀접한 관계가 있다. 성장(growth)은 신체적으로 크기가 증가하는 것이고, 발달(development)은 아동이 다양한 기술과 기능을 획득하는 순차적인 과정을 의미한다. 유전은 아동의 성장발달 잠재력에 영향을 끼치며, 환경은 성취도에 영향을 준다. 성숙(maturation)은 기술이 증가하는 것을 의미한다.

성장과 발달 개요

출생 후 첫 1년 동안 성장발달의 변화는 빠르고 다양하게 일어난다. 신체성장, 신체기능의 성숙, 전체운동 및 미세운동 기술은 규칙적, 순차적으로 발달한다. 신생아와 영아는 심리사회적, 인지적으로 광범위하게 학습하고, 언어와 의사소통, 사회·정서적 영역에서도 발달을 보인다. 아동이 적절히 성장하고 발달한다는 것은 바로 건강의 지표가 된다. 간호사는 정상 성장발달지표에 대해 알고, 정확하게 사정할 뿐만 아니라 부모에게 월령에 적절한 예방적 육아지도를 할 수 있어야 한다.

성장발달지표를 달성했는가는 다양한 방법으로 사정할 수 있다. 건강력을 작성하는 동안 간호사는 아동이 해당 기술을 습득하였는지, 언제 습득하였는지를 부모나 양육자에게 물어볼 수 있다. 면담이나 검사 도중 아동이 해당 기술을 나타내지 않으면, 간호사는 아동에게 해당 기술을 이끌어내야 한다. 발달사정에 도움이 되는 검사에는 여러 가지가 있다. 국내에서는 한국형 영유아 발달선별검사(Korean Developmental Screening Test for Infants & Children, K-DST), 한국형 덴버 발달선별검사(Korean Denver Developmental Screening Test II, K-DDST II) 등이 활용되고 있다.

질병이 있는 영아나 미숙아는 신체성장과 발달기술을 습득하는 데 지연이 있을 수 있다. 미숙아의 성장발달 사정 시 기대하는 결과를 얻기 위해 조정연령을 이용해야 한다. 조정연령은 영아의 실제 나이에서 조산한 만큼의 주 수를 빼면 된다. 예를 들어 재태기간 28주로 태어난 6개월 된 남아는 12주(3개월) 일찍 태어났으므로, 조정연령은 현재 나이인 6개월에서 3개월을 뺀 3개월이 된다. 이 영아의 신체 크기가 3개월 아동의 크기라면 정상 발달한 것이며, 6개월이 아니라 3개월 수준의 발달지표를 기준으로 한다.

신체적 성장

신체계측: 키, 체중, 머리둘레

아동의 성장이 너무 빠르거나 불충분한지를 확인하기 위해서는 지속적으로 성장을 사정해야 한다. 빠른 사정을 통해 그 원인을 파악하면, 추후에 적절히 성장할 수 있는 가능성을 최대화할 수 있다. 아동은 생후 12개월 동안은 빠르게 성장한다. 신생아와 영아의 체중, 키, 머리둘레, 가슴둘레는 모두 신체성장의 지표가 된다.

신생아의 평균 체중은 출생 시 3.4 kg이며, 남아가 여아보다 약간 더 많다. 신생아는 생후 첫 주에 체중의 5~10%가 감소될 수 있다. 이후 하루에 평균 20~30 g 정도 증가하면서 생후 7~10일쯤이면 출생 시 체중을 회복한다. 대부분의 유아는 생후 4~6개월에 출생 시 체중의 두 배, 생후 1년이 되면 세 배까지 증가한다(Levine, 2019).

출생 시 신생아의 평균 키는 50 cm이다. 영아의 키는 두 번째 6개월보다 처음 6개월 동안 더 빨리 자란다. 생후 12개월까지 영아의 키는 출생 시 키의 1.5배가 된다(Levine, 2019).

만삭아의 평균 머리둘레는 35 cm이다. 체중이나 키와 같이 머리둘레도 첫 6개월 동안 급격히 증가한다. 머리둘레는 1년 동안 약 10 cm 정도 증가한다(Levine, 2019).

6개월 된 보라를 기억하는가? 보라는 체중 7.26 kg, 키 65.41 cm, 머리둘레는 43.18 cm이다.

생리적 특성

신생아와 영아의 기관은 성장에 따라 큰 변화가 나타난다. 특히 신경계, 호흡기계, 순환기계, 소화계, 비뇨생식기계, 피부계, 조혈계, 면역계의 변화가 크다.

신경계

영아기 동안 신경계에는 상당한 변화가 나타난다. 뇌의 빠른 성장과 함께 척수의 수초화가 계속 진행된다. 신경계가 성숙해짐에 따라 불수의적 운동은 수의적 조절로 발전되고, 미숙한 발성과 울음에서 점차 정확한 발음능력으로 발전한다.

의식상태

정상 신생아가 의식상태(states of consciousness)에 따라 연속적으로 움직이는 능력은 신경계가 미숙하지만 정상적인 것으로 받아들일 수 있다. 정상 신생아는 보통 다음의 6가지 의식상태에 따라 움직인다.

1. 깊은 수면: 눈을 감고 움직이지 않고 자는 것
2. 얕은 수면: 눈을 감고 자는 것으로 급격한 눈 움직임과 불규칙한 움직임이 눈에 띌 수 있다.
3. 졸음: 눈은 감거나 반쯤 감겨 있을 수 있으며, 졸고 있을 수 있다.
4. 조용한 각성: 눈은 크게 뜨고 있으나 신체는 조용하게 있다.
5. 활발한 각성: 눈이 열려 있고, 몸이 움직인다.
6. 울음: 울거나 비명을 지르며 아이의 관심을 끌기 어렵다(University of Washington, n.d.).

신생아는 깊은 수면에서 갑자기 울음단계로 가는 것이 아니라, 위의 단계를 서서히 거치면서 수면양상이 변화된다.

뇌 성장

신경계는 영아기 동안 계속 성숙해 나가기 때문에 머리둘레는 뇌 성장(brain growth)의 지표가 된다. 뇌는 출생 후 2년간 상당히 성장을 한다. 영아의 뇌는 6개월에 성인 뇌 무게의 절반에 이르고, 12개월에는 출생 시의 2.5배가 된다. 대천문은 빠른 뇌 성장과 균형을 맞추기 위해 12~18개월까지 열려 있다. 그러나 천문은 9개월에 닫힐 수도 있는데 나이에 맞게 성장발달하고 있는 영아라면 걱정하지 않아도 된다.

대체로 신경계는 1년 동안 엄청나게 성숙한다. 생후 2년 동안 끊임없이 척수와 신경의 수초화가 이루어진다. 첫 1년 동안 영아가 많은 발달기술을 성취하기 위해 신경계는 성숙되고 수초화가 이루어져야 한다. 첫 몇 개월 동안 나타나는 반사행동은 목적 있는 행동으로 변화된다.

반사

원시반사(primitive reflex)는 피질하부에서 이루어지고 전신반응으로 나타난다. 출생 시 보이는 원시반사는 모로반사, 포유반사, 빨기반사, 비대칭성 긴장성 목반사, 손바닥 및 발바닥 잡기반사, 보행반사, 바빈스키반사이다. 바빈스키반사를 제외한 원시반사는 보호반사(protective reflex)를 유발하면서 첫 몇 개월 동안 서서히 감소되고 1세 정도에 사라진다. 보호반사(자세반응 또는 자세반사라고 함)는 바로 신체의 평형 유지와 관련 있는 전체운동반응이다. 이러한 반응은 적절한 운동발달을 위한 전제조건으로, 한 번 획득되면 평생 남아 있게 된다. 원시반사의 적절한 출현과 소실 그리고 보호반사의 발달은 신경계가 건강하다는 지표이다. 원시반사가 소실될 시기가 지났는데도 남아 있으면 신경계의 이상을 의미하므로 검사를 해 보아야 한다.

표 3.1은 원시반사와 보호반사의 출현 및 소실 시기에 대한 것이다.

호흡기계

호흡기계는 출생 후 일년간 계속 성숙한다. 호흡수는 신생아일 때 분당 평균 30~60회에서 12개월에는 분당 20~30회로 느려진다. 불규칙적 호흡과 주기적 무호흡을 나타낼 때도 있다. 영아가 성숙할수록 호흡패턴은 점점 규칙적으로 변한다.

성인과 비교해 볼 때 영아의 호흡기계는 다음과 같다.

- 비강이 더 좁다.
- 기도와 흉벽이 더 유연하다.
- 기관지와 세기관지가 더 짧고 좁다.
- 후두는 더 깔때기처럼 생겼다.
- 혀가 더 크다.
- 폐포 수가 더 적다.

표 3.1 영아의 원시반사와 보호반사

반사	설명	출현시기	소실시기
원시반사(primitive reflexes)			
포유(root)반사 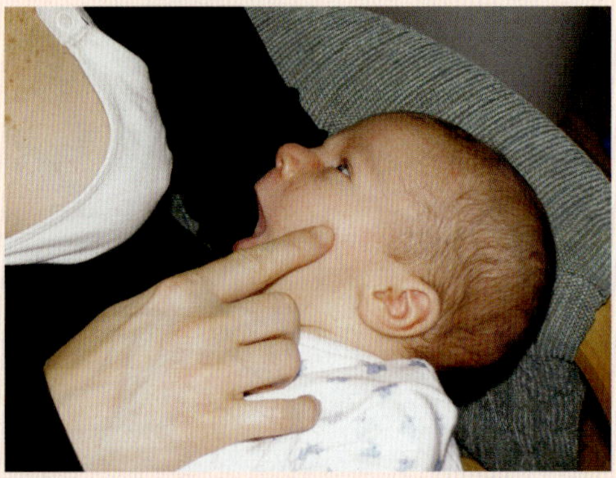	영아의 뺨을 건드리면 그 방향으로 얼굴을 돌리며 입으로 찾는다.	출생 시	3개월
빨기(suck)반사 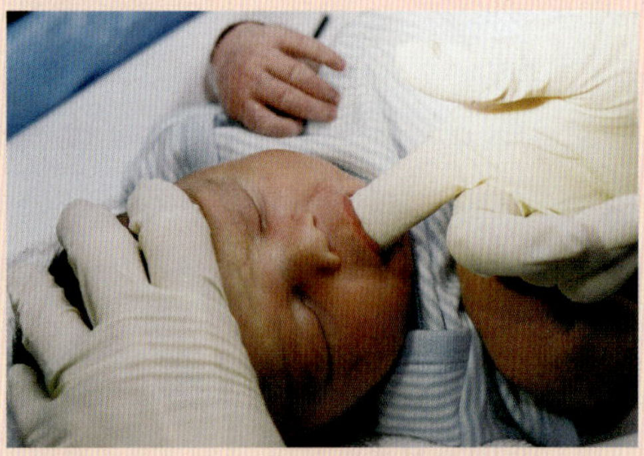	젖꼭지나 손가락을 영아의 입에 대면 반사적으로 빤다.	출생 시	2~5개월
모로(moro)반사 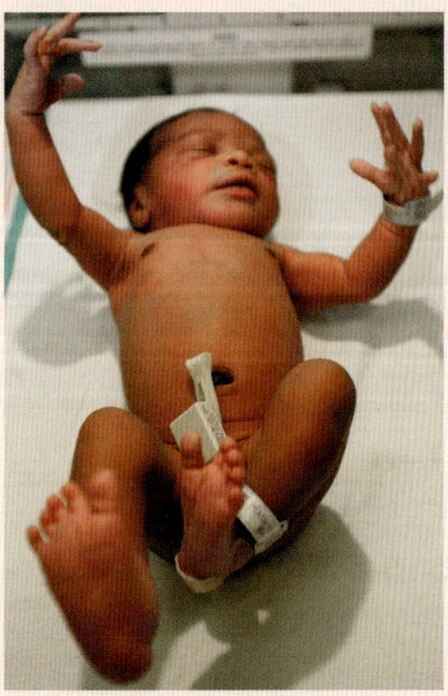	머리를 갑자기 신전시킬 때, 팔은 벌려서 위로 올리고 손가락은 'C'자 모양을 한다.	출생 시	4개월

(계속)

표 3.1 영아의 원시반사와 보호반사

반사	설명	출현시기	소실시기
비대칭성 긴장성 목(asymmetric tonic neck)반사 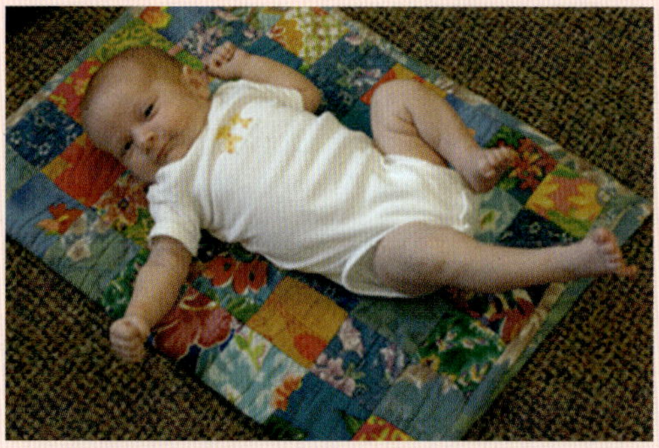	앙와위로 누운 자세에서, 머리를 돌린 방향의 사지는 신전하고 반대쪽 사지는 굴곡한다(펜싱자세).	출생 시	4개월
손바닥 잡기(palmar grasp)반사 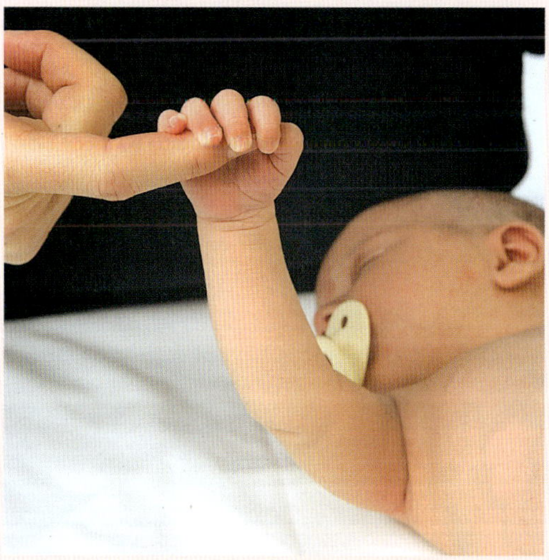	손바닥을 만지면 반사적으로 잡는다.	출생 시	4~6개월
발바닥 잡기(plantar grasp)반사 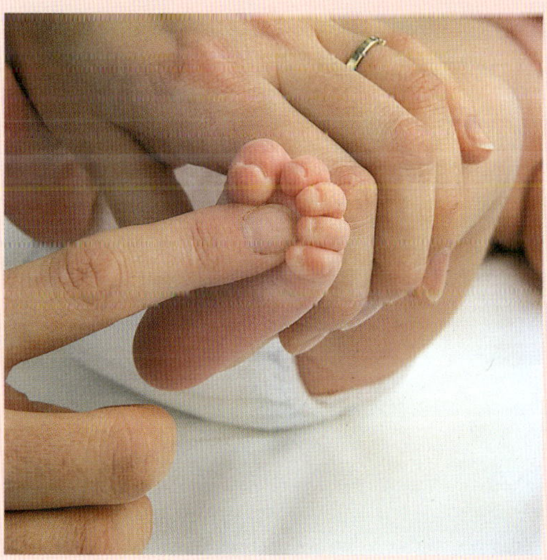	발바닥 표면에 압력을 주면 발바닥으로 반사적으로 잡는다	출생 시	9개월

(계속)

표 3.1 영아의 원시반사와 보호반사

반사	설명	출현시기	소실시기
바빈스키(Babinski)반사 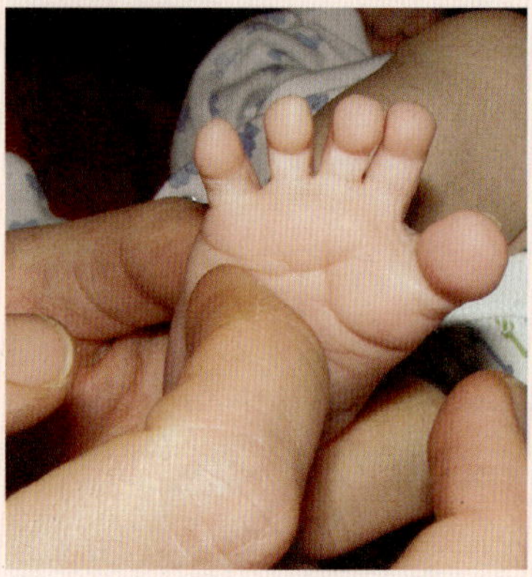	발바닥의 외측면을 긁으면 발가락이 부채처럼 펴지며(fanning) 엄지발가락이 과신전(hyperextension)한다.	출생 시	12개월
보행(step)반사 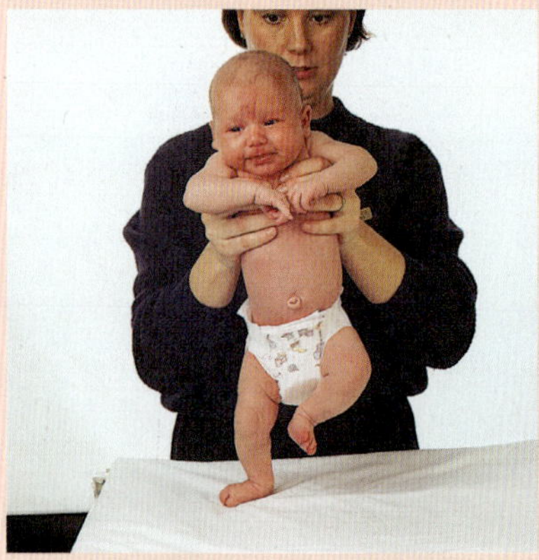	한 발이 평평한 바닥에 닿으면, 다른 쪽 발을 걷는 것처럼 디딘다.	출생 시	4~8개월
보호반사(protective reflexes)			
목 바로잡기(neck righting)반사	신체를 기울이면, 목과 머리를 똑바르게 유지한다.	4~6개월	지속
(측면)낙하산[parachute(sideways)]반사	지지해 앉은 자세에서 신체를 기울이면 양팔을 보호하듯 펼친다.	6개월	지속
(전면)낙하산[parachute(forward)]반사 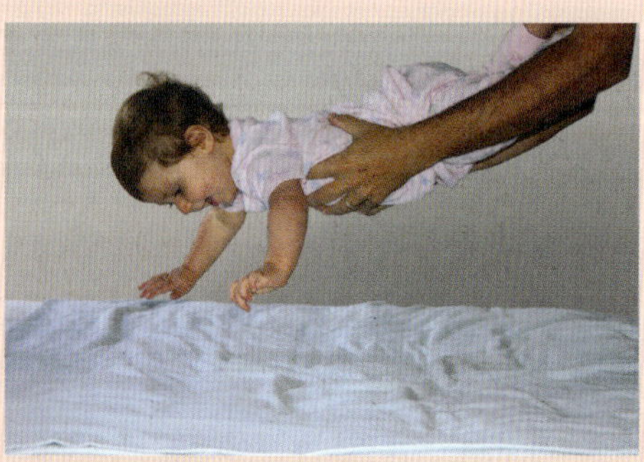	공중에서 아동을 전면으로 들고 앞으로 기울이면 팔을 앞으로 신전한다. 자신을 보호하기 위해 반사적으로 앞으로 팔을 뻗는다.	6~7개월	지속
(후면)낙하산[parachute(backward)]반사	뒤쪽으로 기울어질 때 팔을 신전한다.	9~10개월	지속

이러한 해부학적 차이로 호흡기계 문제가 발생할 위험이 크다. 호흡기계는 7세가 되어야 성인수준으로 성숙하고, 면역글로불린A(IgA)의 부족으로 상기도 점막 내벽에 감염이 잘 발생할 수 있다.

순환기계

생후 1년 내에 심장의 크기는 2배로 커진다. 신생아의 평균 심박동수는 120~140회이고, 1세가 되면 순환기계의 성숙으로 평균 100회 정도가 된다. 혈압은 첫 12개월 동안 점차 높아져서 신생아기에는 60/40 mmHg이고, 1세가 되면 평균 100/50 mmHg이 된다. 말초모세혈관은 피부 표면과 가까워 열손실에 민감하다. 1년 동안 체온조절능력은 더 효율적으로 바뀐다. 말초혈관은 추운 환경에서는 수축하고 따뜻하면 이완된다.

소화기계

치아

출생 시 한 개 이상의 치아를 가진 상태로 태어나거나(조발생치, natal teeth), 생후 28일 내에 치아가 나는 경우도 있다(신생치, newborn teeth). 조발생치와 신생치는 출생 시 기형과 관련이 있다. 대부분의 신생아는 출생 시 치아가 없고 1개월 이내에는 이가 나지 않는다. 첫 치아가 나는 시기는 평균 6~8개월이다. 젖니(유치)는 아동기에 빠지고 영구치로 대체되며, 치아가 날 때 주변의 잇몸은 자주 붓는다. 보통 아래의 중심앞니가 먼저 올라온 후 위 중심앞니가 올라온다(그림 3.1). 생후 12개월이 되면 평균 4~8개의 치아가 나온다.

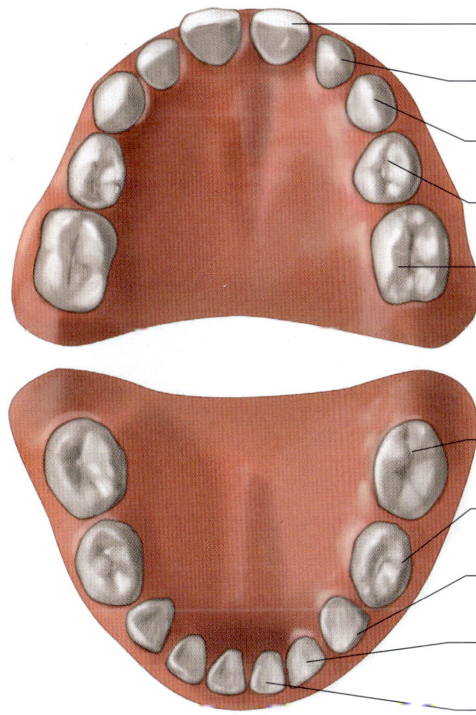

그림 3.1 이가 나는 순서와 평균 시기

소화

신생아의 소화기계는 완전히 발달되어 있지 않다. 침은 생후 3개월부터 적은 양이 나오고, 프티알린(ptyalin)이 소량 들어 있다. 소화작용은 염산과 레닌(rennin)에 의해 일어난다. 소장의 길이는 270 cm 정도이며 출생 후 수년간 성인의 길이만큼 길어진다(Liacouras, 2016). 출생 시 소화 용적은 약 15~30 g 정도로 적은 편이지만, 1세가 되면 하루에 세 끼 식사와 몇 차례의 간식을 먹을 수 있을 정도가 된다. 십이지장에는 소화에 중요한 3가지 효소가 존재한다. 트립신(trypsin)은 출생 시부터 단백질을 소화시키는 데 도움이 된다. 복합 탄수화물을 소화시키는 아밀라아제(amylase)와 지방을 소화하는 리파아제(lipase)는 영아기에는 부족하고, 생후 5개월이 될 때까지는 성인수준에 도달하지 못한다.

출생 시 간기능도 미숙하다. 빌리루빈 결합능력과 담즙 생성능력은 생후 2주에 나타난다. 약물 결합능력도 생후 1년간은 미숙하다. 간기능 중 포도당신생작용, 비타민 저장, 단백질 대사기능도 생후 1년 동안은 미성숙한 상태이다.

대변

생후 1년간 대변(stools)의 굳기와 빈도는 변화한다. 신생아의 첫 태변은 자궁 내에서 삼킨 양수를 소화시킨 결과물로 짙은 암록색으로 끈적임이 있다(그림 3.2). 생후 며칠 동안 대변은 점차 노란빛이나 황갈색으로 변한다. 인공수유아의 대변 굳기는 보통 땅콩버

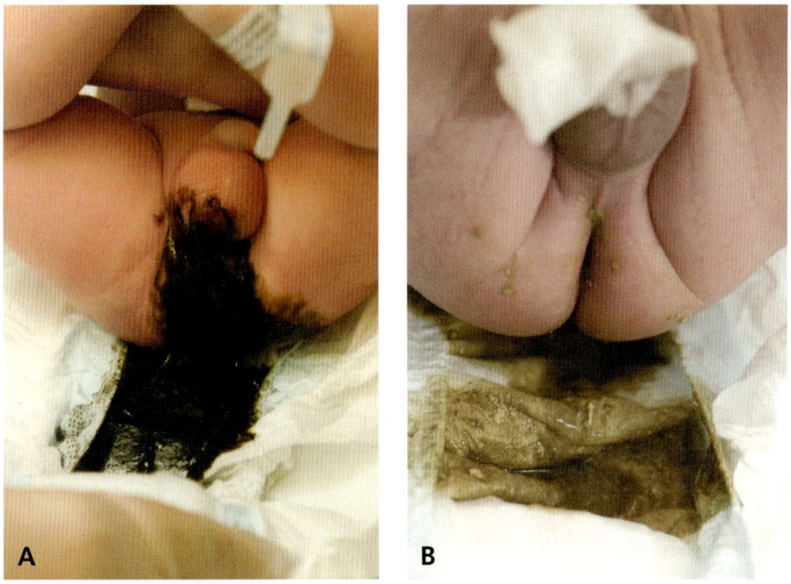

그림 3.2 **A.** 태변, **B.** 출생 며칠 후의 전형적인 대변양상. 모유수유아의 노랗고 알갱이가 있는 대변

터 정도이다. 모유수유아의 대변은 묽고 알갱이가 있는 것처럼 보인다. 신생아는 하루에 많으면 8~10회, 적으면 1~2회 정도 대변을 본다. 신생아기가 지나면 배변 횟수가 줄어들어, 일부 영아는 며칠 동안 배변을 하지 않는 경우도 있다. 배변 횟수가 줄어도 부드럽게 본다면 정상이다. 신생아와 영아는 소화계가 미성숙하여 배변 시 끙끙거리는 소리가 나거나 불편해 하면서 울기도 한다. 그러나 대변이 딱딱하거나 마른 것이 아니면 걱정하지 않아도 된다. 대변 색은 먹은 음식에 따라 다르다. 철 보충제를 먹은 경우 대변은 검정색이나 암록색이 된다(Swanson, 2019).

TAKE NOTE!

아동의 대변 색이 붉거나 희거나 검정색일 때, 점액성일 때, 물 같은 변을 자주 볼 때, 잦고 묽을 때, 거품이 있거나 지독한 냄새가 날 때, 딱딱하고 건조해서 총알 같을 때, 자주 토할 때 등의 경우에는 병원을 방문해야 한다.

비뇨생식기계

신생아나 영아의 경우 총체액량은 체중의 80% 정도로 체중에서 차지하는 비율이 성인에 비해 크므로 탈수에 더 민감하다. 생후 12개월 동안 세포외액은 감소하며, 반면 세포내액은 성인수준에 도달한다. 영아는 소변을 자주 보고 요비중이 낮다. 성인과 비교했을 때 신장의 구조는 미성숙한 상태이고, 사구체 여과율, 세뇨관 분비와 재흡수, 신장관류 등도 미성숙한 상태이다. 사구체는 2세경에 완전히 성숙한다.

피부계

자궁 내에서 영아는 태지(vernix caseosa)로 덮여 있는데, 이는 피부를 보호한다. 출생 시에도 영아는 태지로 덮여 있고(재태기간이 짧을 때), 피부가 접힌 곳, 액와, 서혜부에 많다(재태기간이 길 때). 출생 이후에는 태지가 더 이상 생성되지 않는다. 솜털(lanugo)이 신생아 몸의 대부분을 덮고 있으며, 이는 시간이 지남에 따라 점차 소실된다.

말단청색증(acrocyanosis)은 신생아에게 흔히 나타나며 수일 후에 감소한다(그림 3.3). 신생아는 미성숙한 순환계로 인해 종종 얼룩덜룩한 반점(mottling, 분홍색과 흰색의 대리석 같이 보임)이 발견되나 생후 수개월 내에 사라진다(그림 3.3). 신생아와 영아의 피부는 성인보다 얇고, 모세혈관이 피부표면에 가깝게 분포되어 있다. 이로 인해 국소 약물의 흡수가 빠르다.

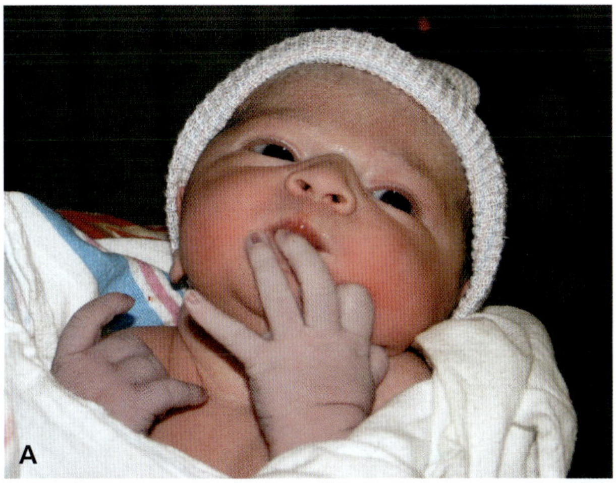

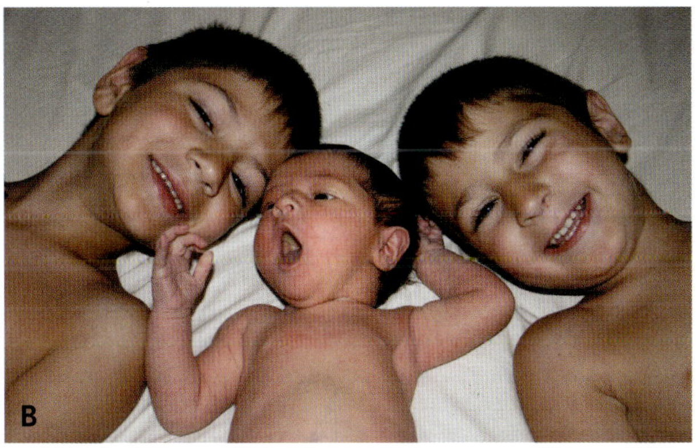

그림 3.3 **A.** 말단청색증, **B.** 얼룩덜룩한 피부

조혈계

출생 후 1년간 조혈계에는 특징적인 변화가 나타나는데 적혈구 생산이 현저하게 감소하여 생후 2~3개월경에 상대적으로 낮은 헤모글로빈과 헤마토크리트로 생리적 빈혈이 발생한다(Ambruso, Nuss, & Wang, 2018). 임신 마지막 3개월 동안 어머니의 철분은 태아로 이동된다. 건강한 신생아는 일반적으로 대이날 때 충분한 철분을 가지고 있다. 철분 저장량은 생후 첫 6~9개월 동안은 충분하지만 철분이 보충되지 않으면 점차 감소된다(Powers & Mahoney, 2019).

TAKE NOTE!

모체에 저장된 철분은 임신 말기에 태아로 이동된다. 미숙아는 철분 이동의 시기를 완전히 놓치거나 일부를 놓치게 되어 만삭아에 비해 철결핍빈혈의 위험이 높다.

면역계

신생아는 다량의 IgG를 모체의 태반을 통해 받는다. 이전에 노출되었던 항원에 대한 모체의 면역은 첫 3~6개월 동안 유지된다. 영아는 스스로 IgG를 생성하여 생후 12개월에는 성인의 60% 수준에 도달한다(Cherry, Harrison, Kaplan, Steinbach, & Hotez, 2019). IgM은 출생 후 상당량 생성되고, 9개월경에는 성인수준에 도달한다. IgA, IgD, IgE는 초기 아동기에 생산량이 증가한다(Cherry et al., 2019).

심리사회적 발달

에릭 에릭슨(Erick Erickson, 1963)은 영아기의 발달 과업과 심리사회적 위기를 신뢰감 대 불신감으로 정의하였다. 신뢰감 발달은 첫 1년 동안 이루어지고, 이후의 심리사회적 과업의 기초가 된다. 부모와 양육자는 영아의 신뢰감 발달에 많은 영향을 끼친다. 영아의 욕구가 잘 충족되면 신뢰감이 높아지지만, 부모나 양육자가 영아의 욕구를 즉시 충족시켜주지 못하면 불신감이 발달하게 된다. 표 3.2에 영아의 신뢰감 증진을 위한 활동이 제시되어 있다.

인지발달

장 피아제(Jean Piaget)의 인지발달이론 첫 단계는 감각운동기(sensorimotor stage)로 불린다(출생 후 2년까지)(Piaget, 1969). 영아는 감각 및 운동 능력발달을 통해 자신과 세상에 대해 알게 된다. 출생에서 1세까지의 감각운동기는 4단계로 세분화할 수 있는데, 반사기, 1차 순환반응기, 2차 순환반응기, 2차 도식의 협응기이다(표 3.2).

대상영속성(object permanence)의 개념은 4~7개월에 발달하기 시작하여 8개월에 강화된다(Piaget, 1969). 물체가 영아의 시야에서 사라지면, 마지막으로 봤던 장소에 존재한다고 생각하고 찾을 것이다. 이러한 대상영속성의 발달은 자아상 발달에 중요하다. 12개월이면 영아는 자신이 부모나 양육자에게서 독립적인 존재라는 것을 인지한다. 자아상은 거울을 통해 향상시킬 수 있다. 12개월이면 영아는 거울을 통해 자신을 알아본

표 3.2 발달이론

이론가	단계	활동
에릭슨	신뢰감 대 불신감 (출생~1년)	• 양육자는 영아에게 수유, 기저귀 갈기, 씻기, 만지기, 안기, 말하기를 함으로써 영아의 기본적인 욕구에 반응한다. 이는 영아에게 신뢰감을 형성하게 한다. • 신경계가 성숙할수록, 영아는 자신이 양육자와 분리되어 있다는 것을 알게 된다. 시간이 지날수록 영아는 작은 좌절은 이겨내고, 만족감이 지연되더라도 결국 신뢰하게 된다.
피아제	감각운동기(출생~2년)	• 영아는 감각과 운동 기능으로 세상을 파악한다.
	1단계: 반사기 (출생~1개월)	• 반사적으로 빨면서 영양섭취에 대해 만족감을 느낀다. 영아는 반사를 조절하게 되고 익숙한 도구, 냄새, 소리를 구분한다.
	2단계: 1차 순환반응기 (1~4개월)	• 우연히 엄지를 빨기 시작한 후 만족감을 느끼기 위해 엄지빨기를 반복한다. 모방과 대상영속성 개념이 발달하기 시작한다. 감정을 나타낸다.
	3단계: 2차 순환반응기 (4~8개월)	• 원하는 결과를 얻기 위해 반복적으로 행동한다(예: 딸랑이를 흔들어 소리를 듣는다). 영아의 행동은 목적이 있지만 항상 목표를 가지고 행동하는 것은 아니다.
	4단계: 2차 도식의 협응기 (8~12개월)	• 영아는 이전에 배운 행동으로 이전에 배운 도식을 조정한다. 딸랑이를 잡고 흔들거나, 원하는 장난감을 잡기 위해 방안을 기어 다닌다. 영아는 어떤 일을 예상할 수 있다. 대상영속성은 8개월에 완전히 나타난다. 영아는 특정 사건의 상징을 이해한다(예: 손을 흔드는 것은 누군가 떠난다는 뜻이다).
프로이트	구강기(출생~1년)	• 만족감은 구강행위에 집중되어 있다: 먹기와 빨기.

【출처】 Erikson, E. H. (1963). *Childhood and society* (2nd ed.). New York, NY: W. W. Norton and Company; Goldson, E., & Reynolds, A. (2018). Chapter 3: Child development and behavior. In W. W. Hay, Jr., M. J. Levin, R. R. Deterding, & M. J. Abzug. (Eds.), *Current diagnosis and treatment: Pediatrics* (24th ed., pp. 67–97). New York, NY: McGraw-Hill Education; and Piaget, J. (1969). *The theory of stages in cognitive development.* New York, NY: McGraw-Hill.

다. 12개월 아동은 물건을 던지고, 두드리고, 떨어뜨리고, 흔드는 등의 방법을 통해 사물을 파악한다. 아동은 특정 도구를 제대로 사용할 줄 알게 되고, 특정 몸짓을 따라하기도 한다(예: 전화를 귀에 댄다, 컵으로 마시려 한다, 머리를 빗으려 한다)(Piaget, 1969).

운동기술발달

영아는 12개월 동안 전체운동기술과 미세운동기술이 놀랄 만큼 발달한다.

전체운동기술

'전체운동기술(gross motor skills)'이란 큰 근육(예: 머리 조절, 뒤집기, 앉기, 걷기)을 이용하는 기술을 의미한다. 전체운동기술은 **두미**(cephalocaudal)로 발달한다(그림 3.4). 즉 뒤집기나 앉기보다 머리 드는 것을 먼저 익힌다(Goldson & Reynolds, 2018). 출생 시에 영아는 머리를 가눌 수 없으므로 아기를 들 때는 목을 지

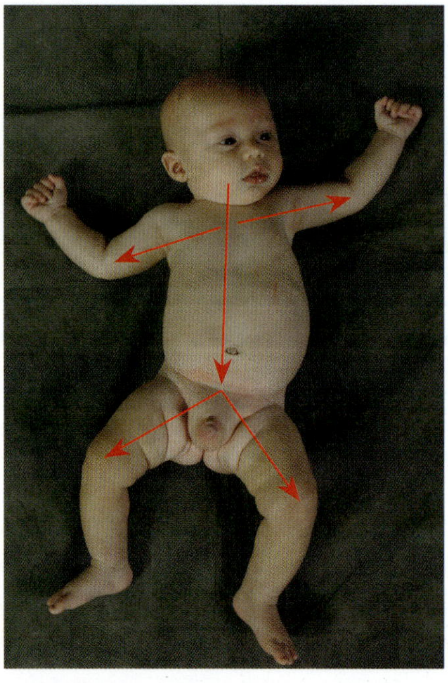

그림 3.4 전체운동기술은 두미 방향으로 발달하고, 미세운동기술은 중심에서 말단으로 발달한다.

표 3.3 영아의 전체운동기술 발달

개월	전체운동기술
1개월	• 복위일 때 머리를 들어 옆으로 돌릴 수 있음 • 팔을 잡아당겨서 앉힐 때 머리가 처짐 • 앉을 때 등이 둥글게 됨
2개월	• 머리와 가슴을 들고 자세를 유지함 • 머리조절능력이 향상됨
3개월	• 복위일 때 머리를 45°로 듦 • 팔을 잡아당겨서 앉힐 때 머리가 약간 처짐
4개월	• 머리를 들고 주위를 둘러봄 • 몸을 복위에서 앙와위로 뒤집음 • 팔을 잡아당겨서 앉힐 때 머리 처짐이 없음
5개월	• 앙와위에서 복위로 뒤집고 다시 뒤집을 수 있음 • 지지해 주면 등을 펴고 앉음
6개월	• 삼각자세로 앉음
7개월	• 손으로 약간 지지하여 혼자 앉음
8개월	• 지지하지 않고 앉음
9개월	• 배를 바닥에 대지 않고 기어다님
10개월	• 짚고 섬 • 잘 기어다님
12개월	• 서 있다 앉을 수 있음 • 혼자 걸음

【출처】 Centers for Disease Control and Prevention. (2018b). *Developmental milestones*. Retrieved March 11, 2019, from http://www.cdc.gov/ncbddd/actearly/milestones/index.html

지해야 한다. 복위일 때는 머리를 약간 들 수 있다. 몇 개월이 지나면 영아의 운동기능은 급속도로 발달한다. 먼저 영아는 머리를 가누고, 그 후 뒤집기, 앉기, 기기, 짚고 일어서기가 가능해지고 생후 1세가 되면 독립적으로 걸을 수 있다. 표 3.3은 유아가 각 특정 전체운동기술을 발달시키는 시기를 상세히 보여준다. 전체운동기술의 발달은 그림 3.5~7에 설명되어 있다.

TAKE NOTE!

운동발달에 문제가 있음을 나타내는 징후는 다음과 같다: 팔다리가 뻣뻣하거나 힘이 없다, 3~4개월에 머리를 가누지 못한다, 한쪽 손만 뻗친다, 6개월에 지지하지 않으면 앉지 못한다, 12개월에 기지 못한다, 12개월에 서지 못한다.

미세운동기술

미세운동이 발달하려면 손과 손가락 이용이 성숙되어야 한다. 미세운동기술(fine motor skills)은 **근위원위**(proximodistal, 중심에서 말초로) 방향으로 발달된다(그림 3.4). 다시 말하면 영아는 먼저 손 전체로 크게 잡다가 나중에는 집게잡기와 같이 손가락 끝으로 미세하게 잡을 수 있게 된다(Goldson & Reynolds, 2018)(그림 3.8). 신생아의 손 운동은 불수의적 운동인 데 비해 12개월 아동은 컵과 숟가락을 이용하여 스스로 먹을 수 있다. 12개월 된 영아는 손가락으로 먹을 수 있어야 하고, 도움을 받으면 옷을 입을 수 있어야 한다(예: 소매에 팔 넣기). 표 3.4에 영아의 미세운동발달에 대해 설명하였다.

감각발달

청각은 출생 시에 완전히 발달되어 있으나 다른 감각은 영아가 성숙해가면서 발달한다. 감각이 발달하는 비율은 다르지만 시각, 후각, 미각, 촉각 모두 출생 후 계속 발달한다.

시각

신생아는 근시로 20~40 cm 거리에서 물체가 더 잘 보인다. 물체보다 사람의 얼굴을 더 좋아하고 얼굴 표정을 따라할 수도 있다. 사람 얼굴 외에도 특정한 물건을 더 좋아하는데, 특히 흑백으로 대비되는 물체에 관심을 보인다. 눈동자는 흔들리고 사시가 있는 경우도 있다. 1개월에는 가장 잘 아는 사람의 얼굴을 구분할 수 있고, 시야에 가까이 들어온 물체를 집중해서 쳐다본다. 두 눈으로 들어온 상을 하나의 대뇌 영상으로 통합하는 능력(**양인시성**, binocularity)은 6주에 시작해서 4개월에 완성된다. 7개월에는 3색의 색각이 발달하고, 거리감각과 물체를 따라가는 능력도 발달한다.

청각

신생아의 청력은 성인과 비슷한 수준이다. 다른 소리보다 사람의 소리를 더 선호하고, 1개월경에는 익숙한 소리를 구분해낼 수 있다.

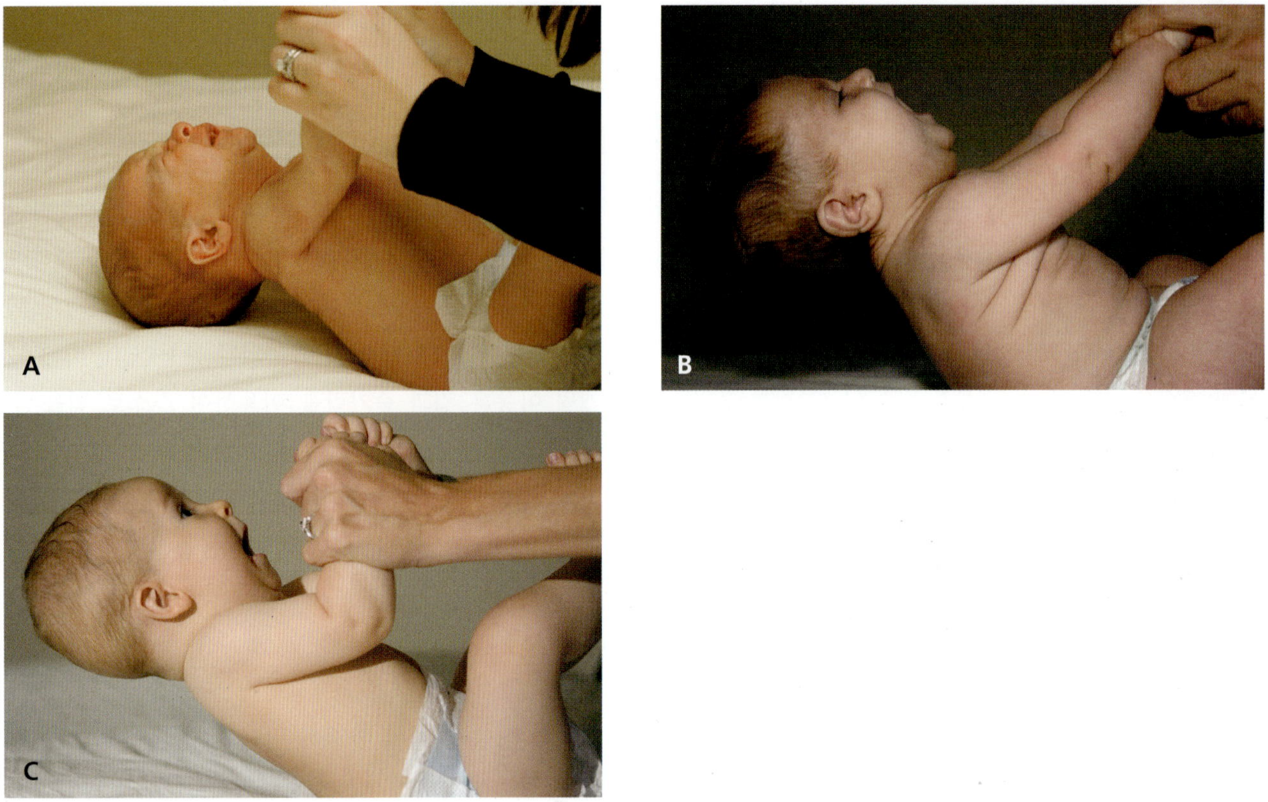

그림 3.5 끌어당겨 앉힐 때. **A.** 머리가 많이 처짐(신생아; 2~3주), **B.** 머리조절능력의 향상(2개월), **C.** 머리 처짐 없음(4개월)

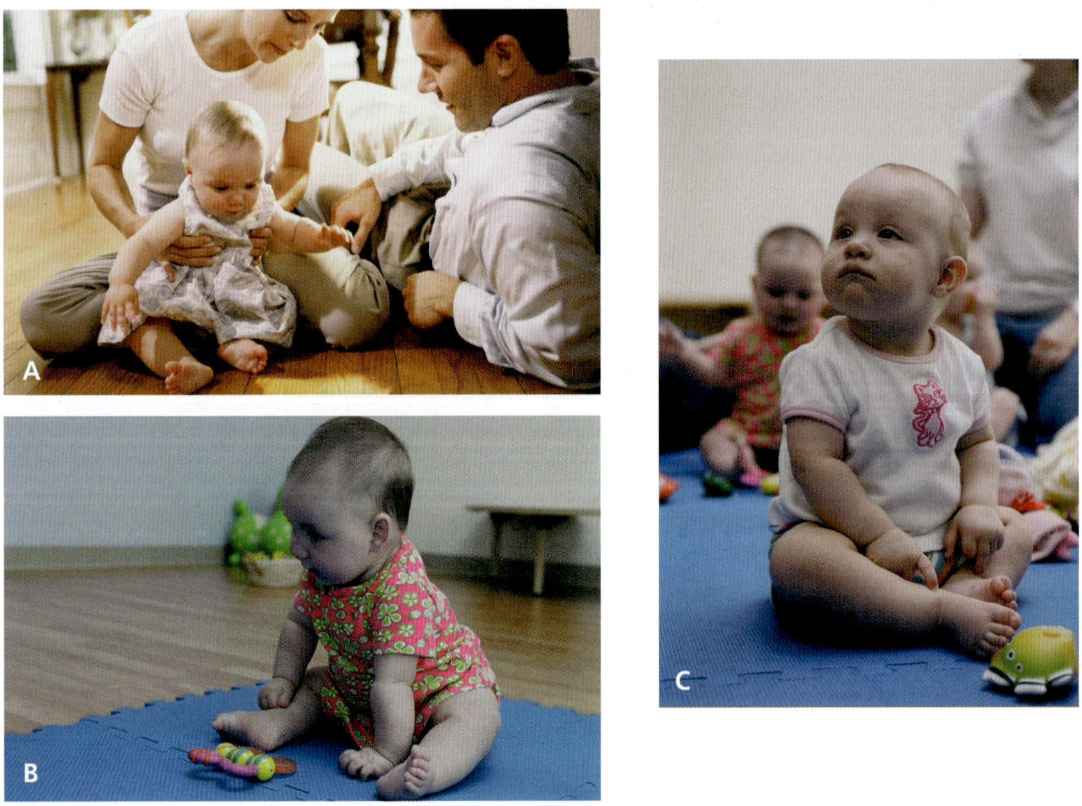

그림 3.6 앉기 발달. **A.** 4개월, 지지를 해주어야 함, **B.** 6개월, 삼각자세로 앉음, **C.** 8개월, 혼자 앉음

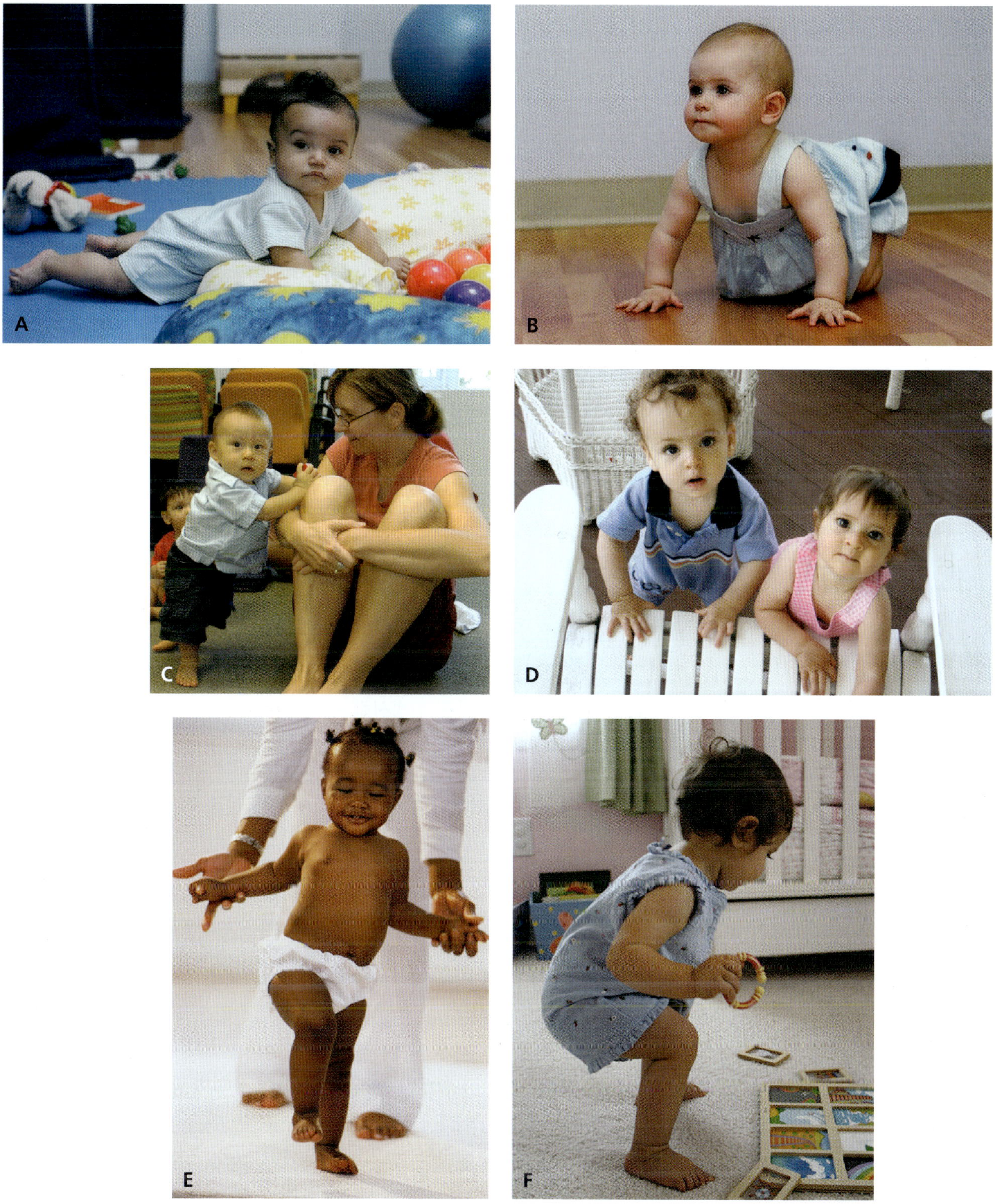

그림 3.7 보행의 발달. **A.** 4개월, 복위에서 몸을 일으킴, **B.** 8개월, 배를 바닥에서 떼고 기어다님, **C.** 10개월, 가구를 붙잡고 일어섬, **D.** 10~11개월, 가구를 잡고 다님, **E.** 10~11개월, 도움을 받으면 걸음, **F.** 12개월, 쪼그린 자세에서 혼자 일어서고 걸음(3개월 전후)

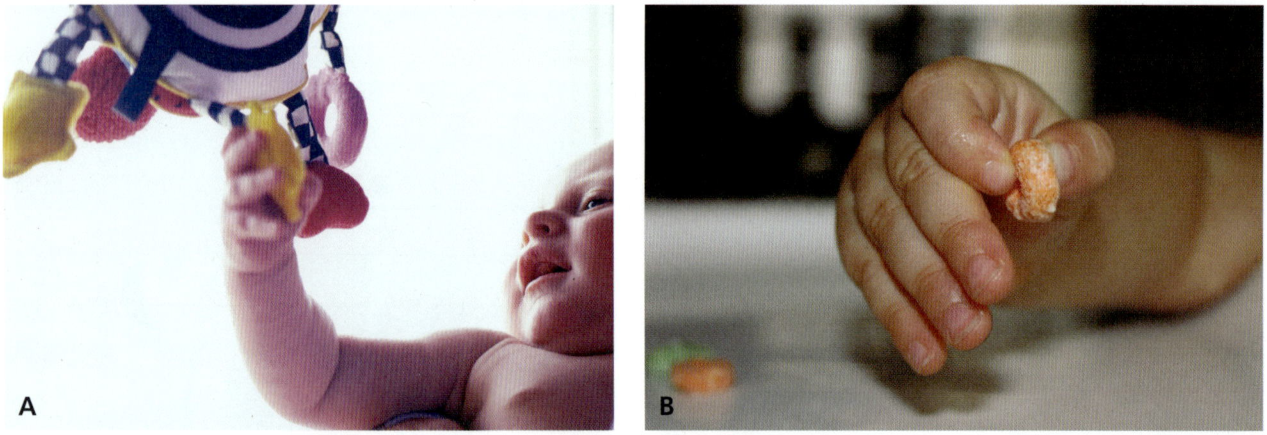

그림 3.8 집게잡기(pincer grasp) 발달. **A.** 작은 물건을 손 전체로 잡음, **B.** 엄지와 손가락으로 잡음

표 3.4 영아의 미세운동기술 발달

월령	미세운동기술
1개월	• 대부분 주먹을 쥐고 있음 • 손을 불수의적으로 움직임
3개월	• 얼굴 앞에서 손을 붙잡음, 손을 펴고 있음
4개월	• 손바닥으로 물건을 잡음
5개월	• 딸랑이를 잡음
6개월	• 잡고 있는 물건을 놓고 다른 물건을 잡음
7개월	• 물건을 한 손에서 다른 손으로 옮김
8개월	• 크게 집게잡기를 함(갈퀴처럼 잡음)
9개월	• 물건을 서로 부딪침
10개월	• 미세하게 집게잡기를 함 • 물체를 용기에 넣었다 뺄 수 있음
11개월	• 다른 사람에게 물건을 내밀고 놓음
12개월	• 컵과 숟가락으로 스스로 먹음 • 종이에 간단히 그림 • 검지손가락으로 찌름

【출처】 Centers for Disease Control and Prevention. (2018b). *Developmental milestones*. Retrieved March 11, 2019, from http://www.cdc.gov/ncbddd/actearly/milestones/index.html

후각과 미각

후각은 급속도로 발달한다. 7일 된 신생아는 어머니의 모유 냄새를 다른 사람의 모유 냄새와 구분할 수 있다. 신생아는 단맛을 선호하여 이것이 몇 개월간 지속되나 나중에는 달지 않은 맛도 받아들일 수 있게 된다.

촉각

촉각은 신생아의 의사소통을 위한 모든 감각 중 가장 중요하다. 매우 미숙한 신생아도 부드럽게 쓰다듬으면 반응을 한다. 거친 것보다 부드러운 감각을 선호하고, 거칠게 다루는 것을 싫어하며 운다. 아기가 불편해 할 때 안아주거나 쓰다듬어 주거나 흔들어 주면 아기를 진정시킬 수 있고, 아기가 졸려할 때에는 더 깨어있게 만들 수도 있다. 영아는 양육자가 자신을 만지는 방법에 따라 양육자의 기분을 이해하게 된다.

TAKE NOTE!

영아의 감각발달에 문제가 있음을 암시하는 징후에는 큰 소리에 반응하지 않는 것, 가까운 물체에 초점을 맞추지 않는 것, 4개월에 옹알이를 하지 않는 것, 4개월에 소리나는 쪽으로 고개를 돌리지 않는 것, 6개월에 사시가 계속 나타나는 것 등이 있다.

의사소통과 언어발달

출생 후 수개월 동안의 유일한 의사소통방법은 울음이다. 울음의 근본적 원인은 욕구가 충족되지 않기 때문이다. 1~3개월 아기는 킥킥거리는 소리와 다양한 소리를 내고, 여러 가지 다른 울음을 운다. 4~5개월에는 단순한 모음을 소리 내고, 크게 웃으며 옹알이를 하고, 목소리에 반응하며 소리를 낸다. 아기는 자신의 이름에 반응을 하고 "안 돼."에 반응한다. 4~7개월이 되면 목소리의 음색으로 감정을 파악한다. 6개월에는 꽥 소리도 내고 비명을 지르기도 시작하는데, 이는 기쁨이나 불만족을 나타내는 표시이기도 하다. 7~10개월에는 옹알이를 하고, 의미 없는 말(예: 마마마, 다다다)을 길게 한다. 이 시기의 아기는 단순한 말에도 반응을 한다. 9~12개월에는 '마마'와 '다다'에 의미를 부여하고, 다른 음성을 모방하기 시작한다. 12개월에는 평균 2~3개의 의미 있고 알아들을 수 있는 단어를 말하고, 물건을 이름으로 파악하고 동물소리를 흉내낸다. 이 시기에는 음성에 관심이 늘어나고 단어를 모방하려 하며 '어, 오' 같은 말을 할 수 있다. 12개월에는 높낮이가 있는 옹알이를 한다(이 옹알이는 리듬감과 타이밍이 있으나 이해할 수 있는 단어는 거의 없다)(Goldson & Reynolds, 2018; Levine, 2019). 부모와 양육자가 영아와 대화를 하며 의사소통기술을 향상시키는 것은 매우 중요하다. 가끔 기기와 걷기 기술을 발달시키는 데 집중하여 잠시 언어발달에 관심이 줄어들 때가 있다. 영아의 청각이 정상이라면, 언어발달은 계속된다. 2가지 언어를 사용하는 가정에 있는 영아는 '언어 혼합(2가지 언어의 단어를 사용함)'이 있을 수 있다. 아동의 언어는 정상적으로 발달한다고 여겨지나(Lowry, 2016), 간호사나 의료진이 의사소통 지연을 사정하기 어려울 수 있다.

> ***TAKE NOTE!***
>
> 언어발달의 위험징후는 다음과 같다: 4개월에 소리를 내지 않는다, 6개월에 웃거나 꽥 소리를 내지 않는다, 8개월에 옹알이를 하지 않는다, 12개월에 단 하나의 의미 있는 단어(엄마, 아빠)도 말하지 않는다.

> 보라(6개월 된 아이)를 사정할 때, 보라의 전체운동, 미세운동 및 언어능력은 어떠한가? 보라가 8주 일찍 태어났다면 어떤 다른 점이 있을까?

사회정서적 발달

신생아는 대부분의 시간을 자면서 보내지만 2개월이 되면 사회화를 시작할 준비가 된다. 2개월이 되면 첫 미소를 보이고, 깨어 있는 동안 주변에서 무슨 일이 일어나는지 바라보고 관찰한다. 3개월에는 잘 웃고 까르륵거리며 양육자와 상호작용을 하기 시작하고, 양육자는 다시 영아에게 웃고 말을 건다. 그러면 영아는 더 많이 웃고, 킥킥거리고 까르륵거리며 팔다리를 움직이며 반응한다. 3~4개월이 되면 부모의 표정을 모방하여 눈을 크게 뜨거나 혀를 내민다. 영아가 처음에는 주저하겠지만 다른 사람들의 반응에 만족하면 상호작용을 더 활발히 한다. 이런 즐거운 상호작용이 멈추면 영아는 울기도 한다. 6~8개월에는 짝짜꿍이나 까꿍 같은 상호작용 놀이를 즐기게 된다(Goldson & Reynolds, 2018).

낯가림

8개월경에는 낯가림(stranger anxiety)이 생긴다. 평소에는 매우 만족하고 붙임성 있던 영아가 낯선 사람이 다가오면 떨어지지 않고 짜증을 내기 시작한다. 낯가림은 영아가 자신을 다른 사람들과 분리된 존재라는 것을 인식한다는 표시이다. 영아는 새로운 사람과 새로운 장소를 의식하며 모르는 사람과의 상호작용을 위협적으로 느껴 울게 된다. 영아가 자주 보지 않거나 함께하는 시간이 적은 가족은 부모가 곁에 있을 때 영아에게 조용하고 천천히 다가가야 한다. 이렇게 하면 영아가 갑자기 심하게 우는 것을 방지할 수 있다(Goldson & Reynolds, 2018; Levine, 2019).

분리불안

분리불안(separation anxiety)은 영아기 후반에 발달한다. 영아는 부모가 자리를 떠나면 힘들어 한다. 시간이 지나면 결국 영아는 진정이 되고, 현재 자신과 함께 있는 사람과 상호작용을 하기 시작한다. 영아가 조금 더 자라 인지능력과 기억능력이 향상되어 부모가 다시 돌아올 것이라는 것을 알게 될 때까지 분리불안은 계속된다(Goldson & Reynolds, 2018).

> ***TAKE NOTE!***
>
> 사회·정서적 발달에 잠정적 문제를 암시하는 징후는 다음과 같다: 3개월에 다른 사람들에게 웃지 않는다, 안기는 것을 싫어한다, 다른 사람들을 좋아하지 않는다, 8개월에 까꿍놀이에 관심이 없다.

기질

기질(temperament)은 개인의 본성으로, 행동방식과 관련된다(CDI, 2018). 기질의 범주로는 낮거나 중정도로 활동적임, 보통임, 매우 활동적임, 매우 격하고 융통성이 부족함 등이 있다. 이는 모두 연속선상에 있고 정상으로 본다. 영아의 타고난 기질은 환경에 반응하는 방법에 영향을 미친다. 부모는 영아의 평상시 활동성과 환경에 어떻게 반응하는지 그리고 상호작용에서 얼마나 자극되는지를 파악하여 영아의 기질을 파악한다. 부모는 영아가 얼마나 적응력 있고 유연한지, 얼마나 예측적이고 끈기 있는지를 알아야 한다.

부모가 영아의 일상적인 생활을 잘 알고 있다면, 아동이 평상시와 다르게 행동하면 바로 눈치를 챈다. 간호사는 부모가 영아의 기질을 파악하는 데 도움을 주고, 영아의 행동을 지지하는 방법을 교육할 수 있다. 다른 아동보다 느린 영아에게는 천천히, 침착하게 접근한다. 활동수준이 좀 더 높은 아동도 있고 수동적인 아동도 있다. 이런 아동은 부모, 양육자와 함께 하는 직접적인 놀이가 필요하다. 시끄러운 아동도 있고 아닌 아동도 있다. 조용한 영아는 과도한 자극에 압도될 수 있고, 반대로 활동적인 아동은 큰 자극이 있어야 만족할 것이다. 유아의 기질을 숙지하는 것은 부모가 다른 사람(예: 보육사 또는 보건전문가)이 유아를 가장 잘 다루는 방법을 설명하는 데 도움이 된다(CDI, 2018).

문화적 영향

문화적 차이는 성장발달에 많은 영향을 준다. 예를 들어 어떤 민족은 유전적인 이유로 다른 민족보다 키가 작아서 다른 민족보다 크게 자라지 않을 것이다(Sinha, 2019). 문화와 관련된 식습관이 아동 비만으로 이어질 수도 있다. 어떤 문화와 종교는 채식주의를 권하기도 한다. 이러한 아동이 성장에 필요한 단백질을 충분히 섭취하는지 알아보기 위해 추가로 영양사정을 한다.

양육방식이나 건강증진 행위는 문화적인 영향을 받는다. 부모와 대가족은 보통 영아의 삶에 많은 영향을 끼친다. 어떤 문화에서는 독립성을 강조하여 영아가 빨리 발달하기를 바라고, 또 어떤 문화에서는 영아기를 더 길게 보기도 한다. 대부분의 문화권에서는 아동을 돌보는 주 책임자를 어머니라고 하지만, 어떤 문화권에서는 아버지나 조부모까지를 포함하기도 한다.

건강 신념은 대체로 개인의 종교나 영적 배경의 영향을 받는다. 의료진의 가치관과 영아 가족의 가치관이 다를 때 갈등이 일어나기도 한다.

어떤 문화에서는 아동과 부모가 함께 잔다. 부모와 함께 자던 아동이 입원을 할 경우 혼자 자야 하는 상황에 어려움을 느낄 수 있다.

간호사는 성장발달에 영향을 미치는 가족의 문화적 배경을 이해해야 한다. 이러한 문화적 차이가 치료나 건강에 악영향을 끼치는 경우는 별로 없지만, 항상 안전을 고려해야 한다. 간호사는 피부색, 억양, 이름으로 대상자의 문화적 배경을 추정해서는 안 되며, 충분한 문화적 사정을 실시해야 한다(Marion et al., 2017).

> ***TAKE NOTE!***
>
> 다양한 사회에는 다양한 문화의 사람들이 있다. 간호사는 대상자의 문화에 따른 다문화간호를 해야 한다(문화적 차이와 개인의 차이를 인정하는 간호). 많은 간호연구자들이 간호의 문화적 특성과 차이에 대해 연구하고 있다.

간호사의 역할

성장과 발달은 영아의 모든 것에 영향을 준다. 영아는 어느 정도 예측 가능한 발달단계를 거친다. 어떤 아동은 다른 아동에 비해 성장발달이 빠르기도 하고 느리기도 하지만, 성장발달은 순차적으로 이루어지며 규칙이 있다. 간호사는 성장발달의 특성을 이해해야 하며 대상자가 의료기관을 방문할 때는 주로 예방적 육아지도(anticipatory guidance, 부모와 양육자들에게 다음 발달단계에서 기대되는 것이 무엇인지 교육하는 것)에 초점을 맞춘다. 육아지도의 목적은 신생아와 영아 발달에 필요한 지침을 부모들에게 안내하는 것이다.

간호과정 개요

신생아와 영아의 현재 성장발달상태를 사정하면 성장발달과 관련된 문제를 확인할 수 있다. 이를 토대로 간호사는 간호진단을 내릴 수 있다. 다음에 제시된 간호진단, 목표/결과, 중재는 간호계획 및 개념화에 도움이 될 수 있다. 다만 간호계획은 아동과 가족의 요구에 따라 개별화되어야 한다.

간호진단

비효과적 모유수유(관련요인: 모유수유기술이나 모유수유의 중요성에 대한 부모의 지식 부족, 모유수유의 기회 부족, 불충분한 모유 공급, 불충분한 영아 체중 증가 또는 지속적인 체중 감소로 인한 어머니의 주저 또는 불안감, 영아의 가슴 밀착에 대한 저항 또는 올바른 젖물리기의 어려움)

목표/결과

어머니와 영아는 성공적인 모유수유를 할 것이다: 영아는 엄마에게 밀착하여 젖을 빨고 삼킨다. 엄마는 유두가 아프지 않을 것이다.

중재: 효과적인 모유수유 증진

- 모유생산을 도와서 모유수유를 증진시키기 위해 아기 배고픔에 대한 인식과 대응에 대해 산모에게 교육한다.
- 모유생산을 적절히 할 수 있도록 엄마에게 식이와 수분 섭취에 대해 교육한다.
- 모유수유를 하는 자세를 교육한다(적절하게 밀착될 수 있게 한다).
- 영아가 어머니에게 밀착하기, 빨기, 소리 내며 삼키기 등을 사정한다(적절히 밀착한 아동은 어머니의 유륜 대부분을 입에 넣고, 힘차게 빨고 삼키는 소리가 날 것이다).
- 영아의 배설양상을 사정한다: 적어도 1일 6회 소변보기, 1일 1회 이상 혹은 수일에 1회 배변하는 것도 정상이다.
- 영아의 체중 증가 정도를 사정한다: 출생 2주 후에 1일 15~30g 체중이 증가하면 영양섭취가 정상이라 여긴다.
- 어머니의 유두가 쓰리고 붉은지 사정한다: 영아가 적절히 밀착하면 더 이상 아프지 않을 것이다.

간호진단

영양 향상을 위한 준비(특성: 영아의 영양을 향상시키고자 하는 보호자의 의지 표현)

목표/결과

영아는 충분한 성장과 적절한 수유 행동을 보일 것이다: 체중, 키 및 머리둘레의 꾸준한 증가. 영아는 연령에 맞게 적절하게 섭취한다.

중재: 영양 강화 촉진

- 수유에 대한 추가교육이 필요한지, 수유 시 어려움이 없는지 확인하기 위해 모유수유나 젖병수유할 때 엄마와 영아를 관찰한다.
- 정상 수유양상이 어떤 것인지 엄마가 알 수 있도록 모유수유와 젖병수유를 하는 방법을 교육한다.
- 영아가 충분히 크면 고형식, 숟가락과 컵을 이용하여 먹이는 방법을 교육한다: 모유수유나 인공수유 후 6개월이 되면 여러 가지 음식을 먹일 필요가 있다.
- 추가로 칼로리섭취가 더 필요한지 관찰한다(미숙아, 만성질환이나 신진대사가 있는 영아는 만삭아를 따라잡기 위해 추가 열량섭취가 필요하다).
- 입원한 경우 매일(통원 중일 때는 매주) 체중을 확인하고, 매주 키와 머리둘레를 측정하여 적절한 성장이 이뤄지는지 확인한다.

간호진단

영양 불균형: 신체요구량보다 적음(관련요인: 체중이 늘지 않거나 체중, 키 및 머리둘레의 부적절한 증가)

GO 목표/결과

영아는 효율적인 식사 패턴에 맞추어 영양을 적절하게 섭취한다: 영아의 체중이 적절하게 증가하고(1일 15~30 g), 키와 머리둘레가 꾸준히 성장한다.

I 중재: 적절한 영양 공급

- 문제가 있는지 확인하기 위해, 수유양상과 일일섭취량을 사정한다.
- 열량섭취량을 증가해야 하면 모유수유나 젖병수유 횟수를 늘인다.
- 적정한 시기에 고형식이를 시작한다: 영아가 고형식 먹는 것을 배울 수 있도록 적절한 시기에 고형식을 준다.
- 주스섭취를 금지하거나 제한한다(주스는 영양가가 적어 모유나 조제유의 영양을 감소시키는 효과가 있다).
- 필요하면 모유강화제를 섞어서 모유의 칼로리를 증가시킨다.
- 적절한 성장을 위해 조제유에 농축보충제(지방, 탄화물)를 섞어서 조제유의 칼로리 농도를 높인다.
- 영아가 고형식을 먹을 수 있으면, 고칼로리 음식을 선택하여 영양섭취량을 높이도록 한다.

ND 간호진단

애착장애의 위험(위험요인: 돌봄에 대한 경험 부족, 미숙아, 정상 신생아 활동과 돌봄에 대한 지식 부족, 까다로운 기질이거나 의학적 문제가 있는 영아)

GO 목표/결과

부모와 영아는 적절한 애착관계를 나타낸다: 눈 맞춤, 영아의 신호에 대한 부모의 적절한 반응, 영아를 돌보기 위한 부모의 대화 태도, 부모의 돌봄행위에 대한 영아의 반응.

I 중재: 적절한 부모-영아 애착증진

- 영아를 돌보는 부모의 지식수준과 애착 정도를 확인하기 위해, 영아의 신호에 대한 부모의 반응을 사정한다.
- 애착 정도를 사정하기 위해, 부모의 돌봄행위에 대한 영아의 반응을 사정한다.
- 영아의 기질 특성에 따라 부모가 적절하게 반응하는지를 확인하기 위해, 영아의 기질을 사정한다.
- 영아와 부모의 상호작용을 높이기 위해, 영아를 안을 때나 먹일 때 얼굴을 보도록 한다.
- 영아의 신뢰감 발달을 증진시키기 위해, 영아의 요구에 즉각 반응하도록 교육한다.
- 영아와의 애착을 강화하고자 하는 부모를 격려한다(긍정적 강화는 적절한 행위를 이끌어낸다).

ND 간호진단

발달지연의 위험(위험요인: 조산, 만성질환, 애착장애, 성장장애)

GO 목표/결과

발달은 더 증대될 것이다: 영아는 적정 발달지표를 향해 꾸준히 향상될 것이다.

I 중재: 발달 증대

- 영아의 현재 발달수준을 확인하기 위해 발달평가를 한다.
- 발달을 계속 증진시키기 위해 나이에 맞는 놀이, 활동, 장난감을 제공한다.
- 발달 전문가, 물리치료사, 작업치료사, 언어치료사가 추천한 중재를 한다(발달을 증대시키기 위해 활동과 운동을 반복한다).
- 영아의 발달에 대해 걱정하는 부모들을 지지한다. 아동의 발달이 느리면, 부모의 동기부여와 희망이 줄어들 수 있기 때문이다.

ND 간호진단

돌봄제공자 역할긴장의 위험(위험요인: 첫째 아이, 영아 간호에 대한 지식 부족, 이 장의 정보에 접할 기회 부족, 미숙아인 경우 피로, 질병, 영아의

발달지연)

목표/결과

부모는 역할에 능숙해진다: 적절한 양육행동을 보이고 역할수행이 편안하다고 표현한다.

중재: 돌봄제공자 역할긴장 예방

- 부모의 요구수준을 파악하기 위해, 신생아·영아 양육과 정상 발달 시에 나타나는 문제에 대한 지식 정도를 사정한다.
- 부모가 아동을 돌보기 위해 필요한 지식을 갖출 수 있도록, 정상 신생아·영아 양육에 대해 교육한다.
- 다음 발달단계에서 아동에게 무엇을 기대할 수 있으며 무엇을 중재해야 하는지에 대해 부모가 알 수 있도록, 정상 영아 발달과 관련된 예방적 육아지도를 한다.
- 부모에게 휴식을 권한다(하루에 단 몇 시간만이라도 영아를 돌보는 일을 하지 않는다면 부모는 활력을 찾을 수 있을 것이다).

간호진단

상해의 위험(위험요인: 발달연령, 영아 호기심, 운동능력이 빠르게 향상됨)

목표/결과

영아의 안전이 유지된다: 영아는 손상을 입지 않을 것이다.

중재: 손상 예방

- 자동차 사고로 인한 손상을 줄이기 위해, 카시트를 사용한다.
- 어린이 보호장치를 설치한다: 영아의 운동성이 좋아져서 여기저기 탐색하다 다칠 수 있다.
- 부모는 약물관리센터의 번호를 알고 있어야 한다: 사고가 발생할 경우, 적절한 중재를 하기 위해 가장 좋은 정보를 얻을 수 있다.
- 익사를 예방하기 위해, 싱크대, 욕조, 수영장에 절대로 혼자 두지 않는다.
- 손상으로 인해 나쁜 결과가 나타나지 않도록 하기 위해, 부모에게 응급처치법과 영아 심폐소생술을 교육한다.
- 부모는 영아를 항상 지켜보고 있어야 한다(아무리 많은 어린이 보호장치도 부모의 눈을 대신할 수는 없음).

성장발달과 건강증진

기존 가족에 새로운 구성원이 생기는 것은 신나는 일인 동시에 긴장되는 일이다. 신생아는 부모나 양육자에게 전적으로 의존한다. 이는 부모가 되는 사람들에게 엄청난 부담이며 많은 책임감이 필요한 일이기도 하다. 많은 부모들은 신생아 양육과 관련하여 최신 서적을 읽거나, 가족이나 친구에게서 들은 정보에 의지하기도 한다. 신생아와 어머니는 출산 후 짧은 기간만 입원해 있기 때문에 부모는 아동간호와 관련하여 궁금한 점을 언제 의료기관에 알아보아야 하는지 알고 있어야 한다.

미국소아과학회에서는 모든 영·유아는 주기적으로 성장발달 선별검사를 적절히 하도록 권장하고 있다. 심각한 질병을 예방하는 것은 영아와 아동을 위해 중요한 과제이다. 미국소아과학회와 예방접종자문위원회는 권장 예방접종표를 작성하였다. 신생아와 영아의 예방접종은 매우 중요한 부분이다. 신생아와 영아를 돌보는 간호사는 영아/아동의 주기적 선별검사와 예방접종시기에 대해 잘 알고 있어야 한다.

놀이

아동 발달 및 행동과 관련된 전문가들은 아동에게 놀이는 바로 일이라고 한다. 영아는 놀이를 통해 전체 운동기술, 미세운동기술과 언어를 습득한다(Goldson & Reynolds, 2018). 영아와 아동에게 놀이는 자연스런 학습방법이다. 놀이는 영아발달에 중요하고, 영아에게는 자신의 환경을 탐색하고, 새로운 기술을 연습하고 문제를 해결하는 기회가 된다. 신생아는 장난감보다 부모와 노는 것을 더 좋아한다. 부모는 신생아에게 수유, 목욕, 기저귀 가는 것과 같은 일상생활을 하면서 말을 걸고 노래를 부를 수 있다. 신생아와 영아는 사람의 얼굴 보는 것을 좋아하고 눈 앞에 보이는 표정을 모방하기도 한다.

영아의 개월 수가 증가할수록, 장난감은 운동기술과 언어기술을 발달시키는 데 도움이 된다. 부모는 영아에게 연령에 맞는 장난감을 주어 미세운동기술을 발달시킬 수 있도록 해야 한다. 예를 들어 손에 쥘 수 있는 딸랑이는 손 뻗기를 도울 수 있다. 큰 영아는 컵쌓기나 작은 장난감을 큰 장난감 안에 넣으면서 미세운동기술을 발달시킨다. 흥미 있는 물건에 손을 뻗으면서 영아의 전체운동기술이 발달된다.

장난감을 가지고 놀 때 영아는 대체로 '**단독놀이(solitary play)**'를 한다. 영아는 다른 영아와 장난감을 같이 쓰지도 않고 같이 놀지도 않는다(Goldson & Reynolds, 2018). 영아에게 다양한 종류의 장난감을 줄 수 있지만, 영아는 대체로 다양한 모양과 크기의 플라스틱 용기, 부드러운 공, 나무숟가락이나 플라스틱 숟가락 같은 기본적인 장난감을 좋아한다. 책 또한 영아들에게 매우 중요한 장난감이다. 영아가 몇 개월이 되었든 책 읽어주기는 적절한 놀이이다. 큰 영아에게는 책장을 넘기며 미세운동기술을 발달시킬 수 있다. 표 3.5에 월령에 적절한 장난감을 소개하였다.

학습

여러 연구에 따르면, 영아 초기에 큰 소리로 책을 읽어 주고 책을 보는 것은 뇌신경계 발달에 중요하고, 이후의 읽기와 단어 습득에 도움이 된다고 한다. 책을 읽으면 듣기 실력도 향상된다. 영아는 그림책이 좋다는 표현으로 발로 차고 팔을 흔들며, 재잘거린다. 6~12개월의 영아는 책을 들어서 입으로 가져간다. 시간이 지날수록 읽기는 언어실력 습득에 도움이 된다. 그림책 보기나 짧은 이야기를 들려주기 등은 영아에게 좋은 습관 형성의 기초가 되므로 아동기 동안 계속 이어지도록 한다(Lewis, 2019).

표 3.5 신생아와 영아에게 적절한 장난감

월령	적절한 장난감
출생부터 1개월	• 색상과 무늬가 대비되는 모빌 • 깨지지 않는 거울 • 조용한 음악 테이프, 뮤직박스 • 부드럽고 밝은색 장난감
1~4개월	• 밝은 모빌 • 깨지지 않는 거울 • 딸랑이 • 부모, 양육자가 다양하게 노래를 부름 • 색 대비가 큰 책과 그림
4~7개월	• 직물 책, 보드 책 • 여러 종류의 음악 • 잡기 쉬우며, 소리가 나는 장난감(화려한 딸랑이) • 물에 뜨며 물을 내뿜는 목욕 장난감 • 부드러운 인형이나 동물
8~12개월	• 플라스틱 컵, 그릇, 양동이 • 깨지지 않는 거울 • 큰 쌓기 블록 • 스태킹 장난감(기둥에 링을 끼우는 장난감) • 놀이상자 누름(단추와 손잡이가 있어서 무언가를 만들 수 있음) • 공 • 인형 • 커다란 그림이 있는 보드 책 • 장난감 전화기 • 밀고 당기는 장난감(큰 영아)

【출처】 National Association for the Education of Young Children. (n.d.) *Good toys for young children by age and stage.* Retrieved March 11, 2019, from http://www.naeyc.org/toys

안전

매년 1세 이하의 아동 수백 명이 안전 관련 사고로 사망한다(AAP, 2018a). 영아의 운동성이 증가할수록 계단, 의자, 식탁 등에서 떨어질 위험이 증가한다. 영아의 호기심으로 인해 전자기기, 뜨거운 난로, 냄비, 화로, 대걸레와 양동이, 변기 등의 위험한 물체에 노출된다. 영아는 입을 통해 많은 것을 탐색하는 특성이 있어 작거나 단단한 물체로 인한 질식 위험이 있다. 영아는 아무 물체나 집어서 입으로 가져가므로 약물, 청소제제 등의 물질에 중독될 위험이 증가한다.

자동차 안전

영아의 자동차 사고는 주로 자동차 내에서 영아가 제대로 고정되어 있지 않은 경우 발생한다. 영아는 절대로 적절한 안전장비 없이 자동차에 태워서는 안 된다. 영아용 카시트는 유아기 내내 차량 후면을 향해야 한다(Durbin & Hoffman, 2018). 카시트는 뒷좌석 가운데에 단단히 고정되어야 하며, 절대로 에어백이 설치되어 있는 앞좌석에 설치해서는 안 된다.

영아를 절대로 자동차에 혼자 두어서는 안 된다. 밀폐된 차량 안의 온도는 매우 빠르게 상승하므로 여름에는 열기에 질식해 사망할 수도 있다. 시원한 날씨에도 닫힌 차량의 내부 온도는 야외의 3~5배까지 올라갈 수 있다. 또한 아동을 차 안에 혼자 둘 경우 유괴의 위험도 있다.

가정에서의 안전

아기의 요람에는 안전을 위해 아늑하면서 튼튼한 매트리스를 두어야 한다. 요람 기둥 사이의 간격은 6cm 이하이어야 사고 예방이 가능하고(Safe Kids Worldwide, 2019), 모서리는 둥글어야 한다. 딱 맞는 요람 시트만 사용하고 침대보다 큰 시트는 사용해서는 안 된다. 부모가 옆에 있지 않을 때에는 요람의 난간은 항상 올려둔다.

뒤집기를 하기 전의 영아는 몸을 꿈틀거리며 발로 밀어서 기저귀 교환대, 소파, 난간이 내려진 요람에서 낙상이 발생할 수 있기 때문에 절대로 감시 없이 혼자 두어서는 안 된다. 영아가 의자나 흔들의자, 그네를 이용할 때는 항상 적절히 고정해야 한다.

미국소아과학회(2017)는 보행기의 사용을 권하지 않는데, 보행기가 뒤집어지거나 계단에서 미끄러져 떨어질 수 있기 때문이다. 또 영아가 혼자 걷기 전에는 갈 수 없는 곳인 뜨거운 냄비나 뾰족한 모서리 같은 곳으로 갈 수 있기 때문이다.

영아가 기기, 걷기 등과 같은 기동성이 증가할수록 새로운 안전문제가 발생한다. 안전 문은 계단 위와 아래에 설치해야 한다. 안전 문 덕분에 아동이 뾰족한 가구나 장식물이 있는 호기심을 일으키는 물체가 있는 방에 가는 걸 막을 수 있다. 전기 콘센트는 적절한 안전덮개로 가려야 하고, 캐비닛이나 서랍은 안전 잠금장치가 되어 있어야 한다. 약물, 청소용 세제, 기타 잠재적으로 위험한 약물은 영아의 손이 닿지 않는 곳에 보관해야 한다(AAP, 2018a).

영아는 작은 물체를 바로 입으로 넣기 때문에 질식의 위험이 있다. 질식 예방을 위해서는 아래와 같은 사항을 시켜야 한다.

- 0~12개월 아동에게 권장하는 장난감만 사용한다.
- 눈이나 단추가 달린 인형은 영아가 삼킬 수 있기 때문에 추천하지 않는다.
- 바닥에 작은 물체(실수로 흘린 동전, 종이 클립, 시침핀)가 없도록 한다.
- 팝콘, 땅콩, 당근 조각, 포도, 소시지 조각을 주지 않는다.

질식은 영아에게 위험하다. 요람에는 베개나 봉제인형 같은 부드러운 물건을 두지 않는다. 비닐봉지는 크기에 상관없이 가까이 두면 안 된다. 질식의 위험을 피하기 위해 창문 블라인드나 커튼 줄은 영아의 손이 닿지 않게 해야 한다(AAP, 2017, 2018a).

부모나 양육자의 감시보다 더 효과적인 안전장치는 없다. 이상에서 설명한 안전장치는 영아의 행복을 위해 매우 중요하다.

수중 안전

영아는 소량의 물에서도 익사할 수 있다. 싱크대, 아기 욕조, 욕조, 수영장 등의 얕은 물에서라도 절대 어른의 감시 없이 영아를 혼자 두어서는 안 된다. 화장실 문과 변기 뚜껑은 항상 닫아야 하고, 욕조, 통, 양동이를 사용한 후 물은 바로 비워야 한다. 부모는 언제나 아동의 안전을 위해 관심을 가져야 한다.

> 이 장의 앞부분에 소개된 보라의 부모에게 어떤 예방적 육아지도를 할 것인가?

영양과 식습관

적절한 영양은 성장과 발달에 필수적인 요소로, 모

유수유와 젖병수유 모두가 신생아와 영아의 영양 공급이 될 수 있다. 영아의 하루 권장 영양을 충족시키기 위해 모유나 조제유를 6개월까지 공급할 수 있고, 이후부터는 고형식을 줄 수 있다(Buchanan & Marquez, 2019).

문화적 요소

식이방법, 즉 영아의 음식 유형과 먹이는 방법은 문화의 영향을 받는다. 어떤 민족에서는 유당불내증(일부 흑인, 미국원주민, 아시아계)이 많아 다른 방법을 통해 칼슘을 보충하는 식이가 권장되기도 한다. 영아의 식이와 관련된 가족의 문화적 배경을 조사하여 가족을 지지할 수 있도록 한다.

영양요구량

신생아와 영아는 급성장을 하기 때문에 이러한 급격한 변화에 대비하는 적절한 식이가 필요하다. 표 3.6은 신생아와 영아의 수분과 열량 요구량에 대해 나타내고 있다.

모유수유

모유수유(breastfeeding)는 신생아와 영아에게 자연스럽고 효과적인 식이이다(NAPNAP, 2019). 미국아동전문간호사협회(NAPNAP, 2019)는 모유가 유아에게 가장 완벽한 영양을 제공하기 때문에 처음 6개월 동안 모유수유할 것을 권장하고 있다.

모유수유 금기로는 갈락토오스혈증, 모체의 불법 약물 사용, 일부 처방약, 모체의 치료되지 않은 활동성 결핵, 모체의 HIV 감염 등이 있다. 미국질병통제예방센터의 모유수유 보고서에 의하면, 미국 영아의 83.2%가 모유수유를 받은 적이 있고 6개월 된 영아의 57.6%가 모유수유를 받은 적이 있으며, 1세에도 모유수유를 하고 있는 비율은 35.9%였다(CDC, 2018a). 부분 모유수유를 하더라도 일부 모유수유의 장점을 얻을 수 있다(근거기반실무 3.1).

표 3.6 영양요구량

영양요구량	신생아	영아
수분	140~160 mL/kg/일	• 첫 10 kg 동안 100 mL/kg/일 • 10 kg 이후 50 mL/kg/일
열량	105~108 kcal/kg/일	• 1~6개월: 108 kcal/kg • 6~12개월: 98 kcal/kg

【출처】 Kahl, L., & Hughes, K. (Eds.). (2018). *The Harriett Lane handbook* (21st ed.). Philadelphia, PA: Elsevier.

모유의 성분

모유에는 젖당, 지질, 다불포화지방산, 아미노산이 들어 있다. 모유에 들어 있는 유당의 카제인 단백질은 모유의 소화가 잘 되도록 도와준다. 비율이 높은 지방과 균형 있는 아미노산은 수초를 형성하는 데 도움이 된다. 모유의 철분 함유량은 조제유보다 적지만, 철분의 생체이용률이 좋아서 4~6개월 동안은 신체요구량에 알맞다. 모유는 완전한 영양분을 가질 뿐만 아니라, 면역물질이 모체에서 영아로 전달되도록 하고, 모아의 유대 증진에 도움이 된다. 모유의 장점을 글상자 3.1에 설명하였다.

근거기반실무 3.1 모유수유 촉진을 지원하는 근거

연구

저자들은 모유수유의 기간과 질에 영향을 미칠 수 있는 요인을 판단하기 위해 모유수유 지원 제공과 관련된 연구들을 종합적으로 검토하였다. 검토된 연구는 무작위연구와 군집 무작위연구가 포함되었다. 8만 3천 명 이상의 여성이 참여한 100건의 임상연구를 검토하였다.

연구결과

연구결과 모유수유를 위한 지원이 모유수유의 기간과 질에 긍정적인 영향을 미친다는 결론에 도달하였다. 출산 전 또는 출산 후에 수행되는 다양한 방법의 지원과 전화 또는 대면적 개입이 모유수유에 효과적인 것으로 판단되었다.

간호 적용

모유수유를 지원하는 것이 유용한 간호 개입임이 분명하다. 모든 모유수유 중인 산모와 대화할 때 지원을 제공한다. 모유수유 산모에게 물품대여나 제공, 모유수유 관련 상담을 제공하는 재가지원사업에 참여시키는 것이 도움이 될 수 있다.

【출처】 McFadden, A., Gavine, A., Renfrew, M. J., Wade, A., Buchanan, P., Taylor, J. L, ... MacGillivray, S. (2017). Support for healthy breastfeeding mothers with healthy term babies. *Cochrane Database of Systematic Reviews, 2*, CD001141.

글상자 3.1 모유의 장점

영아

- 엄마와의 유대 증진
- 면역학적 보호 작용
- 항염증 성분 함유
- 설사의 빈도와 강도를 줄임
- 천식, 중이염, 박테리아성 수막염, 보툴리눔독소증, 요로감염의 발생빈도가 감소됨
- 인지발달을 도움
- 후기 아동기의 비만 발생률을 낮춤

모체

- 영아와의 유대 증진
- 산후 출혈을 줄임
- 난소암과 폐경 전 유방암의 위험을 낮춤
- 임신으로 인한 비만 및 장기적 비만의 발생률을 줄임
- 일부 여성의 배란을 지연시키는 효과가 있음
- 수유를 위해 준비할 것이 없음: 조제하지 않아도 됨
- 경제적 이점

【출처】 La Leche League International. (2019). *Breastfeeding info A to Z.* Retrieved March 11, 2019, from https://www.llli.org/breastfeeding-info/

모유의 공급과 요구

적절한 모유 공급을 위해서는 자주, 요구에 의한 수유를 하도록 한다. 태반 배출 이후 프로게스테론의 농도가 낮아지면 뇌하수체 전엽이 자극되어 프로락틴이 분비된다. 프로락틴은 유방의 세엽세포를 자극하여 모유생성을 돕는다. 영아가 유방을 빨 때, 신경자극이 모유의 생성을 자극한다.

유방에서 처음으로 생성되는 '모유'를 **초유**(colostrum)라고 하며, 출생 후 첫 2~4일에 생성된다. 초유는 엷고 수분이 많은 노란 액체로, 소화되기 쉽고 당과 지방이 적으며 단백질 함유량이 높다. 초유는 신생아의 첫 2~4일 동안 필요한 영양분을 포함하고 있다[La Leche League International(LLLI), 2019]. 출생 후 2~4일이 되면 이행유(transitional breast milk)로 바뀌고, 10일이 되면 성숙유(mature breast milk)가 생성된다. 성숙유는 약간 푸르스름한 색상을 보이며 묽다.

모유수유를 하는 모체에서는 꾸준히 모유가 생성된다. 전유(fore milk)는 유두 뒤편 작은 집합관을 통해 유관동에 모아지고, **사출반사**(let-down reflex)를 통해 모유가 방출된다. 영아가 유방을 빨 때, 옥시토신이 뇌하수체 후엽에서 분비되어 유관동이 자극되고, 모유가 유두로 모이면 영아가 빨 수 있게 된다. 최유반사는 아기가 유방을 빠는 것뿐만 아니라 아기를 생각하거나 아기의 울음소리를 듣는 것만으로도 발생한다. 전유가 다 유출되고 나면 지방질이 많은 모유, 즉 후유(hindmilk)가 생성되고 영아가 빠르게 자라게 하는 데 도움이 된다(LLLI, 2019). 아기가 젖을 빠는 동안 옥시토신이 생성되면 자궁이 수축되고 후진통이 일어나게 된다.

모유수유 기술

모유수유를 하는 엄마들은 퇴원 전에 적절한 모유수유법을 익히지 못했을 수도 있다. 소아과 간호사는 모유수유가 어려운 여러 가지 상황에 대해 알고 있어야 하며 엄마를 상담할 수 있어야 한다.

모유수유 전에 엄마는 손을 씻어야 하며, 편안한 자세를 취한다. 수유를 할 때 여러 가지 자세를 취할 수 있다. 'C' 모양으로 가슴을 쥐고, 유두를 영아의 볼에 댄다(그림 3.9). 이렇게 하면 영아는 입을 더 크게 벌리게 되고 유두와 유륜 주변까지 입에 넣어 밀착되게 된다(그림 3.10). 수유가 끝나면 어머니는 영아의 입에 손가락을 살짝 넣어 유방을 떼어낸다(그림 3.11). 이렇게 하면 영아가 엄마의 유두를 잡아당기는 것을 방지하여 유두가 갈라지거나 통증이 발생하는 것을 예방할 수 있다.

영아가 배고플 때마다, 즉 요구에 의한 수유를 한다면 모유수유가 잘 이루어지고 있는 것이다. 신생아는 1시간 반에서 3시간 간격으로 수유를 하고, 한 번 수유 시 각 가슴에서 10~20분 정도의 시간이 걸리며, 한쪽에서 더 오래 걸릴 수 있다.

모유수유를 하는 영아가 첫 며칠 동안, 하루에 기저귀를 6~8회 적신다면 물이나 조제유를 더 보충할 필요는 없다. 배뇨량이 충분하고 장운동과 체중 증가가 충분하다는 것은 모유수유가 잘되고 있다는 것이다. 모유수유 시 일어나는 흔한 문제점은 '교육지침 3.1'에 정리되어 있다.

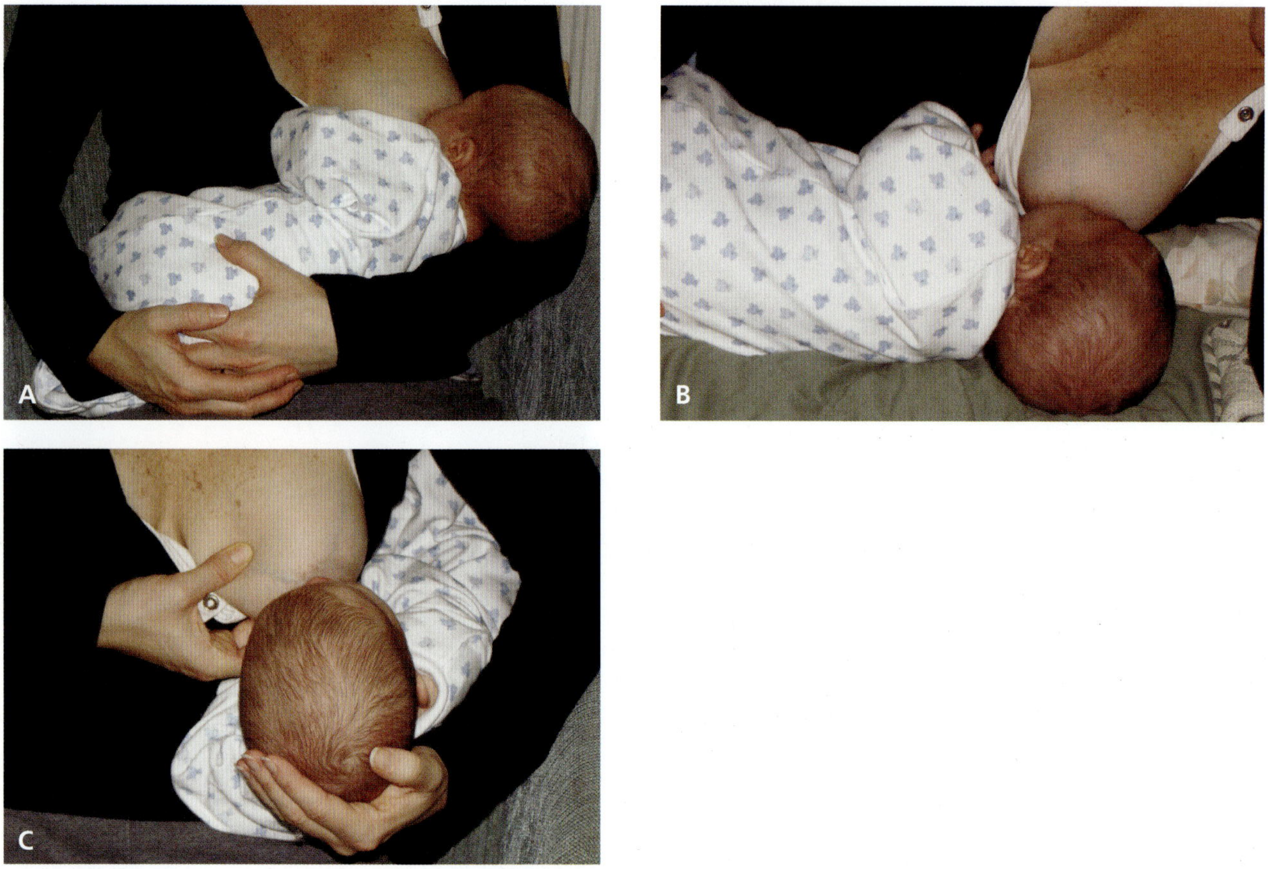

그림 3.9 다양한 모유수유자세. **A.** 요람 안기, **B.** 옆으로 눕기, **C.** 럭비공 안기

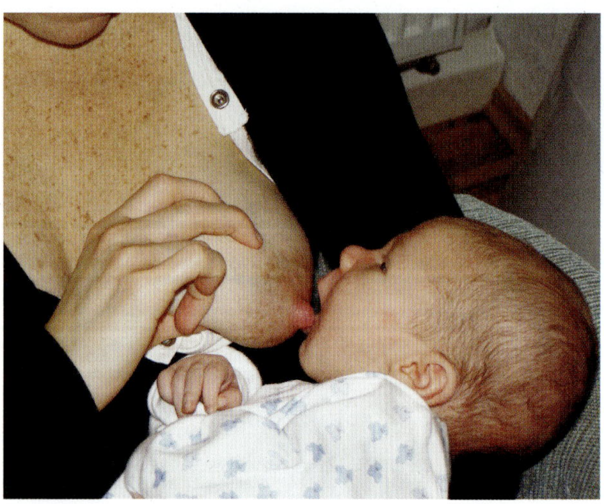

그림 3.10 어머니의 유두로 영아의 볼을 건드리면 포유반사가 자극된다.

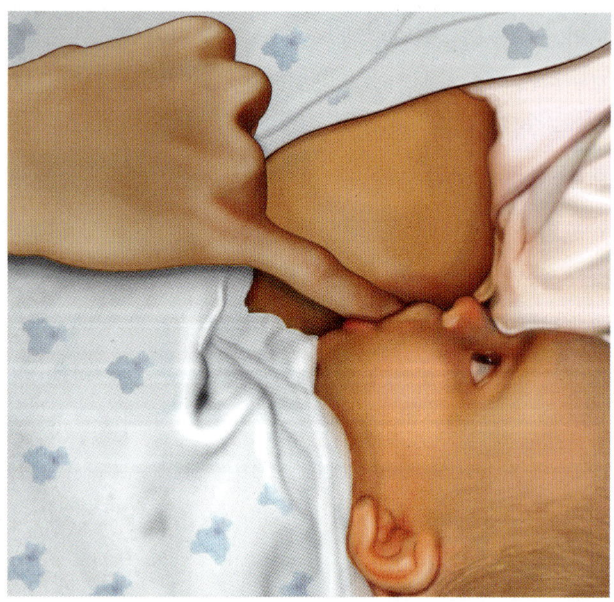

그림 3.11 입을 벌린 영아를 가슴으로 가져가는 것이 가슴을 영아에게 가져가는 것보다 아동과 밀착하기가 더 좋다. 어머니의 유두와 유륜 주위를 아동의 입에 밀착시킨다. 수유하는 동안 유방을 'C'자 모양으로 잡는다.

교육지침 3.1 모유수유 촉진

문제점	해결방법
유두가 쓰림	• 예방: 수유를 시작할 때부터 적절하게 밀착하도록 한다. • 수유하는 중에 유두를 공기에 노출시킨다. • 모유가 유두에서 마르도록 한다. • 알로에 베라와 비타민 E는 쓰린 유두를 회복시키는 데 도움이 된다. • 의약용 라놀린과 무방부제 라놀린(Lansinoh)이 도움이 될 수 있다.
충혈	• 가슴을 따뜻하게 찜질하거나 수유 전에 따뜻하게 샤워를 하도록 한다. 따뜻하면 모유가 잘 나오고 유방이 부드러워져 영아가 밀착하기도 좋다.
흡입력이 약함	• 계획에 따른 수유가 아니라 배고플 때 바로 먹인다. • 졸려 하는 영아에게는 발바닥을 쓰다듬고, 옷을 벗기고, 머리를 쓰다듬어 자극한다.
모유 공급이 불충분함	• 어머니의 스트레스를 줄인다. • 어머니가 음식과 수분을 충분히 섭취하도록 한다. • 출근하는 엄마는 꾸준하게 모유수유를 할 수 있도록 직장에서 유축을 하도록 한다.
아버지가 소외감을 느낌	• 다른 돌봄행위에 아빠가 참여하도록 격려한다.
어머니가 모유량이 충분한지 걱정함	• 영아가 하루 6회 정도 배뇨하고 체중이 증가하고 있다면, 충분히 수유하고 충분한 영양을 섭취하고 있는 증거이다.

젖병수유

모유수유를 원치 않거나 할 수 없는 경우에는 조제유를 젖병으로 수유할 수 있다. 조제유는 모유에 가깝게 만든 것이다. 표준 영아 조제유는 소의 우유로 만들며 20 kcal/oz를 제공하고 탄수화물인 락토오스(lactose)로 구성되어 있다(Buchanan & Marquez, 2019). 지방은 식물성 기름을 이용하고, 단백질은 유장이나 카제인을 이용한다. 우유를 이용한 조제유는 두뇌발달에 좋은 긴사슬 다불포화지방산이 포함되어 있다. 일반 우유는 생후 첫 1년 동안은 권장하지 않는다.

> **TAKE NOTE!**
>
> 우유는 성장하는 영아에게 적절한 균형이 잡힌 영양소(특히 철)가 들어 있지는 않다. 또 부적절한 양의 단백질, 나트륨, 무기질이 들어 있어서 영아의 신장계에 과부담을 준다.

철분이 첨가된 조제유만 사용해야 한다. 출생 시 받은 철분은 4~6개월경에 다 소모된다. 철결핍빈혈, 성장부진, 발달지연을 예방하기 위해 철분이 첨가된 조제유를 먹여야 한다. 미국소아과학회는 10~12 mg/L의 철분이 첨가된 조제유를 권장한다(Buchanan & Marquez, 2019).

수유양상

수유는 좋은 식습관을 형성하기에 좋은 시간이다. 젖병수유 시에는 항상 영아를 안고 있어야 한다. 요람 안기방법은 유대시간을 증가시키고, 영아는 양육자의 얼굴을 볼 수 있다(그림 3.12). 수유시간에 말을 걸고 노래를 부르는 것도 유대감을 향상시킬 수 있는 방법이다. 모유수유를 하는 아동처럼 젖병수유를 하는 아동도 배고플 때 즉시 수유를 한다. 과도한 양을 수유하면 역류가 나타날 수 있으므로, 영아의 배고픔과 포만감 신호를 잘 알고 있어야 한다(AAP, 2019b).

영아가 배고픈 징후가 보일 때 먹이는 것이 중요하다. 울음은 배고픔을 표현하는 신호 중 늦게 나타나는 신호이며, 초기징후는 빠는 행동, 손 빨기, 주먹을 볼에 대는 행동이다. 수유 중 먹는 속도가 느려지거나 빠는

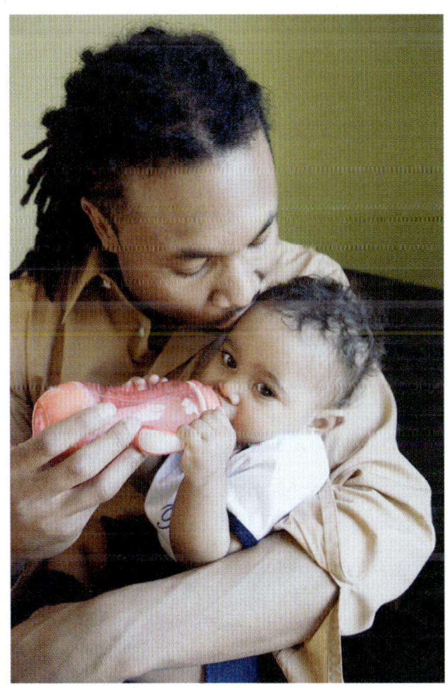

그림 3.12 젖병수유를 위한 기술

것을 멈출 때, 2~3회 정도 트림을 시킨다. 출생 후 처음에는 15~30g 정도만 빨다가 며칠 내에 60~80g으로 늘어나고, 1일 6~10회의 수유가 필요해진다. 영아는 수유 때마다 점점 소화할 수 있는 양이 늘어나서, 6개월이 되면 하루에 4~5회, 한 번에 170~220g까지 먹을 수 있다.

조제유와 젖병의 종류

시판되는 조제유는 농축된 것이나 파우더로 된 것을 선택한다. 부모는 탈수나 수분전해질 불균형을 방지하기 위해 제조법을 잘 따라야 한다. 바로 먹일 수 있는 제품은 절대 희석해서는 안 된다(Buchanan & Marquez, 2019). 젖꼭지와 젖병의 종류는 다양하므로 적절하게 선택한다. 글상자 3.2는 조제유의 준비와 보관, 젖병관리에 대해 안내하고 있다.

특수조제유

특수조제유(special formulas)는 영아가 특정 성분에 알레르기가 있거나 신장계, 조혈계, 신진대사, 소화기계 장애가 있을 경우 필요하다. 예를 들어 유당불내증 영아를 위해서는 락토오스가 없는 조제유를 먹인다. 유장이나 카제인 대신 두유를 사용할 수도 있다. 두유 조제유는 우유알레르기나 채식주의 가족에게 필요하다.

글상자 3.2 젖병과 조제유의 선택과 보관법

- 젖꼭지와 젖병을 따뜻한 비눗물에 씻은 뒤 잘 헹구거나 식기세척기에 넣어서 작동한다.
- 바로 먹을 수 있는 잘 밀폐된 조제유는 개봉 후 48시간 동안 냉장보관할 수 있다.
- 조제유를 조제한 후에는 잘 밀폐된 용기에 넣어 냉장고에서 48시간 보관할 수 있다.
- 사용한 젖병을 다시 데우거나 다시 사용하지 않는다. 수유 후 남은 조제유는 버린다.
- 젖병에 있는 조제유에 시리얼을 첨가해서는 안 된다.
- 조제유에 꿀을 넣지 않는다.
- 따뜻한 물에 중탕해서 조제유를 데운다.
- 조제유를 전자렌지에 돌리지 않는다.

【출처】 American Academy of Pediatrics. (2019b). *Formula feeding.* Retrieved July 12, 2019, from https://www.healthychildren.org/English/ages-stages/baby/formula-feeding/Pages/default.aspx

특수조제유는 질병에 따라 영아의 영양을 보충하기 위해 제조된 것이다. 체중이 늘지 않는 영아는 고칼로리 조제유로 교체한다. 미숙아(재태기간 36주 이하에 출생)는 성장을 따라잡기 위해 영양분이 추가로 더 필요하다. 1년 안에 성장을 따라잡기(출생체중의 4~5배가 됨) 위해 충분한 영양섭취가 필요할 뿐 아니라 앞으로의 머리 성장과 뇌신경계 발달에도 매우 중요하다.

고형식

생후 6개월이 되면 모유와 조제유 외에 고형식을 먹게 된다. 고형식이 전, 영아는 다음과 같은 과정을 거쳐야 한다.

영아의 준비

고형식을 시작하는 시기에는 적절한 몇 가지 요소가 준비되어야 한다. 혀의 밀어내기반사(extrusion reflex)는 자동으로 빨기를 하는 데 필요하다. 즉 입안에 젖꼭지 등의 물체가 들어오면 혀를 밀어내고 빨기가 시작된다. 이 반사는 4~6개월에 사라진다(Duryea & Fleisher, 2019). 숟가락으로 고형식을 주는 부모는 영아가 음식을 원치 않아 하고 의도적으로 뱉는 것으로 생각하지만, 그렇지 않다. 영아는 숟가락으로 먹을 수 있는 만큼 성숙해야 한다(밀어내기반사가 사라짐).

개념 숙달

모유나 분유에 들어 있는 단백질과 지방을 과일주스가 대신할 수 없다.

고형식을 삼키는 능력은 4~6개월에 형성된다. 모유와 조제유 이외 음식을 섭취하기 위한 효소는 4~6개월까지는 충분히 생성되지 않는다.

고형식과 컵 사용을 시작하기 전에 영아는 높은 의자에 앉을 수 있어야 한다. 고형식은 숟가락으로 먹어야 하고 똑바로 앉은 자세를 할 수 있어야 하기 때문이다.

적절한 고형식 선택

첫 고형식으로는 철분이 강화된 쌀에 모유나 조제유를 소량 섞은 것이 좋다. 곡물은 소화시키기 쉽고 맛이 무난해서 쉽게 받아들일 수 있다. 처음에는 곡물을 묽게 주지만 차차 밀도를 높인다. 곡물을 숟가락으로 먹는 것에 성공하면 다른 음식을 한 가지씩 준다. 음식은 부드럽고 걸쭉한 정도이어야 한다. 시판되는 이유식을 주거나 직접 만들어 먹이면 된다.

새로운 음식을 3~5일에 한 번씩 소개하는 것이 좋다(Buchanan & Marquez, 2019). 이것은 알레르기를 일으키는 음식이 무엇인지 확인할 수 있다(글상자 3.3). 첫 음식에는 설탕이나 소금, 다른 양념을 넣지 않는다. 최근 연구에 따르면, 땅콩알레르기 발생을 줄이기 위해 피부반응이 음성인 영아에게 발달적으로 적절한 땅콩식품을 조기에 도입(6개월 전후)할 것을 권고하고 있다(National Institute of Allergy and Infectious Disease, 2017).

보통 8개월이 되면 영아는 다른 감촉의 음식을 먹을 수 있다. 큰 덩어리 없이 부드럽게 으깬 음식이 좋다. 부드러운 콩 조각, 완두콩 조각 같이 손가락으로 잡을 수 있는 것이 좋다. 질식을 유발할 수 있는 딱딱한 음식은 피한다. 걸쭉하게 다진 고기는 10~12개월쯤에 준다.

컵은 6~8개월에 사용하기 시작한다. 영아가 컵 사용을 배우는 동안 모유나 조제유를 30 g 정도 컵에 담아준다. 이렇게 하면 컵을 쏟을 경우 덜 어지럽히게 된다. 흘림 방지용 빨대컵(sippy cup)도 사용할 수 있지만, 큰 영아는 일반 컵으로 마시는 법을 빨리 배운다. 흘림 방지용 빨대컵을 집에서 사용하는 것은 권하지 않는데, 이는 병처럼 빨게 되어 있어서 컵으로 마시는 교육에 도움이 되지 않기 때문이다. 또한 주스나 우유가 아기의 치아와 지속적으로 접촉할 수 있도록 하여 충치 위험을 증가시킨다(Hagan, Shaw, & Duncan, 2017). 6개월까지 과일주스는 권하지 않는다. 주스를 준다면 50~100 g 정도로 제한해야 한다. 과일주스보다 과일 자체가 영양가가 많다. 만약 영아가 많은 양의 주스를 섭취하면, 영양가 있는 모유나 조제유는 덜 먹게 된다(Buchanan & Marquez, 2019).

글상자 3.3 영아기에 피해야 할 음식

- 꿀
- 계란 노른자와 고기(10개월까지)
- 많은 양의 과일주스
- 질식을 일으킬 수 있는 식품
- 팝콘
- 작고 단단한 음식(예: 생당근 조각)
- 포도나 핫도그 조각(더 작게 잘라야 함)
- 알레르기 반응을 일으킬 수 있는 식품
- 감귤류
- 딸기
- 밀
- 우유
- 달걀흰자

【출처】 Brown, J. E. (2017). *Nutrition now* (8th ed.). Boston, MA: Cengage Learning.

건강한 식습관 증진

영아와 아동은 가족이라는 사회에서 음식에 대해 배우게 되므로 가족들이 건강한 식습관을 갖는 게 좋다. 가족은 아동이 보고 배울 수 있도록 모범적인 식습관을 보여야 한다. 일생의 식습관은 아동기에 형성되므로 영아기 때부터 건강한 식습관을 가지도록 한다. 부모는 영아가 먹고 싶은 것만 먹게(허용적 식습관형) 하면 안 되는데, 이는 나중에 과식하는 사람으로 자랄 수 있기 때문이다. 영아는 새로운 음식에 20회 정도는 노출되어야 이를 받아들인다. 또한 음식을 강압적으로 먹게(권위주의적 식습관형) 해서는 안 되는데, 배부를 때 억지로 먹게 하면 장래에 과식하는 성향이 될 수 있다(Duryea & Fleisher, 2019). 간호사는 적절한 식습관과 식사 행동에 대한 교육을 제공함으로써 가족이 이러한 목표를 달성할 수 있도록 도울 수 있다.

앞에서 소개된 보라의 부모에게 영양섭취에 대해 어떤 질문을 할 수 있는가? 영양에 관련된 어떤 예방적 육아지도를 할 수 있는가?

수면과 휴식

신생아는 하루에 10~19시간 정도 자고, 먹기 위해 자주 깨며 금방 다시 잠에 든다. 3개월이 지나면 대부분의 영아들은 밤에 7~8시간가량을 깨지 않고 잘 수 있고, 하루에 3번 정도 낮잠을 잔다. 6개월 이후의 영아는 좀 더 활동적이고 깨어 있게 되어 저녁에 잠들기가 어려워진다. 밤에 자다가 깨는 일이 생기지만 밤새 잘 수 있으므로 밤에 재우기 위해 수유할 필요는 없다. 12개월이면 영아는 밤에 9~12시간 자고 낮에는 1~2시간 정도 낮잠을 잔다(Goldson & Reynolds, 2018).

안전한 수면 패턴에 대해 부모와 의논하고, 영아는 반드시 단단한 매트리스에 베개나 다른 푹신한 물건이 없이 자도록 한다. 영아의 침대는 에어컨 환풍구, 열린 창문, 히터 곁에 두지 않는다. 영아돌연사증후군은 신생아와 영아의 엎드린 자세와 관련이 있으므로 영아는 등을 바닥에 대고 베개, 동물인형, 푹신한 침구 등이 없이 혼자 재워야 하며 유아용 침대에 눕혀야 한다(Goldberg, Rodriguez-Prado, Tillery, & Chua, 2018).

아동이 4개월 정도가 되면 각성과 활동성이 증가하므로 규칙적으로 취침시간을 설정하는 것이 좋다. 4개월 이상이 되면, 아동은 자기 전에 조용하게 휴식하는 시간이 필요하다. 취침 시 일관성 있는 행위를 하도록 하는데 씻은 후 흔들어 주기, 노래 부르기, 책 읽기 등을 할 수 있다. 영아는 잠든 뒤 요람에 옮겨지는 것보다 자신의 요람에서 잠드는 것이 좋다. 4개월 이후에는 밤에 깬 후에 스스로 다시 자는 법을 익혀야 한다. 아동이 자다가 깰 때에는 관심과 자극을 최소화하는 것이 좋다. 영아가 안전한지 간단히 확인하고, 영아를 다시 눕힌 뒤 재운다.

수면과 관련하여 보라의 부모에게 어떤 예방적 육아지도를 할 것인가?

구강건강

건강한 치아와 잇몸을 유지하기 위해서 구강위생과 적절한 불소보충이 필요하다. 충치가 생길 위험이 있는 6개월 이후 아동은 0.7ppm 이하의 불소가 함유된 물을 섭취한다(AAPD, 2016). 불소를 지나치게 섭취하면 치아변색을 일으킬 수 있다(불소증). 아동기 초기의 충치는 우유나 주스가 치아와 잇몸에 고여서 생긴다.

치아가 나기 전에, 부모는 수유 후 아동의 잇몸을 젖은 수건으로 닦아준다. 치아가 나면 부드러운 수건으로 치아를 계속 닦아주고, 작고 부드러운 칫솔을 사용한다. 영아에게 치약은 필요하지 않다. 잘 때 우유나 주스병을 물고 있지 않도록 한다. 설탕 함유량이 높은 주스가 밤새 치아와 접촉하여 치아가 썩을 수 있기 때문이다.

적절한 훈육

육아는 발달하는 영아의 욕구에 대해 늘 바뀔 수 있는 적응력을 요구한다. 무조건적인 사랑, 인내, 연민이 부모의 욕구와 균형이 맞아야 한다. **훈육**(discipline)은 아동의 행동을 지도하고 연습시키며, 일관성을 가지고 교정하는 것이다. 훈육은 아동의 자존감 형성을 돕고, 사회적 상호작용의 기준을 세우는 것을 도와준다. 훈육의 주 목표는 영아에게 제한할 점을 가르치는 것이다. 훈육은 영아가 문제를 해결하는 데 도움이 되기도 한다. 영아의 활동은 음식, 안전, 따뜻함, 사랑, 편안함에 대한 욕구를 바탕으로 한다. 버릇없는 행동은 이에 대한 욕구가 충족되지 못하여 발생하며, 부모는 이에 대해 반응해야 한다.

영아는 운동기능이 빠르게 변화하고, 안전에 대한 필요도 증가한다. 간호사들은 부모들에게 아기가 위험하지 않고 신체능력을 키울 수 있도록 가정 내 '아동안전장치'를 장려해야 한다.

영아에게 절대 체벌을 하면 안 된다. 체벌을 하면 영아는 오히려 위험이 증가하고, 용납되지 않는 행위와 신체적 체벌의 연관성을 이해하지 못한다. 안전한 환경을 제공하고 이해할 수 있게 행동을 안내하며, 적절한 방법으로 허용되지 않는 것을 가르치는 것이 더 효과적이다. 예를 들어 영아가 잠재적 위험에 처해 있다면(예: 열쇠를 콘센트에 꽂기, 독성 물질 삼키려 하기, 변기에 손 넣기), 부모는 엄하지만 침착하며 빠르게 접근해야 한다. 부모가 진지하다는 것을 영아가 알게 되면, 부모의 요구에 빨리 응하게 된다(AAP, 2018b).

침착하고 진지하며 일관성 있는 훈육이 필요하며, 즉각 반응하는 것도 중요하다. 영아는 앞에 있었던 행위와 이후에 하는 처벌이나 훈계를 연관시키지 못한다. 긍정적 강화는 좋은 행위를 지지하기 위해 사용한다(AAP, 2018b).

아동의 돌봄욕구 충족

보육시설에 아동을 보내고자 하는 부모는 여러 가지를 고려해야 한다. 보육시설에 처음 가게 된다면, 영아가 돌보미를 부모처럼 편안하고 안전한 사람으로 느낄 수 있도록 한두 번 정도 미리 방문하면 좋다. 부모가 떠나면 분리불안으로 영아가 울 것이라고 부모에게 미리 알려준다. 또 분리불안으로 인해 영아가 해를 입지는 않을 것이라고 안심시킨다.

흔한 발달적 문제

급성질환이나 행동문제는 아니지만, 주의하여 사정과 중재를 해야 하는 몇 가지 문제가 있다.

영아산통

산통(colic)이 있는 영아는 신체적 문제 없이 하루 3시간 이상 끊임없이 운다. 이르면 생후 2주 정도부터 시작될 수 있으며 건강한 영아는 1주일에 3~7일씩 총 3시간 정도 울고, 주로 저녁시간에 많이 운다. 원인은 소화기계 또는 신경계 문제(대체로 기관 미성숙), 기질, 부모의 양육방식으로 보고 있다. 어떤 부모는 과도하게 긴장하거나 조심스러워 하여, 영아의 요구에 잘 대처하지 못하는 경우도 있다. 이러한 요소로 인해 영아는 울고 소란스럽게 된다.

울음소리가 길어지면 양육자의 스트레스는 증가한다. 부모가 영아를 달래지 못하면 좌절감이 증가하고, 수면시간이 줄어들어 소진이 발생할 수 있다. 영아가 우는 것은 6주 무렵에 증가하고, 12주쯤이 되면 줄어든다고 부모에게 교육한다. 산통이 있으면, 차근차근 아동의 욕구를 충족시키는 방법을 생각해본다. 자극을 줄이면 우는 것도 줄어든다. 영아를 안고 움직이는 것도 도움이 되고, 흔들어 주거나 차 타는 것으로 안정이 되기도 한다. 진동, 작은 소리, 포대기도 영아를 진정시킬 수 있다. 노리개젖꼭지도 빠는 욕구를 충족시켜 영아를 달랠 수 있다. 부모는 이런 대처법을 하나씩 이용하여 영아에게 지나친 자극을 주지 않고도 문제를 해결하는 방법을 찾도록 한다. 간호사는 부모에게 산통은 일시적인 현상이며 점차 나아질 것이라고 안심시킨다(Goldson & Reynolds, 2018).

뱉어내기

뱉어내기(spitting up, 소량의 위 내용물이 역류하는 것)는 모든 영아에게 발생하고, 과도하게 뱉어내기를 하는 영아도 상당히 많다. 식후 뱉어내는 것은 정상이나 부모들에게는 걱정거리가 될 수 있다. 부모의 수유 계획 때문에 과식을 하였거나 트림을 잘 하지 못해 토할 수 있다. 토하는 양과 빈도가 잦은 경우에는 병원에 방문하도록 한다[Seattle Children's Hospital(SCH), 2019].

영아를 수유 후 30분 동안 세운 자세로 두고, 엎드린 자세로 눕히지 않는다. 식후에는 흔들거나 과도한 활동을 하지 않는다. 영아를 침대에 눕힐 때는 침대 머리를 살짝 높이고 등을 대고 눕힌다(SCH, 2019).

영아가 하루에 적어도 6회 정도 기저귀를 적시고 체중이 잘 증가하고 있다면, 뱉어내기는 정상적이라고 안심을 시킨다. 만일 영아가 대부분의 수유 시에 먹은 양의 3분의 1 정도 또는 그 이상을 토하거나, 토할 때 켁켁거리거나 구토를 심하게 할 경우는 의료진에게 알려야 한다.

엄지빨기, 노리개젖꼭지, 안정감을 주는 물건

엄지빨기(thumb sucking)는 건강하고 안정감을 주는 행위다. 자신의 엄지를 빨거나 노리개젖꼭지(pacifiers)를 빠는 영아는 그렇지 않은 경우보다 진정이 잘 된다. 하지만 노리개젖꼭지의 사용은 중이염의 발생률 증가와 관련이 있다(Goldson & Reynolds, 2018). 영아는 인형, 봉제 동물인형, 담요에 애착을 보일 수 있다. 영아의 애착물건은 엄지빨기처럼 스스로 진정시켜 안정감을 제공한다.

영아가 스트레스 받고 있을 때는 이러한 습관을 없애려고 해서는 안 된다. 영아가 앉기나 걷기 같은 새로운 기술을 익힐 때, 빨기나 안정감을 주는 물건으로 스스로 달랠 수 있다.

치아 발달 및 관리

치아가 잇몸을 뚫고 나올 때는 흔히 불편감이 있다. 영아는 침을 흘리거나, 딱딱한 물체를 깨물거나, 손가락을 더 많이 빤다. 어떤 영아는 매우 예민하여 먹지 않으려 하고 잠을 잘 못자기도 한다. 질병이 있을 때와는 달리 보통 열, 구토, 설사가 발생하지는 않는다.

치아붕출 시 통증은 염증반응의 결과이다. 잇몸을 시원하게 하는 것이 도움이 된다고 교육한다. 깨무는 기구를 차게 하여 주거나 수건에 얼음을 말아 잇몸에 대줄 수 있다. 통증을 완화시키기 위해 경구용 acetaminophen(아세트아미노펜)과 ibuprofen(이부프로펜)을 줄 수 있다(Klein & Gandhi, 2018).

영아돌연사증후군

영아돌연사증후군(sudden infant death syndrome, SIDS)은 1세 이하 영아의 갑작스럽고 설명할 수 없는 죽음으로 정의할 수 있다. 완벽한 부검과 사망현장의 조사, 임상병력의 검토를 통한 철저한 조사에도 불구하고 정확한 사망원인이 밝혀지지 않는 경우를 말하는데, 주로 잠들기 전까지는 건강하던 아기가 예상치도 못하게 사망한 채로 발견된다. 생후 2~4개월의 영아에게 가장 발생빈도가 높으며, 남아와 저체중출생아, 사회경제적 수준이 낮은 집단에서 더 흔하고, 겨울에 더 자주 발생한다. SIDS의 원인에 대한 많은 이론이 제기되었으나, 정확한 원인은 알려지지 않았다. 많은 연구에서 엎드려 자는 자세와 SIDS 발생 간의 유의한 관련성이 있음을 밝혀냈다. 이러한 정보를 토대로 미국소아과학회(AAP, 2005/2009)는 엎드리기보다 등을 대고 똑바로 누워 자도록 권고하였으며, 미국소아과학회가 처음 권고사항을 발표한 1992년 이후로 SIDS가 미국에서 70% 감소하였다. 부드러운 침구 사용과도 관련이 있는데, 영아는 부드러운 침구 위에 얼굴을 아래로 하여 잘 때 이산화탄소가 축적된 공기를 재호흡하여 사망할 수도 있다. 임신 중 어머니의 흡연도 SIDS의 요인이며, 영아 주변에서의 흡연도 SIDS의 발생률과 명확한 관련이 있다. 연구에 따르면, 흡연에 노출된 영아는 SIDS의 위험이 출산 전에는 2.25배, 출산 후에는 1.97배 증가한다. 영아가 성인이나 나이든 아동과 함께 동일한 침대에서 같이 잠을 자는 것(co-sleeping)도 관련이 있다. 간호사는 영아돌연사증후군을 예방하기 위하여 지나치게 푹신한 침상 사용을 피하고, 영아의 간접흡연 노출을 피하며, 부모가 영아와 한 침대에서 자지 않도록 하고, 수면 시에는 영아를 앙와위자세로 눕히며, 침구 표면이 단단한 매트리스 사용과 수면 중 노리개젖꼭지를 제공하고 모유수유를 권장하도록 한다.

주요 개념

- 영아기는 출생에서 12개월까지이다.
- 영아는 6개월에 출생체중의 2배, 12개월에는 3배가 되는 빠른 성장을 한다.
- 출생 시 대부분의 장기는 미성숙하고 첫 1년 동안 성숙한다.
- 아동 발달은 질서 있게 순차적이어서 예상이 가능하며, 머리-꼬리 방향으로, 근위-원위 방향으로 발달한다.
- 영아의 심리사회적 발달과업은 신뢰감 대 불신감이다.
- 인지발달은 감각운동기이다. 영아는 환경을 파악하기 위해, 자신의 감각을 이용하여 운동기술을 발달시킨다.
- 12개월 영아는 옹알거리며 자신을 표현하고, 의미 있는 단어를 2~3개를 사용한다.
- 영아기에는 안전에 주의해야 한다.
- 모유수유는 가장 자연스러우면서 영아기에 권장되는 식이법이다.
- 모유수유와 젖병수유 시 부모가 계획한 수유시간을 지키기보다 아이가 배고픈 신호를 보일 때 수유하는 것이 더 좋다.
- 고형식은 4~6개월에 시작한다. 숟가락을 사용하고, 첫 음식으로 쌀이나 곡물을 준비한다. 새로운 음식은 3~5일 간격으로 준다.
- 컵은 6개월부터 사용한다.
- 뱉어내기와 영아산통은 정상 발달의 한 부분으로 의료중재가 필요치 않다.

참고문헌

Ambruso, D. R., Nuss, R., & Wang, M. (2018). Chapter 30: Hematologic disorders. In W. W. Hay, Jr, M. J. Levin, R. R. Deterding, & M. J. Abzug (Eds.), *Current diagnosis and treatment: Pediatrics* (24th ed., pp. 898–952). New York, NY: McGraw-Hill Education.

American Academy of Pediatrics (AAP). (2017). *Safety for your child: Birth to 6 months*. Retrieved July 12, 2019, from http://www.healthychildren.org/English/tips-tools/Pages/Safety-for-Your-Child-Birth-to-6-Months.aspx

American Academy of Pediatrics (AAP). (2018a). *Safety for your child: 6 to 12 months*. Retrieved July 12, 2019, from http://www.healthychildren.org/English/tips-tools/Pages/Safety-for-Your-Child-6-to-12-Months.aspx

American Academy of Pediatrics (AAP). (2018b). *What's the best way to discipline my child?* Retrieved July 12, 2019, from http://www.healthychildren.org/English/family-life/familydynamics/communication-discipline/Pages/Disciplining-Your-Child.aspx

American Academy of Pediatrics (AAP). (2019a). *Swim lessons: When to start & what parents should know*. Retrieved July 12, 2019, from https://www.healthychildren.org/English/safety-prevention/atplay/Pages/swim-lessons.aspx

American Academy of Pediatrics (AAP). (2019b). *Formula feeding*. Retrieved July 12, 2019, from https://www.healthychildren.org/English/ages-stages/baby/formula-feeding/Pages/default.aspx

American Academy of Pediatric Dentistry (AAPD). (2016). *Perinatal and infant oral health care*. Retrieved September 23, 2019, from http://www.aapd.org/media/Policies_Guidelines/BP_PerinatalOralHealthCare.pdf

Brown, J. E. (2017). *Nutrition now* (8th ed.). Boston, MA: Cengage Learning.

Buchanan, A. O., & Marquez, M. L. (2019). Section 6, Pediatric nutrition and nutritional disorders. In K. J. Marcdante, & R. M. Kliegman (Eds.), *Nelson's essentials of pediatrics* (8th ed.) [Kindle version]. Retrieved from Amazon.com.

Busch, D. W., Silbert-Flagg, J., Ryngaert, M., & Scott, A. (2019). NAP-NAP position statement on breastfeeding: National association of pediatric nurse practitioners, Breastfeeding education special interest group. *Journal of Pediatric Health Care, 33*(1), A11–A15.

Centers for Disease Control and Prevention. (2018a). *Breastfeeding report card*. Retrieved July 12, 2019, from https://www.cdc.gov/breastfeeding/data/reportcard.htm

Centers for Disease Control and Prevention. (2018b). *CDC's developmental milestones*. Retrieved July 12, 2019 from http://www.cdc.gov/ncbddd/actearly/milestones/index.html

Centers for Disease Control and Prevention. (2018c). *Infant and toddler nutrition, FAQs*. Retrieved July 12, 2019, from https://www.cdc.gov/nutrition/InfantandToddlerNutrition/faqs.html

Cherry, J., Harrison, G. J., Kaplan, S. L., Steinbach, W. J., & Hotez, P. (2019). *Feigin and Cherry's textbook of pediatric infectious diseases* (8th ed.). Philadelphia, PA: Elsevier, Saunders.

Child Development Institute. (2018). *The 9 temperament traits*. Retrieved July 12, 2019, from https://childdevelopmentinfo.com/child-development/temperament_and_your_child/temp2/#.XSlfwC3Mx3I

Durbin, D. R., Hoffman, B. D., & Council on Injury, Violence, and Poison Prevention. (2018). Policy statement: Child passenger safety. *Pediatrics, 142*(5), pii: e20182460.

Duryea, T. K., & Fleisher, D. M. (2019). *Patient education: Starting solid foods during infancy (Beyond the basics)*. Retrieved July 12, from https://www.uptodate.com/contents/startingsolid-foods-during-infancy-beyond-the-basics

Erikson, E. H. (1963). *Childhood and society* (2nd ed.). New York, NY: W. W. Norton and Company.

Goldberg, N., Rodriguez-Prado, Y., Tillery, R., & Chua, C. (2018). Sudden infant death syndrome: A review. *Pediatric Annals, 47*(3), e118–e123.

Goldson, E., & Reynolds, A. (2018). Chapter 3. Child development and behavior. In W. W. Hay, Jr, M. J. Levin, R. R. Deterding, & M. J. Abzug (Eds.), *Current diagnosis and treatment: Pediatrics* (24th ed., pp. 67–97). New York, NY: McGraw-Hill Education.

Hagan, J. F., Shaw, J. S., & Duncan, P. M. (2017). *Bright futures: guidelines for health supervision of infants, children, and adolescents* (4th ed.). Elk Grove Village, IL: American Academy of Pediatrics.

Herdman, T. H., & Kamitsuru, S. (2018). *NANDA International nursing diagnoses: Definitions & classification 2018–2020* (11th ed.). New York, NY: Thieme Publishers. Kahl, L., & Hughes, K. (eds.). (2018). *The Harriett Lane handbook* (21st ed.). Philadelphia, PA: Elsevier.

Karp, A. M., & Greenbaum, L. A. (2019). Chapter 32: Fluids and electrolytes. In K. J. Marcdante, & R. M. Kliegman (Eds.), *Nelson's essentials of pediatrics* (8th ed.) [Kindle version]. Retrieved from Amazon.com.

Klein, U., & Gandhi, R. (2018). Chapter 17: Oral medicine and dentistry. In W. W. Hay, Jr., M. J. Levin, R. R. Deterding, & M. J. Abzug (Eds.), *Current diagnosis and treatment: Pediatrics* (24th ed., pp. 466–477). New York, NY: McGraw-Hill Education.

La Leche League International. (2019). *Breastfeeding info A to Z*. Retrieved July 12, 2019, from https://www.llli.org/breastfeeding-info/

Levine, D. A. (2019). Section 2, growth and development. In K. J. Marcdante, & R. M. Kliegman (Eds.), *Nelson's essentials of pediatrics* (8th ed.) [Kindle version]. Retrieved from Amazon.com.

LWBK1751-Lewis, K. N. (2019). *Reading books to babies*. Retrieved July 12, 2019, from https://kidshealth.org/en/parents/readingbabies.html

Liacouras, C. A. (2016). Normal development, structure, and function. In R. M. Kliegman, B. F. Stanton, J. W. St. Geme, N. F. Schor, & R. E. Behrman (Eds.), *Nelson's textbook of pediatrics* (20th ed., pp.1796–1797). Philadelphia, PA: Elsevier.

Lowry, L. (2016). *Bilingualism in young children: Separating fact from fiction*. Retrieved July 12, 2019, from http://www.hanen.org/Helpful-Info/Articles/Bilingualismin-Young-Children--Separating-Fact-fr.aspx

Marion, L., Douglas, M., Lavin, M. A., Barr, N., Gazaway, S., Thomas, E., & Bickford, C. (2017). Implementing the new ANA standard 8: Culturally congruent practice. *Online Journal of Issues in Nursing, 22*(1). Retrieved from http://ojin.nursingworld.org/MainMenuCategories/ANAMarketplace/ANAPeriodicals/OJIN/TableofContents/Vol-22-2017/No1-Jan-2017/Articles-Previous-Topics/Implementing-the-New-ANA-Standard-8.html

McFadden, A., Gavine, A., Renfrew, M. J., Wade, A., Buchanan, P., Taylor, J. L, . . . MacGillivray, S. (2017). Support for healthy breastfeeding mothers with healthy term babies. *Cochrane Database of Systematic Reviews*, 2, CD001141.

National Association for the Education of Young Children. (n.d.). *Good toys for young children by age and stage*. Retrieved July 12, 2019, from http://www.naeyc.org/toys

National Institute of Allergy and Infectious Diseases. (2017). *Addendum guidelines for the prevention of peanut allergy in the United States: Summary for clinicians*. Bethesda, MD: Author.

Piaget, J. (1969). *The theory of stages in cognitive development*. New York, NY: McGraw-Hill.

Powers, J. M., & Mahoney, M. H. (2019). *Iron deficiency in infants and children <12 years: Screening, prevention, clinical manifestations, and diagnosis*. Retrieved from https://www.uptodate.com/contents/iron-deficiency-in-infants-and-childrenless-than12-years-screening-prevention-clinical-manifestationsand-diagnosis

Safe Kids Worldwide. (2019). *Baby sleep safety and suffocation prevention*. Retrieved July 12, 2019, from https://www.safekids.org/safetytips/field_age/babies-0–12-months/field_risks/sleepsafety

Smith, A. (2018). *Can prolonger pacifier use affect my child's speech and language development?* Retrieved September 23, 2019, from http://playworkschicago.com/can-prolongedpacifier-use-affect-childs-speech-language-development/

Seattle Children's Hospital. (2019). *Spitting up—reflux*. Retrieved July 12, 2019, from https://www.seattlechildrens.org/conditions/a-z/spitting-up-reflux/

Sinha, S. K. (2019). *Short stature*. Retrieved July 12, 2019, from http://emedicine.medscape.com/article/924411-overview

Swanson, W. S. (2019). *The scoop on poop: What's normal, what's not*. Retrieved July 12, 2019, from http://www.parents.com/baby/diapers/dirty/baby-bowel-movement/?page=2

U.S. Department of Health and Human Services. (2019). *Proposed objectives for inclusion in Healthy People 2030*. Retrieved July 12, 2019, from https://www.healthypeople.gov/sites/default/files/ObjectivesPublicComment508_1.17.19.pdf

University of Washington. (n.d.). *The six states of consciousness*. Retrieved July 12, 2019, from http://depts.washington.edu/acwewa/Baby_101/Documents/HANDOUT%20-%20NCAST%20Programs%20-%20Infant%20States%20-%202014-11-21%20FINAL.pdf

임상적 판단능력

객관식 문제

1. 3개월 남아의 어머니가 간호사에게 고형식을 시작하는 것에 질문한다. 간호사의 응답으로 가장 적절한 것은 무엇인가?
   a. "젖병으로 먹인다면 이 시기에 걸쭉한 고형식을 시작해도 됩니다."
   b. "12개월까지는 고형식이 필요하지 않습니다."
   c. "영아 스스로 숟가락을 쓸 수 있는 6개월까지는 고형식이 필요하지 않습니다."
   d. "혀의 밀어내기반사가 4~6개월에 사라지기 때문에 이때 고형식을 시작하면 됩니다."

2. 2개월 여아의 아버지는 버릇없는 아이가 될까봐 걱정하고 있다. 간호사의 적절한 반응은 무엇인가?
   a. "아이는 사랑과 관심이 필요합니다. 걱정하지 마세요. 버릇이 나빠지기에는 너무 어립니다."
   b. "영아의 욕구를 꾸준히 충족시켜주면 신뢰감이 형성됩니다."
   c. "영아는 먹이고 씻겨야 합니다. 이 두 욕구가 충족되었다고 생각되면 울게 놔두어도 됩니다."
   d. "꾸준하게 욕구 충족이 되어야 하지만, 당신의 말이 맞습니다. 너무 안아주면 버릇이 나빠질 것입니다."

3. 8개월 여아의 부모가, 아기가 돌보미와 남겨졌을 때 운다고 걱정한다. 이 행동을 가장 잘 설명한 것은 무엇인가?
   a. 돌보미와 남겨졌을 때 우는 것은 신뢰관계 형성이 어렵기 때문이다.
   b. 낯가림은 유아기까지는 형성되지 않는다. 이는 자세한 중재를 해야 한다.
   c. 분리불안은 이 나이에 정상이다; 영아는 부모를 독립된 사람으로 인식한다.
   d. 돌보미가 아기의 욕구를 충족시켜주지 못하는 것 같다. 다른 돌보미를 구한다.

4. 간호사는 6개월 영아의 어머니에게 예방적 육아지도를 하고 있다. 어떤 사항이 영아의 구강건강에 좋은가?
   a. "유치가 나기 시작하면 칫솔질을 시작하세요."
   b. "수건에 치약을 묻혀 영아의 입을 닦으세요."
   c. "수건으로 영아의 잇몸을 닦은 뒤 이를 닦으세요."
   d. "수유 후 영아의 입을 물로 헹구세요."

5. 9개월 영아의 어머니는 왜 조제유보다 저렴한 우유를 출생 첫 해에 권장하지 않는지 궁금해 한다. 간호사의 어떤 대답이 예상되는가?
   a. 1살 정도가 되면 조제유 대신 우유를 먹어도 됩니다.
   b. 우유는 철분이 부족하기에 영아에게 요구되는 적정 영양을 공급하지 못합니다.
   c. 탈지유 대신 전유를 준다면 우유를 영아에게 줘도 됩니다.
   d. 조제유를 부담하기 어려우면, 조제유를 묽게 타서 더 오래 먹이면 됩니다.

비판적 사고 연습

1. 재태 24주에 태어난 11개월 남아의 어머니는 아동의 신체 발달과 운동기술에 대해 걱정하고 있다. 간호사는 어떤 정보를 제공해야 하는가?
2. 영아의 어머니는 "아기가 너무 많이 토해요."라며 무언가 잘못된 것이 아닌지 걱정하고 있다. 간호사는 어떤 정보를 더 얻어야 하는가?
3. 위 질문의 영아가 현재 자신의 발달연령에 적정한 수준으로 뱉어내기를 하고 있다고 생각한다면, 어머니에게 안내할 간단한 교육계획을 세워보시오.

학습활동

1. 9개월 남아의 어머니가 아동의 검진을 위해 클리닉을 방문하였고 식이, 언어, 보행에 대한 질문하였다. 9개월 아동의 예방적 육아지도에 대한 교육계획을 세워 보시오.
2. 12개월 된 영아를 위해 안전계획을 세워 보시오.
3. 임상현장에서 나이에 적절하게 발달한 영아 외에 지연된 영아 2명을 비교하고, 공통점과 차이점을 기록하시오.

통합: 사례연구

9개월 된 남아 지후가 건강검진을 위해 클리닉에 있다. 그는 태어날 때부터 건강했고, 이제 어머니는 그가 직장에 복귀할 수 있도록 어린이집에 맡기는 것을 고려하고 있어 긴장하고 있다. 지후 어머니는 하루 종일 모유수유를 자주 하기 때문에 복귀를 어떻게 해낼지 확신하지 못하고 있다. 지후의 할머니는 어머니에게 모유가 이유식보다 낫다고 충고해 왔기 때문에, 지후에게 이유식을 별로 제공하지 않았다. 또한 지후 어머니는 사촌의 아기가 9개월에 걸었기 때문에 지후가 아직 걷지 못하고 있다고 우려를 표한다.

WORDS OF WISDOM

유아기 아동들은 위험한 행동을 하고 많은 실수를 한다. 간호사는 이러한 것들이 유아기 성장에서 흔한 현상이라는 것을 부모들이 기억하도록 도울 수 있다.

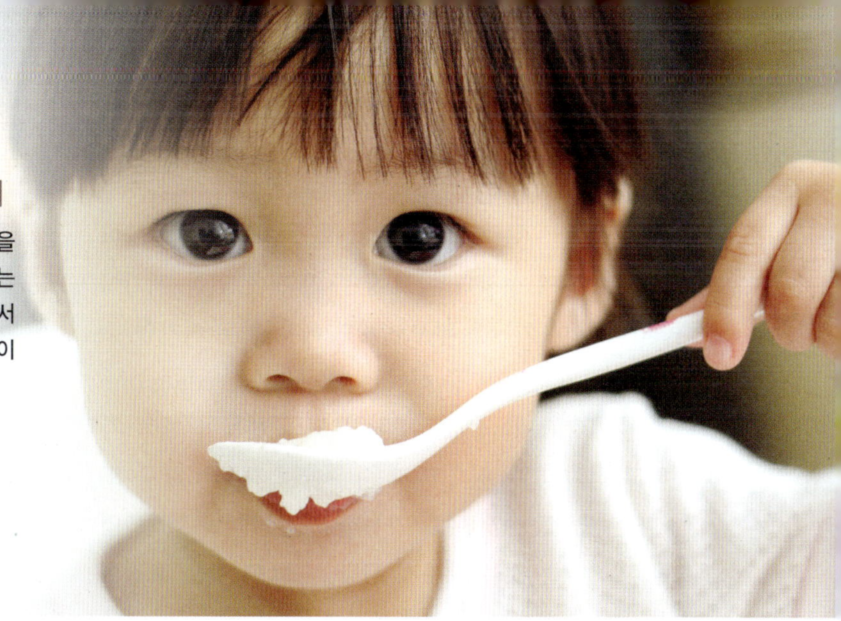

4

유아의 성장발달과 건강증진

Growth and Development of the Toddler

학습목표

이 장을 학습한 후 학생들은 다음을 수행할 수 있다.

1. 유아기의 정상적인 신체적 성장, 생리학적 변화 및 심리사회적, 인지적, 사회적/정서적, 도덕적/영적, 언어적 발달을 설명한다.
2. 유아기의 운동발달을 설명한다.
3. 유아기의 성장발달 지연 또는 일반적인 문제해결을 위한 간호계획을 수행한다.
4. 유아기의 안전증진 교육계획을 수행한다.
5. 유아기의 성장발달과 관련된 일반적인 문제를 설명한다.
6. 평균 영양요구량에 기초하여 유아기의 식단 개발을 수행한다.
7. 유아기의 적절한 훈육법에 대해 설명한다.
8. 유아기에 발생하는 발달과 관련된 적절한 예방적 육아지도 내용을 설명한다.

호세는 2세 남아로, 영유아 정기검진을 위해 부모와 함께 병원에 방문하였다. 당신은 담당 간호사로서, 호세의 성장과 발달에 대해 사정하고 부모에게 앞으로 몇 개월 동안 호세에게 예상되는 변화에 대해 알려 주어야 한다.

주요 용어

- 개별화(individuation)
- 거부증(negativism)
- 반향언어(echolalia)
- 분노발작(temper tantrums)
- 분리(separation)
- 분리불안(separation anxiety)
- 생리적 식욕부진(physiologic anorexia)
- 수용적 언어(receptive language)
- 애니미즘(animism)
- 자기중심성(egocentrism)
- 전보문식 언어(telegraphic speech)
- 퇴행(regression)
- 편식(food jag)
- 평행놀이(parallel play)
- 표현적 언어(expressive language)
- 형제간의 경쟁(sibling rivalry)

유아기는 1~3세까지 생후 2년의 기간을 말한다. 이 기간은 아동의 성장과 발달에 큰 발전이 있는 시기이다. 따라서 이 기간은 부모에게도 매우 힘든 시간일 수 있다. 유아기의 목표 중 하나는 '기다리기(holding on)'와 '놓아주기(letting go)'이다. 부모의 행동이 예측 가능하고 신뢰할 수 있다고 배운 유아는 자신의 행동 또한 다른 사람들에게 예측 가능하고 신뢰할 수 있는 영향을 미친다는 것을 배우게 된다. 중요한 것은 호기심 많은 유아를 안전하게 보호하면서, 독립성과 자율성을 키울 수 있도록 잘 지도하는 것이다.

TAKE NOTE!

최근 조부모가 주 양육자로서 손자녀를 돌보는 경우가 증가함에 따라 간호사는 아동을 돌보는 고령의 양육자에게서 발생할 수 있는 스트레스에 대해서도 관심을 가질 필요가 있다(Smith & Segal, 2019).

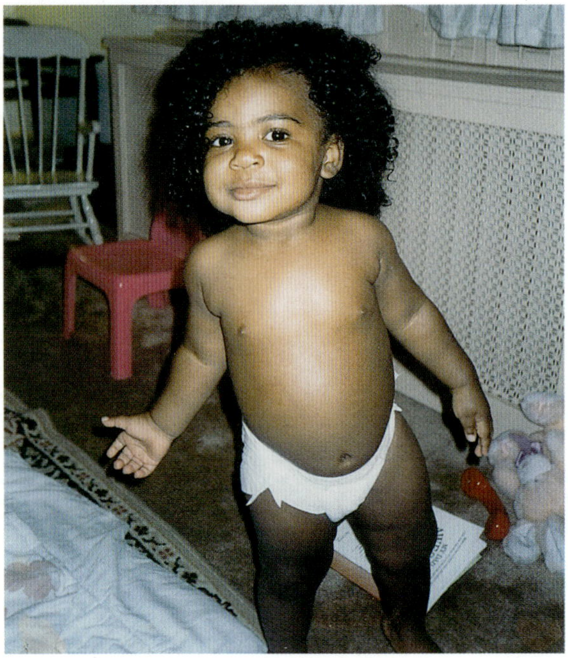

그림 4.1 전형적인 유아의 모습은 둥근 복부, 경미한 척추만곡증 그리고 다리를 넓게 벌리고 서 있는 자세이다.

성장과 발달 개요

영아기는 성장과 발달이 극적인 시기다. 이와 비교하면 유아기는 신체적 성장과 새로운 전체운동기술의 습득은 다소 느리다. 전체운동기술, 지속적인 인지능력 발달, 적절한 언어구사능력의 습득은 유아기에 가장 중요하다. 간호사는 1~3세까지 아동에 대한 행동평가 지표를 적용할 때 정상적 유아 발달에 대한 지식을 사용해야 한다.

신체적 성장

유아기 동안 키와 체중은 영아기 동안 만큼은 아니지만, 빠른 속도로 성장한다. 이 시기의 키와 체중은 급성장을 나타내기보다 여러 번의 짧은 기간을 두고 성장하는 경향이 있다(그림 4.1). 평균 체중은 1년에 1.36~2.27 kg 증가한다. 키는 1년에 평균 7.62 cm 정도 증가하여 일반적으로 2세에는 성인 키의 약 1/2에 도달한다. 머리둘레는 1~2세가 되면 2.54 cm 정도 증가하고, 5세까지 평균 1.27 cm씩 증가한다. 대천문은 18개월에 닫힌다. 머리 크기는 3세에 접어들면서 몸 전체와 점차 균형 있는 비율을 갖추게 된다(Carter & Feigelman, 2020a, 2020b; Goldson & Reynolds, 2018).

호세의 신체사정 시 체중이 13.6 kg, 키가 83.2 cm, 머리둘레가 49.53 cm임을 확인하였다.

생리적 특성

영아기에 발생하는 변화만큼 뚜렷하지는 않지만, 유아기에도 신체기관은 성장하고 기능적으로 성숙해간다. 눈에 띄게 성장하는 것은 신경계, 소화기계, 비뇨생식기계이다. 호흡기계와 순환기계 또한 변화를 겪는다.

신경계

뇌의 성장은 유아기에도 계속되며 머리둘레(뇌 성장을 반영함)는 2세가 되면 성인의 약 90%에 이른다(Carter & Feigelman, 2020b). 뇌와 척수의 수초화(myelinization)는 계속 진행되며, 약 24개월에 완료된다. 수초화를 통해 몸의 균형능력과 조정능력이 발달하며, 대소변활동에 도움이 되는 괄약근조절능력이 증가된다. 원시반사의 통합은 영아기에 발생하여 영아기가 끝날 무렵이나 유아기 초기에 방어반사의 출현을 가능하게 한다. 앞으로 또는 아래로 낙하산반사는 아이가 걸음마를 떼기 시작할 때 도움이 된다. 언어능력의 급격한 발달은 지속적인 인지발달 진행의 증거이다.

호흡기계

호흡기 구조는 유아기 전반에 걸쳐 지속적으로 성장하고 성숙한다. 폐포(alveoli)의 수는 계속 증가하고 약 7세까지 성인의 수에 노날하지 않는다. 기노와 하부 호흡기계는 성인보다는 작지만 계속 성장해 간다. 혀는 입에 비해 상대적으로 크다. 편도와 아데노이드는 크며 유스타키오관은 짧고 곧다.

순환기계

유아기에는 심박동수는 감소하고 혈압은 증가한다. 혈관은 피부 표면에 가까워서 접촉했을 때 눌리기 쉽다.

소화기계

위의 크기는 계속 증가하여 하루에 세 끼를 섭취할 수 있게 된다. 펩신(pepsin) 생산은 2세까지 성숙한다. 소장의 길이는 성인기까지의 최대 길이인 2~3m에 도달할 정도는 아니지만 계속 성장한다. 대변 횟수는 1~2회 정도로 점차 감소한다. 변의 색깔은 먹는 음식에 따라 변할 수 있다(노랑, 주황, 갈색 또는 녹색). 유아기의 장은 아직 미성숙한 상태이기 때문에 가끔 옥수수 알맹이 같은 소화하기 힘든 음식을 통째로 배출하기도 한다. 대소변 조절은 대개 유아기 말에 이루어진다.

비뇨생식기계

방광과 신장의 기능은 16~24개월에 성인수준에 도달한다. 방광이 용지은 늘어나 일정한 수준의 소변을 보유할 수 있게 된다. 소변배설량은 약 1mL/kg/hr가 된다. 요도는 남아와 여아 둘 다 짧아 요도감염이 성인에 비해 쉽게 일어날 수 있다.

근골격계

유아기 동안 뼈는 길이가 증가하고 근육은 성숙하고 강해진다. 유아기 초기에는 복부근육이 약하여 유아의 특징인 배불뚝이처럼 보인다. 유아는 등이 굽어보이고(swayback) 배는 볼록 나와 보인다. 3세 전후에 근육이 강화되고 배는 더 납작하게 보이게 된다.

심리사회적 발달

에릭슨(Erikson)은 유아기를 자율성 대 수치심과 의심의 시기로 정의한다. 독립심이 발휘되기 시작하는 시기이다. 유아는 영아기에 신뢰를 쌓고 경험하며 발달했기 때문에 의존하는 태도를 버리고 자신의 통제력과 자율성을 발휘하기 시작한다(Erikson, 1963). 유아는 자제력을 발휘하며 타인이 해 주던 일을 스스로 하고자 한다. 유아는 의존적 태도에서 자율적 태도로 변화하는 과정에서 양면성을 자주 경험하게 되며, 이로 인한 정서적 불안이 오기도 한다. 유아는 행복과 만족감을 느끼다가도 갑작스럽게 울거나 화를 내기도 한다. 또한 독립성의 발달은 유아의 가장 흔한 반응인 "싫어"라는 대답을 하게끔 한다. 심지어 대부분의 말에 "좋아"라고 할 것도 "싫어"라고 답한다. 항상 "싫어"라고 말하는 것을 거부증이라 하는데, 발달과정상의 정상적인 부분이며, 이는 아동 자신의 독립성을 주장하려는 시도의 결과로 발생한다. 표 4.1은 자율성의 발달과 관련된 더 추가적인 정보를 제공한다.

인지발달

피아제(Jean Piaget, 1969)에 따르면, 유아는 첫 인지발달단계인 감각운동기의 마지막 두 단계(5~6단계)를 12~24개월에 경험한다. 유아 초기에 3차 순환반응을 시작하고 정신적 표상의 단계로 발전한다. 유아는 단지 행동을 반복하는 것이 아니라 행동으로 어떤 결과가 일어나는지를 경험하게 된다. 2세가 되면 유아는 모방을 위해 상징을 사용하기도 한다. 인지능력의 발달로 유아는 지연된 모방을 할 수 있다. 예를 들어, 며칠 전 부모가 하던 집안일을 모방할 수 있다.

피아제는 인지발달의 두 번째 단계를 전조작기라고 정의하였다. 이는 2~7세 아동에게 나타난다. 이 단계 동안 유아는 상징적 사고로 더 정교해지기 시작한다.

표 4.1 발달이론

이론가	단계	활동
에릭슨	자율성 대 수치심과 의심(1~3세)	• 자율성과 통제력을 가진다. • 부모/양육자와 분리된다. • 만족감의 지연을 견딘다. • 거부증이 생긴다. • 어른이나 놀이상대를 모방한다. • 자발적으로 애착을 보인다. • 놀이상대에 대해 열광한다. • 3세까지는 놀이에서 차례를 지키지 못한다.
피아제	감각운동기	• 물체와 자신을 분리한다.
	5단계: 3차 순환반응(12~18개월)	• 대상영속성이 발달한다(시야에 없어진 물체가 존재한다는 것을 앎, 예: 통 안의 과자). • 환경 탐험을 위해 모든 감각을 사용한다. • 통에 든 물건을 넣었다 뺐다 한다.
	6단계: 정신적 표상(18~24개월)	• 집안일을 모방한다. • 모방이 더 상징적이다. • 행동하기 전에 생각하기 시작한다. • 부탁을 이해하고 간단한 지시를 시행한다. • 소유에 대한 개념이 생긴다(나의, 나의 것).
	전조작기(2~7세)	• 시공간과 인과관계에 대한 이해능력이 증가한다. • 신체보다는 정신적 시행착오를 겪는다. • 기계 장난감을 작동한다. • 가장놀이를 인형, 봉제동물 그리고 사람과 한다. • 마음의 반응을 언어로 표현한다. • '2'의 개념을 이해한다. • 과거의 경험과 현재 상황을 연계시킬 수 있다. • 물체를 색상이나 모양으로 분류할 수 있다. • 4조각 퍼즐을 완성한다. • 놀이가 좀 더 복잡해진다.
프로이트	항문기(1~3세)	• 항문조절능력에 집중한다. • 영아가 배변훈련을 통해 만족감이나 좌절을 경험한다.

【출처】 Erikson, E. H. (1963). *Childhood and society* (2nd ed.). New York, NY: W.W. Norton and Company; Goldson, E., & Reynolds, A. (2018). Chapter 3: Child development and behavior. In W. W. Hay, Jr., M. J. Levin, R. R. Deterding, & M. J. Abzug (Eds.), *Current diagnosis and treatment: Pediatrics* (24th ed., pp. 67–97). New York, NY: McGraw-Hill Education; and Piaget, J. (1969). *The theory of stages in cognitive development.* New York, NY: McGraw-Hill.

유아기 후반에 접어든 아동의 생각은 세계를 사물의 연속으로 바라보는 영아일 때나 유아기 초기 때의 사고 수준보다 훨씬 더 발달되어 있다. 전조작기에는 사물마다 특징을 가지기 시작한다. 사물은 크고 작거나 특정한 색깔 또는 모양, 독특한 재질로 구분된다. 이는 감각적 정보와 신체적 행동을 넘어선다. 단어와 이미지는 물체의 특징에 대한 분류 정보를 제공하여 유아가 상징적 사고를 개발하는 과정을 시작할 수 있도록 한다(Piaget, 1969).

유아는 상징을 역할놀이에 사용한다. 먼저 장난감을 통해 삶을 모방하고 놀이에서 물체를 대체할 수 있다. 그릇으로 먹는 시늉을 할 수도 있지만 나중에 뒤집어서 머리에 쓸 수도 있다(그림 4.2). 사람의 기분과 성격을 물체에 이입할 수도 있다(**애니미즘, animism**)(Martorell, 2019). 유아기의 인지발달에 대한 더 자세한 설명은 표 4.1을 참조한다.

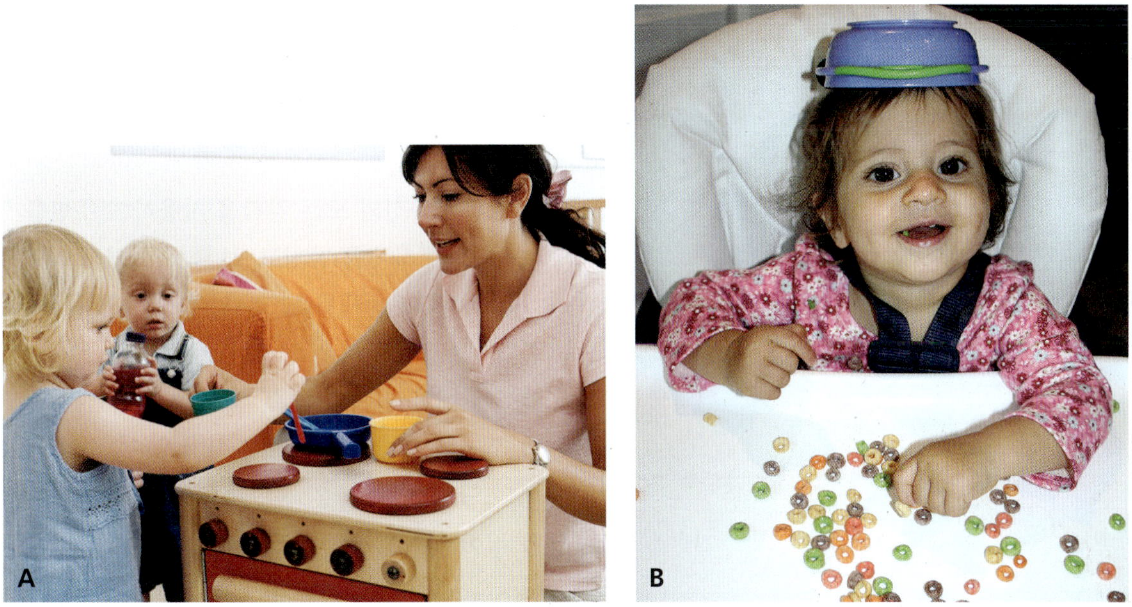

그림 4.2 유아는 물건을 **A.** 사용되어야 하는 용도로 사용하기도, **B.** 새로운 방식으로 사용하기도 한다.

> ***TAKE NOTE!***
>
> 우울한 어머니는 다른 어머니보다 자녀에게 신경을 쓰지 못할 수도 있다. 이러한 이유로 산후우울증은 아동의 낮은 인지발달의 위험요소 중 하나이다. 유아 어머니의 정신상태에 주의하며 필요할 때 적절한 도움을 줄 수 있도록 한다(Viguera, 2019).

운동기술발달

유아는 기존 운동능력(motor skill development)을 개선하면서 새로운 운동능력을 익힌다. 걷기과정은 달리기, 오르기, 뛰기로 진행된다. 장난감을 밀고 당기는 것, 공 던지기 그리고 세발자전거를 타는 것은 유아기에 성취된다. 미세운동능력은 잡고 집는 것에서 도구사용, 크레용 잡기, 구슬꿰기 그리고 컴퓨터 사용으로 발전해 나간다. 눈과 손을 사용한 운동기술의 발달은 미세운동능력의 정교화에 필수적이다. 이러한 활동성과 조종능력의 발달은 호기심 많은 유아가 자신의 환경을 탐험하여 더 많은 것을 배울 수 있도록 한다(그림 4.3). 유아가 새로운 능력을 습득할수록 새로운 도전에 자신감이 생긴다. 그러므로 운동기술발달의 완성은 유아의 자존감 발달에 도움이 된다. 열심히 도전하는 유아는 그렇지 않은 유아보다 발달이 더 빠르다. 시각, 청각, 촉각은 운동능력발달에 도움이 된다.

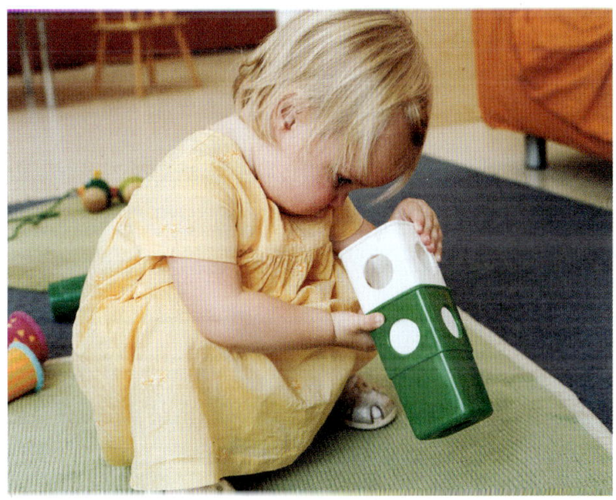

그림 4.3 유아는 세상에 대한 호기심이 증가하여 자신의 능력을 이용해 탐험하고자 한다.

전체운동기술

전체운동기술(gross motor skills)은 대근육들을 반복적으로 사용함으로써 익숙해지고 강화된다. 유아기에 발달하는 중요한 전체운동기술은 걷기의 발달이다. '아기 걸음마'는 막 걷기 시작하는 아이들에게 나타나는 특징이다. 유아는 부드럽고 자연스럽게 걷지 못한다. 대신 다리는 넓게 벌려지고 발가락은 앞으로 향해 있고 좌우로 흔들며 앞으로 걷는다(그림 4.4). 대체로 유아는 앞으로 걸을 때 곧 넘어질 것처럼 속도를 낸

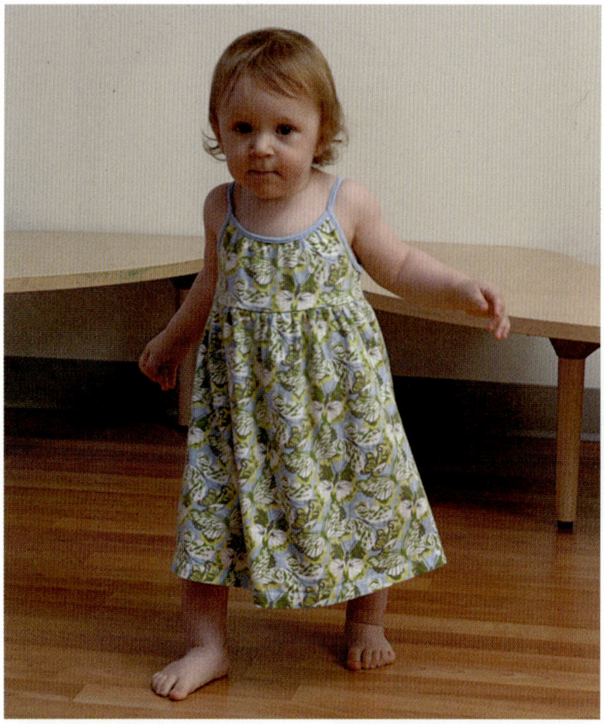

그림 4.4 어린 유아(걸음마 초기)는 다리를 넓게 벌리고 걸으며 발가락과 팔은 뻗는다.

다. 자주 넘어지기는 하지만 자신을 보호하기 위해 팔을 뻗을 것이다(낙하산반사). 6개월 동안 걷기 연습이 되면 걸음마가 더욱 부드러워지고 벌어진 다리는 더 가까이 붙게 된다. 3세 무렵이 되면 유아는 뒤꿈치에서 발끝 순서로 디디며 어른과 비슷하게 걷게 된다. 유아는 달리기, 뛰기 아니면 때리는 것 같은 신체적 행동으로 자신의 감정을 표현한다. 왜냐하면 이러한 단계는 자신의 감정을 언어적으로 표현하는 것을 배우는 과정이기 때문이다. 표 4.2는 나이에 따라 예상되는 운동기술이다.

미세운동기술

유아기 동안 미세운동기술(fine motor skills)은 향상되고 완성된다. 기구를 잡는 것은 약간의 조정능력과 민첩성이 필요하지만, 단추를 채우고 지퍼를 잠그는 데는 더 많은 것이 필요하다. 미세운동기술을 익히는 데 적절한 시력이 필요하다. 이는 퍼즐조각 맞추기 또는 구슬꿰기와 같이 미세운동을 수행하기 위해 손가락, 손, 손목을 사용하는 데 눈과 손의 협응이 매우 중요하기 때문이다. 표 4.2에 해당 월령에 예상되는 다양한 운동기술을 볼 수 있다.

감각발달

유아는 자신의 모든 감각을 사용하여 주변을 탐색한다. 새로운 물체를 만지고, 보고, 흔들어서 어떤 소리가 나는지 듣고, 냄새를 맡고, 입에 넣어 맛을 보며 파악한다. 유아의 시력은 양안이 20/50에서 20/40이 된다. 깊이에 대한 인식도 계속 성숙한다. 청력은 출생 시부터 온전한 상태로 태어나 유아기에는 듣기가 성인수준에 도달한다. 후각은 지속적으로 성숙하여 어떤 냄새를 싫어하면 그것에 대해 표현할 수 있다. 미각은 완전히 발달하지 않았지만 유아는 특정 맛이나 음식을 선호할 수 있다. 유아는 새로운 음식의 모양이나 냄새가 익숙하면 먹으려고 시도한다. 완전한 미각 구별능력이 없으면 우발적으로 삼킬 위험이 있다.

의사소통과 언어발달

언어발달은 유아기에 급격히 이루어진다. 언어 습득은 역동적이며 복잡한 과정이다. 아동의 나이와 사회의 상호작용 그리고 한 번이라도 노출된 모든 소리가 언어발달에 영향을 끼친다. **수용적 언어**(receptive language) 발달(말하거나 묻는 것을 이해하는 능력)은 **표현적 언어**(expressive language)발달(자신의 욕망과 감정을 전달하는 능력)보다 더 발달되어 있다(Carter & Feigelman, 2020b; Goldson & Reynolds, 2018). 즉, 유아는 언어를 이해하고 자기가 직접 말을 할 줄 알게 되기 훨씬 전에 이미 명령을 따를 수 있다는 것이다. 언어는 유아 자신의 세계를 구성하고 이해하는 데 매우 중요한 부분이다. 유아의 표현적 언어는 짧은 문장을 사용하기 시작하여 2세에는 50여 개의 어휘를 습득하게 된다(Carter & Feigelman, 2020b; Goldson & Reynolds, 2018). **반향언어**(echolalia)는 이해하지 못하는 단어나 문장을 반복하는 것을 의미하며, 유아가 30개월 미만일 때 주로 나타난다. "왜?" 또는 "뭐야?"라는 질문은 유아가 사용하는 언어의 많은 부분을 차지한다. **전보문식 언어**(telegraphic speech)는 3세 아이에게 공통으로 나

표 4.2 운동기술발달

월령	전체운동기술	미세운동기술
12~15개월	• 혼자 걷는다.	• 스스로 핑거푸드(도구 없이 손으로 먹는 음식)를 먹는다. • 검지로 사물을 가리킨다.
18개월	• 도움을 받아 계단을 오른다. • 걸으면서 장난감을 잡아당긴다.	• 손을 뻗고, 잡고, 놓는다: 블록 쌓기, 물건을 칸에 넣기. • 책장을 넘긴다(보드책은 낱장, 종이책은 여러 장). • 양말과 신발을 벗는다. • 4개의 상자를 쌓는다
24개월	• 달린다. • 공을 찬다. • 발끝으로 선다. • 여러 개의 장난감을 가지고 다니거나 걸을 때 큰 장난감을 옮긴다. • 도움 없이 가구에 올라갔다 내려온다.	• 6~7개의 상자를 쌓는다. • 오른손 또는 왼손잡이 • 원형과 수직선을 모방하여 그린다. • 낙서하고 색칠한다. • 문의 손잡이를 돌린다. • 구멍에 둥근 못을 넣는다.
36개월	• 잘 올라간다. • 세발자전거를 탄다. • 잘 뛴다. • 한 발씩 교대로 계단을 오르내린다. • 넘어지지 않고 몸을 구부린다.	• 옷을 혼자 벗는다. • 원 모양을 그린다. • 8~9개의 상자를 쌓는다. • 연필을 쓰기 자세로 잡는다. • 뚜껑, 못, 볼트나사, 나사를 푼다. • 책장을 한 장씩 넘긴다.

【출처】 Carter, R. G., & Feigelman, S. (2020a). Chapter 24: The preschool years. In R. M. Kliegman, B., St. Geme III, N. J. Blum, S. S. Shah, R. C. Tasker, K. M. Wilson, & R. E. Behrman (Eds.), *Nelson's textbook of pediatrics* (21st ed.). Philadelphia, PA: Elsevier; Carter, R. G., & Feigelman, S. (2020b). Chapter 23: The second year. In R. M. Kliegman, B., St. Geme III, N. J. Blum, S. S. Shah, R. C. Tasker, K. M. Wilson, & R. E. Behrman (Eds.), *Nelson's textbook of pediatrics* (21st ed.). Philadelphia, PA: Elsevier; and Goldson, E., & Reynolds, A. (2018). Chapter 3: Child development and behavior. In W. W. Hay, Jr., M. J. Levin, R. R. Deterding, & M. J. Abzug (Eds.), *Current diagnosis and treatment: Pediatrics* (24th ed., pp. 67–97). New York, NY: McGraw-Hill Education.

타난다. 전보처럼 주요 단어만 담긴 문장을 말하는 것이다. "나는 과자랑 우유를 먹고 싶어."라는 말 대신에 유아는 "나 과자 우유"라고 할 수 있다. 전보문식 언어에서 명사와 동사가 존재하며 적절한 순서로 말해진다(Carter & Feigelman, 2020b). 표 4.3은 유아기의 수용적, 표현적 언어발달의 개요를 보여준다.

아동의 잠재적 언어능력 발달지연에 대해 조기에 식별하고 의뢰하는 것은 중요하다. 만약 발달지연 현상이 발견되면, 조기치료를 통해 나이에 맞는 적절한 수용적 및 표현적 언어능력을 획득할 수 있는 잠재력을 끌어올릴 수 있다. 언어발달에 영향을 미치는 것으로 알려진 유전증후군과 같은 기존에 문제가 있는 아동은 지연이 보일 때까지 기다리기보다 상태가 파악되는 즉시 언어병리학자에게 의뢰해야 한다.

유아기에 특별히 관심을 두어야 할 것은 잠재적으로 이중 언어를 구사하는 아동의 언어와 언어발달이다. 1~2세에 이중 언어를 구사하는 유아는 한 문장 내에서 언어를 혼합할 수 있다. 따라서 이중 언어를 구사하는 아동의 경우 적절한 언어발달에 대한 평가가 더 복잡하다.

TAKE NOTE!

한 가지 이상의 언어에 노출된 아동들은 두 가지 언어를 동시에 습득하는 경험을 한다. 첫 번째 언어는 단일 언어 구사자와 비교할 때 약간 지연될 수 있지만 여전히 정상 범위 내에 있다(Lowry, 2016).

호세를 사정할 때 이 나이에 선체운동, 미세운동, 언어능력이 어느 정도라고 예상하는가? 호세가 12주 일찍 태어났다면 이것은 어떻게 달라졌겠는가?

사회정서적 발달

유아기 정서적 발달은 **분리**(separation)와 **개별화**(individuation)에 초점이 맞춰져 있다(Martorell, 2019).

표 4.3 유아의 언어발달

월령	수용적 언어	표현적 언어
12개월	• 문맥에서 독립적인 일반적인 단어를 이해한다. • 동작이나 몸짓을 동반해 지시(one-step command)에 따른다.	• 손가락으로 물건을 가리킨다. • 손을 흔들며 작별 인사하는 몸짓을 모방한다. • 단어와 몸짓의 조합으로 욕구를 전달한다. • 음성을 모방한다. • 첫 단어로 표현한다.
15개월	• 대화할 때 어른을 바라본다. • 동작 없이 지시에 따른다. • 100~150개 단어를 이해한다.	• 단어를 듣고 따라한다. • 문장 같은 소리를 재잘거린다.
18개월	• "아니"라는 단어를 이해한다. • 200개 단어를 이해한다. • 가끔 "이게 뭐야?"라는 질문에 답한다.	• 최소 5~20개 단어를 사용한다. • 익숙한 사물의 이름을 사용한다.
24개월	• 말한 신체부위를 손가락으로 가리킨다. • 책 속 그림을 가리킨다. • 간단한 이야기 듣는 것을 즐긴다. • 환경에 있는 사물에 이름을 붙인다. • "나"아니면 "내 것"이라는 말을 사용한다.	• 40~50개 단어를 말한다. • 2~3개 단어로 이루어진 문장을 말한다("들어 줘.", "과자 줘."). • 질문을 한다("저거 뭐야?"). • 간단한 구절을 사용한다. • 묘사적 단어를 사용한다("배고파.", "뜨거워."). • 유아가 하는 말의 2/3가 이해 가능하다. • 단어를 듣고 반복한다.
30개월	• 두 개의 독립적 지시를 따른다.	• 150~300개 단어 사용이 가능하다.
36개월	• 문장 대부분을 이해한다. • 물질적 관계를 이해한다(위, 안, 아래). • 짧은 대화를 할 수 있다. • 세 단계 지시문을 시행한다.	• 아동을 아는 사람은 대부분 이해하며 모르는 사람은 절반 정도 이해한다. • "왜?"라고 묻는다. • 3~4개 단어의 문장을 사용한다. • 과거에 있었던 일에 대해 말한다. • 1,000개 단어의 어휘를 안다. • 이름과 나이, 그리고 성별을 말할 수 있다. • 대명사와 복수형을 사용한다.

【출처】 Carter, R. G., & Feigelman, S. (2020a). Chapter 24: The preschool years. In R. M. Kliegman, B., St. Geme III, N. J. Blum, S. S. Shah, R. C. Tasker, K. M. Wilson, & R. E. Behrman (Eds.), *Nelson's textbook of pediatrics* (21st ed.). Philadelphia, PA: Elsevier; Carter, R. G., & Feigelman, S. (2020b). Chapter 23: The second year. In R. M. Kliegman, B., St. Geme III, N. J. Blum, S. S. Shah, R. C. Tasker, K. M. Wilson, & R. E. Behrman (Eds.), *Nelson's textbook of pediatrics* (21st ed.). Philadelphia, PA: Elsevier; and Goldson, E., & Reynolds, A. (2018). Chapter 3: Child development and behavior. In W. W. Hay, Jr., M. J. Levin, R. R. Deterding, & M. J. Abzug (Eds.), *Current diagnosis and treatment: Pediatrics* (24th ed., pp. 67–97). New York: McGraw-Hill Education.

자신을 부모나 주 양육자와 분리된 존재로 보는 것(분리)은 자아의식을 형성하고 자신의 환경을 통제하는 방법을 배우는 것(개별화)이다. 자신의 세계를 통제하고자 하는 욕구가 생기면서 유아는 자신에게 초점을 맞추는 **자기중심성**(egocentrism)을 보인다. 이러한 통제욕구와 감정적 불안정성의 결과 분노발작(temper tantrum)의 증상이 나타난다. 이는 한순간 매우 기쁘고 만족스러웠다가 다음 순간 분노발작을 보이며 한계설정에 대해서 과잉행동을 보인다(Lieberman, 2018).

유아는 자기와 부모나 주 양육자 사이의 경계를 확인하는 동안 애착과 독립의 균형을 배워간다. 유아는 옳고 나쁜 행동을 부모의 의사소통과 신호에 전적으로 의존한다. 이는 부모의 보상이나 처벌에 의해 옳고 그름을 판단하는 시기임을 의미한다. 이들은 다른 상황에 직면하게 되었을 때 행동을 선택하는 데 어려움을 느낀다. 또한 친숙한 사람과 장소, 생활이 일정하게 유지될 때 안정감을 느끼고 다른 도전이 가능하다. 그러므로 이 연령대의 아동을 양육하는 부모와 양육자는

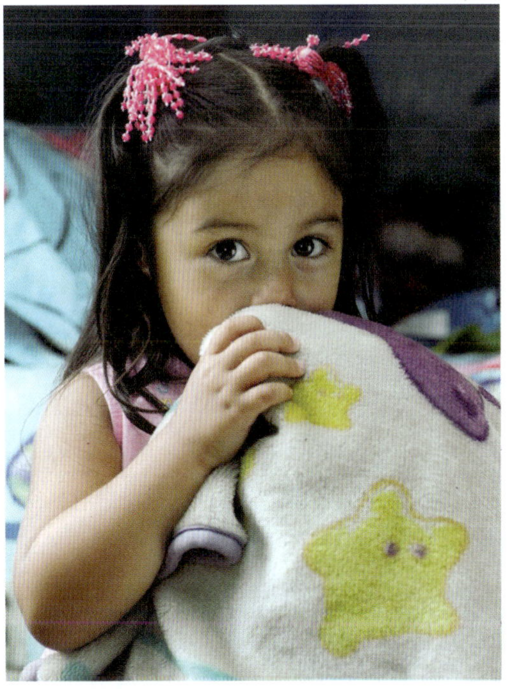

그림 4.5 유아는 이 기간 동안 자율성이 확립되면서 인형이나 이불 등의 안심을 주는 물건에 의지하여 스스로 달랠 수 있고 안정감을 생산한다.

유아 주변의 의식(rituals)이나 일상생활을 지켜 안정감을 주는 것이 중요하다(Carter & Feigelman, 2020b). 유아는 스트레스를 받는 상황에서 안정감을 주는 물건(이불, 인형, 곰인형 등)에 의지한다(그림 4.5). 스트레스 상황에 스스로를 달랠 수 있는 능력은 자율성의 기능이다.

아동은 유아기에 성별을 구분하게 된다. 아동은 남성과 여성의 다른 신체 부분을 관찰하게 된다. 그러면서 부모에게 이와 관련된 질문을 할 수 있고 자신의 생식기에 관심을 가지게 된다. 성에 따른 사회적 행위를 모방하게 되고, 자신들의 주위에서 볼 수 있는 성별과 관련된 행동을 관찰한다.

공격적인 행동은 유아기에 흔하다. 유아는 장난감을 잡기 위해 다른 아동을 때리고 깨물고 밀 수 있다. 부모는 다친 사람의 상황을 설명함으로써 유아에게 동정심을 가르칠 수 있다. 유아의 충동적인 행동에 대해 비난해서는 안 되며, 양육자는 아동들이 사회적으로 올바른 행동을 배움으로써 올바른 사회적 판단력을 기를 수 있도록 도와주어야 한다. 화를 내며 유아를 혼내는 것보다 부모나 양육자가 본보기가 되어 올바른 행동을 보여주는 것이 유아가 불만 있는 상황을 해결하는 데 도움이 된다. 제한적 선택을 제공하는 것은 유아가 환경을 조절하는 데 도움이 된다. 유아는 집중력이 짧기 때문에 머뭇거리는 경향이 있다. 유아가 자신을 더 인지할수록 수줍음이나 수치심과 같은 자의식이 발달한다.

유아는 점점 더 자의식을 갖게 되지만 여전히 명확한 신체의 경계를 인식하지 못한다. 신체의 기능을 명확하게 이해하지 못하지만 적절한 연결을 만들기 시작한다. 배설물을 자신의 신체 일부로 여겨 변기에서 없어지는 것을 보면 화를 내기도 한다. 유아는 자신의 몸을 보호하기 위해 체온 측정이나 혈압 측정 같은 거슬리는 절차를 거부하기도 한다.

분리불안

유아의 운동기능이 발달할수록 자신이 떠날 능력이 있으면 자신의 부모도 그럴 수 있다는 것을 깨닫는다. 자의식이 발달하면서 친밀 대 탐험에 대한 갈등이 발생하며 18~24개월에는 분리불안(separation anxiety)이 생길 수 있다(Lieberman, 2018). 힘겨루기가 심해질 수도 있고 부모와 분리되는 것에 대한 괴로움이 커질 수도 있다. 적절한 제한과 함께 예측할 수 있는 일상이 지속되는 것은 이 시기 유아에게 안정감을 줄 수 있다. 24~36개월에 분리불안은 다시 감소한다. 유아기 후기에는 대상영속성 개념을 가지게 되고 부모나 양육자에 대한 내적표상으로 다시 만나리라는 것을 알기에 분리를 더 잘 견딜 수 있다.

기질

기질(temperament)은 성격의 생물학적 기초이다. 이는 사람의 정서적 동기부여의 중추이며 오랜 기간에 걸쳐 발달하는 것이다(Child Development Institute, 2018). 기질은 유아가 환경과 상호작용하는 방식에 영향을 미친다. '유순한' 유아는 더 쉽게 적응하고 다른 유아들만큼 변화에 예민하지 않을 것이다. 잘 자고 잘 먹으며 예측 가능하고 규칙적인 행동을 보인다. 그러나 여전히 짜증을 냄으로써 좌절감을 표현할 수도 있다. '까다로운' 유아는 더 강렬한 긍정적, 부정적 반응을 보일 가능성이 높으며, 짜증이 더 잦고 다른 유아보다 더 강렬한 반응을 보인다. 유아가 안정감을 느끼는 데 필요한 구조와 일상생활의 유지는 까다로운 유아에게 필수적이다. 그렇지 않으면 유아는 불안감을 느끼며 더 부적절한 행동을 할 가능성이 커진다. 까다로운 유아는 다른 세 가지 기질 중 가장 활동적이다. '더딘' 유아는 혼자 있기 좋아하며 수줍음이 많을 수 있고 분리불안을 더 힘들게 경험할 수 있다. 이러한 유아의 행동은 더 수동적이다. 더딘 유아는 많이 조심스럽고 내성적이므로 성숙하는 데 더 오래 걸릴 수 있다. 유아의 태생적 반응이 수동적이기 때문에 일상의 변화로 짜증을 내지는 않는다(Lieberman, 2018).

유아의 기질에 따라 부모에게 다양한 상황에 맞게 아이와 소통할 수 있도록 제안을 해야 한다. 예를 들어, 까다로운 유아의 분노발작을 피하려면 부모에게 규칙적인 일상을 잘 관리해 달라고 제안하고, 피로와 배고픔 같은 분노발작을 일으킬 수 있는 상황을 피해야 한다고 제안한다. 더딘 유아의 부모에게는 새로운 활동을 시작할 때 추가적인 노력이 필요하다고 교육한다.

공포

유아의 일반적인 공포(fears)는 부모를 잃는 것(분리불안에 영향을 줌)과 낯선 사람에 대한 것이다. 어떤 유아는 모르는 사람과 친해지는 데 꽤 오래 걸릴 수 있다. 외래 혹은 병원 시설에서 유아를 돌보는 간호사는 유아의 공포를 완화하기 위해 시간을 두고 관계를 형성해야 한다. 유아는 시끄러운 소리 또는 크거나 익숙하지 않은 동물을 무서워할 수 있다. 유아들은 어둠을 무서워하기에 잠자는 시간을 두려워할 수 있다. 유아의 방에 야간 조명을 켜 두는 것은 큰 도움이 될 수 있다.

도덕 및 영적 발달

유아기 동안 아동은 일상적인 기도에 안정감을 느낄 수 있지만 제한된 인지능력 때문에 종교적 믿음은 이해하지 못한다. 간단한 성경 이야기를 읽는 것은 후에 종교적 가르침의 토대를 형성할 수 있다. 콜버그(Kohlberg, 1984)에 따르면 도덕발달은 전 인습적 단계에 있는 유아에게서 나타난다고 하였다. 유아는 옳고 그름을 이제 막 배우기 시작했기 때문에 도덕이라는 거대한 개념을 이해하지 못한다. 유아는 처벌을 피하고 쾌락을 얻는 데 기반을 두고 행동을 할 것이다. 유아기 후반에는 타인에 대한 공감을 느끼기 시작한다.

문화적 영향

노숙이나 가난은 자금의 부족으로 적절한 음식을 주지 못하여 유아가 제대로 성장하는 데 직접 영향을 끼칠 수 있다. 적절한 장난감(안전한 장난감) 또한 상황에 따라 주지 못할 수 있다. 식습관은 아동의 식단과 적절한 영양을 섭취하는 데 영향을 끼친다. 각 가족의 가치 또한 유아의 발달에 영향을 끼친다. 어떤 부모는 자녀가 '아기'로 오랫동안 있기를 바라기에 젖떼기를 늦추거나 계속하여 아기 음식 또는 갈은 음식을 더 오래 먹인다. 다른 가족은 독립성에 높은 가치를 두어 유아를 안고 데리고 다니기보다는 스스로 아무 곳이나 걸어 다니게끔 독려할 수 있다.

문화는 정서적 발달에 영향을 주기도 한다. 어떤 가족은 어린 나이부터 남아가 우는 것을 허용하지 않으며 "남자처럼 행동하라"고 할 수 있다. 우는 것에 대한 조롱은 이 연령대 아동의 자아개념 형성에 상처를 줄 수 있다. 가족 구성원들에게 정상적인 성장과 발달을 교육하는 동시에 문화적 관습을 소중히 여기고 지지하는 것은 중요하다(Martorell, 2019).

> 이 장의 앞부분에 소개된 호세를 기억하는가? 그의 나이에서 도달해야 할 발달지표로 예상되는 것은 무엇인가?

간호사의 역할

유아의 성장과 발달은 가족뿐만 아니라 일상생활에도 영향을 미친다. 어떤 유아는 다른 아동들에 비해 빠르게 성장하거나 발달지표에 빠르게 도달하기도 하지만, 성장과 발달은 질서 있고 순차적으로 이루어진다. 유아기 동안 건강검진은 계속적인 성장과 발달에 초점을 둔다. 간호사는 반드시 유아기에 이루어지는 변화에 대해 폭넓게 이해하여 발달단계에 맞는 기대되는 육

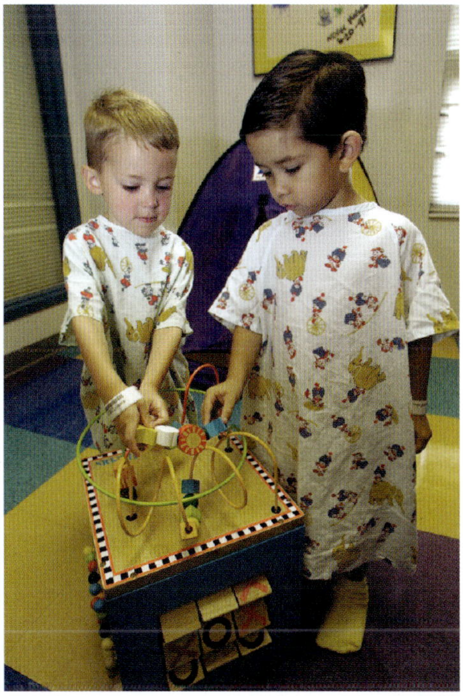

그림 4.6 병원에 입원한 유아는 장난감을 가지고 노는 것과 같이 자신의 나이에 맞는 발달과업을 즐기려고 한다.

아 지침을 제공하고 가족들의 육아를 지원해야 한다.

유아가 병원에 입원했을 경우 성장과 발달에 변화가 올 수 있다. 유아의 주요 과업은 자율성 확립이며, 핵심은 기동력과 언어의 발달이다. 입원은 유아가 환경을 탐험하면서 배울 수 있는 기회를 빼앗는다. 감염성 물질로부터의 격리는 유아의 환경을 통제하는 능력을 제한할 수 있다. 간호사는 유아의 정상적인 성장과 발달의 지식을 잘 사용하여 유아와 상호작용을 성공적으로 수행하고, 지속적인 발달을 촉진하여 지연되지 않도록 해야 한다(그림 4.6).

NP 간호과정 개요

유아의 현재 성장발달상태를 사정하면 성장발달과 관련된 문제를 확인할 수 있다. 이를 토대로 간호사는 간호진단을 내릴 수 있다. 다음에 제시된 간호진단, 목표/결과, 중재는 간호계획 및 개념화에 도움이 될 수 있다. 다만 간호계획은 아동과 가족의 요구에 따라 개별화되어야 한다.

ND 간호진단

상해의 위험[위험요인: 극단의 시기(호기심, 활동성 증가, 발달 미숙), 안전하지 않은 이동수단(카시트 및 헬멧 사용)].

GO 목표/결과

유아의 안전이 유지된다. 유아는 부상을 입지 않을 것이다.

I 중재: 손상 예방

- 2세 이전에는 카시트를 후방으로 향하도록 하고 2세 이후에는 전방으로 향하게 하여 유아의 자동차 관련 손상의 위험을 줄인다.
- 유아에게 도로에서 떨어져 있도록 하고 지속적으로 감시하여 보행자 사고를 예방한다.
- 바퀴 달린 장난감을 탈 때 헬멧을 쓰도록 하여 머리손상을 예방하고 헬멧을 쓰는 습관을 들이도록 한다.
- 가정 내 어린이 보호장치는 호기심이 많고 이동성 많은 유아에게 안전한 환경을 제공한다.
- 독극물을 섭취할 경우를 대비하여 중독관리센터 전화번호를 게시한다.
- 익사를 예방하기 위해 욕조나 수영장 근처에 감시하는 사람 없이 유아를 방치하지 않는다.
- 부모에게 응급처치법과 소아 심폐소생술을 교육하여 발생할 수 있는 손상의 결과를 최소화하도록 한다.
- 항상 주의 깊게 관찰하고 요람이나 병원 침내의 난간을 올리도록 한다. 왜냐하면 유아는 낙상의 위험이 특히 크고, 이동할 때 튜빙에 말려들 수 있기 때문이다.

ND 간호진단

영양 불균형: 신체요구량보다 적음[관련요인: 성장 요구를 유지하기 위한 부적절한 영양섭취와 관련되며(주스나 우유 과다섭취, 부적절한 다양한 음식섭취), 이는 시간이 지남에 따라 키와 체중이 적절하

게 증가되지 않음으로 입증됨]

목표/결과

유아는 적절한 식습관을 통해 충분한 영양을 섭취할 것이다. 유아는 체중이 늘고, 키가 성장할 것이다.

중재: 적절한 영양섭취

- 현재 식이 일정과 평소 섭취량, 그리고 먹이는 방법 등을 평가하여 충분 및 불충분 영역을 판단한다.
- 유아가 컵을 사용하여 마시는지, 손가락으로 집어 먹는지, 삼키는지, 질감이 다른 음식을 섭취하는지 평가하여 추가적인 요구사항 또는 언어치료나 작업치료 등의 추가적인 중재가 필요한지 확인한다.
- 입원한 경우 유아의 체중을 매일 측정하고, 집에 있을 경우엔 매주 측정하여 표준화된 성장도표에 기초하여 주간 또는 월간 성장 패턴을 그려서 성장률이 증가하고 있는지 살펴본다.
- 젖병은 15개월부터 떼도록 하여 젖병을 들고 다닐 수 있는 유아가 우유나 주스를 초과 섭취하지 않도록 한다.
- 하루에 주스섭취량을 120~180 cc로 제한하고 우유는 하루에 470~710 cc로 제한하여 우유나 주스의 과다섭취로 인한 배가 부르지 않도록 하고, 고형식 섭취에 대한 식욕을 늘릴 수 있도록 한다.
- 하루에 영양가 있는 세 끼의 식사와 최소한 2회 이상 건강한 간식을 제공하여 충분한 영양을 섭취하도록 한다.
- 유아를 일정한 시간에 식사에 방해되는 요소로부터 떨어진 상태에서 가족과 함께 먹도록 한다: 유아는 규칙적인 일상에 잘 따르게 되고, 식사의 사회적 관계에서 더 잘 먹을 수 있으며, 쉽게 주의가 산만해진다(TV는 꺼야 함).

간호진단

아동 발달지연의 위험(위험요인: 부적절한 영양, 남용, 만성질병, 미숙아, 기술에 의지, 행동장애, 위탁지원센터에 소속)

목표/결과

발달이 향상될 것이다. 유아는 예상 발달지표에 맞게 계속 성장해 나갈 것이다.

중재: 성장발달 강화

- 발달능력을 검사하여 유아의 현재 발달단계를 판단한다.
- 나이에 적절한 장난감, 놀이와 활동(전체근육운동 포함)을 제공하여 발달을 자극한다.
- 물리치료사, 작업치료사, 언어치료사가 처방한 대로 중재를 수행한다: 이러한 활동에 참여하는 것은 기능을 촉진하고 발달기술을 습득하는 데 도움이 된다.
- 발달지연의 위험이 있는 유아의 가족을 지원한다(발달지표에 도달하는 것이 느릴 수 있으므로 지속적인 동기부여가 필요하다).
- 동기부여를 유지하기 위해 유아의 긍정적인 특성을 강화한다.
- 유아를 양육하기 위한 적절한 방법을 설명하기 위하여 나이에 맞는 의사소통기술을 만든다.

간호진단

과체중의 위험[위험요인: 권장량보다 더 많은 양의 1인분(과도한 우유 또는 주스의 섭취, 늦은 젖병 떼기), 잦은 간식, BMI가 (2세 이상) 연령에서 백분위 85 가까이에 있거나 키 대비 체중이 (1~2세) 연령에서 백분위 95 가까이에 있는 경우]

목표/결과

유아는 과체중이나 비만 없이 적절한 성장을 보일 것이다. 유아는 키에 대한 체중이 연령(2세 미만)에서 백분위 85 미만 또는 BMI가 백분위 85 미만(2세 이상)일 것이다.

중재: 성장 촉진

- 젖병수유를 끊고 흘림 방지 유아용 컵을 15개월 이

내에 끝낸다(이는 유아가 컵이나 병을 들고 다니며 계속 마시는 것을 방지한다).

- 주스(하루 120~180 cc)와 우유(하루 480~720 cc)를 식사나 간식 시간에 컵으로 제공하여 컵으로 마시는 습관을 기르고 고열량의 영양가 없는 음료를 마시는 것을 제한하도록 한다.
- 설탕 함유량이 적은 고영양가 음식을 식사와 간식으로 제공한다. 유아가 먹지 않더라도 고열량의 영양가 낮은 식품을 먹이는 것은 좋지 않다.

ND 간호진단

가족과정 손상[관련요인: 가족만족도/맡은 일/의사소통 방식의 변화 또는 정서적 지지 감소로 인한 가족역할의 변화(유아의 실병 또는 입원)]

GO 목표/결과

가족은 적절한 기능을 하게 될 것이다. 가족은 잘 대처할 것이며 심리사회적 적응을 할 것이다.

I 중재: 가족기능 강화

- 가족의 스트레스수준과 대처능력을 평가하여 여러 스트레스 요인에 대처할 수 있는지를 파악한다.
- 가족중심간호에 참여하여 유아와 가족 돌봄의 전체적인 접근법을 제공한다.
- 가족에게 감정을 말로 표현하도록 하고(언어 표현은 불안을 낮추는 방법의 하나다) 감정과 기분을 인정하도록 한다.
- 가족 방문을 장려하고 부모나 양육자가 유아와 함께 병원에 있을 수 있는 환경을 제공한다(상황에 따른 가족의 통제력에 기여).
- 유아를 돌보는 일에 가족 구성원을 참여시켜 통제력과 소속감을 느끼도록 한다.

ND 간호진단

부모역할 향상을 위한 준비(관련요인: 향상된 기술에 대한 부모의 욕구 표현)

GO 목표/결과

부모는 유아를 위한 안전한 양육환경을 제공할 것이다.

I 중재: 양육기술 증가

- 가족중심간호를 통해 전체적인 접근을 제공한다.
- 부모에게 정상적인 유아의 발달과정을 교육하여 현재 시기에 필요한 양육기술을 이해하도록 한다.
- 부모가 아동의 만성질환이나 정상적인 행동의 어려움과 관련된 것에 대한 감정을 인정하고 표현하게 하여, 부모의 감정이 정상적인 것임을 알 수 있도록 한다.
- 부모와 유아에 대한 분노와 좌절 대신 사용할 수 있는 접근 방식을 개발할 수 있도록 유아의 정상적인 발달과 관련된 긍정적 양육 방식을 격려한다.
- 부모의 육아 자신감 향상을 위해 현재 잘 하는 양육방법에 대해 인정하고 칭찬하는 것을 아끼지 않는다.
- 유아와의 대화와 훈육에 관계된 적절한 양육행동의 역할모델을 보여준다(부모에게 무엇을 하라고 말로 하는 것이 아니라 실제로 보여준다).

성장발달과 건강증진

유아의 성별, 행동 또는 능력과 관계없이 부모가 애정과 신뢰를 보이는 것은 아동의 자존감 형성에 도움이 된다. 자존감은 일상생활의 친숙함을 통해 형성되기도 한다. 규칙적으로 수행하는 일들은 유아의 양심을 발달시키는 데 도움이 된다. 유아에게 일상생활을 통해 알게 된 것들로 예상 가능한 일들을 만드는 것은 대립을 피하는 데 도움이 된다. 만약 유아가 자신의 일상을 안다면 무엇을 기대하고 자신이 어떻게 행동해야 하는지를 예상할 수 있다. 규칙적인 일상이나 한계가 없으면 유아는 불안과 불확실성을 느끼게 된다. 한계를 설정하고 그 한계를 일관성 있게 유지하는 것은 유아가 자신의 행동을 완전히 배우고, 자존감을 키우며 가족 구성원으로서 성공적인 참여자가 되는 데 도움이 된다. 아동은 예측 가능한 일상생활을 통해 협력에 대

표 4.4 발달지연의 징후

연령 또는 기간	고려사항
독립적 걷기 후 몇 개월 뒤	• 지속적인 발끝 걷기 • 성숙한 걷는 방법 발달 실패
18개월	• 걷지 않음 • 15개의 단어 이상 말하지 않음 • 일반적인 가정용품의 기능을 알지 못함
2년	• 두 단어 문장을 사용하지 않음 • 행동을 모방하지 않음 • 기본 지침을 따르지 않음 • 바퀴 달린 장난감을 밀 수 없음
3년	• 계단 오르기 어려움 • 자주 넘어짐 • 4블록 이상의 타워 쌓기를 못함 • 작은 물건을 다루기 어려움 • 부모나 양육자와의 분리가 극도로 어려움 • 원을 따라 그리지 못함 • 가상놀이에 참여하지 않음 • 짧은 문구로 의사소통할 수 없음 • 다른 아동에 대한 관심이 거의 없음 • 불명확한 말, 지속적인 침 흘림

해 배운다. 간호사는 유아가 적절하게 발달하고 있는지를 결정하기 위해 정상적인 발달 기대치를 알고 있어야 한다. 표 4.4는 발달지연의 잠재적 징후를 나열한 목록이다. 이러한 문제가 하나 또는 그 이상이 있는 유아는 추가적인 발달평가를 위해 의뢰해야 한다.

놀이

놀이는 유아에게 주요 사회화 수단이다. 부모는 TV 시청을 제한하고 창의적이고 신체적인 놀이를 하도록 해야 한다. 유아는 다른 아동과 협력하여 놀기보다는 각자의 장난감을 가지고 다른 아동의 곁에서 나란히 논다(**평행놀이,** parallel play)(그림 4.7). 유아는 주의집중 시간이 짧기 때문에 장난감과 놀이 유형을 자주 바꾸게 된다. 유아가 환경을 탐색할 수 있는 기회를 제공하기 위하여 다양한 안전한 장난감을 제공하는 것이 중요하다. 유아에게 값비싼 장난감이 필요한 것은 아니다. 평범한 가정용품이 때로는 가장 즐거운 장난감이 되기도 한다. 유아는 자기중심적이며, 이는 발달과정에서 정상적인 부분이다(Piaget, 1969). 이는 유아가 공유하는 것을 어렵게 한다. 자가감각(자신이 어떤 사람인지)이 발달함에 따라 장난감을 자기 자신의 연장이라고 생각할지도 모른다. 공유하는 것을 배우는 것은 유아기 후반에 이루어진다. 유아는 극적 놀이와 가정 내에서 가족들의 활동을 재현하는 놀이를 좋아한다. 유아는 모든 종류의 음악을 듣는 것을 좋아하고 종종 라디오에서 들리는 것이 무엇이든 춤을 추기도 한다. 유아는 드럼, 실로폰, 심벌즈, 장난감 피아노를 즐긴다. 집에서 만든 악기도 잘 가지고 논다. 뚜껑이 닫힌 빈 물병 안에 든 동전이나 조약돌은 좋은 악기가 될 수 있다. 또한 뚜껑이 닫힌 빈 통과 나무 숟가락 한 쌍은 좋은 드럼이 된다.

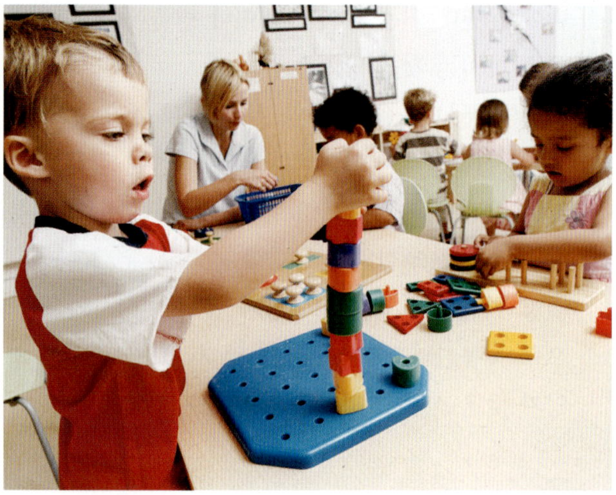

그림 4.7 평행놀이. 유아는 다른 아이와 함께 놀기보다는 각자의 장난감을 가지고 나란히 논다.

적절한 신체활동은 운동기술 발달과 개선에 필수적이다. 유아는 하루에 최소 60분의 구조화된 신체활동과 1시간에서 몇 시간의 구조화되지 않은 신체활동이 필요하다(Hagan, Shaw, & Duncan, 2017). 실내·외 놀이는 큰 근육을 사용하는 활동을 할 수 있도록 한다. 이런 놀이는 안전한 환경에서 이루어져야 한다. 야외놀이 시에는 떨어질 때 충격을 흡수할 수 있도록 모래, 나무 조각 또는 톱밥이 깔려 있어야 한다(그림 4.8). 글상자 4.1에는 나이에 적절한 장난감이 나열되어 있다.

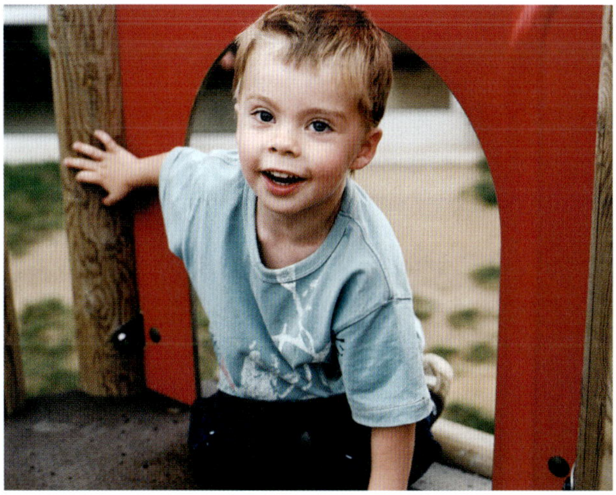

그림 4.8 유아는 놀이공원 기구에 기어오르는 것 같은 야외 신체활동을 좋아한다. 어른은 유아가 야외에서 놀 때 항상 잘 살펴봐야 한다.

글상자 4.1 유아를 위한 적절한 장난감

- 다양한 크기의 플라스틱 그릇이나 컵, 커다란 플라스틱 도구, 냄비와 팬, 나무 숟가락, 판지 상자와 휴지심, 오래된 잡지, 바구니, 지갑이나 모자와 같은 친숙한 가정용품
- 아동용 생활용품 장난감(부엌, 빗자루, 청소기, 잔디깎이, 전화기 등)
- 블록, 차나 트럭, 플라스틱 동물, 기차, 플라스틱 인물(가족, 사회 구성원 등), 단순한 인형, 봉제 동물, 공, 인형용 침대나 마차
- 손잡이, 태엽, 단추 등이 있는 조작 가능한 장난감, 모양에 맞는 못이라든가 어떤 조각들을 넣는 것, 신발끈에 큰 구슬을 묶는 것, 쌓을 수 있는 블록이나 컨테이너, 커다란 조각 퍼즐, 분해했다 조립할 수 있는 장난감
- 전체운동 장난감: 체육관, 밀고 당기는 장난감, 수레, 세발자전거 또는 기타 올라타는 장난감, 터널
- 테이프나 CD 재생기, 다양한 악기
- 문필, 커다란 크레용, 손가락 그림 그리기, 찰흙, 수용성 마커
- 양동이, 플라스틱 삽 등 모래나 물놀이용 용기
- 꽥꽥거리고, 물에 뜨며 물을 내뿜는 목욕용 장난감

【출처】 National Association for the Education of Young Children. (n.d.). *Good toys for young children by age and stage*. Retrieved March 12, 2019, from http://www.naeyc.org/toys

학습

부모-아동 관계와 이들의 상호작용은 유아 조기교육의 배경을 형성한다.

언어발달 증진

유아에게 음식을 먹인다거나 옷을 입히는 일상적 활동에서 말을 걸고 노래 부르는 것은 대화를 장려하는 분위기를 조성한다. 물체의 이름을 반복적으로 자주 말해주는 것은 유아가 물체의 올바른 이름을 아는 데 도움이 된다. 부모나 양육자는 유아가 하는 말과 기분에 주의를 기울여야 한다. 설명은 유아의 감정과 생각을 명확히 하는 데 도움이 된다. 부모는 유아의 질문을 듣고 대답해야 한다. 그들은 유아와 조용히 앉아서 부드럽게 유아가 하는 말을 반복해줘야 한다. 격려와 설명은 유아에게 신뢰와 흥미를 불어넣는다. 유아는 이제 막 기분이나 생각을 언어로 전환하는 것이 가능해져 가는 단계이기 때문에 자기 생각을 방해를 받거나 서두르지 않고 생각을 정리할 시간이 필요하다.

부모는 아동의 "아니오."라는 말에 과잉반응해서는 안 된다. 대신, 유아에게 "아니오."라는 단어를 적절히 사용할 수 있도록 "고양이가 자동차를 운전할 수 있을까요?" 또는 "바나나는 보라색인가요?"와 같은 다소 바보스러운 질문을 하는 것이 도움이 된다. 언어발달을 증진할 때, 부모나 주 양육자는 유아에게 신체부위나 물체에 관한 단어를 가르쳐 유아가 자신의 기분이나 감정을 표현하는 적절한 단어를 선택하도록 도울 수 있다. 유아의 수용적 언어, 몸짓언어, 미묘한 신호에 대한 해석은 어릴수록 표현적 언어를 훨씬 뛰어넘는다(Carter & Feigelman, 2020b; Goldson & Reynolds, 2018).

유아는 감정을 읽는 데 매우 능숙하기 때문에 부모는 유아 앞에서 무섭거나 심각한 주제의 이야기를 하지 않는 것이 좋다. 부모가 한국어 외에 외국어를 사용하는 경우 가정에서 두 언어를 모두 사용해야 한다.

책 읽기

유아에게 매일 책을 읽어주는 것은 언어와 인지 발달에 가장 좋은 방법 중 하나이다(그림 4.9). 유아는 일상생활, 감정, 가족, 친구, 동물, 자연, 판타지에 관한 책을 즐긴다. 보드 책은 책장이 두껍기에 어린 유아들이 넘기기 쉽다. 나이든 유아는 보통 책의 책장을 한

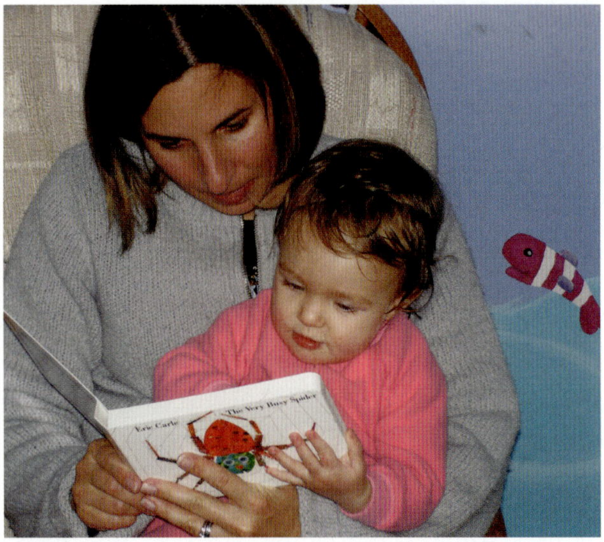

그림 4.9 유아에게 매일 책을 읽어 주는 것은 언어발달을 촉진하고 학교에서 수업받을 준비를 할 수 있는 가장 좋은 방법의 하나다.

장씩 넘길 수 있다. 유아는 이야기를 부모에게 '읽어주는' 것을 좋아할 수 있다(교육지침 4.1).

교육지침 4.1 어린 아동과 함께 읽는 요령

- 어린 나이에 시작한다.
- 매일 최소한 몇 분간 책을 읽는다.
- 아동이 책장을 넘길 수 있도록 격려한다.
- 유아의 학습을 돕기 위해 계속 이야기를 읽는다.
- 유아에게 책에 대한 질문을 한다.
- 스토리 캐릭터의 목소리를 사용한다.
- 이야기 중에 몸짓을 사용한다.
- 이야기와 그림에 대해 질문한다.
- 언제 어디서나 읽는다.

【출처】 Reach Out and Read. (2013). *Reading tips for your young family.* Retrieved July 18, 2019, from http://www.reachoutandread.org/FileRepository/ReadingTips.pdf

유치원 선택하기

유아기 후반에는 유치원을 다니면서 조직과 사회화를 경험하는 이점을 누릴 수 있다. 유치원에 가는 것은 유아가 더 성숙하고 독립성을 가질 수 있게 하며 성취감을 느낄 수 있게 하는 다양한 기회를 준다. 이 연령대의 유아는 성인의 지도로 인지적 발달을 할 수 있는 놀이가 필요하다. 엄격한 교육과정은 필요 없다. 유치원을 선택할 때 부모와 양육자는 아래와 같은 환경을 살펴봐야 한다.

- 부모가 동의하는 목표 및 철학(구조적이고 자유로운 놀이를 통한 독립심과 자신감 증진)
- 유아기 발달 및 아동 심폐소생술 교육을 받은 교사 및 보조원
- 소규모 학급 및 부모가 안심할 수 있는 성인 대 아동 비율
- 부모의 교육 가치에 부합하는 교육 절차
- 부모가 언제나 방문 가능
- 안팎으로 어린이 보호장치 설치
- 아픈 아동은 출석금지를 포함한 적절한 위생 절차

유아가 유치원 다닐 수 있도록 쉽게 전환하는 방법을 부모에게 교육한다. 부모가 유치원에 가는 것에 대해 이야기하고 미리 몇 차례 방문해보는 것을 권유한다. 첫날에 부모는 유아에게 침착한 목소리로 곧 데리러 올 것이라고 이야기해 준다. 만약 유아가 분리불안을 보이면 부모는 침착하게 유치원 출석에 대한 계획을 세우고 계획에 따른다. 출석 며칠 후 유아는 새로운 일상에 적응하고 부모와 분리될 때 우는 횟수가 줄어들 것이다.

안전

안전은 유아기에 가장 중요한 관심사이다. 호기심, 활동성 그리고 충동조절의 부족은 모두 유아기에는 의도하지 않은 손상의 발생빈도를 증가시키는 원인으로 작용한다. 부모가 감시하고 돌보는 것을 열심히 하더라도 유아가 도로로 뛰어 들어가거나, 부모 앞에서 사라지고 계단에서 떨어지는 사고가 발생할 수 있다. 유아는 직접적인 감시가 필요하며 절대로 혼자 남겨둘 수 없다. 어린이 보호장치가 있는 환경은 유아가 안전하게 탐험하고 배울 수 있는 장소가 된다. 교통사고, 익사, 질식, 화상, 추락, 중독은 유아가 겪는 가장 흔한 손상이다. 유아의 안전과 손상 예방은 아래에 제시되어 있다.

자동차 안전

차 안에서 유아가 가장 안전한 장소는 바로 차 뒷좌

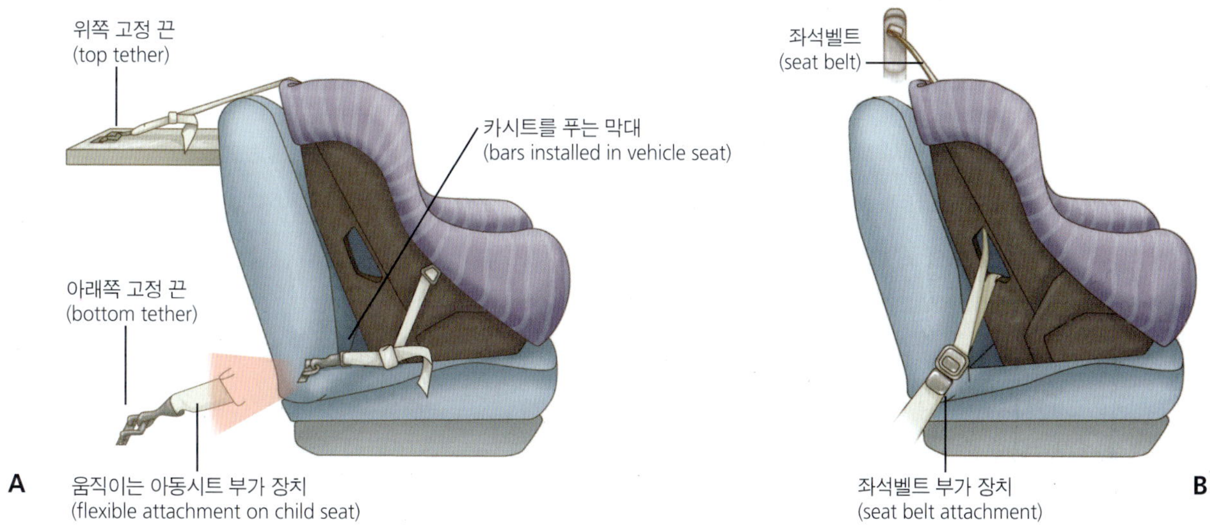

그림 4.10 **A.** 아래쪽 앵커와 위쪽의 고정 끈은 앞으로 향한 카시트를 고정한다. **B.** 어깨 안전 스트랩은 유아용 시트를 고정하는 데 사용할 수도 있다.

【출처】 AAP. (2019b). *Car seats: Information for families.* Retrieved July 18, 2019, from https://www.healthychildren.org/English/safetyprevention/on-the-go/Pages/Car-Safety-Seats-Information-for-Families.aspx

석이다. 부모는 아동의 체중과 나이를 고려하여 가장 적합한 크기의 카시트를 설치해야 한다(그림 4.10). 최소한 2세까지 유아는 안전벨트와 클립이 있는 후방 카시트에 앉혀야 한다(AAP, 2019b). 2세 이후에는 앞으로 향하는 전방 시트에 앉을 수 있다. 소형 트럭에 탑승하는 유아는 절대로 트럭의 화물이나 트럭용 침대에 앉아서는 안 된다. 차량 뒷좌석이 아동용 카시트를 설치하기에 가장 적합한 장소이다. 만약 적절한 뒷좌석이 없다면, 에어백을 해제하고 앞을 향하는 카시트를 앞좌석에 잘 고정해야 한다. 운전사는 아동을 태우고 운전할 때 휴대전화를 사용하거나 아동에게 신경 써서는 안 된다.

가정에서의 안전

가정에서 유아의 안전을 위해 신경써야 할 것들에는 담배연기 노출 피하기, 손상 예방, 중독 예방이 포함된다.

담배연기 노출 피하기

담배연기에 노출되면 호흡기계 질환 및 감염의 위험 증가, 폐기능 감소, 중이염 감염의 위험이 증가한다(Samet & Sockrider, 2018). 부모는 자녀를 가장 잘 보호하기 위해서 담배연기를 완전히 피해야 한다. 집 밖에서 흡연하고 오더라도 담배연기는 부모의 옷에 남아 있고 어린 유아와 같은 아동을 안고 다닐 때 더 많이 노출될 수 있다. 부모에게 금연하는 것을 권장하고(최선) 흡연을 하더라도 절대 차 안이나 집안 등 아동이 있는 곳에서 흡연하는 것을 금지해야 한다.

손상 예방

유아는 서랍과 문을 열고, 해제된 잠금장치를 풀고, 자신이 원하는 곳은 어디든지 올라갈 수 있다. 유아는 위험에 대한 두려움이 없으며 신체의 중요성 및 가치에 대한 개념이 부족하다. 유아는 어디든지 자기가 올라간 높이에서 떨어질 수 있다(예: 놀이기구, 식탁, 계산대). 그들은 세발자전거 같은 바퀴 달린 장난감에서 떨어질 수도 있다. 유아는 키가 크고 손재주가 늘어나면서 잠재적 위험물품들이 있는 가스레인지나 책상에 손을 뻗어 화상이나 자상을 입을 수 있으므로 주의가 필요하다.

집에서 이러한 손상을 예방하기 위해서는 아래와 같은 사항을 부모에게 강조한다.

- 절대로 유아를 집 밖에서 감시 없이 두지 않는다.
- 위험한 방의 문은 잠근다.
- 계단의 위아래에 안전문을 설치한다.

- 항상 창문은 잠금장치 작동이 가능한지 확인하고, 열린 창문이 있으면 창문을 닫고 보호한다.
- 냄비 손잡이는 안쪽으로 향하게 하여 유아가 손을 뻗어도 닿지 않도록 한다.
- 유아에게 오븐, 난로, 다리미를 피하도록 교육한다.
- 전자기기, 전선, 성냥을 손에 닿지 않는 곳에 둔다.
- 집안에서 화기를 제거하거나 잠금장치가 있는 캐비닛에 보관하여 유아가 꺼내지 못하도록 한다.
- 아동에게 바퀴 달린 장난감을 탈 때 항상 인증을 받은 헬멧을 씌우도록 한다. 조기에 헬멧을 착용하는 버릇을 들이면 후에 자전거 탈 때 도움이 된다.
- 유아에게 길을 건널 때 차량을 조심하도록 교육하면서 항상 유아를 안거나 손을 잡고 길을 건너도록 한다.
- 유아에게 모르는 동물을 피하도록 교육한다(AAP, 2019e, 2019f).

중독 예방

유아는 이동성이 증가하면서 점점 더 자신의 환경을 탐험하고 안전하지 않은 재료에 더 쉽게 접근할 수 있게 된다. 유아의 호기심은 위험에 처할 수 있는 상황을 만들어 낼 수 있다. 이 시기의 아동은 미각이 덜 발달하여 나이 많은 아동이라면 불쾌감으로 인해 삼키지 않을 약품이나 다른 유해물질들을 먹게 될 수도 있다. 글상자 4.2에는 삼킬 위험이 있는 독극물이 나열되어 있다. 아동이 방문할 때마다 가정에서 중독 예방에 대해 이야기해야 한다. 미국소아과학회(2019d)에서는 잠재적 독성 물질(예: 약물, 세제, 모발 관리 제품, 자동차 관리 제품)은 유아의 손길과 시야가 닿지 않고 아동보호 및 잠긴 캐비닛에 보관할 것을 권장한다.

글상자 4.2 중독 가능성 있는 잠재적 유해물질

- 약물(특히 철분)
- 청소세제
- 부동액, 차량 워셔액
- 술
- 살충제
- 휘발유, 등유, 램프 오일, 가구용 광택제
- 야생 버섯

【출처】 AAPCC. (2017). *In the home*. Retrieved March 11, 2019, from http://www.aapcc.org/prevention/home/

모든 가족 구성원에게 아래와 같은 안전조치를 따르도록 해야 한다.

- 모든 약품을 원래의 용기에 보관할 것
- 절대로 소다 병에는 소다 이외의 다른 액체를 보관하지 말 것
- 유아가 베이비파우더, 로션, 크림 또는 다른 아기 위생용품에 접근하지 못하도록 할 것
- 모든 약품에 어린이 보호 안전 뚜껑이 있는지 확인할 것
- 안전한 용기에 담겨 있지 않은 정제약 또는 표본 등의 약품을 유아의 손이 닿는 곳에 두지 말 것
- 경피 패치 형태로 제공되는 약물을 조심해서 다룰 것
- 유아는 약을 사탕으로 착각하여 먹을 수 있으므로 약을 사탕이라고 하지 말 것
- 절대로 유아를 페인트, 세제, 담배연기와 같은 위험물질과 코카인이나 마리화나 같은 불법 약물에 노출하지 말 것
- 수은전지를 유아의 손이 닿지 않는 곳에 보관할 것
- 집안의 식물을 바닥에 놔두지 말고 집에서 제거하거나 천장에 매달거나 높은 선반에 둘 것(AAPCC, 2017; AAP, 2019d)

TAKE NOTE!

미국소아과학회(2019d)에서는 가정에 독극물통제센터의 번호를 응급상황 발생 시에 바로 볼 수 있는 곳에 붙여 놓을 것을 권장한다. 미국소아과학회는 가정 내에서 잘못 섭취 후 구토를 유도하기 위해 토근시럽(ipecac syrup)을 사용하는 것을 권장하지는 않는다.

수중 안전

익사는 아동의 예상치 못한 부상이나 죽음의 주요 원인이며, 익사 피해자의 거의 절반이 4세 이하이다(Safe Kids, 2015). 익사는 변기, 양동이 또는 욕조 같은 아주 적은 양의 물에서도 일어날 수 있으며, 수영장이나 다른 물이 있는 곳에서도 발생한다. 유아의 머리는 몸에 비해 크기 때문에 물을 내려다보다가 앞으로 쏠려 빠지기 쉽다. 유아는 물 안이나 물 주위에 있을

글상자 4.3 익사 예방

- 수영장은 반드시 울타리와 문으로 막아 접근을 막아 놓을 것
- 실외로 향하는 문은 항상 잠겨 있을 것
- 어린 아동은 절대로 물 근처에서 보호자 없이 놔두지 않을 것
- 양팔에 착용하는 튜브(water wings)나 개인용 수중 안전기구는 성인의 감시를 대체할 수 없다.
- 어린 아동이 물 속 또는 물 근처에 있을 때에는 구명조끼 또는 개인안전장비를 갖추고 있을 것
- 부모와 양육자는 소아 심폐소생술 교육을 받아야 한다.

【출처】 Safe Kids. (2019a). *Swimming.* Retrieved March 12, 2019, from https://www.safekids.org/poolsafety

때 항상 감시해야 한다. 일반적으로 대부분의 아동은 4세가 될 때까지 수영을 배우는 데 필요한 신체적, 인지적 능력이 없다(Safe Kids, 2019b). 수영교실에 자녀를 보내고 싶은 부모는 수상안전기술 수업이 가장 적합하다는 사실을 알고 있어야 한다. 하지만 수영 프로그램을 마친 유아도 물 근처에서는 지속적인 감시가 필요하다(Safe Kids, 2019b). 글상자 4.3은 익사 예방을 위한 권장사항이다.

이 장의 앞부분에 소개된 호세를 기억하는가? 호세의 부모에게 안전과 관련하여 어떤 예방적 육아지도를 제공해야 하는가?

영양과 식습관

유아의 씹고 삼키는 능력은 발달하고 있으며, 도구를 사용하여 스스로 효과적으로 먹는 법을 배운다. 생의 초반은 미래에까지 영향을 끼치기 때문에 영양과 식생활에 많은 부모와 사회적 관심이 집중되고 있다. 건강한 식습관을 형성하는 것은 어린 시절에 기초가 되며, 식사는 아동의 미래 건강상태에 큰 영향을 미친다. 어린 시절에 더 건강한 음식을 선택하게 하면 아동은 성장하면서 계속하여 이러한 것들을 섭취하게 된다. 아동이 2세 미만일 경우 지방섭취량을 제한할 필요는 없지만, 그렇다고 단 과자와 같은 건강에 해로운 음식을 마음껏 먹어도 된다는 것은 아니다. 영양가 많은 음식섭취를 권장하고, 과자와 같이 영양이 부족하고 고칼로리 음식을 적게 섭취하는 식단은 모든 연령대의 아동에게 적합하다.

젖떼기

모유수유를 떼는 시기는 문화적 신념, 지역 및 민족적 신념, 어머니의 직장복귀 일정, 모아관계에 대한 사회적 분위기를 비롯한 수많은 요소가 영향을 끼친다. 젖떼는 시기의 지연은 후에 아동의 비만에 영향을 미칠 수 있다는 보고가 있다. 미국소아과학회는 최소한 12개월 동안 모유수유를 권장하고 그 이후에는 어머니와 아동이 상호 동의할 수 있는 기간 동안 모유수유를 할 것을 권장한다(AAP, 2019a). 유아기까지 모유수유를 연장하는 것은 아동에게 유익하다고 본다. 모유수유 기간을 늘리는 것은 아동에게 영양, 면역 그리고 정서적 측면에서 이점이 있다. 일반적인 생각과는 달리 모유수유 중일 때는 생물학적으로 임신이 가능하다. 나이 많은 형제를 계속 돌보면서 신생아에게 적절한 모유수유를 할 수 있다. 많은 조직에서 모유수유의 기간에 대한 권장사항을 제시하고 있다. 대부분의 전문기관에서는 모유수유 기간을 최소 1년으로 권장하고 있다(NAPNAP, 2019). 젖떼기는 매우 개인적인 선택이다. 어머니에게 연장된 모유수유의 이점에 대해 잘 교육하고 어머니가 젖을 떼기로 마음을 먹었다면 지지해 주어야 한다.

젖병을 떼는 것은 12~15개월이 되어야 한다. 젖병수유를 오래 하는 것은 충치 발병과 관련이 있다. 흘림방지 유아용 컵은 유아가 액체를 섭취하기 위해 빨아야 하는 밸브가 포함되어 있어 젖병과 유사한 기능을 한다. 이런 이유로 흘림 방지 유아용 컵은 충치와 관련될 수 있으므로 권장되지 않는다(Hagan et al., 2017). 주둥이가 달리고 밸브가 없는 컵은 허용된다. 12~15개월의 아동은 컵을 사용하여 적절한 양의 수분을 섭취할 수 있는 발달능력이 있다.

필요한 영양소 교육

충분한 칼슘섭취와 적당한 운동은 적절한 뼈 무기질화의 토대가 된다. 유아는 하루에 평균 700mg 정도의 칼슘을 섭취해야 한다(Ben-Joseph, 2018). 유제품류는 식이 칼슘의 주요 공급원의 하나다. 저지방 또는 전유 1컵, 저지방 요구르트 240cc, 체다치즈 45g은 각각

300mg의 칼슘을 함유하고 있다. 브로콜리, 오렌지, 고구마, 두부, 마른 콩 또한 좋은 칼슘섭취의 공급원이다(1인분에 35~120mg의 칼슘 함유).

TAKE NOTE!

요리한 시금치 반 컵에는 약 120mg의 칼슘이 있지만, 이는 생물학적으로 이용이 불가능하기 때문에 시금치는 칼슘의 공급원이 아니다.

생애 첫 2년에 발생하는 철결핍빈혈은 발달과 정신운동지연과 관련이 있다(Powers & Mahoney, 2019). 유아에게 적절한 양의 철분을 섭취하는 것은 중요하지만 다른 연령에 비해 철분섭취량은 가장 적은 편이다. 모유나 분유 수유가 끝나면(대부분 1세 정도), 철분이 부족한 우유로 대체되는 경우가 많다. 우유섭취를 하루에 470cc로 제한하고 주스섭취도 제한하는 것이 도움이 될 수 있다. 철분이 강화된 시리얼과 철분과 비타민 C가 많은 음식을 제공하도록 부모를 격려한다.

TAKE NOTE!

엄격한 채식을 지키는 유아는(동물에서 유래된 식품 금지) 비타민 D, 비타민 B_{12}, 철분의 결핍 위험이 있다. 영양소의 보충은 건강한 성장을 위해 권장된다(Parks et al., 2016).

지방 또는 콜레스테롤 섭취는 2세 이하 아동에게 제한되어서는 안 된다. 생애 첫 2년 동안은 급격한 성장과 발달을 이루는 시기이기 때문에 많은 에너지의 섭취가 요구된다. 건강한 콜레스테롤 수준을 유지하기 위해서 2세 이상의 아동은 총 섭취 열량의 20~30%를 지방으로 섭취해야 한다. 포화지방은 총 열량의 10% 이하여야 한다(Parks et al., 2016). 유아의 일일 변화와 편식 때문에 지방섭취는 며칠에 걸쳐 평가되어야 한다. 1~3세 아동의 섬유질 일일 권장섭취량은 19g이다. 대체로 유아용 제공량은 나이든 아동의 2/3가 적당하다. 글상자 4.4는 여러 영양소의 일반적인 공급원을 제시하고 있다.

부모는 유아에게 물을 마시도록 격려해야 한다. 주스섭취는 하루 120~180cc로 제한해야 한다. 우유섭취는 하루 470~700cc로 제한해야 한다. 주스와 우유는 식사나 간식과 함께 제공한다. 물 또한 식사 사이에 제공하며 컵으로 마시도록 한다.

글상자 4.4 과일과 채소로부터 공급되는 주요 영양소

- 식이섬유: 사과 소스, 당근, 옥수수, 완두콩, 망고, 배
- 엽산: 아보카도, 브로콜리, 완두콩, 오렌지, 시금치 및 짙은 녹색 채소, 딸기
- 비타민 A: 살구, 멜론, 당근, 망고, 시금치, 짙은 녹색 채소, 고구마
- 비타민 C: 브로콜리, 멜론, 완두콩, 오렌지, 감자, 딸기, 토마토

【출처】 Brown, J. (2017). *Nutrition now* (8th ed.). Boston, MA: Cengage Learning.

고형식섭취

부모는 매일 세 끼의 완전한 식사와 2회의 간식을 제공해야 한다. 유아의 식사량은 성인의 1/4 정도이다. 유아용 접시에 새롭거나 다른 음식이 많이 있으면 유아는 겁을 먹을 수 있다. 입에 음식 넣고, 손으로 만지고, 맛을 보고, 뱉어낸 뒤 다시 먹는 정상적인 유아 행동이 자주 발생한다. 이러한 행동은 어떤 부모들에게는 보기 싫지만 유아 발달의 정상적인 부분이다. 부모는 이러한 유아의 행동을 꾸짖기보다는 이해하고 수용해야 한다(Lieberman, 2018).

유아는 대체로 새로운 것을 시도하는 것을 두려워하므로 부모나 양육자는 유아가 새로운 음식을 거부하는 데 유연하게 대처해야 한다. 만일 유아가 건강한 음식 선택을 식사와 간식 시간에 거부하면 부모는 뭐라도 먹이기 위해 고열량, 고지방, 고설탕, 가공식품을 대체해서는 안 된다(Parks et al., 2016). 이렇게 되면 나중에는 주도권 싸움의 장이 될 수 있다. 어떤 음식을 제공되거나 제공할지는 부모가 결정한다. 유아는 얼마나 먹을 것인가를 결정한다. 유아는 스스로 성장과 발달에 필요한 음식량을 조절한다. 유아는 매일 잘 먹지 않을 수 있지만 며칠 동안 자신이 필요한 음식을 섭취하게 될 것이다(Satter, 2019).

음식은 실온에 가깝게 제공한다. 어떤 음식은 부드럽고 촉촉해야 하며, 음식은 한입 크기로 제공한다. 교육지침 4.2는 질식 예방을 위한 권장사항이다.

교육지침 4.2 질식 예방

- 유아가 씹기 어려워하는 음식을 천천히 추가하여 씹기능력이 향상되도록 한다.
- 음식을 한입 크기로 자른다.
- 씹기 힘들거나 기도에 걸리기 쉬운 다음의 음식을 피한다: 견과류, 껌이나 씹히는 사탕, 생당근, 땅콩버터, 팝콘.
- 소시지나 포도는 4등분한다. 당근을 부드러워질 때까지 익히고, 만일 생 것을 제공할 경우 강판에 간다.
- 유아가 먹을 때 항상 옆에서 감독한다.

【출처】 Brown, J. (2017). *Nutrition now* (7th ed.). Boston, MA: Cengage Learning.

스스로 먹기 강화

유아는 자신의 손가락을 사용하여 주로 먹지만, 수저를 똑바로 사용하는 방법을 배워야 한다. 아래는 부모를 위한 제안사항이다.

- 아동용 숟가락과 끝이 무딘 포크를 사용한다.
- 유아를 높은 의자나 유아가 편한 높이에 앉힌다. 유아의 발이 흔들리게 하는 것보다 받쳐주어야 한다(그림 4.11).
- 먹을 때 절대로 유아를 혼자 두어서는 안 된다.
- 식사시간에 주위를 산만하게 하는 것을 최소화한다. 다른 구성원과 함께 유아에게 음식을 제공한다(Satter, 2019).

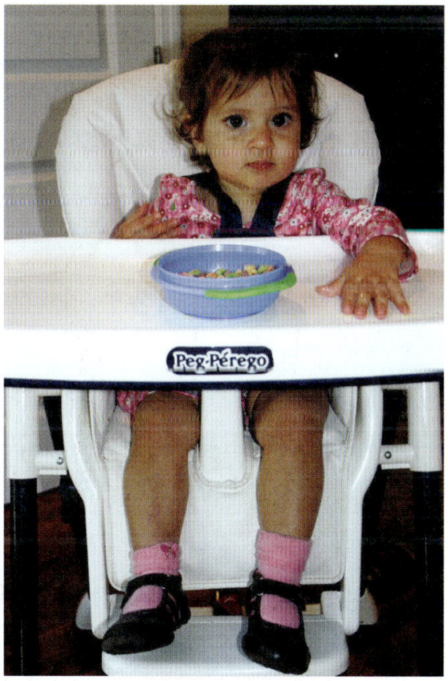

그림 4.11 유아는 유아용 의자에 바르고 안전하게 앉아야 한다. 안전끈을 매고 발은 지지하고 식탁은 고정되어야 한다.

건강한 식습관 증진

유아의 성장률은 영아기에 비해 느려지기 때문에 유아는 영아와 비교하면 열량섭취량이 감소한다. 이는 유아가 영아보다 음식을 섭취하지 않으려 하는 **생리적 식욕부진**(physiologic anorexia)을 초래한다. 유아는 또한 **편식**(food jag)이 나타날 수도 있다. 편식하는 동안 유아는 며칠 동안 단 한 종류의 음식만을 섭취하고자 하고, 그 뒤에는 몇 주간 그 음식을 찾지 않는 모습을 보이기도 한다. 이 시기에는 부모가 계속해서 건강한 음식을 권해야 하고 그 음식을 먹지 않는다고 포기하여 정크푸드(junk food)를 먹게 해서는 안 된다(Satter, 2019).

한계를 시험하는 정상적인 발달상의 문제 또한 유아의 식사시간에 발생할 수 있다. 유아는 자신의 감정을 언어로 표현하는 데 제한이 있기에 그들은 비언어적 행동을 사용한다. 먹을 때 유아가 어떤 음식을 싫어하거나 포만감을 느낄 땐 소리를 지르거나 음식을 던지면서 그 느낌을 전달할 것이다. 아동이 이러한 행동을 보일 때 부모는 침착하게 유아를 상황에서 벗어나게 해야 한다. 식사는 침착하고 편안한 환경에서 제공되어야 하며 부모는 적절한 식습관의 본보기가 되어야 한다. 때로 유아는 다른 음식을 먹는 유아들을 보면 그것을 먹고 싶어 하기도 한다. 새로운 음식을 먹는 아동을 칭찬하고 새로운 것을 시도하기를 거부하는 아동을 절대로 꾸짖어서는 안 된다. 새로운 음식은 유아가 시도하기 전에 여러 번 제공해야 할 수 있다. 부모는 새로운 음식을 소개할 때 아동이 익숙하고 좋아하는 음식을 포함하여 함께 먹도록 해야 한다(Satter, 2019). 교육지침 4.3에는 필요영양소를 충족하는 대체음식이 나열되어 있다.

과체중 및 비만 예방

아동에서 과체중 또는 비만의 발병에 가장 큰 위험요소는 높은 체질량지수(BMI)를 가진 부모이다(Klish, 2019). 간호사는 2세 이상 아동의 과체중을 BMI 계산을 통해 선별하고, 표준화된 성장도표와 비교하여 확인할 수 있다. 시간 경과에 따른 수치의 경향으로 과체중 또는 비만의 발달을 예측할 수 있다.

교육지침 4.3 편식하는 유아를 위한 대체음식

편식하는 유아를 위한 대체음식

- 우유를 마시지 않는다? 요구르트(냉동 또는 보통), 치즈, 푸딩 그리고 뜨거운 코코아를 통해 칼슘을 섭취한다.
- 육류섭취가 부족한가? 무가당 철분 강화 시리얼, 조식 바, 건포도를 통해 철분을 섭취한다.
- 가공된 흰 빵을 좋아한다? 신선한 채소와 과일, 겨 머핀, 콩 또는 완두콩(수프로 가능)으로 식이섬유를 섭취하도록 한다.
- 채소를 거부한다? 살구, 고구마, 야채주스로 비타민 A 섭취를 장려한다.

어린 아동의 비만의 다른 요인은 주스섭취량이다(Parks et al., 2016). 대부분의 어린 아동은 주스의 단맛을 좋아하기 때문에 과도하게 마실 수 있다. 주스를 많이 섭취하고 잘 먹는 아동은 주스에 함유된 많은 설탕 때문에 과체중이나 비만이 될 수 있다. 다른 일부 아동은 주스를 많이 마셨기 때문에 고형식섭취를 줄일 수도 있다. 이러한 아동은 영양결핍의 위험이 있다. 과일주스는 하루에 120~180 cc로 제한해야 한다. 근거기반실무 4.1을 참조한다.

TAKE NOTE!

어린 아동은 저온 살균된 주스만 마셔야 한다. 그렇지 않으면 대장균, 살모넬라 등 기생충 감염에 노출될 수 있다.

호세의 영양섭취와 관련하여 그의 부모에게 어떤 질문을 해야 하는가? 영양과 관련된 어떤 예방적 육아지도가 제공될 수 있겠는가?

수면과 휴식

18개월에는 하루에 13.5시간 수면이 권장되며 24개월에는 13시간, 3세에는 12시간이 요구된다(Carter & Feigelman, 2020a, 2020b). 전형적으로 유아는 밤에 자고 낮에 낮잠을 한 번 잔다. 대부분의 아동은 3세 전후에 낮잠 자는 것을 중단한다. 영아기 때 요람에서 자던 유아는 유아용 침대 아니면 성인 크기 침대로 옮긴다. 유아가 난간을 넘을 수 있게 되면 요람을 사용하는 것이 위험해지기 때문에 유아를 반드시 침대로 옮겨야 한다.

잠자기 전 일관되게 행해지는 취침의식은 유아가 수면하는 데 도움이 된다. 수면시간을 정하고 최대한 그 시간에 자도록 한다. 야간 일과는 목욕 후 이야기 읽기를 포함할 수 있고, 수면 전 시행되는 행동들은 최소한의 자극을 주고 편안함을 제공해야 한다. 유아는 잠을 자기 위해 안정감을 주는 물건을 요구하기도 한다. 나이든 유아는 어둠을 두려워할 수 있으므로 야간조명이 도움이 되는 경우도 많다.

자다가 밤에 깨는 것은 일부 유아에게 발생하기도 한다. 이는 일상의 변화 또는 밤에 깨어 있고 싶어 하는 욕구에 의해서 발생할 수 있다. 밤에 깨는 것에 대한 관심은 최소한으로만 주어 유아가 밤에 깨어 있어도 관심을 주지 않도록 한다. 몇몇 유아들에게 밤에 깨는 것은 악몽에 의해 발생하기도 한다. 상상력이 발달함에 따라 유아는 현실과 가상을 구분하지 못하기 때문이다. 부모는 유아가 악몽을 꾸고 나면 안아주며 달

근거기반실무 4.1 아동 비만연구 시범사업

연구

2~4세 저소득 아동의 약 15%가 비만이다(Dooyema & Blanck, 2018). 과체중 또는 비만인 유아 및 미취학 아동은 성인에 비해 비만 가능성이 5배 더 높다(Dooyema & Blanck, 2018).

저소득 가정의 2세 이상 아동(2~16세 아동 22,300명)에게 근거기반중재를 제공하였다. 1차 간호중재에는 위험사정 및 상담, 비만 선별 및 건강한 체중 유지를 위한 후속 방문을 위한 Next Steps 플립차트 사용이 포함되었다. 지역사회중재에는 가족 및 아동 돌봄 교육, 요리교실, 사회적 지지, 아동 신체활동이 포함되었다.

연구결과

프로그램 적용에 따라 BMI 점수 및 비만요인이 감소하는 것으로 나타났다. BMI의 감소는 중재의 이행과 관련 있다.

간호 적용

아동의 과체중과 비만은 성인기까지 이어져 심혈관질환 및 비만의 위험에 빠지게 한다. 간호사는 어린 자녀에게 영양 제공과 관련된 결정을 내릴 때 가족을 교육하고 지원할 수 있는 적합한 위치에 있다. 물이나 우유는 식사와 함께 선택되는 음료여야 하며 설탕이 든 음료는 피해야 한다. 식사나 간식 시간에 저영양 식품의 제공은 지양해야 한다. 간호사는 유아기 동안의 영양에 대해 가족에게 지속적인 교육을 제공해야 한다.

【출처】 Dooyema, C., & Blanck, H. (2018). Childhood obesity Research demonstration projects: Implementing evidence-based interventions to support health children in low income families [webinar]. Retrieved March 12, 2019, from https://asphn.org/wp-content/uploads/2018/01/Childhood-Obesity-Research-Demonstration-CORD-Projects.pdf

래야 한다. 텔레비전 시청을 줄이는 것(특히 자기 직전)이 악몽을 줄이는 데 도움이 된다.

어떤 가족은 한 침대에서 부모와 아동이 함께 잠을 잔다. 어떤 전문가들은 한 침대에서 자는 것은 유아의 독립성을 저해시킨다고 생각하지만 이 이론은 아직 입증되지 않았다. 간호사는 한 침대에서 자는 것이 신체적으로나 심리적으로 안전하지 않은 경우를 제외하고는 가족의 결정을 지지해야 한다(SafeBedSharing.org, 2019). 그리고 한 침대에서 자는 경우의 안전지침에 대한 정보를 제공한다.

수면과 관련하여 호서의 부모에게 어떤 예방적 육아지도를 제공할 수 있는가?

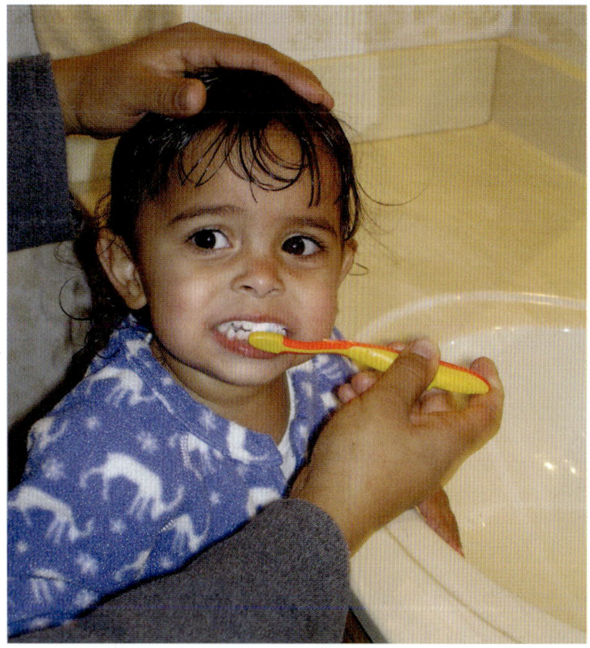

그림 4.12 부모는 유아의 이빨, 잇몸, 혀의 적절한 위생을 위해 반드시 짓솔질을 해주어야 한다. 2세 이전의 짓솔질은 물만 사용하도록 하고, 2세 이후에는 불소가 함유된 치약을 완두콩 크기만큼 사용한다.

구강건강

30개월이 되면 유아는 유치가 모두 생긴다. 부모는 유치의 충치는 영구치로 대체되기 때문에 유치의 충치 예방에 크게 신경 쓰지 않을 수 있다. 구강청결 부족, 젖병과 흘림 방지 빨대컵의 장기간 사용, 불소섭취 부족, 치과치료를 받지 않거나 늦게 받는 것은 충치 발생의 원인이 된다(Nowak & Warren, 2019). 유아의 치아 청소는 간단하게 물로 헹구는 것에서 2세 무렵에는 아주 적은 양(콩 크기)의 불소치약을 사용하는 단계로 진행되어야 한다(그림 4.12). 15개월 이전에 젖병을 떼고 흘림 방지 유아용 컵(수분 공급을 위해 빨아야 하는 종류의 컵)의 사용도 제한해야 한다.

1세가 되면 유아는 치과를 방문하여 현재 치아상태를 점검해야 한다. 식사, 간식 시간 이외에 먹는 것을 제한하여 치아에 음식이 계속 가지 않도록 해야 한다. 탄수화물이 포함된 음식과 구강 박테리아가 결합하면 구강 pH 수준이 낮아져 충치를 발생시킨다.

수돗물 불소화는 아동의 충치 예방을 위한 충분한 불소섭취를 돕는 공공보건계획이다. 표 4.5는 불소 보충에 대한 권장사항을 제공한다. 만약 물에 충분한 불소가 있다면 2세 이후에는 적은 양의 불소 함유 치약으로 양치질을 하는 것 외에 다른 것을 보충할 필요가 없다. 과도한 불소섭취는 불소증(에나멜 변색)을 일으킬 수 있으므로 피해야 한다. 불소증 발병의 위험요소는 다음과 같다.

- 불소 함유량이 높은 수돗물
- 2세 이전에 불소 함유 치약 사용
- 음식이나 치약을 통한 불소의 과다섭취
- 불소 함유 음식: 차, 닭고기가 함유된 즉석 유아용 식품, 포도주스, 불소가 함유된 물로 제조한 유료, 가공식품, 시리얼

적절한 훈육

유아기에 훈육은 공통된 관심사이다. 유아의 충동적인 성격과 극단적인 감정 표현으로 인해 부모가 아이를 이해하고 대처하기 어려울 수 있다. 유아에게는 단호하고 부드러운 훈육을 통해 자신이 무엇을 해야 하고, 어떻게 할 수 있는지에 대해 가르쳐야 한다. 부모의 유아에 대한 사랑과 존중은 유아가 자신과 다른 사람을 돌보도록 가르친다. 그러므로 애착은 훈육 관점에서 매우 중요하다. 유아가 무엇을 배우고 이해하는지에 대한 부모의 현실적인 이해가 훈육과정에 도움이

표 4.5 불소 보충 권장량

연령	수돗물에 함유된 불소 이온수준(ppm)		
	<0.3ppm	0.3~0.6ppm	>0.6ppm
출생~6개월	없음	없음	없음
6개월~3세	0.25mg/일	없음	없음
3~6세	0.5mg/일	0.25mg/일	없음
6~16세	1.0mg/일	0.5mg/일	없음

ppm, parts per million = 1 mg/liter.
【출처】 AAPD. (2018). *Policy on use of fluoride.* Retrieved July 18, 2019, from https://www.aapd.org/media/Policies_Guidelines/P_FluorideUse.pdf

된다. 유아기에 자율성이 급속히 발전하면서 종종 부모의 한계를 시험할 수 있다. 온순한 영아는 유아기가 되면 더 도전적으로 된다. 유아는 새로운 경험에 대하여 지속적으로 탐색하면서 스스로를 종종 위험한 상태에 놓이게 하며, 반항적인 태도는 부모의 인내심을 자주 시험하게 한다.

유아를 위험으로부터 예방하려는 노력과 계속되는 한계 시험에 대한 대응으로 부모는 종종 체벌에 의존하게 된다. 그런 것들이 허용되기는 하지만, 미국소아과학회와 소아간호사협회에서는 체벌 또는 얼차려를 주지 않도록 권장한다(AACAP, 2018; NAPNAP, n.d.). 최근 연구는 체벌이 가지고 있는 내재적 위험성과 아동의 미래행동에 미치는 부정적 영향에 대해 지적하고 있다(글상자 4.5). 때리거나 다른 형태의 체벌은 폭력을 지지하는 태도로 이어지고 이는 일부 아동에게는 분노로 남고 폭력의 악순환을 발생시킨다(NAPNAP, n.d.).

TAKE NOTE!

18개월 이하의 유아에게 체벌은 부상의 위험이 크기 때문에 절대로 해서는 안 된다. 또한 영아나 어린 유아는 체벌과 부적절한 행위와의 연관성을 이해하지 못한다(AAP, 2019g).

글상자 4.5 체벌의 부정적 영향

- 체벌은 타임아웃이나 다른 훈육 방식보다 아동의 바람직하지 않은 행동을 줄이기 위한 조치에 덜 효과적이다.
- 18개월 이하 유아
  - 체벌과 바람직하지 않은 행동을 연관시키지 못한다.
  - 나이 많은 아동보다 때리기로 인한 신체적 상해의 위험이 크다.
- 신체적 체벌
  - 폭력을 지지하는 성격으로 이어질 수 있다.
  - 유아에게 분노를 일으킬 수 있다.
  - 효과적인 문제해결법을 배우는 데 좋지 않은 방식이다.
  - 나중에 반사회적 및 범죄적 행동과 관련될 수 있다.
  - 유치원생, 학령기 및 성인이 되어서도 공격성이 증가할 수 있다.
  - 잦을 경우 부모와 아동 관계가 약해질 수 있다.
- 어린 시절 체벌은 성인기에 우울증과 약물 남용의 가능성을 증가시킨다.
- 체벌은 더 심한 체벌을 만들고 아동학대로 이어질 수 있다.
- 체벌을 많이 당한 아동일수록 커서 자신의 자식에게도 체벌을 가할 확률이 높아지고, 배우자에게 폭력을 가할 수도 있다.

【출처】 Global Initiative to End All Corporal Punishment of Children. (2018). *Global initiative to end corporal punishment.* Retrieved July 18, 2019, from http://www.endcorporalpunishment.org/; and National Association of Pediatric Nurse Practitioners. (n.d.). *What can we do to help children behave? Alternatives to corporal punishment.* Retrieved July 18, 2019, from https://www.napnap.org/sites/default/files/userfiles/SIGs/LandingPages/NAPNAP%20CMN%20SIG%20POWERPOINT%20ON%20CHILD%20DISCIPLINE%20final%20%28002%29.pdf

정상적인 유아 발달에는 자연스러운 호기심이 포함되고, 이러한 호기심은 종종 위험하고 문제가 있는 행동으로 이어진다(O'Donnell, 2018). 유아는 규칙을 배우는 데 오래 걸리므로 어린이 보호장치는 유아가 안전하게 탐험할 수 있는 환경을 만들어 주는 좋은 방법이 된다. 이를 통해 유아는 자신의 발달 욕구를 충족시키고 부모는 중재해야 할 빈도가 줄어든다.

훈육은 한계 설정, 협상 그리고 유아가 문제해결을 배우는 데 도움이 되는 기술에 초점을 맞추어야 한다. 부모는 일관성을 제공하고 정해진 한계를 준수해야 한다. 현실적인 선택을 제공하는 것은 유아가 자기통제감을 갖는 데 도움이 된다. 규칙은 간단하고 숫자가 제한되어야 한다. 유아의 식사 일정과 휴식/수면 시간을 유지하는 것은 배고픔이나 피로로 인해 발생하는 갈등을 예방할 수 있다. 유아는 나누어 쓰는 환경을 만들면 안 된다. 왜냐하면 나누어 쓰는 개념을 아직 유아가 이해하지 못하기 때문이다. 부모는 아동이 즐길 수 있는 간단한 활동을 장려하고 장난감으로 인한 갈등을 피하도록 해야 한다. 부모는 유아의 자율성 발달에 도움이 되는 적절한 선택을 제공해야 하지만 선택의 여지가 없는 경우에는 선택을 제공해서는 안 된다.

가능한 한 긍정적 강화를 사용해야 한다. 아동이 착한 행동을 하는 순간을 '포착'하는 것은 올바르고 바람직한 행동을 강화하는 데 도움이 된다. 유아가 올바른 행동을 할 때, 부모는 아동을 일관성 있게 칭찬과 접촉을 하며 보상을 해 주는 것이 좋다.

'타임아웃(time-out)'은 2.5~3세 아동에게 효과적이다. '소거(extinction)'는 2~3살에 특히 유용한 기술이다. 소거는 용납되지 않는 행동의 일체를 무시하는 것을 포함한다. 부모가 가끔 자기도 모르게 유아에게 보내는 관심이 원치 않는 유아의 행동을 발생시키는 원인이 되기도 한다(부정적인 행동에 대한 관심도 관심이다). 부모는 짜증나는 행동(위험하지 않은)을 없애고 싶으면 그것이 발생할 때마다 무시하는 것이 좋다. 만약 아동이 부정적인 행동을 억누르고 반대로 올바른 행동을 한다면 그때 칭찬을 해 준다. 처음에 부적절한 행동을 무시하기가 쉽지 않을 것이다. 교육지침 4.4는 주도권 싸움을 피하고 유아를 위한 적절한 훈육지침을 제공한다.

교육지침 4.4 유아를 위한 적절한 훈육지침

- 유아에게 지시할 때 아동에게 '무엇을 하지 말아야 하는지'가 아닌, '무엇을 해야 하는지'를 알려 주어야 한다. 이것는 긍정적인 초점을 맞추게 된다. 만약 "안돼", "하지 마" 아니면 "멈춰"를 말해야 하는 경우 대신 수행할 지침을 따른다.
- 선택의 여지가 있을 때 제한적 선택을 제공한다. "모자를 쓰고 싶니?"라는 질문보다 "파란 모자를 쓰고 싶니? 빨간 모자를 쓰고 싶니?"라고 말한다. 유아에게 전부는 아니지만 약간의 통제권을 부여한다.
- 적절한 의사소통의 본보기이지만 항상 멋지게 말할 필요는 없다. 만약 상황이 정당하다면 단호하고 고른 어조로 요점을 전달한다. 소리 지르는 것은 안 된다.
- 목소리의 억양에 신경을 쓰도록 한다. 진술이나 지시는 질문의 어조나 "Okay."로 끝나서는 안 된다. 명확하게 말하고 진술은 진술처럼 들려야 하고 질문만 질문형으로 끝나야 한다.
- 유아가 공격적으로 행동하면 아동의 기분을 진정시키면서 일관성 있게 엄하게 지도한다. 예를 들어 "친구에게 화난 건 알지만, 때리는 건 좋지 않아."

【출처】 O'Donnell, L. M. (2018). Disciplining your toddler. Retrieved March 12, 2019, from https://kidshealth.org/en/parents/toddler-tantrums.html# and Sears, W. & Sears, M. (2019b). *8 tools for toddler discipline.* Retrieved July 16, 2019, from http://www.askdrsears.com/topics/parenting/discipline-behavior/8-tools-toddler-discipline

흔한 발달적 문제

유아기의 일반적인 발달문제는 배변훈련, 분노발작, 엄지손가락 빨기 또는 젖꼭지 빨기, 형제자매 간의 경쟁, 퇴행이다. 거부증, 분노발작, 형제자매 간의 경쟁이 정상적인 것임을 이해하면 이러한 문제에 대처하는 데 도움이 된다. 부모에게 적절한 예상지침을 제공하여 이러한 발달문제에 대해 부모를 준비시키도록 한다.

배변훈련

척수의 수초화가 2세 무렵에 이루어지면 유아는 괄약근을 자발적으로 조절할 수 있다.

여아는 남아보다 더 빨리 배변훈련을 할 수 있다. 유아는 다음과 같이 준비되어 있을 때 배변훈련(toilet teaching)을 시작할 수 있다.

- 일정한 시간마다 장운동이 일어난다.
- 유아는 배변이나 소변의 욕구를 표현할 필요성을 안다. 언어, 행동변화 또는 몸짓으로 나타난다.
  - 기저귀를 보거나 잡는다.
  - 쪼그려 앉는다.
  - 다리를 꼰다.
  - 얼굴을 찌푸리거나 낑낑거린다.
  - 배설할 때 문이나 소파 뒤에 숨는다.
- 기저귀는 항상 젖어 있지 않다(이는 일정 시간 동안 소변 참는 것이 가능함을 나타냄).
- 유아는 지시를 따르려고 한다.
- 유아는 혼자서 잘 걸으며 자신의 바지를 벗고 입을 수 있다.
- 유아는 양육자를 따라 화장실로 간다.
- 유아는 유아용 변기 의자나 변기에 올라간다(AAP,

2019d).

부모는 유아의 배변훈련에 침착하고 긍정적이며 위협적이지 않은 태도로 접근해야 한다. 유아는 옷을 다 입은 상태에서 유아용 변기나 일반 변기에 앉는 것으로 훈련을 시작하고, 부모나 양육자는 화장실이 무엇이고 언제 사용해야 되는지를 이야기해 준다. 유아는 바닥에 놓인 유아용 변기 의자에 앉았을 때 가장 편안함을 느낄 것이다(그림 4.13). 유아용 변기 의자가 없다면 변기의 물탱크를 향해(거꾸로) 앉히면 엉덩이가 변기 속으로 가라앉지 않고 좌석 앞쪽에 남아 있기 때문에 유아가 더 안전하다고 느낄 수 있다. 일주일 정도가 지나면 더러워진 기저귀를 빼서 내용물을 변기에 버린 후 물과 함께 씻겨 내려가는 배설물을 관찰하도록 하는 것도 도움이 된다. 그 다음에 유아에게 바지나 기저귀가 없는 상태로 유아용 변기에 앉게 한다. 유아가 양육자나 친구의 변기 사용을 직접 관찰하는 것은 배변훈련의 성공에 도움을 준다. 또한 소변 보는 인형을 변기에 앉히는 것도 도움이 된다.

부모는 항상 부드럽게 칭찬해야 하며, 나무라서는 안 된다. 대체로 배변 성공에 가장 좋은 시기는 식사 후 변기에 가는 것이다. 유아가 배변조절능력을 완벽하게 익히면 방광조절능력을 키워주어야 한다. 야간에

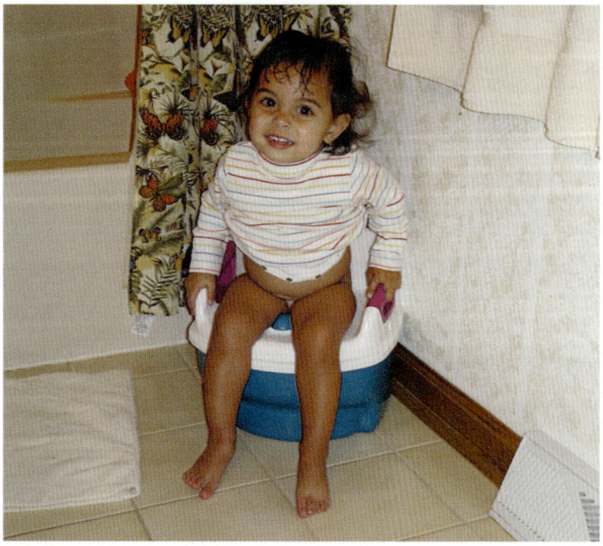

그림 4.13 유아는 유아용 변기 의자가 바닥에 닿을 때 가장 편안함을 느낀다.

방광조절이 가능해지는 데 몇 개월이 소요될 수 있고, 유아는 여전히 밤에 기저귀를 차야 할 수도 있다. 부모가 신체부위, 소변, 배변에 대한 적절한 단어를 일관성 있게 사용하면 유아가 무엇을 말해야 하고, 무엇을 해야 하는지 이해하게 된다(AAP, 2019a).

성공적인 배변훈련이 몇 주간 지속되면 유아는 배변 연습용 바지를 입어도 된다. 유아가 실수하여 화장실에 가지 못한다면, 바로 변기로 데려가지 말고 부드럽게 유아에게 변기 사용에 대해 교육하고 스스로 치우는 것을 도와준다. 절대로 대소변 '실수'에 대해 혼내서서는 안 된다.

배변훈련 동안에는 생식기에 관심이 집중되고 기저귀를 착용하지 않는 빈도가 많기 때문에 유아가 자신의 생식기에 관심을 갖는 것은 당연하다. 남아나 여아나 둘 다 자신의 생식기를 탐색하고 기분 좋은 느낌을 받게 된다. 하지만 유아기 수음은 부모에게 불편감을 주기도 한다. 부모가 이 행위에 관심을 가지면 오히려 빈도가 늘어나므로 무시해야 한다. 부모는 침착하게 이러한 행동은 사적으로만 해야 한다고 교육해야 한다(Carter & Feigelman, 2020b). 만약 유아의 수음이 심해지고 공공장소에서 멈추는 것을 거부한다면, 이러한 행동을 유발할 만한 스트레스의 원인이 있을 수 있다.

거부증

거부증(negativism)은 유아기에 흔하다(Lieberman, 2018). 유아가 부모에게 분리되면서 자신의 정체성을 깨닫고 자율성이 발현되면서 거부증이 생긴다. 부모는 거부증이 정상적인 발달단계이며 절대 고의적인 저항이 아니라는 것을 이해해야 한다. 유아에게는 "예" 또는 "아니요" 형식의 질문을 피해야 한다. 왜냐하면 대부분의 아동은 부정을 의미하지 않더라도 "아니요"라고 대답할 것이기 때문이다. 아동에게 간단한 선택을 주는 것은 유아의 통제감을 키우는 데 좋다. 부모는 유아에게 실제로 선택권이 없는 무얼 '하고 싶은지'를 질문하면 안 된다. "빨간 컵을 사용하고 싶어, 파란 컵을 사용하고 싶어?"가 "지금 우유 먹고 싶어?"보다 더 적절한 질문이다. 밖에 나갈 때가 되면 "신발 신고 싶

니?"라고 묻는 것 대신 설명하는 어투로 밖에 나가기 위해서는 신발을 신어야 한다고 설명하고 어떤 신발을 신고 싶은지, 양말 색깔은 어떤 것을 고르고 싶은지 선택권을 주는 것이 좋다. 만일 아동이 부정적인 대답을 한다면 부모는 침착하게 자녀 대신 결정을 해야 한다.

분노발작

영아기에 온순한 아동이라도 유아기에는 자주 분노발작(temper tantrums)을 일으킨다(그림 4.14). 영아기에 까다로웠던 아동은 더 많은 분노발작을 일으킬 수 있다. 분노발작은 좌절의 경험으로 유아기에 경험하는 자연스러운 결과이다. 유아는 새로운 것을 탐험하고자 하지만 이러한 노력은 대개 안전상의 이유로 많이 좌절된다. 유아는 고의로 나쁜 행동을 하지 않는다. 그들은 새로운 규칙과 규정을 배우는 데 시간과 성숙이 필요하다. 유아는 자신을 주체하지 못하고 화를 내거나 우는 것 대신 감정을 언어로 표현하기 시작하고, 다른 대체행동을 하기 시작한다. 분노발작은 흥분을 참지 못하고 비명을 지르거나 우는 현상을 통해 나타나며, 바닥에 몸을 던져 발길질하고, 소리를 지르고 방방 뛰거나 심지어는 숨을 참기도 한다. 피곤함과 배고픔은 유아의 대처능력을 제한하여 부정적 행동과 분노발작을 일으킬 수 있다(O'Donnell, 2018).

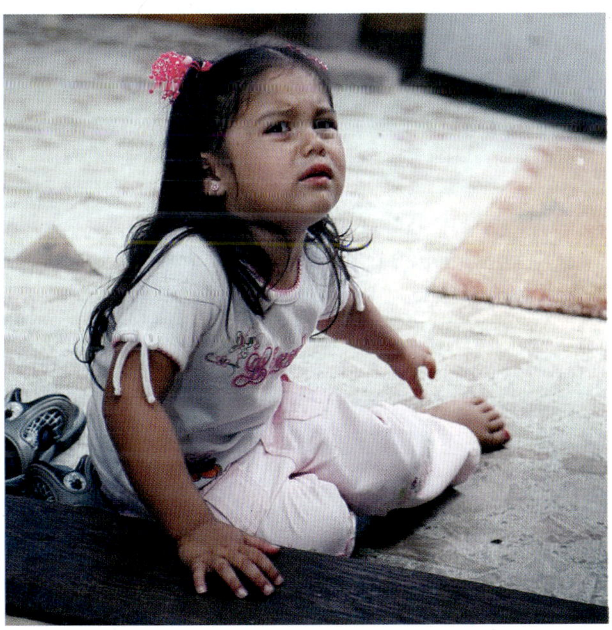

그림 4.14 분노발작은 유아 발달기에 정상적이다.

분노발작이 부모와 양육자에게는 짜증날 수 있지만, 이것은 유아의 독립심을 키우는 정상적인 과정이다. 유아가 성숙할수록 그들은 자신의 감정을 더 잘 표현할 수 있고 자신의 환경을 이해하게 된다. 부모는 유아의 행동징후를 알아차리고 불만을 일으키는 활동을 제한할 수 있다. 부모는 아이가 불만을 품기 시작하는 것을 눈치채면 다정하게 주의를 시켜야 할 것이다. 행동변화의 중재를 일찍 시작한다면 분노발작을 예방할 수 있다. 관심 분산, 새로운 관심 또는 그 상황에서 분리시키는 등의 방법을 사용한다.

분노발작이 발생했을 때 가장 좋은 방법은 행동을 무시하되 분노발작 동안 아동이 안전하도록 보호하는 것이다. 신체 체벌은 그저 분노발작을 더 길게 하고, 더 심한 부정적 행동을 자극할 뿐이다. 만약 분노발작이 공공장소에서 일어나면 부모가 자녀를 꼭 포옹하며 차분한 목소리로 달래는 것이 좋다. 부모가 자아 통제의 모델이 되는 것이 중요하다. 유아의 분노발작은 대부분 좌절감에서 비롯되기 때문에 자아 통제의 모범적인 행동은 유아가 원하는 것을 얻지 못했을 때 자신의 성질을 조절하도록 가르치는 데 도움이 된다(O'Donnell, 2018).

엄지빨기, 노리개젖꼭지

영아는 자신의 손을 입에 대고 스스로 안정을 취하기 위해 엄지를 빨기 시작한다(Sears & Sears, 2019c). 이러한 행동은 유아기 및 그 이후까지 이어질 수 있다. 노리개젖꼭지도 같은 이유로 사용된다. 유아는 엄지손가락을 빨거나 노리개젖꼭지를 빠는 것으로 스트레스를 받는 상황에서 자신을 진정시킨다. 엄지손가락 및 손가락 빠는 것과 젖꼭지 사용에 대한 의견은 가족력과 문화의 영향을 받는다. 대부분의 아동들은 영구치가 나기 전에는 빠는 습관에 대해 걱정할 필요가 없다. 하지만 장기적이고 잦은 빨기는 아동의 치아와 턱 구조의 변화에 영향을 줄 수 있다. 부모는 엄지손가락과 노리개젖꼭지를 빠는 것에 대한 자신의 생각을 정리한 다음 이 습관을 어떻게 해결할지 결정해야 한다.

노리개젖꼭지를 안전하게 사용하기 위해서는

- 한 개의 노리개젖꼭지를 사용한다.
- 오래된 노리개젖꼭지를 새것으로 교체한다.
- 절대 노리개젖꼭지를 아기 목에 걸어 놓지 않는다.

부모는 엄지와 노리개젖꼭지 빠는 것을 자기 전, 차 안 그리고 스트레스 받는 상황으로 제한하기를 원할 수 있다. 이와 관련하여 부모는 유아와 차분하게 제한에 대해 의논한 다음 일관성 있게 적용해야 한다(Sears & Sears, 2019a, 2019c).

형제간의 갈등

많은 가정에서 첫 자녀가 유아일 때 둘째를 가진다. 유아는 그동안 아기로서 집과 대가족 모두에게 많은 관심을 받아왔고, 대체로 자기중심적인 특징이 강하므로 새로운 아기를 집에 데려오는 것은 매우 방해가 될 수 있다. **형제간의 갈등**(sibling rivalry)을 줄이기 위해서 부모는 유아의 일상생활을 정상에 가깝게 유지하는 것이 중요하다(그림 4.15). 유아와 개별적인 시간을 꾸준히 가지는 것이 좋고, 유아를 아기 돌보는 것에 참여시킨다. 유아는 기저귀나 옷을 가져올 수 있으며 아기와 장난감으로 놀아주거나 노래를 불러 아기를 진정시킬 수 있다(Hirsch, 2016).

퇴행

어떤 유아는 형제자매의 출생이나 입원 등의 스트레스 상황에서 **퇴행**(regression)을 경험하기도 한다. 유아기의 스트레스는 자신의 새로운 발달과업을 숙달하는 데 영향을 미친다. 퇴행하는 동안 유아는 이전 단계로 돌아가기를 원할 수 있다. 오랫동안 잊고 있던 젖병이나 노리개젖꼭지를 찾을 수 있고, 이미 이전에 익힌 언어나 운동 기술을 멈출 수 있다. 유아기의 큰 스트레스는 배변훈련과정에 방해가 될 수도 있다. 예를 들어 형제의 출생이 가져오는 스트레스로 인해 형제가 태어난 시기에 배변훈련이 이뤄지지 않을 수 있다. 퇴행이 일어나면 부모는 퇴행행동을 무시하고 나이에 맞는 행동이나 기술을 익혔을 때 격려해야 한다(Hirsch, 2016).

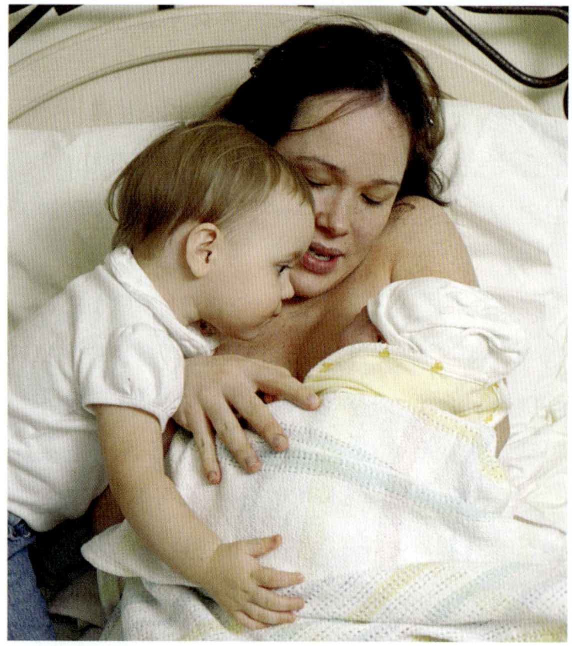

그림 4.15 유아가 형제자매를 '엄마의 아기'가 아닌 '우리 아기'로 인식할 때 더 긍정적인 태도로 맞이할 수 있다. 이 유아는 자신의 새 형제를 처음으로 만나고 있다.

2세인 호세를 참고하여 유아기에 흔한 발달문제를 나열해 본다. 간호사는 호세의 부모에게 어떤 예방적 육아지도를 해야 하는가?

주요 개념

- 유아의 기관계는 계속하여 성숙해가지만 영아기에 비해서 느리게 성장한다.
- 유아기의 심리사회적 발달과업은 자율성을 획득하고 분리와 개별화를 경험하는 것이다.
- 유아기의 인지발달은 감각운동기에서 전 조작기로 이동하는 것이다.
- 유아는 걷기법을 배운 후 전체운동기술을 개선하고, 미세운동기술은 도구와 다양한 조작 가능한 장난감의 사용을 통해 키운다.
- 유아는 제한적으로 언어를 표현하기 시작해서 3세 무렵에는 900개 정도 단어로 표현한다.
- 유아는 환경을 탐색하고 배우기 위해 모든 감각을 사용한다.
- 유아기에는 시력이 20/50이다.
- 유아기에는 자신의 독립성이 발현되는 과정에서 거부증이 나타난다.
- 유아는 매우 의식적이고, 명확한 한계가 적용되고 구조화된 일과를 따를 때 더 안정감과 안전함을 느낀다.
- 유아는 옳고 그름을 배우기 시작하고, 처벌을 받지 않으려고 행동한다.
- 유아는 활동적인 전체운동놀이, 책, 음악, 블록 쌓기로 발달이 촉

진될 수 있다.

- 유아기에는 활동성이 증가하고 호기심이 많으며 자율성이 증가하기 때문에 안전을 최우선으로 생각해야 한다.
- 유아기에는 중독 사고를 일으킬 수 있는 약물이나 기타 잠재적인 독성 물질의 적절한 보관과 감독을 통해 중독을 예방할 수 있다.
- 일관된 취침의식은 유아가 잠을 잘 자는 데 도움이 된다.
- 모든 유치는 30개월에 모두 나며 적절한 칫솔질과 불소 보충으로 건강하게 유지될 수 있다.
- 유아는 성장이 느려짐에 따라 식욕 감소를 경험할 수 있지만, 지속적인 발달을 위해서는 적절한 영양섭취가 필요하다.
- 척수의 수초화가 끝나는 2세 무렵이 되면 배변훈련을 시작할 수 있다.
- 엄지손가락 빨기, 노리개젖꼭지 빨기, 안정감을 주는 물건, 분노발작은 유아기에 예상되는 문제이다.
- 유아의 훈육은 명확한 한계과 일관성에 맞춰져 있어야 한다. 체벌이 포함되어서는 안 된다. 적절한 행동에 대한 칭찬과 더불어 돌봄과 양육 환경과의 균형이 이루어져야 한다.
- 특히 좌절감을 다루는 것과 관련된 적절한 행동에 대한 부모의 역할모델링은 유아에게 유익하다.
- 부모는 사랑스러운 환경을 제공하는 것뿐만 아니라 대부분의 일상생활 영역에서 적절한 행동의 모범이 됨으로써 유아의 발달에 중요한 역할을 한다.

참고문헌

American Academy of Child and Adolescent Psychiatry (AACAP). (2018). *Physical punishment*. Retrieved July 18, 2019, from https://www.aacap.org/aacap/families_and_youth/facts_for_families/fff-guide/Physical-Punishment-105.aspx

American Academy of Pediatric Dentistry (AAPD). (2018). *Policy on use of fluoride*. Retrieved July 18, 2019, from https://www.aapd.org/media/Policies_Guidelines/P_FluorideUse.pdf

American Academy of Pediatrics (AAP). (2019a). *Breastfeeding*. Retrieved July 18, 2019, from https://www.healthychildren.org/English/ages-stages/baby/breastfeeding/Pages/default.aspx

American Academy of Pediatrics (AAP). (2019b). *Car seats: Information for families*. Retrieved July 18, 2019, from https://www.healthychildren.org/English/safety-prevention/on-the-go/Pages/Car-Safety-Seats-Information-for-Families.aspx

American Academy of Pediatrics (AAP). (2019c). *Poison prevention and treatment tips*. Retrieved July 18, 2019, from https://www.healthychildren.org/English/safety-prevention/allaround/Pages/Poison-Prevention.aspx

American Academy of Pediatrics (AAP). (2019d). *Practicing safety: Toilet training*. Retrieved July 18, 2019, from https://www.aap.org/en-us/advocacy-and-policy/aap-health-initiatives/practicing-safety/Pages/Toilet-Training.aspx

American Academy of Pediatrics (AAP). (2019e). *Safety for your child: 1 to 2 years*. Retrieved July 18, 2019, from https://www.healthy children.org/English/ages-stages/toddler/Pages/Safetyfor Your Child-1-to-2-Years.aspx

American Academy of Pediatrics (AAP). (2019f). *Safety for your child: 2 to 4 years*. Retrieved July 18, 2019, from https://www.healthy children.org/English/ages-stages/toddler/Pages/Safetyfor-Your-Child-2-to-4-Years.aspx

American Academy of Pediatrics (AAP). (2019g). *Where we stand: Spanking*. Retrieved July 18, 2019, from https://www.healthychildren.org/English/family-life/family-dynamics/communicationdiscipline/Pages/Where-We-Stand-Spanking.aspx

American Association of Poison Control Centers (AAPCC). (2017). *In the home*. Retrieved July 18, 2019, from http://www.aapcc.org/prevention/home/

Ben-Joseph, E. P. (2018). *Nutritional guide for toddlers*. Retrieved July 18, 2019, from https://kidshealth.org/en/parents/toddlerfood.html

Brown, J. (2017). *Nutrition now* (8th ed.). Boston, MA: Cengage Learning.

Carter, R. G., & Feigelman, S. (2020a). Chapter 24: The preschool years. In R. M. Kliegman, B. St. Geme III, N. J. Blum, S. S. Shah, R. C. Tasker, K. M. Wilson, & R. E. Behrman (Eds.), *Nelson's textbook of pediatrics* (21st ed.). Philadelphia, PA: Elsevier.

Carter, R. G., & Feigelman, S. (2020b). Chapter 23: The second year. In R. M. Kliegman, B. St. Geme III, N. J. Blum, S. S. Shah, R. C. Tasker, K. M. Wilson, & R. E. Behrman (Eds.), *Nelson's textbook of pediatrics* (21st ed.). Philadelphia, PA: Elsevier.

Child Development Institute. (2018). *The 9 temperament traits*. Retrieved July 18, 2019, from https://childdevelopmentinfo.com/child-development/temperament_and_your_child/temp2/#.XSlfw-C3Mx31

Dooyema, C., & Blanck, H. (2018). *Childhood obesity Research demonstration projects: Implementing evidence-based interventions to support health children in low income families* [webinar]. Retrieved July 18, 2019, from https://asphn.org/wp-content/uploads/2018/01/Childhood-Obesity-Research-Demonstration-CORD-Projects.pdf

Erikson, E. H. (1963). *Childhood and society* (2nd ed.). New York, NY: W.W. Norton and Company.

Global Initiative to End All Corporal Punishment of Children. (2018). *Global initiative to end corporal punishment*. Retrieved July 18, 2019, from http://www.endcorporalpunishment.org/

Goldson, E., & Reynolds, A. (2018). Chapter 3: Child development and behavior. In W. W. Hay, Jr., M. J. Levin, R. R. Deterding, & M. J. Abzug (Eds.), *Current diagnosis and treatment: Pediatrics* (24th ed., pp. 67–97). New York, NY: McGraw-Hill Education.

Hagan, J. F., Shaw, J. S., & Duncan, P. M. (2017). *Bright futures: Guidelines for health supervision of infants, children, and adolescents* (4 ed.). Itasca, IL: American Academy of Pediatrics.

Herdman, T. H., & Kamitsuru, S. (2018). *NANDA International nursing diagnoses: Definitions & classification 2018–2020* (11th ed.). New York, NY: Thieme Publishers.

Hirsch, L. (2016). *Birth of a second child*. Retrieved July 18, 2019, from https://kidshealth.org/en/parents/second-child.html#

Klish, W. J. (2019). *Definition, epidemiology, and etiology of obesity in children and adolescents*. Retrieved from https://www.uptodate.com/contents/definition-epidemiology-andetiology-of-obesity-in-children-and-adolescents

Kohlberg, L. (1984). *Moral development*. New York, NY: Harper & Row.

Lieberman, A. (2018). *The emotional life of a toddler*. New York, NY: Simon & Schuster.

Lowry, L. (2016). *Bilingualism in young children: Separating fact from fiction*. Retrieved July 18, 2019, from http://www.hanen.org/Helpful-Info/Articles/Bilingualism-in-Young-Children--Separating-Fact-fr.aspx

Martorell, G. (2019). *Life: The essentials of human development*. New York, NY: McGraw-Hill.

National Association for the Education of Young Children. (n.d.). *Good toys for young children by age and stage*. Retrieved July 18, 2019, from http://www.naeyc.org/toys

National Association of Pediatric Nurse Practitioners, Breastfeeding Education SIG, Busch, D. W., Silbert-Flagg, J., Ryngaert, M., & Scott, A. (2019). NAPNAP position statement on breastfeeding. *Journal of Pediatric Health Care*, 33(1), A11–A15. DOI: https://doi.org/10.1016/j.pedhc.2018.08.011

National Association of Pediatric Nurse Practitioners (NAPNAP). (n.d.). *What can we do to help children behave? Alternatives to corporal punishment*. Retrieved July 18, 2019, from https://www.napnap.org/sites/default/files/userfiles/SIGs/LandingPages/NAPNAP%20CMN%20SIG%20POWERPOINT%20ON%20CHILD%20DISCIPLINE%20final%20%28002%29.pdf

Nowak, A. J., & Warren, J. J. (2019). *Preventive dental care and counseling for infants and young children*. Retrieved from https://www.uptodate.com/contents/preventive-dental-careand-counseling-for-infants-and-young-children

O'Donnell, L. M. (2018). *Disciplining your toddler*. Retrieved July 18, 2019, from https://kidshealth.org/en/parents/toddlertantrums.html#

Parks, E. P., Maqbool, A., Shaikhkhalil, A., Groleau, V., Wendell, D., & Stallings, V. A. (2016). Feeding healthy infants, children, and adolescents. In R. M. Kliegman, B. F. Stanton, J. W. St. Geme 3rd, & N. F. Schor (Eds.), *Nelson's textbook of pediatrics* (20th ed.). Philadelphia, PA: Elsevier.

Piaget, J. (1969). *The theory of stages in cognitive development*. New York: McGraw-Hill.

Powers, J. M., & Mahoney, M. H. (2019). *Iron deficiency in infants and children <12 years: Screening, prevention, clinical manifestations, and diagnosis*. Retrieved from https://www.uptodate.com/contents/iron-deficiency-in-infants-andchildren-less-than12-years-screening-prevention-clinicalmanifestations-and-diagnosis

Reach Out and Read. (2013). *Reading tips for your young family*. Retrieved July 18, 2019, from http://www.reachoutandread. org/FileRepository/ReadingTips.pdf

Safe Kids. (2015). *Swimming and boating fact sheet (2015)*. Retrieved July 18, 2019, from https://www.safekids.org/fact-sheet/swimming-and-boating-safety-fact-sheet-2015-pdf

Safe Kids. (2019a). *Swimming*. Retrieved July 18, 2019, from https://www.safekids.org/poolsafety

Safe Kids. (2019b). *Water safety at home tips*. Retrieved July 18, 2019, from https://www.safekids.org/tip/water-safety-hometips

SafeBedSharing.org. (2019). *Keep it safe*. Retrieved July 18, 2019, from http://www.safebedsharing.org/safetyguidelines.html

Samet, J. M., & Sockrider, M. (2018). *Secondhand smoke exposure: Effects in children*. Retrieved July 18, 2019, from https://www.uptodate.com/contents/secondhand-smoke-exposureeffects-in-children

Satter, E. (2019). *Child feeding ages and stages*. Retrieved July 18, 2019, from https://www.ellynsatterinstitute.org/how-tofeed/child-feeding-ages-and-stages/

Schaechter, J. (2018). *Guns in the home*. Retrieved July 18, 2019, from https://www.healthychildren.org/English/safetyprevention/at-home/Pages/Handguns-in-the-Home.aspx

Sears, W., & Sears, M. (2019a). *Choosing & using a pacifier*. Retrieved July 16, 2019, from http://www.askdrsears.com/topics/parenting/child-rearing-and-development/bringingbaby-home/pacifiers-in-or-out/choosing-using

Sears, W., & Sears, M. (2019b). *8 tools for toddler discipline*. Retrieved July 16, 2019, from http://www.askdrsears.com/topics/parenting/discipline-behavior/8-tools-toddler-discipline

Sears, W., & Sears, M. (2019c). *Thumbsucking*. Retrieved July 16, 2019, from http://www.askdrsears.com/topics/parenting/discipline-behavior/bothersome-behaviors/thumbsucking

Smith, M. A., & Segal, J. (2019). *Grandparents raising grandchildren: The rewards & challenges of parenting the second time around*. Retrieved July 16, 2019, from https://www.helpguide.org/articles/parenting-family/grandparentsraising-grandchildren.htm?pdf=13581

U.S. Department of Health and Human Services. (2019). *Proposed objectives for inclusion in Healthy People 2030*. Retrieved July 16, 2019, from https://www.healthypeople.gov/sites/default/files/ObjectivesPublicComment508_1.17.19.pdf

Viguera, A. (2019). *Postpartum depression: Risks of abnormal child development*. Retrieved from https://www.uptodate.com/contents/postpartum-depression-risks-of-abnormal-childdevelopment

임상적 판단능력

객관식 문제

1. 간호사는 입원한 30개월 아동을 돌보고 있다. 간호를 받기 싫어하는 아동은 매우 화가 나 있으며 항상 "안 돼!"라고 소리친다. 간호사는 유아의 행동을 어떻게 평가할 수 있는가?
   a. 간호에 방해되기 때문에 문제가 있다.
   b. 이 시기의 성장발달에 정상적이다.
   c. 아동이 입원해 있고 자신의 일상적 패턴에서 벗어나 있으므로 정상이다.

2. 15개월 된 아동의 어머니가 언어발달의 지연에 대해 걱정하고 있다. 어머니는 유아가 자신이 하는 말을 이해하고 가끔 지시를 따르지만, 오직 한두 단어만 일관성 없이 사용한다고 하였다. 간호사의 가장 적절한 응답은 무엇인가?
   a. "유아는 가능한 빨리 발달평가를 받아야 합니다."
   b. "어머니가 아동에게 책을 읽어 준다면 언어는 더 빨리 발달할 거예요."
   c. "수용성 언어는 보통 표현성 언어보다 빨리 발달합니다."
   d. "어머니는 아동의 주치의에게 언어치료 평가를 요청해야 합니다."

3. 2세 아동이 분노발작을 일으키고 있다. 간호사는 어머니에게 어떤 조언을 해야 하는가?
   a. "안전을 위해서 유아는 분노발작 동안 묶어 두어야 합니다."
   b. "분노발작이 조절되려면 처벌을 해야 합니다."
   c. "어머니는 유아에게 분노발작을 멈추면 보상을 준다고 해야 합니다."
   d. "분노발작은 유아가 안전하다면 무시해야 합니다."

4. 유아의 영양에 대한 가장 적절한 조언은 무엇인가?
   a. "컵으로 마시는 것을 권장하며 식사와 간식 사이에 물을 주십시오."
   b. "유아는 성장을 위해 단백질이 필요하므로 우유섭취를 무제한 권장합니다."
   c. "설탕 첨가 과일주스를 피하고 천연 과일주스를 원하는 만큼 주십시오."
   d. "유아에게 적절한 수분 공급을 위해 유아용 빨대컵을 계속 사용하도록 하세요."

5. 유아의 협조를 얻기 위해 간호사는 어떻게 접근해야 하는가?
   a. 즉시 유아를 어머니의 무릎에서 들어 올린다.
   b. 유아가 어머니의 무릎 위에 있을 때 유아 앞에 무릎을 꿇는다.
   c. 유아가 놀 수 있도록 간호업무를 신속하게 수행한다.
   d. 유아에게 주어진 일을 시작해도 괜찮은지 물어본다.

비판적 사고 연습

1. 어린이집 유아를 위한 안전교육계획을 세워 보시오.
2. 2세 아동을 위한 현실적이며 필요한 영양을 제공하는 3일의 식단을 작성하시오.
3. 배변훈련을 거부하는 34개월 유아를 둔 부모를 위한 교육계획을 개발하시오. 간호사가 시행할 평가와 교육계획을 포함하시오.

학습활동

1. 특별한 도움이 필요한 유아와 일반 유아를 돌보는 어린이집에 방문하십시오. 일반적인 유아와 특별한 도움이 필요한 유아(둘 다 같은 나이)에 대해 발달평가를 수행 후 발견한 점을 비교 및 대조해 보시오.
2. 임상적 상황에서 2명의 정상 2세 유아들을 돌보십시오. 각 유아의 행동, 부모의 반응, 간호사의 반응을 설명하고, 승낙을 얻고 유아의 스트레스를 최소화하기 위해 사용한 전략들을 나열하시오.
3. 일반적인 유치원에 있는 유아 교실을 관찰하십시오. 같은 나이에 다른 기질인 유아 두 명을 선택하십시오. 유아의 구조와 권력, 반 친구들과의 상호작용, 주의집중수준 그리고 언어와 활동수준에서 나타나는 차이점과 유사점에 대해 기록하시오.

통합: 사례연구

18개월 된 승희가 잘 자라지 않는다고 어머니가 걱정하며 소아과에 찾아왔다. 승희의 성장 측정값을 성장차트에 표시해 보니 키와 체중은 백분위 5에 있지만 머리둘레는 백분위 25에 있다.

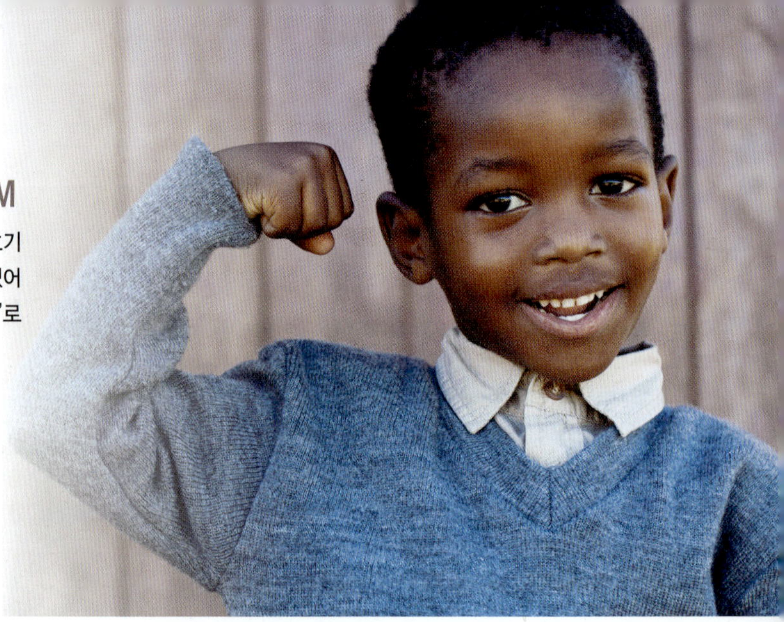

WORDS OF WISDOM

학령전기 아동은 대담하고 호기심이 왕성한 특성을 가지고 있어 '어린 과학자(little scientists)'로 불린다.

5 학령전기 아동의 성장발달과 건강증진

Growth and Development of the Preschooler

학습목표

이 장을 학습한 후 학생들은 다음을 수행할 수 있다.

1. 학령전기 아동의 정상적인 신체적 성장, 생리학적 변화 및 심리사회적, 인지적, 사회적/정서적, 도덕적/영적, 언어적 발달을 설명한다.
2. 학령전기 아동의 운동발달을 설명한다.
3. 학령전기 아동의 발달에서 흔한 우려사항이나 지연을 확인하기 위한 간호계획을 수행한다.
4. 학령전기 아동을 위한 영양계획을 세운다.
5. 학령전기 아동에 발생하는 발달과 관련된 적절한 예방적 육아지도 내용을 설명한다.

민아는 4세 여아로 건강검진을 위해 부모와 클리닉에 왔다. 간호사로서 민아의 성장과 발달을 사정한 다음, 수개월 내에 민아에게 발생할 수 있는 변화에 대해 부모 교육을 실시한다.

주요 용어

- 공감(empathy)
- 마술적 사고(magical thinking)
- 물활론(animism)
- 변환(transduction)
- 상상 친구(imaginary friend)
- 입학 준비(school readiness)
- 전보문식 언어(telegraphic speech)
- 전조작적 사고(preoperational thought)

학령전기(3~6세)는 계속적으로 성장과 발달이 이루어지는 시기로, 신체성장률은 이전 시기에 비해서 저하되나 인지 · 언어 · 사회심리적 발달 등이 견고해지며, 유아기에 습득된 많은 과업들이 이 시기에 완성된다. 부모와의 분리를 견디는 것을 배우고, 집중력이 향상되며, 학령기에 대비하는 기술을 습득한다.

성장과 발달 개요

건강한 학령전기 아동은 바른 자세를 가지고 있으며, 날씬하고 민첩하다. 유아기에 비해 더 자연스럽게 달릴 수 있게 되어 동작이 우아해진다. 운동발달은 미세운동분야에서 이전에 습득했던 기술이 더욱 정교해지고, 심리사회적 발달은 솔선감 성취에 초점이 맞춰져 있다. 인지발달에서 전개념적 사고와 직관력이 나타난다. 학령전기 아동은 탐구적인 학습자이며 새로운 개념을 마치 물을 흡수하는 스펀지처럼 흡수한다.

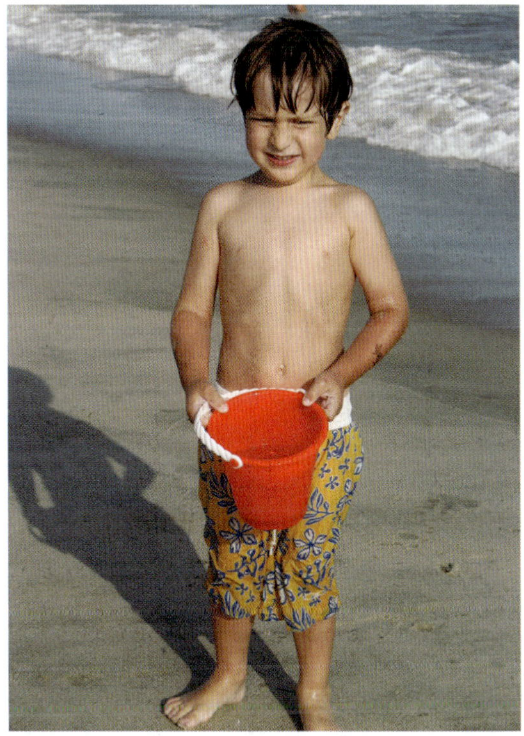

그림 5.1 학령전기 아동은 유아기에 비해 날씬하고, 곧은 자세를 취한다.

신체적 성장

학령전기 아동은 평균적으로 1년에 6.5~7.8cm 성장하며, 3세의 평균 키는 96.2cm, 4세는 103.7cm, 5세는 118.5cm이다. 이 기간 동안 체중은 1년에 평균 2~3kg씩 증가하여, 3세에는 14.5kg, 5세에는 18.6kg에 이른다(Carter & Feigelman, 2020). 학령전기 동안 지방은 소실되고 근육은 성장하여 더 강하고 성숙한 외모를 갖게 된다(그림 5.1). 하악이 좀 더 뚜렷해지면서 두개골의 길이 또한 약간 증가하며, 보통 6세 정도에 영구치의 출현이 시작되고 이를 위해 상악이 넓어진다.

민아를 사정한 결과, 체중은 20kg, 키는 106cm로 측정되었다.

생리적 특성

신체기관의 대부분은 학령전기에 성숙된다. 척수의 수초형성으로 장과 방광 조절이 가능해지며 대부분 3세까지 완성된다. 호흡기계는 크기가 계속 증가하며, 폐포의 수 또한 증가하여 7세가량에는 성인과 같은 수에 이르게 된다. 유스타키오관은 상대적으로 짧고 곧다. 학령전기에는 심박동수가 감소하고 혈압은 약간 증가한다. 심음청진 시 무해한 심잡음(innocent heart murmur)이 있을 수 있고, 제2심음 분열음이 잘 들린다.

학령전기 아동은 20개의 유치를 가지고 있다. 소장은 계속 길이가 증가하고 대변은 평균적으로 하루에 1~2회 보게 되며, 대체로 4세 정도가 되면 대변을 가릴 수 있다. 요도는 남아와 여아 모두 짧은 상태이기 때문에 성인에 비해 비뇨기계 감염에 취약하나, 보통 4~5세 아동은 방광조절능력을 갖게 되지만 가끔 조절하지 못할 때가 있으며, 특히 스트레스 상황에 있거나 아동이 흥미로운 활동에 완전히 빠져 있을 때 발생한다.

뼈는 계속 길이가 증가하고, 근육 또한 강해지고 성숙해진다. 그러나 근골격계는 아직 완전히 성숙하지 못하여 과도하거나 지나친 활동 시 부상에 취약하다.

심리사회적 발달

에릭슨(Erikson)에 따르면, 이 시기의 주요 발달과업은 솔선감 대 죄책감의 획득이다(Erikson, 1963). 학령전기 아동은 탐구적인 학습자로서 새로운 것을 배우는

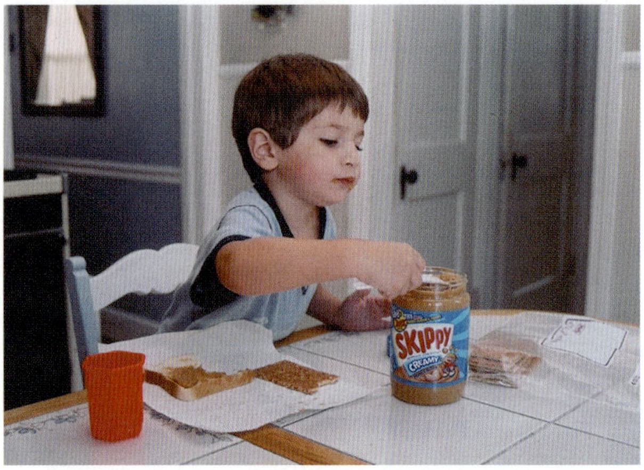

그림 5.2 학령전기 아동에게 샌드위치 준비와 같은 간단한 집안일을 돕도록 하는 것은 솔선감 발달을 촉진한다.

것을 좋아하고, 이러한 활동을 성공시킬 때 성취감과 만족감을 느낀다(그림 5.2). 그러나 자신의 능력이나 탐구한계를 벗어날 때 갈등과 죄책감을 느끼게 된다. 초자아(superego) 또는 양심(conscience)의 발달은 학령전기 동안에 완성되며, 이것은 도덕발달(옳고 그름을 이해하는 것)을 위한 기본이 된다(표 5.1).

인지발달

피아제(Jean Piaget, 1969)에 따르면, 학령전기 아동은 전조작기(preoperational stage)에 속한다. 학령전기에 현저히 나타나는 **전조작적 사고**(preoperational thought)는 자기중심적으로 세상을 이해하는 것이다. 전조작적 사고로 인해 전개념기의 아동은 자기중심적인 이해를 하므로, 한 가지 측면에서만 문제에 접근할 수 있다. 이 시기의 아동은 숫자세기의 개념을 이해하고, 상상놀이에 참여하기 시작한다.

마술적 사고(magical thinking)는 학령전기 발달에서 정상적으로 나타날 수 있다. 마술적 사고로 인해 학령전기 아동들은 자신의 생각이 전능하다고 믿는다(마술적 사고를 통해 경험하는 환상은 학령전기 아동들이 자신의 세계에 실제 공간을 만들 수 있게 한다. 마술적 사고를 통해 학령전기 아동들은 자신을 둘러싸고 있는 세상에서 다름에 대한 호기심을 충족시킨다).

또한 이들은 종종 **상상 친구**(imaginary friend)를 갖는데(Goldson & Reynolds, 2018), 이는 실제는 아니고 아동의 상상 속에서만 존재한다. 상상 친구를 통해 다른 활동이나 대화기술 등을 연습할 수 있다(이러한 상상에도 불구하고, 학령전기 아동들은 이 시기를 거치면서 쉽게 환상과 실제를 바꿀 수 있다).

직관기의 아동은 10개 또는 그 이상의 물건을 셀 수 있으며, 적어도 4가지 이상의 색깔을 정확하게 말할 수 있고, 시간 개념을 더 잘 이해할 수 있게 된다. 또한 일상에서 쓰이는 돈, 음식, 가전기구 같은 것들에 대해 알게 된다. 학령전기 아동들은 추론을 할 때 **변환**(transduction)을 사용한다. 이들은 사건이 전혀 관련이 없음에도 불구하고 특정 상황에서 다른 상황을 추론한다. 또한 학령전기 아동들은 무생물의 물건에 생명이 있다고 여긴다(**물활론**, animism)(표 5.1).

유아기에 습득된 언어기술은 학령전기에 강화된다. 어휘력의 증가로 상징적 사고가 더욱 발달하게 된다. 그러나 아직 죽음이나 죽음의 영속성에 대한 개념을 완벽히 이해하지는 못한다. 이들은 사망한 조부모님이나 반려동물이 언제 돌아오는지 질문을 할 수도 있다.

도덕 및 영적 발달

학령전기 아동은 옳고 그름에 대한 개념을 이해할 수 있고 양심이 발달하여, 경고 또는 위협하는 내면의 소리를 들을 수 있다. 콜버그(Kohlberg)는 이 단계(2~7세)를 전인습적 단계(preconventional stage)로 정의하였고, 아동의 도덕적 판단은 처벌과 복종 지향에 따라 달라진다고 보았다(Kohlberg, 1984). 즉, 옳고 그름에 대해 스스로 판단하는 것이 아니라 부모님이나 영향을 미치는 다른 어른들에 의해 판단하고 행동한다는 것이다. 행동의 의미와는 상관없이 벌을 받으면 그 행동은 나쁜 것이고, 벌을 받지 않으면 그 행동을 좋은 것으로 인식한다. 예를 들어 어떤 사람이 아프거나 죽으면 그 사람이 잘못했기 때문에 그렇다고 생각하고, 병이나 죽음을 벌이라고 믿는다.

도덕성이 발달되면서 아동은 감정을 다루는 방법을 배우게 된다. 어떤 경우에는 이러한 감정을 다루기 위해 싸움이나 깨물기와 같은 부적절한 방법을 선택할 수도 있다. 학령전기에는 거짓말을 하기 시작한다. 학

표 5.1 발달이론

이론가	단계	행동
에릭슨	솔선감 대 죄책감 (3~6세)	• 부모를 기쁘게 하는 것을 좋아한다. • 활동을 계획하고, 게임을 만들기 시작한다. • 다른 사람들과 활동을 시작한다. • 다른 사람의 역할을 해본다(현실적, 상상적). • 성 정체감을 발달시킨다. • 양심을 발달시킨다. • 형제자매에게 불만을 가질 수 있다. • 새로운 것을 탐색하기를 좋아한다. • 스포츠, 쇼핑, 요리 등을 즐긴다. • 잘못된 선택이나 나쁜 행동을 할 때 후회의 감정을 갖는다. • 다른 아동들과 협동한다. • 갈등에 대한 해결책을 협상한다.
피아제	전조작기: 전개념기(2~4세)	• 자기중심적인 생각을 나타낸다. • 집중시간이 짧다. • 관찰과 모방을 통해 학습한다. • 물활론을 나타낸다. • 성인만큼 논리적이거나 완전하지는 않지만 개념들을 형성한다. • 간단한 분류를 할 수 있다. • 4세 아동은 반대 개념을 이해한다(뜨겁다/차다, 부드럽다/딱딱하다). • 추론이 독특하다. • 상상력이 풍부하다.
	전조작기: 직관기(4~7세)	• 사물을 연관짓고 분류할 수 있다. • 직관적인 사고를 한다: 비록 왜 그런지는 알지 못하지만 어떤 것이 옳은 것인지 혹은 옳지 않은 것인지 안다. • 다른 사람들의 다름을 인정하지만 이해하지는 못한다. • 어떤 사실에 대해 매우 호기심이 많다. • 수용할 수 있는 문화적 규칙들을 알고 있다. • 단어를 적절하게 사용하나 종종 그 의미에 대하여 진심으로 이해하지는 못한다. • 좀 더 현실적인 인과관계를 갖게 된다. • 부모님의 가치에 대하여 질문하기 시작한다.
콜버그	처벌-복종 지향 [2~7세(전인습적 도덕수준)]	• 처벌에 따라 좋고 나쁨을 결정한다. • 부모의 훈육이 없다면 부적절한 행동을 배울 수 있다(만약 아동이 때리고, 물고, 또는 무례한 언행을 함에도 불구하고 처벌을 하지 않는다면, 아동은 이러한 행동이 옳다고 여기고 계속할 수 있음).
프로이트	남근기(3~7세)	• 아동의 쾌락은 생식기와 자위에 중심을 두고 있다. 초자아가 발달하고 양심이 나타난다. • 오이디푸스 콤플렉스가 나타난다: 같은 성의 부모에게는 질투와 경쟁을 느끼고, 반대 성의 부모를 사랑한다. 이는 같은 성을 가진 부모와의 강한 동일시가 발달하는 학령전기가 끝날 때에 해결된다.

【출처】 Erikson, E. H. (1963). *Childhood and society* (2nd ed.). New York, NY: W. W. Norton and Company; Carter, R. G., & Feigelman, S. (2020). Chapter 24: The preschool years. In R. M. Kliegman, B., St. Geme III, N. J. Blum, S. S. Shah, R. C. Tasker, K. M. Wilson, & R. E. Behrman (Eds.), *Nelson's textbook of pediatrics* (21st ed.). Philadelphia, PA: Elsevier; Kohlberg, L. (1984). *Moral development*. New York, NY: Harper & Row; and Piaget, J. (1969). *The theory of stages in cognitive development*. New York, NY: McGraw-Hill.

령전기 초기의 아동은 실제와 상상, 환상을 구분해내는 것이 어렵지만, 학령전기 후기의 아동은 옳고 그름에 대해 더 잘 알게 된다. 또한 이들은 위기를 이해하고 대처하기 위해 자신의 제한된 인생경험을 사용할 수 있고, 사회적으로 용인되는 행동의 한계를 배울 필요가 있으며, 매너에 대한 보상도 배운다. 학령전기 아동은 가족을 돕기 시작하고, 주고 받는(give-and-take) 관계의 개념을 이해하기 시작한다.

인지가 발달하는 전조작기 동안 학령전기 아동의 믿음은 직관적이고 투사적이다(Adams, Bull, & Maynes, 2016). 학령전기 아동은 상상을 통해 모든 것이 가능하다고 여기며, 어른들이 가지고 있는 세상에 대한 논리적인 시각은 아직 발달하지 않았다. 학령전기 아동들은 삶의 경험이 제한적이므로, 새로운 사람이나 상황에 감정을 투사하기도 하며, 이러한 투사를 자신을 둘러싸고 있는 것을 이해하는 데 사용하기도 한다. 학령전기 아동은 자신의 부모나 양육자의 감정이나 특징을 '신'에 투영하기도 한다(예: 만약 엄마가 화가 났다면, 신도 화가 났을 것이다).

가족의 종교적 신념은 아동의 식이, 부모가 사용하는 훈육 방식, 부모의 자녀에 대한 인식 등에 영향을 미칠 수 있다. 아동이 아프거나 입원하였을 때 가족들이 명상이나 기도와 같은 종교의식을 계속 할 수 있도록 돕는 것이 도움이 될 수 있다(그림 5.3).

운동기술발달

근골격계가 계속 성숙해감에 따라 운동기술은 더 세련되어지고 새로운 기술이 발달한다. 스스로의 행동을 좀 더 자발적으로 조절할 수 있어 유아보다 덜 서툴게 된다. 학령전기는 미세운동기술의 두드러진 발전이 일어나는 시기이다(표 5.2).

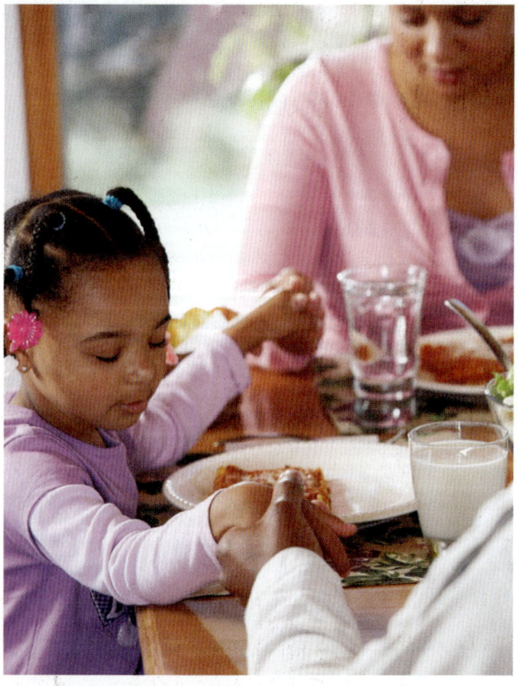

그림 5.3 학령전기 아동은 종교적 의식에 참여하기는 하나 그 의미를 완전히 이해하지는 못한다.

전체운동기술

학령전기 아동은 서고 걷고 달리고 뛰는 동안 민첩성을 보인다(그림 5.4). 아동은 계단을 오르내릴 수 있고 앞뒤로 잘 걷는다. 발끝으로 서 있거나 한쪽 발로 서 있기 위해서는 아직 집중이 필요하다. 학령전기 아동은 끊임없이 움직이고, 새로운 개념을 이해하기 위해 신체를 이용한다(예: 기차 바퀴가 어떻게 움직이는지에 대해 설명할 때 팔을 이용하여 "칙칙폭폭"하며 움직임).

미세운동기술

3세 아동은 독립적으로 손가락을 움직일 수 있고, 어른처럼 식기나 크레파스를 한쪽 엄지와 다른 손가락으로 잡을 수 있다. 또한 자유롭게 낙서하고, 원을 그리고, 사각형을 따라 그리고, 많이 흘리지 않고 스스로 먹을 수 있다. 이러한 기술들은 점차 정교해져서 5세에는 글씨를 쓰고, 가위로 더 정확하게 자르고, 신발끈을 묶을 수 있게 된다(그림 5.5).

감각발달

출생 시 청각은 완전하며 학령전기 내내 유지된다. 후각과 촉각은 학령전기 동안 발달이 계속되며, 초기 학령전기 아동은 후기 학령전기 아동보다 미각을 잘 구별하지 못해 우발적 섭취의 위험성이 증가한다. 시력은 계속 향상되며 양눈이 동일해야 한다. 5세 아동의 시력은 20/40 또는 20/30 정도이다. 이 시기에 색각은 온전하다.

의사소통과 언어발달

언어습득으로 학령전기 아동은 생각과 창의력을 표현하게 된다. 학령전기는 언어기술이 정교해지는 시기이다. 3세 아동은 필수적 정보만 포함된 짧은 문장으로 이야기하는데, 이를 **전보문식 언어**(telegraphic speech)라 한다. 학령전기의 언어발달은 광범위하다. 2세 아동

표 5.2 운동기술발달

연령	전체운동기술	미세운동기술
3세	• 오르막을 잘 오른다. • 세발자전거의 페달을 밟는다. • 잘 뛴다. • 발을 번갈아 계단을 오르내린다. • 넘어지지 않고 쉽게 몸을 구부린다.	• 스스로 옷을 벗는다. • 원을 그린다. • 9~10개의 블록을 쌓는다. • 쓰기를 할 때 연필을 잡는다. • 뚜껑, 너트, 볼트를 조이고 푼다.
4세	• 머리 위로 공을 던진다. • 앞으로 공을 찬다. • 튀어오르는 공을 잡는다. • 한 발로 뛴다. • 한 발로 5초 동안 서 있는다. • 발을 번갈아 계단을 오르내린다. • 민첩하게 앞뒤로 움직인다.	• 가위를 잘 사용한다. • 글씨를 쓴다. • 원과 사각형을 그린다. • 대각선이나 마름모를 따라 그린다. • 사람을 2~4개의 신체부분으로 그린다. • 신발끈을 맨다.
5세	• 한 발로 10초 이상 서 있는다. • 그네를 타고 오르막을 잘 오른다. • 깡충깡충 뛰어다닐 수 있다. • 재주넘기를 할 수 있다. • 스케이트와 수영을 배울 수 있다.	• 몇 가지 글씨를 쓴다. • 사람의 신체를 적어도 6개 부분으로 그린다. • 도움 없이 옷을 입고 벗을 수 있다. • 신발끈 묶는 것을 배울 수 있다. • 포크, 숟가락, 나이프(감독하에)를 잘 사용한다. • 삼각형과 다른 기하학적 패턴을 그린다. • 대부분 배변욕구를 관리한다.

【출처】 Carter, R. G., & Feigelman, S. (2020). Chapter 24: The preschool years. In R. M. Kliegman, B., St. Geme III, N. J. Blum, S. S. Shah, R. C. Tasker, K. M. Wilson, & R. E. Behrman (Eds.), *Nelson's textbook of pediatrics* (21st ed.). Philadelphia, PA: Elsevier; and Goldson, E., & Reynolds, A. (2018). Child development & behavior. In W. W. Hay, M. J. Levin, R. R. Deterding, & M. J. Abzug (Eds.), *Current diagnosis & treatment: Pediatrics* (24th ed., pp. 67–97). New York, NY: McGraw-Hill Education.

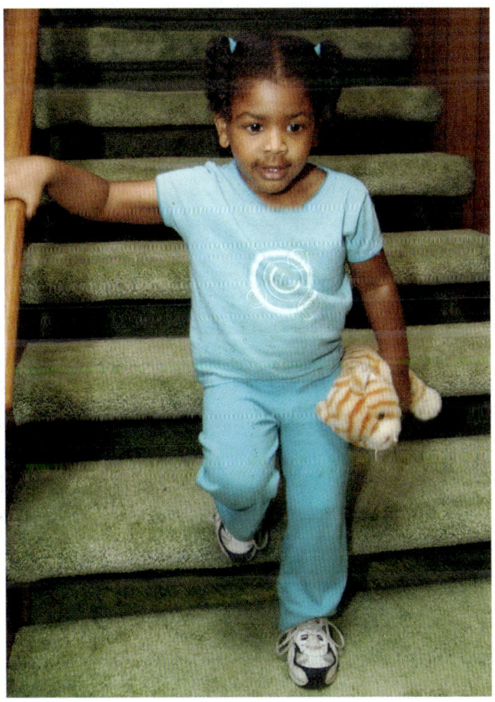

그림 5.4 학령전기 아동은 잘 달리고, 계단을 오르내리고, 한 발로 균형을 잡을 수 있다.

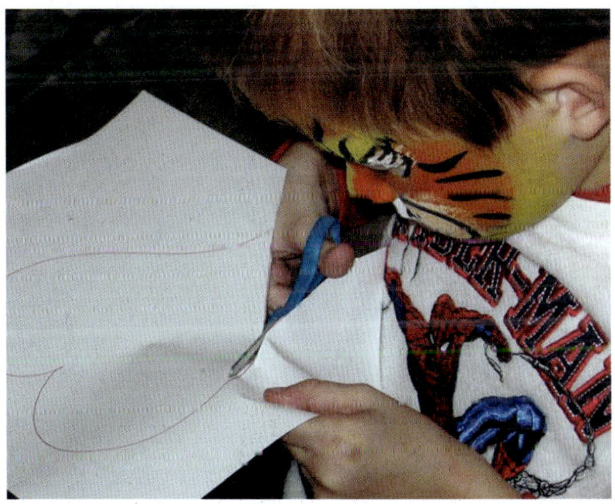

그림 5.5 5세 아동은 미세운동 정교성을 가지고 있어 가위를 잘 사용한다.

표 5.3 학령전기 아동의 의사소통기술

연령	의사소통능력
4세	• 성인과 같은 문법을 사용하여 완벽한 문장을 말한다. • 따라하기 쉬운 이야기를 한다. • 가족 이외의 사람들이 75% 정도 이해할 수 있는 말을 한다. • '누구', '어떻게', '얼마나 많이'와 같은 질문을 한다. • 대화에서 주제에 집중한다. • '같음'과 '다름'의 개념을 이해한다. • 질문이 많다. • 친숙한 동물의 이름을 알고 있다. • 책과 잡지에 있는 일반적인 물건의 이름을 말한다. • 적어도 한 가지 색깔을 알고 있다. • 환상에 대해 말로 설명한다. • 세 가지 명령을 수행한다. • 몇 개의 숫자를 셀 수 있다. • 어휘량은 1,500단어 정도이다.
5세	• 가족 외의 사람도 아동의 말을 대부분 이해할 수 있다. • 물건이 어떻게 사용되는지 설명한다. • 길고 자세한 대화에 참여한다. • 과거, 미래, 그리고 상상의 사건들에 대하여 이야기한다. • '왜'와 '언제'를 사용한 질문에 대답한다. • 10까지 셀 수 있다. • 이야기의 일부를 상기할 수 있다. • 발음에는 어려움이 있더라도 말하는 것은 완벽하게 이해할 수 있다. • 일반적으로 문법적으로 옳게 말한다. • 어휘량은 2,100단어 정도이다. • 이름과 주소를 말한다.

【출처】 Centers for Disease Control and Prevention. (2018). *Developmental milestones*. Retrieved July 18, 2019, from http://www.cdc.gov/ncbddd/actearly/milestones/index.html; and Carter, R. G., & Feigelman, S. (2020). Chapter 24: The preschool years. In R. M. Kliegman, B., St. Geme III, N. J. Blum, S. S. Shah, R. C. Tasker, K. M. Wilson, & R. E. Behrman (Eds.), *Nelson's textbook of pediatrics* (21st ed.). Philadelphia, PA: Elsevier

은 50~100개의 단어를 사용하고, 5세까지 약 2,100개의 단어를 사용한다(Carter, & Feigelman, 2020). 학령전기가 끝날 무렵이 되면, 아동은 성인수준의 문장 구조를 사용하게 된다(표 5.3).

3~6세에는 유창성을 개발하기 시작한다(말할 때 소리, 음절, 단어를 부드럽게 연결하는 능력). 처음에는 말을 더듬거나 유창하지 않을 수도 있다. 말하기에 일관성이 없을 수 있고, 자음이나 "음"을 반복하여 말할 수도 있다.

학령전기 아동은 의사소통 시 추상적 사고능력이 부족하여 구체적인 특성을 가진다. 이러한 구체적인 특성에도 불구하고 학령전기 아동의 의사소통은 꽤 정교하고 자발적이어서, 꿈이나 공상에 대하여 말할 수 있다. 어휘력을 습득하고 문법을 정확하게 사용하는 것을 배우는 것을 통해 학령전기 아동의 수용적 언어기술도 점차 정교해진다.

학령전기 아동은 부모의 기분상태와 매우 일치하는 양상을 보이고, 대화 시 부정적인 감정을 쉽게 알아차린다. 만약 부모가 논쟁하는 것을 아동이 듣는다면 놀랄 수도 있고, 학령전기 아동의 상상은 공포 발생의 연료가 되어 자신이 들은 것을 오해할 수도 있다.

민아를 사정할 때, 당신이 학령전기 아동에게 기대할 수 있는 전체운동, 미세운동, 언어기술은 무엇인가?

사회정서적 발달

유치원에 입학할 때까지 아동은 사회성이 발달되어야 하는데, 이는 아동이 유치원 생활에 적응하는 데 도움이 되기 때문이다. 사회성 기술에는 협동, 분배(물건, 감정), 배려, 아량, 애정표시, 대화, 기분의 표현, 다른 사람을 돕는 것, 친구를 사귀는 것 등을 포함한다.

학령전기 아동은 강한 감정을 갖는 경향이 있다. 아동은 어떤 순간에는 매우 흥분하고 행복해하고 들뜨는 반면, 어떤 순간에는 매우 실망을 나타낼 수도 있다. 학령전기 아동은 다채로운 상상력을 가지고 있고, 공포는 매우 현실적이다. 이 시기에 대부분의 아동은 행동을 조절하는 방법을 배우게 된다. 아동은 자신의 기분을 알고, 강한 감정은 점토놀이나 물놀이, 그림 그리기나 색칠하기, 인형놀이 등과 같이 연극적 놀이라는 배출구를 통해 드러내기도 한다.

학령전기 아동은 정체성이 발달하는데, 스스로 남아인지 여아인지 알고 특정 가족, 지역사회, 문화에 속해 있다는 것을 알게 된다. 충동에 대한 자기조절을 할 때 자긍심을 가지며, 다른 사람을 도울 수 있는 능력이 있다.

부모는 아동이 학교에 입학할 때 필요한 사회적·정서적 기술을 발달시키기 위해 아동을 돕거나 격려할 수 있다. 학령전기 아동은 부모와 1 : 1 의사소통을 매우 잘하며, 상호작용적인 의사소통을 하는 동안 자신의 느낌과 생각을 표현하는 방법을 배우게 된다. 상호작용적인 의사소통은 정서적 · 도덕적 발달뿐만 아니라 자존감과 인지발달도 촉진시킨다. 질문은 학령전기 아동 스스로 질문의 의미와 동기를 생각하게 하고 어휘발달을 촉진하는 효과도 있다. 부모가 아동에게 옳고 그름을 가르칠 때에도 개별적인 의사소통을 통해 좀 더 나은 도덕발달을 도모할 수도 있다. 부모가 아동에게 질문을 하고 잘 경청해주는 것은 아동으로 하여금 어떻게 말해야 하는지를 알게 할 뿐 아니라, 그들이 가치 있다는 느낌을 줄 수 있다.

간단한 몇 가지 규칙을 세우고 지키게 하는 것은 학령전기 아동의 도덕성 발달 촉진에 필요한 구조와 보안을 제공해준다. 부모나 양육자는 아동이 겪고 있는 감정을 알게 하는 것을 도울 수 있다. 공포는 학령전기 아동의 활발한 상상력 때문에 매우 현실적일 수 있고 다양한 감정을 유발할 수 있다. 부모는 그 기분과 감정을 확인하고, 이러한 감정을 다스리기 위한 대안을 아동과 상의하여야 한다.

학령전기 아동은 자신의 정체성을 발달시키고, 부모는 학령전기 아동에게 스스로 옷 입기, 손과 얼굴 씻기 등 간단한 일을 할 수 있도록 격려하여야 한다(그림 5.6). 부모는 아동에게 그 임무를 완성할 수 있는 충분한 시간을 주어야 하며, 이는 성취감 형성에 도움이 된다.

학령전기 아동은 성에 대해 관심을 보이기 시작한다. 학령전기 아동은 왜 남자와 여자의 신체가 다른지, 생식기관은 어떻게 작용을 하며, 어디서 아기가 나오는지에 대하여 알고 싶어 한다. 부모는 아동에게 솔직하고 직접적으로 올바른 해부학 용어를 사용하여 대답해 주어야 한다. 긴 설명은 필요하지 않고, 간단하게 대답한다. 이러한 성적 호기심은 학령전기 아동에게서 일반적으로 나타나며, 성기를 가지고 놀 수도 있다.

우정

학령전기 아동은 친구와의 상호작용도 필요하다. 교우관계를 배우는 것은 사회성 발달에 중요한 부분이다. 친구는 이웃이나 유치원, 어린이집의 다른 아동일

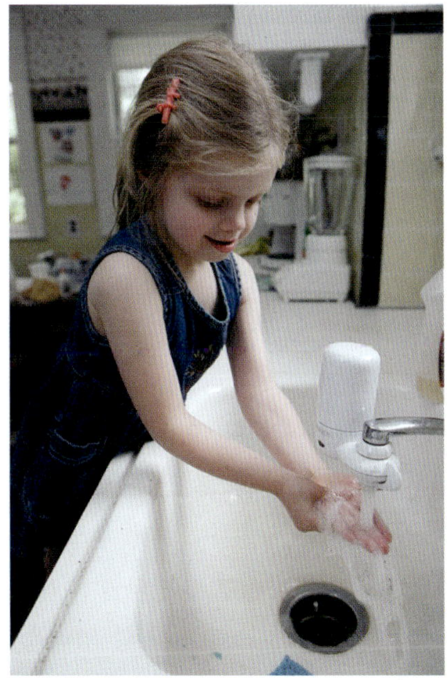

그림 5.6 학령전기 아동 스스로 간단한 일을 하도록 격려하는 것은 자존감을 기르는 데 도움이 된다.

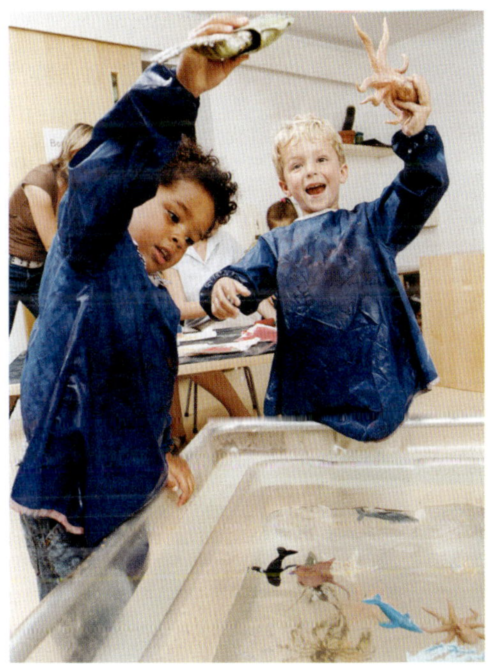

그림 5.7 학령전기 아동은 우정을 키우기 시작한다.

수 있다. 특별한 친구는 학령전기 아동이 관심을 갖고, 대화를 하고, 함께 놀이를 하는 사람이다(그림 5.7). 학령전기 아동은 규칙에 동의하는 것을 좋아하고 친구를 기쁘게 해 주길 원하고 그들과 닮기를 원한다. 노래를 부르고, 춤추고, 연기하는 것을 매우 좋아하며, 친구들

과 함께 이러한 활동을 하는 것을 즐긴다. 다툼이 일어날 수도 있기 때문에 부모는 아동에게 자신의 생각을 표현할 수 있도록 격려하고, 논의를 통해 갈등을 풀고 친구관계가 지속될 수 있도록 도와야 한다.

기질

3세가 되면, 아동은 자신이 실제로 어떤 행동을 하는지 깨닫게 된다. 부모-자녀 관계에서 부모는 적극적인 참여자가 되는 것이 좋다. 아동의 기질은 아동이 특정 상황에서 어떻게 반응할 것인가를 예상할 수 있는 신뢰할 수 있는 척도가 될 수 있다. 부모가 아동의 기질과 일치할 때, 아동의 이행과 변화를 쉽게 하는 방법을 찾는 것이 더 쉬워진다. 과제 지향 영역에서 기질은 매우 주의 깊고 끈질긴 것에서부터 산만하고 활동적인 것에 이르기까지 다양할 수 있다(Child Development Institute, 2018).

아동의 사회적 유연성 또한 이 시기에 눈에 띄게 나타날 수 있다. 적응력이 뛰어난 아동은 접근하기 쉬운 방법으로 외부로부터의 자극을 처리할 것이다. 또한 기질은 반응성의 범위(아동의 반응성에 대한 감각 역치, 높음 대 낮음)를 결정하며, 아동의 기분의 질과 자극, 변화, 상황에 대한 반응의 강도를 결정한다. 부모가 아동의 과제 지향성, 사회적 유연성, 반응성에 대해 잘 알고 있다면, 아동의 활동이나 상황을 더 잘 구조화할 수 있다.

4세 아동은 자기절제가 더 능숙해지고, 성장을 위한 기회로서 적절한 행위를 할 수도 있다. 아동의 언어기술이 복잡한 생각을 더 잘 표현할 수 있게 됨에 따라, 떼쓰기(temper tantrums)는 이 나이 즈음에는 완화되어야 한다. 4세 아동은 성장에 따라 보상에 대해 알게 되지만, 이러한 자기 권력에 대한 인식은 부가적인 공포로 이어질 수 있다. 자신감 있는 기질과 반대로, 취약한 기질을 가진 5세 아동은 공포를 느끼기 쉽다.

공포

학령전기 아동은 다채로운 상상력으로 인해 여러 가지 공포(fears)를 경험한다. 소방차 사이렌과 같은 시끄러운 소음이나 개가 짖는 소리를 무서워할 수도 있다. 상상 속 괴물이 아동에게 겁을 줄 수도 있으며, 학령전기 아동은 모르거나 낯선 사람을 무서워하는 경우가 많다(산타클로스 또는 익숙한 것과 매우 다르게 보이거나 매우 다른 옷을 입은 사람들). 많은 학령전기 아동은 어둠을 무서워하고, 곤충뿐만 아니라 친숙하지 않은 동물들도 무서워한다. 학령전기 아동의 기억은 충분히 길기 때문에 이전에 병원을 방문했을 때 고통스러운 경험이 있었다면 오랫동안 병원에 가기를 두려워할 수 있다.

부모는 공포를 최소화하기보다는 인정해야 하고, 아동과 함께 공포에 대처하기 위한 전략을 마련해야 한다.

문화적 영향

아동은 학교나 어린이집에 가기 전에 가정에서 편견이나 선입관을 배울 수도 있다. 가족들이 다른 인종이나 문화를 바라보는 시각은 일상생활에서 미묘하거나 명백하게 드러날 수 있다. 학령전기 아동은 양심이 발달하고 있기 때문에, 관용이나 편견과 같은 태도가 아동의 가치에 영향을 미칠 수 있다. 유아기와 마찬가지로, 독립성에 대한 가족의 가치는 아동의 건강한 자아개념 발달에 영향을 미칠 것이다.

어떤 문화권에서는 다른 문화권에서보다 독서와 교육을 더 가치 있게 여긴다. 가정에서 독서를 중요시하지 않을 경우 학령전기 아동은 학교에 입학할 때까지 책을 읽을 기회가 없을 수도 있다. 가정에서 제공되는 식사는 민족적 배경과 관련하여 매우 특별한 부분이다. 학령전기 아동이 학교에서 다른 문화권에서 온 사람에게 노출될 경우, 제공되는 음식을 좋아할 수도 있고 그렇지 않을 수도 있다. 가족이 속해 있는 문화와 관습을 탐색하는 것은 이러한 관습들이 아동의 간호계획에 안전하게 반영될 수 있도록 하기 위해 중요하다.

간호사의 역할

학령전기 아동의 성장과 발달은 질서정연하고 순차적으로 일어나지만, 일부 아동은 다른 아동보다 더 빨리 성장하거나 발달이정표에 더 일찍 도달하기도 한다.

간호사는 학령전기 아동을 적절히 평가하고 가족들에게 안내를 제공할 수 있도록 이 연령대의 일반적인 성장과 발달 패턴을 알고 있어야 한다. 학령전기 아동의 변화는 아동뿐만 아니라 가족에게도 영향을 미친다. 의료기관 방문을 통해 예상되는 성장과 발달에 계속 초점을 맞출 수 있다. 이 시기의 또다른 관심사는 입학준비(school readiness)이다.

학령전기 아동이 입원을 한 상태라면, 성장과 발달이 변할 수도 있다. 입원은 학령전기 아동의 환경에 대한 탐색능력과 놀이수행능력을 저해하고, 이로 인해 아동의 호기심과 탐구심이 방해받을 수 있다. 만약 전염병 때문에 아동을 격리해야 하는 경우에는 탐험과 실험 기회가 더욱 제한된다. 게다가 아플 때 학령전기 아동은 자신의 나쁜 생각이나 행동 때문에 병에 걸렸다고 여기고 죄책감을 느낄 수도 있다.

입원한 학령전기 아동을 간호할 때 간호사는 정상적인 성장과 발달에 대한 지식을 활용하여 잠재적 지연이 있을 수 있다는 것을 알고, 지속적이고 적절한 성장과 발달을 촉진하며, 아동과 성공적으로 상호작용해야 한다.

NP 간호과정 개요

학령전기 아동의 현재 성장발달상태를 사정하면 성장발달과 관련된 문제를 확인할 수 있다. 이를 토대로 간호사는 간호진단을 내릴 수 있다. 다음에 제시된 간호진단, 목표/결과, 중재는 간호계획 및 개념화에 도움이 될 수 있다. 다만 간호계획은 아동과 가족의 요구에 따라 개별화되어야 한다.

ND 간호진단

상해의 위험[위험요인: 연령(호기심, 이동성 증가, 발달적 미성숙), 안전하지 않은 운송(카시트, 헬멧 사용 등)]

GO 목표/결과

학령전기 아동의 안전이 유지될 것이다: 학령전기 아동은 상해를 입지 않을 것이다.

I 중재: 손상 예방

- 전방 카시트 또는 부스터 시트의 적절한 사용을 가르치고 권장하여 자동차와 관련된 손상의 위험을 줄인다.
- 보행자 손상을 방지하기 위해 학령전기 아동에게 차도에서 멀리 떨어져 있도록 가르치고, 어른의 손을 잡고 있을 때에만 길을 건너도록 교육한다.
- 두부손상을 예방하고, 헬멧 사용 습관을 들이기 위해 바퀴 달린 장난감을 탈 때 자전거 헬멧을 사용하도록 한다.
- 학령전기 아동에게 가정 내에서의 적절한 안전 규칙을 가르친다(전기 콘센트 등을 피함): 학령전기 아동은 간단한 지침을 따르고 수행할 수 있다. 한계를 설정하는 것은 학령전기 아동이 환경을 조직하는 데 도움이 된다.
- 독극물통제센터의 전화번호를 붙여둔다(실수로 섭취한 경우를 대비; 학령전기 아동은 호기심이 아주 많다).
- 익사 방지를 위해 아동을 욕조, 수영장 또는 물 근처에 방치하지 않는다.
- 4세 또는 5세 아동에게 수중 안전을 위해 수영 강습을 제공하되, 어른의 감독은 반드시 필요하다.
- 부모에게 응급처치와 아동 심폐소생술을 교육하여 상해 발생 시 생길 수 있는 결과를 최소화하도록 한다.
- 학령전기 아동은 (호기심 때문에) 장비나 배관에 걸려 넘어지거나 다칠 위험이 있기 때문에 주의 깊게 관찰하고 침상 난간을 항상 올려놓는다.

ND 간호진단

영양 불균형: 신체요구량보다 적음[관련요인: 불충분한 식이섭취(과도한 주스 또는 우유 섭취, 부적절한 식품 종류 섭취)]

목표/결과

아동은 적절한 영양소를 섭취할 것이다. 아동은 체중 증가와 키 증가를 나타낼 것이다.

중재: 적절한 영양섭취 촉진

- 현재의 식이섭취 스케줄과 일반적인 섭취량, 식이섭취에 사용되는 방법을 평가하여 적절 또는 부적절한 영역을 판단한다.
- 학령전기 아동이 컵으로 마실 수 없거나 식기를 제대로 사용하지 않는지, 또는 특정 질감의 음식을 삼키거나 참는 데 어려움이 있는지를 살펴보고, 언어치료 혹은 작업치료와 같은 중재가 필요한지를 판단한다.
- 입원 시에는 매일, 가정에서는 매주 같은 체중계로 아동의 체중을 재고, 표준화된 성장차트에 매주 또는 매월 성장 패턴을 표시하여 성장이 잘 이루어지고 있는지 판단한다.
- 과도한 우유 또는 주스 섭취로 인한 포만감을 억제하기 위해 주스는 하루에 120~180 mL, 우유는 470~680 mL로 제한하여 적절한 고형 식품에 대한 식욕을 높여준다.
- 적절한 영양섭취를 장려하기 위해 식사는 1일 3회, 간식은 1일 2회 이상 제공한다.
- 식사는 매일 비슷한 일정으로, 산만하지 않게, 가족과 함께 하도록 한다: 학령전기 아동은 일상생활 및 구조와 잘 반응한다. 식사의 사회적 맥락에 더 관심이 많아지며, 산만해지기 쉬우므로 식사 시간에는 TV를 꺼야 한다.

간호진단

발달지연의 위험(위험요인: 영양부족, 학대, 만성질환, 미숙아, 행동장애 또는 위탁지원센터 참여)

목표/결과

발달이 향상될 것이다. 아동은 예상 발달지표를 실현하기 위해 지속적으로 발전을 할 것이다.

중재: 발달 강화

- 아동의 현재 기능수준을 판단할 수 있는 발달능력 검사를 실시한다.
- 연령에 적합한 장난감, 놀이, 활동을 제공하여 발달을 장려한다.
- 물리, 작업, 언어치료사가 처방한 대로 중재를 수행한다. 이러한 활동에 참여하는 것은 기능을 촉진하고, 발달기술 습득에 도움이 된다.
- 발달지연이 있는 학령전기 아동의 가족에게 지지를 제공한다(발달이정표 달성이 느릴 수 있고, 지속적인 동기부여가 필요할 수 있음).
- 동기부여를 유지하기 위해 아동의 긍정적인 특성을 강화해준다.
- 학령전기 아동의 양육에 적합한 방법을 설명하기 위해 연령에 적합한 의사소통기술을 보여준다.

간호진단

과체중의 위험[위험요인: 권장량보다 더 많은 1회 제공량(과도한 우유나 주스 섭취), 과도한 간식, 연령 대비 백분위 85에 근접하는 BMI]

목표/결과

아동은 적절하게 성장하고 과체중이 되지 않을 것이다(표준화된 성장차트에서 연령 대비 백분위 5~85 이내의 BMI 달성).

중재: 적절한 성장 촉진

- 흘림 방지 빨대컵의 사용을 금한다(충치를 유발하고 물을 너무 많이 마시게 되어 적절한 고형식에 대한 식욕을 저하시킬 수 있음)
- 아동이 과도한 주스나 우유를 마시지 않도록 식사와 간식 시간에 컵으로 주스(120~180 mL)와 우유(470~680 mL)를 제공한다.
- 식사와 간식 시간에 당분이 높지 않은 영양소가 풍부한 음식을 제공한다(학령전기 아동에게 편식이 있다고 해서 고칼로리의 정크푸드를 제공하는 것은 부적절하다).

- 부모는 적절한 식사(영양이 풍부하고 다양한 식단)를 하는 역할모델이 되어 아동이 새로운 음식을 시도하고/수용하도록 유도하고 다양한 음식에 익숙해지도록 한다.
- 당분이나 지방 함량이 높은 패스트푸드나 식품의 섭취를 엄격하게 제한하여 영양분이 부족하고 고칼로리인 식품의 섭취를 줄인다.
- 운동기술의 발달을 촉진하고 적절한 칼로리 소비를 하기 위한 적절한 신체활동을 격려한다. 이를 통해 일생 동안 지속되는 신체활동 습관을 형성하는 발판을 마련한다.
- 아동의 신체활동 참여를 독려하기 위해 TV 시청시간은 하루 1시간 이내로 제한하도록 부모에게 교육한다.

간호진단

가족과정 손상(관련요인: 가족 만족/할당된 업무/의사소통 패턴 혹은 이용 가능한 정서적 지원의 감소로 입증되는 가족 역할 이동)

목표/결과

가족은 적절히 기능할 것이다. 가족은 대처와 심리사회적 적응을 나타낼 것이다.

중재: 가족기능 향상

- 가족의 스트레스수준과 대처능력을 평가하여 여러 스트레스 요인에 대처할 수 있는 가족의 능력을 판단한다.
- 학령전기 아동과 가족을 돌보는 총체적인 접근 방식을 제공하기 위해 가족중심간호에 참여한다.
- 가족이 그들의 감정을 말로 표현하도록 격려하고(말로 표현하는 것은 불안수준을 낮추는 방법의 하나임), 느낌과 감정을 인정한다.
- 현재 상황에 대한 학령전기 아동의 느낌을 이끌어내기 위해 인형이나 극놀이를 사용한다.
- 가족의 방문을 장려하고, 학령전기 아동과 함께 병원에 머무는 부모나 양육자를 위한 잠자리를 제공한다. 이는 가족들이 상황에 대한 통제감을 갖도록 하는 데 기여한다.
- 학령전기 아동 간호에 가족 구성원을 참여시켜 통제감과 유대감을 제공하도록 한다.

간호진단

부모역할 향상을 위한 준비(관련요인: 부모의 양육기술 향상 욕구 표현)

목표/결과

부모는 학령전기 아동에게 안전하고 양육적인 환경을 제공할 것이다; 부모는 가정에서 사용할 새로운 기술을 말로 표현할 수 있을 것이다.

중재: 양육기술의 증가

- 총체적 접근법을 제공하기 위해 가족중심간호를 사용한다.
- 학령전기에 필요한 양육기술을 이해하기 위한 토대를 제공하기 위해 부모에게 정상 학령전기 발달에 대해 교육한다.
- 아동의 만성질환이나 정상적인 학령전기 행동의 어려움과 관련된 감정을 언어로 표현하도록 격려하고 인정한다; 이는 부모의 감정이 정상적임을 확인해 준다.
- 학령전기 아동과 정상적인 발달에 대해 긍정적인 양육과 존중을 하도록 격려한다(부모가 분노와 좌절 내신 학령전기 아동에게 사용할 수 있는 접근법을 개발하도록 돕는다).
- 아동과 상호작용하고 훈육하는 것과 관련된 적절한 양육 행동을 위한 역할모델이 되어준다(역할모델링을 통해 부모가 노력해야 한다는 것을 말로만 표현하기보다 실제로 시범을 통해 보여준다).

성장발달과 건강증진

자존감의 형성은 학령전기 동안 지속된다. 이는 학령전기 아동의 발달과업이 죄책감보다는 솔선감의 성취에 초점이 맞추어져 있기 때문에 더욱 중요하다. 죄책감은 자존감을 저하시키지만, 솔선감에 대해 보상을 받은 아이는 자기확신감이 높아질 것이다. 부모는 학령전기 아동에게 사랑과 양육적인 환경을 제공해야 한다.

일상생활과 종교의식은 아동에게 안전하고 무사하다는 느낌을 제공할 뿐만 아니라 시간에 대한 개념을 발달시키는 데에도 도움을 주기 때문에 학령전기 전 기간 동안 지속적으로 중요하게 다루어져야 한다. 매일의 일상생활은 학령전기 아동의 양심발달에 도움을 준다. 유아기 때처럼 일상생활을 통한 기대를 알리는 것은 대립을 피하는 데 도움이 된다. 학령전기 아동은 다양한 상황에서 어떻게 행동해야 하는지 알고 예절을 배울 수 있도록 계속 성숙해지고 있다.

한계를 설정하는 것(그리고 이러한 한계의 일관성을 유지하는 것)은 학령전기에서 중요한 부분이다. 일관성 있는 한계 설정은 학령전기 아동에게 기대와 지침을 제공해준다. 학령전기 아동이 점점 더 공상과 상상에 빠진다면, 한계 설정은 아동이 행동과 현실을 구별하는 능력을 끌어내는 데 도움이 될 것이다.

학령전기 아동을 간호하는 간호사는 반드시 정상 발달에 대한 지식을 가지고 있어야 하며, 이를 통해 아동이 적절히 발달하고 있는지 판단할 수 있다. 표 5.4는 발달지연의 잠재적 징후들을 나타내고 있다. 고려할 문제들이 하나 이상 있는 아동은 좀 더 체계적인 발달평가를 위해 의뢰를 해볼 필요가 있다.

표 5.4 발달지연의 징후

연령	고려사항
4세	• 제자리 뛰기를 할 수 없고, 세발자전거를 탈 수 없다. • 4개의 블록을 쌓을 수 없다. • 머리 위로 공을 던질 수 없다. • 엄지와 손가락으로 크레용을 잡을 수 없다. • 낙서를 하는 데 어려움이 있다. • 원을 그릴 수 없다. • 3개 이상의 단어로 된 문장을 구사할 수 없다. • '나'와 '너' 단어를 적절하게 사용할 수 없다. • 다른 아동에 관심을 보이지 않거나 상호작용하는 게임에 흥미를 보이지 않는다. • 가족 이외의 사람들에게 반응을 보이지 않는다. 가족에게 집착하거나 부모가 자리를 뜨려고 하면 울음을 터뜨린다. • 화장실을 이용하고, 옷을 입고, 잠을 자는 것이 쉽지 않다. • 상상놀이를 하지 않는다.
5세	• 종종 행복하지 않거나 슬퍼한다. • 다른 아동들과 함께 노는 것에 별로 흥미가 없다. • 심한 저항 없이 부모와 분리되는 것이 불가능하다. • 극도로 공격적이다. • 극도로 공포에 질려 있거나 대단히 소극적이다. • 6~8개의 블록을 쌓지 못한다. • 쉽게 산만해진다; 한 가지 활동에 5분 이상 집중하지 못한다. • 가끔 상상놀이를 한다. • 식사, 수면 또는 화장실 사용이 어렵다. • 복수형이나 과거형을 사용하지 못한다. • 양치질이나 손을 씻고 말리는 것을 잘 못하고, 옷을 잘 벗지 못한다.

놀이

학령전기 아동의 노력과 성공을 진심으로 격려해 주는 것은 솔선감 획득에 도움이 된다. 아동에게 누구와 함께 어떤 놀이를 하고 싶은지 결정할 기회를 주는 것 또한 솔선감 발달에 도움이 된다. 학령전기 아동은 쓰기, 그림 그리기, 색칠하기, 모양 따라 그리기 등을 좋아한다(그림 5.8). 수집활동을 시작할 수도 있고, 상상이나 어떤 목적을 위해 장난감을 사용하는 것을 좋아한다.

학령전기 아동은 협동놀이를 하기 시작하며, 놀이는 뚜렷한 목적에 초점이 맞춰져 있다. 아동은 스스로 역할을 만들고 규칙을 정하여 놀고, 버려진 상자로 집을 짓거나 요새를 만드는 것과 같은 공동의 목표를 향해 함께 활동한다. 협동놀이는 학령전기 아동에게 공유하고, 차례를 지키고, 타협하는 것을 배우도록 하고, 다른 사람의 의견을 듣고, 타인의 느낌을 고려하고, 자제력을 발휘하고 두려움을 극복하도록 돕는다.

학령전기 아동은 놀라운 상상력을 가지고 있으며 '상상놀이(make-belive)'를 좋아한다(그림 5.9). 놀이를 격려하는 것과 분장을 위한 소도구를 제공하는 것은 호기심과 창의력을 자극한다. 상상놀이는 주로 협동적이며, 아동이 스스로 순서를 정하고, 의사소통하고, 주의집중하고, 다른 친구들에 대해 적절히 반응하는 것

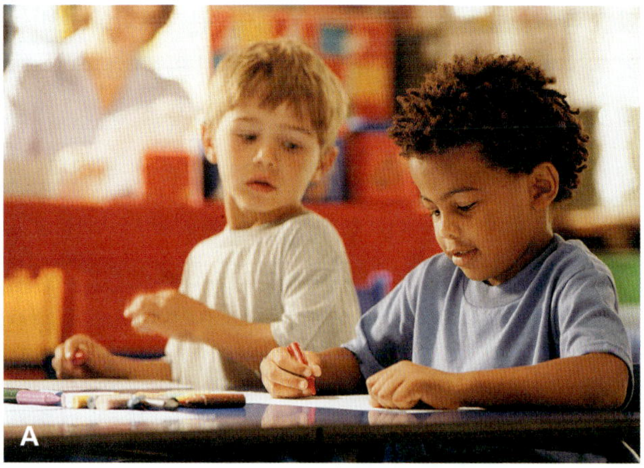

A

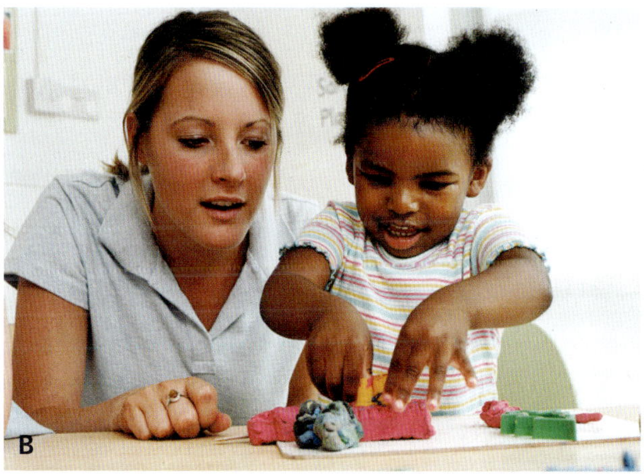

B

그림 5.8 학령전기 아동은 무언가를 만드는 것을 좋아해서 **A.** 색칠하기, **B.** 점토놀이 등의 활동이 도움이 된다.

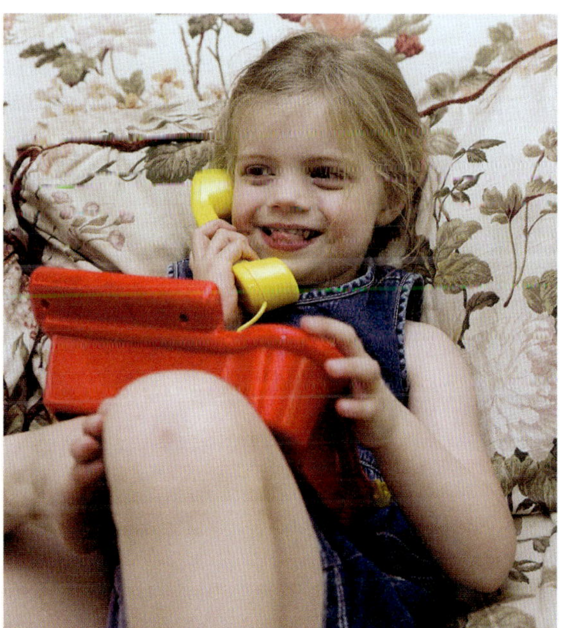

그림 5.9 학령전기 아동은 모방놀이(imitative play)를 즐긴다.

과 같은 사회적 기술을 증진시킨다. 또한 상상놀이는 학령전기 아동에게 권력, 동정심, 잔인함과 같은 복잡한 사회적 개념들을 탐색하도록 돕는다. 역할놀이를 통하여 아동은 자신의 성정체성도 발달시킬 수 있다.

학령전기 아동은 다채로운 상상력을 가지고 있기 때문에 어떤 TV 프로그램을 시청하는지에 주의를 기울여야 한다. 종종 폭력성을 띤 TV 프로그램은 학령전기 아동을 겁에 질리게 하거나 폭력적인 행동을 하도록 할 수도 있기 때문에, TV 시청시간은 반드시 하루에 1시간 이내로 제한한다(American Academy of Pediatrics, AAP, 2016).

또한 대부분 학령전기 아동은 극놀이(dramatic play)를 하는데, 그들의 천부적인 호기심과 다양한 상상력에 의하여 3세 아동은 자신이 뭔가를 흉내내고 있다는 것을 깨닫지 못할 수도 있다. 아동들은 무서운 생물로부터 도망치려는 계획을 세우고, 가방(절대 실제로 떠나려는 의도가 아님)을 꾸린다. 4세 아동은 극놀이가 보다 정교하며, 자신이 흉내내고 있다는 것을 알고, 더 복잡한 역할과 시나리오를 연기하기 위해 변장에 필요한 옷과 소품들을 사용한다(그림 5.10). 5세 아동은 상당히 복잡한 시나리오를 수행할 수 있는 능력이 있고, 실제 혹은 상상 속 인물을 흉내낸다. 아동은 종종 극놀이를 통해 불안을 표현하고 부정적인 감정을 표출하거나 공포를 극복한다. 예를 들어, 병원에서 주사 맞는 것을 두려워하는 아동이라면 극놀이를 통해 그 감정을 다룰 수 있을 것이다.

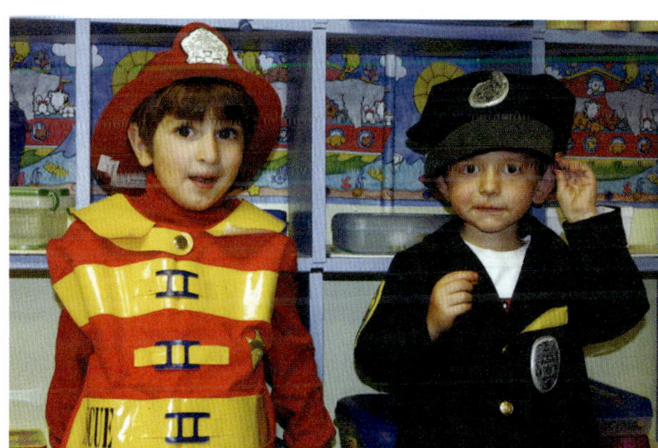

그림 5.10 학령전기 아동은 꾸미고, 변장하는 것을 좋아한다.

글상자 5.1 학령전기 아동에게 적합한 장난감

- 블록, 간단한 지그재그 퍼즐(4~6개의 큰 조각), 핀 꽂기(페그 보드), 구슬꿰기 놀이
- 창의력을 위한 물품: 분필, 대형 크레용, 손가락 물감, 점토, 수성 마커, 종이, 물감과 붓, 가위, 풀
- 인형, 옷 입히기 놀이, 극놀이를 위한 소품
- 양동이, 플라스틱 삽, 모래와 물놀이를 위한 물품들
- 부엌놀이를 할 수 있는 액세서리와 모조음식(빈 음식통은 부엌놀이를 위해 재활용될 수 있음)
- 목욕 시 사용할 수 있는 소리가 나고, 물에 뜨고, 물을 뿜을 수 있는 장난감
- 쌓을 수 있는 여러 가지 장난감과 모래상자
- 옷을 입히고 벗길 수 있는 인형(큰 단추, 지퍼, 똑딱단추), 인형 돌보기 물품(기저귀, 우유병, 유모차, 아기침대)
- 전체운동에 도움이 되는 장난감: 세발자전거(헬멧), 정글짐 또는 그네(감독 필요), 훌라후프, 터널, 화물기차
- 블록, 레고, 자동차와 트럭, 플라스틱 동물, 기차, 플라스틱 피규어, 공, 바느질 놀이도구
- 음악을 듣기 위한 테이프나 CD 플레이어, 다양한 악기
- 간단한 카드와 보드게임(후기 학령전기 아동)
- 가구와 장신구, 사람, 동물이 있는 인형의 집

【출처】 Ben-Joseph, E. P. (2018). *Smart toys for every age.* Retrieved July 18, 2019, from kidshealth.org/parent/growth/learning/smart_toys.html and National Association for the Education of Young Children. (n.d.). *Good toys for young children by age and stage.* Retrieved July 18, 2019, from http://www.naeyc.org/toys

부모는 반드시 학령전기 아동의 신체활동을 장려해야 한다. 규칙적인 신체활동은 전체운동기술을 증진시키고 아동의 자신감을 높여주며, 과도한 에너지를 소비할 수 있게 한다. 어린 시절부터 매일 신체활동 습관을 형성하는 것은 비만 예방을 위해 중요하다. 물론 안전을 최우선으로 해야 하지만, 이 연령대 아동이 속한 스포츠활동의 주요 목적은 반드시 재밌고 즐거워야 한다. 어린 아동을 교육한다고 주장하는 값비싼 장난감은 필요치 않다. 수동적인 놀이보다는 대화형 놀이가 필요하며, 부모의 참여가 가능한 장난감이 권장된다(Ben Joseph, 2018; National Association for the Education of Young Children, n.d.). 글상자 5.1은 학령전기 아동에게 적합한 놀이용품들이다.

학습

가족은 아동의 초기 성장과 발달의 토대가 된다. 부모는 자녀에게 가치관을 심어줄 뿐만 아니라 교육이나 학습과 관련된 행동의 역할모델이 된다. 학교준비는 최근 몇 년간 국가적으로 상당한 관심을 받고 있는 주제이다. 성공적인 학교생활을 위해 아동은 스스로 학습하고 탐구할 수 있는 안전하고 대응력이 뛰어난 가정환경은 물론, 학교에서 필요한 사회적으로 받아들일 수 있는 행동을 배울 수 있는 구조와 한계가 필요하다. 언어발달은 성공적인 학교생활 적응을 위한 매우 중요한 능력이고, 책과 독서를 통해 장려될 수 있다. 이러한 각 요소는 보다 공식적인 환경에서 아동이 교육을 받을 수 있도록 준비하는 데 중요하다(Nierengarten, 2018). 언어발달 촉진, 유치원 선택, 유치원으로의 전환에 대한 자세한 사항은 다음에 보다 자세하게 논의될 것이다.

언어발달: 말더듬

말더듬(stuttering)은 보통 학령전기에 발생하며, 약 80% 아동은 8세가 되면 회복된다(Carter, & Feigelman, 2020). 부모는 천천히 말하고, 아동이 서두르지 않고 말할 수 있도록 충분한 시간을 주어야 한다. 이중 언어를 사용하는 아동은 한 가지 언어만 사용하는 아동에 비해 약간 뒤처질 수 있지만 후기 학령전기가 되면 두 언어를 구분하고 모두 사용할 수 있게 된다(Lowry, 2016).

부모는 아동의 첫 번째 선생님으로, 책과 관련된 부모와 아동 간의 상호작용과 다른 놀이활동들은 향후 아동이 학교에서 어떠한 상호작용을 하게 될 것인지에 대한 모델이 된다. 개방형 질문은 학령전기 아동의 언어발달뿐만 아니라 사고력 발달에도 도움이 된다. 학령전기 아동은 훌륭한 모방꾼이며, 부모는 적절한 언어의 본보기가 되어야 한다. 부모는 욕하는 것을 피해야 하는데, 그 이유는 아동이 욕의 의미는 이해하지 못하더라도 '나쁜 단어'들은 반드시 따라하기 때문이다.

학령전기 아동은 이야기가 있는 그림책을 즐기며(그림 5.11), 반복되는 문구가 있는 이야기는 아동의 관심을 끄는 데 도움이 된다. 아동은 자신과 비슷한 경험을 묘사한 이야기를 좋아한다. 학령전기 아동은 이야기나 책의 일부를 암송함으로써 기초적인 읽고 쓰는 능력을

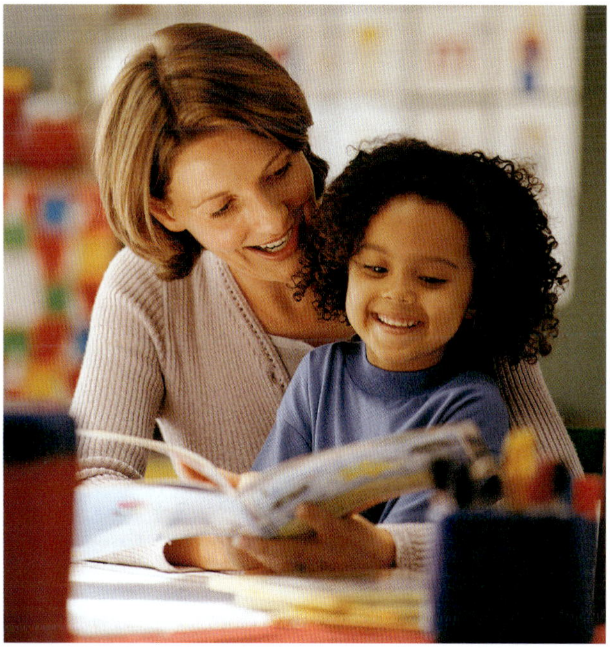

그림 5.11 학령전기 아동은 이야기와 함께 그림을 보면서 책 읽는 것을 좋아한다

입증한다. 아동은 또한 자신의 책 속의 이야기를 다시 얘기하고, 책을 읽는 척하면서 이야기에 대해 질문을 할 수도 있다. 학령전기 아동은 책을 읽으면서 한 페이지를 건너뛸 때 이를 알아차릴 수 있을 만큼 집중력이 충분하고 주의력도 넓어지며, 부모에게 그 부분을 읽어 달라고 주의를 환기시킨다.

> **TAKE NOTE!**
> 사회적·정서적으로 학교에 입학할 준비가 부족한 것과 관련된 위험요소로는 초기 어린 시절의 불안정한 애착, 어머니의 우울증, 부모의 약물 남용, 낮은 사회경제적 상태 등이 있다. 간호사는 반드시 이러한 요소들을 검토하여 적절하게 의뢰한다.

어린이집 선택/유치원 생활 시작하기

많은 부모들이 아동을 입학시킬 어린이집을 선택하게 된다. 어린이집은 주로 아동의 사회성을 함양하고 아동이 집단환경에 적응할 수 있는 기회로 활용되어야 한다. 어린이집을 선택할 때 부모는 인가를 받은 곳인지, 교사의 자질, 다른 학부모들의 추천 등을 고려할 수 있다. 어린이집의 환경도 중요하다: 하루 활동 일정은 어떻게 되는가? 어린이집은 체계적인가 아니면 너무 느슨한 환경인가? 부모는 어린이집이 얼마나 교과과정에 집중하기를 원하는지 결정해야 한다. 부모는 환경, 소음수준, 위생은 물론 아동들이 어떻게 상호작용하는지, 교사가 어떻게 아동들과 상호작용하는지 등을 평가하면서 교실을 관찰해야 한다.

어린이집에서 사용되는 훈육의 종류 또한 중요한 요소이다. 부모는 신체적 체벌이 있는 어린이집을 선택해서는 안 된다. 미국소아과학회(AAP)는 학교환경에서 체벌의 사용을 금지하고 있다(Sege, 2018). 체벌은 아동의 자존감을 해칠 뿐만 아니라 아동의 성취능력에도 손상을 주며(Sege, 2018), 교실에서의 파괴적이고 폭력적인 행동으로 이어질 수 있다. 어린이집은 미래의 교육을 위한 토대가 되기 때문에, 아동이 자존감을 형성하고 좀 더 공식적인 환경인 초등학교에서 필요한 기술을 습득하는 기회를 제공해야 한다.

아동이 어린이집에 다니든 그렇지 않든 유치원은 어린이집 다음의 단계이다. 유치원 시간은 어린이집 시간보다 더 길 수 있으며, 보통 일주일에 5일 운영된다. 이는 일부 아동들에게 큰 변화일 수 있고, 대부분의 아동에게 유치원 환경은 새로운 경험이 된다. 규칙과 기대수준도 매우 다르다. 부모가 어린이집에 다니는 아동과 유치원에 대하여 이야기를 시작할 때 대화 내용은 가볍고 긍정적으로 유지하며, 열의를 가지고 논의해야 한다. 부모는 가능하면 유치원 개학 전에 아동의 교사를 만나 특별한 걱정거리나 요구사항에 대하여 의논해야 한다. 부모는 학령전기 아동을 위해 유치원 투어를 계획하거나 자녀와 함께 유치원 오픈하우스에 참석하여 유치원으로의 전환을 도울 수 있다. 유치원 개학 전에 새로운 일과를 연습하는 것 또한 도움이 될 수 있다.

아동이 유치원에 입학하기 전에 최신 예방접종과 건강검진을 받아야 하므로 부모는 유치원 입학이 미뤄지지 않도록 적절한 시기에 이를 계획하고 수행해야 한다(CDC, 2016).

안전

미국에서 우발적 사고는 1~14세 아동의 주요 사망원인이다(NCIPC, 2018a). 학령전기 아동은 안전이나 안전한 행동을 배우기 좋은 연령이다. 이들은 인지적으로 구체적인 정보를 흡수할 수 있고 자신이 처한 상황을 다루고 싶어 하지만 안전문제와 관련된 판단력은 떨어진다. 이 시기의 특성인 상상적 사고로 인해 아동은 복잡한 인과관계를 숙달하기 어렵다. 아동은 안전한 행동에 대해 배울 수는 있지만, 이 안전행동을 다양한 상황에 항상 적용할 수 있는 것은 아니다. 부모는 이 기간 동안 우발적 사고를 피하기 위하여 학령전기 아동을 반드시 면밀히 감독해야 한다.

자동차 안전

키가 카시트 크기 요건을 충족하는 4세까지의 학령전기 아동은 안전장치(harness)와 상판이 있는 전방을 향한 카시트를 사용해야 한다. 카시트의 키 제한에 도달한 모든 학령전기 아동은 허리와 어깨 벨트를 모두 사용하는 어린이용 장착용 의자(부스터 시트)를 사용해야 한다(그림 5.12). 부스터 시트는 키가 145 cm에 다다르고 나이가 8~12세가 될 때까지 계속 사용한다(AAP, 2019a). 차의 뒷좌석은 항상 아동이 타기에 가장 안전한 장소이다. 뒷좌석이 부족하여 12세 미만의 아동이 앞좌석에 앉아야 하는 경우 조수석 에어백을 비활성화해야 한다. 사고 발생 시 자동차 안에 적절히 안전벨트를 하고 있는 경우와 비교하여 사망위험이 10배 이상 높으므로 어린 아동은 절대 픽업 트럭의 화물칸에 탑승해서는 안 된다(SCH, 2019).

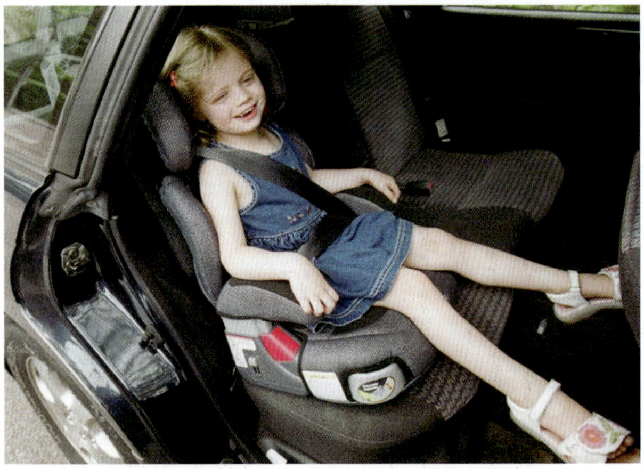

그림 5.12 학령전기 아동은 승인된 부스터 시트에 적절히 고정해서 앉혀야 한다.

> **TAKE NOTE!**
> 자동차 사고가 학령전기 아동의 사망과 손상의 주요 요인임에도 불구하고, 많은 가정에서 자녀에게 적절한 카시트/안전벨트를 사용하지 않고 있다. 올바른 카시트 설치를 위해 다음을 이용할 수 있다. http://cert.safekids.org/ 또는 http://www.seatcheck.org.를 참조한다.

가정에서의 안전

성냥, 물줄기, 자전거 타기, 독극물은 학령전기 동안 잠재적인 사고의 원인이 되며, 낙상은 가장 자주 입는 손상 중 하나다. 이 시기에 자동차 사고는 대부분 치명적이며, 익사 사고도 많이 발생한다. 화상과 중독을 포함한 상당한 수의 사고가 집안이나 집 근처에서 발생한다(NCIPC, 2018b).

간접흡연에 대한 노출 예방

부모는 학령전기 아동을 간접흡연으로부터 보호해야 한다. 담배연기에 노출되는 것은 천식이 있는 아동에서 증상이나 약물사용을 증가시킬 뿐만 아니라 중이염과 호흡기 감염의 발생률 증가와도 관련이 있다. 또한 폐기능저하, 행동장애와도 관련이 있다(WHO, n.d.). 학령전기 아동은 절대 담배 연기가 있는 밀폐된 공간(자동차와 같은)에 있어서는 안 된다.

사고 예방

학령전기 아동은 도로에 뛰어들어 차에 치일 위험이 있다. 학령전기 아동들에게 도로변에서는 멈추고, 어른 없이는 절대로 거리에 나가지 않도록 가르쳐야 한다. 또한 자전거 타는 방법을 배우는 경우가 많으므로, 자전거를 탈 때에는 반드시 헬멧을 쓰도록 지도해야 한다. 초기에 헬멧을 쓰는 경우 아동에게 헬멧을 쓰는 습관이 생길 수 있으며, 헬멧을 직접 선택할 수 있도록 하는 것도 헬멧 사용을 도울 수 있다.

연령에 맞는 자전거를 타도록 해야 한다. 알맞은 자전거의 크기는 아동이 시트에 앉고 두 손을 핸들 바에 올려놓은 상태에서 발이 양쪽 페달에 닿아야 한다. 5세 이하의 어린 아동은 수동식 브레이크를 사용이 어려우므로 특수 브레이크가 장착된 것을 추천해줄 수 있다.

학령전기 아동은 어른과 함께 자전거를 타더라도 도로에서 자전거를 탈 만큼 성숙하지 못하기 때문에 항상 인도에서 타야 한다(AAP, 2019d).

학령전기 아동의 안전을 위해 집안에서도 안전사고 예방은 중요하다. 부모는 반드시 집안에 일산화탄소 탐지기는 물론 화재경보기를 설치하고 관리해야 한다. 학령전기 아동은 신체 민첩성이 향상되고 운동기술이 정교해져 성냥을 켜거나 라이터를 사용하여 화재를 일으킬 수 있다. 학령전기 아동은 손을 혼자서 씻을 수 있으므로 온수기는 화상 방지를 위해 49℃ 이하로 설정해야 한다(AAP, 2019c).

중독 예방

학령전기 아동은 여전히 맛 구별능력이 완전하지 않은 상태이기 때문에 우발적으로 삼킨 독극물이나 섭취물로 인해 위험한 상태에 빠질 수 있다. 부모는 절대로 아동에게 비타민 보충제나 약을 '사탕'이라고 부르며 달래려고 해서는 안 된다. 위험한 액체는 원래 용기에 보관해야 하며, 아동의 손이 닿지 않는 곳에 보관해야 한다. 이를 평범한 술잔이나 물컵에 부어서도 안 된다. 세척액, 개인건강용품이나 미용제품, 정원 가꾸기 용품, 수영장 소독액, 자동차 물품 등의 잠재적으로 위험한 물품들은 가능하면 학령전기 아동의 손이 닿지 않는 곳에 보관해야 한다. 의약품은 어린이용 안전캡이 있어야 하고 잠금장치가 있는 수납장에 보관해야 한다.

수중 안전

4세 아동은 자발적으로 숨을 참을 수 있기 때문에 수영을 배우기 적절한 시기이다(AAP, 2019e). 이 연령대의 아동은 신체적으로 이러한 활동을 할 수 있고, 수영과 물놀이 안전의 임무를 완수할 수 있는 인지적 성숙도를 가지고 있다. 익사 위험을 감소시키는 것으로 입증되지는 않았지만, 아동이 발달적으로 적절할 경우 수영강습을 좀 더 이른 나이에 시작할 수도 있다(AAP, 2019e). 수영 프로그램은 안전조치뿐만 아니라 적절한 수영기술에 초점을 맞춰야 한다. 부모나 보호자는 영아/아동 심폐소생술 교육을 받아야 한다. 수영장이 있는 가정은 쉽게 접근할 수 있는 생명구조장치를 갖추고 있어야 한다. 학령전기 아동은 어른이 수영장 깊이를 확인하기 전에는 절대로 물에 뛰어들지 않도록 교육해야 한다. 학령전기 아동은 수영을 할 줄 안다고 해도 물가에 두기에는 아직 너무 어리다. 절대로 수로나 흐름이 빠른 물에서는 수영하지 않도록 해야 하며, 보트를 타거나 강둑에서 낚시를 하는 경우에는 구명조끼를 반드시 입어야 한다. 부모는 어린 아동이 얇거나 약한 빙판 근처에서 걷거나 스케이트를 탈 때 세심한 주의를 기울어야 한다.

TAKE NOTE!

모든 수영장은 152cm 이상 높이의 울타리가 설치되어 있어야 하며, 어린 아동들이 수영장을 무단으로 출입하는 것을 방지하기 위한 잠금장치가 있어야 한다(SafeKids, 2019).

이 장의 앞부분에 소개된 4세 민아를 떠올려 보자. 그녀의 부모에게 안전과 관련하여 어떤 예방적 육아지도를 할 수 있겠는가?

영양

학령전기 아동은 유치가 모두 나온 상태이므로 충분히 씹고 삼킬 수 있는 능력이 있고, 스스로 음식을 섭취하기 위해 도구를 상당히 효율적으로 사용할 수 있다(그림 5.13). 유아기와 마찬가지로 학령전기 아동은 건강한 식사습관을 계속 배우고 형성하는 것은 중요한 시기이며, 이러한 습관은 일생 동안 지속될 것이다.

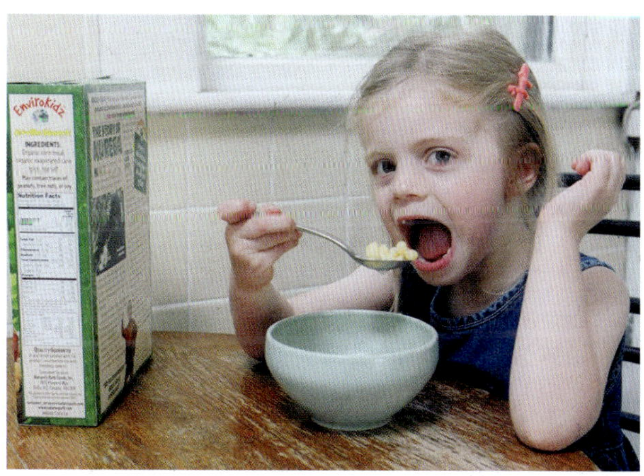

그림 5.13 학령전기 아동은 식기를 적절하게 다루고 스스로 독립적으로 음식을 먹을 수 있다.

학령전기 아동에게 통곡물, 야채, 과일, 적절한 유제품, 육류와 같은 영양이 풍부한 음식을 골고루 제공하되, 단 음식이나 패스트푸드와 같이 영양소가 부족한 고칼로리 음식은 제한된 양으로만 제공해야 한다.

영양요구

3~5세 아동은 매일 칼슘 700~1,000 mg(Kruse & Dubowy, 2017), 철분 7~10 mg이 필요하다(Powers & Mahoney, 2019). 글상자 5.2는 칼슘과 철분이 많이 든 음식을 소개하고 있다. 학령전기 아동은 반드시 매일 최소 19 mg의 식이섬유를 섭취해야 한다(Brown, 2017). 일반적인 학령전기 아동은 체중 kg당 약 85 kcal를 필요로 한다. 포화지방은 반드시 총 칼로리의 10% 이하가 되어야 하며, 일일 총 지방섭취가 총 칼로리의 10~35% 사이에 있어야 건강한 콜레스테롤 수치를 유지할 수 있다(Haemer, Primark, & Krebs, 2018).

글상자 5.2 학령전기 아동을 위한 1일 칼슘 및 철분 권장량

칼슘: 700 mg(3세), 1,000 mg(4~8세)

식품에 함유된 칼슘

- 저지방 우유 또는 우유 226 gram: 275~300 mg
- 저지방 요구르트 226 gram: 313~415 mg
- 체다치즈 42 gram: 307 mg
- 말린 흰 콩(조리된 것) 28 gram: 75 mg
- 두부 ¼컵: 138~253 mg
- 생브로콜리 ½컵: 21 mg

철분: 7 mg(3세), 10 mg(4~8세)

식품에 함유된 철분

- 제조된 100% 강화 시리얼 ¾컵: 18 mg
- 소고기 85 gram: 3 mg
- 닭고기 85 gram: 1.1 mg
- 조리된 렌틸콩 ½컵: 3 mg
- 닭가슴살 85 gram: 0.9 mg
- 슬라이스 수박 15 cm: 0.7 mg
- 조리된 신선한 시금치 ¼컵: 1.6 mg
- 두부 ¼컵: 1.7 mg
- 건포도 ¼컵: 1 mg
- 영양분을 첨가한 빵 1조각: 0.8~0.9 mg
- 조리된 냉동 시금치 ¼컵: 0.85 mg

【출처】 National Institutes of Health. (2019b). *Iron dietary supplement fact sheet.* Retrieved July 18, 2019, from http://ods.od.nih.gov/factsheets/Iron-HealthProfessional/#h4 and National Institutes of Health. (2019a). *Calcium dietary supplement fact sheet.* Retrieved July 18, 2019, from http://ods.od.nih.gov/factsheets/Calcium-HealthProfessional/#h3

TAKE NOTE!

과도한 양의 우유를 마시는 것은 철분 부족을 야기할 수 있는데, 이는 우유 속의 칼슘이 철분 흡수를 방해하기 때문이다.

건강한 식사습관

학령전기 아동에게는 편식이 나타날 수 있다. 이들은 제한된 종류의 음식이나 특정 방식으로 준비된 음식만 먹을 수 있고, 새로운 음식을 먹는 시도를 꺼릴 수도 있다. 3~4세의 아동은 며칠 동안 특정한 음식만 먹는 '음식 유행(food fads)'을 보일 수 있다. 나이가 들면서 편식은 줄어든다. 5세가 되면 아동은 식사라는 사회적 맥락, 즉 식사 예절이나 대화에 좀 더 집중하게 된다. 또한 새로운 음식을 시도할 의지가 있고 식사 준비를 돕거나 뒷정리를 할 수도 있다.

만약 학령전기 아동이 잘 성장하고 있다면, 편식은 큰 걱정거리가 아니다. 더 큰 문제는 부모와 아동의 식사시간 동안의 관계가 부정적으로 형성되는 것일 수 있다. 부모가 아이를 달래거나 속이고, 유혹하고, 협박하면 할수록 아동은 새로운 음식을 시도하거나 자신이 좋아하는 음식마저도 먹지 않을 가능성이 커진다. 부모는 식사시간에 긍정적이고 인내심 있는 태도를 유지해야 한다.

부모는 현실적인 접근을 유지하고, 식사나 간식을 제공한 후 아동이 먹을 수 있다면 얼마나 먹을지 결정하도록 해야 한다. 단지 아동을 달래기 위해 지방이 많고 영양소가 부족한 간식을 주지 않도록 한다.

과체중과 비만의 예방

전 세계적으로 5세 이하 아동 중 2,200만 명 이상이 비만이다. 지난 30년 동안 미국의 과체중 아동과 청소년의 숫자는 2배가 되었다. 국민건강영양평가조사에 따르면, 2~5세의 모든 아동 중 13.9%가 비만이다(CDC, 2019). 과체중이거나 비만인 아동은 제2형 당뇨병, 이상지질혈증, 비알코올성 지방간과 같은 전통적으로 성인에게 많이 발생했던 질환을 진단받고 있다

(Singer & Lumeng, 2017). 부모 모두가 혹은 한쪽이 비만이라면 그 위험성은 더욱 증가된다.

부모는 아동의 적절한 영양섭취와 활동수준에 긍정적인 영향을 주는 위치에 있으며, 초기 아동기에 배운 습관은 학령기, 청소년기, 성인기로 이어질 가능성이 높다. 부모가 식사시간에 권위적인 태도로 접근하면 아동은 과식을 할 수도 있는데, 이는 음식을 다 먹도록 배웠기 때문이다. 만약 석설하고 건강한 음식을 제공받고 칼로리가 낮은 음식을 접해 왔다면, 학령전기 아동은 아마 배가 부를 때까지만 먹는 자기조절(self-regulate)을 배울 것이다. 음식은 절대 보상이나 처벌로 이용되어서는 안 된다.

부모는 식사시간에 긍정적이고 인내심을 가져야 하며, 식사시간은 반드시 규칙적이어야 한다. 불규칙적인 식사는 지방과 칼로리 섭취를 증가시키게 한다. 영양이 풍부하고(식물성 식품섭취를 증가시킴), 저지방 식품을 먹고, 고당도 식품이나 음료를 덜 먹는 아동은 과체중이 될 가능성이 낮다(Weihrauch-Blüher et al., 2018). 과식이 발생할 가능성을 줄이기 위해 학령전기 아동에게는 매 끼니마다 건강한 음식을 다양하게 제공해야 한다. 단백질, 곡물, 야채, 여러 과일을 포함해야 하고, 식사량은 보통 성인 권고 식사량의 1/3~1/2 정도이다. 학령전기 아동은 식탁에서 다른 사람들을 모방할 수 있으므로 부모는 야채와 과일을 먹는 모범을 보이면서 좋은 역할모델이 되어야 할 것이다.

학령전기 아동의 과도한 과일주스섭취는 과도한 체중 증가를 초래할 수 있으므로 하루 110~170 mL로 제한해야 하며, 주스 대신 물을 마시도록 격려해야 한다.

TV 시청을 제한하고 신체활동을 격려하는 것 또한 과체중과 비만을 예방하는 중요한 전략이다. 근거기반실무 5.1을 참고한다.

> 이 장의 앞부분에서 소개된 4세 민아를 떠올려보자. 영양섭취와 관련하여 민아의 부모에게 어떤 질문을 해야 하는가? 어떤 질문을 할 수 있을 것인가? 영양과 관련하여 어떤 예방적 육아지도가 필요하겠는가? 민아의 어머니가 비만에 대해 걱정할 경우 당신은 어떻게 조언하겠는가?

근거기반실무 5.1 학령전기 비만 예방

연구

공중보건의 가장 시급한 문제 중의 하나는 아동 비만의 지속적인 증가이다. 초기 아동기 비만은 성인 비만, 조기에 발병하는 대사증후군 등 장기적인 문제가 될 뿐 아니라 즉각적인 건강문제와도 관련이 있다. 초기 아동기는 건강한 식습관과 활동습관을 확립하기 위한 황금기이다. 저자들은 아동 비만 예방을 위한 국제지침과 관련된 기존 문헌들에 대한 메타분석을 실시하였다.

연구결과

저자들은 초기 아동기는 건강한 생활습관을 확립하는 가장 중요한 토대를 제공하며, 과체중과 비만을 예방하는 핵심요소가 되는 시기라고 밝혔다. 이러한 건강한 생활양식을 수립하는 것에는 학령전기 아동의 건강한 식품 선택 능력 개발도 포함된다. 또한 신체활동의 증가도 매우 유익하다.

간호 적용

간호사는 학령전기 아동의 과체중과 비만 예방의 중요성을 가족에게 지속적이고 반복적으로 교육할 수 있는 중요한 위치에 있다. 저자들이 선택한 제안은 다음과 같다.

- 가족과 함께 좋은 분위기에서 식사를 한다.
- 식물성 식품이 풍부하게 포함된 다양한 식단을 구성하며, 당도가 높은 식품이나 음료 대신 물을 마시도록 한다.
- 신체활동: 구조화된 신체활동–매일 최소 60분, 비구조화된 신체활동–매일 60분에서 수시간
- 미디어 사용 시간을 매일 30분 정도로 제한하고, 아동의 침실에 TV를 두지 않는다.

【출처】 Weihrauch-Bluher, S., Kromeyer-Hauschild, K., Graf, C., Widhalm, K., Korsten-Reck, U., Jodicke, B., ... Wiegand, S. (2018). Current guidelines for obesity prevention in childhood and adolescence. *Obesity Facts, 11*, 263–276.

수면과 휴식

학령전기 아동은 매일 10~13시간의 수면이 필요하다(낮잠을 자는 경우 포함)(AAP, 2019b). 심하게 피곤하지 않는 한 대다수의 학령전기 아동들은 잠자리에 드는 것을 거부한다. 취침 의식은 아동을 안심시켜주므로 학령전기에는 이러한 의식을 지속하는 것이 중요하다. 자극을 줄인 이완된 시간을 갖는 것은 아동이 보다 쉽게 잠들 수 있도록 도와준다. 일부 아동들은 잠잘 때나 낮잠을 잘 때 안심이 되는 물건을 계속 필요로 하기도 한다. 이 시기의 많은 아동들이 어둠을 무서워하기 때문에 침실에는 야간조명을 켜주는 것이 좋다. 대부분은 낮잠을 자지 않는다. 다른 시기에 비해 학령

전기에는 상상력이 풍부하고 미성숙하기 때문에 악몽을 꾸고 밤에 잠들기 힘들어 하는 등 수면문제가 많이 발생한다. 부모는 인내심을 가지고 아동을 안심시키고 위로해야 하며 야간조명을 켜주는 것이 좋다. 교육지침 5.1에는 수면습관을 정하는 부모들을 돕기 위한 정보가 나와 있다.

교육지침 5.1 수면 교육

- 아침 기상시간 및 취침시간을 정한다.
- 저녁에는 설탕이나 카페인 섭취를 피한다.
- 취침시간 전에 시끄럽게 놀거나 자극적인 활동을 피한다.
- 침대에서 TV 시청을 하는 것을 허락하지 않는다.
- 아동의 침실을 편안하고 매력적인 공간으로 만든다.
- 아동이 어둠을 무서워한다면 침실에 야간조명을 켜준다.
- 저녁 일과를 준수한다.
  - 일정 시간이 되면 TV 끄기
  - 목욕하기
  - 조용한 게임이나 책 읽기
  - 취침 시 기도나 노래하기
- 침실 및 주변 정숙을 유지하여 아동의 수면을 향상시킨다.

【출처】 American Academy of Pediatrics. (2019b). *Healthy sleep habits: How many hours does your child need?* Retrieved July 18, 2019, from https://www.healthychildren.org/English/healthy-living/sleep/Pages/Healthy-Sleep-Habits-How-Many-Hours-Does-Your-Child-Need.aspx; and Goldson, E., & Reynolds, A. (2018). Child development & behavior. In W. W. Hay, M. J. Levin, R. R. Deterding, & M. J. Abzug (Eds.), *Current diagnosis & treatment: Pediatrics* (24th ed., pp. 67–97). New York, NY: McGraw-Hill Education.

악몽(nightmare)은 학령전기 아동이 실제가 아닌 것에서 실제를 구별해 내기 위해 고군분투한 결과로 발생한다. 아동이 악몽에서부터 깨어났을 때, 아동은 우는 경우가 많고, 그 꿈이 무엇이었는지 다시 말할 수 있다. 부모는 아동의 공포를 무시하기보다는 인정해야 한다(Goldson & Reynolds, 2018). "바보같은 소리 마. 괴물은 진짜가 아니야."라고 말하는 것보다는 "그래, 나도 괴물이 무섭다는 것에 동의해. 괴물이 현실에는 없어서 다행이야."라고 말하는 것이 더 적절하다.

악몽을 가위눌림(야경증, night terror)과 혼동해서는 안 된다. 악몽을 꿨을 때 아동은 각성되어 있고 상호작용이 가능하지만, 가위눌림은 다르다. 가위눌림은 잠든 지 얼마 지나지 않아 발생하고, 아동은 깨어 있는 것처럼 보이고, 소리를 지른다. 가위눌림상태의 아동은 보통 부모의 진정시키는 말에 반응하지 않지만 결국 소리 지르는 것을 멈추고 다시 잠에 빠져든다. 부모는 아동이 자신들의 말에 반응하지 않는 것처럼 보이기 때문에 겁을 내는 경우가 많다. 가위눌림을 줄이기 위한 방법 중 하나는 잠든 후 약 30~45분 정도에 아동을 깨우는 것이다. 일주일 정도 지속하면 가위눌림의 주기를 변화시킬 수 있다(Kotagal, 2017)(비교 5.1).

비교 5.1 악몽 대 가위눌림

	악몽(nightmare)	가위눌림(night terror)
정의	• 무섭거나 나쁜 꿈을 꾼 후 잠에서 깬다.	• 깊은 수면에서 부분적으로 각성된다.
부모가 인지하는 시기	• 악몽을 꾼 후에 아동이 부모를 깨운다.	• 가위눌림 동안 비명을 지르고 마구 때리는 행동을 보여 부모가 알게 된다.
발생시간	• 보통 밤의 후반부	• 보통 잠들고 한 시간 정도 후
아동의 행동	• 울고, 깨어나면 무서워한다.	• 일어나 앉고, 때리고, 울부짖고, 비명을 지르고, 말을 하고, 안구가 확대된다. 땀을 흘리고, 심장박동이 빨라질 수 있다.
다른 사람에 대한 반응	• 부모의 달래고 안심시키는 행동에 반응한다.	• 아동은 부모의 존재를 알아차리지 못하고, 억제할 경우 더욱 소리를 지르거나 더 세게 때릴 수 있다.
다시 잠이 드는 것	• 만약 무서워한다면 다시 잠드는 데에 어려움을 겪는다.	• 완전한 깨어나지 않고 빠르게 다시 잠에 빠진다.
사건에 대한 기억	• 꿈에 대해서 기억할 수도 있고, 나중에 얘기할 수도 있다.	• 사건에 대한 기억이 없다.

【출처】 Kotagal, S. (2017). *Sleepwalking and other parasomnias in children.* Retrieved from https://www.uptodate.com/contents/sleepwalkingand-other-parasomnias-in-children#H27172832

학령전기 아동의 수면과 관련하여 민아의 부모에게 어떤 예방적 육아지도를 할 것인가?

구강건강

충치를 예방하는 것은 중요하며, 매일 양치질과 치실 사용을 통해 충치를 예방할 수 있다. 부모는 불소 침착증을 발생시키는 불소의 과다섭취를 막기 위해 반드시 공알 크기만큼의 치약을 사용해야 한다(Nowak & Warren, 2019). 학령전기 아동은 스스로 이를 닦을 수 있지만 부모는 적절한 양치질을 하는지 잘 살펴야 한다. 학령전기 아동은 치실을 제대로 사용할 수 없기 때문에 부모가 해 주어야 한다. 부식성 식품은 피해야 하며, 만약 단 음식을 섭취했을 경우 즉시 양치질을 할 수 없다면 물로 입을 헹궈야 한다(Nowak & Warren, 2019). 학령전기 아동은 6개월마다 치과를 방문해야 한다.

TAKE NOTE!
충치로 치아를 빼게 되면 적절한 영구치의 형성과 치열궁의 너비에 영향을 미칠 수 있기 때문에 유치의 충치를 예방하는 것이 중요하다.

적절한 훈육

성공적인 훈육은 한계를 잘 설정하고, 지속적으로 시행되는 애정적이고 양육적인 환경에서 비롯되며, 학령전기 아동의 자존감을 높여준다. 스팽킹(spanking, 손을 펼쳐 때리는 것)은 가장 비효과적인 훈육 행동이므로 미국소아청소년정신의학회(AACAP, 2018)와 미국소아간호사협회에서 지양하고 있다. 벨트, 회초리, 라켓 등을 이용하여 아동을 때려서는 절대 안 되며, 신체적 체벌은 성인기의 반사회적이고 범죄적 행동과 같은 여러 추가적인 문제들과 관련이 있다(AACAP, 2018).

부모가 학령전기 아동의 정상적인 성장과 상상력 발달을 장려하면서 일관성 있는 훈육을 한다면 아동은 어떤 것은 허용되지 않는다는 것을 받아들이는 방법을 배우게 될 것이다. 규칙이 명확하고 일관성 있게 시행된다면 솔선감은 유지되고 죄책감은 피할 수 있다(Sears & Sears, 2019a).

TAKE NOTE!
체벌은 신체적, 정서적 고통을 야기할 뿐만 아니라 학습능력도 감소시킨다(AACAP, 2018).

원하지 않거나 위험한 행동을 초래하기 쉬운 상황을 예상해 봄으로써 잘못된 행동의 발생을 최소화한다. 상황이 어려워지면, 부모는 학령전기 아동의 초점을 바꾸기 위해 주의를 분산시켜야 한다. 잘못된 행동에 대해 논의할 때에는 아동이 아니라 행동에 초점을 두어야 한다. 이는 학령전기 아동의 자존감 유지에 도움을 준다. 학령전기 아동에게 바라지 않는 행동에 대해 교육할 때에는 왜 잘못된 행동이 받아들여질 수 없는지에 대한 이유를 충분히 이해하도록 설명해야 한다. 이러한 설명은 아동이 행동을 내부적으로 조절하는 데 도움이 된다. 부모는 훈육을 할 때 사용하는 단어와 음조, 이와 관련된 행동 등을 적절히 선택해야 하며, 아동에게 자기조절의 역할모델이 되어야 한다.

아동은 처벌보다는 칭찬을 받기 위해서 더 열심히 생활하므로, 항상 긍정적인 행동에 대해서는 보상을 해 주어야 한다. 학령전기 아동은 옳고 그름에 대한 개념을 이해할 수 있게 되며, 다른 사람의 감정을 이해하기 시작하고(공감, empathy) 기본적인 규칙을 기억할 수 있다.

어떤 상황에서는 타임아웃(time-out)이나 시간을 갖는 것(time-away)은 이 시기 아동에게 매우 효과적이다. 처벌은 의도적인 나쁜 행동에서만 사용되어야 하며, 특별히 위험하거나 파괴적인 행동을 했을 경우에 도움이 된다. 만약 아동이 행동을 중지하지 않으면 타임아웃이라는 경고를 줄 수 있고, 아동은 특정 시간 동안 타임아웃 상태에 머물러야 한다. 특정 타임아웃 구역이 도움이 되는데, 방해물이 없는 지루한 방의 코너가 좋은 장소이다. 일반적으로 추천되는 시간은 1년에 1분 정도이다(즉, 4세 아동은 약 4분의 타임아웃 시간)(Sears & Sears, 2019b). 아동이 알 수 있도록 제한 시간에 대한 타이머를 설정한다. 만약 아동이 지시된 시간 전에 일어난다면 아동을 다시 타임아웃 구역에 위치시키고 타이머를 재시작한다. 바람직하지 않은 행동이 있을 때마다 타임아웃을 사용하는 것이 가장 좋다. 아동이 규칙을 잘 따르고, 적절한 행동을 할 때에는 칭찬을 해주어야 하며, 나쁜 행동에 대해서는 간단 명료하게 설명을 해 주어야 한다. 또한 바람직하지 못한 행동 대신 사용할 수 있는 수용 가능하고 대안적인 전략들에 대해서 말해주어야 한다. 좋아하는 장난감을 가지고 놀지 못하게 하는 것도 타임아웃만큼이나 효과적이다.

흔한 발달적 문제

학령전기에 흔히 발생하는 발달단계상의 문제에는 거짓말, 성교육, 자위행동 등이 있다. 부모는 종종 이런 문제를 가진 아동을 다루는 것에 어려움을 호소한다. 적절한 예방적 육아지도 제공을 통해 부모들이 이러한 문제를 다루는 데 필요한 지지와 자신감을 줄 수 있다.

거짓말

거짓말(lying)은 학령전기 아동에게 흔히 나타나는 행동이며, 아동이 처벌을 두려워하거나 상상력에서 비롯된 것일 수도 있으며, 부모가 하는 행동을 보고 모방하는 것일 수도 있다. 부모는 아동을 처벌하기 전에 거짓말의 이유를 반드시 확인해야 한다. 아동이 규칙을 어기고 처벌을 두려워한다면 부모는 진실이 무엇인지 알아야 한다. 아동은 거짓말을 하는 것이 나쁜 행동을 하는 것보다 더 나쁘다는 것을 배울 필요가 있다. 만약 아동이 사실을 인정한다면 나쁜 행동에 대한 처벌을 줄여 주어야 한다. 부모는 화가 나더라도 차분하게 역할모델이 되어야 한다. 다음에 나쁜 행동을 하게 되면 아동은 더 쉽게 진실을 말하게 될 것이다.

만약 아동의 거짓말이 정말로 아동의 상상력에 의해 만들어진 것이라면, 부모는 지어낸 이야기와 현실을 구분하도록 지도해야 한다(Sears & Sears, 2019c). 학령전기 아동의 상상력은 매우 생생하며, 전문가를 활용한 지도가 필요하다. 부모는 자녀가 배울 수 있도록 적절한 행동에 대한 역할모델이 되어야 한다. 부모가 거짓말을 하는 것을 들었기 때문에 거짓말을 하는 아동은 부모가 거짓말을 하는 것을 보거나 들으면 안 된다.

성교육

학령전기 아동은 예리한 관찰자이지만 그들이 관찰한 모든 것을 정확하게 판단할 수는 없다. 아동은 성행위를 인지할 수는 있지만 이해하지는 못한다. 학령전기 아동은 호기심이 많고 주변의 모든 것에 대해 배우고 싶어하기 때문에 성행위와 아기가 어디에서 나오는지에 대해 물어볼 가능성이 매우 높다. 아동의 질문에 답하기 전에 부모는 아동이 실제로 묻는 것이 무엇인지, 그 주제에 대해 어떤 생각을 가지고 있는지를 먼저 알아야 한다. 그 후 부모는 간단하고, 직접적이며, 솔직하게 대답해야 한다. 아이는 자신이 요청하는 정보만 있으면 된다. 향후 추가 질문이 있을 수 있고, 질문이 제기되는 대로 답변해 주어야 한다.

자위행동

학령전기의 정상적인 호기심으로 아동은 종종 자신의 성기를 탐구한다(Carter & Feigelman, 2020). 이러한 행동은 부모들을 당황하게 할 수도 있지만, 지나치지 않다면 학령전기에 정상적으로 발생할 수 있는 건강하고 자연스러운 현상이다. 만약 부모가 과잉반응을 보인다면, 이 행동은 더 자주 일어날 수 있다. 자위행동(masturbation)은 부모에 의해 사실에 입각한 방법으로 다루어져야 한다. 아동은 나체와 자위행동은 공공장소에서는 허용되지 않는다와 같은 특정 규칙을 배울 필요가 있다. 또한 아동은 부모, 의사나 간호사가 검진을 위해 보는 것이 아닌 한 다른 사람이 생식기를 만져서는 안 된다와 같은 안전에 대한 교육을 받아야 한다.

민아의 사례를 생각해보자. 학령전기 동안 어떤 발달상의 문제가 있을 수 있는가? 이러한 고민과 관련하여 어떤 예방적 육아지도를 민아의 부모에게 제공할 수 있겠는가?

주요 개념

- 학령전기에는 유아기보다 성장 속도가 느리고, 좀더 날씬하고 자세가 꼿꼿하다.
- 학령전기 아동의 주된 심리사회적 과제는 솔선감의 발달이다.

- 인지발달은 자기중심적 접근 방식에서 세상으로 나아가 자신 밖에서 일어나는 일에 대해 더 공감하는 방향으로 나아간다.
- 학령전기 아동은 운동기술과 미세운동능력이 현저하게 향상된다.
- 학령전기에 발달하는 인지·언어발달은 성공적인 학교생활을 준비하는 데 도움을 준다.
- 말더듬이나 언어발달지연은 학령전기 아동의 언어능력과 어휘 습득 속도가 빨라진 결과로 발생할 수 있다.
- 학령전기 아동의 어휘력은 약 2,100단어로 증가하며, 시제와 전치사를 적절하게 사용하여 완전한 문장으로 말할 수 있다.
- 적절한 성장발달은 질병을 앓거나 입원한 아동에서도 반드시 유지되어야 한다.
- 성장발달에서의 지연이나 문제점을 발견하는 것은 적절한 중재나 연계를 위해 매우 중요하다.
- 학령전기 아동은 칼로리의 20~30% 이내로 지방을 함유한 균형 잡힌 식이를 필요로 한다.
- 적절한 신체활동과 영양이 풍부한 식이는 학령전기 아동의 비만 예방에 필수적이다.
- 적절한 치과검진은 유치의 건강에 매우 중요하다.
- 학령전기 아동은 하루 약 12시간의 수면시간이 필요하고 계획된 취침시간과 수면의식 등이 도움이 될 것이다.
- 학령전기 아동의 풍부한 상상력 때문에 악몽과 가위눌림이 발생할 수 있다.
- 안전과 손상의 예방은 학령전기 아동에게 중요하다.
- 구조적이고, 적절한 한계 설정, 일관성은 학령전기 아동의 훈육에서 핵심이 된다.
- 타임아웃은 학령전기 아동을 위한 효과적인 훈육방법이다.
- 자위는 학령전기 아동이 자신의 신체를 탐구하는 과정에서 발생할 수 있으며, 과도하지 않다면 정상적인 성장발달과정으로 여길 수 있다.

참고문헌

Adams, K., Bull, R., & Maynes, M-L. (2016). Early childhood spirituality in education: Towards an understanding of the distinctive features of young children's spirituality. *European Early Childhood Education Research Journal, 24*(5), 760–774.

American Academy of Child and Adolescent Psychiatry. (2018). *Physical punishment.* Retrieved July 18, 2019, from https://www.aacap.org/aacap/families_and_youth/facts_for_families/fff-guide/Physical-Punishment-105.aspx

American Academy of Pediatrics. (2016). Media and young minds. *Pediatrics, 138*(5), e20162591.

American Academy of Pediatrics. (2019a). *Car seats: Information for families.* Retrieved July 18, 2019, from https://www.healthychildren.org/English/safety-prevention/on-the-go/Pages/Car-Safety-Seats-Information-for-Families.aspx

American Academy of Pediatrics. (2019b). *Healthy sleep habits: How many hours does your child need?* Retrieved July 18, 2019, from https://www.healthychildren.org/English/healthyliving/sleep/Pages/Healthy-Sleep-Habits-How-Many-Hours-Does-Your-Child-Need.aspx

American Academy of Pediatrics. (2019c). *Safety for your child: 2 to 4 years.* Retrieved July 18, 2019, from https://www.healthychildren.org/English/ages-stages/toddler/Pages/Safety-for-Your-Child-2-to-4-Years.aspx

American Academy of Pediatrics. (2019d). *Safety for your child: 5 years.* Retrieved July 18, 2019 from https://www.healthychildren.org/English/ages-stages/preschool/Pages/Safety-for-Your-Child-5-Years.aspx

American Academy of Pediatrics. (2019e). *Swimming programs for infants and toddlers.* Retrieved July 18, 2019, from https://www.aap.org/en-us/about-the-aap/aap-press-room/aap-press-room-media-center/Pages/Swimming-Programsfor-Infants-and-Toddlers.aspx

American Association of Poison Control Centers. (2017). *Prevention and education.* Retrieved July 18, 2019, fromhttps://aapcc.org/Prevention

Ben-Joseph, E. P. (2018). *Smart toys for every age.* Retrieved July 18, 2019, from kidshealth.org/parent/growth/learning/smart_toys.html

Brown, J. (2017). *Nutrition now* (8th ed.). Boston, MA: Cengage Learning. Carter, R. G., & Feigelman, S. (2020). Chapter 24: The preschool years. In R. M. Kliegman, B., St. Geme III, N. J. Blum, S. S. Shah, R. C. Tasker, K. M. Wilson, & R. E. Behrman (Eds.), *Nelson's textbook of pediatrics* (21st ed.). Philadelphia, PA: Elsevier.

Centers for Disease Control and Prevention. (2016). *State vaccination requirements.* Retrieved July 18, 2019, from http://www.cdc.gov/vaccines/imz-managers/laws/state-reqs.html

Centers for Disease Control and Prevention. (2018). *Developmental milestones.* Retrieved July 18, 2019, from http://www.cdc.gov/ncbddd/actearly/milestones/index.html

Centers for Disease Control and Prevention. (2019). *Childhood obesity facts.* Retrieved July 18, 2019, from https://www.cdc.gov/obesity/data/childhood.html

Child Development Institute. (2018). The 9 temperament traits. Retrieved July 18, 2019, from https://childdevelopmentinfo.com/child-development/temperament_and_your_child/temp2/#.XSlfw-C3Mx3I

Erikson, E. H. (1963). *Childhood and society* (2nd ed.). New York, NY: W. W. Norton and Company.

Global Initiative to End All Corporal Punishment of Children. (2018). *Global initiative to end corporal punishment.* Retrieved July 18, 2019, from www.endcorporalpunishment.org

Goldson, E., & Reynolds, A. (2018). Child development & behavior. In W. W. Hay, M. J. Levin, R. R. Deterding, & M. J. Abzug (Eds.), *Current diagnosis & treatment: Pediatrics* (24th ed., pp. 67–97). New York, NY: McGraw-Hill Education.

Haemer, M., Primark, L. E., & Krebs, N. R. (2018). Normal childhood nutrition and its disorders. In W. W. Hay, M. J. Levin, R. R. Deterding, & M. J. Abzug (Eds.), *Current diagnosis & treatment: Pediatrics* (24th ed.). New York, NY: McGraw-Hill.

Herdman, T. H., & Kamitsuru, S. (2018). *NANDA International nursing diagnoses: Definitions & classification 2018–2020* (11th ed.), New York, NY: Thieme Publishers.

Kohlberg, L. (1984). *Moral development.* New York, NY: Harper & Row.

Kotagal, S. (2017). *Sleepwalking and other parasomnias in children.* Retrieved from https://www.uptodate.com/contents/sleepwalking-and-other-parasomnias-in-children#H27172832

Kruse, R. W., & Dubowy, S. M. (2017). *Calcium.* Retrieved July 18, 2019, from https://kidshealth.org/en/parents/calcium. html?WT.ac=p-ra

Lowry, L. (2016). *Bilingualism in young children: Separating fact from fiction.* Retrieved July 18, 2019, from http://www.hanen.org/Helpful-Info/Articles/Bilingualism-in-Young-Children--Separating-Fact-fr.aspx

National Association for the Education of Young Children. (n.d.). *Good toys for young children by age and stage*. Retrieved July 18, 2019, from https://www.naeyc.org/resources/topics/play/toys.

National Association of Pediatric Nurse Practitioners. (n.d.). *What can we do to help children behave? Alternatives to corporal punishment*. Retrieved July 18, 2019, from https://www.napnap.org/sites/default/files/userfiles/SIGs/LandingPages/NAPNAP%20CMN%20SIG%20POWERPOINT%20ON%20CHILD%20DISCIPLINE%20final%20%28002%29.pdf

National Center for Injury Prevention and Control. (2018a). *10 leading causes of death by age group, United States—2016*. Retrieved July 18, 2019, from https://www.cdc.gov/injury/wisqars/pdf/leading_causes_of_death_by_age_group_2016-508.pdf

National Center for Injury Prevention and Control. (2018b). *National estimates of the 10 leading causes of nonfatal injuries treated in hospital emergency departments, United States—2015*. Retrieved July 18, 2019, from https://www.cdc.gov/injury/wisqars/pdf/leading_causes_of_nonfatal_injury_2015-a.pdf

National Institutes of Health. (2019a). *Calcium dietary supplement fact sheet*. Retrieved July 18, 2019 from https://ods.od.nih.gov/factsheets/Calcium-HealthProfessional/#h3

National Institutes of Health. (2019b). *Iron dietary supplement fact sheet*. Retrieved July 18, 2019, from https://ods.od.nih.gov/factsheets/Iron-HealthProfessional/#h4

Nierengarten, M. B. (2018). School readiness: Why early intervention is key. *Contemporary Pediatrics, 35*(8), 24–26, 28–29.

Nowak, A. J., & Warren, J. J. (2019). *Preventive dental care and counseling for infants and young children*. Retrieved from https://www.uptodate.com/contents/preventive-dental-careand-counseling-for-infants-and-young-children

Piaget, J. (1969). *The theory of stages in cognitive development*. New York, NY: McGraw-Hill.

Powers, J. M., & Mahoney, M. H. (2019). *Iron deficiency in infants and children <12 years: Screening, prevention, clinical manifestations, and diagnosis*. Retrieved from https://www.uptodate.com/contents/iron-deficiency-in-infants-andchildren-less-than12-years-screening-prevention-clinicalmanifestations-and-diagnosis

SafeKids. (2019). *Swimming*. Retrieved July 18, 2019, from https://www.safekids.org/poolsafety

Sears, W., & Sears, M. (2019a). *Shape children's behavior*. Retrieved July 18, 2019, from https://www.askdrsears.com/topics/parenting/discipline-behavior/shape-childrens-behavior

Sears, W., & Sears, M. (2019b). *10 time-out for children techniques*. Retrieved July 18, 2019, from https://www.askdrsears.com/topics/parenting/discipline-behavior/10-time-out-techniques

Sears, W., & Sears, M. (2019c). *Why do kids lie?* Retrieved July 18, 2019, from https://www.askdrsears.com/topics/parenting/discipline-behavior/morals-manners/why-do-kids-lie

Sege, R. D. (2018). *AAP policy opposes corporal punishment, draws on recent evidence*. Retrieved July 18, 2019, from https://www.aappublications.org/news/2018/11/05/discipline110518

Singer, K., & Lumeng, C. N. (2017). The initiation of metabolic inflammation in childhood obesity. *Journal of Clinical Investigation, 127*(1), 65–73.

Stanford Children's Health. (2019). *Motor vehicle safety for children*. Retrieved July 18, 2019, from https://www.stanfordchildrens.org/en/topic/default?id=motor-vehiclesafety-%20for-children-85-P01038

U.S. Department of Agriculture. (2019.). *Daily food plan for preschoolers*. Retrieved July 18, 2019, from https://www.choosemyplate.gov/how-much-does-my-preschooler-need

U.S. Department of Health and Human Services. (2019). *Proposed objectives for inclusion in Healthy People 2030*. Retrieved July 18, 2019, from https://www.healthypeople.gov/sites/default/files/ObjectivesPublicComment508_1.17.19.pdf

Weihrauch-Bluher, S., Kromeyer-Hauschild, K., Graf, C., Widhalm, K., Korsten-Reck, U., Jodicke, B., ... Wiegand, S. (2018). Current guidelines for obesity prevention in childhood and adolescence. *Obesity Facts, 11*, 263–276.

World Health Organization. (n.d.). *Passive smoking*. Retrieved July 18, 2019, from http://www.who.int/tobacco/en/atlas10.pdf

임상적 판단능력

객관식 문제

1. 간호사는 입원한 4세 아동을 간호하고 있다. 아동은 매일 간호사가 사정과 중재를 자신의 상상 친구에게 먼저 하고, 그 다음 자신에게 하도록 하고 있다. 간호사는 이 아동의 행동을 무엇이라고 생각할 수 있는가?
   a. 문제가 있음; 아동은 현실을 받아들일 수 있는 충분한 나이이다.
   b. 정상; 아동이 병원에 입원해 있고 일상에서 벗어나 있기 때문이다.
   c. 성장발달단계상 정상이다.
   d. 문제가 있음; 필요한 간호를 방해하기 때문에 문제가 있다.

2. 3세 아동의 어머니는 아동의 말하기에 대하여 걱정하고 있다. 학령전기인 자녀가 자음 소리를 반복하며 말을 유창하게 하지 못한다고 하였다. 간호사의 대답으로 가장 적절한 것은 무엇인가?
   a. "머뭇거림과 비유창성은 발달과정상 이 시기에는 정상이에요."
   b. "아동에게 책을 읽어주는 것을 통해 적절한 언어 사용에 대한 모델이 될 수 있어요."
   c. "표현적 언어와 관련된 걱정사항은 발달평가를 하게 되는 근거가 됩니다."
   d. "어머니는 담당의사에게 언어치료 평가를 요청해야 해요."

3. 4세 아동의 어머니는 아동의 훈육을 위해 타임아웃에 대해 물었다. 간호사는 어머니에게 어떤 조언을 해야 하는가?
   a. "엉덩이를 손바닥으로 때리는 것이 효과가 없다면, 타임아웃 또한 그렇게 효과적이지 않을 것입니다."
   b. "아동을 4분 동안 타임아웃상태로 두세요."
   c. "다른 방법이 성공하지 않을 경우에만 타임아웃을 실시하세요."
   d. "아동이 울음을 그칠 때까지 타임아웃상태로 두어야 합니다."

4. 5세 아동에게 적절한 체중 증가가 없으며, 기질적인 문제도 없다. 간호사가 우선적으로 실시해야 할 것은 무엇인가?
   a. "적절한 수분섭취를 위하여 빨대컵을 사용하도록 한다."
   b. "칼로리를 보충하기 위하여 단 것을 준다."
   c. "학령전기 아동의 영양요구에 대하여 어머니를 교육한다."
   d. "가정에서 아동의 일상적인 섭취양상을 사정한다."

5. 간호사는 3세 아동의 가족에게 우발적인 중독 사고에 대한 교육을 실시하고 있다. 간호사는 어떤 감각의 변화로 우발적인 중독의 위험이 증가함을 알 수 있는가?
   a. 완전한 청력의 발달 부족
   b. 촉각에 대한 구별 부족
   c. 시력이 아직 완전하게 발달하지 않음
   d. 미각에 대한 구별 부족

용량 계산 문제

1. 체중 15 kg의 아동에게 통증이나 열이 있을 때 prn으로 4시간마다 acetaminophen 10 mg/kg이 처방되었다.
   a. 아동은 1회 몇 mg을 투약받게 되는가?
   b. Acetaminophen은 160 mg/5 mL로 제공된다. 간호사는 몇 mL를 투여해야 하는가?

비판적 사고 연습

1. 유치원 수업에서 자전거나 도로 안전에 대하여 교육하시오. 발달수준에 맞는 적절한 내용을 기획하시오.
2. 편식하는 4세 아동의 3일간 메뉴를 구성하시오. 매일 3번의 식사와 2번의 간식을 포함하시오. USDA가 권장하는 영양 가이드라인을 따라서 구성하시오.
3. 학령전기 아동과 함께 그림 그리기와 색칠을 하시오. 이 시기에 예상되는 인지발달과 사회심리적 발달에 근거하여 아동과 토론하시오.

학습활동

1. 임상환경에서 평균 3~5세 아동 2명을 위한 간호를 수행해 보시오(두 아동이 모두 같은 나이인지 확인). 각 아동의 발달수준을 평가하고, 입원과 가족 역동에 대하여 기술하시오.
2. 정상 발달 아동과 마찬가지로 특별한 중재가 필요한 아동을 돌보는 유치원을 방문해 보시오. 정상 발달 아동과 특별한 중재를 필요로 하는 아동에게 발달사정을 수행하고(둘 다 같은 나이), 결과를 비교하고 대조하시오.

3. 일반 유치원의 3~5세 아동의 교실을 관찰해 보시오. 같은 나이의 다른 기질을 가진 2명의 아동을 선택해서 체계, 권위, 학급친구들과의 상호작용, 집중 정도, 언어와 활동 수준의 차이점과 유사한 점을 기록하시오.

통합: 사례연구

4세 남아 영훈이가 소아과 진료를 보러 왔다. 영훈는 건강하고 활동적인 소년으로 어머니가 하루 종일 일을 하게 되면 아동의 성장과 언어능력, 훈육이 걱정된다고 말한다. 영훈이의 어머니는 "영훈이가 또래보다 더 뚱뚱해 보여요."라고 말했다. 영훈이의 키를 측정했을 때 키가 98cm, 체중은 20.9kg이었다. 영훈이의 BMI는 20.76으로 백분위 95를 훨씬 초과하고 있다. 영훈이의 어머니와 상의한 결과, 영훈이는 과일주스와 우유를 매일 과다섭취하고 있고, 매주 매우 많은 패스트푸드를 먹는다고 한다.

WORDS OF WISDOM

교육은 새로운 세계로의 문을 여는 열쇠이다.

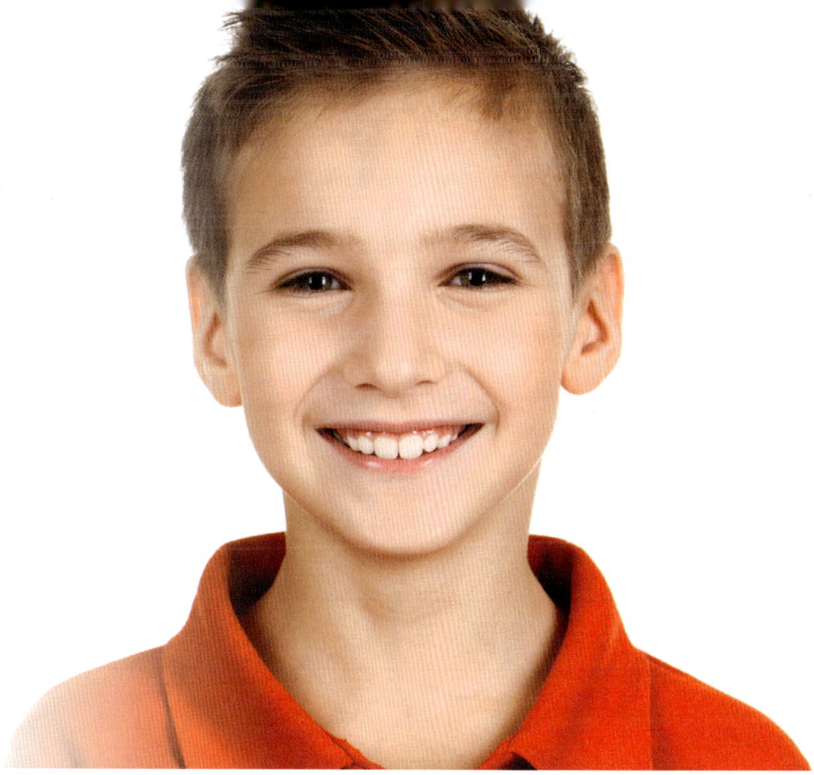

6 학령기 아동의 성장발달과 건강증진

Growth and Development of the School-Age Child

주요 용어

- 근면감(industry)
- 기질(temperament)
- 보존개념(principle of conservation)
- 부정교합(malocclusion)
- 사춘기 전기(prepubescence)
- 열등감(inferiority)
- 이갈기(bruxism)
- 자아존중감(self-esteem)
- 충치(caries)
- 학교공포증(school phobia)

학습목표

이 장을 학습한 후 학생들은 다음을 수행할 수 있다.

1. 학령기에 일어나는 정상적인 생리학적, 인지적, 도덕적 변화들을 정의한다.
2. 발달상의 학교와 동료의 역할, 그리고 학령기 아동의 사회화에 대하여 설명한다.
3. 학령기 아동의 발달상의 지표를 확인한다.
4. 학령기 아동의 안전을 증진시키는 간호사의 역할에 대하여 정의한다.
5. 학령기 아동의 영양요구에 대하여 설명한다.
6. 학령기 아동의 일반적인 발달상의 고려사항에 대하여 설명한다.
7. 일반적인 발달상의 고려사항에 대한 적절한 간호지침을 설명한다.

10살 민정이는 어머니와 함께 매년 학령기 아동 검진을 위하여 병원을 방문한다. 간호사는 민정이의 성장과 발달을 사정한 후에 어머니에게 적절한 예방적 교육지도를 제공한다.

6~12세의 학령기 아동들은 점진적이고 느린 신체적 성장을 경험하는 반면, 사회적·발달적 성장이 가속화되고 복잡성이 증가하는 시기이다. 그들의 세계의 초점은 가족에서부터 선생님, 또래친구들, 그리고 다른 외부의 영향으로 확장하는 것이다(예: 코치들, 대중매체). 학령기 아동은 가정 밖에서의 외부 활동에 참여하게 되면서 점차 독립성이 증가하게 된다.

성장과 발달 개요

학령기는 아동의 신체적·사회적·정신심리적인 성숙이 계속되는 시기이다. 이 기간 동안 아동은 구체적인 생각을 할 수 있고 또래집단, 교사, 부모의 인정을 받기를 원한다. 그들의 눈과 손, 눈 운동근육의 협응은 학교나 커뮤니티에서 조직적인 스포츠에 참여할 수 있도록 한다. 학령기 아동(school-age child)은 전형적으로 학교에 가는 것과 학교활동을 중요시한다. 간호사는 이 시기 동안의 혼란과 변화에 대한 아동의 대처를 사정하기 위하여 학령기 아동의 정상 성장발달에 대한 지식을 활용한다.

신체적 성장

학령기 아동의 키는 매년 평균 6~7cm 성장하며, 적어도 30cm 정도 성장한다. 체중은 매년 3~3.5kg 증가하는 것으로 예상된다(Feigelman, 2016a). 학령기 초기에는 남아와 여아는 비슷한 키와 체중으로 보이며 이전 단계보다 좀 더 날씬하고 우아한 외모를 보인다. 학령기 후기에는 대부분의 여아들이 남아의 키와 체중을 능가하기 시작한다.

학령기 아동은 신체적·생리적 성장에 차이가 있음에도 불구하고 사춘기 전기 남아와 여아는 같은 성이나 반대성의 또래친구와 달라지기를 원하지 않는다. 특히 2차 성징과 같은 차이점들에 대하여 걱정하기도 하고 종종 당혹스러움의 요소가 되기도 한다.

여아와 남아의 차이점은 중학생이 끝날 시기에 좀 더 명백해지며, 이는 더욱 더 극명해질 수도 있고 정서적 문제의 원인이 되기도 한다. 키와 체중의 관계와 성장양상의 변화들의 이러한 차이점들은 아동과 부모에게 반드시 설명되어야 한다(그림 6.1). 신체적인 성장은 정서적·사회적 성숙과 반드시 연관이 있는 것은 아니다. 11세 아동의 신체적 성장을 가진 8세 아동은 8세 아동과 같이 사고하고 행동할 것이다. 많은 경우 이러한 아동에 대한 기대는 비현실적이며 아동의 능력과

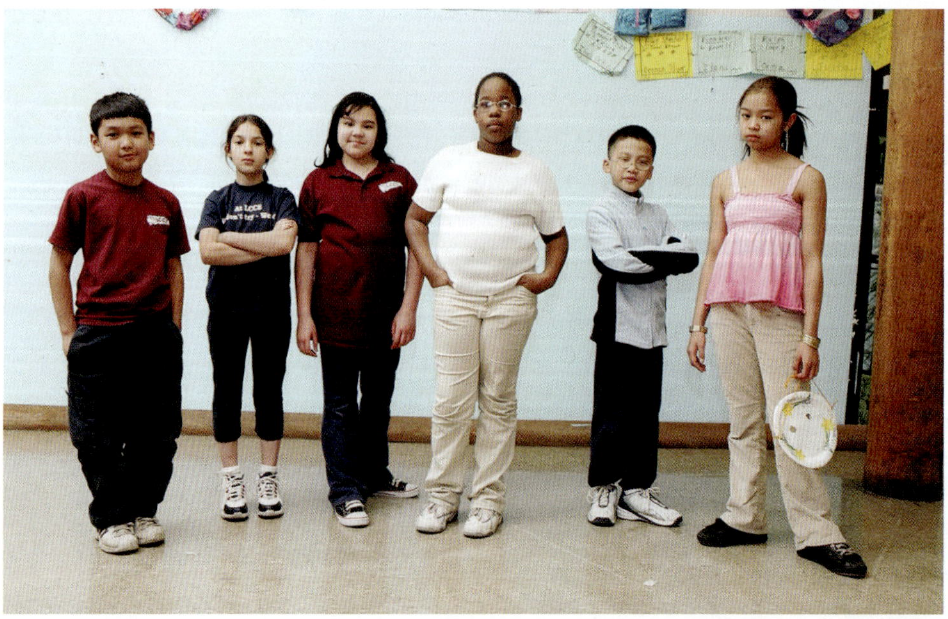

그림 6.1 같은 연령의 학령기 아동에서 볼 수 있는 학령기 아동의 성장률 차이

자존감에 영향을 미칠 수 있다. 반대로 8세 아동의 신체 크기를 가진 11세 아동에게도 비슷한 영향을 미침으로써 위협이 될 수도 있다.

민정이의 체중은 28kg이고 키는 137cm이다. 민정이의 측정값을 성장차트에 기록해 보자.

생리적 특성

장기의 성숙은 연령이나 성별에 따라 다를 수 있다. 장기의 성숙은 학령기 후기까지 지속적으로 이루어진다. 학령기 후기 남아는 키의 성장은 느리고 체중 증가는 빠르게 나타나는데, 이는 비만을 초래할 수 있다. 여아는 부드러운 신체라인을 가지게 된다. 특히 여아들에게 사춘기 전기는 급격한 성장기이다.

신경계

뇌와 두개골은 학령기 동안 아주 서서히 성장한다. 뇌의 성장은 10세까지 완성된다. 머리 모양은 길어지고 안면골의 성장은 얼굴의 비율을 변화시킨다.

호흡기계

호흡기계는 폐와 폐포의 발달과 함께 지속적으로 성숙해지며, 그 결과 호흡기계 감염을 감소시킨다. 호흡수가 감소하고, 복부호흡이 사라지며, 자연스럽게 횡격막호흡을 하게 된다. 전두동은 7세까지 발달하고 편도는 학령기부터 크기가 감소한다. 그러나 청소년보다 여전히 크다. 아데노이드와 편도는 감염이 없는 상태에서도 일반적으로 크게 보일 수 있다.

순환기계

학령기 아동의 혈압은 증가하고 맥박은 감소한다. 학령기 아동의 혈압은 증가하고, 맥박수는 줄어든다. 심장은 아동 중기에 서서히 성장하고 다른 발달단계보다 신체 크기에 비해 상대적으로 작다.

소화기계

학령기 동안에 20개의 유치가 모두 빠지고, 세 번째 어금니(일반적으로 사랑니로 알려진)를 제외하고 28~32개의 영구치로 대체된다. 아동은 이전의 연령보다는 위장관계 불편감을 덜 경험하게 된다. 위 용적이 늘어나며, 장시간 음식을 보유할 수 있다. 열량요구량은 학령전기보다 줄어든다.

비뇨생식기계

방광용적은 증가하지만 아동 개개인마다 다양하다. 일반적으로 여아가 남아의 방광용적보다 크다. 배뇨양상은 수분섭취, 섭취시간, 스트레스 정도에 따라 다양하다. 방광용적은 연령에 약 2ounces(1ounce = 28.35g)를 더해주면 되는데, 7세 아동이라면 방광용적은 약 9ounces로 198g이 된다. 방광용적이 큰 아동은 배뇨 사이의 시간이 더 길어진다.

사춘기 전기

학령기 후기는 사춘기 전기로 불리기도 한다(학령기 중기와 13번째 생일 사이의 시기). 청소년 전기에 **사춘기 전기**(prepubescence)가 시작된다. 사춘기 전기는 전형적으로 사춘기 시작의 2년 전에 일어나며, 여아는 2차 성징을 특징으로 하는 빠른 성장의 기간이며 남아는 지속적인 성장기간이다. 남아와 여아의 사춘기 전기의 시작은 대략 2년 정도 차이가 있다. 여아와 남아 모두에게 성적 발달은 신체적 외모에 대한 부정적인 인지와 낮은 자존감을 초래할 수 있다. 여아의 경우 2차 성징이 빠를 경우 당혹스러울 수 있으며, 신체적 외양에 대한 걱정과 자존감 저하를 초래할 수 있다. 남아의 경우 발달지연은 부정적인 자아 형성을 초래하여 물질남용이나 자동차 외의 무모한 이동수단의 사용까지 할 수 있다. 남아와 여아 모두에게 조기발달은 위험행동을 일으킬 수 있다. 간호사와 부모는 학령기 후기 아동에게 신체의 변화에 대하여 불안감을 감소시키고 안위를 증진시키기 위하여 아동의 신체변화에 대하여 교육해야 한다.

근골격계

근골격계 성장은 좀 더 나은 조정과 힘을 가능하게 하지만, 근육은 여전히 미성숙하여 쉽게 손상받을 수 있다. 골격은 학령기에 지속적으로 화골화되지만 완전히 성숙될 때까지 광화작용이 완성되지는 않는다.

면역계

림프조직은 9세까지 계속해서 성장한다. 면역 글로불린 A와 G(IgA, IgG)는 10세가량에 성인수준으로 발달한다. 림프계는 감염을 국소화시키고 항원-항체반응이 증진되므로 학령기 아동은 감염이 덜 발생한다. 학령기 초기 1~2년간은 다른 아동에게 노출될 기회가 많아져서 감염이 더 많이 발생하는 경험을 하기도 한다.

심리사회적 발달

에릭슨(Erickson, 1963)은 학령기의 발달과업을 **근면감**(industry) 대 **열등감**(inferiority)이라고 하였다(Feigelman, 2016b). 이 기간 동안 아동은 가정, 학교와 지역사회에서 인지·사회적 기술을 발달시키는 다양한 활동에 참여하게 되면서 자아존중감을 발달시키게 된다. 아동은 어떻게 물건들이 만들어지고 작동하는지에 대해 배우는 것에 매우 관심을 가진다. 학령기 아동의 만족감은 자아존중감과 자신의 역량을 증가시킬 수 있는 새로운 기술을 발달시키는 것에 성공함으

표 6.1 발달이론

이론가	단계	행동
에릭슨	근면감 대 열등감	• 사물이 어떻게 만들어지며 작동하는지 관심 가짐 • 개인적·사회적 과업의 성공 • 가정 밖-클럽, 스포츠 등의 활동 증가 • 또래집단과의 상호작용 증가 • 지식에 대한 관심 증가 • 아동기에 중요하고 의미 있는 사람으로부터의 지지와 격려가 필요 • 아동에게 중요한 사람으로부터의 지지와 신뢰가 적은 상태에서 반복되는 실패는 열등감이 발생할 수 있음
피아제	구체적 조작기	• 구체적인 대상을 조종함으로써 학습 • 추상적 사고능력 부족 • 물체의 특정 특성이 일정하게 유지됨을 배움 • 시간의 개념을 이해함 • 순서대로 배열하기나 덧셈, 뺄셈을 할 수 있음 • 사물의 공통 특성을 구분하거나 모을 수 있음 • 사물 간의 관계를 이해함 • 수집하기 시작함 • 가역적 사고를 할 수 있음
콜버그	인습수준 • 단계 3: 상호간의 동조, '착한 아이, 나쁜 아이' 7~10세 • 단계 4: '법과 질서', 10~12세	• 처벌을 받는 행위는 옳지 못함 • 어떠한 행위는 완전히 옳거나 완전히 그릇됨 • 규칙 이면의 이유에 대하여 이해하지 못함 • 아동과 성인의 의견에 차이가 있을 때 성인이 옳다고 생각함 • 다른 사람의 입장에 자신을 놓아둘 수 있음 • 황금률(golden rule)을 익히기 시작함 • 단지 처벌이 아니라 의도의 관점에서 행위를 판단
프로이트	잠복기	• 학령전기와 청소년기의 오이디푸스 단계 사이의 잠재된 사회적·인지적 기술을 발달시키는 활동에 초점 • 걸스카웃, 보이스카웃과 같은 클럽 참여를 통해 동성의 친구와 상호작용하면서 사회적 기술을 발달시킴

【출처】 Erikson, E. (1963). *Childhood and society* (2nd ed.). New York, NY: Norton; Kohlberg, L. (1984). *Moral development.* New York, NY: Harper & Row; Piaget, J. (1969). *The theory of stages in cognitive development.* New York, NY: McGraw-Hill; and Feigelman, S. (2016b). Chapter 6: Overview and assessment variability. In R. M. Kleigman, B. F. Stanton, J. W. St. Geme 3rd, N. F. Schor, & R. E. Behrman (Eds.), *Nelson textbook of pediatrics* (20th ed., pp. 48–54). Philadelphia, PA: Saunders.

로써 성취된다. 학령기 아동을 위한 부모와 교사, 간호사의 역할은 아동을 성공적인 경험을 하도록 이끌어 숙달과 성공, 자아존중감을 증진시킬 수 있다. 반면 만일 어른들이 너무 높은 기대를 하게 된다면, 아동은 열등감과 무능감이 발생하여 이들의 삶의 전반에 영향을 미칠 수 있다(표 6.1).

인지발달

7~11세 아동의 인지발달 단계는 구체적 조작기이다(Feigelman, 2016b). 구체적 조작기에서 아동은 다양한 차원으로부터의 정보를 완전히 이해하고 조직화할 수 있다. 아동은 다른 사람의 관점에서 사물을 볼 수 있고, 행동이나 예상되는 결과, 행동에 대하여 다시 생각할 수 있는 가능성 등을 통해 사고할 수 있다. 현재의 상황을 평가하고 해석하기 위하여 과거의 경험으로부터 나온 저장된 기억을 사용할 수 있다. 또한 어떠한 것을 분류하고 다른 세트로 나눌 수 있으며, 이들 각각의 관계에 대하여 규명할 수 있다. 학령기 아동은 4세대에 걸친 가족 구성원들을 수직적·수평적으로 분류할 수 있으며, 한 사람이 아빠이자 아들, 삼촌, 손자가 될 수 있음을 알 수 있다. 아동이 물건을 수집하는데 관심을 가지는 시기도 이 시기이다. 아동은 여러 가지 물건을 수집하기 시작하며, 나이가 들수록 점점 선택적이다. 또한 구체적 조작 사고 동안에 학령기 아동은 **보존개념**(principle of conservation)에 대한 이해가 발달한다—어떠한 물질이 그 형태가 변한다고 해서 물질 자체가 변하는 것은 아니다. 예를 들어, 물 반 컵을 낮고 넓은 물컵에 있던 물을 높고 좁은 컵으로 붓는다면, 비록 높고 좁은 컵이 실제로는 더 많아 보이더라도 여전히 물 반 컵을 가지고 있는 것이다(그림 6.2). 아동은 가장 단순한 것부터 좀 더 복잡한 것까지 순차적으로 보존개념에 대하여 배우게 된다(표 6.1).

도덕 및 영적 발달

학령기 동안 아동의 도덕성은 지속적으로 발달한다. 콜버그(Kohlberg)에 따르면, 학령기 아동은 도덕발달의 인습수준 단계에 있다(Kohlberg, 1984). 7~10세는 보통 '좋은' 사람이 되는 방법으로 규칙을 따른다. 아동은 친구, 교사, 부모 및 자신에게 좋은 사람이 되기를 원하지만 성인은 옳고 바른 것으로 보여진다. 이것은 콜버그에 따르면 3단계로, 상호간의 동조(좋은 아이, 나쁜 아이)에 해당된다. 10~12세는 4단계인 '법과 질서' 단계로 발달한다. 이 단계에서 아동은 행위의 결과만이 아닌 이유에 기초하여 행위의 옳고 그름을 결정할 수 있다. 더 나이든 학령기 아동의 행동은 다른 사람들을 존중하여 협동하고자 하는 바람으로부터 행위로 옮겨진다. 이는 학령기 아동이 황금률(필수 규칙, golden rule)의 개념으로 조직화될 수 있도록 한다(Feigelman, 2016a)(표 6.1).

학령기 아동은 종교에 대하여 좀 더 이해하고자 하는 욕구가 발달한다(Ford, 2007). 학령기 아동은 여전히 구체적 사고를 하므로 가족의 종교와 문화적 신념의 영향을 받는다. 이들은 종교적 의식에 의해 편안함을 느끼지만, 단지 자연적인 것과 초자연적인 것의 차이를 이해하기 시작한다. 학령기 아동이 종교적 행위를 받아들이는 것은 이들이 다양한 스트레스원에 대응하

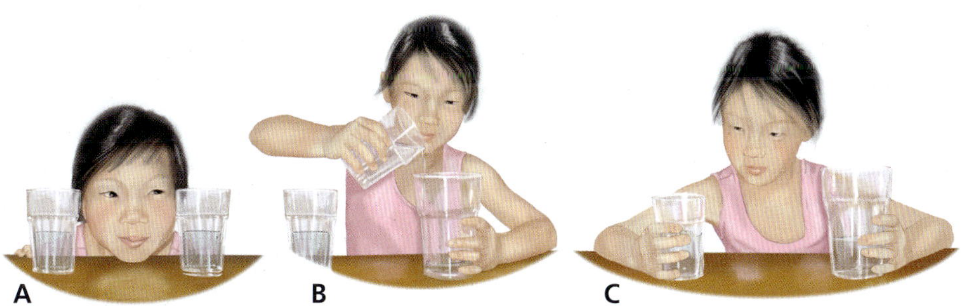

그림 6.2 **A.** 학령기 아동들은 보존개념을 이해한다. **B.** 같은 양의 액체를 다른 모양의 두 개의 컵에 붓는다면, **C.** 비록 두 개의 컵에 다른 양의 물처럼 보이겠지만 두 컵의 물의 양은 같다.

는 것을 도울 수 있다.

운동기술발달

전체운동과 미세운동 기술은 학령기에 지속적으로 발달한다. 운동기술이 정교해지며, 속도와 정확도가 증가한다. 학령기 아동의 운동능력을 사정하기 위하여 스포츠, 방과 후 활동, 밴드 참가, 모형조립과 글쓰기 기술에 대하여 질문한다.

학령기 아동은 두발자전거 타기, 줄넘기, 춤추기 등 다양한 스포츠에 참여하는 기회가 촉진됨으로써 협응, 조화, 리듬이 향상된다(그림 6.3). 학령기 후기 아동은 신체발달이 보상할 수 있는 능력보다 더 빠르게 자라기 때문에 곤란해질 수 있다.

6~8세의 아동은 자전거 타기, 스케이팅, 수영과 같은 전체운동 활동을 즐긴다. 그들은 끊임없이 움직인다. 8~10세의 아동은 덜 활동적이지만 에너지 정도는 좀 더 완화되고 규제된 활동과 함께 높은 상태를 유지한다. 아동은 근육운동이 더 리듬 있고, 정교함을 나타내는데, 이는 야구나 축구 같은 좀 더 장기간이며 집중이 필요한 신체활동에 참여할 수 있도록 한다.

10~12세의 아동(여아는 사춘기 기간)은 여전히 에너지수준이 높지만 좀 더 잘 조절되고 집중된다. 이 시기 아동의 신체적 기술은 성인과 비슷하며 청소년기 동안 힘과 지구력이 증가한다.

모든 학령기 아동은 신체활동 참가를 격려해야 하고 건강에 기여할 신체적 기술을 배워야 한다. 심혈관계 안정, 체중조절, 정서적 긴장 완화, 리더십의 발달과 모방기술은 신체활동과 팀 스포츠를 통해 강화된다.

중추신경계의 유수화는 미세운동기술의 정교화에 의해 반영된다. 눈-손의 협응과 균형은 성숙과 연습에 의해 향상된다. 손의 발달이 향상되면 튼튼해지고 독립적이며 움직임이 용이해져 글쓰기, 바느질, 모형 쌓기와 다른 기술을 할 수 있도록 정확성이 생긴다. 10~12세의 아동은 성인과 비슷하게 조종하는 능력이 생기기 시작한다. 학령기 아동들은 악기를 연주하는 것과 같이 미세운동기술과 재주가 필요한 활동들을 하는 것에 대해 자부심을 느낀다(그림 6.4). 재능과 연습은 능숙해지는 지름길이다.

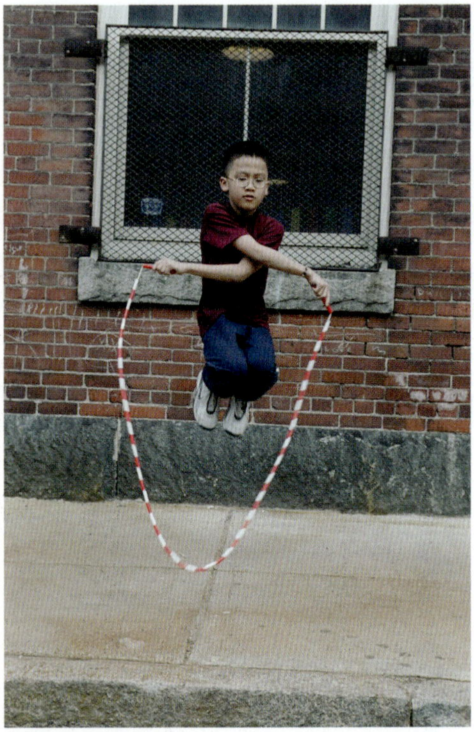

그림 6.3 줄넘기는 학령기 아동의 증가된 전체운동기술 발달의 예이다.

감각발달

모든 감각은 학령기 초반에 성숙한다. 좋은 시력은 신체발달과 학령기 아동의 교육에 필수적이다. 보건교사는 시력검사를 통해 아동의 시력문제를 확인하고, 문제 발생 시에 적절하게 의뢰한다. 약시를 포함하여

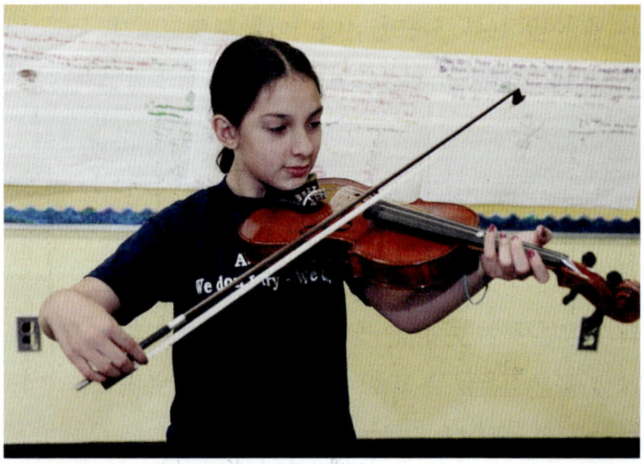

그림 6.4 학령기 아동은 미세운동기술이 발달하여 악기를 잘 연주할 수 있다.

교정되지 않은 굴절문제나 다른 눈의 장애, 안구의 부정렬(사시)과 같은 문제들이 자주 발견된다. 약시는 초기 발달 동안에 적절하게 사용되지 못했던 시력이 감소된 것이다. 부적절한 사용은 사시, 한쪽 눈이 다른 쪽 눈에 비해 근시안, 원시안 또는 난시안과 같은 상태의 결과일 수 있다. 만약 어린 시절에 치료하지 않으면 성인이 되어서도 지속되어 영구적인 시력장애의 원인이 될 수 있다(AAPOS, 2017). 이 상태는 아동의 약한 눈을 사용하도록 도와주는 안경이나 패치로 교정 가능하다. 최근 연구에 따르면, 이 치료는 나이든 아동(7~14세)에게 효과가 있는 것으로 나타났으나 더 어린 나이에 시작했을 때 그 성공률이 더 높다(AAPOS, 2017). 적절한 검사와 의뢰, 또한 현재 상태를 부모에게 알려주는 것은 학령기 아동의 사회화와 교육을 하는 데에 필수적이다.

심각한 청력장애는 보통 영아기에 진단이 되지만, 좀 덜 심각한 경우는 아동이 학교에 입학할 때까지도 진단되지 않을 수 있으며, 이로 인해 아동은 배우는 것 또는 말하는 것에 어려움을 겪는다. 적절한 교육과 사회의 진전을 확실히 하기 위해 청력손실이 있는 아동을 감별해내는 것은 중요하다.

후각은 성숙하여 학령기 아동들에게 초콜릿이나 다른 친숙한 냄새를 이용하여 검사할 수 있다. 또한 학령기 아동은 차갑고 따뜻한 것, 부드럽고 딱딱한 것, 무디고 날카로운 물건들을 만져서 구별해내는 검사를 받을 수도 있다.

의사소통과 언어발달

언어능력은 학령기 동안 급격히 발달하여 어휘력이 향상된다. 2개 국어를 말하는 아동은 학교에서는 영어를 말하고 가정에서는 두 번째 언어를 말하면서 문화적으로 특이적인 단어를 사용한다. 학령기 아동은 읽기와 쓰기를 배움으로써 언어능력이 향상된다. 읽기능력은 읽기의 노출 정도에 따라 발달된다. 학령기 아동은 복수형과 대명사와 같은 형태의 좀 더 복잡한 문법을 사용하기 시작하고, 상위언어 인지가 발달하고 문장에서 언어와 논평에 대하여 생각할 수 있다. 이는 아동이 이중의미를 이해하고 단어와 소리로 놀이를 할 수 있기 때문에 농담과 수수께끼를 즐기도록 한다. "호미로 막을 것을 가래로 막는다."와 같은 은유를 이해하기 시작한다. 학령기 아동은 비속어와 야한 농담을 경험할 수도 있다. 이들은 부모와 가족 구성원 또는 다른 사람을 모방하려는 경향이 있기 때문에 역할 모델이 매우 중요하다.

> 민정이에게 연령에 따라 어떤 발달상의 지표를 기대할 수 있는가? 이 연령의 전체운동, 미세운동, 언어능력은 어느 정도로 예상할 수 있는가?

사회정서적 발달

영아기에 나타난 기질적 특성은 학령기 아동의 행동에 영향을 미칠 수 있다. 과거 상황을 분석하는 것은 아동이 새롭거나 다른 상황에 반응하는 방법에 대해 단서를 제공할 수 있다. 아동은 그들의 경험과 능력에 따라 매우 다르게 반응을 한다. **자아존중감**(self-esteem)은 아동의 개인적 가치에 대한 견해이다. 자아존중감은 가족, 선생님, 그리고 다른 권위자에 의한 피드백에 의해 영향을 받는다.

기질

기질(temperament)은 개인의 행동 방식으로 묘사되어 왔다. 기질은 일반적으로 손쉽고 적응력이 뛰어난 순한 아동(easy and adaptable), 워밍업이 느린 아동(slow to warm up), 다루기 어렵고 쉽게 좌절하는 까다로운 아동(difficult and easily frustrated)의 3가지로 분류된다(Levine, 2019). 이 세 분류는 서로 변형과 조합되어 나타난다. 모든 아동이 이들 세 그룹에 포함되는 것은 아니다. 아동의 기질을 이해하면 양육자와 부모는 아동의 행동, 활동과 그들이 세상과 어떻게 연결되어 있는지를 이해하는 데 도움이 된다. 순한 아동은 학교 입학이나 다른 경험에 대해 자연스럽게 적응하고 스트레스가 적거나 없다. 반면 느린 아동은 변화에 대한 적응이 느릴 수 있다. 느린 아동은 학교와 같이 다르고 새로운 환경에 놓여 있을 때 불편감을 호소할 수도 있다. 이 아동은 새로운 장소와 환경에 적응하는 데 시간이 필요하고 신체 불편이나 눈물로 두려움을 표현할 수도 있다. 느린 아동은 새로운 환경과 사람들(선생님들과 같은)에 대하여 적응할 수 있는 시간이 주어져야 한다. 이러한 요인은 어린 학령기 아동이 권한의 변화와 많은 또래친구를 접하게 되는 학교에 입학하게 될 때 영향을 줄 수 있다. 까다로운 기질의 아동이나 쉽게 산만해지는 아동에게는 역할놀이, 장소 방문이나 교사들에게 소개되는 것, 다가오는 학교 경험에 대한 대화에 참여, 이야기를 듣는 것들이 이로울 수 있다. 이러한 아동은 학교와 같은 경험이나 새로운 환경으로의 이행을 이해하는 것, 인내심, 견고함 등이 필요하다. 전문가에 의한 기질 평가에는 인터뷰, 관찰, 표준화된 질문이 있다. 자녀의 기질을 더 잘 이해하면 부모가 자녀에게 더 잘 맞도록 양육 유형을 조정하는 데 도움이 될 수 있으며, 이 영역들이 충돌할 때 발생하는 정서적, 행동적 문제를 제한하는 데 도움이 될 수 있다 (Feigelman, 2016b).

자아존중감 발달

자아존중감은 아동 개인의 자기효능감에 대한 거울이고 긍정적이거나 부정적일 수 있다. 아동은 권위자로 인지하고 있는 사람들(부모나 교사)에게 지속적으로 피드백을 받고 있을지라도 내부적인 성과목표를 달성하기 위하여 매진한다. 학령기 아동은 수행과 과업에 관련된 피드백을 받는다. 이러한 피드백은 자아존중감(self-esteem)과 자기평가(self-evaluation)에 영향을 주는 자기가치(self-worth)에 대한 아동의 견해에 영향을 미친다.

아동은 자기확신 또는 자기회의의 틀로부터 자아평가의 과정에 직면한다. 초기 발달과업인 자율성과 솔선감을 획득한 아동은 수치심보다는 자부심을 갖는다 (Erikson, 1963).

학령기 아동이 스스로 가치가 있다고 여긴다면, 이들은 긍정적인 자아개념과 높은 자부심을 가진다. 학령기 아동에게 의미 있는 성인은 아동이 성공을 촉진할 수 있는 환경을 만들어줄 수 있다. 이는 아동의 자아존중감에 영향을 미친다.

신체상

신체상(body image)은 아동이 자신의 신체를 어떻게 지각하는가이다. 학령기 아동은 신체에 대한 지식은 있지만 신체 부분에 대한 지각은 다르다. 학령기 아동은 또래친구가 그들의 신체, 신체의 변화, 복장 등을 수용하는지와 또래집단의 시각에 매우 관심이 많다. 아동은 부모님이나 또래친구, 영화나 텔레비전에서 보는 사람들을 모델로 삼을 수 있다. 학령기 후기 아동은 또래친구들로부터 인정받는 것이 매우 중요하다. 아동이 또래친구와 다르다고 느끼거나 그들로부터 놀림을 받는다면, 그것은 아동의 일생 동안 영향을 미친다.

공포

학령기 아동의 공포는 괴물과 같은 가상의 일에서 자연재해, 상해를 입히는 타인, 사랑하는 사람의 죽음과 같은 실생활에서 일어나는 일로 이동한다(Lyness, 2018). 학령기 아동은 학령전기보다는 신체에 해를 입는 것에 공포가 덜하지만 납치나 수술을 받는 것에 대해서는 공포를 느낀다. 이들은 어둠을 무서워하지만 개와 같은 동물과 소음에 대해 공포를 덜 느낀다. 이들은 공포감이 현재 발달단계에서 정상이라는 확신을 줄 필요가 있다. 부모, 선생님, 보호자는 아동의 공포에 공감과 지지를 가지고 경청해야 한다. 아동의 공포를 인정하되 그것에 맞춰주면 안 된다. 아동이 공포에 직면하도록 돕고 "나는 할 수 있다."와 같은 긍정적인 자기표현과 심호흡, 시각화와 같은 이완기법 등의 대처전략을 가르친다(Lyness, 2018).

또래관계

학령기 아동의 자아개념은 부모뿐만 아니라 타인과의 관계에 의해서도 형성된다. 또래친구와의 관계는 아동이 부모로부터 독립하는 데 영향을 미친다. 또래집단은 학령기 아동의 기술의 인정과 비평에 중요한 역할을 한다. 이전에는 오직 부모나 선생님과 같은 성인이 아동에게 권위를 가진 반면, 이 시기에는 또래집단이 학령기 아동의 자기지각에 영향을 미친다. 또래친구와의 관계는 아동이 독립심을 획득하는 과정에서 부모와의 충돌의 위험으로부터 충분한 안정감을 주는 데 도움이 된다. 학령기 아동은 대부분의 시간을 동성의 또래친구들과 어울린다. 남아와 여아 모두가 함께 하는 게임이나 기타 활동일지라도 아동의 적절한 성역할 개념은 또래친구의 관계에서 영향을 받는다.

지속적인 또래친구와의 관계는 학령기 아동에게 가장 중요한 사회적 상호작용을 제공한다. 가장 가치 있는 학습은 또래집단의 상호작용을 통하여 학습하는 것이다. 아동은 또래집단에서 표현되는 다른 관점에 대하여 존중하는 것을 배운다. 또래집단은 인정이나 거절을 나타내기 위하여 표준과 기준을 설정한다. 아동은 또래집단의 인정을 받기 위하여 행동을 수정할 수도 있다. 학령기 아동의 특징은 규칙과 가치가 있는 집단을 형성하는 것이다.

선생님과 학교의 영향

학교는 사회의 가치들을 전달하고 또래친구와의 관계를 형성하도록 한다. 가정 다음으로 학교는 아동의 사회적 발달에 영향을 미친다. 학교는 종종 아동과 부모에게 변화를 요구한다. 아동은 부모보다는 다른 어른들이 지시하거나 구조적인 집단활동을 따라야 하는 환경에 처하게 된다. 부모의 태도와 지지는 아동이 학교로 이행되어 자리잡는 데 영향을 미친다. 긍정적이고 지지적인 부모는 아동이 자연스럽게 학교로 들어갈 수 있도록 돕는다. 부모에게 의존을 부추기는 행동은 아동이 학교생활로 성공적으로 이행하는 것을 지연시킬 수 있다.

가정에서 학교로의 이행을 촉진하기 위하여 교사는 어린 아동의 요구를 충족시킬 수 있도록 아동 발달에 대한 지식과 인격을 가지고 있어야 한다. 심지어 교사의 책임은 아동의 지적발날을 자극해야 하는 것이 일차적이지만, 아동이 태도와 가치를 형성할 수 있도록 해야 한다. 교사에 의해 행해지는 상벌체계는 아동의 자아개념과 학교에 대한 그들의 반응에 영향을 미친다. 선생님과 학교는 아동의 사회화, 자아개념, 지적발달에 중요한 역할을 한다.

가족의 영향

학령기는 또래친구와의 관계, 부모에 대한 의문, 잠재적인 부모와의 갈등이 있는 시기이지만 가족의 가치에 대한 존중은 계속된다. 학령기는 가족과 부모 가치의 시험과 함께 또래집단의 영향을 받는 시기가 시작된다. 또래집단이 영향력이 있더라도, 부모와 또래집단의 가치에 갈등이 있을 때에는 일반적으로 가족의 가치가 더 우세하다. 학령기 아동이 부모의 가치에 의문을 가지더라도 아동은 보통 부모의 가치를 자신의 가치에 포함시킬 것이다.

학령기 후기와 사춘기 전기에 아동은 또래친구와 노는 것을 선호하고, 가족기능에 대한 관심은 줄어든다. 이는 부모의 적응이 필요하다. 이러한 발달 특성에 대한 부모의 인지와 아동에 대한 지속적인 지지는 아동의 행동에 대한 제한과 조절에 중요하다. 학령기 아동은 독립을 위해 노력하지만 부모의 권위와 감독은 아동의 선택과 가치에 계속 영향을 미친다.

> *TAKE NOTE!*
> 학령기 아동은 친구로서 부모가 필요한 것이 아니라 지속적으로 양육이 필요하다.

문화적 영향

문화는 습관, 믿음, 언어, 가치에 영향을 미친다. 학령기 아동은 음악, 언어, 전통, 휴가, 게임, 가치, 성 역할, 다른 문화의 측면들을 배우면서 성장한다. 간호사는 다양한 그룹의 가족 구조와 전통적 가치가 아동에게 미치는 영향들을 인지하고 있어야 한다. 학령기 아동의 문화적·도덕적 배경은 아동의 성장과 발달 사정에서 고려되어야 하며, 다른 인종과 문화적 배경에서 아동 성장의 차이점들을 포함한다. 문화적인 영향은 아동에게 적절한 간호를 제공하기 위하여 모든 아동과 가족에게서 고려되어야 한다.

간호사의 역할

학령기 아동의 성장과 발달은 크기, 형태, 보여지는 능력의 넓은 범주 안에서 불규칙적인 속도로 이뤄진다. 간호사는 이 연령의 정상적인 성장과 발달을 인지하여 학령기 아동을 적절하게 사정하고 아동과 가족에게 지침을 제공해야 한다. 아동이 그들 스스로를 다른 동료 친구와 비교할 시기에 자아존중감은 가장 핵심의 사건이다. 학령기 아동은 부모로부터 분리하여 또래친구나 가족 이외의 어른에게 인정받기를 원한다. 학령기 동안 건강관리 방문은 기대되는 성장발달과 예상지침에 초점을 두고 계속하여야 한다. 학령기 동안에 방문이 드물기 때문에 간호사는 가정뿐만 아니라 학교와 지역사회 내에서의 아동의 기능을 사정할 필요가 있다.

학령기 아동이 입원하게 되면, 성장과 발달에 변화가 나타날 수 있다. 학령기 아동은 입원의 이유와 어떤 일이 일어날 것인가에 대해서 이해할 수 있다. 아동은 그들의 신체에 일어날 변화나 통증에 대하여 종종 걱정한다. 의사나 가족 구성원들이 학령기 아동에게 솔직하고 열린 태도를 갖는 것이 중요하다. 학령기 아동의 입원은 학교와 그들의 또래친구들과의 상호작용이 결손될 수 있다. 그럴 경우 학령기 아동은 퇴행하여 특별한 장난감을 요구하거나 부모의 관심을 요구하는 등 더 어린 아동처럼 행동할 수 있다. 학령기 아동의 입원은 통제력 상실을 초래할 수 있다. 학령기 아동은 자가간호에 통제력을 표현하거나 식사를 하거나 활동을 할 때에 선택을 하기도 한다.

학령기 아동이 입원하면 간호사는 아동의 잠재적인 성장발달 지연을 인지하고 적절한 성장발달을 지속시키며, 학령기 아동과 성공적으로 상호작용하기 위하여 아동의 정상 성장발달을 이해하고 있어야 한다. 학령기 아동에게 독립심을 유지하며, 통제력 획득, 자아존중감을 증가시키기 위하여 기회를 제공해야 한다.

NP 간호과정 개요

학령기 아동의 현재 성장발달상태를 사정하면 성장발달과 관련된 문제를 확인할 수 있다. 이를 토대로 간호사는 간호진단을 내릴 수 있다. 다음에 제시된 간호진단, 목표/결과, 중재는 간호계획 및 개념화에 도움이 될 수 있다. 다만 간호계획은 아동과 가족의 요구에 따라 개별화되어야 한다.

ND 간호진단

비효과적 유아 식생활의 역학관계(관련요인: 먹이기 위하여 보상행위를 하는 것, 단기간에 많은 양을 먹거나 혼자서 식사를 하거나 식사시간에 대한 지나친 부모의 통제, 식사 강요, 부적절한 음식 선택, 규칙적인 식사시간 부족 등과 같은 변화된 식습관, 학대, 불안, 적대, 불안정, 긴장된 부모-자녀 관계, 단절, 과잉 또는 과소 개입된 양육 형태와 같은 가족과정의 변화, 고열량 식품섭취 행동에 대한 미디어의 영향, 저소득, 위탁 양육, 규칙적인 식사시간에 참여하지 않는 것으로 입증되는 부모의 비만, 식사 사이에 배고픔 호소, 잦은 간식, 패스트푸드점에서 자주 식사, 품질이 좋지 않은 가공식품을 많이 먹음, 과식)

GO 목표/결과

학령기 아동은 적절한 성장을 보일 것이다: 연령과 성별에 맞는 적절한 키와 체중의 증가, BMI 백분위 5~85.

I 중재: 적절한 섭취 증진

- 추가적인 교육의 필요성을 결정하기 위하여 학령기 아동의 영양요구에 대한 부모의 지식을 사정한다.
- 가능한 양상을 알아내기 위하여 키, 체중, 체질량지수(BMI)를 도표화한다.
- 필요시 추가적인 칼로리섭취의 필요성을 결정(매우 활동적인 스포츠, 만성질환이 있는 경우)한다.
- 음식과 적절한 제공량에 대해서 어머니를 교육하여 어머니가 학령기 아동을 위해 알아야 할 것에 대하여 인식하게 한다.

ND 간호진단

과체중의 위험[위험요인: 성별과 연령에 따라 권장되는 양보다 적은 일평균 신체활동량, 설탕이 많이 함유된 음료섭취, 잦은 간식, 튀긴 음식섭취나 외식의 빈도가 높음, 교정이 가능한 요인에 대한 지식부족, 2시간/일 이상의 비활동적인 행동, 섭취량이 권장량보다 많음, 체질량지수(BMI) 백분위 85, 부모의 비만]

목표/결과

학령기 아동은 연령에 맞는 건강한 체중, BMI 백분위 85 미만을 유지하고, 적정수준의 체중 감소를 할 것이다: 운동의 정도 증가, 적절한 식이 선택, 연령과 성별에 맞는 적절한 양의 칼로리섭취로 줄이기.

중재: 건강한 체중 증가

- 지식결핍의 정도를 확인하기 위해 학령기 아동의 영양요구에 대한 아동과 부모의 지식을 사정한다.
- 체중 감소 또는 증가를 발견하기 위해 키, 체중, 체질량지수(BMI)를 도표화한다.
- 최근의 식사 및 운동 양상을 확인하기 위하여 일주일간 매일 운동과 음식일지를 작성한다.
- 조정의 필요성을 결정하기 위하여 식사습관, 운동습관에 대하여 부모와 면담을 한다.
- 과거의 결과를 분석하고, 결과를 변화시킬 수 있는 지침을 기본으로 한다.
- 과식을 줄이는 방법과 좋은 식단을 선택할 수 있는 방법에 대하여 논의(교육지침 6.2 참조)한다.
- 아동이 통제감을 느낄 수 있도록 아동이 식사계획을 사정하고 음식 쇼핑을 하도록 한다.
- 칼로리 소비와 자아존중감을 증가시키기 위하여 매일의 운동 증진을 포함시킨다.
- 칼로리 소비를 증가시키기 위하여 텔레비전 시청과 컴퓨터 사용시간을 줄인다.
- 자아존중감 향상을 위하여 보상체계를 개발한다.
- 아동의 자아존중감 향상을 위하여 체중 감소 프로그램 참여에 대하여 살펴보고, 다른 아동들도 같은 문제를 가지고 있음에 대한 인지를 증가시킨다.

간호진단

발달지연의 위험(위험요인: 부적절한 영양, 남용, 약물중독, 기술의존, 행동장애, 저소득가정, 위탁지원센터, 미숙아, 만성질환, 유전적 장애)

목표/결과

발달은 극대화될 수 있다: 학령기 아동은 기대되는 학교에서의 과업 획득에 있어서 지속적으로 진행할 것이다.

중재: 발달 증진

- 아동의 최근의 기능을 확인하기 위하여 학교 및 의사로부터 아동의 계획된 평가를 수행한다.
- 자원을 극대화하기 위하여 현실적이고 다학제적인 계획을 개발한다.
- 중재의 효과를 최대화하기 위하여 가정 및 학교에서 물리치료사, 작업치료사, 언어치료사 등의 전문가에 의해 처방된 중재를 수행한다.
- 가능한 빨리 중재에 적응할 수 있도록 계획된 평가 회의를 가진다.

간호진단

상해의 위험[위험요인: 독성 화학물질에 노출, 지식부족, 안전하지 않은 운송수단, 극한 연령(높은 수준의 호기심과 인지능력 및 운동능력이 증가하는 발달단계)]

목표/결과

학령기 아동의 안전이 유지될 것이다: 손상으로부터 안전하다.

중재: 손상 예방

- 손상의 위험을 감소시키기 위하여 다음과 같은 것들에 필요한 안전장치를 논의한다: 자전거, 스쿠터, 스케이트보드, 자동차, 물, 놀이터.
- 화재와 관련된 손상의 위험성을 감소시키기 위하여 화재 안전계획에 대하여 논의하고 방법을 개발한다.
- 손상의 위험을 줄이기 위하여 여러 가지 스포츠에 필요한 적절한 안전장치에 대하여 논의한다.
- 아동의 손상을 예방하고 자아존중감을 증진시킬 수 있도록 아동의 연령, 성별 및 성숙 정도에 맞는 적절한 스포츠에 대하여 논의한다.
- 부모에게 아동이 독극물을 먹었을 때는 응급의료

체계에 연락하도록 한다.

- 발생 가능한 손상의 결과를 최소화하기 위하여 부모와 아동에게 응급처치와 심폐소생술을 교육한다.
- 모방행위에 의한 손상의 가능성을 감소시키기 위하여 학령기 아동의 행위에 대한 또래친구의 영향에 대하여 논의한다.

ND 간호진단

돌봄제공자 역할긴장의 위험(위험요인: 의존성, 돌봄 요구가 높은 상태로 가정으로 퇴원, 행동장애, 보호자의 약물 남용, 불안정한 건강상태, 지역사회 자원에 대한 지식부족, 사회적 고립)

GO 목표/결과

부모는 역할의 능숙함을 경험할 것이다: 적절한 양육 행동을 보이고 학령기 아동의 양육에 편안함을 말로 표현할 것이다.

I 중재: 돌봄제공자 역할부담 예방

- 부모의 요구를 결정하기 위하여 학령기 아동과 정상 발달의 한 부분으로서 나타날 수 있는 문제에 대한 부모의 지식을 사정한다.
- 학령기 아동의 정상적인 문제에 대하여 교육하여 부모가 학령기 아동의 적절한 양육을 위하여 필요한 지식을 갖출 수 있도록 한다.
- 학령기 아동에게 기대되는 책임과 중재방법에 대하여 부모가 준비할 수 있도록 학령기 아동과 관련되어 예측되는 문제점들과 이와 관련된 예상되는 지침을 제공한다.

성장발달과 건강증진

가족은 학령기 아동의 건강한 성장과 발달을 증진하는 데 중요한 역할을 한다. 부모와 아동 간의 정중한 의사소통의 교환은 아동의 자아존중감과 자기확신을 발달시킨다. 존중은 아동이 개인적, 교육적, 사회적 목적을 성취하는 데 아동에게 확신을 준다. 간호사는 이러한 존중이나 존중의 결여를 관찰하기 위하여 부모와 아동의 상호작용을 연구해야 한다('아동을 내려놓아야 함'). 간호사는 아동의 이야기에 경청하고 적절한 반응을 나타냄으로써 적절한 행동모델이 될 수 있다. 간호사는 건강한 성장발달을 촉진하는 데 부모의 자원이 될 수 있고, 아동의 지지자가 될 수 있다.

놀이

학령기 아동에게는 협동놀이가 나타난다. 학령기 아동의 놀이는 조직적인 협동놀이(팀 스포츠 같은)와 혼자하는 활동 모두를 포함한다. 학령기 아동은 축구, 야구, 럭비, 테니스와 같은 스포츠에 같은 연령의 아동들과 함께 참여할 수 있는 협응력과 지적능력을 가지고 있다. 타인과의 협동을 이해하는 학령기 아동은 팀을 통일된 전체로써 이끌어낼 것이다. 또한 아동은 규칙과 규칙에 의한 놀이의 가치를 배운다.

학령기 아동은 보드, 카드, 동영상, 컴퓨터 게임, 인형의 집과 다른 작은 모형들과 혼자서 노는 활동을 즐긴다(그림 6.5). 많은 학령기 아동이 우표와 자동차 또는 다른 가치 있는 물건이나 혹은 그렇게 가치 있어 보이지 않는 물건을 수집하기 시작한다. 학령기 동안에 아동은 일기를 쓰거나 스크랩북을 만들기 시작한다. 이들은 댄스나 태권도와 같은 활동에 참여한다. 학령기 아동은 클럽, 범죄조직이나 특별한 흥미 있는 그룹에 가입할 수도 있다(그림 6.6).

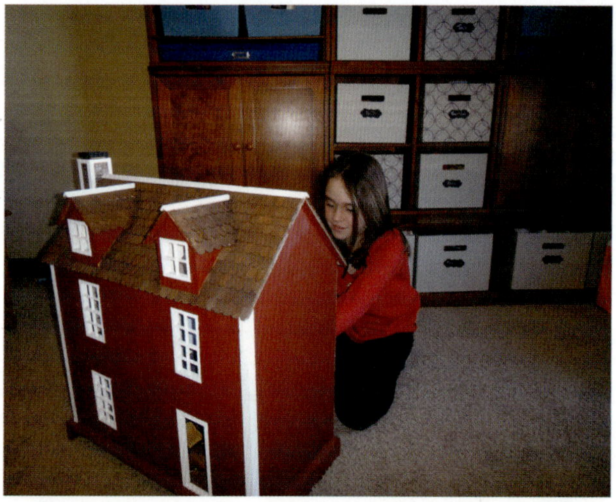

그림 6.5 학령기의 여아는 인형집과 인형을 가지고 혼자서 노는 것을 즐긴다.

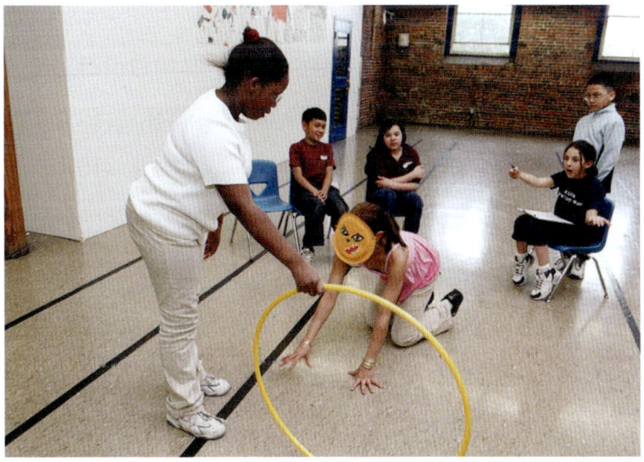

그림 6.6 학령기 아동은 클럽에 참여하는 것을 좋아한다. 학교에서의 클럽활동은 놀이의 예행연습이 된다.

최근에 활동을 통한 놀이는 텔레비전 시청과 컴퓨터 게임들이 증가함에 따라 감소하고 있다. 이러한 추세는 비만과 제2형 당뇨병, 심혈관계 문제들과 같은 건강에 위험을 초래하고 있다.

학습

학교와 학습은 학령기 아동에게 매우 중요하다. 부모-아동, 아동-교사, 그리고 아동-또래친구 관계와 활동은 학령기 아동의 학습에 영향을 미친다.

정규 교육

대부분의 아동은 학교에 가고 새로운 친구를 만드는 것에 흥미를 가진다. 이들은 책을 받고 책가방을 가지고 숙제를 하는 개념을 좋아한다. 학교와 과제와 같은 과업의 현실은 학교에 대한 열정을 감소시킬 수도 있다.

또래친구는 이 연령 집단에서 매우 중요하다. 또래친구와 교사 모두 아동에게 영향을 미친다. 학교에 가는 것은 같은 연령의 수많은 아동들과 상호작용하는 첫 번째 경험이 될 수 있다. 이러한 상호작용을 통하여 아동은 협동, 경쟁, 규칙 준수의 중요성을 배운다. 또래집단의 인정과 영향이 커짐에 따라 아동은 성숙한다. 교사는 아동에게 중요한 영향을 미친다. 교사는 아동의 성공에 대하여 보상해 줌으로써 지적발달을 돕고, 실패를 극복할 수 있도록 도와준다. 학생과 교사의 관계는 성공의 핵심이다. 교사는 근면감을 촉진하고 열등감을 예방하는 역할을 한다(그림 6.7). 학령기 아동은 또한 또래친구들과 다른 권위 있는 사람과의 작용을 위해 기술, 규칙, 가치, 그리고 다른 방법들을 배운다.

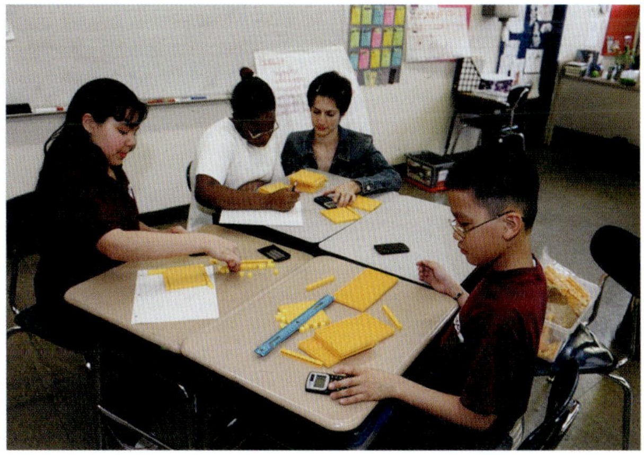

그림 6.7 학교는 학령기 아동에게 매우 중요하다.

부모의 지지는 학교적응과 성취에 중요하다. 부모는 학교에서 아동이 그 나이 그룹의 요구와 기대를 충족하도록 반드시 직원과 교사와 협력을 해야만 한다. 부모는 아동의 학교숙제와 친구를 감독하고 학교에서 문제가 될 수 있는 행동을 하는지 또는 어떤 행동의 변화들을 관찰해야 한다.

읽기

학령기 아동에게 읽기를 권장하는 것은 학습을 증진시키는 좋은 방법이다. 도서관에 가고 책을 사는 것 또한 읽기를 좋아하도록 촉진하는 데 도움이 된다. 학령기 초기 아동(6~8세)은 한 페이지에 몇 개의 단어만 있는 단순한 책을 좋아한다. 이들은 동물이나 기차, 간단한 수수께끼에 관한 책을 좋아한다. 8~10세까지의 아동은 읽기능력이 좀더 발달하여 학령기 초기 아동기 때의 책들과 더불어 고전과 해리포터 시리즈와 같은 모험에 관한 책을 좋아한다. 학령기 후기 아동은 공포, 미스터리, 로맨스와 모험 스토리를 고전만큼이나 좋아한다. 모든 나이의 학령기 아동은 수술을 받기 위해 병원에 가는 것과 같이 자신들이 경험할 수도 있는 것들과 관련된 주제에 대한 책들이 유용하다. 글상자 6.1

학령기 아동의 읽기를 증진시킬 수 있는 부모의 아이디어를 참고한다.

글상자 6.1 학령기 아동의 읽기 증진

- 부모가 아동과 함께 읽는다.
- 아동에게 적절한 책에 대한 충고를 교사나 사서에게 물어본다.
- 아동이 읽기에 어려움이 있다면 아동과 관련이 있는 이야기를 선택한다.
- 아동의 집중시간이 짧다면 움직임과 관련된 책을 선택한다.
- 읽을 수 있는 모든 기회를 활용한다(시리얼 박스, 도로 표지판).
- 흥미있는 책을 선택하도록 아동에게 선택권을 제공한다.
- 이해를 증진시키기 위하여 책에 대하여 이야기를 하고 질문을 한다.
- 아동이 무엇을 읽었는지 기록한다.
- 도서관을 방문하고, 도서관 카드를 만들고, 책을 대출한다.
- 부모는 책을 읽음으로써 역할모델을 보여준다.

안전

학령기 아동은 나이에 따라 좀 더 독립적이다. 독립심은 자신감을 증가시키고, 사고나 상해를 입을 것 같은 공포심도 감소시킨다. 학령기는 아동의 행동에 영향을 미칠 수 있는 또래친구와 함께 걸어서 학교에 갈 수도 있는 시기이다. 또한 독립심의 증가는 낯선 사람의 접근이나 안전하지 않은 거리와 같은 위험한 상황에 노출이 증가될 수도 있다. 학령기 동안에 안전습관의 증진은 부모와 간호사에게 매우 중요하다. 교육지침 6.1은 간호사와 부모를 위한 학령기 아동의 추가적인 안전교육 정보이다.

뜻하지 않는 상해는 1~14세의 아동들을 죽음으로 이끌고 있다(CDC/National Center for Health Statistics, 2017). 매년 1,300만 명의 아동이 뜻하지 않는 상해

교육지침 6.1 학령기 아동의 안전문제와 중재

안전문제	중재
자동차 안전	• 안전벨트를 하거나 나이 · 체중에 적절한 부스터 시트(booster seat)를 항상 사용한다. 무릎 벨트는 낮고 엉덩이에 평행하게 높여야 하며, 어깨 벨트는 목이나 얼굴이 아닌 어깨에 위치해야 한다(일반적으로 아동의 키가 약 144.8cm인 경우). • 안전벨트는 자동차가 출발하기 이전에 맨다. • 13세 미만의 아동은 반드시 뒷좌석에 탑승한다. • 뒷자석에서는 반드시 뒷문 잠금이 되어 있어야 한다. • 자동차 안전 규칙이 수립되어야 한다.
보행자 안전	• 아동은 도로를 건너기 전에 오른쪽, 왼쪽 그리고 다시 오른쪽을 살펴보도록 교육한다. • 나이든 아동과 어른은 더 어린 아동을 감독한다. • 인도에서만 걸어야 한다. • 도로를 건널 때 전화기, 헤드폰 등의 장치를 사용하지 않는다. • 아동은 주차장에서 후진하는 차량을 잘 봐야 하며 주차된 차들 사이에서 뛰쳐나오지 말아야 한다. • 아동이 바깥에서 놀고 있으면, 운전자가 후진하기 전에 아동의 위치를 인지하고 있어야 한다.
일반적인 자전거 안전	• 아동은 자전거를 탈 때마다 적절하고 제품의 안전성이 승인된 헬멧을 착용한다. • 적절한 헬멧은 다음과 같다. 수평이고, 기울지 않으며, 머리에 단단하고 편안해야 한다. 강하고 넓은 Y자형 끈이 있고, 착용하고 벗을 때 약간 아래로 당겨야 한다. 갑자기 당기거나 비틀어서 움직이지 않는다. 다른 것(모자, 스카프 등) 위에 착용하지 않는다. • 자전거는 잘 관리되고 적절한 크기여야 한다. • 아동은 자전거에 대해 설명을 듣고 도로에서 자전거 주행을 허락받기 전에 안전하게 자전거를 타는 법에 대해 알아야 한다. • 길뿐만 아니라 아동의 행동반경에 자전거를 타는 안전한 공간이 만들어져야 한다. • 맨발로 혹은 누군가와 함께 자전거를 탈 때 얼기설기 얽힌 옷을 입는 것은 금한다. • 자전거를 탈 때 튼튼하고 발에 잘 맞는 신발을 신어야 한다. • 자전거가 적절하게 작동되는지 확인하기 위해 자주 점검한다. • 바구니는 무거운 물건들을 나르는 데만 사용한다.
교통상황에서의 자전거 안전	• 모든 도로 표지판과 신호를 관찰한다. • 밤에 타는 것을 피하고, 만약 밤에 탄다면 자전거는 라이트와 반사판을 가지고 있어야 하며, 주행자는 밝은 색깔의 옷을 입는다.

(계속)

교육지침 6.1 학령기 아동의 안전 문제와 중재

안전 문제	중재
	• 아동은 도로에서 주행을 할 때 인도의 옆에 붙어 자전거를 타야 함을 알고 한 줄로 인도와 가까운 거리를 유지한다. • 아동은 차도나 골목길, 커브길에서 나갈 때 차를 보고 듣는 법, 양쪽 방향의 교통상황을 확인하는 법을 배워야 한다. • 자전거를 타는 동안 헤드폰을 사용하지 않는다. • 절대로 다른 자동차를 얻어 타지 않는다.
스포츠 안전	• 스포츠는 아동의 능력, 바람과 잘 맞아야 한다. • 운동프로그램은 준비운동이 필요하다. • 코치는 심폐소생술과 응급처치를 할 수 있어야 한다. • 개인의 스포츠를 위하여 적절한 보호장비를 사용한다.
스케이트보드와 인라인 스케이팅 안전	• 아동들은 헬멧과 무릎, 팔꿈치, 허리 보호대를 착용한다. • 아동은 도로나 고속도로, 거리에서 스케이트를 타지 말아야 한다. • 집에서 만든 경사로는 스케이트 타기 전에 위험요소로 사정되어야 한다.
전 지형 차량 안전	• 아동이 자동차를 운전하려면 적어도 16세가 되어야 한다. • 타기 전에 실습 안전교육을 받아야 한다. • 커버링을 보호하기 위하여 추가적으로 헬멧을 착용한다. • 밤에 타면 안 된다. • 두 명 이상 타면 안 된다. • 공공 도로에서는 사용을 피한다. • 차량에서 서거나 사람이 무릎에서 타면 안 된다.
화재 안전	• 모든 가정은 작동하는 화재 탐지기와 소화기를 가지고 있어야 한다. 일년에 적어도 2회는 배터리를 교체한다. • 화재 대피계획이 있어야 한다. • 화재 대피계획을 정기적으로 연습한다. • 집, 특히 침대에서는 누구도 흡연해서는 안 된다. • 화재 시에 무엇을 해야 하는지 교육한다: 소화기 사용, 119에 전화, 소화용 천을 사용하는 방법. • 어른의 감독 아래 조리도구나 스토브를 사용한다. • 모든 가연성의 물질과 액체를 안전하게 보관한다. • 벽난로에는 보호용 쇠창살이 있어야 한다. • 아동은 놀면서 전선을 만져서는 안 된다고 교육한다.
수상 안전	• 아동에게 수영을 가르치고 어른의 감독 없이 물놀이를 하지 않도록 한다. • 만약 수영을 잘 못한다면, 항상 구명조끼를 착용한다. • 아동은 절대로 혼자 수영하면 안 된다 — 가능하다면 항상 구조요원이 있을 때에만 수영한다. • 기본적인 CPR에 대하여 이해하도록 한다. • 아동에게 수영장 주변이나 수영장 가장자리에서 절대 뛰어서는 안 된다고 교육한다. • 수영장에서 배수구는 반드시 적절히 덮여 있어야 한다. • 보트를 탈 때에는 반드시 구명조끼를 입는다. • 다이빙하기에 충분한 깊이인지 수심을 확인한다.
독소 안전	• 아동에게 불법 마약, 알코올 또는 위험한 약물의 위험성을 교육한다. • 잠재적으로 위험한 물질을 안전한 장소에 보관한다.

【출처】 American Academy of Pediatrics, HealthyChildren. (2018a). *Booster seats for school-aged children.* Retrieved December 18, 2018, from https://www.healthychildren.org/English/safety-prevention/on-the-go/Pages/Booster-Seats-for-School-Aged-Children.aspx; American Academy of Pediatrics, HealthyChildren. (2018b). *ATVs are not for children: AAP urges these safety rules.* Retrieved December 18, 2018, from https://www.healthychildren.org/English/safety-prevention/at-play/Pages/ATV-Safety-Rules.aspx; Centers for Disease Control and Prevention. (2016a). *Unintentional drowning: Get the facts.* Retrieved December 18, 2018, from http://www.cdc.gov/HomeandRecreationalSafety/Water-Safety/waterinjuries-factsheet.html; Gill, A.C. (2017).
Bicycle injuries in children: Prevention. In M.M. Torchia (Ed.), *UpToDate.* Retrieved January 3, 2019, from https://www.uptodate.com/contents/bicycle-injuries-in-children-prevention?topicRef=2870&source=see_link

로 치료를 받고 있다(Gill & Kelly, 2019). 학령기 아동은 집과 학교 및 지역사회에서 매우 활동적이다. 증가된 운동과 활동, 그리고 부모로부터 떨어져 있는 시간이 길어지는 것은 뜻하지 않은 상해의 위험을 증가시킨다. 학령기 아동은 계속적으로 감독과 지도가 필요하다. 그들은 자동차 안전, 보행자 안전, 자전거와 다른 스포츠 안전, 화재 안전, 수상 안전에 대한 정보와 규칙이 필요하다.

자동차 안전

자동차 사고는 학령기 아동 상해의 가장 흔한 원인이다. 차를 타고 여행을 하는 동안 학령기 아동은 항상 뒷좌석에 앉아야 한다. 앞좌석은 대부분의 새로운 모델의 자동차에 장착된 보행자 쪽의 에어백 때문에 위험하다. 18kg 이상의 학령기 아동(일반적으로 4~8세)은 앞쪽으로 기울어진 부스터 시트로써 양쪽 무릎과 어깨 벨트를 사용하는 벨트 포지셔닝을 사용해야 한다(AAP, HealthyChildren, 2018a). 전환이 가능한 자동차 시트에 앉기에 너무 큰 아동은 자동차 안전벨트 고정 장치가 아동의 엉덩이와 어깨 위에 적절하게 맞을 때까지 부스터 시트에 앉을 수 있다. 일반적으로 144.8cm 이상, 8~12세 아동에 해당한다(AAP, HealthyChildren, 2018a). 안전벨트는 목이나 얼굴이 아닌 어깨를 가로질러 엉덩이뼈 위로 낮고 평평하게 놓여야 한다. 13세 미만의 아동은 에어백이 장착된 자동차의 앞좌석에 탑승해서는 안 된다(AAP, HealthyChildren, 2018a).

보행자 안전

매년 40,000명의 아동이 길을 건너다가 부상을 당하고, 456명이 사망을 한다(Safe Kids Worldwide, 2016). 국내의 경우 2015~2018년 동안 만 12세 이하 아동에게서 발생하는 교통사고 중 보행자 교통사고가 차지하는 비율이 27.3%에 해당한다. 특히 유치원(만 4~6세) 및 초등학교 저학년(만 7~9세) 연령에서 많이 발생(약 65%)하였다(보건복지부, 2020). 10세 미만의 어린 아동들은 혼자 거리를 건너서는 안 된다. 그러므로 어린 학령기 아동은 더 나이든 친구나 형제자매, 부모와 함께 학교에 걸어가거나 버스를 타야 한다. 양쪽을 보지 않고 거리로 재빨리 뛰쳐나가거나 차 사이에서 뛰쳐나가는 것은 학령기에 가장 흔히 발생한다. 아동에게 도로 및 보행자 안전의 실천에 대하여 지도해야 한다.

자전거와 스포츠 안전

자전거 타기, 스쿠터 타기, 스케이트보드, 인라인스케이팅이나 롤러스케이팅은 학령기 아동의 가장 일반적인 활동이다. 대부분의 스케이트 법은 자전거와 스쿠터를 탈 때 헬멧 착용을 요구한다. 또한 스케이팅이나 스케이트보드 타기를 할 때 학령기 아동은 헬멧과 무릎 패드, 팔꿈치 패드를 착용해야 한다.

연구에서는 잘 맞는 헬멧을 착용함으로써 자전거 사고에서 발생하는 두부손상이 63~88% 감소한 것으로 나타났다(Gill, 2017). 이는 아동이 그들의 시야와 듣기를 방해하지 않는 맞는 헬멧을 착용하는 것이 중요하다는 것을 보여준다. 학령기에 두개골의 성장이 대부분 완성되기 때문에 청소년기까지 헬멧을 쓸 수 있다. 아동이 자신의 신체 크기와 연령에 맞는 적절한 자전거를 타는 것이 중요하다. 아동은 자전거의 안장에 앉았을 때 바닥에 발이 닿아 자리를 잡을 수 있다(그림 6.8). 적절한 크기의 자전거를 선택하고 성장에 따라 적절한 크기의 자전거를 가지는 것이 중요하다. 만약 더 나이든 아동이 복잡한 거리에서 운송수단으로써 자전거를 사용한다면 자전거 도로에서 이용해야만 하고 갈림길에서는 적절한 손 신호를 사용해야 함을 교육받아야 한다. 또한 동력이 없거나 동력이 있는 스쿠터는 상해의 위험성이 있으므로 헬멧, 팔꿈치 패드, 무릎 패드를 포함하여 보호기어(gear)의 사용에 대하여 가족들에게 교육한다.

화재 안전

학령기 아동은 부모가 요리를 하거나 다리미질하는 것을 돕고 싶어 한다. 불에 대해서 호기심을 가지고 있고 불과 성냥, 폭죽을 가지고 놀이를 하는 데 마음이 끌린다. 심각한 화상은 어떠한 종류의 노출에서도 일어날 수 있다. 불의 위험에 대하여 아동을 교육해야 한다. 또

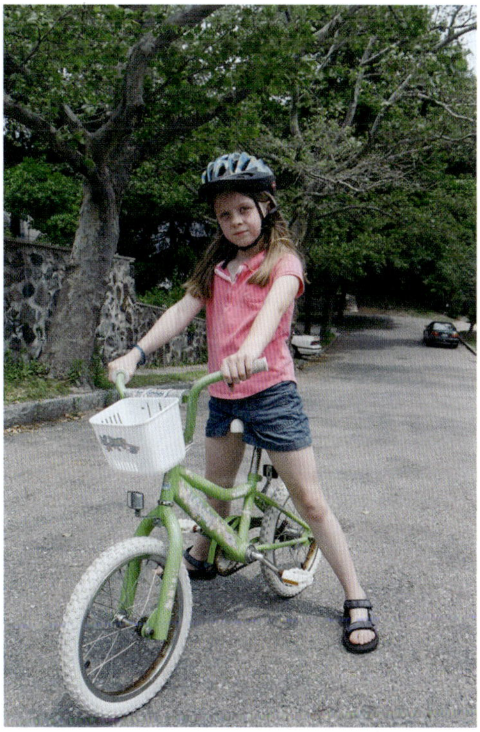

그림 6.8 적절한 안전장비를 착용하고 적절한 크기의 자전거를 타는 것은 학령기 아동의 상해를 예방하는 데 중요하다.

한 아동에게 집과 바깥에서 불 주위에서의 적절한 행동에 대해서도 교육해야 한다. 가정에서 부모는 아동과 함께 화재 대피계획을 세워야 하고, 아동의 옷에 불이 붙었을 때 어떻게 해야 하는지 지도하며, 화재 시 집에서부터 대피하는 연습을 해야 한다. 학교에서 아동은 화재 대피훈련에 대한 적절한 반응을 알고 있어야 하고, 화재 대피훈련은 주기적으로 이루어져야 한다.

수중 안전

학령기 아동에게 수영하는 법과 수중 안전에 대하여 교육해야 한다. 어른은 아동이 수영할 때 물과 관련된 사고를 예방하기 위하여 항상 감독해야 한다.

> 10세 민정이를 떠올려 보자. 안전과 관련하여 어떤 예방적 육아지도를 어머니에게 제공할 수 있는가?

아동학대

신체학대와 성학대를 포함하여 아동학대(abuse in children)는 아동에 관한 흔한 폭력 범죄이다. 매년 대략 420만 건의 아동학대에 관한 연구가 아동의 보호서비스를 위해 이루어진다(HHS, ACF, ACYF, Children's Bureau, 2018). 676,000건이 넘는 사건들이 2016년에 입증되었는데, 희생자의 74.8%는 방임, 18.2%는 신체적 학대, 8.5%는 성적학대, 6.9%는 약물이나 알코올 중독, 정서적 또는 심리적 학대와 같은 기타 학대였다(HHS, ACF, ACYF, Children's Bureau, 2018). 학대자는 가족, 친구, 낯선 사람이다. 부모는 학령기 이전에 아동에게 '좋은 접촉'과 '나쁜 접촉'에 대하여 교육해야 한다. 학령기 아동에게 신체적이거나 성적 학대의 의혹이 나타난다면 언제든지 간호사는 적절한 관계기관에 보고해야 한다.

영양

성장, 체성분, 몸매는 후기 학령기까지 계속 지속된다. 식욕은 증가하는 반면 영양요구량은 감소한다. 청소년기를 준비하면서 학령기 아동의 체지방은 증가한다. 체지방 증가 경향은 남아보다는 여아에게 더 빨리 나타나며, 여아에게서 더 많이 증가한다. 남아가 여아보다 키 1cm당 실질체중(지방 제외 체중)이 더 많다.

식이 선호는 학령전기에 생기기 시작해서 학령기 동안 계속된다. 아동이 성장하면서 가족, 매체, 또래친구는 식습관에 영향을 미칠 수 있다. 이러한 영향요인은 부모의 업무 스케줄, 바깥 활동과 아동의 운동수준 등이다. 운동수준의 감소와 부적절한 영양의 선택은 학령기 아동의 비만문제를 증가시킨다(글상자 6.2).

영양요구

학령기 아동의 칼로리 요구는 연령, 성별, 활동 정도에 따라 다양하다. 적절한 활동을 하는 4~8세 남아와 여아 모두 일일 약 1,400~1,600칼로리를 필요로 한다(USDA & HHS, 2015). 적절한 활동을 하는 9~13세의 남아는 하루에 약 1,800~2,200칼로리를 필요로 하는 반면에 같은 연령의 여아는 일일 약 1,600~2,000칼로리가 필요하다(USDA & HHS, 2015). 열량의 45~65%는 탄수화물, 10~30%는 단백질, 25~35%는 지방으로부터 얻는다(USDA & HHS, 2015). 4~8세의 아동은 1,000 mg, 9~13세의 아동은 1,300 mg의 칼슘이 성장

글상자 6.2 식이 관련 질문

아동의 위한 질문

- 얼마나 자주 가족과 함께 식사를 하는가?
- 평소의 식사시간은 언제인가?
- 얼마나 자주 가족과 함께 외식을 하는가?
- 당신은 규칙적으로 아침식사를 먹는가?
- 당신은 어디서 점심을 먹는가?
- 당신은 무엇을 얼마나 마시는가?
- 당신이 주로 먹는 음식은 무엇인가?
- 당신의 가장 좋아하는 음식은 무엇인가?
- 당신은 얼마나 자주 패스트푸드를 먹는가?
- 어떤 종류의 운동을 하는가?

부모를 위한 질문

- 당신 아이의 평상시 식욕을 설명할 수 있는가?
- 당신은 음식에 대한 어떤 특별한 문화적·종교적 관습을 가지고 있는가?
- 당신의 아이가 최근에 체중의 증가나 감소가 있었는가?
- 당신은 아이의 식사 행동에 대한 어떤 걱정거리가 있는가?
- 당신의 아이는 운동을 하는가? 당신의 가족은 운동을 하는가?
- 암과 고혈압, 당뇨, 비만 또는 심장질환의 가족력이 있는가?

과 영양을 유지하기 위하여 필요하다(USDA & HHS, 2015). 칼슘은 뼈와 치아를 단단하게 하기 위해 필요하다. 우유, 요거트, 치즈는 단백질, 비타민 및 무기질을 제공하고 칼슘의 훌륭한 요소이다. 육류, 가금류, 어류 및 계란은 단백질, 비타민, 미네랄을 제공한다.

건강한 식습관 증진

학령기 아동들은 식품구성 자전거에 근거하여 문화적으로 적절한 음식과 간식을 선택해야 한다. 학령기 아동은 가공된 설탕과 지방 섭취의 제한이 필요하다. 신중한 식단은 지방이 많은 고기, 고지방 유제품, 계란, 그리고 수소와 화합된 쇼트닝의 사용을 제한하고 어류와 마가린, 불포화지방산 식물성 오일의 대체를 촉진한다.

과체중과 비만 예방

비만과 과체중은 미국 아동의 심각한 건강문제로, 학령기 아동의 18.4%가 비만에 해당된다(CDC, 2018a). 국내의 경우에도 대한소아과학회와 보건복지부가 공동으로 보고한 2017년 한국 소아·청소년 성장도표에 따르면 과체중 9.2%, 비만 10.3%(남 11.4%, 여 9.1%)로 2007년에 과체중이 11.3%, 비만 7.4%와 비교하면 과체중과 비만이 더 증가한 것으로 보인다. 현재 아동과 청소년의 과체중은 5명 중 1명, 비만은 10명 중 1명 정도로 나타나고 있다. 과체중은 체질량지수(BMI)가 85%을 넘었을 때로 분류되며, 비만은 BMI가 95%가 넘었을 때로 분류된다(USDA & HHS, 2015).

비만은 칼로리섭취가 칼로리소비를 초과할 때 발생한다. 비만을 일으키는 요인은 문화적, 유전적, 환경적, 사회경제적 요인뿐만 아니라 가족의 역할모델, 운동부족, 일정하지 않은 식사, 설탕이 든 단 음료의 섭취, 많은 양의 식사, 텔레비전 시청, 비디오 게임들을 포함한다. 운동부족에 영향을 미치는 요인에는 학교 시스템에서 체육시간과 휴식을 제공하는 일수의 감소가 있다. 또한 일부 아동은 안전하지 않은 지역에 살거나 인도와 주차공간이 부족하고 야외에 안전한 놀이시설이 없는 지역사회에 살고 있어 이들은 텔레비전을 보거나 비디오나 컴퓨터 게임을 하는 것과 같이 주로 앉아서 하는 활동들을 함으로써 시간을 보낸다. 비만 아동은 고지혈증, 고혈압, 제2형 당뇨병(인슐린비의존성)과 같은 심혈관계 질환, 폐쇄성 수면무호흡증과 같은 호흡기계 질환, 우울증, 불안, 섭식장애와 같은 정신건강문제, 근골격계 문제의 위험이 있다(USDA & HHS, 2015). 부모가 영양에 대한 지식이 없거나 간식이나 식사를 감독하지 않거나 불규칙한 식사를 하는 습관은 비만을 초래한다.

아동기에 비만을 예방하는 것은 아동기의 지방세포가 성인의 비만과 질병 발생으로 이어지기 때문에 중요하다. 비만의 위험성이 있기 때문에 부모는 보상으로써 음식을 사용해서는 안 된다. 부모는 아동이 좋은 음식을 선택하는 것을 칭찬하고 적절한 운동과 식사의 역할모델이 되어야 한다.

당신은 민정이의 어머니에게 영양섭취와 관련해 어떠한 질문을 해야 하는가? 아동의 영양과 관련하여 어떠한 예방적 육아지도가 적절한가?

수면과 휴식

성장과 발달에 필요한 수면시간은 연령에 따라 감소한다. 6~8세의 아동들은 약 12시간의 수면시간이 필요하고, 8~10세의 아동은 10~12시간, 10~12세의 아동은 9~10시간의 수면이 필요하다. 어린 학령기 아동은 하교 후 에너지 충전을 위해 짧은 낮잠이 필요할 수도 있다. 수면을 취할 때의 의식과 일정한 스케줄은 학령기 아동에게 중요하다. 부모는 취침시간 설정과 취침 전 조용한 시간을 갖도록 해 주어야 한다. 취침시간은 부모와 아동을 위한 특별한 시간이다. 그들은 함께 책을 읽고, 음악을 감상하고, 하루 일과에 대해 이야기하며 시간을 보낼 수 있다. 아동들이 부모로부터 독립하기 때문에 학령기 동안 이 시간은 계속 중요하다. 아동들은 기상시간과 기상의 방법(알람, 부모가 깨우기 등)처럼 취침시간도 예상되어야 한다.

야경증이나 몽유병이 6~8세 아동에게 일어날 수 있으나 8~10세가 되면 해결된다. 부모는 좀 더 나이든 아동(11~12세)에게 주말에는 수면시간을 다양하게 허용하고, 주중에는 일정한 수면시간을 가질 수 있도록 해야 한다.

10세 민정이의 적절한 수면과 관련하여 어머니에게 예방적 육아 지도를 제공하시오.

구강건강

충치(caries)는 미국에서 여전히 만성질환으로 남아 있다(CDC, 2016b). 1970년에서 1990년대 초반에는 불소의 소개로 충치 발생률이 감소하였다(NIDCR, National Institutes of Health, 2018). 그 이후로 발생률은 적지만 충치의 발생이 유의하게 증가하여 왔다. 최근의 통계는 6~11세 아동 중 42%가 유치에서 치아우식증을 가지고 있고 아동의 21%가 영구치에서 치아우식증을 가지고 있으며, 2~11세 아동의 23%가 치료되지 않은 치아우식증을 가지고 있었다(NIDCR, National Institutes of Health, 2018).

충치의 예방을 강조하는 구강간호가 학령기 연령에서 중요하다. 학령기 아동은 하루에 2~3회씩, 각 수행마다 2~3분간 불소화 치약으로 양치할 필요가 있다

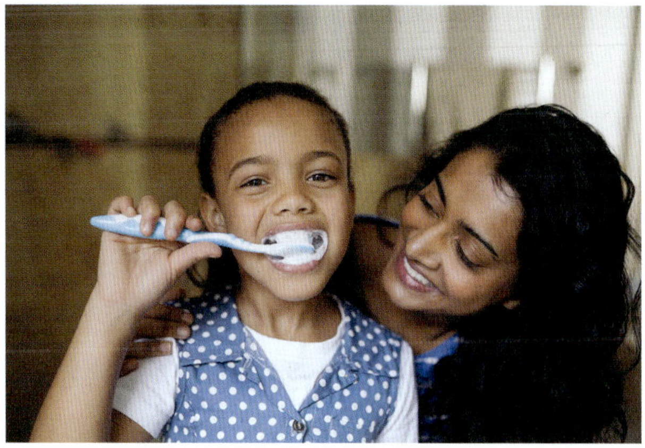

그림 6.9 올바른 양치질은 충치 예방에 중요하다.

(그림 6.9). 부모는 부드러운 칫솔을 매 3~4개월마다 교체해주어야 한다. 충치를 예방하고 치아건강을 증진하기 위하여 설탕섭취를 제한하고 적어도 하루에 한 번 치실 사용이 권장된다. 부모는 아동의 양치질을 감독하고 치아의 비정상 정렬을 관찰하며, 치아건강을 유지하고 치아문제를 예방하기 위하여 6개월마다 정기적인 치과검진을 받을 수 있도록 해야 한다. 아동은 7~10세까지는 칫솔질할 때 도움이 필요할 수도 있다.

치과용 밀폐제(dental sealants)는 아동의 유치와 영구치를 보호하는 쉬운 방법이다. 밀폐제는 안쪽의 영구치의 치아 부식을 메우는 것으로, 저작면에 적용되는 플라스틱 코팅제이다. 또한 부모는 수돗물에 불소가 포함되어 있지 않다면, 치과의사의 처방에 따라 불소보충제를 아동에게 주어야 한다(AAPD, 2018). 학령기 아동은 치과에 다녀야 하는데, 만약 여건이 충분치 않다면 적절한 자원들을 연계하여 치과를 방문하게 한다.

치아의 적절한 선열은 치아 형성, 언어발달과 신체적 외모에 중요하다. 많은 학령기 아동은 **부정교합**(malocclusion), 삐뚤어짐이나 어긋난 치아 교정을 위하여 보조기나 기타 치과 교정 장치가 필요하다. 수면 중 **이갈기**(bruxism)는 학령기 아동에게 지속될 수 있다. 이갈기는 치아 에나멜층을 긁게 된다. 이갈기가 지속되면 치과검진이 계획되어야 한다.

보조기를 사용하는 아동은 충치가 더 생기기 쉽다. 식사 후나 간식을 섭취한 후 칫솔질을 격려한다. 보건교사는 이러한 아동이 점심 식사 후 칫솔질을 할 때 도

와줄 수 있다. 또한 보건교사는 적절한 치아관리의 부족으로 발생한 치아관리나 잇몸문제에 대한 교육을 통해 치아건강을 증진시켜야 한다. 식이는 치아건강의 일부분이다. 끈끈한 음식, 많은 당분, 고탄수화물 음식의 제한은 충치의 가능성을 감소시킬 것이다.

적절한 훈육

학령기 아동은 다양한 측면에서 상황을 볼 수 있는 능력이 증가하기 때문에, 그들의 행동이 어떻게 타인에게 영향을 미치는지 볼 수 있어야 한다. 학령기 아동은 자신의 행동의 원인과 영향을 인지하고 그 결과에 대하여 깨닫는다. 이들은 폭력을 사용하지 않고 감정을 표현할 수 있어야 한다. 훈육을 통해 아동은 행동의 자연스럽고 논리적인 결과를 배울 수 있게 한다. 예를 들어 만일 아동이 창문 밖으로 장난감을 던진다면, 아동은 더이상 장난감을 가지고 놀 수 없다. 아동이 자신의 자전거를 탄 후 치워두지 않는다면 앞으로 자전거를 탈 수 없게 된다.

부모는 아동에게 가족의 규칙과 가치, 사회적 규칙을 가르쳐야 한다. 아동에게 수용되는 행동과 수용되지 않는 행위에 대하여 규칙을 제시한다. 학령기 아동은 어떠한 지침이나 역할모델로서 부모를 의존한다. 부모는 적절한 감정과 정서를 표현할 수 있도록 하는 역할모델이 되어야 하며 아동이 이러한 감정을 잘 표현하도록 해야 한다. 연령에 적합한 행동뿐만 아니라 아동의 기질에 대해서도 논의해야 한다. 부모의 기질이 아동의 기질에 어떤 영향을 미치는가를 포함한다.

효율적인 지침과 훈육은 아동의 발달에 초점을 둔다. 훈육은 아동의 자존감과 위엄을 지킬 수 있다. 부모는 아동의 훈육에 대한 지침을 논의해야 한다. 절대로 아동을 비난해서는 안 된다. 아동이 지속적으로 모욕당하고 하찮게 여겨질 경우, 아동은 부모와 양육자에게 부정적인 견해가 생길 수 있다. 이러한 부정적인 행위는 학습과 교육을 방해하고 아동이 타인에게 불친절한 반응을 하도록 가르칠 수 있다. 그 대신 부모는 칭찬을 통한 훈육을 해야 한다. 긍정적인 인정은 건강한 발달과 적절한 행위를 격려한다. 아동이 나쁜 행동을 초래하게 될 때 아동을 압도하기 위한 계획을 현실적으로 논의해야 한다. 부모는 가정의 부정적인 분위기를 피하거나 아동의 모순(inconsistency)을 피하기 위해서만 "안돼."라고 말해야 한다.

아동의 나쁜 품행을 나타낼 때 훈육의 유형과 정도는 다음의 요인에 근거한다.

- 부모와 아동 모두의 발달수준
- 나쁜 행동의 심각성
- 가정에 확립되어 있는 규칙
- 아동의 기질
- 보상에 대한 아동의 반응

학령기 아동은 그들의 나쁜 행동에 대한 행동수정계획을 개발하는 데 참여해야 함을 명심해야 한다. 부모가 어떠한 훈육방법을 선택하더라도 부모는 양육환경에서 훈육원칙을 일관되게 유지하는 것이 중요하다.

성교육

학령기 아동은 학령전기 아동보다 호기심이 줄어든 것처럼 보이나, 임신에 관련하여 궁금증이 많아지는 시기이다. 이 시기에는 임신과 출산에 대한 질문을 자주 한다거나 구체적인 답을 요청하기도 한다. 7세경에는 이성의 치마를 들추거나 화장실을 몰래 보는 등의 짓궂은 행동도 하고, 8~9세에는 동성의 친구끼리 어울리고, 10세경에는 이성친구에 대해 경계하는 태도를 보이기도 한다. 따라서 이 시기는 학령전기보다 좀 더 구체적이고 구조화된 성교육이 필요하다.

많은 아동들이 성적 충동이나 사랑 없이 정상적인 호기심의 반응으로 어떤 형태의 성적놀이를 경험한다. 이러한 행동은 본능적으로 탐색하기 때문에 순간적이고 충동적이다. 이러한 행위로 인한 아동의 비정상적인 감정이나 죄의식은 주위의 중요한 사람, 특히 부모가 그들을 어떻게 다루느냐에 달려 있다. 어린 시기에 간접적으로 얻은 성에 대한 태도는 나중에 성에 관한 정보를 접하는 방법에 영향을 미친다.

간호사는 부모들이 아동들의 성적 호기심을 정상적인 성장발달의 일부분으로 볼 수 있도록 돕고, 부모가 아동의 성적 호기심을 억누르거나 회피하지 않도록 교육해야 한다. 부모의 그런 태도는 아동들이 거의 모든 정보를 또래집단에 의존해서 수집하게 한다. 또래집단이 성적 정보의 주요 공급처가 되면 왜곡되고 이중적이며 잘못된 정보를 얻기 쉽다.

부모와 만나는 동안 간호사는 질문과 토론에 개방적이어야 하며, 적절한 언어로 아동들의 탐색적 성적놀이나 수음에 대해 설명한다. 부모에게 성적 호기심을 성장과정의 일부분으로 받아들이도록 도움을 주며, 부모의 성에 대한 지식과 이해수준을 사정함으로써 아동이 성장함에 따라 성에 대한 좀 더 복잡한 질문에 대한 준비를 할 수 있도록 한다.

아동에게 성에 대한 교육을 할 때는 질문에 정직하고 사실적인 문제에 근거해 아동의 이해수준에 맞게 대답해야 한다. 학령기 아동을 위한 성교육 내용에는 생식기의 기능과 앞으로 자신의 몸에 일어날 2차 성징, 여성의 월경과 생식과의 관련성, 몽정 등의 남성 성기능에 관한 내용, 임신 가능성, 피임방법과 안전한 성에 대한 내용, 성숙에 따른 사회적, 도덕적 책임과 영향, 성폭력 예방법 등이 있다.

흔한 발달적 문제

학령기 아동의 발달과업은 근면성이다(Erikson, 1963; Feigelman, 2016b). 학령기 아동은 학습, 성취 탐색에 바쁘다. 학령기 아동이 독립적이 될수록 가족보다는 텔레비전, 비디오 게임, 또래친구들과 같은 다른 것에 몰입하여 아동에게 영향을 미친다. 이러한 영향은 일부는 긍정적이지만 부정적이기도 하다. 학령기 아동의 흔한 발달적 문제는 다음에서 논의된다. 부모 및 간호사가 이러한 문제들에 직면했을 때의 지침이 교육지침 6.2에 포함되어 있다.

텔레비전 시청, 비디오 게임과 인터넷

TV 시청, 비디오 게임, 디지털 미디어, 인터넷이 학령기 아동에게 미치는 영향은 부모와 아동 전문가에게 점점 더 우려되는 사항이다. 오늘날 세상은 디지털 미디어로 둘러싸여 있다. 학령기 아동은 교육, 의사소통, 놀이를 위해 디지털 미디어를 사용한다. TV와 컴퓨터에서 스마트폰과 태블릿에 이르기까지 다양한 기기에서 수천 개의 앱, 라이브 스트리밍, 영화와 TV 프로그램 스트리밍, 비디오, 게임, 소셜 미디어에 접근할 수 있다(Ben-Joseph, 2016). 18세가 되면 20만 개의 폭력적인 행동들을 볼 것이다. 비록 학령기 아동이 무엇이 공상이고 현실인지 구별할 수 있다고 하더라도, TV를 보거나 비디오 게임을 하는 시간이 아동의 공격적인 행동, 신체활동의 감소 및 비만을 초래한다.

일부 TV쇼와 비디오 게임, 인터넷 사용이 아동에게 긍정적인 영향을 줄 수 있기도 하지만, 부모는 TV와

교육지침 6.2 일반적인 발달상의 문제

텔레비전과 비디오 게임

- 모든 미디어 사용에 대한 일관된 시간 제한을 설정하고, 가족 미디어 사용 계획을 개발한다. 식사시간처럼 미디어를 사용하지 않는 시간을 설정한다.
- TV 프로그램과 인터넷 사용을 감독한다.
- 폭력적인 내용의 텔레비전과 비디오 게임을 피한다.
- 아동들이 잠자리에서 TV 시청이나 비디오 게임 또는 인터넷 연결을 하지 않도록 한다. 컴퓨터는 어른이 쉽게 감독할 수 있는 열린 공간에 배치한다.
- 아동들과 TV 시청 및 비디오 게임을 함께 한다.
- 스포츠, 상호작용놀이, 책 읽기를 격려한다.
- 아동에게 개인정보를 공유하지 않고, 부모의 허락 없이 온라인에서만 만난 친구를 만나지 않는다 등의 인터넷 안전교육을 한다. 절대 비밀번호를 공유하지 않는다. 기분을 상하게 하거나 불편하게 만드는 메시지에 절대 응답하지 않는다. 인터넷을 통해 비열한 메시지를 보내지 않는다.
- 적절한 소셜 미디어 사용법을 교육한다.
- 좋은 롤모델이 되도록 한다.

비만

- 건강한 식사와 간식을 제공한다.
- 매일 운동을 계획하고 운동하도록 격려한다.
- 스포츠 참여를 격려한다.
- TV와 비디오 게임의 사용을 제한한다.
- 패스트푸드 섭취량을 제한한다.
- 건강한 영양에 대하여 교육한다.

(계속)

교육지침 6.2 일반적인 발달상의 문제

- 보상으로써 음식을 사용해서는 안 된다.
- 좋은 역할모델이 되어준다.

학교공포증

- 아동을 학교로 복귀시킨다.
- 공포의 원인을 조사한다.
- 아동을 지지한다.
- 선생님과 협력한다.
- 학교에 등교하게 되면 아동을 칭찬한다.

맞벌이 가정 아동

- 다음과 같은 상황에서의 규칙을 제공한다.
  - 전화나 초인종에 반응하지 않는다.
  - 부모가 집에 없을 때 집에 친구를 초대하지 않는다.
  - 불장난을 하지 않는다.
- 도움이 필요할 때 아동이 믿을 만한 이웃에게 연락하고, 응급상황에 119에 전화하도록 가르친다.
- 만약 아동이 번호를 기억하고 있다고 생각되더라도, 방과 후 전화 상담 서비스와 같은 모든 이용 가능한 자원 번호들을 잘 보이는 곳에 붙여둔다. 소아과 의사 번호와 선호하는 병원을 포함한다.
- 가능하면 방과 후 프로그램에 아동이 참여하도록 한다.
- 야외활동 놀이의 제한에 대하여 논의한다.
- TV 시청과 비디오 게임 사용의 제한에 대하여 논의한다.
- 아동이 부모에게 어떻게 연락하는지 확실히 알도록 한다.
- 예상되는 과제를 명확히 하도록 한다.
- 아동에게 응급처치 용품이 있는 곳을 알려준다.
- 아동에게 전기와 가스 차단과 수도 밸브를 잠그는 것과 같은 가정 비상 절차를 교육한다.
- 아동과 함께 연습한다. 잠시 자리를 비우되 가까운 곳에 있으면서 발생할 수 있는 상황에 대해 역할극으로 연습해 본다.
- 외출 시 항상 아동과 함께 체크인한다.

훔치기

- 훔치기의 가능성에 대하여 부모를 교육한다.
- 소유권과 재산권의 개념에 대한 교육방법을 논의한다.
- 상황을 개방적으로 다룬다.
- 훔친 물건을 되돌려주고 성장할 수 있도록 돕는다.
- 처벌은 아동의 행위에 적절한 것임을 확인시킨다.

거짓말

- 아동이 거짓말한 이유에 대하여 부모가 이해할 수 있도록 돕는다.
- 아동이 거짓말을 할 때, 조용히 아동을 마주하고 왜 그 행동이 받아들여질 수 없는지에 대하여 설명한다.
- 부모의 행동은 부모가 아동에게 교육하고자 하고, 아동에게 기대하는 행동이 반영되어야 함을 교육한다.
- 너무 엄하거나 심한 처벌은 아동이 느끼는 자기가치를 감소시킬 수 있음을 교육한다.
- 나이든 학령기 아동에게서 거짓말이 지속된다면, 근본문제를 알아내기 위하여 전문가를 찾는다.

부정행위

- 아동이 규칙의 개념에 대하여 충분히 이해할 만큼 성숙해야 함을 교육한다.
- 부정행위 상황에 대하여 개방적으로 다룬다.
- 아동이 부정행위를 하는 이유에 대하여 부모가 이해하도록 하고 유발요인을 수정한다.
- 적절한 처벌을 한다. 부적절한 처벌은 아동을 악화시킬 수 있다.
- 부모에게 자신의 행동이 아동에게 기대하는 행위를 반영해야 함을 교육한다.
- 나이든 학령기 아동에게서 부정행위가 지속된다면, 근본문제를 알아내기 위하여 전문가를 찾는다.

약자 괴롭히기

괴롭힘을 당하는 아동

- 다음과 같은 괴롭힘을 당할 위험에 있는 아동의 부모를 교육한다.
  - 대부분의 아동과 다른 외모를 가진 아동
  - 대부분의 아동과 다른 행동을 하는 아동
  - 자아존중감이 낮은 아동
  - 정신적·심리적인 문제를 가진 아동
- 아동이 학교에서 직면할 수 있는 다양한 상황에 대하여 부모가 역할놀이를 하도록 가르친다. 괴롭힘을 당할 때 아동이 반응하는 여러 가지 방법들을 보여준다.
- 아동에게 자신이 괴롭힘을 당하는 원인이 아니라는 것을 명심하도록 한다.
- 가정에서 아동의 자아존중감을 향상시킬 수 있는 방법을 계발한다.
- 교사와 함께 상황에 대하여 논의하고 관리계획을 수립한다.

괴롭히는 아동

- 아동의 부모에게 아동의 행동수정의 필요성을 교육한다.
- 아동이 자신의 분노와 감정을 적절하게 표현할 수 있는 방법에 대하여 토론한다.
- 부모는 괴롭힘을 당하면 기분이 어떤지에 대하여 아동이 생각할 수 있도록 돕는다.
- 가정에서 싸움을 허락하지 않는다.
- 폭력 없이 갈등을 해결하는 것에 대하여 보상해준다.

흡연과 음주 교육

- 아동의 흡연과 알코올사용에 대하여 알아본다.
- 흡연과 알코올섭취의 신체적·사회적인 위험에 대하여 토론한다.
- 부모가 좋은 역할모델이 되도록 한다.
- 음주와 흡연에 대한 대중매체나 도서를 제한한다.
- 또래친구에 의한 흡연과 음주의 영향에 대하여 논의한다.
- 담배를 씹는 아동들을 교육한다. 이는 흡연하는 것만큼이나 위험함을 알도록 한다.
- 아동에게 전자담배와 관련된 위험에 대하여 교육한다.
- 가정과 자주 다니는 기타 장소에 금연환경을 권한다.
- 가정에서 손쉽게 알코올 제품이나 담배에 접근할 수 없게 한다.

비디오 게임, 디지털 미디어, 인터넷 활동에 대한 지침을 배워야 한다. 부모는 아동이 얼마나 TV를 시청할 수 있는지 한계를 설정해야 한다. 미국소아과학회는 부모들에게 미디어 시간과 유형에 대한 일관성 있는 제한을 두고 미디어를 보지 않는 시간을 지정할 것을 권고하고 있다(AAP, Council on Communications and Media, 2016).

TV 시청, 인터넷 사용, 비디오 게임이 보상으로 이용되어서 안 된다. 부모는 아동이 무엇을 보고 있는지, 온라인으로 무엇을 하는지에 대하여 인지하고 있어야 한다. 아동과 함께 프로그램을 시청하고 그 주제에 대하여 아동과 함께 논의하는 기회를 가진다. 식사 중에 TV를 보거나 아동의 방에 TV나 인터넷이 연결되어 있어서는 안 된다. 부모는 아동을 위한 예시를 설정할 필요가 있다. TV를 보는 것 대신에 책을 읽거나 가족이 다함께 신체적인 활동을 한다. 만약 TV 또는 디지털 미디어가 다툼이나 언쟁을 유발한다면, 그 시간 동안은 TV를 꺼두어야 한다.

TAKE NOTE!

미국소아과학회 가이드라인에서는 학령기 아동은 부적절한 자료나 콘텐츠에 노출되지 않도록 인터넷 사용 시 감독 및 관찰이 필요하다고 권고한다(AAP, Council on Communications and Media, 2016). 학령기 아동의 부모들은 컨텐츠나 웹사이트 접속을 제한하고 인터넷 활동에 대한 정보를 제공하는 인터넷 안전도구를 활용하도록 권고한다.

학교공포증

학교공포증(school phobia or school refusal)은 등교하기를 거부하거나 하루 종일 학교에 있는 것이 어려운 것을 말한다. 잦은 결석, 수업 불참, 만성적 지각, 등교 전 심각한 나쁜 행동, 또는 학교 출석에 대한 엄청난 공포와 같은 행동들이 있다. 학교공포증은 불안의 원인으로서, 증상적·조작적으로 정의할 필요가 있다. 학교공포증은 아동과 청소년의 약 5%에서 발생한다(AAP, 2017).

학교 등교거부에 의해 표현되는 공포감은 부모로부터의 분리, 버스를 타는 것, 시험, 학교폭력, 교사의 질책, 공공화장실 사용에 대한 불안, 신체적인 손상 또는 탈의실에서 옷을 벗는 것 등을 포함한다. 아동이 학교에 갔을 때 야기되는 정서적 스트레스 때문에 발생하여 공포증으로 분류된다. 어린 아동은 복통 또는 두통을 호소할 수 있고 좀 더 나이든 아동들은 심계항진이나 기절할 것 같은 느낌을 호소할 수 있다.

학교공포증의 원인을 조사하고 적절한 행동을 취해야 한다. 의사나 간호사는 아동의 신체적 질병과 감별하기 위해 신체검진을 수행해야 한다. 이러한 처치 후에 부모, 교사, 학교 상담사, 학교 관리자는 학생이 공포를 극복할 수 있도록 지지계획을 수립해야 한다. 복합적인 경우가 아니라면 부모는 아동을 빠른 시일 내 학교로 되돌려 복귀시켜야 한다. 성공적으로 학교로 복귀시키기 위하여 변경된 스케줄이 도움이 될 수 있다(수업시간을 줄이거나 일부만 있도록 하는 것). 아동을 덜 예민하게 하는 방법은 보건실이나 상담실에서 일과의 일부를 보내도록 하는 것이다.

맞벌이부부의 아동

맞벌이부부 가정의 증가와 한부모가정으로 많은 아동들은 많은 시간을 어른의 감독 없이 집에 혼자 돌아와 있는다. 대부분의 어린 아동은 11~12세 이전에는 스트레스를 다룰 수 없고 스스로 결정을 할 수 없다. 그러나 일부 학령기 아동은 8~10세가 되면 좀 더 성숙하여 혼자 있을 수 있다. 나이가 아니라 성숙이 핵심이다. 부모는 법적 요구를 준수해야 할 뿐만 아니라 아동이 혼자 집에 있을 수 있도록 준비되어 있고 성숙되어 있는지에 대하여 고려해야 한다. 아동이 집에 홀로 남겨지는 것에 대한 아동에 관한 법률은 매우 다양하다. 그러므로 간호사는 부모가 언제 그들의 아동을 홀로 집에 있게 하는 것이 적절한지에 대한 결정을 하도록 도와주기 위하여 법에 대해 잘 알 필요가 있다(Child Welfare Information Gateway, 2013; AACAP, 2017). 미국소아과학회는 아동이 부모나 또 다른 책임 있는 어른이 있는 집으로 돌아오도록 권장하고 있다(AAP, 2018).

아동이 성숙함에도 불구하고 어른의 감독을 받지 않으면 흡연, 음주, 마약사용 등의 위험한 행위에 참여하기 쉽다. 혼자 있는 아동은 화상, 낙상, 독극물과 같은 상해의 발생률이 어른의 감독을 받는 아동보다 더 높다(AAP, 2015). 또한 맞벌이부부의 아동은 불안, 스트레스, 공포, 지루함, 외로움을 느낄 수 있으며, 학교에 잦은 결석을 하고 학업성적이 낮다(AAP, 2015).

만약 아동이 어른의 감독이 없는 집으로 오면 반드시 이름, 주소, 부모와 이웃의 휴대전화번호와 응급번호까지 알고 있어야 한다. 그들은 초인종과 전화에 응답하는 것에 대한 규칙도 지도받아야 한다. 집으로 오거나 전화한 사람에게 어머니 또는 아버지가 있지만 지금은 바쁘다고 말해야 한다. 집 열쇠와 화재 안전에 대한 지침에 대하여 교육해야 한다(교육지침 6.2 참조).

훔치기, 거짓말 및 부정행위

훔치기, 거짓말, 부정행위는 학령기에 발생할 수 있는 부적절한 행동이다. 대부분의 경우 이러한 행동은 좋은 교훈을 얻게 되고, 아동은 이를 극복하게 자랄 것이다. 그러나 어떤 경우에는 심각한 심리적, 행동적 문제를 나타낼 수 있다. 결국 부모는 이러한 문제들을 해결하는 데 어려움을 겪고 있으며 적절한 중재를 제공하는 데 도움이 필요하다.

6~8세의 아동은 소유권과 재산권에 대한 개념을 완전히 이해하지 못한다. 이러한 아동들은 그 물건이 좋아보이기 때문에 훔칠 수 있다. 9세가 되면 아동은 다른 사람의 소유와 재산을 존중해야 하고 훔치는 행위가 나쁜 것임을 이해해야 한다(Johns Hopkins Medicine, n.d., 2019). 학령기 아동은 물건을 가지고 싶고 또래집단의 압박을 느끼거나 친구들에게 감동을 주기 위하여 훔치기를 시도할 수 있고 자아존중감이 낮을 때 훔칠 수 있다(Johns Hopkins Medicine, n.d., 2019). 만약 아동이 훔친 후 후회하지 않거나 계속적인 절도, 다른 행동적인 문제와 동반될 때에는 문제가 될 수 있다(Johns Hopkins Medicine, n.d., 2019).

훔치기와 거짓말은 5~8세 남아에게 더 흔하다(Johns Hopkins Medicine, n.d., 2019). 과장된 이야기를 말하는 것은 이러한 아동에게 용인되나, 무엇이 사실이고 무엇이 거짓인지 알고 있어야 한다. 이러한 아동은 전형적으로 처벌을 피하기 위하여 거짓말을 한다. 그러나 이러한 아동은 다른 사람이 거짓말을 하는 것을 좋아하지 않고, 만일 다른 사람이 거짓말을 한다면 그것을 일러줄 것이다. 8~12세 아동은 그 가족과 또래집단의 기대에 충족할 수 없을 때, 그들에게 주어진 규칙과 제한들을 시험하거나 나쁜 행동에 대해 설명을 할 수 없을 때 거짓말을 한다(Johns Hopkins Medicine, n.d., 2019). 거짓말이 나이든 학령기 아동에게서 계속 되는 경우, 다른 행동문제가 동반되는 경우, 아동이 거짓말한 것에 대해 후회하지 않는다면 근본적인 문제를 일으킬 수 있으므로 이 문제를 의사와 함께 논의해야 한다.

부정행위의 개념은 6~7세가 될 때까지 잘 이해되지 않는다. 이 나이 전까지는 이기겠다는 욕구가 가장 중요하며 엄격한 규칙을 이해하기 어렵다. 8~12세 아동들은 부정행위의 개념을 완전히 이해하고 그 규칙을 따르는 것이 더 중요하게 된다(Johns Hopkins Medicine, n.d., 2019). 만일 부정행위가 나이든 학령기 아동에게서 지속된다면, 이러한 행동이 근본적인 문제를 나타낼 수 있기 때문에 이 문제를 의사와 함께 논의해야 한다.

훔치기, 거짓말 또는 부정행위를 하는 아동을 다루기 위해서 부모는 이러한 영역에서 자신의 행동의 중요성을 먼저 깨달아야 한다. 부모는 학령기 아동에게 역할모델이다. 그러므로 아동이 부모의 거짓말, 훔치기, 부정행위(예를 들면 부모가 그들의 세금을 속인 것에 대하여 자랑)를 보거나 들을 때 그들은 그것이 옳다고 생각하여 그러한 행동들을 모방한다. 두 번째로 부모는 훔치기, 거짓말, 부정행위에 대하여 직접적으로 맞서고 그러한 행위의 결과에 대하여 지속적으로 논의해야 한다(교육지침 6.2 참조).

괴롭힘

원치 않는 반복적인 언어적·정서적 또는 신체적인 학대를 타인에게 가하고, 권력의 불균형을 수반하는 괴롭힘(bullying)이 증가하고 있으며, 모든 당사자에게 부정적인 영향을 미친다(CDC, 2018b). E-mail, 문자,

소셜 미디어, 인스턴트 메신저 등의 사용은 종종 사이버폭력으로 이어지며, 그 문제가 점점 커지고 있다. 괴롭힘은 부끄럼이 많고, 약하며 무방비해 보이는 희생자에게 자주 관찰된다.

개념 숙달

상습적으로 괴롭히는 아동들은 자아존중감이 낮고, 성적이 낮으며, 대인관계기술이 좋지 않다. 남아나 여아 모두 괴롭힘을 당하지만 남아는 다른 남아를 괴롭히는 경향이 있고, 더 자주 폭력을 사용한다.

일반적으로 모든 아동의 약 10%가 정기적으로 괴롭힘을 당하고 있으며, 설문조사에 따르면 아동의 약 50%가 학령기 어느 시점에 괴롭힘을 당했다고 한다. 대부분의 괴롭힘은 학교에서 일어난다. 여아와 남아 모두가 괴롭힘을 당하거나 다른 사람을 괴롭힐 수 있다. 그러나 남아가 2.5배 더 괴롭히거나 괴롭힘을 당하기 쉽다. 괴롭힘을 당하는 것은 아동의 삶 전반에 부정적인 결과를 초래할 수 있다. 이러한 아동은 두통, 복통, 수면장애, 불안, 외로움, 우울, 자살성향이 증가한다. 괴롭히거나 괴롭힘을 당한 사실이 확인된 후에 부모는 반드시 문제를 해결하기 위하여 아동, 학교, 의사와 함께 노력해야 한다(교육지침 6.2, 근거기반실무 6.1).

근거기반실무 6.1 괴롭힘 예방교육의 효과 평가

연구

괴롭힘과 피해는 초등학교에서 계속 문제시되고 있다. 괴롭힘과 피해의 결과로 행동장애 외에도 가해자와 피해자들이 우울증, 불안감, 낮은 자아존중감, 자살, 낮은 사회성 등 정신건강문제에 대한 위험성이 높은 것으로 입증되었다. 괴롭힘으로 인해 야기된 부정적인 결과는 또래의 피해를 줄이기 위한 예방 프로그램으로 이어졌다. 이 연구는 괴롭힘 예방 프로그램 중 하나인 올웨우즈 괴롭힘 예방 프로그램(Olweus Bully Prevention Program, OBPP)의 효과이다. 유사실험연구로 2년 동안 3학년부터 11학년까지의 아동들이 있는 210개 학교의 표본과 3년 동안 95개 학교의 하위 표본을 사용하였다. 올웨우즈 괴롭힘 예방 교육 프로그램을 시행하고, 2년과 3년 후에 자가보고식 설문지를 통해 효과를 평가하였다.

연구결과

연구결과에 따르면, OBPP는 효과가 있는 것으로 나타났다. 괴롭힘을 당하고 다른 사람을 괴롭히는 경우가 매우 감소하였다. 또한 괴롭힘에 동참하려는 학생들의 의지가 현저히 감소하였으며, 교사들이 괴롭힘을 해결하기 위해 더 많은 노력을 기울였다는 인식을 보여주었다. 프로그램이 오래 진행될수록 긍정적인 효과는 더 강했다.

간호 적용

간호사는 부모와 교사에게 괴롭힘에 대하여 지속적인 교육을 해야 한다. 지역의 초등학교에 괴롭힘 예방 프로그램이 활발하게 이루어지도록 해야 하고, 학교 전체의 포괄적인 접근 방식을 장려한다.

【출처】 Limber, S. P., Olweus, D., Wang, W., Masiello, M., & Breivik, K. (2018). Evaluation of the Olweus bullying prevention program: A large scale study of U.S. students in grades 3–11. *Journal of School Psychology, 69*, 56–72.

담배와 알코올

학령기 아동은 빨리 성장하고, 독립적이고 싶어한다. 또래친구와 이들의 인정은 이 시기에 매우 중요하다. 학령기 아동은 흡연과 알코올에 관하여 부모의 가치와 충돌하는 메시지에 노출될 수 있다. 또래친구는 아동에게 담배와 알코올을 경험하도록 압력을 가하기도 한다.

학령기 아동은 약물과 알코올에 대한 정보를 받아들일 준비가 되어 있다. 이 시기에 아동의 삶에 큰 영향을 미치는 부모나 다른 어른들의 정보는 아동이 받아들일 수 있는 명확한 규칙과 모범적인 행동을 설정하는 데 필수적이다. 사실에 기반하고 현재에 초점을 두고 아동과 논의해야 한다. 몇 가지의 논의 주제는 다음을 포함한다.

- 알코올과 약물은 어떠한 것이 있으며 아동에게 어떤 해를 끼치는가?
- 약물의 의학적인 사용과 불법적인 사용의 차이점은 무엇인가?
- 광고, 매체, 스포츠, 그리고 연예인들에서 보여지는 메시지들을 해석하기 위하여 어떻게 비판적으로 사고하는가?

성장통

성장통은 3~12세의 성장기 아동들이 종아리나 허벅지 근육이나 무릎관절, 고관절 등 다리관절에 뚜렷한 원인 없이 근육이 당기거나 관절이 아프다고 호소하는 질환으로 전체 아동의 30%에서 경험한다. 아직 정확한 원인은 밝혀지지 않았으나, 낮시간에 활발한 활동을 한 이후 피로감으로 인한 것으로 추정되며, 발생시간이 대부분 저녁 때, 잠들다가, 또는 자다가 깨어서 하지의 통증을 호소한다. 성장통은 활동적인 아동에게 더 흔하며, 대부분 일시적인 것으로 휴식을 취하거나 자고 일어나면 사라지므로 크게 걱정하지 않아도 된다. 통증이 있을 시 초저녁에 따뜻한 물로 전신 목욕을 하여 피로를 풀어주는 것도 도움이 된다. 증상이 심하면 일시적으로 진통제를 사용한다.

앞서 소개된 10세인 민정이를 떠올려 보자. 아동이 겪을 수 있는 잠재적인 발달상 문제를 나열한다. 이러한 문제와 관련하여 아동의 어머니에게 제공할 수 있는 예방적 육아지도는 무엇인가?

주요 개념

- 6~12세 학령기 아동의 신체적 성장은 느리고 지속적인 반면 사회적·인지적 발달과정은 빠르게 진행된다. 키는 매년 약 6~7cm 증가하고 체중은 매년 3~3.5kg이 증가한다. 이 시기에는 남아가 여아보다 더 크고 체중이 많이 나간다.
- 학교에 입학하면서 학령기 아동은 또래친구와 교사의 영향을 받는다.
- 전체운동기술의 발달과 학교나 지역사회에서의 스포츠 참여로 인해 안전교육과 연습이 필요하다. 또한 협동적인 스포츠에 참여하기 때문에 상해가 발생할 수 있다.
- 증가한 독립심은 안전 위험요소에의 노출을 증가시킨다.
- 학령기 아동은 사물을 분류하고 사물 간의 관계를 확인하기 위한 인지적 능력이 발달한다.
- 치아관리는 치아우식증, 부정교합, 기타 문제를 예방하기 위하여 매우 중요하다. 학령기 초기에 유치가 모두 빠진다.
- 학령기 후기에 사춘기가 시작될 수 있다.
- 에릭슨(1963)의 학령기 발달과업은 근면감의 발달이다.
- 또래친구, 특히 동성의 또래친구가 중요하다. 학령기 아동은 일반적으로 가장 친한 친구를 가지고 있고 집단에 소속된다. 학령기 아동은 바위, 클립 등과 같은 의미가 없는 물건들을 수집하기도 한다.
- 학령기 아동은 구체적 조작, 문제해결, 의사결정을 할 수 있다. 지침, 규칙, 부모의 감독이 계속적으로 필요하다.
- 학령기 아동은 양심이 발달하고 문화적·사회적 가치를 안다. 아동은 규칙을 이해하고 따를 수 있다.
- 학령기 아동은 그들의 삶에 스트레스 상황에 위안이 될 수 있는 종교적인 의식을 가진다.
- 간호사의 역할은 건강과 안전 증진을 위하여 부모와 아동을 교육하는 것이다.
- 간호사는 아동의 자아존중감과 자신감을 증진시키기 위하여 예측되는 발달상의 신체변화에 대하여 정보를 제공해야 한다.

참고문헌

보건복지부(2020). 아동 안전사고 현황. http://www.index,go.kr

American Academy of Child and Adolescent Psychiatry (AACAP). (2016). *Facts for families: Bullying*. Retrieved January 7, 2019, from https://www.aacap.org/aacap/families_and_youth/facts_for_families/fff-guide/Bullying-080.aspx

American Academy of Child and Adolescent Psychiatry (AACAP). (2017). *Home alone children*. Retrieved January 4, 2019, from https://www.aacap.org/AACAP/Families_and_Youth/Facts_for_Families/FFF-Guide/Home-Alone-Children-046.aspx

American Academy of Pediatric Dentistry (AAPD). (2018). *Policy on use of fluoride*. Retrieved January 3, 2019, from http://www.aapd.org/media/policies_guidelines/p_fluorideuse.pdf

American Academy of Pediatrics (AAP), Council on Communications and Media. (2016). Policy Statement: Media use in schoolaged children and adolescents. *Pediatrics, 138*(5), pii: e20162592.

American Academy of Pediatrics (AAP), HealthyChildren. (2018a). *Booster seats for school-aged children*. Retrieved December 18, 2018, from https://www.healthychildren.org/English/safety-prevention/on-the-go/Pages/Booster-Seats-for-School-Aged-Children.aspx

American Academy of Pediatrics (AAP), HealthyChildren. (2018b). *ATVs are not for children: AAP urges these safety rules*. Retrieved December 18, 2018, from https://www.healthychildren.org/English/safety-prevention/at-play/Pages/ATV-Safety-Rules.aspx

American Academy of Pediatrics (AAP). (1998, reaffirmed 2014). *Guidance for effective discipline*. Retrieved November 25, 2018, from http://pediatrics.aappublications.org/content/101/4/723.full.pdf+html

American Academy of Pediatrics (AAP). (2015). *Safety & prevention: Is your child ready to stay home alone?* Retrieved January 4, 2019, from http://www.healthychildren.org/English/safetyprevention/at-home/pages/Is-Your-Child-Ready-To-Stay-Home-Alone.aspx

American Academy of Pediatrics (AAP). (2017). *School avoidance: Tips for concerned Parents*. Retrieved January 4, 2019, from http://www.healthychildren.org/English/health-issues/conditions/emotional-problems/pages/School-Avoidance.aspx

American Academy of Pediatrics (AAP). (2018). *Back to school tips*. Retrieved January 4, 2019, from https://www.healthychildren.org/English/ages-stages/gradeschool/school/Pages/Back-to-School-Tips.aspx

American Association for Pediatric Ophthalmology and Strabismus (AAPOS). (2017). *Amblyopia*. Retrieved December 17, 2018, from https://www.aapos.org/terms/conditions/21

Augustyn, M. C., & Zuckerman, B. S. (2016). Chapter 39: Impact of violence on children. In: R. M. Kleigman, B. F. Stanton, J. W. St. Geme 3rd, N. F. Schor, & R. E. Behrman (Eds.), *Nelson textbook of pediatrics* (20th ed., pp. 230–235). Philadelphia, PA: Saunders.

Ben-Joseph, E. P. (2016). *How media use affects your child*. Retrieved January 4, 2019, from https://kidshealth.org/en/parents/tv-affects-child.html#catsafe-play,

Bright Futures/American Academy of Pediatrics. (2017). *Recommendations for preventive pediatric health care*. Retrieved January 7, 2019, from http://www.aap.org/en-us/professional-resources/practice-support/Periodicity/Periodicity%20Schedule_FINAL.pdf

Centers for Disease Control and Prevention (CDC). (2016a). *Unintentional drowning: Get the facts.* Retrieved December 18, 2018, from http://www.cdc.gov/HomeandRecreational-Safety/Water-Safety/waterinjuries-factsheet.html

Centers for Disease Control and Prevention (CDC). (2016b). *Hygiene-related diseases.* Retrieved January 4, 2019, from https://www.cdc.gov/healthywater/hygiene/disease/dental_caries.html

Centers for Disease Control and Prevention (CDC). (2018a). *Childhood obesity facts.* Retrieved January 3, 2019, from https://www.cdc.gov/obesity/data/childhood.html

Centers for Disease Control and Prevention (CDC). (2018b). *Preventing bullying.* Retrieved January 7, 2019, from https://www.cdc.gov/violenceprevention/pdf/bullying-factsheet508.pdf

Centers for Disease Control and Prevention (CDC)/National Center for Health Statistics. (2017). *Child health.* Retrieved September 26, 2018, from https://www.cdc.gov/nchs/fastats/child-health.htm

Child Welfare Information Gateway. (2013). *Leaving your child home alone.* Washington, DC: U.S. Department of Health and Human Services, Children's Bureau.

Erikson, E. (1963). *Childhood and society* (2nd ed.). New York, NY: Norton.

Feigelman, S. (2016a). Chapter 11: Middle childhood. In R. M. Kleigman, B. F. Stanton, J. W. St. Geme 3rd, N. F. Schor, & R. E. Behrman (Eds.), *Nelson textbook of pediatrics* (20th ed., pp. 79–84). Philadelphia, PA: Saunders.

Feigelman, S. (2016b). Chapter 6: Overview and assessment variability. In R. M. Kleigman, B. F. Stanton, J. W. St. Geme 3rd, N. F. Schor & R. E. Behrman (Eds.), *Nelson textbook of pediatrics* (20th ed., pp.48–54). Philadelphia, PA: Saunders.

Ford, G. S. (2007). Hospitalized kids spiritual care at their level. *Journal of Christian Nursing, 24*(3), 135–140.

Gill, A. C. (2017). Bicycle injuries in children: Prevention. In M. M. Torchia (Ed.), *UpToDate.* Retrieved January 3, 2019, from https://www.uptodate.com/contents/bicycle-injuries-inchildren-preventio n?topicRef=2870&source=see_link

Gill, A. C., & Kelly, N. R. (2019). Pediatric injury prevention: Epidemiology, history, and application. In M.M. Torchia (Ed.), *UpToDate.* Retrieved March 22, 2019, from https://www.uptodate.com/contents/pediatric-injury-prevention-epidemiology-history-and-application?search=unintentional%20injuries&source=search_resul t&selectedTitle=1~150&usage_type=default&display_rank=1

Herdman, T. H., & Kamitsuru, S. (2018). *NANDA International nursing diagnoses: Definitions & classification 2018–2020* (11 ed.). New York, NY: Thieme Publishers.

Johns Hopkins Medicine. (n.d.). Lying and stealing. Health Library. Retrieved January 4, 2019, from https://www.hopkinsmedicine. org/healthlibrary/conditions/pediatrics/lying_and_stealing_90,P02241

Kohlberg, L. (1984). *Moral development.* New York, NY: Harper & Row.

Levine, D. A. (2019). Section 2: Growth and Development. Chapter 7: Normal development. In K. J. Marcdante & R. M. Kleigman (Eds.), *Nelson Essentials of Pediatrics* (8th ed., pp. 14–16). Philadelphia, PA: Saunders.

Limber, S. P., Olweus, D., Wang, W., Masiello, M., & Breivik, K. (2018). Evaluation of the Olweus bullying prevention program: A large scale study of U.S. students in grades 3–11. *Journal of School Psychology, 69,* 56–72.

Lyness, D. (2018). *Normal childhood fear.* Retrieved December 17, 2018, from https://kidshealth.org/en/parents/anxiety.html

McDevitt, S. C., & Carey, W. B. (1978). The measurement of temperament in 3–7 year old children. *Journal of Child Psychology and Psychiatry, 19,* 245–253.

National Institutes of Dental and Craniofacial Research (NIDCR), National Institutes of Health. (2018). *Dental caries (tooth decay) in children (ages 2 to 11).* Retrieved January 3, 2019, from https://www.nidcr.nih.gov/research/data-statistics/dental-caries/children

Piaget, J. (1969). *The theory of stages in cognitive development.* New York, NY: McGraw Hill.

Safe Kids Worldwide (2016). *Pedestrian safety factsheet.* Retrieved January 3, 2019, from https://www.safekids.org/sites/default/files/documents/pedestrian_safety_fact_sheet_2016.pdf

U.S. Department of Agriculture (USDA) and U.S. Department of Health and Human Services (HHS) (2015). *2015–2020 Dietary Guidelines for Americans,* (8th ed.). Retrieved on January 3, 2019, from http://health.gov/dietaryguidelines/2015/guidelines

U.S. Department of Health & Human Services (HHS), Administration for Children and Families (ACF), Administration on Children, Youth and Families (ACYF), Children's Bureau. (2018). *Child maltreatment 2016.* Retrieved December 5, 2018, from https://www.acf.hhs.gov/cb/research-data-technology/statistics-research/child-maltreatment.

U.S. Department of Health and Human Services (HHS) (n.d.). *Stopbullying. gov.* Retrieved January 8, 2019, from http://www.stopbullying.gov.

U.S. Department of Health and Human Services (HHS). (2019). *Proposed objectives for inclusion in Healthy People 2030.* Retrieved January 17, 2019, from https://www.healthypeople.gov/sites/default/files/ObjectivesPublicComment508_1.17.19.pdf

임상적 판단능력

객관식 문제

1. 에릭슨이 말한 학령기 아동의 발달과업의 성공은 무엇에 의해 확인되는가?
   a. 반복되는 과업을 통한 학습
   b. 가치와 자신감의 발달
   c. 문제 대처에 환상과 마술적 사고 적용
   d. 신뢰감 발달

2. 다음 중 학령기 아동에게서 훔치기가 발생하는 요인은 무엇인가(모두 고르시오)?
   a. 처벌을 피하기 위해서
   b. 높은 자아존중감
   c. 가족과 또래친구의 낮은 기대감
   d. 예의적 관념의 부족
   e. 무엇을 소유하고자 하는 강한 욕구

3. 어떤 활동이 비만한 학령기 아동의 체중감량을 증진시키는가(모두 고르시오)?
   a. 제한하지 않는 컴퓨터와 TV시청
   b. 가족에 의한 역할모델
   c. 스포츠활동에 참여
   d. 불규칙한 식사
   e. 식품 구입과 식사계획에 아동을 포함시키는 것
   f. 매일 3컵의 물을 마시는 것

4. 10세 윤경이는 건강검진을 위해 병원에 왔다. 윤경이의 어머니는 "요즘 윤경이에게 또래친구들이 훨씬 더 중요한 것 같아요."라고 말한다. 간호사로서 학령기 아동에게 또래친구들의 역할을 어떻게 설명하겠는가?
   a. "또래친구들을 통해 갈등관리를 배울 수 있습니다."
   b. "또래친구들은 윤경이가 자아에 대한 개념을 형성하는 데 도움을 줍니다."
   c. "또래친구들은 윤경이가 선생님과 가족에 대한 의존성을 유지하도록 도와줍니다."
   d. "또래친구들은 신체의 안전에 대한 두려움을 극복하는 데 도움이 됩니다."

5. 6세와 9세 두 아들의 엄마가 그들이 같은 팀에서 야구경기를 하기를 원하고 있다고 말한다. 보건교사는 어머니에게 어떤 조언을 할 수가 있는가?
   a. "같은 팀에 아들이 함께 있는 것은 엄마를 좀 더 편하게 만들 겁니다."
   b. "협동과 집중의 정도가 다르기 때문에 아들은 다른 팀에 속하는 것이 필요합니다."
   c. "그들이 같은 학령기 아동이기 때문에 같은 팀에 아들 둘 모두를 두는 것이 좋습니다."
   d. "형제간의 경쟁을 방지하기 위하여 같은 팀에 형제를 두는 것을 피하는 것이 가장 좋습니다."

비판적 사고 연습

1. 최여사는 8살 된 아들 준혁이를 의사에게 그의 정기검진를 위해 데려왔다. 그녀는 최근의 아동의 행동에 대하여 걱정을 하고 있는 상태이다. 아동은 친구와 친구의 어머니와 함께 식료품가게에 갔다가 장난감 미니카를 가지고 돌아왔다. 친구의 엄마는 그 장난감을 사지 않았다고 말했다.
   a. 최여사에게 당신은 무슨 대답을 할 것인가?
   b. 최여사는 그가 여전히 그 장남감을 가지고 있다고 말했다. 당신은 최여사에게 준혁이가 그의 행동의 결과를 인지하게 할 수 있도록 하는 데 어떤 조언을 하겠는가?

2. 규원이의 어머니는 7살 아동을 위한 두바퀴 자전거를 사는 것에 대한 조언을 간호사에게 묻고 있다. 간호사는 어떤 안내를 이 부모에게 제공해야 하는가?

3. 김여사는 그녀의 11살 딸을 정기검진을 위해 데려왔다. 학령기 아동은 간호사에게 "나는 친구들과는 달라 보여요. 나는 브래지어를 입지 않는데 내 친구들은 벌써 브래지어를 입고 있어요."라고 말했다. 이 학령기 아동에게 적절한 대답을 무엇이 되겠는가?

4. 은서는 하루 종일 부모님 모두가 일을 하는 9세 아동이다. 그는 학교 후에 집으로 돌아왔다. 부모는 은서에게 어떤 준비를 시켜야 하는가? 어떤 안전 규칙이 은서를 위한 교육에 포함될 수 있는가?

학습활동

1. 학령기 아동 팀들과 축구나 야구와 같은 스포츠 행사에 참가하시오. 이 그룹의 전체운동기능과 협동에 대하여 설명하시오.
2. 1학년 교실에 참여하여 학령기 아동에서 나타나는 행동들을 관찰하시오. 이러한 행동들을 어떻게 이 연령의 일반적인 가치와 비교할 수 있는가?

통합: 사례연구

9세의 수정이가 아동 건강검진을 위해 병원에 왔다. 수정이는 학교생활과 활동을 즐겁게 하고 있는 3학년 학생이다. 수정이의 어머니가 "수정이가 많이 피곤한 것 같아요. 충분히 휴식을 취하고 있는지 모르겠어요."라며 걱정하고 있다.

WORDS OF WISDOM

성장의 유일한 방법은 내버려 두는 것이다.

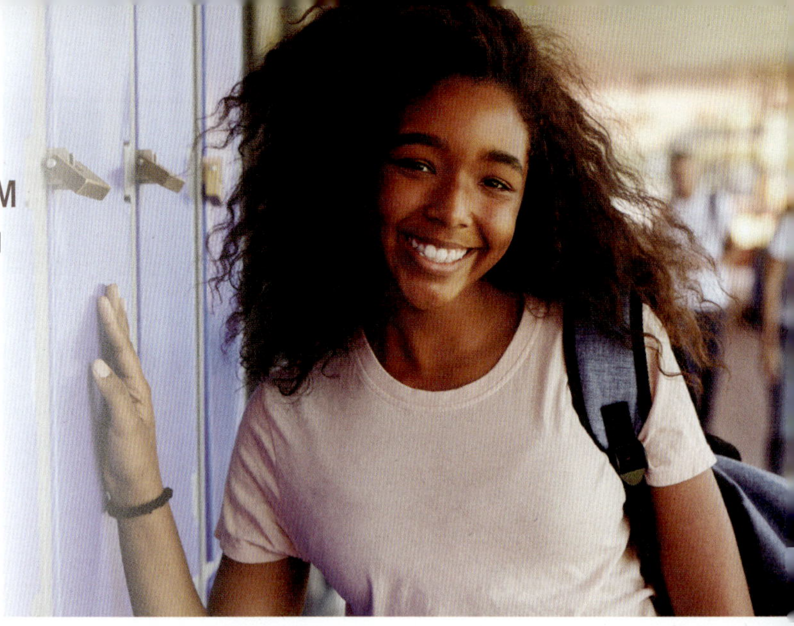

7 청소년기 아동의 성장발달과 건강증진

Growth and Development of the Adolescent

학습목표

이 장을 학습한 후 학생들은 다음을 수행할 수 있다.

1. 사춘기를 포함한 청소년기에 일어나는 정상적인 생리적 변화를 확인한다.
2. 청소년에 발생하는 심리사회적, 인지적, 사회적, 도덕적 변화에 대해 설명한다.
3. 청소년 또래, 가족, 교사, 지역사회의 관계변화를 확인한다.
4. 청소년기의 안전을 증진할 수 있는 중재를 설명한다.
5. 청소년기의 영양요구에 대하여 설명한다.
6. 청소년 성의 발달과 데이트에 미치는 영향에 대한 지식을 제시한다.
7. 청소년의 일반적인 발달상의 고려사항에 대하여 설명한다.
8. 일반적인 발달상의 고려사항에 대한 적절한 간호지침을 설명한다.

현주는 연간 학교검진을 위하여 그녀의 어머니와 함께 병원을 방문한 15세 여아이다. 현주의 체중은 50kg이고, 키는 152cm이다. 현주의 성장발달을 사정하고, 예상되는 문제를 그녀와 그녀의 어머니에게 적절하게 제공한다.

주요 용어

- 또래집단(peer groups)
- 사춘기(puberty)
- 성(sexuality)
- 위험감수행동(risk-taking behaviors)
- 유방발육개시(thelarche)
- 청소년기(adolescence)
- 초경(menarche)

청소년기(adolescence)는 아동기에서 성인기로의 이행단계로, 보통 11~20세 사이이며 학령후기와 청소년기 사이가 조금 겹치기도 한다. 청소년들은 신체적, 인지적, 심리사회적, 심리성적으로 급격한 변화를 경험한다. 청소년기에는 빠른 성장, 2차 성징의 발현과 이성에 대한 관심이 발달하므로 청소년들의 건강한 생활습관을 형성하고 음주, 약물 사용, 성생활, 무분별한 행동 또는 위험한 활동에 참여하는 것과 같은 위험감수행동(risk-taking behaviors)을 감소시키기 위한 부모와 간호사의 지도 및 지지가 필요하다.

성장과 발달 개요

청소년은 신체 크기와 비율의 급격한 변화와 함께 빠른 성장을 하는 시기이다. 이러한 변화는 영아기 성장 다음으로 빠르다. 이 시기 동안 성적으로 발달하고, 생식계 성숙이 이루어진다. 생리학적 변화들의 발현과 지속기간은 개인마다 매우 다양하다. 일반적으로 여아(9~10세)는 남아(10~11세)보다 일찍 사춘기에 들어간다. 청소년들은 다양한 수준의 정체성(identity)을 보일 것이며 청소년기 생리학적 변화는 다음과 같다(표 7.1).

사춘기와 연관된 생리학적 변화: 2차 성징

여아의 에스트로겐(estrogen)과 남아의 테스토스테론(testosterone) 분비는 여아의 유방조직 발달과 여아와 남아의 음모 발달, 남아의 생식기의 변화를 자극한다. 청소년기에 발생하는 이러한 생리학적 변화를 사춘기(puberty)라고 한다. 사춘기는 환경, 중추신경계, 시상하부, 뇌하수체, 생식선 및 부신 사이 반응의 결과이다. 시상하부에서 생성되는 성선자극호르몬(GnRH)은 뇌하수체 전엽을 통하여 여포자극호르몬(FSH)과 황체형성호르몬(LH)의 분비와 생성을 자극한다. FSH와 LH의 증가는 생식선의 반응을 자극한다. LH는 여아의 배란을 자극하고 남아의 고환에 있는 라이디히 세포(Leydig cell)에 작용하여, 테스토스테론 생성과 고환의 성숙을 촉진한다. LH와 FSH는 정자 생성을 자극한다. 에스트로겐, 프로게스트론, 테스토스테론 및 남성 호르몬들은 생식선에서 방출되며 생리학적인 변화들과 근육, 뼈, 피부와 모낭의 변화를 포함한 여러 기관들의 변화에 영향을 미친다.

청소년들은 사춘기 동안 신체적 발달, 호르몬 변화와 성적 성숙을 경험하고, 이는 심리성적 발달에서 프로이트의 생식기 단계(genital stage)와 관련이 있다.

표 7.1 청소년기의 생리학적 변화

청소년기 단계	여아의 변화	남아의 변화
초기 청소년기 (10~13세)	• 음모(pubic hair)가 곱슬곱슬하고 골반의 치구에 퍼지기 시작. 회음부의 색소침착이 증가 • 유방의 밍울(bud)과 유륜이 계속 커짐. 가슴 구분이 없음 • 첫 번째 월경기(평균 12세, 일반적인 범위는 9~16세)	• 음모가 좌우로 퍼지며, 곱슬거리기 시작. 색소침착이 증가 • 음낭과 고환이 성장하고 확장(음낭은 불그레한 색깔)하며 음경이 계속 길어짐 • 사지가 목통보다 더 빠르게 자라기 때문에 다리가 길어 보임
중기 청소년기 (14~16세)	• 음모가 굵어지고 곱슬거림이 지속됨. 음모의 양이 증가 • 유륜과 유두가 이차 언덕을 형성하여 가슴의 윤곽이 두드러짐	• 음모는 굵어지고 성인의 분포를 기짐 • 고환과 음낭은 계속 성장. 음낭의 피부가 어두워짐. 음경 너비가 증가하고 귀두(glans) 발달 • 유방확대를 경험할 수도 있음 • 목소리 변화. 폐의 변화와 마찬가지로 후두와 인두의 급격한 확대로 더욱 남성화됨
후기 청소년기 (17~20세)	• 음모의 분포와 굵기가 성숙해짐	• 음모의 분포와 굵기가 성숙해짐 • 유방확대가 사라짐 • 성인 크기와 모양의 음낭, 고환, 음경. 음낭의 피부가 어두워짐

【출처】 Holland-Hall, C., & Burstein, G. R. (2016). Chapter 110.1: Adolescent physical and social development. In R. M. Kleigman, B. F. Stanton, J. W. St. Geme 3rd, N. F. Schor, & R. E. Behrman (Eds.), *Nelson textbook of pediatrics* (20th ed., pp. 926–936). Philadelphia, PA: Saunders.

생식기 단계에서는 생식기계의 성숙과 성호르몬의 생성이 시작된다.

여아는 남아보다 먼저 신체적 성숙에 도달하고, 초경(menarche)을 보통 9~15세(평균 12.8세)에 시작하면서 첫 번째 월경기를 겪는다. 유방의 멍울(유방발육개시, thelarche)은 대략 9~11세에 발생하고, 뒤이어 음모 성장이 나타난다.

TAKE NOTE!

미국의 아프리카계 여아는 평균적으로 백인 여아보다 조금 더 빨리 초경을 시작한다(Blake & Allen, 2019a).

남아에게 나타나는 사춘기 변화의 첫 번째 징후는 테스토스테론 분비의 반응으로 고환이 커지는 것이며, 보통 성적 성숙 2단계(Tanner stage 2)에서 나타난다. 테스토스테론 수준이 증가함에 따라 남성 생식기인 음경과 음낭의 발달을 촉진시키고, 음모의 분포가 증가하며 음낭의 피부 질감이 변한다. 후기 사춘기에 남아는 일반적으로 첫 번째 사정(ejaculation)을 경험하게 되는데, 잠을 자는 동안에 발생할 수도 있다(몽정, nocturnal emission). 간호사는 반드시 청소년기 남아에게 불수의적인 몽정은 정상적인 현상이라는 것과 이와 관련된 예상지침을 제공해야 한다.

성적 성숙 3~5단계(Tanner stage 3~5)는 일반적으로 청소년기에 발생한다. 여아는 음모의 분포와 유방조직이 증가(그림 10.28, 34, 36 참조)하고, 남아는 음모의 분포와 음경과 음낭도 함께 변화한다. 간호사는 사춘기 동안 일어나는 신체발달의 변화와 성적인 감정들이 정상이라는 것을 청소년에게 알려주어야 한다.

신체적 성장

식이, 운동과 유전적인 요인들은 청소년의 키, 체중과 체격에 영향을 미친다. 지난 30년 동안 청소년들은 이전 세대보다 키가 크고 체중이 많이 나가며 사춘기를 빨리 시작하게 되었다. 초기 청소년기에는 체지방 비율이 증가하고 머리, 목, 손이 성인의 비율로 커진다.

청소년기의 성장은 영아기 다음으로 빠르며, 이는 사춘기 호르몬 변화의 직접적인 결과이다. 남아와 여아 모두 크기와 외모의 변화를 경험한다. 여아의 키는 초경 전에 빠르게 성장하며 초경 이후 2~2.5년 이후에는 보통 중단된다. 남아의 급격한 성장은 여아보다 늦게 시작하며 보통 10.5~16세에 시작하고 13.5~17.5세에 끝난다. 남아에서는 근육량이 증가하고 여아에서는 지방 성분이 증가한다(그림 7.1).

초기 청소년기에는 성장이 급격하게 일어나지만 중·

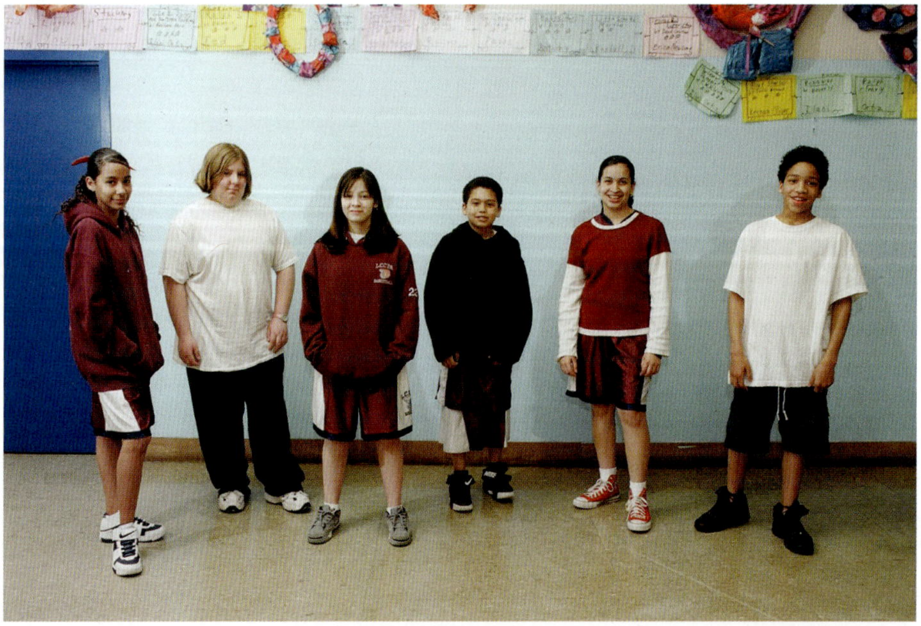

그림 7.1 사진은 같은 나이의 청소년들에게 보이는 크기와 형태의 다양함을 반영한다.

후기 청소년기에는 급격한 성장이 감소한다. 백분위 50~90에 있는 사춘기 남아의 키는 132~176.8cm, 체중은 35.3~95.76kg의 범위에 있다. 평균적으로 남아의 키는 10~30cm, 체중은 7~30kg 증가한다.

백분위 50~95에 있는 여아의 키는 144.8~173.6cm 범위에 있고, 체중은 27.24~82.47kg의 범위에 있다. 평균적으로 여아는 청소년기 동안에 5~20cm의 키와 7~25kg의 체중이 증가한다.

이 장의 시작 부분에 소개된 15세 현주를 떠올려 보자. 사정 시 현주의 체중은 50kg이고, 키는 152cm이다. 적절한 성장 차트에 현주의 측정값을 표시하시오.

생리적 특성

청소년기는 일부 기관들의 크기가 증가하고, 대사작용이 느려진다. 기초대사량(basal metabolic rate, BMR)은 후기 청소년기 동안에 성인의 수준까지 도달한다.

신경계

청소년기에 뇌의 크기가 눈에 띄게 증가하지 않더라도 뇌 성장은 계속된다. 신경세포(neurons, 뉴런)의 수는 증가하지 않지만 수초(myelin sheath)의 성장은 더 빠른 신경처리(neural processing)를 가능하게 한다.

호흡기계

청소년기에 폐의 지름과 길이가 증가한다. 호흡수는 감소하고 15~20회/분 정도로 성인의 수준에 이른다. 호흡량과 폐활량(vital capacity)이 증가한다. 호흡량과 폐활량은 여아보다 남아가 더 큰데, 이것은 남아의 가슴과 어깨 크기의 증가와 관련이 있다. 청소년기의 목소리 변화는 후두연골, 후두, 인두, 성대, 폐의 성장으로 나타난다. 아동의 목소리 변화는 목소리가 갈라지는 불안정한 소리가 흔히 선행된다. 남아와 여아 모두 목소리의 변화인 변성기가 나타나지만 남아에게 좀 더 뚜렷하다.

순환기계

심장의 크기와 강도가 증가한다. 수축기혈압이 증가하고 심박동수가 감소한다. 혈액량은 여아보다 남아가 더 많은데, 남아의 근육량이 더 많기 때문이다.

소화기계

청소년은 17~20세 사이에 뽑는 마지막 4개의 어금니(사랑니)를 제외하고 영구치를 모두 가지고 있다. 간, 비장, 신장과 소화관은 초기 청소년기의 급격한 성장 동안 확대되지만 기능의 변화는 없다. 소화기계는 학령기 초기에 성숙된다.

근골격계

청소년기 남아의 근골격계 골화(ossification)는 후기 청소년기까지 불완전하다. 골화는 여아에게 좀 더 진행되고 더 이른 나이에 발생한다. 급격한 성장 동안 근육량과 근력이 증가한다. 비슷한 발달단계에서 근육의 발달은 남아가 일반적으로 크다. 에스트로겐, 프로게스트론, 테스토스테론(성호르몬)과 안드로젠은 생식선에서 방출되고, 근육과 뼈의 변화에 영향을 미친다. 높은 에스트로겐 수치는 성장을 억제하는 반면, 낮은 에스트로겐은 골격의 성장을 촉진하는 경향이 있다. 중기 청소년기 동안 어깨, 가슴, 엉덩이 넓이가 증가한다.

피부계

청소년기 동안 피부는 두꺼워지고 거칠어진다. 안드로젠의 영향으로 피지선이 활성화되는데, 특히 얼굴, 등과 생식기의 피지선이 더 활성화된다. 테스토스테론의 증가로 성적 성숙 4~5단계(테스토스테론 4~5)의 남아와 여아는 모두 피지 생성이 증가하는데, 이는 여드름과 지성 모발(oily hair)로 이어질 수 있다.

외분비선(exocrine)과 아포크린선(apocrine sweat glands)은 청소년기 동안 성인수준으로 기능한다. 외분비선은 신체 전체에 분포하고, 몸의 열을 제거하기 위해 땀을 증발시킨다. 아포크린선은 겨드랑이, 생식기, 항문부위와 유방 주위에 있다. 아포크린선은 모낭에서 땀을 생산한다. 이러한 땀은 계속 생성, 저장되고 정서적인 자극반응으로 배출된다.

심리사회적 발달

에릭슨(Erikson)에 따르면, 청소년기는 십대들이 정체성(sense of identity)을 형성하는 시기이다(Erikson, 1963). 청소년은 또래친구, 가족, 지역 및 사회와 관련된 많은 다양한 역할을 시도함으로써 개별화된 자아감(sense of self)을 발달시킨다. 만약 청소년이 그들 스스로 자기감각을 형성하는 데 실패하게 되면 역할 혼돈이나 혼란스러움이 나타난다. 청소년 문화는 십대들에게 매우 중요하다. 십대 그룹의 참여를 통하여 청소년은 그들 자신의 자아정체성을 발달시키는 도움과 지지를 찾게 된다.

에릭슨(1963)은 자아정체성을 발달시키는 과업 동안에 청소년들은 각 발달 이전 단계로 다시 되돌아갈 수 있다고 믿었다. 이러한 신뢰는 청소년 스스로 믿음을 가질 수 있는 이상적인 존재를 찾기 위해 분투할 때 접하게 된다. 자율성(autonomy) 단계를 재탐색하는 청소년은 효과적인 방법으로 자신의 개성을 표현하는 법을 찾는다. 청소년은 또래친구 앞에서 부끄럽거나 조롱받을 만한 행동을 피하려고 한다. 솔선감(sense of initiative)은 청소년 스스로 무엇이 될지 자신의 시각을 발전시킬 때 재탐색된다. 그리고 근면성(sense of industry)은 청소년이 학교, 지역사회, 교회와 일터에서 활동에 참여할 때 다시 대면하게 된다.

청소년에서 자기감각의 성공적인 형성은 청소년이 이전 발달단계를 얼마나 성공적으로 완성했느냐에 의해 좌우된다. 에릭슨(1963)은 청소년이 성공한 경우, 그들이 청소년기 동안 이전 발달단계의 차이를 극복하기 위해 자원을 개발할 수 있다고 믿었다. 만약 청소년이 사회적인 제한 때문에 스스로 어떤 방법을 표현할 수 없다고 믿는다면 역할 혼란에 빠지게 된다. 자세한 내용은 표 7.2를 참조한다.

인지발달

피아제(Piaget)에 따르면, 청소년은 추상적인 것에 대한 구체적 사고를 진행한다(Piaget, 1969). 즉, 형식적 조작기이다. 이 시기 동안 청소년은 현실의 외적인 것들을 생각하는 능력이 발달한다. 즉, 그들은 실제로 존재하는지 모르는 개념뿐만 아니라 실제 존재하는 개념을 생각에 통합할 수 있다. 청소년의 생각은 논리정연하고 일관성이 있다. 문제를 푸는 동안 모든 관점에서 문제에 대해 생각할 수 있고 우선순위를 매겨 생각할 수 있다. 하지만 모든 청소년들이 같은 시기에 형식적 조작과 추론을 완성하는 것은 아니다.

형식적 조작기 초기단계에서 청소년은 자신을 모든 것의 중심으로 생각하는 자아중심적 사고를 한다. 청소년은 매우 이상적이고, 존재하는 것들에 계속 도전하며 왜 변화할 수 없는지에 대해 의문을 가진다. 이러한 활동들은 청소년들이 자신을 전지전능하다고 느끼게 한다. 청소년은 반드시 이러한 생각의 방식을 겪어야만 한다. 어른들은 그것에 불만스러워 할 수 있으나, 이는 청소년이 형식적 조작 추론에 도달하기 위한 것이다. 중기 청소년기로 갈수록 그들의 생각하는 방식은 매우 자기중심적으로 변한다. 다른 사람들이 오직 그들에게 관심을 갖는다고 여기고, 이는 그들이 유일무이하고, 특별하고 특출하다고 느끼게 한다. 이러한 '특출하다'는 감정은 십대에게 자주 일어나는 위험을 감행하는 행동으로 이어진다. 또한 청소년은 자신의 관점에 매우 열성적이다. 그들은 자신의 관점을 다른 사람에게 납득시키려고 매우 열심히 시도하고, 그들 자신의 의견을 지지하기 위한 이러한 이유들을 깊이 받아들인다. 이러한 관념론(idealism)은 청소년이 가족, 문화, 교회와 지역사회의 믿음을 거부하게 만들고, 가족, 문화, 교회와 지역사회와의 갈등을 유발시킨다.

도덕 및 영적 발달

청소년기는 십대들이 그들만의 가치와 도덕성을 개발하고 발달시키는 시기이다. 콜버그(Kohlberg)에 따르면, 청소년은 도덕적 단계의 후인습적 수준을 경험한다(Kohlberg, 1984). 청소년들은 생각의 형식적 조작을 발달시키기 때문에 도덕적 발달의 후인습적 수준을 경험할 수 있다. 이 단계의 시작에서 십대들은 현재 상황에 대해 질문하기 시작한다. 청소년들이 사회적 표준에 대해 질문하는 동안 선택은 대부분 그들의 감정을 따른다. 청소년들이 스스로 도덕성을 발달시키는

표 7.2 발달이론

이론	단계	활동
에릭슨 (심리사회적)	정체성 대 역할 혼돈/혼란스러움 • 초기(10~13세)	• 신체 변화에 집중 • 잦은 기분 변화를 경험 • 또래친구의 인정과 기준에 순응하는 것이 중요 • 또래집단 내에서 기술 숙달을 위해 매진 • 부모와 권위인물의 경계를 정의 • 이탈(emancipation)의 초기단계—부모에게 의지하기를 원하지만 그들로부터 분리되기 위해 몸부림침 • 동성의 또래친구와 동일시 • 자신의 행동에 좀 더 책임을 가짐
	• 중기(14~16세)	• 변화된 신체상에 적응하기를 계속 • 또래집단 안에서 다른 역할 시도 • 최고수준에서 또래집단에 의한 수용을 필요로 함 • 마음에 드는 이성에 관심 • 부모와 권위 있는 인물과의 갈등이 최고조인 시기
	• 후기(17~20세)	• 행동과 결정의 의미를 이해 • 또래집단 내 역할 설정 • 신체상에 안심 • 성정체성이 성숙되어 감 • 이상적인 직업목표를 가지게 됨 • 개별적인 우정의 중요성이 발생 • 가족으로부터 벗어남의 과정이 거의 완료됨
피아제 (인지적)	형식적 조작기 • 초기(10~13세)	• 제한된 추상적 사고과정 • 자기중심적 사고 • 다른 상황과 또래집단에 제한된 추상과정을 적용하고 싶은 열망
	• 중기(14~17세)	• 추상적이거나 좀 더 이상적인 단어들로 생각하는 능력 증가 • 과학적인 방법들을 이용하여 언어적이고 정신적인 문제들을 해결하려는 능력 • 자신을 천하무적이라고 생각—위험행동 증가 • 독립된 결정을 내리기 좋아함 • 사회와 정치에 관심을 갖고 참여하게 됨
	• 후기(17~20세)	• 추상적 사고가 확장 • 비판적 사고기술 개발—문제에 대한 다양한 해결책 시도 • 위험한 행동이 줄어듦 • 현실적인 목표와 직업적 계획을 세움
콜버그	후인습적 수준 III	• 또래, 가족, 교회와 사회적 도덕에 기반을 둔 도덕성
	• 초기(10~13세)	• 일반적으로 답변할 수 없는 인생에 대한 광범위한 질문
	• 중기(14~17세)	• 자신의 도덕성 발달—또래, 가족과 사회적 도덕과 관련시켜 개인적 도덕을 평가
	• 후기(17~20세)	• 자신의 도덕성과 가치를 내면화함 • 자신의 도덕성과 가치를 사회의 것들과 계속 비교 • 다른 사람들의 도덕성을 평가

【출처】 Erikson, E. (1963). *Childhood and society* (2nd ed.). New York, NY: Norton; Kohlberg, L. (1984). Moral development. New York, NY: Harper & Row; and Piaget, J. (1969). *The theory of stages in cognitive development.* New York, NY: McGraw-Hill.

동안 도덕적 결정들이 권리, 가치관과 자신이 속한 사회가 동의하는 규칙들에 기초하고 있다는 것을 깨닫는다. 또한 이러한 권리, 가치관과 규칙들은 자신이 속한 사회의 법과 갈등을 일으킬 수 있음을 깨닫게 되지만 차이를 조정할 수 있다. 청소년들은 각각 다른 속도로 도덕성이 발달하기 때문에 자신의 친구가 상황을 다르게 보고 있음을 깨닫는다. 이러한 차이는 갈등을 일으킬 수 있고, 또 다른 교우관계를 형성할 수도 있다. 자세한 내용은 표 7.2를 참조한다.

또한 청소년들은 형식적인 종교 관습이나 그것을 고수하는 몇몇의 경우들에 대해 질문을 시작한다(Ford, 2007). 청소년기를 겪는 동안 십대들은 종교의 실제적인 실천보다 영성(spiritualism)에 더 흥미를 갖는다. 청소년들은 이상(ideal)을 찾고 자기성찰(introspection)과 함께 진지한 감정을 보이게 된다(Ford, 2007). 영성과 종교활동의 증가는 건강한 행동들의 증가와 위험을 감수하는 행위의 감소와 관련이 있다(Ford, 2007).

현주의 사례로 돌아가 에릭슨에 따른 심리사회적 단계에서 그녀는 어떤 단계에 속하는지 말해 보자. 당신이 확인한 단계를 기반으로 어떤 접근이 사정과 교육을 위해 가장 효과적이겠는가?

운동기술발달

청소년기 십대들의 전체운동과 미세운동 기술은 계속 발달하고 세분화된다. 십대들은 급격한 성장 때문에 조정능력의 감소와 이전에 배운 기술을 수행하는 능력의 저하를 경험하게 되며, 이는 십대들을 걱정스럽게 만든다.

초기 청소년기에 십대는 일반적으로 인내력(endurance)이 발달하기 시작한다. 집중력이 증가하여 복잡한 지시사항을 따른다. 불규칙한 성장속도 때문에 조정능력이 문제가 될 수 있다. 중기 청소년기에는 조정능력이 향상되면서 속도와 정확성 또한 증가한다. 십대들은 서로 좀 더 경쟁적이 된다(그림 7.2). 후기 청소년기에 십대들은 보통 관심분야가 좁아지고, 필요한 관련 기술에 집중한다.

컴퓨터 사용은 십대의 미세운동기술을 대단히 증가

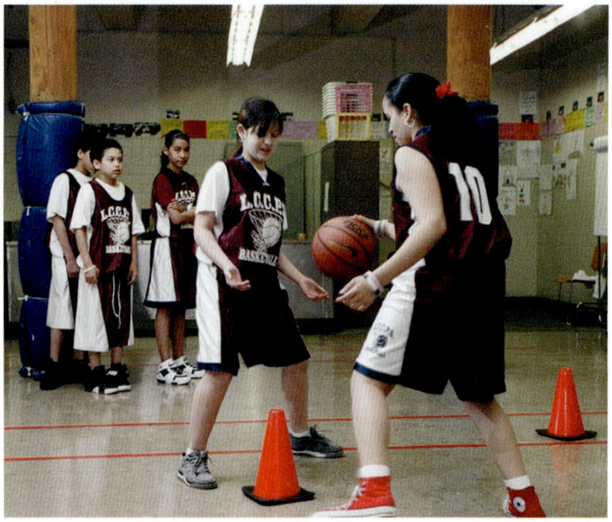

그림 7.2 청소년들은 경쟁적인 스포츠(competitive sports)에 참여하고, 전체운동기술을 이용한다.

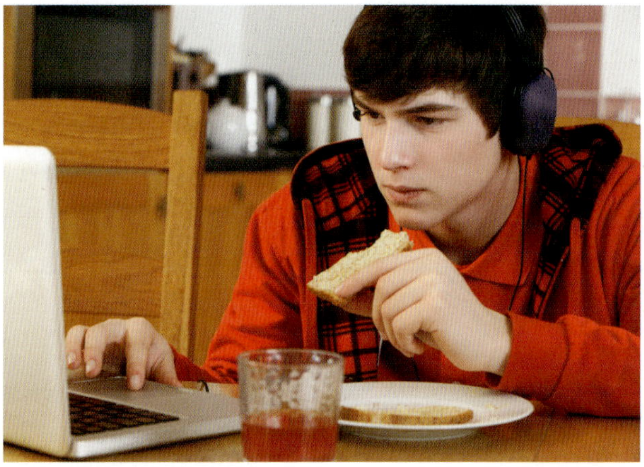

그림 7.3 컴퓨터 사용은 청소년들의 미세운동기술을 증가시키고 있다.

시키고 있다(그림 7.3). 초기 청소년기에 십대는 물건을 조작하는 능력이 증가한다. 청소년의 필기가 정갈하고, 손재주가 증가한다. 중기 청소년기에 십대들은 민첩성 기술이 세분화됨을 알게 된다. 후기 청소년기까지 십대들은 정확한 눈과 손의 협응능력과 손재주를 발달시킨다.

의사소통과 언어발달

언어기술은 청소년기 동안 계속 발달하고 세분화된다. 청소년들은 올바른 문법과 말하기 부분을 이용하여 의사소통기술을 향상시킨다. 어휘와 의사소통기술은 중기 청소년기 동안 계속 발달한다. 그러나 비속어와 은어의 사용 증가는 또래친구 이외 사람들과의 대화를 어렵게 한다. 후기 청소년기 언어기술은 성인과 비교할 만하다.

15세 현주를 사정 시, 해당 연령에 현주의 전체운동기술, 미세운동기술, 언어기술이 어느 정도일 것으로 예상하는가?

사회정서적 발달

청소년들은 성장하고 성인으로 성숙함에 따라 정서적이고 사회적인 발달 분야에서 많은 변화를 겪는다. 영향을 받는 분야는 청소년과 부모와의 관계, 자아개념과 신체상, 또래의 중요성, 성(sexuality)과 데이트를 포함한다.

부모와의 관계

청소년의 가족과 부모는 청소년기 발달에 대한 이해와 적응이 요구되는 갈등 및 변화들을 겪는다. 청소년은 자아정체성 확립을 위해 노력하고, 독립심이 증가한다. 그들은 또래친구와 더 많은 시간을 보내고, 가족과 함께하거나 가족 행사 참여에는 적은 시간을 쓴다. 청소년들이 이전보다 자유롭게 활동하며 가족의 가치에 대해 의문을 가질 때 부모들은 청소년에게 영향을 덜 미치고 있다고 느낀다. 이것은 가족 위기로 이어지고, 부모들은 좀 더 엄격한 제한을 설정하거나 십대의 활동과 친구에 대해 물어보는 것으로 반응할 수 있다. 또 다른 부모들은 모든 규칙을 중단하고, 청소년이 그들 스스로 헤쳐 나갈 수 있다고 여긴다. 이러한 반응 모두 가족의 긴장을 증가시킨다.

청소년이 독립심을 정립하려고 노력함과 동시에 가족이 노부모, 그들의 결혼, 다른 아동에게 집중하며 청소년을 혼자 둔다면 불균형상태가 야기된다. 가족은 다른 어떤 때보다도 더 스트레스 받는 상황을 경험할 수도 있다.

어떤 가족은 다른 가족보다 그들의 청소년과 더 나은 성과를 이룬다. 청소년의 말을 경청하고, 애정표현과 수용을 지속하는 가족은 좀 더 긍정적인 결과를 가진다. 이는 가족이 십대의 모든 생각과 행동을 받아들여야 하는 것이 아니라, 기꺼이 경청하고 어떤 제한들은 협상을 시도하는 것을 의미한다. 십대와의 대화를 향상시키기 위한 조언은 글상자 7.1을 참조한다.

글상자 7.1 십대와의 대화를 향상시키는 방법

- 방해 없이 주제를 논의할 수 있는 적절한 시간을 따로 설정하기
- 서로 얼굴을 맞대고 대화, 신체언어(body language) 인식하기
- 왜 그렇게 느끼는지 알기 위해 질문하기
- 생각을 말할 때 청소년들이 인내심을 갖도록 요청하기
- 그들이 당신을 이해할 수 있도록 신중하게 단어 선택하기
- 무슨 뜻인지 정확하게 말하기
- 청소년을 자주 인정하고 칭찬하기
- 동등한 태도로 청소년과 대화—폄하하지 않기
- 목소리 어조와 신체언어 인지
- 모든 대답을 알고 있는 척 하지 말기
- 실수한다는 것 인정하기
- 규칙과 한계를 공정하게 설정하기

형제자매들은 청소년기에 형제나 자매와의 관계변화를 경험한다. 나이든 형제자매는 어린 형제자매 돌보기를 시도할 것이고, 어린 형제자매는 가족과의 갈등을 피하기 위해 퇴행할 수도 있다. 청소년과 가족 관계의 상태를 이해하는 것은 간호사에게 필수적이다.

자아개념과 신체상

자아개념과 자존감은 종종 신체상에 연결된다. 자신의 신체를 또래와 다르다거나 덜 완벽하다고 지각하는 청소년들은 부정적으로 자신을 볼 수 있다. 청소년기 여아는 종종 또래친구들과 대중매체의 영향을 받아 체중감량과 좀 더 작은 엉덩이, 허리 또는 허벅지를 갖고 싶어 한다. 남아는 너무 마르거나 근육량이 충분하지 않다고 자신을 보는 경향이 있다.

성적 특성은 청소년의 자아개념과 신체상에 중요하다. 남아는 음경의 크기와 수염에 대하여 걱정하는 반면, 여아는 유방 크기와 초경의 시작에 대해 걱정한다. 큰 유방을 좀 더 여성스럽다고 간주하고, 월경은 성인기로 향하는 것으로 당연하게 여긴다. 이러한 모든 신체 변화는 청소년의 자아개념에 중요하다.

또래관계

또래집단(peer groups)은 청소년의 정체성에 필수적인 역할을 한다(Holland-Hall & Burstein, 2016). 청소년기 또래관계는 오락(recreation), 우정(companionship), 타인과의 문제 공유, 또래에 대한 충실함, 이행기 또는 스트레스 기간 동안 안정성을 형성함 등에 있어 '차이점'을 이해할 기회를 제공해준다는 점에서 매우 중요하다. 또래와의 차이점을 해결하는 방법을 배우는 것은 살아가는 내내 중요한 기술이 된다. 또래친구는 십대들이 정체성을 찾으려고 노력하면서 정서적으로 가족과 멀어지기 때문에 가족문제를 의논할 수 있는 안전한 사람으로서의 역할을 한다. 사회의 가족체계 내에서 일어나는 변화들로 인해 또래집단은 청소년의 사회화에 중요한 역할을 한다(그림 7.4).

또래친구들은 믿을 수 있는 정보자원과 사회적 행동의 역할 모델이 되고, 사회적 강화 자원으로 기능한다. 친구들은 즐거움과 기쁨의 기회를 제공한다. 또래친구들은 십대의 외모, 옷차림, 사회적 행동과 언어에 영향을 미친다. 또한 또래친구들은 서로에게 대학 진학을 촉진하는 긍정적인 영향도 있지만, 알코올, 약물 또는 폭력조직에 연루되는 등 부정적인 영향을 미치기도 한다. 초기와 중기 청소년기는 폭력조직에 합류하기 쉬운 시기이다. 또래 역할 모델과 동료들의 인정은 집단적 정체성과 소속감을 제공하는 폭력조직의 형성으로 이어질 수 있다. 또래의 압력, 우정과 보호는 대부분 범죄활동과 관련된 폭력조직에 가입하는 흔한 이유이다.

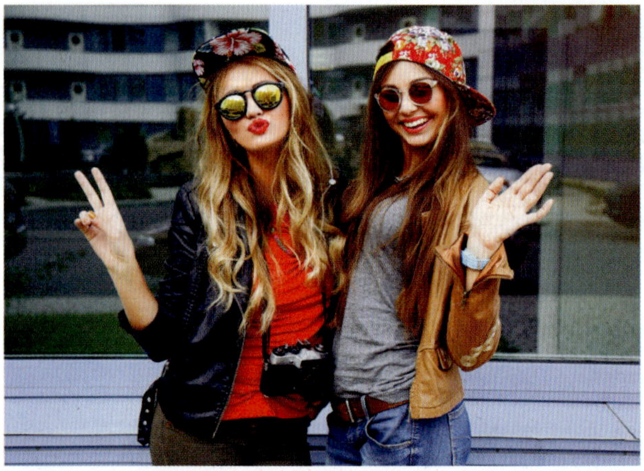
그림 7.4 또래친구들은 청소년의 정체성 형성에 중요한 역할을 한다.

부모는 청소년기 자녀의 친구들에 대해 반드시 알고 있어야 하며, 청소년들의 독립성을 허락하면서도 그에 따르는 잠재적인 문제들에 대해 지속적으로 관심을 두어야 한다. 간호사는 반드시 부모에게 또래친구의 중요성과 또래친구가 십대의 결정과 삶의 선택에 미치는 영향을 상기시켜야 한다. 또래들과 더 많이 연관될수록 지도와 지지가 필요하다. 부모나 어른의 관리감독이 없고 성인과 대화할 기회가 없는 청소년들은 또래친구의 영향에 더 취약할 수 있으며 부적절한 또래친구를 선택하게 될 가능성이 높다.

성과 데이트: 성교육

청소년기는 성 발달에 있어 결정적인 시기이다. **성**(sexuality)은 청소년의 성정체성과 관련된 생각, 감정과 행동이 포함된다. 청소년기는 그들의 성정체성, 성적 지향, 행동과 관련된 실험(experimentation)을 시작할 수 있는 시기이다. 이 실험은 그들의 성별을 분류하는 과정의 일부이며, 그들의 성정체성이나 성적 지향을 정의하지는 않는다. 성소수자인 LGBT[레즈비언(lesbian), 게이(gay), 양성애자(bisexual), 트랜스젠더(transgender)] 청소년들은 비성소수자인 청소년들과 같은 건강문제에 직면하지만 그들의 성정체성에 대한 질문, 성소수자임을 밝히는 것에 대한 복잡성, 가능한 사회적 차별에 대한 추가적인 문제에도 직면한다(Forcier & Olson-Kennedy, 2018). 성소수자 청소년의 대다수는 건강이 양호하지만 일부는 우울증, 자살, 약물 남용의 피해자가 될 부정적인 위험이 증가한다(Forcier & Olson-Kennedy, 2018). 근거기반실무 7.1을 참조한다. 개인적, 사회적, 가족적 수용이 중요하며 부정적인 결과를 줄인다.

개념 숙달

성적 취향에 대한 정보를 공유하는 청소년에게 간호를 제공할 때, 간호사는 사정(assessment)이 간호과정의 첫 번째 단계라는 것을 기억해야 한다.

근거기반실무 7.1 성적지향 편견을 감소하기 위한 미디어 기반 학교 중재와 레즈비언, 게이, 양성애 청소년의 차별, 괴롭힘 및 정신건강과의 관계

연구

레즈비언, 게이, 양성애자, 트랜스젠더와 같은 성적 소수자 청소년은 우울증, 자해, 자살 시도, 자살사고 및 약물사용의 빈도가 증가한다. 성적 소수자 청소년은 적대적인 학교환경이 증가하고 학교에서 안전하지 못하다고 느끼며 이로 인해 지각이 증가하고 학업성취도가 떨어지는 것으로 보고되었다. 또래로부터의 괴롭힘, 희생 및 폭력을 줄이기 위한 지지적 학교환경과 학교 기반 사업계획은 모두 학생의 정신건강 및 학업 성적을 향상시키는 데 도움이 되는 보호요소이다. 성적 소수자 청소년의 부정적인 결과를 감소시키는 것으로 입증된 학교환경 개선방법에는 성적 소수자 학생을 위한 지지적 클럽, 포괄적인 괴롭힘 방지 정책 및 성적 지향과 성정체성을 다루는 학교 커리큘럼이 포함된다. 이 연구는 Out in Schools라는 영화 기반의 차별금지 프로그램의 구현을 조사하였다. 이 프로그램은 후속 안내 토론과 함께 일련의 단편 영화로 구성된다. 이 연구는 56개 학교의 1,643개 교실에서 7학년에서 12학년 학생들에게 실시된 자발적인 익명의 청소년 설문 조사에 대한 후향적 평가를 활용하였다. 이 연구는 동성애 혐오 차별, 괴롭힘, 자살 충동 및 학교 연결성의 변화를 평가하였다.

결과

이 연구는 Out in School 프로그램을 시행한 학교에서 학생들은 괴롭힘, 차별 또는 자살에 대한 심각한 고려가 감소하고 학교 연결 수준이 증가했다고 보고하였다. 그 프로그램에 여러 번 노출된 경우 괴롭힘과 자살 충동을 더욱 감소시켰다.

간호적용

간호사들은 학교를 기반으로 한 차별 금지 프로그램을 지원해야 한다. 성적 소수자 청소년의 건강 위험 증가와 학교 연결성을 높이는 프로그램의 중요성에 대한 학교 직원 및 학교 관계자의 교육은 괴롭힘, 차별 및 자살 충동을 감소시킨다. 간호사는 의료 및 정신 건강 전문가, 학교 및 교육 전문가, 청소년 및 그 가족을 포함하는 여러 분야의 팀과 협력하여 지역 학교에 적절한 차별 금지 중재를 적용해야 한다.

【출처】 Burk, J., Park, M., & Saewyc, E. M. (2018). A media-based school intervention to reduce sexual orientation prejudice and its relationship to discrimination, bullying, and the mental health of lesbian, gay, and bisexual adolescents in western Canada: A population-based evaluation. *International Journal of Environmental Research and Public Health, 15*(11), 2447.

데이트

청소년기에는 이성에 대해 관심을 갖기 시작한다(그림 7.5). 이러한 관심의 발달을 언급하는 이유 중 일부는 신체적 발달, 신체 변화, 또래집단의 압력과 호기심 때문이다. 오늘날 인기 있는 데이트 활동은 함께 식사를 하거나 영화를 보는 것을 포함하여 쇼핑센터에서 '어울려 놀기' 또는 각자의 집 방문하기이다. 초기 청소년기 동안 십대는 즐거움과 오락을 위해 데이트하는 경향이 있다. 또한 그들은 인기 있는 남아이거나 매력적인 여아로 보임으로써 사회적 위치를 향상시키는 방법으로 데이트를 할 수도 있다.

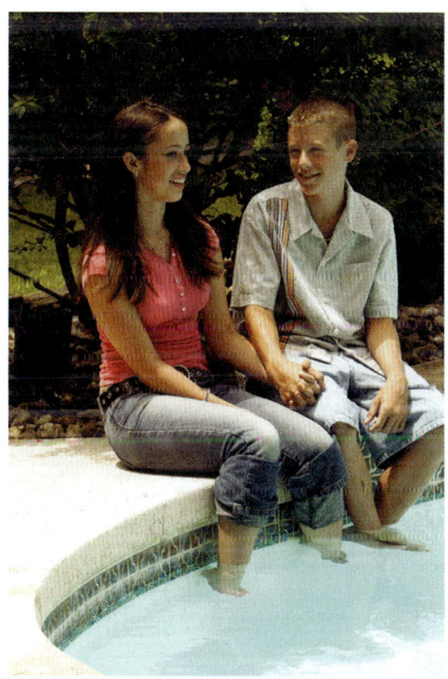

그림 7.5 데이트는 십대의 삶에 중요한 요소가 된다.

중기와 후기 청소년들은 집단과 개별로 데이트한다. 이성교제는 이 연령대의 사회적 삶의 중심이 된다. 18세가 되면, 청소년의 70%가 지난 18개월 동안 적어도 한 번 이상의 이성교제를 한다고 보고한다(Kansky & Allen, 2018). 가능성 있는 연애 상대와 함께 시간을 보내고 데이트하는 것은 십대의 주요 발달지표 중 하나이고 가장 도전적인 적응(adjustments) 중 하나이다. 긍정적인 발달뿐만 아니라 부정적인 발달의 결과도 형성되는 관계의 질에 따라 달라질 수 있다. 데이트를 자주하는 십대는 약간 더 높은 자존감과 자부심, 사회적 지지를 인지한다고 보고하고 있다(Kansky & Allen, 2018). 그러나 그들은 학업 성취와 동기부여가 더 낮고, 우울과 불안감이 높으며, 약물 남용의 위험이 증가하는 결과를 초래할 수 있다(Kansky & Allen, 2018).

데이트 경향은 변하지만 데이트는 청소년의 발달지표로 남아 있다.

청소년기의 건강한 이성교제는 십대의 자아정체감을 강하게 발달시키고 공감(empathy)과 같은 대인관계 능력을 발달시키는 데 도움이 되며, 성인관계의 질적 향상과 관련이 있다(Kansky & Allen, 2018).

데이트에 동반되는 감정기복은 정서 회복(emotional resilience)과 대처능력을 발달시키는 데 도움을 준다. 이 단계에서의 이성교제는 정서를 지지하는 훌륭한 자원이다. 건강하지 않은 이성교제와 관계되는 위험은 데이트 폭력과 성매개감염(STIs)이나 조기임신과 같은 위험한 성적 활동을 포함한다. 청소년들은 건강한 관계를 만들기 위해 무엇을 해야 하는지 저절로 알지 못한다. 그들에게는 데이트의 옳고 그른 행동과 어떠한 행동이 건강한 관계를 만드는지에 대한 교육이 필요하다. 건강한 관계를 만드는 행동은 개방적인 의사소통, 정직과 신뢰이다. 그들은 건강하지 않은 관계에 대한 징후(sign)와 필요한 경우 도움을 요청하는 방법에 대하여 알고 있어야 한다.

이 장의 시작 부분에 소개된 15세의 현주를 다시 떠올려 보자. 현주 엄마는 현주와의 관계에서 지난해 일어났던 변화들에 대해 걱정하고 있는 상태이다. 현주는 훨씬 더 자기중심적으로 보이고 항상 친구들과 함께 하기를 원하며 그녀의 부모님에 대해 매우 비판적이고 그들과의 갈등이 계속되는 것으로 보인다. 이러한 발달단계에 대해 당신이 이미 알고 있는 것을 바탕으로, 현주의 어머니가 가지고 있는 걱정들을 어떤 접근법과 기술을 포함한 지침으로 상의할 것인가?

문화적 영향

청소년기 문화가 계속 그들에게 영향을 미친다 하더라도 또래친구들과 어울리고 싶은 마음은 다른 무엇보다 중요하다. 그러한 열망은 청소년의 가족과 문화와의 갈등을 유발할 수 있다. 오늘날의 청소년은 빠르게 변화하고, 점점 더 문화적으로 다양한 세상에서 살고 있다. 그들은 다양한 문화와 민족 집단에 노출되어 있다. 2016년 미국 청소년과 아동의 49% 이상이 소수민족이었다(Federal Interagency Forum on Child and Family Statistics, 2017).

청소년에 대한 태도는 각 문화권마다 다르다. 특정 문화들은 청소년이 직면한 문제들에 대해 좀 더 관대한 태도를 가지고 있고, 반대로 좀 더 보수적인 문화도 있다(예: 성별). 청소년기에서 성인으로 넘어가는 통과의례 의식의 경험도 문화에 따라 다양하다. 일부 종교와 사회단체들은 성인기로의 성숙으로 나아가는 이동의 표시로 의식을 치른다(예: 유대교의 바르미츠바, 가톨릭의 견진성사, 사교계 데뷔). 많은 문화권에서 청소년에 대해 전통적 문화와 현대 문화를 융합하는 과정에서 별개의 '청소년 문화'가 발달되고 있다.

간호사가 각 청소년의 민족적 배경을 인식하는 것은 중요하다. 연구는 특정 인구 집단들에 어떤 질병의 위험이 더 높다는 것을 보여주고 있다(American Heart Association, 2016). 예를 들어, 아프리카계 미국 청소년들은 고혈압이 생길 더 높은 위험성을 가지고 있다(American Heart Association, 2016). 그러나 청소년의 건강과 청소년기 과업의 성공적인 달성을 방해하는 주요 장애물은 사회경제적인 상태이다. 사회경제적 수준이 낮은 청소년들은 발달상의 건강관리 문제와 위험을 감행하는 행동을 일으킬 위험이 더 높다. 이는 아마도 필요한 의료서비스를 이용할 수 없고 필요한 서비스를 얻고 건강관리에 접근할 수 있는 역량 또는 자원이 부족하기 때문이다(American Psychological Association, 2019). 청소년들을 간호하는 데 있어서 그들의 문화, 민족성과 사회경제적 수준이 그들에게 미치는 영향을 인식해야 한다.

간호사의 역할

청소년기의 성장과 발달은 매우 급격하게 일어난다. 간호사는 반드시 이 연령 그룹의 일반적인 성장발달 패턴을 알고 있어야 청소년을 적절하게 사정하고, 청소년과 가족에게 지침을 제공할 수 있다.

청소년기 동안 십대들은 많은 어려움에 직면한다.

청소년과 부모 및 다른 성인들과의 변동적인 관계는 청소년들이 그들의 일반적 문제를 해결하기 위한 도움을 구하지 못할 수도 있다. 청소년을 대할 때, 그들이 예측 불가능하게 행동하고 독립심에 대한 감정이 일관적이지 않으며 예민하다는 것을 알아두어야 한다. 또한 그들이 실제 경험하고 있는 상황을 다르게 해석할 수도 있으며, 친구들을 극도로 중요하게 생각하고 소속감을 강하게 열망할 수 있다는 것을 알아야 한다. 건강관리 방문 동안 청소년이나 부모는 다른 사람 앞에서 이야기하는 것을 망설이거나 불편함을 느낄 수 있다. 문제를 논의하기 위해 건강관리제공자와 개별적인 시간을 갖도록 기회를 제공한다. 청소년은 개인적인 판단을 하지 않은 어른과 함께 문제를 논의하는 시간의 기회에 대해 매우 감사하게 여길 것이다.

만약 청소년이 입원상태에 있다면, 성장과 발달이 바뀔 수 있다. 청소년은 질병이나 상해가 그들의 신체와 신체상에 얼마나 영향을 미칠 것인지에 대해 걱정한다. 그들은 통증과 사생활 상실을 두려워한다. 청소년은 친구들로부터 분리되고 통제력 상실에 대하여 불안을 경험할 수 있다.

입원 청소년을 간호할 때 간호사는 반드시 정상 성장발달의 지식을 사용하여 잠재적 지연을 인식하고, 적절하게 성장발달을 증진하며 십대와 성공적인 상호작용을 해야 한다. 그들에게 독립성을 유지할 수 있는 기회들을 제공하고 결정에 참여하도록 하며, 휴대폰, e-mail, 가능하다면 방문은 통한 친구들과의 사회화를 격려한다. 다음의 간호과정 개요는 일반적인 발달상의 문제들과 건강한 성장발달의 증진을 다루고 있다.

NP 간호과정 개요

청소년기 아동의 현재 성장발달상태를 사정하면 성장발달과 관련된 문제를 확인할 수 있다. 이를 토대로 간호사는 간호진단을 내릴 수 있다. 다음에 제시된 간호진단, 목표/결과, 중재는 간호계획 및 개념화에 도움이 될 수 있다. 다만 간호계획은 아동과 가족의 요구에 따라 개별화되어야 한다.

ND 간호진단

비효과적 청소년 식생활 역학관계(관련요인: 불안, 우울증, 섭식장애, 가족 식사시간의 심한 통제, 스트레스가 많은 식사시간, 부적절한 음식 선택, 고열량의 건강에 해로운 음식의 식습관에 대한 미디어의 영향; 정해진 식사시간에 참여하지 않음, 패스트푸드점에서 자주 먹음, 품질이 낮거나 가공된 음식을 많이 먹음, 과식 또는 소식으로 입증됨)

GO 목표/결과

청소년은 적절한 성장을 보일 것이다. 나이와 성별에 맞게 키와 체중의 증가가 적절하다: BMI 백분위 5~85.

I 중재: 적절한 섭취 증진

- 추가 교육의 필요성을 결정하기 위해 청소년에게 필요한 영양과 가족 식습관에 대한 부모와 청소년의 지식을 사정한다.
- 부모와 청소년에게 적절한 음식 제공량과 음식에 대해 교육하여 청소년에게 무엇을 기대해야 하는지 알 수 있도록 한다.
- 필요한 경우 추가 칼로리섭취의 필요성을 결정한다(만약 매우 활동적인 스포츠를 하거나 칼로리섭취로 신체의 요구를 충족시킬 필요가 있는 만성질환이 있을 때)
- 키, 체중, 체질량지수(BMI)를 나열하여 어떠한 패턴이 있는지 알아본다.
- 조기중재의 필요성을 확인하기 위해 섭식장애를 일으키는 위험요인을 사정한다.

ND 간호진단

과체중의 위험(위험요인: 성별 및 연령별 권장치 미만의 일일 평균 신체활동량, 가당음료 섭취, 잦은 간식, 식당이나 튀긴 음식의 빈도가 높음, 수정 가능한 요소에 대한 지식 부족, 권장량보다 많은 양, 좌식생활 1일 2시간 이상, BMI가 백분위 85에 근접함, 부모 비만)

GO 목표/결과

청소년은 연령에 맞는 건강한 체중, BMI 백분위 85 미만을 유지하고, 적정수준의 체중 감소를 할 것이다: 운동량이 증가하고 적절한 식이를 선택하며 나이와 성별에 맞는 알맞은 양을 섭취하여 칼로리가 감소할 것이다.

I 중재: 건강한 체중 증진

- 지식부족을 결정하기 위해 십대의 영양 필요량에 대한 부모와 청소년의 지식을 사정한다.
- 최근 식이와 운동 패턴을 알기 위해 매일 먹은 음식과 운동을 청소년이 1주일 동안 기록하도록 한다.
- 식습관과 운동습관의 관계에 대해 가족을 면담하고 조정이 필요한 부분을 결정한다.
- 긍정적인 방법으로 변화에 대해 토의한다. 규정준수를 촉진하기 위해 다이어트 대신 건강한 식습관 개발에 대해 이야기한다.
- 이전 자료와 변화에 필요한 기본적인 권장사항들을 분석하여 규정준수를 촉진하고 권장사항의 우선순위를 정한다.
- 과식의 유혹을 감소시키는 방법에 대해 토의한다. 예를 들면 포만감을 느끼는 시간을 인식하기 위해 천천히 먹기, 씹는 동안 포크 내려놓기, 작은 그릇에 음식 덜어먹기, 씹는 횟수 세기를 한다.
- 청소년 스스로 관리하고 의사결정하도록 식료품점에 가는 것과 식사계획을 짜게 한다.
- 칼로리 소비의 증가와 자존감 향상을 위해 자기 개발의 의미를 강조하고 매일의 운동을 증가하도록 한다.
- 칼로리 소비를 증가시키기 위하여 TV/컴퓨터 사용시간을 줄인다.
- 또래친구와의 상호관계를 증가시키고 십대들이 다른 사람들도 그들과 같다는 것을 깨닫는 데 도움을 주기 위해 또래친구와의 운동활동을 격려한다.
- 자존감의 향상을 위해 보상체계를 개발한다.
- 자존감 향상과 체중 감소를 격려하기 위해 청소년들을 위한 체중감량 프로그램의 참여를 조사한다.

ND 간호진단

발달지연의 위험(위험요인: 부적절한 영양, 학대, 물질 오용, 기술의존, 행동장애, 저소득가정, 위탁양육에 참여, 미숙아, 만성질환, 유전적 장애).

GO 목표/결과

발달이 최대화될 것이다: 청소년은 기대되는 학교활동을 달성하기 위해 계속 진행할 것이다.

I 중재: 발달 증진

- 건강관리제공자와 학교에 의한 청소년의 계획된 평가를 시행하여 현재의 기능을 확인한다.
- 현실적인 종합계획을 개발하여 자원을 최대화한다.
- 중재의 이점을 최대화하기 위해 처방에 따라 학교와 가정에서 발달치료사, 물리치료사, 작업치료사 또는 언어치료사에 의해 중재를 시행한다.
- 가능한 빨리 중재를 조정할 수 있도록 평가 회의를 계획한다.

ND 간호진단

상해의 위험[위험요인: 독성 화학물질에 노출, 수정 가능한 요소에 대한 지식 부족, 안전하지 않은 이동 수단, 극한의 나이(운동기술, 인지능력, 무적감이 증가하는 발달단계)].

GO 목표/결과

청소년의 안전은 유지될 것이다: 손상으로부터 자유로운 상태일 것이다.

I 중재: 손상 예방

- 다음에 필요한 안전대책을 토의하여 손상 위험을 줄인다: 자전거, 스쿠터, 스케이트보드, 자동차와 물놀이.
- 화재와 관련된 손상 위험을 줄이기 위하여 화재 안전계획을 개발하고 토의한다.
- 손상 위험성을 줄이기 위해 각 스포츠에 필요한 적절한 안전장비에 대하여 토론한다.

- 가능한 한 손상을 예방하기 위해 청소년의 연령, 성별과 성숙 정도에 맞는 적절한 스포츠 참여에 대해 토론한다.
- 발생하는 손상의 결과를 최소화하기 위하여 부모와 청소년에게 응급처치와 심폐소생술을 교육한다.
- 모방행동으로 발생하는 손상을 예방하기 위하여 또래친구들이 청소년 행동에 미치는 영향에 대해 토의한다.
- 청소년에게 약물 사용으로 인한 손상 또는 사망을 예방하기 위해 약물 사용으로 인한 과다복용의 위험에 대해 교육한다.

간호진단

비효과적 대처(관련요인: 적응 에너지를 보존할 수 없음, 상황대처에 대한 자신감 부족, 스트레스 대비 기회의 불충분, 부족한 자원, 불충분한 사회적 지지, 수면양상의 변화, 타인이나 자신에 대한 파괴적인 행동, 잦은 질병, 기본적인 욕구 충족 불능, 대처전략 부족, 위험감수행동, 약물 남용으로 입증됨)

목표/결과

청소년은 청소년기의 스트레스 관리법과 위험감수행동에 참여하지 않은 것을 근거로 적절한 대처능력을 보일 것이다.

중재: 비효과적 대처

- 현재의 지식 정도를 알기 위하여 십대들이 마주하는 정상 스트레스에 대한 청소년의 지식을 사정한다.
- 개선과 지지에 대한 영역을 결정하기 위하여 청소년의 현재 대처기술을 사정한다.
- 청소년의 자존감을 향상시키기 위해 부모가 십대를 특별한 존재로 수용하도록 격려한다.
- 십대들이 직면하는 정상적인 발달상 문제를 대처하는 데 필요한 지식을 제공하기 위해 부모 및 청소년과 함께 토의한다.
- 청소년이 직면할 수 있는 다양한 상황을 제공하고 다양한 해결책들을 찾도록 십대들을 격려한다.
- 독립심과 대처능력을 향상시키기 위해 자신의 문제를 해결할 기회를 제공한다.
- 청소년에게 조건 없는 사랑을 제공하여 자존감을 향상시키도록 부모를 격려한다.
- 조기중재의 필요성을 확인하기 위해 위험감수행동(마약, 흡연, 자살)의 근거를 사정한다.

간호진단

돌봄제공자 역할 긴장의 위험(위험요인: 의존성, 상당한 요구로 퇴원, 물질 오용, 불안정한 건강상태, 지역사회 자원에 대한 불충분한 지식, 사회적 고립)

목표/결과

부모역할에 대한 자신감을 경험할 것이다: 적절한 보육 행동을 시범보이고, 청소년을 돌보는 것이 편안하다고 말로 표현할 것이다.

중재: 돌봄제공자 역할긴장 예방

- 정상 발달 부분으로 발생하는 문제들과 청소년에 대한 부모의 지식을 사정하여 부모의 요구를 결정한다.
- 청소년의 일반적인 문제에 대한 교육을 제공하여 부모들이 그들의 청소년을 양육하는 데 필요한 적절한 지식들로 무장할 수 있게 한다.
- 청소년의 발달과 관련된 향후 문제에 대한 선행지침을 제공하여 다음에 예상되는 것과 적절한 방식으로 중재하는 방법에 대해 부모가 준비하도록 한다.

성장발달과 건강증진

청소년의 건강한 성장과 발달을 증진하기 위해 여러 가지 문제를 해결해야 하는 다양한 그룹이 필요하다. 이런 그룹들 중 일부는 학교나 지역사회의 스포츠 팀, 또래친구, 교사들, 밴드와 성가대 등이 포함된다. 또한 가족의 지지와 사랑은 성장과 발달에 영향을 미칠 것이다.

스포츠와 신체 단련

많은 청소년들은 운동방법을 제공하는 팀 스포츠에 참여하고 있다. 높은 수준의 신체활동은 심혈관계 질환의 위험요소를 감소시키고 암, 비만, 골다공증, 당뇨와 우울증의 질병을 예방할 수 있다[Centers for Disease Control and Prevention(CDC), 2018a]. 청소년은 다른 연령 그룹보다 더 많이 스포츠에 참여하여 시간과 에너지를 소비한다. 스포츠 참여는 청소년의 발달, 교육과정과 더 나은 건강에 기여한다. 스포츠와 게임은 사회적으로 수용되는 자극과 경쟁 등을 즐기면서 또래친구와 상호작용할 수 있는 기회를 제공한다. 스포츠활동에서 경쟁은 십대들이 자기평가과정을 하고 자아존중감의 발달과 다른 사람들의 배려를 증진시키도록 돕는다.

모든 스포츠는 잠재적인 상해 위험성을 가지고 있다. 빠르게 성장하는 근육, 뼈, 관절과 건은 비정상적인 압력과 골절에 더 취약하다. 뇌진탕의 발생은 모든 십대 운동선수들에게 점점 더 걱정거리가 되고 있다. 미국소아과학회는 청소년의 규칙적인 신체활동 참여를 장려하고, 부상을 방지하기 위해 부모와 코치는 피로, 탈수와 상해의 조기 경고신호를 인식하도록 권장한다.

청소년 스포츠와 관련된 간호사의 역할은 부상을 방지하기 위해 교육하는 것이다(그림 7.6). 교육은 십대가 피곤하거나 부상이 있을 때에 참여를 자제하고 적절한 보호장비의 사용을 권장하며, 청소년이 스포츠에 참가하기 전에 스포츠하는 방법을 배울 수 있도록 한다.

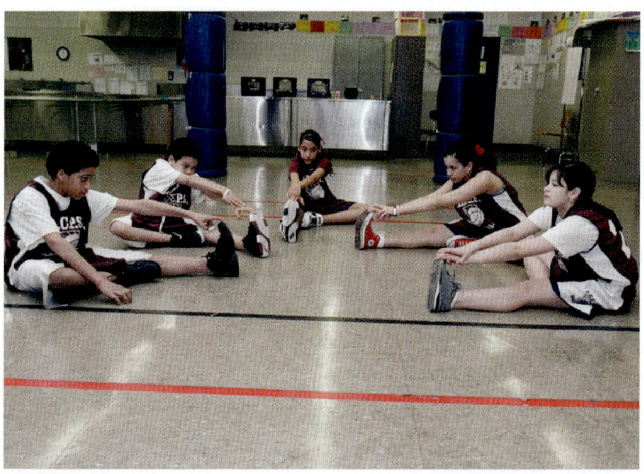

그림 7.6 운동 전 스트레칭은 운동에서 매우 중요한 부분이다.

또한 청소년기는 운동 프로그램을 개발하기 좋은 시기이다. 미국 보건복지부는 청소년이 중정도에서 격렬한 신체활동을 매일 60분 동안 하도록 권장하고 있다(CDC, 2018a). 간호사는 모든 청소년들에게 매일 신체적인 활동을 하라고 격려해야 한다.

학습

학교, 교사, 가족과 또래친구들은 청소년의 교육과 학습에 영향을 미친다. 또한 육상 및 동아리 참여와 같은 활동들은 또래친구, 코치, 동아리 리더와 다른 사람들과의 상호작용을 통한 학습을 강화한다.

학교

학교는 청소년이 미래를 준비하는 데 있어 필수적인 역할을 한다. 학교 졸업은 청소년이 대학 입학이나 적절한 수입을 벌 수 있는 취업을 준비하는 과정이다. 학교들은 모든 청소년의 발달 요구를 충족하지 못할 수도 있다. 소수민족 학생들은 적절한 학년 수준에 이르지 못하거나 대다수의 학생들보다 더 높은 중도탈락률을 보인다. 중도탈락률은 1970년대 이후 감소하고 있지만 여전히 문제로 남아 있다(Child Trends, 2018b). 중도탈락률은 히스패닉계의 학생들에게서 가장 높다(Child Trends, 2018b). 학교를 중퇴하는 학생들은 오늘날의 사회적 기능에 필요한 기술들이 부족하다. 그들은 실업자가 되기 쉽고 수입이 낮으며, 고등학교 졸업자보다 직업적 지위가 낮다(America's Promise Alliance, 2018; Child Trends, 2018b).

신체적인 변화가 일어나는 12~13세의 초등학교에서 중학교로의 이행기와 고등학교로의 이행기는 둘 다 십대에게 부정적인 영향을 줄 수 있다는 근거가 있다. 중학교 또는 고등학교로의 이행기에 생기는 문제들, 즉 성적이 떨어진다거나 행동상의 문제들을 관찰하는 것이 중요하다. 또한 학교에서 어려움을 경험하는 학생들은 부정적인 평가들과 성적이 떨어지는 것을 초래하여 학교에 소외감을 느낄 수도 있다. 성적과 학업 성취도가 낮은 학생들은 폭력과 같은 좀 더 감정적인 행동들을 나타내고, 문신이나 알코올의 사용과 같은 위험한 행동들에 가담하기가 더 쉽다(CDC, 2018b). 또래-그룹 관계 지지, 건강과 신체 단련 증진, 학부모 참여 격려 및 지역사회 관계를 강화하는 학교는 학생의 성취도가 더 높다. 부모, 교사와 건강관리제공자는 반드시 지지와 지도를 제공하여야 한다.

기타 활동

청소년들은 학습에 영향을 주는 다른 많은 활동에 참여한다. 이러한 활동에는 (1) 밴드, 성가대, 성취도가 높은 동아리와 같은 학교활동, (2) 학교와 지역사회에서의 체육활동, (3) 그림, 바느질과 건축 수업, (4) 시간제근무 일을 하는 후기 청소년들의 직업활동 등이 있다. 이러한 활동들은 모두 청소년의 성장발달과 교육에 기여한다.

안전

의도하지 않은 부상은 청소년을 죽음으로 이끄는 원인이 된다(Curtin, Heron, Miniño, & Warner, 2018). 남자 청소년은 여자 청소년보다 모든 종류의 상해에서 더 사망하기 쉬운 경향이 있다(Curtin et al., 2018).

청소년기의 부상 유병률과 관련된 영향요인에는 증가된 신체적 성장, 불완전한 심리운동 조정력, 풍부한 에너지, 충동성, 또래친구의 압력과 경험 부족이 있다. 충동성, 경험 부족, 또래의 압력은 십대로 하여금 무엇이 옳은지 아는 것과 또래에게 좋은 인상을 주고 싶은 것 사이에서 고민하게 만든다. 한편, 십대들은 자신을 스스로 천하무적이라 느끼고, 그것은 부정적인 결과로 이끌 수 있다. 청소년기의 심각하거나 치명적인 상해들 대부분은 예방이 가능하다(그림 7.7). 간호사는 의도하지 않은 상해들을 예방하기 위해 반드시 안전에 대해 청소년과 부모를 교육해야 한다. 안전 증진에 대한 자세한 정보는 교육지침 7.1을 살펴보도록 한다.

수중 안전

익사는 청소년기 죽음의 불필요한 원인이다. 많은 익사는 위험을 감수하는 행위의 결과로 인한 것이다. 성인의 관리감독이 소홀하고, 청소년의 독립심으로 인해 많은 경우 청소년들은 익사를 야기할 수도 있는 행위에 감히 도전하기도 한다. 위험한 행위의 발생을 줄이기 위해 수중 안전교육과 적당한 관리감독을 제공한다. 수영을 못하는 사람들을 위하여 수영방법을 지도한다(교육지침 7.1).

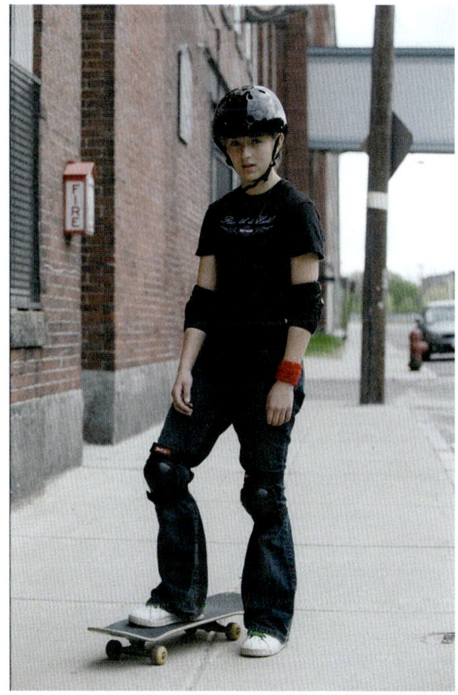

그림 7.7 적절한 안전 장비의 착용은 부상을 방지할 수 있다.

> 현주와 어머니에게 제공해야 하는 안전과 관련된 예방적 육아지도는 무엇인가?

영양

청소년기에는 가속화된 성장과 성적 성숙으로 인해 영양요구량이 증가한다. 청소년들은 계속 배고픈 것처럼 보일 수 있으며, 신체의 요구량을 충족시키기 위해 적절한 영양소가 포함된 규칙적인 식사와 간식이 필요하다. 여러 요인들은 청소년의 식이와 식습관에 영향을 미친다(글상자 7.2).

CDC 자료에 의하면, 지난 30년간 청소년들의 비만율은 3배 이상 증가하였다(CDC, 2018d). 불충분한 식이와 신체적 활동 부족은 이 연령대의 비만문제를 증가시키고 있다. 청소년의 비만은 당뇨, 심장병, 특정 유형의 암, 골관절염 및 전반적인 건강악화와 같은 수많

교육지침 7.1 안전 증진

안전문제	활동
자전거: 일반적	• 청소년에게 손질이 잘되고 적절한 크기의 자전거를 제공한다. • 청소년은 반드시 도로에서 자전거 타기를 허락받기 전에 안전하게 자전거를 탈 줄 알아야 한다. • 청소년들이 자전거를 타는 영역과 그 경로뿐 아니라 안전 지역이 반드시 설정되어야 한다. • 맨발로 자전거 타기, 누군가와 함께 타거나 자전거에서 얽힐 수 있는 옷을 입고 자전거를 타지 않는다. • 튼튼하고, 잘 맞는 신발을 신어야 하고, 안전모를 착용해야 한다. • 적절한 헬멧은 다음과 같아야 한다. 평평하고, 기울어지지 않고, 머리에 단단하고 편안해야 한다. 강하고 넓은 Y자형 끈이 있고 입을 열 때 약간 아래로 당겨져야 한다. 갑자기 당기거나 비틀어서 움직이지 않아야 한다. 모자나 스카프 위에 착용하지 않아야 한다. • 자전거가 제대로 작동하는지 자주 검사해야 한다. • 바구니는 무거운 물건을 담는 데 사용해서는 안 된다.
자전거: 교통	• 모든 교통 표지판 및 신호를 반드시 지킨다. • 만약 청소년이 밤에 자전거를 탄다면, 자전거는 불빛과 반사판이 있어야 하며 타는 사람은 밝은 색깔의 옷을 입어야 한다. • 도로에서 자전거를 탈 때는 교통의 흐름과 같은 방향으로 타고, 도로가에 붙어 한 줄로 타도록 한다. • 자동차의 움직임을 잘 보고 소리를 잘 들어야 하며, 어떤 차량에도 자전거를 매달아서 타지 않는다. • 자전거를 타는 동안 헤드폰을 착용해서는 안 된다.
산악용 4륜 오토바이 (all-terrain vehicles)	• 16세 이하 청소년이 작동해서는 안 된다. • 타기 전에 안전교육을 받아야 한다. • 보호구와 안전모가 필요하다. • 야간에 타지 않는다. • 청소년이 음주를 하였거나 약물을 복용한 경우 도로에서 타지 않는다. • 일어서서 타거나 다른 사람의 무릎에 앉지 않는다.
스케이트 보드/ 스케이트	• 안전모와 보호용 장비(무릎, 팔꿈치와 허리)를 착용한다. • 고속도로나 도로에서 스케이트를 타지 않는다. • 직접 경사로를 만들어 스케이트를 타는 것은 위험하며, 스케이트를 타기 전에는 어떤 위험요소가 있는지 알아보아야 한다.
수중 안전	• 수영하는 방법을 배운다. 수영이 능숙하지 않으면 항상 구명장비를 착용한다. • 절대로 혼자서 수영하지 않는다—가능하면 인명 구조원이 있는 곳에서 수영한다. • 기본 심폐소생술(CPR)을 배운다. • 수영장 가장자리에서 달리거나 장난치지 않는다. • 물을 다 비운 수영장은 적절한 가리개로 덮어두어야 한다. • 보트에 탈 때는 구명조끼를 입는다. • 다이빙하기에 충분한 수심인지 확인한다. • 술을 마셨거나 약물을 사용했다면 수영하지 않는다.
화재안전	• 모든 가정은 연기감지기와 소화기를 가지고 있어야 한다. 일년에 적어도 2회는 배터리를 교체한다. • 화재 대피계획이 있어야 하고, 대피훈련을 정기적으로 실시한다. • 침대에서는 담배를 피우지 않는다. • 화재 발생을 대비하여 소화기 사용법과 119 신고방법 및 옷에 붙은 불을 끄는 방법을 교육한다. • 모든 가연성 물질과 액체를 안전한 곳에 보관한다. • 벽난로에는 보호용 쇠창살이 있어야 한다. • 끊어진 전선을 만지지는 않는다.
기계	• 보호장비를 사용한다. • 기구 사용법을 교육받는다. • 혼자 있을 때 사용하지 않는다.
스포츠	• 청소년의 능력과 요구에 맞게 한다. • 스포츠 프로그램에는 준비체조과정과 탈수를 예방하기 위한 방침이 있어야 한다. • 스포츠 활동을 시작하기 전에 사전준비를 한다. • 관리·감독 담당자는 심폐소생술과 응급처치에 대해 훈련받아야 한다. • 개인 스포츠를 위해 적절한 보호 장비들을 착용한다.
햇빛	• 자외선 B(UVB)와 자외선 A(UVA) 보호를 위해 자외선 차단제를 사용한다. • 외출하기 전에 자외선 차단제를 바르고 수시로 덧바른다. • 특히 오전 10시~오후 2시에는 햇빛 노출을 제한한다. • 야외활동 동안에는 선글라스와 모자를 착용한다.
개인 안전	• 절대 낯선 사람과 함께 가지 않는다. • 운전자가 술을 마셨을 때는 차 안으로 들어가지 않는다. • 해가 지고 난 후 바깥에 있을 때에는 어른에게 어디에 있는지 알린다. • 휴대폰은 완전히 충전한다. • 인터넷에 절대 개인정보를 제공하지 않는다. • 원하지 않는 신체적 접촉, 약물, 알코올, 흡연 등에 "싫다"고 말한다. • 불법적인 약물, 알코올, 위험한 약물들의 위험요소들을 가르친다. • 안전한 장소에 잠재적으로 위험한 물질들을 보관한다.

(계속)

교육지침 7.1 안전증진

안전 문제	활동
독소 (toxins)	• 불법 약물, 알코올과 위험한 약물 사용의 위해를 알린다. • 잠재적으로 위험한 물질들은 안전한 장소에 보관한다.

【출처】 American Academy of Pediatrics. (2010, reaffirmed 2016). The teen driver. *Pediatrics, 118*(6), 2570–2581. Retrieved January 14, 2019, from http://pediatrics.aappublications.org/content/118/6/2570.full; American Academy of Pediatrics, Council on Environmental Health and Section on Dermatology. (2011, reaffirmed 2016). Policy statement—ultraviolet radiation: A hazard to children and adolescents. *Pediatrics, 127*(3), 588–597; American Academy of Pediatrics, HealthyChildren. (2018). ATVs are Not for Children: AAP urges these safety rules. Retrieved December 18, 2018, from https://www.healthychildren.org/English/safety-prevention/at-play/Pages/ATV-Safety-Rules.aspx; Burk, J., Park, M., & Saewyc, E. M. (2018). A media-based school intervention to reduce sexual orientation prejudice and its relationship to discrimination, bullying, and the mental health of lesbian, gay, and bisexual adolescents in western Canada: A population-based evaluation. *International Journal of Environmental Research and Public Health, 15*(11), 2447; Centers for Disease Control and Prevention. (2016a). Unintentional drowning: Get the facts. Retrieved December 18, 2018, from http://www.cdc.gov/HomeandRecreationalSafety/Water-Safety/waterinjuries-factsheet.html; Gill, A. C. (2017). Bicycle injuries in children: Prevention. In M. M. Torchia (Ed.), *UpTo-Date*. Retrieved January 3, 2019, from https://www.uptodate.com/contents/bicycle-injuries-in-children-prevention?topicRef=2870&source=see_link

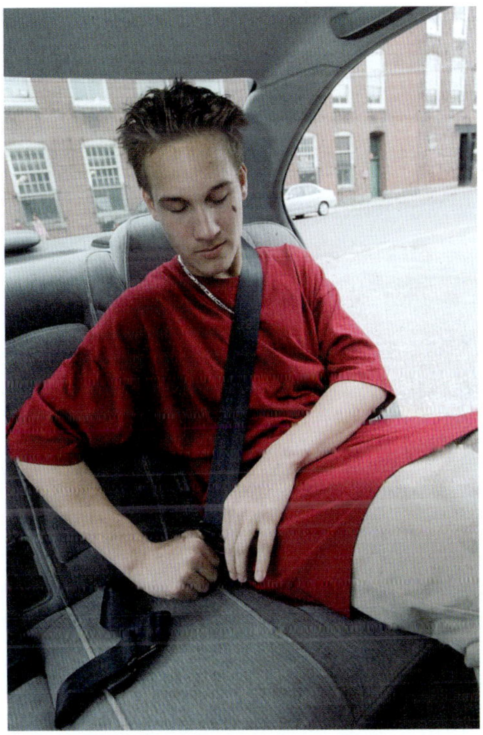

그림 7.8 안전벨트 사용은 자동차 사고에서 치명적인 부상을 감소시킨다.

글상자 7.2 청소년 식이에 영향을 주는 요소

- 또래친구 압력
- 바쁜 일정
- 체중조절에 대한 걱정
- 패스트푸드의 편리함

은 부정적인 건강문제를 일으키는 성인기 비만과 관련이 있다(CDC, 2018d).

영양요구

십대들은 성장을 위해 칼로리, 아연, 칼슘과 철분의 요구량이 증가한다. 그러나 청소년에게 필요한 칼로리는 십대들의 성장패턴뿐 아니라 나이, 활동수준에 따라 다르다. 중등도의 활동을 하는 십대 여아는 매일 약 2,000칼로리를 필요로 한다[U.S. Department of Agriculture(USDA) and Health and Human Services(HHS), 2015]. 중등도의 활동을 하는 십대 남아는 약 2,200~2,800칼로리를 매일 필요로 한다(USDA and HHS, 2015). 열량 중 탄수화물은 45~65%, 단백질은 10~30%, 지방은 25~35%를 차지해야 한다(USDA and HHS, 2015). 남아는 매일 약 1,300 mg의 칼슘이 필요하다(USDA and HHS, 2015). 청소년들은 반드시 우유, 흰 콩, 브로콜리, 치즈와 요거트를 포함한 칼슘이 풍부한 음식에 대해 알고 있어야 한다. 남아는 매일 11 mg, 여아는 매일 15 mg의 철분이 필요하다(USDA and HHS, 2015). 철분이 높은 음식들에 대해 청소년들에게 조언한다(글상자 7.3). 14~18세 여아의 단백질 필요량은 매일 46 gm, 남아는 매일 52 gm이다. 단백질이 풍부한 음식에는 고기, 어류, 가금류, 콩과 유

글상자 7.3 철분이 많이 든 음식

- 소고기, 닭고기, 어류, 간
- 두부
- 견과류와 씨앗들
- 완두콩, 리마콩
- 달걀
- 시금치
- 철분 강화 시리얼, 통밀빵, 파스타

제품 등이 있다.

건강한 식습관 증진

간호사는 청소년의 자립추구와 청소년 스스로 선택의 요구에 적합한 지침을 제공하기 위해 청소년의 정상적인 성장과 발달을 이해해야 한다. 청소년이 선호하는 식이와 식습관을 사정한다. 사정은 반드시 매일 청소년이 먹는 다양한 식품군에 대한 식품 평가를 포함하여야 한다. 또 일주일 동안 먹는 패스트푸드, 과자와 기타 군것질(junk food) 횟수를 사정한다. 이는 간호사가 청소년이 가정과 패스트푸드점에서 좀 더 나은 음식을 선택할 수 있도록 지도하는 데 도움을 준다. 많은 패스트푸드점은 더 적은 칼로리와 지방을 함유한 샐러드와 구운 치킨 샌드위치를 판매한다. 청소년들은 좀 더 나은 영양적 선택을 위하여 튀김과 햄버거를 번갈아가며 안내를 받을 수 있다. 계획에는 청소년을 반드시 포함시켜야 한다.

과체중과 비만의 예방

12~19세 청소년의 비만 유병률은 20.6%이다(CDC, 2018e). 미국 인구의 모든 부분에서 비만이 증가되어 왔지만 인종, 민족성과 사회경제적인 상태에 따라 차이가 있다. 비만율은 12~19세 히스패닉 및 비히스패닉 아프리카계 미국인 십대들이 가장 높다(CDC, 2018e).

청소년기 비만의 증가는 고혈압, 심장병 및 제2형 당뇨병의 증가로 이어졌다. 비만을 야기하는 영향 요인에는 나쁜 음식 선택, 건강에 해로운 식습관과 운동 부족이 포함된다. 약 20%의 십대들이 하루에 적어도 한 번은 설탕이 든 음료를 마신다고 48.2%가 보고하였다(Miller, Merlo, Demissie, Sliwa, & Park, 2017).

전반적인 미국인의 식품 선택이 식이 지침과 얼마나 잘 일치하는지에 대한 측정값은 낮게 유지되었다(USDA and HHS, 2015). 청소년은 바쁜 탓에 패스트푸드점에서 많은 양의 식사를 황급히 먹는다. 게다가 많은 학교가 체육 교육을 중단하거나 감소해서 학생들은 앉아있는 생활을 더 많이 하게 되었고, 이것은 체중 증가로 이어졌다. 가정에서의 컴퓨터 게임, 스마트폰 및 TV 시청에 대한 흥미는 신체활동과 운동을 감소시켜 왔고, 더 나아가 체중 증가와 비만에 기여하였다.

간호사는 반드시 부모와 청소년들이 비만을 유도하는 요인들에 대하여 인지하도록 해야 한다. 간호사는 다음을 권장해야 한다.

- 적당한 영양과 건강한 음식 선택
- 매일 건강한 아침식사를 포함한 좋은 식습관
- 패스트푸드 섭취의 감소
- 매일 최소 60분 이상 신체활동
- 가정에서 더 많은 운동을 하는 부모와 청소년
- 건강한 삶을 사는 부모
- DVD 및 TV 시청과 컴퓨터 및 스마트폰 사용의 감소

> 당신은 영양섭취와 관련하여 현주와 그녀의 어머니에게 어떤 것을 질문해야 하는가? 영양과 관련된 어떤 예방적 육아지도가 적절하겠는가?

수면과 휴식

십대의 밤중 수면시간은 평균 매일 9~10시간이다(Paul & Wallace, 2019). 청소년은 수면양상의 변화를 종종 경험하게 되는데, 이것은 밤에 좀 더 깨어 있고 아침에는 좀 더 늦게까지 자고 싶어 하는 느낌을 받는다(Paul & Wallace, 2019). 또한 청소년기의 독립심 추구 단계에서 십대는 학교 숙제나 프로젝트를 끝내기 위해 늦게까지 깨어 있고, 아침에 일어나는 데 어려움을 겪을 수 있다. 조사에 따르면 고등학생의 72.7%, 중학생의 57.8%가 밤에 충분한 수면을 취하지 않는다(CDC, 2018f). 불충분한 수면은 비만, 당뇨, 나쁜 정신건강, 주의력결핍, 기분과 동기부여에 대한 부정적인 영향과 건강 및 인지 문제 등의 특정 위험을 증가시킨다(CDC, 2018f). 이른 학교 시작 시간은 청소년들에게 충분한 수면을 취하지 않는 패턴에 기여한다. 십대들은 종종 주말에 더 긴 시간을 자면서 필요한 수면을 보충하려고 할 것이다. 빠른 성장과 증가된 활동들은 피로와 더 많은 휴식을 필요로 한다. 부모는 십대들이 항상 잠을 자고, 집안일을 도울 에너지와 시간이 전혀 없다고 말할 수 있다. 청소년의 부모에게는 청소년이 학교에 가야 하는 날 밤에는 늦게까지 깨어 있지 않도록 설명한

다. 이는 그들의 학교생활에 영향을 미칠 수 있기 때문이다. 십대에게 주말에도 항상 같은 시각에 잠자리에 들고, 깨도록 격려한다(CDC, 2018f). 부모와 십대에게 현실적인 기대에 대해 조언한다. 십대를 위한 적절한 휴식과 정상상태의 수준에 대해 동의하도록 격려하여 청소년들이 여전히 가정에서 책임을 다할 수 있도록 한다.

현주와 어머니에게 청소년기 동안의 수면과 관련하여 어떤 예방적 육아지도를 제공해야 하는가?

구강건강

청소년기에는 3번째 어금니(사랑니)를 제외한 모든 영구치가 난 상태이다. 사랑니는 박혀 있을 수도 있고 수술적인 제거가 필요할 수도 있다. 충치는 감소하지만 매 6개월마다 정기적인 치과 방문이 필요하고, 매일 2~3회의 양치질이 매우 중요하다. 청소년기 동안에는 부정교합, 치은염과 치아완전 탈구가 발생한다. 부정교합은 얼굴뼈와 아래턱뼈의 성장으로 인해 윗니와 아랫니가 어긋나게 된다. 이것은 치과교정 전문의에게 치열교정을 의뢰하는 가장 흔한 원인이 된다. 치료는 치아교정기와 다른 치과 장비들을 포함한다. 만약 치아교정기나 다른 치과 장비들을 가지고 있다면 좀 더 자주 양치하도록 청소년을 교육한다. 치은염은 잇몸 염증으로, 식이와 호르몬의 변화로 잇몸의 상피세포가 파괴되어 생긴다. 치과 장비와 치아교정기의 사용은 세척의 어려움과 치은염을 유발한다. 치아 완전 탈구(빠진 치아)는 낙상과 같은 다른 활동들이나 스포츠를 하는 동안에 발생할 수 있다. 탈구된 치아는 반드시 가능한 빨리 재이식되어야 한다. 간호사는 가능하다면 구멍 안으로 치아를 다시 끼워넣거나 치과의사에게 이송하기 위해 빠진 치아를 차가운 우유나 생리식염수에 보관하는 것과 같이 적당한 절차를 아는 것이 중요하다.

개별간호

청소년기 동안의 개별간호 증진은 청소년과 그들의 부모와 함께 다루는 매우 중요한 주제이다. 토의 주제는 일반적인 위생에 대한 조언, 신체 피어싱과 문신 관리, 일광욕의 예방과 건강한 성정체성의 증진을 포함한다.

일반적인 위생 조언

청소년기의 잦은 목욕과 데오드란트 사용은 아포크린선의 분비활동 때문에 중요하다. 또한 성호르몬과 스테로이드로 인한 기름진 피부를 줄이기 위해 청소년에게 얼굴을 향기 없는 일반 비누로 하루에 2~3번 씻도록 교육한다. 거친 세안은 피부를 자극하고 모낭(follicular)을 파열시키므로 피해야 한다. 머리카락은 두피와 머리카락의 과도한 기름을 제거하기 위하여 매일 감아야 한다. 많은 일반 의약품들은 시작되는 여드름이나 병변이 동반된 여드름에 유용하다. 이것은 건조하고 발적을 야기하기도 한다. 더 심한 자극과 영구적인 흉터를 방지하기 위해 청소년에게 여드름을 짜지 못하게 한다. 청소년에게 심한 여드름이 있으면 그들의 부모에게 피부과 진료를 받도록 추천한다.

신체 피어싱과 문신 관리

혀, 입술, 눈썹, 배꼽과 유두와 같은 곳에 신체 피어싱을 하는 것은 십대에게 흔하다(그림 7.9). 생식기, 턱끝, 손가락관절과 심지어 목젖 같은 곳에도 한다. 일반적으로 신체 피어싱은 무해하지만 간호사는 반드시 비위생적인 상황에서 이러한 시술들이 수행되지 않도록 십대들을 주의시키고, 합병증을 교육해야 한다. 자격을 갖추고 위생적인 바늘을 사용하는 직원이 시술을 수행

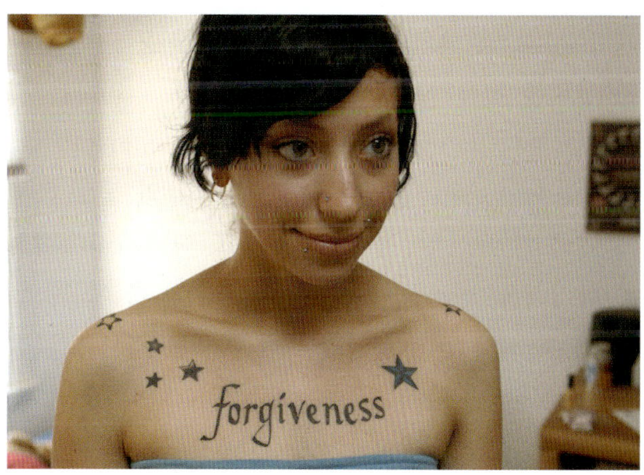

그림 7.9 여러 개의 피어싱과 문신을 하는 것은 특정 건강상 위험을 초래할 수 있다.

해야 한다. 청소년에게 하루에 2번은 피어싱부위를 세척하고, 일부 부위는 더 자주 씻도록 교육한다.

신체 피어싱의 합병증은 부위에 따라 매우 다양하다. 신체 피어싱에 의한 감염들은 주로 깨끗하지 않은 도구들로부터 야기된다. 깨끗하지 않은 도구들로 인해 발생하는 감염은 간염, 파상풍, 결핵과 에이즈(HIV)를 포함한다. 또한 금속 알레르기와 켈로이드가 형성될 수 있다. 배꼽은 옷으로 인한 마찰이 오래되는 습한 부위이기 때문에 감염이 쉽게 일어난다. 배꼽감염이 일어나면 상처 회복에 1년까지 걸릴 수 있다. 혀의 피어싱 상처는 타액의 살균효과 때문에 보통 4주 이내로 매우 빠르게 아문다. 혀 피어싱의 또 다른 문제는 장신구를 저작하여 치아가 손상되거나 장신구가 신경에 들어가 부분적인 마비가 있을 수 있다는 것이다.

문신은 청소년 사이에서 인기가 높아지고 있으며, 청소년과 성인 모두에서 흔하다(Breuner, Levine, & AAP Committee on Adolescence, 2017). 문신은 자신의 정체성을 밝히고 자기를 표현하는 한 형태이다(그림 7.9). 그러나 문신의 침습적인 과정 때문에 건강을 위협하는 상황을 고려해야 한다. 피어싱과 문신 등은 감염에 취약한 개방된 상처이다.

간호사는 B형 및 C형 간염, 에이즈(HIV), 피부감염, 흉터와 문신에 사용되는 염료(dye) 알레르기 반응과 같은 혈행성 감염의 위험에 대하여 청소년을 교육해야 한다(Breuner, Levine, & AAP Committee on Adolescence, 2017). 십대들이 허가된 문신 아티스트가 있는 허가된 시설에 가도록 하고, 일회용 또는 멸균된 장비를 사용하는지 중복 확인하도록 격려하는 것이 필요하다(Breuner, Levine, & AAP Committee on Adolescence, 2017). 십대에게 항균 비누와 물로 하루에 여러 번 문신부위를 깨끗이 하고, 딱지(scab) 형성을 막기 위해 연고를 사용하여 그 부위를 촉촉하게 유지하도록 교육한다. 문신에 대한 자세한 정보는 글상자 7.4를 참조한다.

일광욕 예방

일광욕은 청소년들 사이에서 인기가 있고, 대중매체의 영향을 받아 황갈색 피부가 아름답다는 생각을 촉진시킨다. 그러나 좋은 그을림(tan)은 없다. 대부분의 자외선 노출은 아동기와 청소년기에 발생하며, 피부암을 유발할 위험이 있다. 그러나 청소년에게 햇볕에 그을리는 것이 피부에 해롭고 나중에 피부암 유발 위험이 있다는 것을 납득시키는 것은 어렵다.

다양한 자외선 차단제의 장점과 효과를 십대에게 교육한다. 제품 설명서대로 규칙적으로 사용하면 일광노출(sun damage)과 피부암은 예방될 수 있다고 설명한다. 수상스포츠, 해변활동과 야외스포츠에 참여할 때 자외선 차단제나 자외선 방지 크림을 사용하도록 격려한다. 또한 청소년들이 일부 자외선 차단제에 알레르기가 있는지 인식하게 한다(교육지침 7.1 참조).

글상자 7.4 청소년들이 문신에 대해 알아야 하는 사항

- 감염은 문신과정에서 비멸균 장비를 사용한 결과로 발생한다.
- 문신은 감염에 취약한 개방된 상처이다. 문신부위는 적절한 관리가 필요한데, 처음 24시간 동안에는 붕대를 감고, 하루에 여러 번 비누와 따뜻한 물로 씻고 첫 주에는 항생제 연고 또는 무향 로션을 1일 3회 바른다.
- 문신이 마르지 않도록 한다. 완전히 나을 때까지 직사광선에 노출시키지 말고 자외선 차단제를 발라 햇빛으로부터 보호한다.
- 나을 때까지 수영장, 온수 욕조 또는 장시간의 목욕/샤워를 피한다.
- 대부분의 문신은 영구적이다. 제거과정은 고통스럽고 비용이 많이 든다.

건강한 성정체성의 증진

성에 대하여 토론하는 부모와 청소년을 격려한다. 또한 간호사는 청소년들이 성적 행동과 성적 지향에 대한 책임 있는 결정을 할 수 있도록 지식, 기술 및 기회를 갖도록 해야 한다. 청소년 교육은 미디어의 영향과 제품을 홍보하기 위한 성적 표현을 이용하는 것을 포함한다. 이러한 논의는 청소년들로 하여금 미디어의 동기(motive)를 알고, TV, 잡지와 다른 형태의 광고에 영향을 받지 않고 개인이 되어야 할 필요성을 인식해야 한다. 그들의 자녀가 누구와 어디에서 데이트를 하는지에 대해 부모가 알도록 격려한다(교육지침 7.2).

교육지침 7.2 청소년의 성

- 성적 관계는 반드시 본인의 선택이어야 한다. 또래친구들에 의해 영향을 받지 않아야 한다. 당신이 "아니오"라고 말할 때, 당신의 입장은 명확하고 확고해야 한다.
- 임신, 성병 및 에이즈(HIV) 감염은 피임을 하지 않은 성 접촉으로 발생할 수 있다. 성 생활에 적절한 피임법을 사용한다. 피임 방법으로 절제(abstinence)에 대해 논의한다.
- 성숙한 관계에서의 성적 활동은 두 사람 모두 즐거워야 한다. 만약 성적 파트너가 당신의 기쁨에 관심이 없다면 그 관계에 대해 다시 생각할 필요가 있다.

적절한 훈육

청소년들이 아무렇지 않게 잘못된 행동을 하거나 가정의 규칙을 따르지 않을 때 부모는 이에 대한 대처방법을 결정해야 한다. 청소년들은 규칙과 예상되는 점을 알고 있어야 한다. 규칙이 정해지면 부모는 청소년에게 규칙을 지키지 않았을 때의 결과를 설명해야 한다.

십대의 훈육과 관련된 지침을 부모에게 제공한다. 부모와 청소년은 규칙이 깨졌을 때의 결과에 협조해야 한다. 부모는 십대가 규칙을 따랐을 때 이를 인정해주고 강화와 자원을 제공해야 한다. 일관성과 예측 가능성은 훈육의 초석이고, 칭찬은 학습의 가장 강력한 강화물(reinforcer)이다.

적절한 미디어의 사용

텔레비전, 인터넷, 스마트폰, 아이패드, 소셜 미디어 사이트와 같은 형태의 미디어는 오늘날 십대의 삶에 큰 힘이 되고 있다. 십대는 매일 다양한 미디어에 빠져 있다. 십대의 75%가 스마트폰을 소유하고, 76%가 최소한 하나의 소셜 미디어 사이트를 사용하며, 약 25%가 스스로를 "지속적으로 연결되어 있다"고 설명한다(American Academy of Pediatrics, Council on Communications and Media, 2016). 기술과 미디어 접근이 향상됨에 따라 의사소통기술의 향상, 사회적 연결의 증가, 기술적 능력의 향상과 같은 이점이 있지만, 사이버 폭력, 음란문자, 부적절한 콘텐츠에 노출, 개인정보문제, 인터넷 중독, 수면 부족과 같은 위험도 존재한다. 건강관리제공자는 미디어의 사용을 평가하고 위험을 줄이는 방법에 대해 부모에게 조언해야 한다. 부모는 청소년 자녀에게 온라인의 사용 및 활동에 대해 매일 이야기하고 온라인 활동과 오프라인 활동의 균형을 유지하도록 도와야 한다. 너무 많은 정보를 공유하고, 이미지나 사진을 게시하는 것의 위험성, 온라인에서는 다른 사람들이 보고 공유할 수 있다는 사실에 대해 자녀들과 논의할 필요가 있다. 부모는 자녀가 사용하는 기술에 대해 교육을 받아야 하며, 휴대전화, 문자 메시지, 인터넷 및 소셜 미디어 사용에 대한 일관되고 합리적인 규칙 수립과 식사 중 미디어 사용 금지, 부적절한 콘텐츠에 대한 개인정보 설정 및 온라인 프로필의 정기적 확인 등과 같은 가족 미디어 사용 계획 개발을 장려해야 한다(American Academy of Pediatrics, Council on Communications and Media, 2016).

흔한 발달적 문제

청소년기는 성적 성숙과 함께 성장과 발달이 급속한 시기이다. 청소년기는 아동으로 시작하여 성인기에 대한 기대감으로 끝이 난다. 이 기간 동안 폭력, 자살, 살인 및 약물 남용을 포함하여 많은 발달문제가 있다.

폭력

미국 CDC(질병통제예방센터)의 상해센터는 청소년 폭력을 "10~24세의 청소년이 고의로 물리적인 힘이나 폭력을 사용하여 타인을 위협하거나 해를 입히는 행위"로 정의하였다(CDC, 2017a). 2014년, 501,501명 이상의 10~24세의 청소년들과 젊은 성인이 신체적 폭력으로 인한 부상으로 응급실에서 치료를 받았다(CDC, 2016b). 미국 사회에서 청소년 폭력문제는 점점 커지고 있는 우려사항이다. 청소년과 사회의 건강과 안녕이 폭력에 의해 위협받고 있다. 청소년 폭력에 기여하는 요인은 글상자 7.5를 참조한다. 건강관리제공자는 청소년 폭력을 억제하기 위한 지지적인 프로그램뿐 아니라 청소년 폭력을 예방하기 위한 방법과 그 효과에 대한 교육을 제공하여야 한다.

자살

자살(suicide)은 국내의 경우 10~19세 청소년의 첫

글상자 7.5 청소년 폭력에 기여하는 요인

- 혼잡한 조건/주택
- 낮은 사회경제적인 수준
- 부모의 관리감독/참여 소홀
- 편부모 가정/맞벌이 부모 가정
- 폭력 피해의 이력
- 낮은 가족기능
- 약물 또는 알코올 사용
- 총이나 자동차 이용
- 낮은 자존감
- 인종차별
- 또래친구나 비행소년그룹의 압력
- 공격성

글상자 7.6 청소년 자살의 위험요인

- 우울증이나 기타 정신질환
- 정신적 건강의 변화
- 자살 시도한 과거력
- 자살의 가족력
- 낮은 학교성적
- 가족해체
- 물질 남용
- 동성애
- 아끼는 물건을 줘버림
- 혼자 있음/가까운 친구가 없음
- 행동의 변화
- 감금(incarceration)

번째 사망 원인이며, 미국의 경우 10~24세의 두 번째 사망 원인이다(Heron, 2018). CDC의 전국 조사에 의하면, 조사 전 12개월 이내에 청소년의 16%는 심각하게 자살을 고려해본 적이 있고, 13%는 계획을 세웠으며 8%는 자살시도를 한 것으로 조사되었다(CDC, 2017b). 특정 요인들이 청소년들의 자살 위험성을 높이지만, 이러한 위험요인을 가지고 있다고 청소년이 자살할 것이라는 것을 의미하지는 않는다. 청소년기 자살의 위험요인은 글상자 7.6을 참조한다. 대부분의 사람들은 자살을 주제로 토론하는 것을 편하게 생각하지 않기 때문에, 공개적으로 이야기하지 않는다. 건강관리제공자가 이러한 중요한 건강문제를 해결하고 자살을 방지하기 위해서 노력하는 것이 중요하다. 미국 국립상해예방대책센터[The National Center for Injury Prevention and Control(NCIPC)]는 자살을 심각한 공중보건문제로 인식하도록 노력하고 있으며, 자살로 인한 상해와 사망을 줄이기 위한 전략을 개발하고 있다.

데이트 폭력

데이트 또는 결혼 전 교제기간(courtship)에 일어나는 폭력적인 행동은 드문 사건이 아니며 심각한 단기적 및 평생에 영향을 미칠 수 있다. 최근 설문조사에서 고등학교 여자 청소년의 약 12%가 신체적 폭력을, 16%가 데이트 상대로부터 성폭력을 신고한 반면, 고등학교 남자 청소년의 약 7% 이상이 신체적 폭력을 신고하였으며, 약 5%가 최근 12개월 동안 데이트 상대로부터 성폭력을 신고하였다(CDC, 2018h). 십대에서의 데이트 폭력(dating violence)은 성인이 되어도 지속되는 폭력 노출의 위험요소이다. 데이트 폭력의 위험요인에는 부모의 감독, 폭력의 용인, 약물 남용, 폭력을 당했던 경험, 우울과 불안, 학교에서의 학습장애 또는 문제, 공격성, 왕따의 경험, 위험한 성적 행위 등이 포함된다(CDC, 2018h). 간호사는 데이트 폭력을 경험하거나 피해자 또는 가해자가 될 위험이 있는 십대들을 사정하고, 중재를 제공해야 한다. 건강한 관계의 발전에 대한 교육은 중요하다.

비행소년그룹

청소년 폭력의 대부분은 청소년 비행소년그룹(gangs) 행동의 결과이다. 비행소년그룹은 청소년으로 구성되는 경향이 있지만 최근은 청소년보다 더 어린 연령층을 모집하고 있는 것으로 나타났다(American Academy of Child and Adolescent Psychiatry, 2016). 비행소년그룹에 참여하게 되는 위험요인은 공격적이거나 비행적인 행동에 대한 위험요인과 유사하다. 글상자 7.7의 청소년기 비행소년그룹 참여의 위험요인을 참조한다. 청소년들의 비행소년그룹에 대한 참여는 도시와 교외 지역 모두에서 발생하지만, 그룹에 대한 구성요소가 다를 수 있다. 비행소년그룹은 모든 사회경제집단에서 나타난다. 비행소년그룹의 참여는 소속감과 안

글상자 7.7 비행소년그룹 참여에 대한 위험요인

- 비행범죄에 참여(특히 어린 나이)
- 신체적 폭력 또는 공격의 이력이 있거나 피해자
- 알코올 또는 약물 사용; 약물 거래
- 범죄 성향을 보이고 공격적인 또래친구와 유대
- 가난/낮은 사회경제적 수준
- 범죄 경력이나 약물 또는 알코올 문제가 있었던 가족, 가정 폭력
- 부모의 관리감독 또는 참여 부족
- 낮은 학업 성취

정된 상태를 제공함으로써 정체성을 형성하는 데 영향을 줄 수 있다. 그러나 비행소년그룹에 속한 청소년은 심각하고 폭력적인 범죄를 저지를 확률이 높다. 위험에 처한 청소년들을 발견하고 조기중재를 제공하는 것이 중요하다. 조사에 따르면, 부모의 감시 강화, 과외활동 참여 증가, 갈등에 대처하는 대처능력 향상, 비행소년그룹 가입의 부정적인 결과에 대한 교육이 비행소년그룹 가입을 예방하는 데 도움이 될 수 있다고 한다(American Academy of Child and Adolescent Psychiatry, 2016).

청소년 폭력을 감소시키기 위한 간호중재

청소년과 함께 하는 간호사는 반드시 예상지침에 폭력 예방을 포함해야 한다. 폭력은 학습된 행동이다. 대중매체, TV, 음악과 몸소 보이는 시범을 통해 종종 강화된다. 부모, 교사와 또래집단에게 바람직한 역할 모델의 중요성을 설명한다. 부모는 폭력에 대한 노출을 감소시키기 위해 비디오 게임, 음악, TV와 기타 대중매체를 점검해야 한다. 부모는 청소년기 자녀의 친구를 알아야 하고, 부정적인 태도와 행위들을 감독해야 한다. 소아과 간호사는 위험에 처한 청소년을 식별하고, 청소년 폭력을 방지하는 간호중재의 개발, 계획, 수행과 평가에 핵심적인 역할을 한다.

물질 남용

아동과 청소년들이 쉽게 남용하는 물질에는 알코올, 니코틴, 리탈린(Ritalin), 옥시콘틴(OxyContin), 환각제, 진정제, 진통제, 항불안제, 스테로이드, 흡입제(일반 가정용품의 연기 흡입), 각성제, 아편과 같은 처방 약물과 엑스터시(ecstasy), 감마 히드록시 부티르산(gamma-hydroxybutyrate, GHB), 리세르그산 디에틸 마이드(lysergic acid diethylamide, LSD)와 같은 다양한 약물이 있다. 물질 남용은 이용 가능성 및 비용과 관련이 있다. 마리화나를 제외한 전반적인 불법 약물 사용은 20년 만에 최저수준이다(NIDA, 2018). 접근이 용이하고 가장 흔히 사용되는 두 가지 약물은 알코올과 니코틴이다. 미국의 경우, 전자담배 사용이 크게 증가하여 청소년이 두 번째로 많이 사용하는 물질로 나타났다(NIDA, 2018). 약물 남용은 맥주나 포도주로 시작하여 니코틴 혹은 독한 술로, 그 다음에는 마리화나로, 그 다음에는 불법 약물로까지 진행된다.

TAKE NOTE!

미국의 경우 8학년 17.6%, 10학년 32.3%, 12학년 37.3%가 전자담배 사용을 보고하였는데, 이는 이전 보고서보다 3분의 1 정도 증가한 수치이다(NIDA, 2018).

약물과 알코올 사용의 장기적 영향과 결과는 과다복용 가능성과 사망, 의도치 않은 부상, 비이성적 행동, 명확하지 못한 사고, 위험한 운전, 가족 및 친구들과의 관계 문제, 성적 행위 및 성병, 간염과 같은 간 문제 및 코카인으로 인한 갑작스런 사망과 같은 심장문제 등의 건강관련 문제 등을 포함한다. 자세한 내용은 표 7.3을 참조한다

TAKE NOTE!

아프리카계 미국인들은 백인 및 히스패닉 청소년보다 대부분 불법 마약, 알코올 및 담배 사용률이 낮다(Stager, 2016).

담배/니코틴

흡연은 미국에서 예방 가능한 주요 사망 원인으로 남아 있다(CDC, 2018i). 청소년 흡연의 장기적인 결과는 정기적으로 흡연하는 청소년들의 대부분이 성인이 되어서도 계속 흡연한다는 사실을 알 수 있다. 미국에서는 18세 미만의 약 2,000명의 아동이 매일 흡연을 시도하고, 그 중 300명은 정기적인 흡연자가 된다. 성인 흡연자 10명 중 9명이 18세 전에 흡연을 시작한다

표 7.3 일반적으로 남용되는 약물

약물	증상	고려사항
• 마리화나(marijuana)	• 붉은 눈, 구강건조, 행복감, 이완, 의욕 감소, 조정장애, 사고와 문제해결의 어려움, 억제력 및 식욕상실	• 마약으로 취급
• 합성 마리화나(synthetic marijuana)	• 실험실에서 합성한 액체 화학물질로 재배한 마리화나 식물의 향정신성 성분인 테트라히드로칸나비놀(tetrahydrocannabinol)의 효과를 모방한 약물. 편안한 느낌, 경미한 지각 변화, 극도의 편집증, 불안, 환각	• 예측할 수 없는 효과. 어떤 화학물질이 사용되며 신체에 어떤 해를 끼치는지 명확하지 않음. 보고된 증상은 심박수 증가, 구토, 흥분, 혼란, 환각. 심장마비와 관련됨
• 코카인(cocaine), 크랙(crack)	• 강력한 각성제. 체중 감소, 행복감, 의기양양, 흥분, 활동성 증가, 언어 압박, 동공 확장, 빈맥, 고혈압, 거식증, 불면증	• 고용량 투여 시 정신병적 행동. 다른 약물과 함께 사용하면 치명적일 수 있음
• 헤로인(heroin)	• 의기양양, 행복감, 무관심, 졸음, 동공수축, 말 어눌, 판단력장애	• 내성, 의존성, 중독성. 영양실조 및 탈수를 동반한 자기 방치. 마약을 얻기 위한 범죄행위. 주사부위의 감염. HIV/AIDS 및 간염의 위험. 중독성. 혼수 또는 사망
• Oxycodone과 같은 처방전 아편제(Oxycontin, Percodan, Percocet) • Hydrocodone(Vicodin, Lortab, Lorcet) • Diphenoxylate(Lomotil) • Morphine(Kadian, Avinza, MS Contin) • Codeine • Fentanyl(Duragesic) • Propoxyphene(Darvon) • Hydromorphone(Dilaudid) • Meperidine(Demerol), Methadone	• 이완, 행복감	• 중독 및 마약추구행동으로 이어짐. 고용량은 호흡기 합병증 및 사망
• Methamphetamine	• 행복감, 에너지 및 각성 증가, 흥분, 체중 감소, 불면증, 빈맥, 고혈압	• HIV/AIDS 또는 간염 위험 증가. 부정맥 및 고열 위험. 반복적인 사용은 폭력적인 행동과 정신병을 유발 가능, 아동 우울증의 역설적 효과 발생할 수 있음
• MDMA(3,4-methylenedioxymethamphetamine)(Ecstasy and Molly), 기타 약물(LSD, ketamine, PCP)	• 환각, 환상, 행복감, 과다경계, 이인화, 관능적 인식 강화, 동공 확장, 고혈압, 타액 분비 증가, 지각 왜곡, 흥분, 폭력, 반사회적 행동, 시간감각 상실, 억지로 이를 악물기	• 약물 사용 후 오랫동안 공황상태. 정신병적 행동. 체온조절능력 방해로 고열 발생. 장기간 사용으로 기억 상실. 높은 혈중 농도는 발작과 부정맥의 위험 증가
• 흡입제(inhalants) • Nitrous oxide, amyl nitrite, butyl nitrite, fluorinated hydrocarbons, nitrites	• 알코올과 유사한 효과이지만 몇 분만 지속됨, 말 어눌, 조정 부족, 행복감, 현기증	• 장기간 사용하면 수초가 분해되고 뇌세포손상 위험 있음
• 입욕제(bath salts)	• Methamphetamines 및 MDMA와 같은 각성제와 유사한 효과, 환각효과	• 약물이 뇌에 미치는 영향은 아직 많이 알려지지 않음. 응급실 및 독극물통제센터 방문과 연결

(계속)

표 7.3 일반적으로 남용되는 약물

약물	증상	고려사항
• Dextroamphetamine 및 Methylphenidate와 같은 처방 각성제	• 각성, 주의, 에너지 증가, 들뜬 느낌, 심박동수 증가, 혈압 증가	• 고용량 투여는 부정맥, 고열, 심부전 및 발작의 위험 증가 • 항우울제나 일반 감기약과 혼합하면 고혈압과 부정맥 유발 위험 있음
• 처방전 중추신경계 억제제(prescription CNS depressants) – Mephobarbital(Mebaral), sodium pentobarbital(Nembutal) – Diazepam(Valium), alprazolam(Xanax), lorazepam(Ativan), estazolam(ProSom) – Zolpidem(Ambien), zaleplon(Sonata), eszopiclone(Lunesta)	• 우울감이나 적개심이 뒤따르는 행복감, 불안 감소, 졸음, 판단력 저하, 억제 감소, 불분명한 말투, 부조화	• 종종 각성제와 함께 사용; 아동 과잉행동의 역설직 효과가 발생할 수 있음
• Dextromethorphan	• 과량 복용, Phencyclidine(PCP) 및 ketamine과 유사한 효과, 자신과 환경으로부터 분리된 느낌	• 처방전 없이 살 수 있는 감기약에서 발견, 운동기능장애, 무감각, 메스꺼움, 구토, 심박동수 및 혈압 증가로 이어질 수 있음, 지산소성 뇌손싱 위험

【출처】 Stager, M. M. (2016). Chapter 114: Substance abuse. In R. M. Kleigman, B. F. Stanton, J. W. St. Geme 3rd, N. F. Schor, & R. E. Behrman (Eds.), *Nelson textbook of pediatrics* (20th ed., pp. 926–947). Philadelphia, PA: Saunders; Blake, K. & Allen, L. M. (2019b). Section 12: Adolescent medicine. Chapter 71: Substance abuse. In K. J. Marcdante & R. M. Kleigman (Eds.), *Nelson essentials of pediatrics* (8th ed., pp. 283–285). Philadelphia, PA: Saunders; NIDA for Teens. (2019). Drug facts. Retrieved January 16, 2019, from http://teens.drugabuse.gov/drug-facts; NIDA. (2018). Monitoring the future survey: high school and youth trends. Retrieved January 16, 2019, from https://www.drugabuse.gov/publications/drugfacts/monitoring-future-survey-high-school-youth-trends.

(CDC, 2019). 미국인 13명 중 1명은 흡연의 영향으로 일찍 사망할 것이다(CDC, 2019). 최근 추정치는 중학생 2.1%, 고등학생 7.6%가 지난 30일 동안 담배를 피웠다고 보고하는 등 전반적인 흡연율은 감소하고 있다(CDC, 2019). 향기가 나는 시가, 무연 담배, 후카, 파이프, 비디스와 같은 다양한 형태의 담배가 있다. 기화기, 베프, 전자담배와 같은 전자니코틴 전달 시스템(ENDS)의 최근 추세는 일반 담배처럼 보이거나 펜과 USB 플래시 드라이브와 같은 것들과 유사하다. ENDS 사용은 2017년부터 2018년까지 고등학생에서 78%, 중학생에서 48% 증가하였다(Cullen et al., 2018; U.S. Food & Drug Administration, 2019). 십대들은 전자담배가 흡연의 안전한 대안이 아니라는 것을 알아야 한다. 중독성이 강한 니코틴 및 기타 유해 화학 물질은 전자담배를 사용하여 폐와 신체에 흡수된다. 니코틴은 발달 중인 뇌에 유해하며 지속적인 영향을 미칠 수 있다.

흡연하는 십대들은 비흡연자보다 알코올 및 불법 약물을 사용할 가능성이 더 높다(American Cancer Society, 2018). 흡연은 싸움, 무기 소지, 우울, 자살 시도, 그리고 콘돔을 사용하지 않는 성관계와 같은 정신건강문제를 포함한 다른 위험행동들과 연관이 있다(American Cancer Society, 2018). 연구에 의하면 청소년기에 전자담배를 사용하는 것은 성인기에 일반 담배와 다른 담배제품을 사용하는 것과 밀접한 관련이 있다. 흡연이 건강에 미치는 단기적인 영향은 호흡기의 손상, 니코틴 중독, 다른 약물 사용과 연관된 위험을 포함한다. 흡연은 체력과 폐 성장에 부정적인 영향을 미치고 청소년기 중독 가능성을 증가시킨다. 또한 무연 담배는 많은 문제를 야기할 수 있다. 그것은 절대 낫지 않는 잇몸출혈과 입안의 궤양을 야기시킨다. 무

TAKE NOTE!

2016년, FDA는 모든 담배와 니코틴 제품에 대한 규제를 확장했으며, 청소년을 더 잘 보호하고 ENDS를 사용하는 청소년 수를 줄이는 데 도움이 되는 포괄적인 계획을 가지고 있다. 미국의 경우 대부분의 주에서는 18~21세의 ENDS 판매에 대한 최소 법적 연령을 제정하였다.

연담배의 사용은 치아 변색을 초래하고 결국 암을 유발시킬 수 있다.

알코올

알코올(alcohol)은 미국에서 청소년에게 가장 널리 사용되고 남용되는 약물로 여전히 남아 있지만, 청소년들 사이에서 알코올의 사용은 지속적으로 감소하고 있다(NIH, 2017; NIDA, 2018). 15세 이전에 음주를 시작하는 청소년들은 늦은 시기에 음주를 시작하는 사람들보다 알코올에 의존하기 쉽다(Johnston et al., 2018; NIH, 2017). 청소년기의 알코올 복용은 성인기의 만연한 음주로 이어질 수 있으며, 신체건강문제, 학교문제, 법적 문제와 부상 증가, 판단력 저하, 성적 및 신체적 폭행의 위험 증가, 뇌발달 방해로 이어질 수 있다(NIH, 2017). 또한 음주는 다른 약물 남용에 선행할 수 있다.

TAKE NOTE!

그들의 삶에 적극적으로 관여하는 부모를 둔 십대들은 알코올을 마실 가능성이 적다는 연구 결과가 나왔다(NIH, 2017).

십대의 약물 및 물질 남용 감소를 위한 간호중재

청소년의 뇌는 여전히 발달 중이므로 특히 약물의 해로운 영향에 취약하다. 청소년의 약물 남용은 건강을 해친다. 그러므로 간호사는 이러한 행동들을 감소시키는 중재를 인지하는 것이 매우 중요하다. 십대들의 약물 남용은 삶의 전환, 학교 변경, 이사, 이혼과 같은 사회적 요인들과 관련이 있다(Blake & Allen, 2019b). 그러므로 간호사는 이러한 시기에 사정(assessments)과 프로그램을 목표로 삼을 필요가 있다. 학교, 가족, 지역사회와 대중매체 캠페인 등 다양한 방법의 프로그램은 아동과 청소년에게 좀 더 성공적이다. 프로그램은 약물 남용의 형태(알코올, 담배, 불법 약물)를 다양하게 다루는 프로그램이 효과가 좋은 경향이 있다. 약물 남용이 건강에 미치는 영향과 위험성의 인식을 높이는 데 중점을 두는 프로그램이 중요하다. 십대들이 마약을 끊는 것을 돕는 특정한 요소들은 부모, 가족, 학교, 종교, 하루 중 중요한 시간에 부모가 집에 있는 것이 포함되며, 알코올, 담배, 마리화나 등의 물질에 대한 접근을 제한하는 것이다(Blake & Allen, 2019b; NIH, 2017). 프로그램은 위험요소 감소 및 자존감 강화, 사회적 지지 및 부모 지지, 스트레스별 대처 능력과 같은 보호요소 증가에 초점을 맞춘 프로그램이 유익하다(Blake & Allen, 2019b). 논의해야 할 주제는 아래와 같다.

- 알코올, 담배, 약물이 건강에 미치는 장·단기적 영향
- 의도치 않은 상해와 성적 행동에 대한 위험요인 및 영향
- 알코올, 담배, 약물이 학교 성적과 발전에 미치는 장·단기적 영향
- 화학적 의존성의 방법과 이유
- 물질 남용이 사회에 미치는 영향
- 건강한 생활습관 유지의 중요성
- 알코올과 약물 사용을 종용하는 또래친구의 압력에 대한 저항의 중요성
- 자신의 판단에 대한 확신의 중요성

15세 현주의 사례로 돌아가, 청소년의 흔한 발달상 문제들을 나열해본다. 이러한 문제들과 관련하여 당신은 어떤 예방적 육아지도를 제공할 것인가?

주요 개념

- 청소년기는 신체적, 심리사회적, 인지적, 도덕적 발달이 빠르고 다양한 성장의 시기이다.
- 청소년은 자신의 정체성을 발달시키고, 추상적인 생각을 할 수 있게 되며, 그들 스스로 도덕성과 가치를 설정한다. 개인의 정체성 발달이 성공적이지 못하면 성인기의 도전(challenge)에 대해 잘 준비할 수 없게 된다.
- 청소년기 동안에 부모와의 관계는 크게 변동한다. 십대는 결국 부모로부터 독립한다.
- 또래친구가 가장 중요해진다—초기와 중기 청소년기에는 결정에 영향을 받는 반면, 후기 청소년기에는 일반적으로 그들 스스로 의사를 결정한다.
- 청소년기는 성 발달의 결정적인 시기이다. 성은 청소년의 성적 정체성을 둘러싼 생각, 기분과 행동을 포함한다.
- 청소년의 자기중심적이고 천하무적이라는 생각의 과정은 부상으로 이어질 수 있다. 건강관리제공자는 반드시 자동차, 자전거, 물놀이, 화재에 따른 안전을 강조해야 한다.
- 청소년기의 영양습관은 빠른 성장에 필요한 비타민과 미네랄의 결핍을 유도한다.

- 비만은 청소년의 건강문제에서 관심사이다. 건강관리제공자는 청소년에서 고혈압, 제2형 당뇨병과 고지혈증 발생이 증가하고 있음을 알고 있다.
- 약물 남용과 시험복용은 청소년기에 흔하다. 이것은 상해와 성적 행위와 같은 위험을 감수하는 행동과 관련이 있다.
- 건강관리제공자는 반드시 건강을 증진하는 중재의 개발에 청소년과 협력해야 한다.

참고문헌

America's Promise Alliance. (2018). *High school graduation facts: Ending the dropout crisis*. Retrieved January 14, 2019, from http://www.americaspromise.org/high-school-graduationfacts-ending-dropout-crisis

American Academy of Child and Adolescent Psychiatry. (2016). *Gangs and children*. Retrieved January 15, 2019, from https://www.aacap.org/aacap/families_and_youth/facts_for_families/fff-guide/Children-and-Gangs-098.aspx

American Academy of Pediatric Dentistry. (2018). *Policy on use of fluoride*. Retrieved January 3, 2019, from http://www.aapd.org/media/policies_guidelines/p_fluorideuse.pdf

American Academy of Pediatrics, Council on Communications and Media. (2016). Policy Statement: Media use in schoolaged children and adolescents. *Pediatrics, 138*(5), pii: e20162592.

American Academy of Pediatrics, Council on Environmental Health and Section on Dermatology. (2011, reaffirmed 2016). Policy statement—ultraviolet radiation: A hazard to children and adolescents. *Pediatrics, 127*(3), 588–597.

American Academy of Pediatrics, HealthyChildren. (2018). *ATVs are not for children: AAP urges these safety rules*. Retrieved December 18, 2018, from https://www.healthychildren.org/English/safety-prevention/at-play/Pages/ATV-Safety-Rules.aspx

American Academy of Pediatrics. (1998, reaffirmed 2014). *Guidance for effective discipline*. Retrieved November 25, 2018, from http://pediatrics.aappublications.org/content/101/4/723.full.pdf±html

American Academy of Pediatrics. (2010, reaffirmed 2014). Policy statement: Prevention of drowning in infants, children and adolescents. *Pediatrics, 126*(21), 178–185.

American Academy of Pediatrics. (2010, reaffirmed 2016). The teen driver. *Pediatrics, 118*(6), 2570–2581. Retrieved January 14, 2019, from http://pediatrics.aappublications.org/content/118/6/2570.full

American Academy of Pediatrics. (2017). *Ages & stages: Tattoos*. Retrieved January 15, 2019, from http://www.healthychildren.org/English/ages-stages/teen/safety/pages/Tattoos.aspx

American Cancer Society. (2018). *Health risks of smoking tobacco*. Retrieved January 17, 2019, from https://www.cancer.org/cancer/cancer-causes/tobacco and cancer/healthrisks-of-smoking-tobacco.html

American Heart Association. (2016). *High blood pressure in children: Can children have high blood pressure?* Retrieved January 11, 2019, from https://www.heart.org/en/health-topics/high blood-pressure/why-high-blood-pressure-is-a-silentkiller/high-blood-pressure-in-children

American Psychological Association. (2019). *Children, youth, families and socioeconomic status*. Retrieved on January 21, 2019, from https://www.apa.org/pi/ses/resources/publications/children-families.aspx

Augustyn, M. C. & Zuckerman, B. S. (2016). Chapter 39: Impact of violence on children. In R. M. Kleigman, B. F. Stanton, J. W. St. Geme 3rd, N. F. Schor, & R. E. Behrman (Eds.), *Nelson textbook of pediatrics* (20th ed., pp. 230–235). Philadelphia, PA: Saunders.

Blake, K. & Allen, L. M. (2019a). Section 12: Adolescent medicine. Chapter 67: Overview and assessment of adolescents. In K. J. Marcdante & R. M. Kleigman (Eds.), *Nelson Essentials of Pediatrics* (8th ed., pp. 267–273). Philadelphia, PA: Saunders.

Blake, K., & Allen, L. M. (2019b). Section 12: Adolescent medicine. Chapter 71: Substance abuse. In K. J. Marcdante & R. M. Kleigman (Eds.), *Nelson Essentials of Pediatrics* (8th ed., pp. 283–285). Philadelphia, PA: Saunders.

Breuner, C. C., Levine, D. A., & AAP Committee on Adolescence. (2017). Adolescent and young adult tattooing, piercing, and scarification. *Pediatrics, 140*(4), e20171962

Bright Futures/American Academy of Pediatrics. (2017). *Recommendations for preventive pediatric health care*. Retrieved January 7, 2019, from http://www.aap.org/en-us/professional-resources/practice-support/Periodicity/Periodicity%20Schedule_FINAL.pdf

Centers for Disease Control and Prevention. (2016a). *Unintentional drowning: Get the facts*. Retrieved December 18, 2018, from http://www.cdc.gov/HomeandRecreationalSafety/Water-Safety/waterinjuries-factsheet.html

Centers for Disease Control and Prevention. (2016b). *Youth violence: Facts at a glance*. Retrieved January 15, 2019, from https://www.cdc.gov/violenceprevention/pdf/yv-datasheet.pdf

Centers for Disease Control and Prevention. (2017a). *Youth violence: Definitions*. Retrieved January 15, 2019, from http://www.cdc.gov/ViolencePrevention/youthviolence/definitions.html

Centers for Disease Control and Prevention. (2017b). *Gateway to Health Communication & Social Marketing Practice: Suicide among youth*. Retrieved January 15, 2019, from https://www.cdc.gov/healthcommunication/toolstemplates/entertainmented/tips/SuicideYouth.html

Centers for Disease Control and Prevention. (2018a). *CDC Healthy Schools: Physical activity facts*. Retrieved January 14, 2019, from https://www.cdc.gov/healthyschools/physicalactivity/facts.htm

Centers for Disease Control and Prevention. (2018b). *Adolescent and school health: Health & academics*. Retrieved January 14, 2019, https://www.cdc.gov/healthyyouth/health_and_academics/index.htm

Centers for Disease Control and Prevention (CDC). (2018c). *Teen drivers: Fact sheet*. Retrieved January 14, 2019, from http://www.cdc.gov/Motorvehiclesafety/Teen_Drivers/teendrivers_factsheet.html

Centers for Disease Control and Prevention. (2018d). *CDC Healthy Schools: Childhood obesity facts*. Retrieved January 14, 2019, from https://www.cdc.gov/healthyschools/obesity/facts.htm

Centers for Disease Control and Prevention. (2018e). *Overweight and Obesity: Childhood obesity facts*. Retrieved January 14, 2019, from https://www.cdc.gov/obesity/data/childhood.html

Centers for Disease Control and Prevention. (2018f). *Sleep in middle and high school students*. Retrieved January 15, 2019, from https://www.cdc.gov/features/students-sleep/

Centers for Disease Control and Prevention. (2018g). *Youth Violence: Youth violence: Risk and protective factors*. Retrieved January 15, 2019, from https://www.cdc.gov/violenceprevention/youthviolence/riskprotectivefactors.html

Centers for Disease Control and Prevention. (2018h). *Violence Prevention: Teen dating violence*. Retrieved January 15, 2019, from https://www.cdc.gov/violenceprevention/intimatepartnerviolence/teen_dating_violence.html

Centers for Disease Control and Prevention. (2018i). *Smoking and Tobacco Use: Fast facts and fact sheets*. Retrieved January 16, 2019, from https://www.cdc.gov/tobacco/data_statistics/fact_sheets/index.htm

Centers for Disease Control and Prevention. (2019). *Smoking & To-*

bacco Use: Youth and tobacco use. Retrieved March 31, 2019, from https://www.cdc.gov/tobacco/data_statistics/fact_sheets/youth_data/tobacco_use/index.htm

Child Trends. (2018a). *Dating*. Retrieved January 9, 2019, from https://www.childtrends.org/indicators/dating

Child Trends. (2018b). *High school dropout rates*. Retrieved January 14, 2019, from https://www.childtrends.org/?indicators=high-school-dropout-rates

Cullen, K. A., Ambrose, B. K., Gentzke, A. S., Apelberg, B. J., Jamal, A., & King, B. A. (2018). *Notes from the Field*: Use of electronic cigarettes and any tobacco product among middle and high school students—United States, 2011–2018. *Morbidity and Mortality Weekly Report (MMWR), 67*, 1276–1277.

Curtin, S. C., Heron, M., Minino, A. M., & Warner, M. (2018). Recent increases in injury mortality among children and adolescents aged 10–19 years in the United States: 1999–2016. *National Vital Statistics Reports*, 67(4). Retrieved January 14, 2019, from, https://www.cdc.gov/nchs/data/nvsr/nvsr67/nvsr67_04.pdf

Erikson, E. (1963). *Childhood and society* (2nd ed.). New York, NY: Norton. Federal Interagency Forum on Child and Family Statistics. (2017). *America's Children: Key National Indicators of Well-Being, 2017*. Washington, DC: U.S. Government Printing Office.

Forcier, M., & Olson-Kennedy, J. (2018). Lesbian, gay, bisexual and other sexual minoritized youth: Epidemiology and health concerns. In M. M. Torchia (Ed.), *UpToDate*. Retrieved January 10, 2019, from https://www.uptodate.com/contents/lesbian-gay-bisexual-and-other-sexual-minoritized-youth-epidemiology-and-health-concerns?search=LGBT&source=search_result&selectedTitle=1~63&usage_type= default&display_rank=1

Ford, G. S. (2007). Hospitalized kids spiritual care at their level. *Journal of Christian Nursing, 24*(3), 135–140.

Gavin, M. L. (2016). *Iron*. Retrieved January 14, 2019, from http://kidshealth.org/parent/growth/feeding/iron.html#

Gill, A. C. (2017). Bicycle injuries in children: Prevention. In M. M. Torchia (Ed.), *UpToDate*. Retrieved January 3, 2019, from https://www.uptodate.com/contents/bicycle-injuries-inchildren-prevention?topicRef=2870&source=see_link

Herdman, T. H., & Kamitsuru, S. (2018). *NANDA International nursing diagnoses: Definitions & classification 2018–2020* (11th ed.). New York, NY: Thieme Publishers.

Heron, M. (2018). Deaths: Leading causes for 2016. *National Vital Statistics Reports, 67*(6), 1–77.

Holland-Hall, C., & Burstein, G. R. (2016). Chapter 110.1: Adolescent physical and social development. In R. M. Kleigman, B. F. Stanton, J. W. St. Geme 3rd, N. F. Schor, & R. E. Behrman (Eds.), *Nelson textbook of pediatrics* (20th ed., pp. 926–936). Philadelphia, PA: Saunders.

Johnston, L. D., Miech, R. A, O'Malley, P. M., Bachman, J. G., Schulenberg, J. E., & Patrick, M. E. (2018). *Monitoring the Future national results on drug use: 1975–2017: Overview, key findings on adolescent drug use*. Ann Arbor, MI: Institute for Social Research, The University of Michigan. Retrieved January 16, 2019, from http://www.monitoringthefuture.org/pubs/monographs/mtf-overview2017.pdf

Kansky, J., & Allen, J. P. (2018). Long-term risks and possible benefits associated with late adolescent romantic relationship quality. *Journal of Youth and Adolescents, 47*(7), 1531–1544.

Kegler, S. R., Dahlberg, L. L., & Mercy, J. A. (2018). Firearm homicides and suicides in major metropolitan areas—United States, 2012–2013 and 2015–2016. *MMWR Morb Mortal Wkly Rep, 67*, 1233–1237.

Kohlberg, L. (1984). *Essays on moral development*. San Francisco, CA: Harper & Row.

Miller, G., Merlo, C., Demissie, Z., Sliwa, S., & Park, S. (2017). Trends in beverage consumption among high school students—United States, 2007–2015. *MMWR Morb Mortal Wkly Rep, 66*, 112–116.

NIDA for Teens. (2019). *Drug facts*. Retrieved January 16, 2019, from http://teens.drugabuse.gov/drug-facts

NIDA. (2018). *Monitoring the future survey: High school and youth trends*. Retrieved January 16, 2019, from https://www.drugabuse.gov/publications/drugfacts/monitoring-futuresurvey-high-school-youth-trends.

NIH (National Institute on Alcohol Abuse and Alcoholism) (2017). *Underage drinking*. Retrieved January 17, 2019, from https://pubs.niaaa.nih.gov/publications/UnderageDrinking/Underage_Fact.pdf

Paul, C. R., & Wallace, C. M. (2019). Section 3: Behavioral disorders. Chapter 15: Normal sleep and pediatric sleep disorders. In K. J. Marcdante & R. M. Kleigman (Eds.), *Nelson essentials of pediatrics* (8th ed., pp. 52–58). Philadelphia, PA: Saunders.

Piaget, J. (1969). *The theory of stages in cognitive development*. New York, NY: McGraw-Hill.

Stager, M. M. (2016). Chapter 114: Substance abuse. In R. M. Kleigman, B. F. Stanton, J. W. St. Geme 3rd, N. F. Schor, & R. E. Behrman (Eds.), *Nelson textbook of pediatrics* (20th ed., pp. 926–947). Philadelphia, PA: Saunders.

Tanner, J. (1962). *Growth at adolescence* (2nd ed.). Oxford, England: Blackwell Scientific Publications.

Tinanoff, N. (2016). Section 2: The oral cavity In R. M. Kleigman, B. F. Stanton, J. W. St. Geme III, N. F. Schor, & R. E. Behrman (Eds.), *Nelson textbook of pediatrics* (20th ed., pp. 1768–1780). Philadelphia, PA: Saunders.

Tobacco Control Legal Consortium. (2018). *U.S. E-CIGARETTE REGULATIONS–50 STATE REVIEW (2018). Public Health Law Center*. Retrieved January 16, 2019, from https://publichealthlawcenter.org/resources/us-e-cigarette-regulations-50-state-review

U.S. Department of Agriculture (USDA) and U.S. Department of Health and Human Services (HHS). (2015). *2015–2020 Dietary Guidelines for Americans*. (8 ed.). Retrieved January 14, 2019, from http://health.gov/dietaryguidelines/2015/guidelines/

U.S. Department of Health and Human Services. (2019). Proposed objectives for inclusion in Healthy People 2030. Retrieved January 17, 2019, from https://www.healthypeople.gov/sites/default/files/ObjectivesPublicComment508_1.17.19.pdf

U.S. Food & Drug Administration. (2019). *Vaporizers, e-cigarettes, and other electronic nicotine delivery systems (ENDS)*. Retrieved January 16, 2019, from https://www.fda.gov/TobaccoProducts/Labeling/ucm456610.htm

임상적 판단능력

객관식 문제

1. 청소년기 자녀를 둔 부모에게 지침을 제공할 때, 간호사가 부모에게 조언할 내용은(가능한 모든 답변 선택)?
   a. 유일한 존재로 청소년을 수용
   b. 엄격하고 완강한 규칙 제공
   c. 경청하고, 청소년의 관점에서 받아들이려고 노력
   d. 청소년의 모든 친구에 대해 신원조사
   e. 청소년의 사생활 존중
   f. 무조건적인 사랑 제공

2. 청소년을 위한 체중감량계획을 세울 때, 간호사는 어떤 것을 포함해야 하는가(가능한 모든 답변 선택)?
   a. 모든 식사계획은 부모가 세운다.
   b. 천천히 먹고, 씹는 중간에는 포크를 내려놓는다.
   c. 가족들과 함께 운동한다.
   d. 청소년 체중 감량 프로그램을 의뢰한다.
   e. 음식을 정해서 먹고, 매일 운동한다.

3. 초기 청소년기와 관련된 것은 어느 것인가(가능한 모든 답 선택)?
   a. 문제해결을 위해 과학적 추론 활용
   b. 가끔 여전히 부모에게 의존하고 싶어 함
   c. 도덕과 가치에 대한 자신만의 기준 설립
   d. 또래친구에게 영향을 받고 또래 무리에 속해 있음을 가치 있게 여김

4. 청소년 음주 시작을 억제하는 데 가장 큰 영향을 미치는 것은 무엇인가?
   a. 부모의 음주 습관
   b. 또래친구의 음주 습관
   c. 청소년 문화의 음주 철학
   d. 청소년 종교의 음주 철학

비판적 사고 연습

1. 스포츠 신체검진 동안 16세의 수진이는 자신이 과체중이라고 의사에게 말한다. 간호사는 어떤 추가적인 정보를 얻어야 하는가?
2. 14세 재훈이의 부모는 가정에서의 재훈이 행동에 대하여 학교 간호사에게 말한다. 그는 기분변화가 심하고, 여동생과 싸우고, 오직 컴퓨터만 하기 원하고, 가족과 휴가를 가고 싶어 하지 않는다. 간호사는 부모에게 어떤 조언을 할 것인가?
3. 주현이는 간호사에게 자신이 동성애자인 것 같다고 말한다. 간호사는 어떤 추가적인 정보를 얻을 것인가?
4. 가희의 부모는 가희의 모든 친구가 짙은 화장과 여러 개의 피어싱을 하고, 머리카락 염색을 했기 때문에 걱정하고 있다. 간호사는 가희의 부모에게 어떤 조언을 해 줄 것인가?

학습활동

1. 초기, 중기, 후기 청소년과 대화를 나누시오. 그들과의 상호작용을 대조하고 비교하시오. 그들과의 대화를 예시로 사용하여 심리사회적, 인지적, 도덕적 단계의 어디에 속하는지 확인하시오.
2. 청소년에게 일주일 동안 한 운동과 먹은 음식을 쓰도록 하시오. 정보를 분석하고, 건강한 식이와 운동 습관의 증진을 위해 필요한 중재들을 청소년에게 적용하시오.
3. 15세 아동을 위해 흡연의 위험성에 대한 교육을 계획하시오.
4. 청소년들을 위한 개방적인 의사소통 유지방법에 대해 부모 교육을 계획하시오.

UNIT III

아동간호의 기본 원리

Working with Children and Families

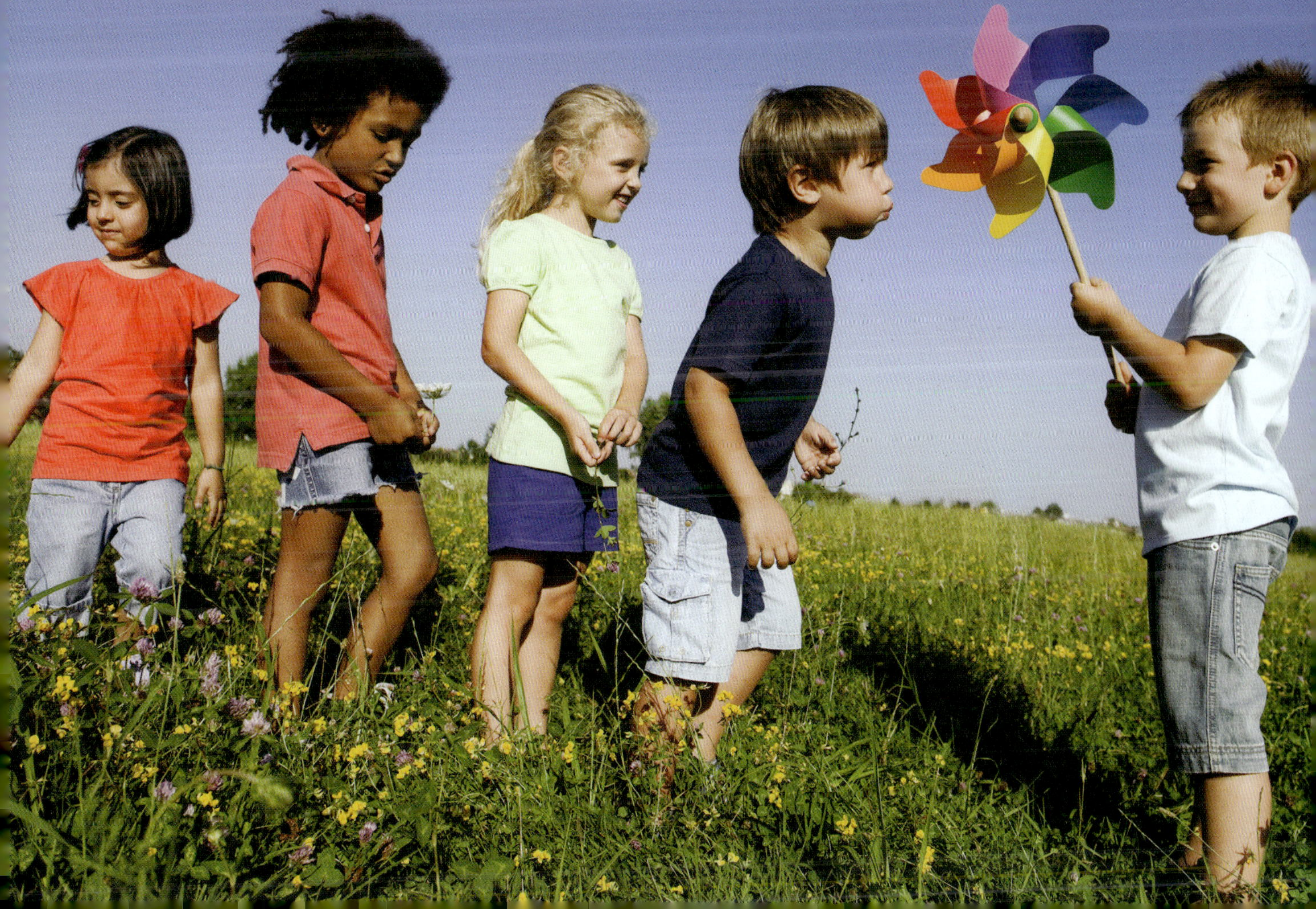

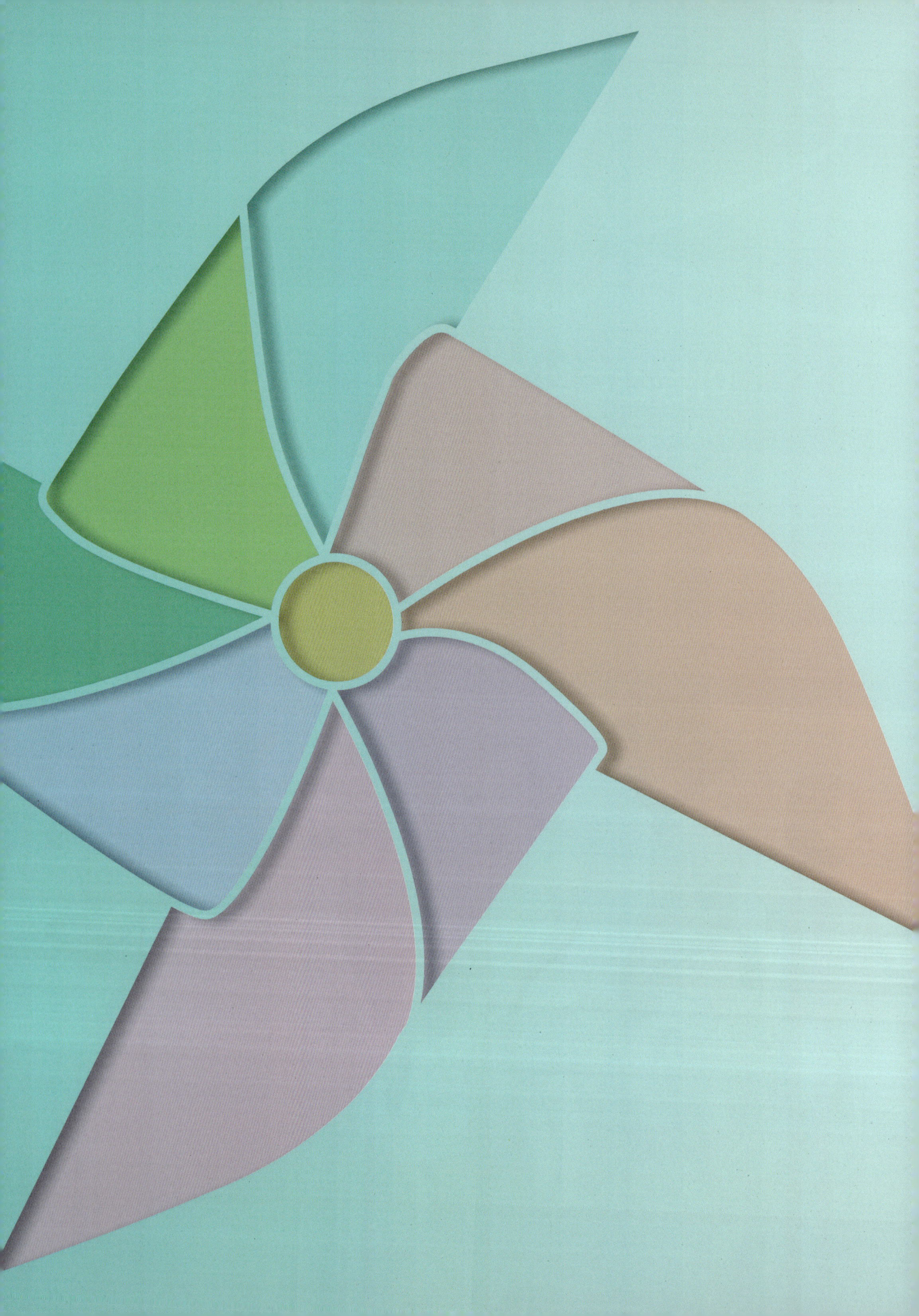

WORDS OF WISDOM

아동은 자신들이 누군지 그대로 보여지기를 원한다.

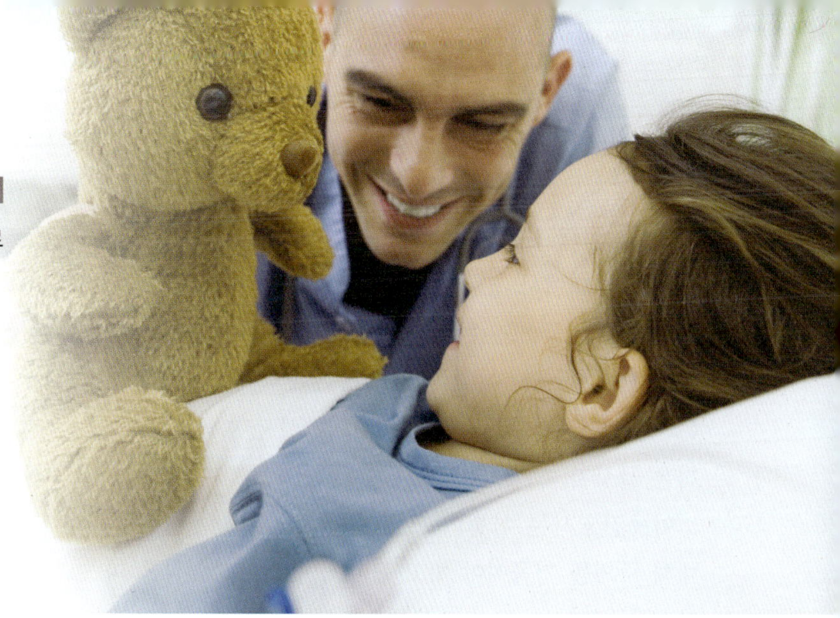

8 비외상성 간호

Atraumatic Care of Children and Families

학습목표

이 장을 학습한 후 학생들은 다음을 수행할 수 있다.

1. 비외상성 간호의 주요 원리와 개념을 설명한다.
2. 아동과 가족의 신체적 스트레스를 예방하고 최소화하기 위해 비외상성 간호를 수행한다.
3. 가족중심간호의 주요 개념과 구성요소를 논의한다.
4. 아동과 가족의 상호작용에서 치료적 의사소통기술을 활용한다.
5. 아동과 가족의 활동에서 문화적으로 친숙한 의사소통을 수행한다.
6. 아동과 가족에게 관련된 건강교육의 과정을 설명한다.

4세의 유진은 낙상으로 머리손상이 의심되어 소아청소년과 병동에 입원하였다. 유진은 부모와 함께 놀이터에서 놀다가 미끄럼틀의 높은 곳에서 떨어졌다.

주요 용어

- 가족중심간호(family-centered care)
- 건강정보 이해능력(health literacy)
- 비외상성 간호(atraumatic care)
- 치료적 포옹(therapeutic hugging)

비외상성 간호(atraumatic care)는 아동과 가족이 건강관리체계 내에서 경험하는 정신적·신체적 스트레스를 제거하거나 줄이는 치료적 간호중재를 제공하는 것이다(Wong, 1995). 이 개념은 아동에게 '해를 입히지 않는 것'에 전제를 두고 있으며, 비외상성 간호의 주요 원칙은 글상자 8.1을 참조한다.

아동간호사는 아동이 고통스러워질 수 있는 상황에 대해 주의를 기울여야 하고 잠재적인 스트레스원을 파악해야 한다. 아동이 스트레스 상황에 노출되는 것을 감소시키고, 통증과 신체적 손상을 최소화하고 예방하기 위한 간호를 제공하는 것은 매우 중요하다. 즉, 아동이 가족으로부터 분리되는 것을 최소화하고, 의사소통기술과 통제력 증진을 위한 교육을 제공하도록 한다. 비외상성 간호는 가족중심 접근법을 사용하여 건강관리 경험을 하도록 이끄는 것이 포함되는데, 가족중심 접근법은 가족역할과 가족지지를 강화하고 적절한 정보를 제공하는 것이다. 비외상성 간호는 아동의 나이와 특성에 적합한 간호중재를 사용함으로써 이러한 경험을 통하여 아동 스스로 대처할 수 있도록 한다. 아동과 가족이 질병이나 입원치료에 적응할 수 있도록 사전에 준비하도록 한다. 치료적 의사소통(목표지향적, 집중적, 의도적 의사소통), 치료적 활동(감정을 표현하는 방법이나 질병과 입원으로 경험하는 스트레스에 대처할 수 있는 능력을 증진시키는 활동)과 아동과 가족에게 입원치료의 이유와 검사 및 절차의 필요성에 대해 교육하도록 한다. 또한 아동과 가족이 필요로 하는 최상의 간호를 제공하기 위한 자원을 얻을 수 있도록 가족과 건강관리요원을 돕도록 한다.

최상의 아동간호는 비외상성 간호의 개념을 포함한다. 비외상성 간호는 시술 동안에 아동의 신체적 고통을 최소화하고, 가족중심간호를 제공하고, 아동과 가족의 건강관리 경험을 강화하기 위하여 치료적 의사소통기술을 활용하는 것이다. 가족에게 교육과 정보를 제공하는 것은 아동을 위한 최상의 간호를 제공하는 가장 좋은 방법이다.

표 8.1은 아동과 가족을 위한 간호사의 비외상성 간호의 원칙이다. 이 장에서는 특징적인 주제와 관련된 비외상성 간호에 대해 살펴볼 것이다.

글상자 8.1 비외상성 간호의 원칙

- 통증, 불편감, 부동, 불면, 먹거나 마시지 못함, 배설의 변화 등의 신체적 스트레스원을 최소화하거나 예방한다.
  - 주사, 천자, 유치도뇨관 시술 등의 침습적이고 고통스러운 과정들을 감소시키거나 피한다.
  - 소음, 냄새, 떨림, 오심, 구토, 불면, 억제, 피부외상 등의 신체적인 고통을 줄이거나 피한다.
  - 잦은 간호사정과 약물 또는 비약물적 간호중재를 적용하여 통증을 조절한다.
- 부모-아동의 분리를 최소화하거나 예방한다.
  - 가족중심의 간호를 증진하고 부모로서 가족을 다루도록 한다.
  - 핵심적인 일차간호를 사용한다.
  - 부모와 아동의 선호도에 따라 부모와 아동이 함께 있을 것인지 분리할 것인지를 결정한다.
- 통제감을 증진한다.
  - 아동과 아동의 건강상태에 대한 가족의 지식을 이끌어 내어 동반자관계, 권한부여, 권능부여를 증진한다.
  - 교육, 가족 소식, 그리고 환경에 대한 위협을 감소시킴으로써 알 수 없는 두려움을 감소시킨다.
  - 간호에 참여하고 매일의 일정에 정기적으로 참여하고 직접 제안하는 것과 같은 통제의 기회를 제공한다.

【출처】 Wong, D. (1995). *Whaley & Wong's nursing care of infants and children* (5th ed.). St. Louis, MO: Mosby.

신체적 스트레스원 최소화하기/예방하기

건강관리시설이나 병원은 아동과 부모에게는 익숙하지 않은 환경이며, 당황하게 하거나 두려움을 줄 수 있다. 아동과 부모는 불안, 공포, 무력함, 분노, 통제력 상실을 경험할 수도 있다. 또 아동은 가정과 학교에서 수행되는 절차에서도 위협감을 느낄 수 있다. 아동과 가족이 경험할 수 있는 신체적 스트레스를 예방하고 감소시키기 위하여 건강관리요원, 아동전문간호사, 아동생활전문가 및 건강관리전문가는 비외상성 간호를 사용할 것을 권장한다.

시술 동안 신체적 스트레스 최소화하기

아동은 발달과정에서 다양한 시설에서 많은 진단적·치료적 시술들을 경험한다. 이러한 시술들은 지역사회, 외래, 건강관리시설에서 수행될 수 있다. 수행되는 시술과 상관없이 성인과 마찬가지로 아동은 최상의

표 8.1 비외상성 간호를 위한 제안

원칙	간호를 위한 제안
신체적인 스트레스원의 예방 또는 최소화	• 아픈 주사, 채혈, IV 삽입의 경우 무통요법을 사용한다. • 통증 또는 침습적인 절차 동안에 억제하거나 제한을 하지 않도록 한다. 치료적인 포옹과 같은 대안을 사용한다. • 만약 위에서 언급한 자세를 취할 수 없다면 하지 않도록 하고, 아동에게 편안함을 제공하기 위해 아동의 머리 근처에 부모가 서 있도록 한다. • 만약 아동이 여러 가지 용량의 비경구 약물들을 필요로 한다면, saline lock을 삽입한다. • 최소의 진단적 채혈을 한다. • 근육주사나 피하주사를 최소화한다. • 적절한 통증관리를 제공한다.
아동과 가족의 분리 예방 또는 최소화	• 가족중심간호를 증진한다. • 병원에서 부모를 위한 편안한 휴게실을 제공한다. • 침습적인 시술 동안에 가족이 머무를 것인지, 아닌지에 대하여 선택하도록 하고, 그들의 선택을 지지한다.
통제감의 증진	• 일상생활의 활동들이 아동의 가정에서 규칙적으로 이루어지도록 한다. • 병원에서는 일차간호를 사용한다. • 원한다면 안전한 물건을 가지도록 아동을 격려한다. • 처음부터 간호계획에 아동과 가족을 포함시킨다. • 지식을 제공함으로써 아동과 가족에게 권한을 부여한다. • 아동과 가족이 할 수 있으면 선택권을 부여한다. • 위협적이지 않은 좋은 환경을 조성한다.

결과를 얻고 비외상성 간호를 보장하기 위해 시술 전에 철저한 준비가 필요하고 시술 동안이나 시술 후에는 지지가 필요하다.

고통스러운 시술 동안에 아동을 편안한 자세로 유지하도록 하는 것은 비외상성 간호에서 중요하다(그림 8.1). **치료적 포옹**(therapeutic hugging, 아동과 부모 또는 양육자 간의 가까운 신체적 접촉자세)은 아동이 가만히 있어야 하는 특정 시술이나 치료를 하는 동안에 이용될 수 있다. 예를 들어, 부모는 아동의 무릎을 포근하게 붙잡아서 주사나 정맥천자 동안에 아동이 움직이는 것을 막을 수 있다. 이러한 방법을 사용할 때 부모가 자신의 역할을 이해하는지 확인하고, 안전한 방법으로 단단히 붙잡아야 하는 신체부위를 알고 있는지 확인해야 한다. 또 장난감 등으로 관심을 다른 곳으로 돌려서 아동의 협조를 이끌어 낼 수도 있다(글상자 8.2, 그림 8.2).

시술 전

시술에 대한 적절한 준비는 아동과 가족의 불안을 감소시키고 아동의 협조와 회복의 촉진, 그리고 아동과 가족의 대처능력 유지와 아동-가족과 의사 간의 신뢰를 형성하는 데 도움을 준다(AAP, Committee on Hospital Care and Child Life Council, 2014, reaffirmed 2018; Kaneshiro & Zieve, 2018). 또한 적절한 준비와 설명은 질병에 대한 장기적인 대처를 장려하고 미래의 의료상황에 긍정적인 영향을 미칠 신뢰와 관계를 구축하는 데 도움이 된다(Lerwick, 2016).

준비는 아동의 신체적 준비뿐만 아니라 심리적 준비(설명과 교육)도 포함된다. 시술을 위해서 아동을 준비시킬 때, 비외상성 간호의 개념을 사용하는 것은 매우 중요하다.

준비를 위한 일반적인 지침은 다음과 같다.

- 나이에 적절한 언어를 사용하여 시술의 이유와 시술에 대해 설명한다("의사선생님은 네가 왜 아픈지 알기 위해서 너의 피를 들여다 볼 거야.").
- 어디에서 시술이 이루어지는지에 대하여 설명한다("X-ray실에는 큰 기계가 있는데, 그 기계가 너를 다치게 하지는 않아. 단지 거기에서는 조금 추울 거

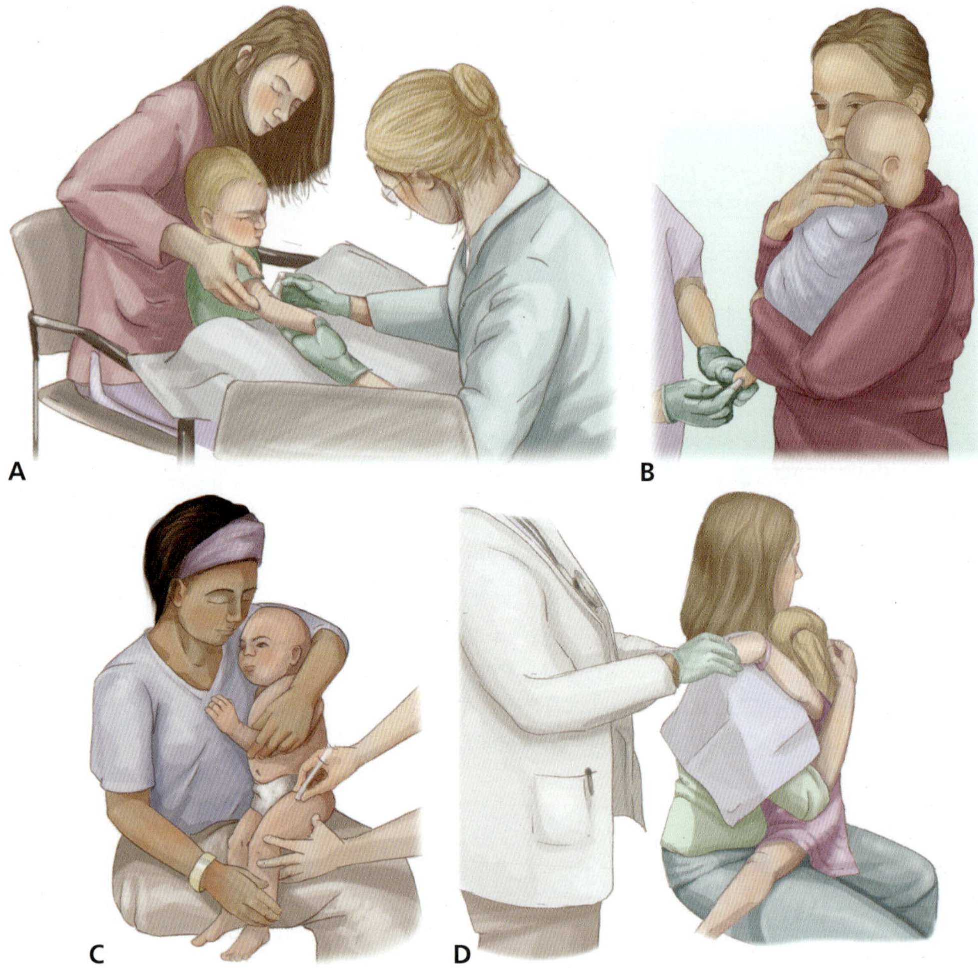

그림 8.1 고통스러운 시술 동안에 아동이 편안한 자세로 취하게 한다. **A.** 알레르기검사를 하는 동안에 부모의 무릎에 앉히는 것은 유아에게 편안함을 줄 수 있다. **B.** 발뒤꿈치(heelstick) 혈액검사를 할 때 간호사나 부모의(권장) 어깨에 아동을 껴안은 자세를 유지한다. **C.** 근육주사 처치 동안에 아동의 자세 유지를 위하여 치료적 포옹자세를 유지한다. **D.** 정맥주사 처치 동안에 치료적 포옹자세를 유지한다.

글상자 8.2 관심전환요법

- 아동이 엄지발가락을 움직이고 안쪽으로 구부리도록 한다.
- 아동이 당신의 손을 꽉 쥐도록 요청한다.
- 아동이 숫자를 크게 세도록 격려한다.
- 노래를 부르고 아동이 따라 부르도록 한다.
- 천장에 있는 그림들을 가리킨다.
- 아동이 비누거품을 불도록 한다.
- 아동에게 흥미로운 음악을 연주해 준다.

야.").

- 아동들이 보게 될 낯선 장비들을 소개한다("넌 저기 특별한 침대에 누워서 저 큰 기계 안으로 들어갈 거야. 하지만 여전히 바깥을 볼 수 있어.").
- 시술이 얼마나 걸리는지 설명한다("너는 점심시간까

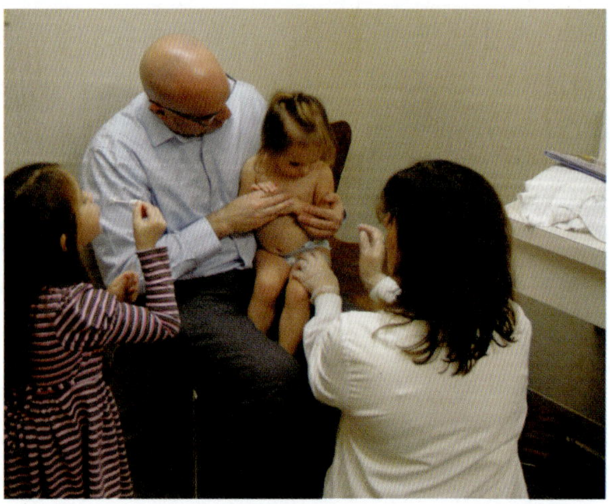

그림 8.2 가능하다면 보호자가 아동이 편안한 자세를 잡도록 돕게 하고, 절차 중에 아동에게 비눗방울 불기, 노래 부르기 또는 책 읽어주기와 관심을 분산할 수 있는 기술을 도와줄 형제자매를 참여시킨다.

지 x-ray실에 있을 거야.").

- 시술 동안에 일어날 수 있는 이상한 감각에 대하여 설명한다("너는 아마 뭔가 다른 냄새, 예를 들면 술 냄새 같은 것을 맡게 될 수도 있어. MRI 기계는 시끄러운 소음을 만들어.").
- 만약 통증이 유발되는 시술이라면 아동에게 알려준다.
- 아동에게 울거나 소리를 질러도 괜찮다고 말해준다.
- 시술 이후에 어떤 특별한 간호가 필요한지에 대하여 알려준다("너는 그 후에 15분 동안 조용하게 누워 있어야 할 거야.").
- 관심전환요법이나 이완요법과 같은 것들을 사용하여 아동이 조용하게 있을 수 있는 방법에 대하여 논의한다("시술을 하는 동안에 너는 1에서 100까지 숫자를 세거나 좋아하는 노래를 부를 수도 있어.")(Kaneshiro & Zieve, 2018).

TAKE NOTE!

병원에서 모든 침습적 시술은 아동의 방 이외 다른 방이나 치료실에서 침습적인 절차들을 수행해야 한다. 아동의 방은 반드시 안전하고 안심할 수 있는 공간으로 남아있어야 한다(Diener, Choi, Isabella, Lofgren, & Magana, 2017).

준비에서 놀이를 포함시키는 것은 중요하다. 장난감과 인형은 앞으로 진행될 절차를 보여주는 유익한 방법을 제공한다. 그러나 아동의 기질, 대처전략, 이전의 경험들, 인지적 능력과 발달적 요구를 고려해야 한다. 먼저 신뢰를 얻고 지지를 제공하도록 한다. 아동의 부모를 포함해야 하는데, 그 이유는 부모는 아동에게 가장 편안함을 제공하는 근원이기 때문이다. 상황을 설명할 때에는 아동의 발달수준에 맞게 간단하고, 짧게 설명하도록 한다. 아동에게 어떤 처치가 이루어질 것인지 그리고 무엇을 기대하는지에 대하여 설명한다. 중복되는 의미를 가지거나 혼란을 줄 수 있는 단어들을 피한다. 아동이 장난감이나 인형, 의료장비를 적절하게 가지고 놀 수 있는 시간을 준다. 불안이나 두려움의 징후를 관찰한다.

시술 중

확고하고 긍정적이고 자신감 있는 접근법은 아동에게 안정감을 제공한다. 아동에게 여러 가지 중에서 적절한 것을 선택하도록 하고 의사결정에 참여하도록 하며 협조적인 자세를 격려한다. 아동이 분노, 두려움, 초조함, 짜증 등의 감정을 표현할 수 있도록 격려한다. 감정표현은 아동이 상황에 대처하고 의사소통하는 방법이다. 소리를 지르거나 우는 것은 괜찮다고 알려주되 움직이지 않는 것은 중요하다고 알려준다. 글상자 8.2에 기술된 관심전환요법을 활용하도록 한다.

유아와 학령전기 아동은 자신을 위한 준비임에도 불구하고 종종 시술 절차에 저항한다. 억제대를 하는 것은 종종 어린 아동에게 시술 절차 그 자체보다 더 큰 충격을 유발할 가능성이 높다. 다른 방법들을(아동에게 편안함을 주는 자세) 사용하여 시술 동안에 아동을 움직이지 않도록 한다(그림 8.1 참조). 나이든 아동은 관심전환요법으로 책이나 이야기를 사용하여 아동이 움직이지 않도록 한다.

시술 후

시술 후에 아동을 안아주고 편안하게 해 주도록 한다. 영아는 꼭 안아주고 진정시킨다. 아동이 인형이나 연극과 같은 놀이를 통해 느낌을 표현하도록 격려한다. 대근육활동, 즉 치기, 던지기 등은 아동의 억눌린 감정이나 에너지를 방출하는 데 도움이 된다. 학령기 아동과 청소년은 편안해질 수 있는 행동들을 표면적으로 잘 드러내지는 않지만 감정을 표출하고 안녕감을 가질 수 있는 기회를 제공해야 한다. 시술 동안이나 모든 중재가 완료된 후에 아동에게 적절한 행동에 대한 칭찬을 하도록 한다.

의사는 유진이를 위해 병동에 도착 후 즉시 정맥주사 수액치료의 시작과 채혈을 하도록 처방하였다. 아동 입원병동 간호사로서 당신은 어떻게 비외상성 간호를 제공하겠는가?

가족중심간호 제공

가족중심간호(family-centered care)는 간호를 계획하고 제공하고 평가하기 위하여 아동과 가족 그리고 의료진 사이에서 협력관계를 형성하는 것이다(AAP, Committee on Hospital Care, Institute for Patient and Family-Centered Care, 2012, reaffirmed 2018). 이것은 건강한 아동을 위한 예방간호에서부터 만성질환 또는 말기질환을 가진 아동의 장기간호까지 모든 연령의 아동과 모든 건강관리시설에서 효과적으로 적용할 수 있다. 가족중심간호는 부모와 보호자들이 자신들이 가지고 있는 기술에 대하여 자신감을 갖도록 하고, 또한 아동과 젊은 어른들에게 그들 스스로 건강관리요구에 대해 책임을 느끼도록 한다. 가족중심간호에서 가족은 아동의 삶과 함께 하며 아동을 위한 지지와 강화의 일차적인 자원이라는 개념에 기초를 두고 있다(AAP, CHC, IPFCC, 2012, reaffirmed 2018).

미국소아과학회, 병원간호협회, 환아 및 가족중심간호연구소(2012, reaffirmed 2018)는 가족중심간호의 몇 가지 핵심적 원칙을 강조하고 있다.

- 가족과 아동에 대한 존중
- 가족의 건강 간호 경험에 대한 문화적·인종적·민족적 그리고 사회경제적 다양성의 영향 인식
- 가족의 역경을 견디는 힘에 대한 인식과 확장
- 아동의 건강 간호와 관련된 가족의 선택을 지지
- 융통성의 유지
- 정직하고 편견 없는 정보 제공
- 아동과 가족이 필요로 하는 정서적 지지와 다른 지지를 도움
- 가족과 협력
- 가족에게 권한 부여

아동의 건강관리가 가족중심 접근법을 통해 제공될 때, 다음과 같은 긍정적인 결과들이 나타날 수 있다.

- 불안이 감소됨
- 아동이 좀 더 차분해지고 통증관리가 잘됨
- 회복시간이 짧아짐
- 가족의 자신감과 문제해결능력이 향상됨
- 건강관리팀과 가족 사이의 의사소통이 향상되어, 건강관리제공자와 건강관리소비자(가족) 모두에게 만족도가 향상됨
- 건강관리 비용이 감소되고, 건강관리 자원이 더 효과적으로 사용됨(AAP, CHC, IPFCC, 2012, reaffirmed 2018)

가족과 건강관리팀 사이의 협력을 증가시키기 위한 방법으로는 가족자문위원회, 신문, 회의 또는 양육방법 책자 등이 있다. 건강관리팀과 가족 사이의 의사소통을 증가시키는 방법에는 우편함의 사용이나 매일의 간호계획을 적어주는 게시판, 회의 참여 등이 포함된다.

세심한 주의를 기울이는 부모들은 그들 아동의 간호에 헌신적이고 대부분 아동간호의 모든 부분에 참여하고 싶어 한다. 부모들은 아동간호를 위한 의사결정에 참여하기를 원하며, 자신의 아동을 간호하는 건강관리 전문가와 신뢰관계를 형성하고 아동의 상태에 대해 듣기를 원한다. 부모들은 질병과 관련된 감정적인 동요를 이겨내는 힘이 강하다. 아동의 질병이 가족에게 미치는 불편에 민감해야 한다. 가족의 감정적·영적인 요구를 알고, 부모들의 걱정을 함께 하고, 가능한 최고의 편의시설을 제공해야 한다(아동이 입원상태일 때)(그림 8.3). 진정한 가족중심간호 수행은 가족에게 권한을 부여하고, 가족의 자원을 강화하고, 아동과 가족이 좀

TAKE NOTE!

어떤 부모들은 자신의 아동을 위해 소신 있게 말하고 옹호하는 방법을 잘 알지 못할 수도 있다. 간호사는 부모가 이러한 방법을 알도록 도와야 한다.

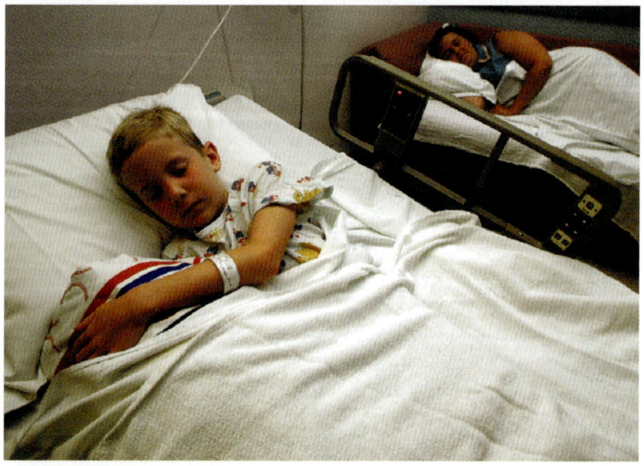

그림 8.3 부모가 쉴 수 있도록 편안한 장소를 제공하는 것은 가족중심간호의 중요한 요소이다.

더 안전하고 지지받고 있다고 느끼게 해 줄 것이다.

통제감 증진

질병, 입원 또는 건강관련 중재 동안에 아동과 가족은 극도의 통제력 상실을 경험할 수 있다. 효과적인 의사소통과 교육을 제공하는 것은 아동과 가족의 대처 능력을 향상시키고 통제력을 촉진하는 데 도움을 준다. 가족이 필요한 정보, 자원, 관계를 획득하도록 돕는 것은 아동과 가족을 위한 최선의 건강관리가 될 수 있다. 의사소통과 교육은 상황이나 아동의 상태에 관계없이 지속적으로 사용해야 하는 기술이다.

의사소통기술 향상

아동과 부모와의 효과적인 의사소통은 질적인 비외상성 간호를 제공하기 위하여 매우 중요하다. 아동과 부모중심의 의사소통은 아동의 결과와 간호에 대한 아동과 가족의 만족도를 높인다. 효과적인 의사소통은 치료적 관계의 기본이 되며, 아동과 가족의 건강관리 행동과 지식을 증가시킨다(Levetown & American Academy of Pediatrics Committee on Bioethics, 2008, reaffirmed 2016). 간호사는 건강관리 환경에서 의사소통을 증진시키기 위한 이상적인 위치에 있다. 간호사는 건강과 관련된 대화를 할 때 반드시 아동과 가족을 포함해야 하고, 의료분쟁이 있을 때 오해가 없도록 해야 한다.

아동은 건강관리에서 수동적 참여자가 되는 경우가 많고, 대체로 의료인이 말하는 대로 따르는 경우가 많다. "아동간호사로서 우리는 간호를 할 때 아동의 목소리를 경청하고, 듣고, 느껴야 할 의무가 있다."는 것을 잊지 말아야 한다(McPherson & Thorne, 2000, p. 28). 아동은 여러 가지 경험에 대하여 간호사에게 정확하게 알리고, 간호사는 아동과의 의사소통을 통해 이러한 정보를 파악할 필요가 있다. 아동은 존중받고, 자신의 이야기를 잘 들어주고 이해받기를 원한다.

의사소통양상은 아동에 따라 매우 다양하게 나타날 수 있다. 어떤 아동은 말하기를 매우 좋아하지만, 반대로 어떤 아동은 조용하다. 아동이 다른 활동에 참여하고 있을 때 좀 더 의사소통을 잘할 수도 있다. 아동은 성인보다 적은 단어를 사용하고 비언어적 의사소통과 침묵을 사용할 수도 있다. 아동병동에서의 의사소통은 성인병동에서보다 좀 더 어려울 수 있지만 여전히 중요하다. 아동간호사는 아동의 연령, 인지 및 발달수준을 고려하고 적절한 수준에서 부모와 의사소통해야 한다.

언어적 의사소통

단어나 글 또는 말로 의사소통하는 것을 언어적 의사소통(verbal communication)이라고 한다. 간호사는 매일 아동과 상호작용을 하는 동안에 언어적 의사소통을 사용한다. 효과적인 언어적 의사소통기술은 간호사정을 수행하고 아동 또는 가족을 위한 교육을 제공할 때 필수적이다. 적절한 언어적 의사소통을 위한 일반적 지침은 다음과 같다.

- 아동이나 부모의 대답에 제한을 두지 않는 개방형 질문으로 한다.
- 대화의 초점을 유지한다.
- 부모의 기분을 명확하게 파악하기 위하여 반영기법을 사용한다.
- 공감을 표현하기 위해 아동이나 부모의 기분을 다른 말로 바꾸어 표현한다.
- 감정을 확인한다.
- 아동이나 가족이 표현하는 단어를 사용함으로써 적극적인 경청을 표현한다.

대부분의 부모들이 비전문가라는 것을 기억하여 의학적 전문용어의 사용을 피하도록 한다. 건강관리자들이 대부분 생각 없이 사용하는 약어나 축약된 단어는 아동과 부모에게 두려운 말이나 외국어처럼 들릴 수 있다. 의학적 전문용어들이 꼭 필요할 때는 발달단계에 적절한 언어를 사용하여 의미를 알려주도록 한다.

비언어적 의사소통

비언어적 의사소통(nonverbal communication)은 몸짓언어(body language)로 알려져 있다. 이것은 다른 사람에게 주의를 기울이고 적극적으로 경청하는 것도 포함된다. 간호사는 상호작용의 시작단계에서부터 다른 사람들의 언어적 의사소통을 경청해야 한다. 아동과 부모는 간호사가 자신들의 말을 경청한다고 느낄 때 신뢰감과 친밀감이 형성된다. 적절한 비언어적 의사소통을 위한 지침은 다음과 같다.

- 이완; 팔짱을 끼지 않은 개방된 자세를 유지한다.
- 가족의 반대편에 앉아서 몸을 약간 앞으로 기울인다.
- 눈 맞춤을 유지한다.
- 관심을 표현하기 위해 고개를 끄덕인다.
- 아동이나 부모의 자세, 눈 맞춤, 표정을 기록한다.

적극적인 경청은 의사소통과정에서 매우 중요하다. 경청은 질문을 통해 간호사가 발견하지 못했던 드러나지 않은 두려움이나 근심을 알아낼 수 있다. 아동과 부모가 이야기하는 동안에 주의를 기울이는 것은 매우 훌륭한 의사소통방법이다. 경청하지 않으면, 간호사는 아마 중요한 정보를 놓치거나 가족이 간호사와 더 많은 것은 공유하기를 꺼릴 수가 있다. 아동과 가족의 상호작용 동안에 아동 또는 부모의 언어적 그리고 비언어적 의사소통으로부터 얻은 정보가 적합한지 확인한다.

아동과의 의사소통을 위한 발달적 기술

아동과의 효과적인 의사소통에는 아동의 나이에 맞는 다양한 방법들이 포함된다. 만약 아동이 수줍어하면, 부모에게 먼저 말하여 아동이 준비시간을 가질 수 있도록 한다. 서두르지 않고, 조용하고, 확신 있는 태도로 구체적이고 명확한 문구를 사용하도록 한다. 아동의 눈높이에서 의사소통한다(그림 8.4A). 어린 아동과 함께 놀이를 하거나 시간을 보내는 것은 비록 몇 분 일지라도 친근감을 갖도록 하는 데 도움을 준다. 직접적으로 질문하는 것 대신에 어린 아동에게는 인형, 인형놀이, 동물제품을 사용하도록 한다(그림 8.4B). 어린 아동과 학령기 아동에게 백혈구를 설명할 때 '나쁜 친구를 공격하는 전사'와 같은 비유적인 표현은 개념들을 설명하기 위한 효과적인 방법이다.

나이든 아동은 사생활 보호가 필요하다. 아동이나 청소년에게는 발달적 단계에 알맞은 수준의 정직한 답변을 하도록 한다. 아동이 자신의 생각과 기분을 표현하도록 한다. 가능하다면 아동이 선택을 할 수 있도록 한다. 아동의 경험에 대하여 그림을 그리거나 글을 쓰도록 격려한다. 그림이나 글을 쓰도록 하는 것은 아동의 이해를 증가시키고, 어떤 오해나 두려움에 대한 주의집중 정도를 확인할 수 있다. 글상자 8.3은 아동 및 청소년과의 의사소통을 위한 요구사항이 나타나 있다.

아동은 건강관리전문가와 직접적으로 의사소통할 때 자율성을 부여받았다고 생각한다. 아동에 대한 논의에 아동을 포함시키고 아동이 있는 자리에서 아동에 대하여 말하지 않도록 한다. 아동은 자신의 건강관리

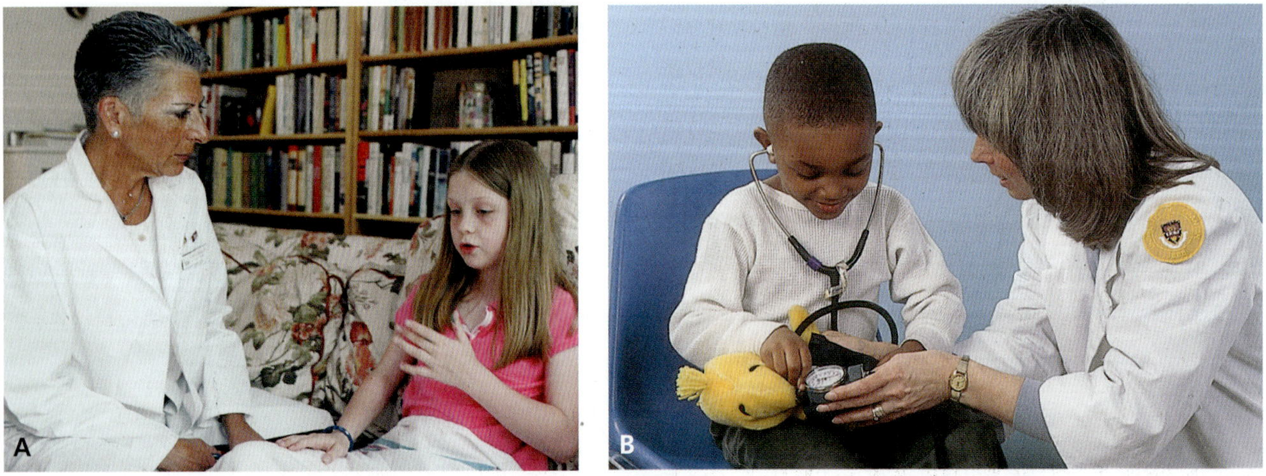

그림 8.4 **A.** 아동의 수준에 맞추고 스스로 표현하는 시간을 갖도록 하는 것은 치료적인 의사소통을 증진시키는 단계이다. **B.** 인형을 사용한 의사소통과 교육은 어린 아동에게 유용할 수 있다.

글상자 8.3 아동과의 의사소통을 위한 기본

- 당신을 소개하고 당신의 역할에 대하여 설명한다.
- 아동의 수준에 맞게 당신의 위치를 설정한다.
- 만약 필요하다면, 부모가 아동 근처에 있도록 하여 아동이 편안하고 이완된 상태로 있도록 한다.
- 만약 문화적으로 적절하다면 아동에게 미소를 짓고 아동과 눈 맞춤을 한다.
- 아동에게 직접 질문하고 설명하도록 한다.
- 주의 깊게 경청하고, 아동들의 사고를 이끌어내기 위하여 아동이 생각하는 시간을 갖도록 기다려 준다.
- 가능하다면, 신체의 부분과 의학적인 치료와 관련하여 아동과 가족이 이해할 수 있는 용어를 사용한다.
- 조용하고 차분하고 자신감 있으며, 서두르지 않는 목소리로 말한다.
- 부정적인 진술과 지시보다는 긍정적으로 말한다.
- 아동에게 자신의 기분을 표현하도록 하고, 질문하도록 격려한다.
- 비언어적 단서를 잘 관찰하도록 한다.
- 아동에게 접근이 필요할 때, 아동이 위협감을 느끼지 않도록 허락한다.

에 대한 조언을 원하고 자신의 건강상태에 대해 안심시키는 말을 원한다. 다른 발달단계에 있는 아동들과 효과적인 의사소통을 하기 위해 간호사는 그들의 의사소통방법에 친숙해져야 하고, 효과적인 의사소통을 위하여 나이에 적절한 기술을 사용해야 한다.

- 영아는 주로 만지고, 보고, 듣는 것을 통해 의사소통한다. 영아와의 의사소통은 껴안기, 포옹, 흔들기, 영아에게 노래 불러 주기 등으로 이루어진다.
- 유아 및 학령전기 아동과 활동을 할 때는 이들이 생각을 마칠 시간을 허용해 주어야 한다. 이 시기에는 언어습득이 급격히 증가하기는 하지만, 때때로 어린 아동은 적절한 단어를 찾거나 질문에 대한 반응을 하는 데 시간이 오래 걸릴 수도 있다.
- 학령기 아동들은 학습에 대한 흥미가 높고 단순하면서도 솔직하고 직접적인 대답을 잘 받아들인다. 먼저 말을 걸고 대답하도록 할 때, 학령기 아동은 적극적으로 의사소통을 하려고 한다. 학령기 아동은 보다 정교한 언어를 사용하고 문제해결 및 비판적 사고 기술을 개발하기 시작한다.
- 청소년은 극단적인 용어를 사용하여 상황을 지각하고, 지나친 감정과 기분을 경험하기도 한다. 신뢰와 존중을 바탕으로 한 친밀한 관계형성이 가장 중요하다.

아동의 발달단계에 따른 의사소통방법은 표 8.2를 참조한다.

부모와의 의사소통을 위한 조언

부모와 의사소통을 할 때는 솔직하게 말하도록 한다. 부모는 자신이 가치 있는 사람이 되고 싶고, 건강관리팀과 동등한 동반자가 되기를 원한다. 부모가 걱정을 표현하고 질문을 할 수 있도록 한다. 장비와 시술에 대하여 철저하게 설명하고 치료의 장·단기 효과에 대하여 이해할 수 있도록 돕는다. 부모에게 시술 중에 아동이 어떻게 느낄 것인지, 아동들이 어떻게 보일 것인가에 대하여 교육하고, 합당하고 허용된 만큼만 아동을 돌보도록 교육하고 격려한다. 부모에게 아동의 경과에 대해 어떻게 인식하고 있는지 질문한다. 아동간호에 부모를 포함시키는 것은 부모에게 통제력을 주고, 건강관리팀의 일원으로 가치 있는 사람이라는 것을 알게 한다. 부모에게 긍정적인 강화, 인정, 안내, 지지를 제공하도록 한다.

문화를 고려한 의사소통

아동의 문화를 이해하고 존중하는 것은 좋은 의사소통을 조성하는 데 도움을 주고, 건강관리에 대한 아동과 가족 교육을 향상시킨다. 문화, 종교, 영성은 아동과 가족의 의사소통 유형, 건강상태, 건강 신념에 영향을 미치는 밀접한 개념이다. 가족의 배경, 생활방식, 그리고 건강관리 관습에 대해 아는 것은 그들의 정보요구를 충족시키기 위해 중요하다.

여러 가지 문화의 관습에 대한 학습은 시작에 불과하다. 간호사는 보편적인 것보다는 반드시 각 가족의 개별적인 신념과 관습에 대해 사정해야 한다. 가족의 문화적인 관습을 사정하는 가장 좋은 방법은 질문하고 듣는 것이다. 가정에서 사용하는 언어를 확인하고, 다른 신체적 접촉과 눈 맞춤의 사용을 관찰해야 한다. 아동과 가족의 문화적 다양성에 대한 선입견이 없는 태도와 감정으로 간호를 수행하도록 한다.

표 8.2 아동의 발달단계에 따른 효과적인 의사소통방법

단계	방법
영아	• 울음에 즉시 반응한다. • 영아가 당신을 파악할 수 있는 시간을 허용해 준다. • 영아에게 말을 할 때 부드럽고 차분한 목소리를 사용한다. • 영아에게 직접 말한다. • 놀이를 통한 의사소통은 후기 영아에게 도움이 될 수 있다. • 눈을 감고, 몸을 돌리고, 하품을 하고, 짜증을 내는 것과 같은 과잉자극의 징후를 관찰한다.
유아	• 유아에게 조심스럽게 접근한다. 유아들은 종종 두려워할 뿐 아니라 매우 저항한다. • 물건이나 행동들에 대해서 유아가 선호하는 단어를 사용하면 유아들은 더 잘 이해할 수 있다. • 유아는 이야기, 인형, 책을 좋아한다. • 의사소통을 시작하는 데 도움이 되는 평행놀이에 참여시킨다. • 시술이 행해지기 직전에 유아를 준비시킨다.
학령전기 아동	• 제3자 접근을 통한 놀이, 인형 또는 이야기를 사용한다. • 정직하게 말한다. • 간단하고 구체적인 단어들을 사용한다. • 구체적인 질문을 한다. • 아동이 적절한 선택을 할 수 있도록 한다. • 개방적 의사소통을 돕는 상상놀이에 참여시킨다. • 시술이 행해지기 약 1시간 전에 학령전기 아동을 준비시킨다.
학령기 아동	• 도표, 그림, 책, 동영상을 활용한다. • 아동이 솔직하게 기분을 표현할 수 있도록 한다. • 필요한 정보를 이끌어 내기 위하여 제3자 이야기를 이용한다(예를 들면 "어떤 아동은 ~에 대하여 불안해 하기도 한단다"). • 아동이 치료와 간호에 관련된 질문들을 할 수 있도록 한다. 아동의 질문에 대한 답변이 이루어질 수 있는 시간을 허용해 준다. • 시술이 진행되기 며칠 전에 미리 아동을 준비시킨다.
청소년	• 항상 사생활 보호를 위한 십대의 요구를 존중한다. • 비밀보장을 잘 해 준다. • 비판단적 태도를 유지한다. • 경청하고 존중하는 말을 사용한다. • 적절한 의학용어를 사용하고, 만약 필요하다면 단어에 대해 알려준다. • 창의성과 유머를 활용한다. • 의사소통이 차단될 수 있으므로 청소년에게 강제로 말을 시키지 않는다. • 시술 1주일 전부터 청소년을 준비시킨다.

통역사와 함께 일하기

우리나라 말을 할 줄 모르는 가족과 함께 의사소통을 시도하는 것은 가장 당황스러운 상황 중 하나일 것이다. 이러한 상황에서 통역사는 매우 유용한 도움을 줄 수 있고 아동과 가족 교육에서도 필수적인 요소이다. 통역사와 전화 통화를 하든지 직접 만나서 일을 하든지와 관계없이 가족과 통역사 모두 의사소통을 해야 할 정보를 이해하기 위해 협력하는 것이 중요하다. 팀의 구성원으로서 일을 할 때 간호사는 질문을 하거나 정보를 제공하고, 통역사는 아동과 가족에게 완전하고 정확하게 정보를 전달해야 한다. 잘 훈련된 통역사는 문화적 실수를 예방하는 데 도움이 될 수 있으며, 의료진이 더 문화적으로 수용되는 방식으로 정보를 제공하도록 안내할 수 있다. 따라서 가족이나 이중 언어를 구사하는 병원 직원과 같은 훈련되지 않은 통역사를 사용하는 것은 적절하지 않다(Levetown & American

Academy of Pediatrics Committee on Bioethics, 2008, reaffirmed 2016).

청각장애가 있는 아동과 가족을 위한 의사소통

청각장애가 있는 아동과 가족을 위하여, 그들이 사용하는 의사소통방법에 대하여 알아보도록 한다(예: 입술 읽기, 수화 또는 다른 방법, 또는 조합). 만약 간호사가 수화에 능숙하지 않고, 아동과 가족은 수화를 사용하고 통역을 해 주는 다른 어른이 없다면 수화통역사를 이용해야 한다. 미국 연방법에 따르면, 청각장애가 있는 아동과 가족에게 의료진과 효과적인 의사소통을 하기 위한 능력을 갖춘 사람을 제공해 주어야 한다.

아동과 가족 교육

건강관리환경이나 실무의 유형에 관계없이, 간호사는 가족들이 아동의 건강관리요구를 관리할 수 있도록 도울 수 있는 위치에 있다. 실제로 가족은 아동을 위한 건강관리과정에서 의사결정에 전적으로 참여할 수 있는 책임과 권리를 가지고 있다. 아동이 심각한 질병으로 장기간 입원 중이든지 단지 건강유지활동을 필요로 하든지 간에 이것은 사실이다. 이러한 것들을 수행하기 위해 가족은 아동의 상태, 건강관리계획, 의료진과의 연락방법에 대해 알고 있어야 한다. 병원에서 단기간 머물면서 이용 가능한 시간이 제한되어 있지만 아동간호사는 반드시 교육의 목표에 집중하고 교육은 초기부터 시작되어야 한다.

환자교육은 간호사가 가족과 정보, 지식, 기술을 공유할 때 이루어지며, 가족이 아동의 건강관리에 대한 책임감을 갖도록 권한을 부여하는 것이다. 환자교육을 통하여 가족은 절망감과 무력감을 극복할 수 있고 건강관리팀의 중요한 역할을 하기 위한 능력과 자신감을 얻을 수 있다. 간호사는 아동과 가족들을 교육하는 데 많은 시간을 써야 한다. 실제로, 입원기간 동안에는 간호보다 교육이 더 많이 제공된다. 아동 및 가족 교육의 중요성과 소요시간을 고려해 볼 때, 간호사는 기본적 환자교육 원칙에 대하여 전문가가 되어야 한다.

아동과 가족 교육의 목표

아동과 가족 교육의 목표는 다음과 같다.

- 아동과 가족의 건강정보 이해능력 향상
- 의료진과의 의사소통 격려
- 건강상태 향상과 건강한 생활습관 촉진
- 아동과 가족의 간호에 대한 의사결정과 참여를 격려
- 간호와 치료계획에 대한 이행 정도 향상
- 자율성과 통제력 증진

아동과 가족의 전반적인 교육목표는 아동과 가족이 정보에 근거하여 결정을 내리고, 기본적인 건강관리기술을 수행하고, 아동에게 나타난 문제를 인식하고, 문제에 대한 대처방법과 해결방법을 알도록 하는 것이다.

TAKE NOTE!

오늘날 건강관리에 대하여 소비자는 손쉽게 정보를 얻을 수 있다. 아동과 가족을 신뢰할 수 있고 믿을 수 있는 건강정보 자원으로 안내하는 것이 중요하다.

아동과 가족 교육의 단계

아동과 가족의 교육단계는 간호과정 단계와 비슷하다. 간호사는 반드시 사정, 계획, 중재, 평가를 해야 하며, 자료를 이용하여 교육해야 한다. 일단 간호사가 이러한 단계를 경험하고 안정된 수준에 도달하게 되면, 각각의 교육단계는 하나의 조화로운 전체로 융합되어 일상적인 간호실무의 부분이 될 것이다. 아동과 가족 교육은 첫 만남에서 시작하여 퇴원 이후까지도 계속 진행된다. 각 단계 또는 과정을 수정한 이후 재평가를 하는 것은 성공적인 교육을 위해 중요하다.

개념 숙달

기족의 삶에 중대한 영향을 미칠 진단이 내려졌을 때, 간호사는 부모가 장애에 대한 정보를 받아들일 시간을 기다려 주는 것이 중요하다. 간호사는 부모가 정보를 수용할 수 있는 시간을 주기 위해 한 번에 적은 양의 정보만 제공해야 한다.

교육과 학습요구 사정

훌륭한 간호는 아동에 대한 사정으로 시작된다. 같은 방법으로, 아동과 가족 교육은 아동과 가족의 학습

글상자 8.4 학습요구 사정

사정

- 학습자 특성: 아동과 가족의 생활과 아동의 질병이 생활에 얼마나 영향을 미쳐왔는지에 대하여 알아본다. 아동과 가족의 사회적·문화적·영적 가치에 대하여 알아본다.
- 학습자의 요구와 준비: 아동과 가족이 무엇을 알고 있고, 무엇을 알기를 원하고 필요로 하는지를 포함한다. 즉, 아동과 가족은 배우고자 하는 준비와 의지가 있으며, 배우고자 하는 동기와 관심이 있으며, 배우고자 하는 능력, 특히 발달수준과 읽는 능력을 포함하는 신체적 또는 인지적 능력이 있다.
- 오디오, 비디오, 쓰기 또는 모델링과 같은 선호하는 학습방법 및 양식뿐만 아니라 아동과 가족이 가장 배울 수 있는 방법을 결정한다.
- 학습장벽: 문화적 또는 언어적 장벽, 인지적 또는 신체적인 장애, 통증, 지지자원의 부족을 확인한다.

【출처】 Jordan, L. M. (2016). Healthy Literacy made Simple. The Joint Commission Accreditation Ambulatory Care. Retrieved January 27, 2019, from https://www.jointcommission.org/assets/1/18/health-literacy-pcmh.pdf

요구, 학습 유형과 선호도, 학습에 대한 잠재적인 장벽을 포함한 학습요구 사정과 함께 시작된다. 사정결과를 토대로 한 개별화된 계획은 아동과 가족의 학습효과를 최대화하면서 교육에 필요한 시간과 노력을 줄일 수 있다. 아동간호에서 실제적인 간호는 아동에게 제공되지만, 교육은 적절한 발달과정에 있는 아동과 가족 구성원인 성인 모두를 대상으로 한다. 그러므로 적절한 시간에 아동과 성인 보호자 모두의 학습요구를 사정하는 것이 바람직하다. 글상자 8.4는 학습요구 사정의 구성요소에 대한 설명이다. 학습요구에 대한 사정은 가족과의 친밀한 관계를 형성하고 관심을 보여줄 수 있으며, 아동과 가족의 학습능력에 대한 기대를 가질 수 있는 시간이 된다.

다학제간 팀의 모든 구성원들이 아동과 가족의 학습을 지지할 수 있도록 사정자료를 공유한다. 사정은 보통 아동과 가족과의 첫 만남 또는 두 번째 만남 동안에 이루어지기는 하지만, 발생할 수 있는 변경사항을 확인할 수 있도록 만날 때마다 이루어져야 한다.

Knowles는 성인을 교육할 때 고려해야 할 기본 원칙에 대해 설명하였다(Knowles, Holton, & Swanson, 2015). 그는 성인을 위한 교육이 내용보다는 과정에 더

글상자 8.5 부모와 관련된 특정 학습 원칙

- **성인은 자기주도적이다.** 성인은 독립심에 가치를 부여하고 자신의 용어로 학습하기를 원한다. 역할놀이, 시범, 자가평가와 같은 개념을 포함하는 교육전략은 대부분 유용하다. 이 모델을 활용하여 간호사는 교육이 상호작용적이라는 점에서 가족과 파트너가 될 수 있고, 강의보다는 촉진자로서의 역할을 선택한다.
- **성인은 문제에 집중하고 업무지향적이다.** 성인은 자신의 지식기반과 차이가 있다는 것을 인지하였을 때 그 차이를 메우기 위하여 정보와 기술을 원하며 최선을 다해 학습한다. 학습에 대한 근거를 제공하는 것은 아동간호와 교육을 이행하는 데 느리게 반응하는 가족에게 동기부여가 될 수 있다.
- **성인은 목표지향적이다.** 성인은 학습을 통해 요구가 즉시 충족될 때 가장 잘 학습한다. 조직화되고 순차적이며, 적절한 시간 내에 소개되는 정보들은 가족이 특정 정보나 업무를 배워야 할 중요성을 이해하는 데 도움이 된다.
- **성인은 과거 경험과 신념에 가치를 부여한다.** 성인은 각각의 건강관리상황에서 경험을 축적한다. 이것은 새로운 학습을 위한 풍부한 기반을 제공한다. 교육은 반드시 다양한 배경을 고려하여야 한다. 교육 동안에 직면하는 개개인의 차이를 인정하고 활용하는 것은 교육에 대한 저항을 감소시키고 이행 정도를 향상시키는 데 도움이 된다.

【출처】 Knowles, M. S., Holton, E. F. 3rd, & Swanson, R. A. (2015). *The adult learner: The definitive classic in adult education and human resource development* (8th ed.). New York, NY: Routledge.

초점을 두어야 한다는 것을 발견하였다. 글상자 8.5는 성인 학습자중심의 원칙을 나타내고 있다.

학습요구 사정에 대한 문화적인 영향

가정에서 사용하는 언어 및 눈과 신체적 접촉을 측정하는 것 외에도 사정 동안에 다음 사항을 조사해야 한다.

- 가정에서 누가 아동을 돌보는가?
- 가족 내에서 누가 권위 있는 사람인가?
- 어떤 사회적인 지지 구조가 있는가?
- 특별한 식이요구와 문제들이 있는가?
- 전통적인 건강관습을 사용하고 있는가? (예를 들어, 치유사, 민속신앙, 부적, 민족적 치료법과 약초)
- 건강유지를 도와주기 위해 사용되는 다른 물품들이나 특별한 옷이 있는가?
- 어떤 종교적인 믿음, 의식, 영적 관습들이 중요한가?

학습요구는 가족과 상의해야 하고, 사정에 기초하여 충족되어야 한다.

이민자나 난민가족을 교육할 때 직면하게 되는 아동의 문제에는 영어의 사용과 관련된 혼동이나 측정 도구와 관련된 혼동이 있을 수도 있다. 즉, 조제유를 준비하거나 투약을 준비할 때 계량컵이나 주사기와 같은 특정 계량도구를 이용하지 않고 '한 움큼' 또는 '한 줌'으로 계량하는 것, 액체 항생제를 보관하기 위해 냉동실에 넣는 것, 모유수유방법과 관련된 혼동 등이 있다.

건강정보 이해능력의 문제

읽고 쓰는 능력은 아동과 가족의 교육에서 필수적인 능력이지만, 아직도 오늘날 미국의 많은 사람들은 읽기 능력이 부족하다. 미국에서는 3,600만 명 이상의 성인이 평균적인 3학년 학생들보다 글을 더 잘 읽지 못한다(ProLiteracy, 2016).

읽고 쓰는 능력을 가지고 있는 사람조차도 읽기와 이해하기, 그리고 건강관리상황에서 정보를 활용하는 데 어려움이 있을 것이다(그림 8.5). **건강정보 이해능력(health literacy)**은 건강관리에 대한 결정을 위해 건강관리정보를 얻고 읽고 처리하고 이해하고 활용하는 능력이다(Jordan, 2016). 이것은 단순하게 건강관리정보를 읽는 능력뿐만 아니라 경청, 말하기, 분석, 의사결정 능력과 건강관리상황에서 이러한 능력을 적용하는 것을 포함한다. 건강정보 이해능력이 부족한 것은 오늘날 많은 미국인들에게 커다란 문제이다. 낮은 건강정보 이해능력은 사람들의 나이, 인종, 교육 정도, 수입수준에 영향을 미치며, 결과적으로 입원 증가, 건강상태 감소 및 의료비용 증가를 초래한다(Weiss, 2014).

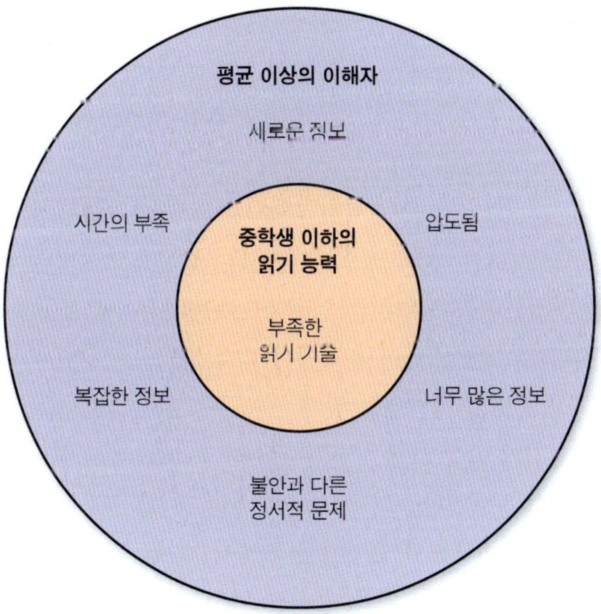

그림 8.5 건강정보 이해능력을 저하시키는 요인

의학적 정보는 갈수록 더 복잡해지고 있으나 간호사가 아동과 보내는 시간은 감소하고 있다. 또한 익숙하지 않은 정보가 소개되거나 정서적인 괴로움이 있을 때 읽기능력과 이해력은 더 줄어든다. 그 결과 많은 연구에서 제한된 건강정보 이해능력을 가진 사람들은 말 또는 글로 쓰인 기본적인 의학 단어나 건강 개념을 이해하지 못한다고 보고하였다. 따라서 모든 의료진은 보편적인 문맹퇴치 예방조치를 취하고, 만나는 모든 환자에게 이해하기 쉬운 정보를 제공하는 데 중점을 두어야 한다.

낮은 건강정보 이해능력을 파악하는 것은 매우 어렵다. 즉, 외모, 언어능력, 고용상태, 교육수준을 통해 읽기능력이나 건강정보 이해능력이 부족한 사람을 발견해 내기는 어렵다. 잘 읽지 못하는 많은 사람들은 자신의 무능함을 감추기 위해 시간을 끈다. 낮은 건강정보 이해능력은 모든 사람에게 영향을 미치지만, 노인, 가난한 사람, 소수집단의 구성원, 의학적으로 소외된 사람, 영어를 제2외국어로서 말하는 사람들과 같은 특정 집단에서 위험성이 더 높다(HRSA, 2017).

낮은 건강정보 이해능력을 나타내는 신호는 다음과 같다(Davis et al., 2017; HRSA, 2017).

- 설문지, 등록 서류, 동의서 작성에 어려움이 있음. 즉, 서류가 미완성이고 부정확하거나 오류가 있음
- 자주 약속을 지키지 않음
- 치료적 식이요법의 불이행과 추후 관리 부족
- 투약오류의 과거력
- "나는 안경을 잃어버렸어." 또는 "나는 이것을 집에 가서 읽을 거야."와 같은 반응을 함
- 자신의 치료와 약물에 대한 질문에 대답하지 못함
- '멍청'하게 보이지 않으려고 질문을 피함

교육계획

사정이 완료되고 나면, 상호합의에 의한 성취 가능한 학습목표와 목적을 계획한다. 교육자와 학습자 모두 목표가 성취될 것이라고 믿는 것은 중요하다. 아동과 가족의 근심과 건강관리팀이 알아야 한다고 생각하는 것 사이의 공통점과 연결고리를 찾는 것은 교육계획에서 중요하다. 이것은 학습을 최대화하고 지속할 수 있는 아동 교육자료와 자원을 검토하기에 좋은 시간이다. 모든 아동과 가족에게 적합한 단일 교육방법은 없다. 학습자의 학습요구와 능력을 충족시키기 위해 교육방법은 개별화되어야 한다.

연구에 의하면, 기관을 방문하는 동안 제공된 구두 정보의 40~80%는 즉시 잊어버리고, 남아 있는 정보의 거의 절반은 올바르지 않은 것으로 나타났다(Brega et al., 2015). 언어교육은 여전히 환자교육의 중요한 구성요소이지만 항상 효과적인 것은 아니며, 다른 교육방법과 함께 사용해야 한다(Marcus, 2014). 비디오, 인형, 놀이치료 또는 컴퓨터 기반 교육을 서면자료와 함께 사용하는 것과 같은 여러 교수전략을 대상자의 교육수준에 맞추어 사용하는 것이 적절하다. 그림과 삽화와 같은 시각자료는 큰 도움이 되며, 특히 문해력이 낮은 사람들을 도울 수 있다. 아동과 가족의 교육계획에는 적절한 시기에 다학제적 팀의 투입을 포함하고 있어야 한다. 좋은 의사소통과 협력을 통하여 팀 구성원들은 아동과 가족이 많은 지식과 기술을 갖춘 돌봄제공자가 되도록 권한을 부여하고 함께 일을 해야 한다. 교육자 중심의 전통적인 교육방식에 머물러 있지 않고, 가족중심의 교육을 하기 위해서는 신념과 기술이 필요하다.

학습을 강화하기 위한 실질적 중재

요구에 대한 사정과 학습계획의 목적은 효과적인 교육중재를 위해서이다. 아동과 가족이 학습하고, 합의된 목표를 달성했는지 확인하기 위하여 이러한 중재들을 자주 평가하도록 한다. 표 8.3은 학습을 증진시키는 데 도움이 되는 방법을 보여준다.

미국의학협회(American Medical Association)와 건강관리연구와 질을 위한 기관(AHRQ)에서는 보편적인 문해 예방조치를 시행할 것을 권장한다. 이는 모든 사람이 건강문해력이 낮은 것으로 간주하고 치료를 제공하는 것을 의미한다(Weiss, 2014).

간호사는 '비난 없는' 환경을 조성하고 도움을 제공할 수 있는 훌륭한 위치에 있다. 아동이나 가족에게 "많은 사람들이 이 교재(소책자, 설명서)에 있는 정보를 읽고 기억하는 데 문제가 있습니다. 이것이 당신에게 문제가 된 적이 있습니까?"라고 적절하게 말을 할 수 있다.

간호사는 학습을 향상시키기 위한 여러 가지 단계들을 시도할 수 있다.

- 그림을 그리거나 의학적 삽화 활용
- 동영상 활용
- 약물이나 시술의 단계를 색깔로 표시
- 녹음테이프에 녹음
- 언어적 정보가 많은 경우 반복하고 나누어 묶음
- 교체되는 가족 구성원 교육

아동과 청소년 교육

아동과 청소년을 교육하는 것은 아동간호 수행에서 매우 중요한 부분이다. 아동과 청소년은 그들의 불안을 극복하고 능력, 자신감, 희망의 감정들을 되찾기 위한 시도로써 질병에 대한 많은 것을 알고 싶어한다. 성인과 마찬가지로 아동과 청소년의 정보가 가치 있게 평가되고 학습과정에 포함되었을 때 가장 잘 배우게 된다. 아동의 나이와 발달단계에 따라 정보의 양, 형식, 시간이 결정될 것이다. 아동에게 교육을 시작하기 전에, 신뢰관계를 형성하고 좋은 의사소통을 위한 기반을 마련하는 것은 매우 중요하다. 아동과의 의사소통을 위한 발달적 방법은 위에 언급되어 있고 표 8.2에는 아동 및 청소년과의 효과적인 의사소통과 관련된 추가적인 정보를 나타내고 있다.

학령전기 아동 교육. 어린 아동을 교육할 때, 간호사나 가족들은 무엇을, 언제, 어떻게 배우게 될지에 대해 일부 혹은 전체적인 책임감을 가진다. 가끔 학령전기 아동은 활발한 상상력을 가지고 있기 때문에, 정보의 일부분을 만들어내거나 잘못된 정보로 잘못된 시도를 할

표 8.3 학습 증진을 위한 방법

방법	설명
속도를 늦추고 정보를 자주 반복한다.	건강관리시설에서 대부분의 교육이 구두로 이루어지기 때문에 중요한 정보는 적어도 4~5차례 반복한다.
평범하고 비의학적인 언어를 사용하여 대화한다.	지침 작성 시 중요 항목이나 문구는 몇 개의 단어로 작성한다. 일반적이고 가능한 하나 또는 두 개의 음절들을 포함하는 '가정용 언어(living-room-type)'를 사용한다.
정보를 단위로 묶고 논리적인 단계를 이용하여 나누어 가르친다.	특히, 가족이 배워야 할 많은 양의 복잡한 정보가 있을 때 중요하다. 10~15분 동안 교육하고, 학습자에게 휴식을 제공하고, 나중에 다시 단위교육으로 돌아간다.
정보의 우선순위를 매기고 '생존기술(survival skills)'을 먼저 교육한다.	시간적인 제약과 다양한 요구로 인해 아동을 위한 건강관리에는 시간이 2배로 걸리고, 충분히 교육할 시간이 없다. 간호사는 반드시 아동과 가족에게 필요한 정보를 제공하여 그들의 즉각적인 요구를 만족시켜야 한다. 여기에는 다음의 정보들을 포함할 수 있다. • 아동의 의학적인 상태 • 치료정보 • 왜 정보가 중요한가 • 생길 수 있는 문제, 부작용 또는 염려 • 만약 문제가 생기면 어떻게 해야 하는가 • 추가적인 도움, 정보 또는 지원을 위해서 누구에게 연락해야 하는가
사진, 동영상, 모형과 같은 시각적 자료를 활용한다.	가능하다면 학습을 강화하고 향상시키기 위하여 시각적인 자원들을 활용한다. 간단한 그림과 표를 그리고, 색으로 부호화하는 대체방법의 사용으로 정보나 개념을 잘 잡지 못하는 가족에게 학습이 가능하도록 한다.
상호작용적, '실습(hands-on)'방법을 사용하여 교육한다.	학습자들이 실습을 하거나 간호에 참여할 때, 학습은 좀 더 쉽고 빠르게 된다. 인형과 모형으로 먼저 학습하는 것은 불안을 완화하고 아동에게 실제로 수행하는 절차나 간호 전에 자신감을 불어넣는다.
시범을 활용하여 가르치고, 시범을 하게 하고, 가르치게 하고, 말로 표현하게 한다.	학습자에게 무엇을 하는 방법을 보여주고, 수행하는 방법을 배운 것을 보여주도록 하고, 학습자가 알고 있거나 수행하는 방법을 배운 것을 자신의 말로 진술하게 한다.

수 있다. 적절한 시기에 능숙하게 정보를 전달하는 것을 통해 정보를 다르게 이해하고 비협조적인 학령전기 아동의 신뢰성, 침착성, 통제감을 증진할 수 있다. 표 8.4는 어린 아동의 교육을 위한 일반적인 지침을 제시하고 있다.

학령기 아동 교육. 학령기 아동이 많이 아프지 않으면 이들은 보통 자신의 간호에 참여하기를 원한다. 학령기 아동은 협력과 성취 욕구를 가지고 있다. 교육을 할 때는 아동에게 직접 말하고, 교육계획에 이들을 포함시키도록 한다. 부모는 종종 자신의 아동에게 주어지는 교육과 간호에 대한 관찰을 통해 배우므로 학령기 아동과 부모를 함께 교육한다. 표 8.5는 학령기 아동을 교육할 때 지켜야 할 일반적인 지침을 제공하고 있다.

청소년 교육. 청소년들은 특히 신체상 유지와 자율성과 통제감에 민감하다. 건강관리과정을 비롯하여 청소년에게 영향을 미치는 결정들은 특히 중요하다. 표 8.6은 청소년을 교육할 때 사용하는 지침을 제공하고 있다.

학습평가

교육이 잘 시행되었다고 해서 반드시 학습이 일어났다고는 할 수 없다. 학습에 대한 평가는 아동과 가족이 배운 것을 적절하게 학습했는가를 확인하는 것이 중요하다. 건강관리시설에서 교육적인 효과로 평가를 하고, 이에 따라 목표와 중재를 조정하도록 한다. 다학제 팀의 구성원으로 속해 있는 간호사는 아동과 가족의 학습에 책임이 있다. 아동과 가족에게 피드백을 위한 질문과 질문 기회를 주는 것을 통해 이해에 도움을 줄 수 있다. 또한 불안과 같은 혼동의 징후를 사정하는 것은

표 8.4 어린 아동을 위한 일반적인 교육방법

교육방법	실질적 적용
• 사정한 아동의 발달단계, 질문, 요구에 기초한 단순하고, 간결하고, 구체적인 설명을 제공한다.	• 아동의 감각을 사용하고 시술을 보고, 듣고, 냄새 맡고, 맛보고, 느끼는 것과 연관시킨다("MRI 기계는 매우 시끄럽고 큰 기차 같아.").
• 전달해야 하는 정보가 긍정적이지 않을 때라도 솔직해야 한다. 이것은 아동이 돌봄제공자에 대한 확신과 신뢰관계를 형성하는 데 도움이 될 것이다.	• 아동이 이해하는 가족의 단어를 사용한다. 즉, '부드러운 단어'를 사용한다("이것은 화상을 입힐 거야." 대신에 "이것은 따뜻하게 느껴질 거야.").
• 검사를 하기 전에는 과도한 걱정과 불안을 감소시키기 위하여 검사시간을 설명한다. 취침시간 즈음에 좋지 않은 소식을 말하는 것을 피한다.	• 일반적으로 유아에게는 검사과정, 약물, 중재에 대한 정보를 직전에 제공하고, 4~7세 아동에게는 1~2일 전에 정보를 준다.
• 부모는 자녀에 대해 가장 잘 알고 있다. 아동의 과거 행동과 대처능력에 대해 부모로부터 정보를 알아내는 것은 아동에게 긍정적인 경험과 부정적인 경험의 차이를 의미하는 것일 수 있다.	• 적절한 시기에 부모에게 자녀의 통증관리, 머릿속에 그려보기, 관심전환방법("우리가 바닷가에 갔을 때를 떠올리면⋯.")으로 아동을 지도하는 방법에 대하여 교육한다.
• 아동에게 적극적인 역할을 할 수 있도록 한다. 이것은 아동에게 자신감과 상황지배의 감각을 촉진하는 데 도움을 줄 것이다.	• 아동이 드레싱이나 테이프의 조각을 잡고 있는 것과 같은 간단한 자기간호활동들을 할 수 있도록 허락한다. 받침대나 인형을 제공하여 가능한 많이 만지고 느낄 수 있도록 한다("당신의 역할은 가만히 있는 것이다.").
• 아동이 더 많은 정보를 원하지 않는다고 말을 하거나 표현했을 때 아동의 요구를 존중해 주어야 한다.	• 짧고 간단하게 설명하고 언제 교육이 끝날지 알려준다.
• 아동을 칭찬하고 당신이 아동의 협조와 도움을 얼마나 감사하게 생각하는지 알게 한다.	• "부탁해."와 "고마워."라는 말을 자주 사용한다("고마워. 네가 나를 위해 얌전히 있어줘서 고마워.").

표 8.5 학령기 아동을 위한 일반적인 교육방법

교육방법	실질적 적용
• 의사결정과정에서 아동이 참여하고 통제를 할 수 있도록 한다.	• 가능하다면 언제든지 선택을 할 수 있도록 해 준다(주스나 우유와 함께 약을 먹는 것). 그러나 대안이 없을 때는 선택의 기회를 제공하지 않는다(약을 먹는 것).
• 아동은 현재의 사건들을 과거의 경험들과 연관지을 수 있다.	• 아동에게 친숙한 과거 경험과 사례를 활용한다("네가 처음 수영을 배우러 갔을 때를 기억해 보자.").
• 성취와 달성은 이 나이의 아동에게 매우 중요하며, 아동이 활발하게 참여할 수 있는 어떤 것이든지 아동의 학습과 적응에 도움을 줄 것이다.	• 활동적인 역할을 제공하고, 아동이 가능한 한 많이 자가간호를 할 수 있도록 해 준다. 학습을 강화시키기 위하여 소품, 인형, 게임, 컴퓨터를 활용한다.
• 이 나이에서 대부분의 아동은 서열을 매길 수 있고, 원인과 결과를 이해하고 시간에 대한 감각을 가진다.	• 아동이 참여해야 하는 단계와 이것이 얼마나 걸릴지에 대하여 알려준다. ("오늘 나는 네 드레싱을 어떻게 바꾸는지에 대하여 가르칠 거야. 이것은 네 상처를 깨끗하게 지켜줄거야. 먼저, 손을 씻고⋯.")
• 상황을 극복하고 마음으로 준비하는 것은 자신감을 위해 중요하다.	• 아동의 나이와 발달단계에 따라 3~7일 이전에 정보를 제공한다.
• 아동을 칭찬하고 아동의 도움과 협력에 대해 얼마나 고마워하는지에 대하여 알게 한다.	• "부탁해.", "고마워."라는 말을 자주 사용한다("고마워. 너는 흡입기를 이용하여 대단한 일을 해냈어!").

표 8.6 청소년을 위한 일반적인 교육방법

교육방법	실질적 적용
• 십대에게 의사결정에 참여하고 통제감을 가질 수 있게 한다.	• 십대에게 직접 말하고, 교육과 간호에 대한 모든 결정에서 이들의 생각을 고려해 준다.
• 청소년은 추상적인 정보를 처리할 수 있으며 자신의 행동이 장기적인 결과에 영향을 준다는 것을 이해한다.	• 어떤 것이 왜 중요한지 이유를 설명하고, 어떻게 그들의 삶이 자신의 건강요구에 대한 간호를 결정하는 데 영향을 미치는지에 대해 논의한다("만약 네가 천식 약을 먹게 된다면, 너는 테니스를 더 잘 칠 수 있게 될 거야.").
• 청소년은 어떻게 자신이 보어지고 어떻게 또래친구와 어울리는지에 대하여 매우 걱정한다.	• 또래의 인정과 개인의 외모에 영향을 주는 건강문제를 다루기 위한 수용가능한 해결책과 전략을 개발하기 위하여 십대와 협력한다(예: 항암요법으로 인한 탈모에 가발 vs 머리수건을 쓸 것인지 의논한다).
• 청소년은 독립을 위해 노력하고, 부모나 의료인과의 갈등이 생길 수도 있는 이데올로기와 개인적인 가치를 가지고 있다.	• 최고의 교육적인 노력에도 불구하고, 간호에서 약간의 불이행을 예상한다. 교육목표가 서로에게 좋은 결과를 달성할 수 있도록 함께 노력한다.

학습을 평가하는 데 도움이 될 수 있다. 만약 아동이나 가족에게 학습이 일어나지 않았다면 건강관리팀은 교육전략을 조정하여 아동이나 가족에게 학습이 일어나도록 해야 한다.

교육의 궁극적인 목표는 아동과 가족의 행동이 변화하는 것이다. 즉, 변화는 아동과 가족의 지식이나 기술 또는 둘 다 모두의 수준에서 발생할 수 있다.

평가는 교육의 주제와 방법에 따라 여러 가지 다른 방법으로 할 수 있다. 아동이나 가족들은 다음을 나타낼 수 있다.

- 종종 재시범이라고 부르는 기술을 시범 보인다. 학습은 이러한 방법을 사용하여 빠르고 쉽게 확인할 수 있다.
- 자신의 용어로 정보를 반복하여 가르치거나 되풀이한다.
- 개방형 질문에 대답을 한다. 개방형 질문은 빠뜨리거나 부정확한 정보를 사정하는 데 도움이 된다. 개방형 질문은 "예" 또는 "아니오"로 간단하게 대답할 수 있는 것이 아니다.

학습을 평가하기 위한 다른 방법은 가족에게 '가상' 시나리오를 제공하는 것으로, 가족들이 자신의 집에서 생활하고 있다고 생각하는 것이다. 부모에게 아동을 간호하는 데 필요한 일반적인 것부터 응급상황을 다루는 것까지 모든 단계들을 말로 표현하도록 한다. 부모는 가정에서도 아동에게 독립적으로 간호를 제공하기 위하여 필요한 단계의 정보를 정확하고 완전하게 전달할 필요가 있다.

아동과 가족에 대한 교육 기록

의무기록에 아동간호와 교육에 대해 기록하는 것은 모든 간호사의 전문적 실무 중 일부분이며, 네 가지 주요 목적을 제공한다. 첫째, 아동의 의무기록은 다학제간 팀이 아동과 가족이 무엇에 대해 학습되었고, 어떤 학습이 수행되어야 하는지 방향을 설정할 수 있도록 의사소통 도구로서 역할을 한다. 둘째, 법적인 문제가 발생했을 때 가족이 받았던 교육을 증명하는 역할을 한다. 셋째, 아동과 가족을 위한 교육활동에 책임이 있는 건강관리제공자가 소속된 허가단체와 공동위원회 및 의료보험기관(Centers for Medicare and Medicaid Services, CMS)에 의해 세워진 표준들을 검증한다. 넷째, 보상을 목적으로 제공되는 상품과 서비스의 정보를 다른 의료비용제공자에게 알려준다.

아동과 가족 교육에 대한 기록은 반드시 해야 하는 것이다. 기록은 가족의 교육계획과 목표가 달성되었고, 가족이 퇴원할 준비가 되었는지를 확인할 수 있는 유일한 방법이다. 아동과 가족 교육에 대한 기록은 반드시 아래와 같은 주제들을 포함하고 있어야 한다.

- 학습요구 사정
- 아동의 의학적 상태와 간호계획에 대한 정보
- 아동 교육의 목표; 목표가 달성된 날짜
- 사용한 교육방법과 아동과 가족이 받아들인 정도
- 약물–약물, 약물–음식의 상호작용을 포함한 투약
- 변경된 식이와 필요한 영양소
- 의료장비의 안전한 사용
- 추후 관리와 지역사회 자원

주요 개념

- 비외상성 간호는 스트레스원과 부모로부터의 분리를 최소화하고 아동과 가족을 위한 통제력을 증진시키는 데 초점을 둔다.
- 아동과 가족은 절차가 수정되기 전에 적절한 설명과 교육이 필요하다. 준비는 절차를 설명하는 것이 포함되고, 또한 신체적으로 아동을 준비시키는 것이 포함된다. 적절한 준비는 아동과 가족의 불안을 줄이는 데 도움이 되고 아동의 협조를 증진하고 아동과 가족의 대처방법을 지지하는 데 도움을 준다.
- 준비의 주요 부분은 놀이를 포함한다.
- 준비단계에서 아동의 부모를 포함하여야 하는데, 이유는 일반적으로 부모가 아동에게 가장 편안함을 주기 때문이다.
- 아동의 발달수준에 따라 상황을 설명할 때 단순하고 짧고 적절하게 한다. 아동에게 어떤 것이 수행될 것이고 어떤 것이 예상되는지에 대해 설명한다.
- 가능하다면 아동생활전문가를 활용한다.
- 가족중심간호는 간호의 계획, 중재, 평가에서 환자와 가족, 의료진의 유익한 동반자 관계를 포함한다.
- 가족중심간호는 가족이 아동을 위한 지지와 강화의 일차적인 자원이라는 개념에 기초한다.
- 가족중심간호는 다음의 것들을 포함한다: 아동과 가족을 존중, 문화적인 다양성의 인지, 가족의 강점을 발견, 정서적인 도움, 가족의 지지, 솔직하고 선입견이 없는 정보 제공, 가족들과 협력하고 권한을 부여.
- 아동과 그들의 가족들과 함께 의사소통을 할 때, 개방적이고 솔직한 태도를 유지해야 한다.
- 치료적인 의사소통은 개방형 질문, 반영, 재진술, 감정의 인정, 능동적인 경청의 사용을 포함한다.
- 아동과 효과적인 의사소통을 하기 위해서는 아동의 발달단계에 대한 지지와 정보를 제공하고 나이에 적합한 방법을 활용한다.
- 부모와 의사소통을 할 때는 솔직해진다. 부모는 그들이 가치 있는 느낌을 받고 싶어 하며 건강관리팀과 동등한 동반자가 되어야 한다.
- 가족이 아동의 건강에 대한 지식을 가지는 것은 매우 중요하다.
- 간호사는 교육을 계획하기 전에 반드시 가족의 문화와 언어를 사정해야 한다. 만약 가족이 한국어를 말하지 못한다면 통역사가 필요할 수도 있다. 간호사는 일반적인 것보다는 각 가족의 개인적인 신념과 습관을 사정해야 한다.
- 건강교육의 단계는 학습요구와 유형의 사정, 교육의 목표와 계획의 협력적 수립, 실행, 평가 그리고 교육의 문서화이다.
- 환자교육은 환자와의 첫 만남에서 시작하여 퇴원과 그 후까지 진행된다. 각 단계 후에 재사정이나 과정의 변화는 성공을 위해 매우 중요하다.

참고문헌

American Academy of Pediatrics (AAP) (2019). Engaging Patients and Families: Addressing low health literacy. Retrieved January 29, 2019, from https://www.aap.org/en-us/professional-resources/practice-transformation/managingpatients/Pages/health-literacy.aspx

American Academy of Pediatrics, Committee on Hospital Care and Child Life Council. (2014, reaffirmed 2018). Child life services. *Pediatrics, 133*(5), e1471–e1478.

American Academy of Pediatrics (AAP), Committee on Hospital Care (CHC), Institute for Patient and Family-Centered Care (IPFCC). (2012, reaffirmed 2018). Policy statement: Patient and family-centered care and the pediatrician's role. *Pediatrics, 129*(2), 394–404.

American Academy of Pediatrics, Committee on Pediatric Workforce. (2004, reaffirmed 2008). Ensuring culturally effective pediatric care: Implications for education and health policy. Retrieved October 10, 2019, from https://pediatrics.aappublications.org/content/114/6/1677

Association of Child Life Professionals. (2018). The Child Life Profession: What Is a Certified Child Life Specialist? Retrieved March 31, 2019, from https://www.childlife.org/the-child-lifeprofession

Brega, A. G., Barnard, J., Mabachi, N. M., Weiss, B. D., DeWalt, D. A., Brach, C., … West, D. R. (2015). *AHRQ health literacy universal precautions toolkit* (2nd ed.). Rockville, MD: Agency for Healthcare Research and Quality. Retrieved January 31, 2019, from https://www.ahrq.gov/sites/default/files/publications/files/healthlittoolkit2_4.pdf

Cora-Bramble, D. & the American Academy of Pediatrics (2019). Engaging Patients and Families: Providing Culturally Effective Care. Retrieved January 31, 2019, from https://www.aap.org/en-us/professional-resources/practice-transformation/managingpatients/Pages/effective-care.aspx

Davis, T., DeWalt, D., Hink, A., Hawk, V., Brega, A., & Mabachi, N. (2017). *Health literacy: Hidden barriers and practical strategies*. Rockville, MD: Agency for Healthcare Research and Quality. Retrieved January 27, 2019, from http://www.ahrq. gov/professionals/quality-patient-safety/quality-resources/tools/literacy-toolkit/tool3a/index.html

Diener, M. L., Choi, C. S., Isabella, R. A., Lofgren, A. O., & Magana, S. (2017). Medical professionals' perceptions of the use of treatment rooms. *Children's Health Care, 46*(2), 196–213. Abstract retrieved January 31, 2019, from https://www.tandfonline.com/doi/abs/10.1080/02739615.2015.1124774?journalCode=hchc20

Dowshen, S. (2014). Preparing your child for surgery. KidsHealth from Nemours. Retrieved January 29, 2019, from http://kidshealth.org/parent/system/surgery/hosp_surgery.html#

Gaynard, L., Wolfer, J., Goldberger, J., Redbum, L., Laidley, L., & Thompson, R. (1998). *Psychosocial care of children in hospitals: Clinical practice manual from the ACCH Child Life Research*

Project (1st ed.). Rockville, MD: Child Life Council.

Health Resources & Services Administration (HRSA) (2017). Health Literacy. Retrieved January 27, 2019, from https://www.hrsa.gov/about/organization/bureaus/ohe/health-literacy/index.html

Jordan, L. M. (2016). Healthy Literacy made Simple. The Joint Commission Accreditation Ambulatory Care. Retrieved January 27, 2019, from https://www.jointcommission.org/assets/1/18/health-literacy-pcmh.pdf

Juckett, G., & Unger, K. (2014). Appropriate use of medical interpreters. *American Family Physician, 90*(7), 476–480.

Kaneshiro, N. K., & Zieve, D. (2018). Preschooler test or procedure preparation. Retrieved January 24, 2019, from http://www.nlm.nih.gov/medlineplus/ency/article/002057.htm

Knowles, M. S., Holton, E. F. 3rd, & Swanson, R. A. (2015). *The adult learner: The definitive classic in adult education and human resource development* (8th ed.). New York, NY: Routledge.

Koh, H. K., Berwick, D. M., Clancy, C. M., Baur, C., Brach, C., Harris, L. M., & Zerhusen, E. G. (2012). New federal policy initiatives to boost health literacy can help the nation move beyond the cycle of costly "crisis care." *Health Affairs, 31*(2), 434–443.

Kuttner, L. (2010). *A child in pain: What health professionals can do to help*. Bethel, CT: Crown House Publishing Company LLC.

Lerwick, J. L. (2016). Minimizing pediatric healthcare-induced anxiety and trauma. *World Journal of Clinical Pediatrics, 5*(2), 143–150.

Levetown, M. & American Academy of Pediatrics Committee on Bioethics. (2008, reaffirmed 2016). Communicating with children and families: From everyday interactions to skill in conveying distressing information. *Pediatrics, 121*(5), e1441–e1460.

Marcus C. (2014). Strategies for improving the quality of verbal patient and family education: A review of the literature and creation of the EDUCATE model. *Health Psychology and Behavioral Medicine, 2*(1), 482–495.

McPherson, G., & Thorne, S. (2000). Children's voices: Can we hear them? *Journal of Pediatric Nursing, 15*(1), 22–29.

National Association of the Deaf. (n.d.). Questions and answers for healthcare providers. Retrieved January 24, 2019, from http://www.nad.org/issues/health-care/providers/questionsand-answers

ProLiteracy. (2016). U.S. Adult Literacy Facts. Retrieved January 27, 2019, from https://www.proliteracy.org/Portals/0/pdf/PL_AdultLit-Facts_US_flyer.pdf?ver=2016-05-06-145137-067

The Joint Commission (2018). Prepublication requirements—Standards Revisions for Home Health Agency Final Rule in Home Care–Additional Updates. Retrieved January 27, 2019, from https://www.jointcommission.org/assets/1/18/Prepub_OME_HHA_FinalRule_March_Revisions.pdf

U.S. Department of Health and Human Services. (2019). *Proposed objectives for inclusion in Healthy People 2030*. Retrieved January 17, 2019, from https://www.healthypeople.gov/sites/default/files/ObjectivesPublicComment508_1.17.19.pdf

Weiss, B. D. (2014). How to bridge the health literacy gap. *Family Practice Management, 21*(1), 14–18. Retrieved January 31, 2019, from https://www.aafp.org/fpm/2014/0100/p14.html

Wong, D. (1995). *Whaley & Wong's nursing care of infants and children* (5th ed). St. Louis, MO: Mosby.

임상적 판단능력

객관식 문제

1. 아동에게 비외상성 간호를 제공해야 할 때와 가장 적절한 행동은 무엇인가?
   a. 불편감을 줄 수 있는 시술을 위해 억제하는 것
   b. 낮부터 밤까지 아동의 방에 불을 켜 놓는 것
   c. 아픈 주사에 국소 마취제 사용을 제한하는 것
   d. 부모와 아동이 함께 있는 것에 대해 알고 선택하도록 하는 것

2. 가족중심간호의 개념을 포함한 간호 중 옳은 것은 무엇인가?
   a. 아동을 위한 건강관리 결정을 의사가 하도록 가족을 격려하는 것
   b. 존중, 가족 강화, 다양성, 가족과 협력의 개념을 사용하는 것
   c. 누가 아동의 건강관리계획을 수행할지 가족이 선택할 수 있도록 정보를 제공하고 조언하는 것
   d. 가족들이 아동의 질병과 관련하여 좋은 선택을 할 수 없는 스트레스를 겪고 있다는 것을 인지하기

3. 아동과 가족들과 함께 협력할 때, 치료적인 의사소통을 증진시키기 위한 중요한 전략은 무엇인가?
   a. 자세한 설명
   b. 주의 깊은 경청
   c. 편안한 접촉
   d. 폐쇄형 질문

4. 간호사는 병원에서 2세 아동을 간호하고 있고, 엄마는 유아가 겁먹을 수 있는 것에 대한 걱정을 표현하였다. 가장 적절한 간호사의 응답은 무엇인가?
   a. "걱정마세요. 우리는 가족중심과 비외상성 간호를 수행합니다."
   b. "우리는 당신의 아이가 경험할 스트레스들을 최소화시키기 위해 최선을 다할 것입니다."
   c. "아마도 당신에게 놀라울 거예요. 그래서 당신은 집에 머물러야 합니다."
   d. "우리의 비외상성 간호수행은 당신 아이의 모든 통증과 스트레스들을 제거할 것입니다."

5. 아동과 부모를 위한 교육을 계획할 때, 간호사가 첫 번째 단계에서 해야 할 것은 무엇인가?
   a. 아동의 퇴원 시에 이루어질 절차와 약물들을 결정한다.
   b. 아동과 가족들의 학습요구와 방식을 알아본다.
   c. 이 종류의 절차를 수행해본 적이 있는지 없는지 부모에게 물어본다.
   d. 아동과 부모에게 교육의 목표가 무엇인지에 대하여 말한다.

비판적 사고 연습

1. 병동에 입원 중인 5세 아동이 있다. 의사는 일반 혈액검사, 전해질검사, 소변배양을 포함하는 진단적 검사와 수액을 처방하였다. 간호사로서 최상의 결과를 증진하고 비외상성 간호를 보장하기 위해서 당신은 어떻게 시술 전에 아동과 가족을 준비시키고, 시술의 중간과 후에 그들을 지지하겠는가?
2. 사우디아라비아에서 온 3세의 소녀는 한국을 방문하는 동안 심각하게 아팠다. 그녀는 긴 입원이 필요할 것이다. 이 아동의 가족에게 광범위한 건강관리교육을 제공하고 효과적인 의사소통을 위하여 간호사가 반드시 택해야 할 단계에 대하여 설명하시오.

학습활동

1. 임상병동에 당신이 간호하는 가족 중 한 사람을 위하여 교육계획을 개발하여 보시오.
2. 다양한 나이의 아동들이 겪을 시술들을 위해 아동을 통제하는 전통적인(비외상성이 아님) 접근의 영향에 대하여 아동생활전문가를 인터뷰하시오.
3. 당신의 지역사회에서 번역가와 언어 통역사의 이용 가능성을 조사하고, 이용 가능한 자원들의 목록을 작성하시오.

통합: 사례연구

5세 소녀 미아가 폐렴으로 경구 항생제를 집에서 복용하였지만 호전되지 않아 병동에 입원하였다. 미아에게 IV 항생제 치료를 위하여 IV 삽입이 처방되었다.

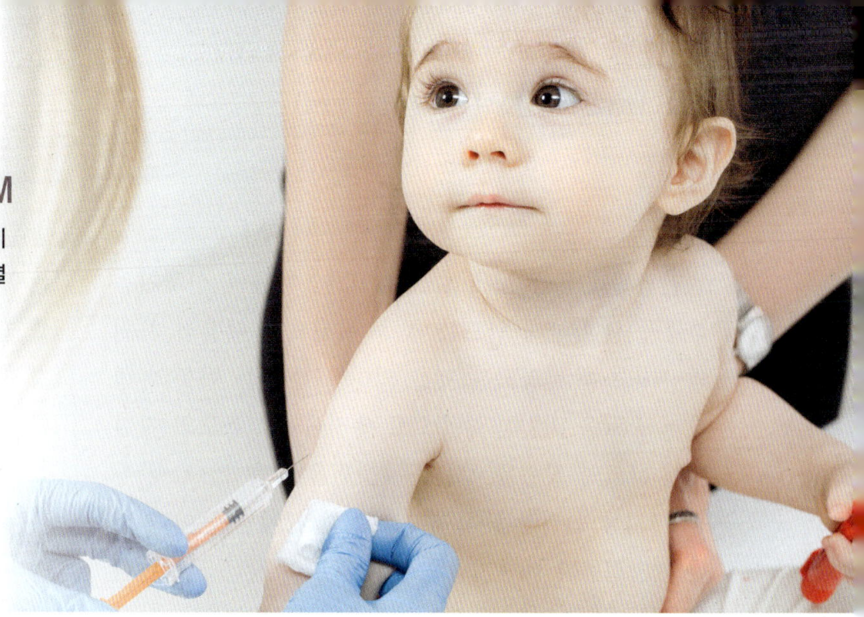

WORDS OF WISDOM

예방에는 결코 늦음이 없다. 이는 건강증진을 위한 진정한 열망으로 시작한다.

9 건강관리
Health Supervision

학습목표

이 장을 학습한 후 학생들은 다음을 수행할 수 있다.

1. 건강관리의 원리를 설명한다.
2. 만성질환 아동의 건강관리의 도전과제를 설명한다.
3. 방문건강관리의 세 가지 요소를 나열한다.
4. 아동의 발달감시와 선별검사에 대해 설명한다.
5. 예방접종의 원리를 설명한다.
6. 예방접종의 방해요소들을 설명한다.
7. 건강증진의 주요 요소들을 설명한다.
8. 건강증진에서 예방교육의 역할을 설명한다.

3살의 지현과 9개월의 지우는 이미지와 함께 병원을 방문하였다. 제일 최근에 내원한 것은 지현의 경우 1살 때이고, 지우는 병원에 온 적이 없다. 아버지에 의하면 아이들이 건강했기 때문에 병원에 올 필요가 없었다고 한다. 지현은 오늘 목이 아파서 병원을 방문하였다.

주요 용어

- 능동면역(active immunity)
- 면역(immunity)
- 발달감시(developmental surveillance)
- 발달검사(developmental screenings)
- 보편적 선별검사(universal screening)
- 선별검사(screening tests)
- 선택적 선별검사(selective screening)
- 수동면역(passive immunity)
- 위험사정(risk assessment)

건강관리의 원리

건강관리(health supervision)는 아동의 신체기능 수준을 적합하게 만드는 것을 목적으로 예방적 차원의 서비스를 제공하는 것을 의미한다. 이는 아동의 성장과 발달을 적절한 수준으로 촉진시키고 부모와 자녀에게 사고와 질병을 예방하는 방법을 교육함으로써 아동이 최상의 건강을 유지하도록 한다(예를 들어 적절한 예방접종과 예방지침 등이 있다). 이 장은 건강관리의 주된 세 가지의 요소인 발달감시와 선별검사, 상해와 질병의 예방, 건강증진으로 구성되어 있다. 아동의 건강관리는 출생 직후부터 청소년기까지 지속된다. 이는 모든 아동에게 필수적이며, 아동의 건강관리를 위한 국가적인 자원을 가지고 있을 때 매우 효과적이다. 개인병원, 지역사회의료기관, 노숙자 보호소, 주간보호시설, 학교와 같이 아동과 가족들이 이용할 수 있는 모든 정부산하 공공기관들은 건강관리서비스를 위한 적절한 환경이 될 수 있다. 방문건강관리의 틀은 미국보건복지부(DHHS), 미국의학협회(AMA), 미국소아과학회(AAP)의 국제적인 가이드라인을 통해 개발되었다. 이 단체들은 만성질환을 가지고 있는 아동에게 가이드라인과 서비스를 제공하고 국제입양아동과 같은 특수한 상황과 관련된 정보를 제공한다.

건강

아동 건강관리의 목적은 건강상태의 유지이다. 방문건강관리를 통해 아동, 가족, 지역사회의 건강증진을 극대화할 수 있다. 간호사의 방문은 최상의 건강상태를 유지하도록 촉진할 수 있으며 건강증진 실현을 위한 간호의 한 부분이 된다.

건강관리의 특정 이슈

건강관리의 특정 이슈에는 문화적 영향력, 지역사회의 영향력, 만성질환 아동의 건강관리, 국제입양아동의 건강관리 등이 있다.

건강관리에서의 문화적 영향력

건강에 대한 정의는 그 사람이 속한 문화의 영향을 받는다. 간호사가 특정한 문화의 사람들이 가지고 있는 믿음과 소통 방식을 이해한다면 더욱 성공적인 상호교류가 가능해진다. 만약 건강간호계획이 가족의 건강신념과 일치되지 않는다면 성공 가능성은 희박해진다. 아동이 최적의 건강상태에 도달하기 위해서는 간호사와 가족 상호간에 수용할 수 있는 간호계획을 세우는 것이 필요하다. 계획은 가족의 문화적 신념 및 관습과 균형을 이루도록 설정되어야 한다. 이러한 파트너십이 성공을 거두기 위해서 간호사는 문화적 역량과 민감성을 가지고 있어야 한다.

미국의 건강증진과 질병예방 전략의 대부분은 미래지향적인 성향을 가지고 있고, 아동이 자신의 건강조절에 있어 적극적인 존재라고 인식한다. 이는 주류 문화에서의 인식을 반영하는 것이다. 그러나 다른 나라의 아동에게도 의미 있는 전략을 개발해내는 것이 간호사의 과제이다. 대부분의 아동들은 문화의 영향을 받고, 이러한 문화는 지금 일어나고 있는 일에 더 관심을 갖는다. 따라서 유용한 건강증진활동이 되기 위해서는 단기목표와 결과가 필요하다. 운명론적인 세계관을 가지고 있는 아동은 어떠한 행위도 효율적이지 않다고 느낄 것이다. 그들은 신의 형상이나 초자연적인 힘이 그들의 운명을 조종한다고 느낄 것이고, 건강한 상태는 추구해야 할 대상이 아닌 감사해야 할 선물이라고 생각할 것이다. 특정한 문화에서는 건강한 상태가 개인 안에서, 나아가 큰 세상에서 조화를 이루고 있는 상태라고 믿는다. 이러한 견해에서 투약이나 치료는 '조화로운 상태에서 벗어난' 문제점을 다루고 있지 않기 때문에 건강을 회복하는 데 비효과적인 방법일 것이다.

하지만 개인이 특정한 문화에 속한다고 해서 그 문화의 모든 신념을 따른다고 볼 수 없다. 간호사는 건강상담을 통해 아동의 특정한 신념을 찾아내야 한다.

건강관리에서 지역사회의 영향력

아동은 가족과 문화, 그리고 지역사회의 구성원이다. 각각의 지역사회는 특정한 강점, 약점, 가치를 가지고 있다. 지역사회는 아동건강에 도움을 주는 조력자가 될 수도, 질병의 원인이 될 수도 있다. 아동의 건강은 주변 지역사회의 영향을 받는다.

의료기관은 가족의 생활 범위 내에 있는 것이 이상적이다. 집과 의료기관이 가까운 곳에 위치한다면, 대중교통의 부족, 이동 시 비용, 부모님의 근무시간과 같은 장애물들이 감소된다. 지역사회 내에 의료기관이 있는 것은 보건단체와 학교, 교회 간의 유대를 증진시키고 서비스 제공, 단체 소개 등을 가능하게 한다. 지역사회의 지원과 자원들은 중대한 문제점들을 가지고 있는 아동들에게 필요하다. 아동의 의료진과 지역사회기관의 협력관계는 아동에게 매우 유용하게 작용한다.

지역사회를 사정함으로써 아동의 건강에 문제를 일으키고 영향을 주는 요소들을 찾아낼 수 있다. 사회 공공 기반시설의 기능이 약화되면 간호에 대한 접근성이 감소되고 부상이나 질병의 위험성이 높아진다. 빈곤은 저체중 출생과 관련이 있으며 식량확보 불안정과 기아나 비만 등을 포함한 건강상의 문제로 이어질 수 있다(Food Research and Action Center, 2017). 열악한 가정환경은 납 중독이나 천식의 직접적인 원인이 될 수 있다(CDC, 2013). 건강감시 프로그램이 효과적으로 수행되기 위해서는 가족들이 속해 있는 지역사회에 대한 철저한 이해가 필요하다.

만성질환 아동의 건강관리

효과적인 건강관리를 위해서는 아동의 개별적인 상황이 반영되어야 한다. 만성질환을 가지고 있는 아동에 대해서는 정기적인 사정을 통해 건강유지 요구를 파악하여야 한다. 이러한 사정의 과정을 통해 방문의 빈도와 필요한 중재를 결정한다. 아동의 기능적인 건강패턴에서 질병의 영향력은 표준 방문건강관리의 횟수를 증가시켜야 하는지를 결정하도록 한다.

만성질환의 아동들에게는 의료기관, 가족, 지역사회 간의 효과적인 파트너십이 필수적이다. 전문적인 간호, 지역사회 단체, 가족 지원 네트워크를 구성하는 것은 삶의 질과 아이들의 건강을 증진시킨다. 간호와 서비스는 질병으로 인한 손상의 위험성을 최소화시킨다. 지지 단체와 지역사회 기반 자원들은 가족들이 만성질환의 스트레스원에 적응하는 데에 도움을 준다.

포괄적인 건강관리를 위해서는 빈번한 심리사회적 사정이 이루어져야 한다. 고려해야 할 사항들은 다음과 같다.

- 의료보험 적용 수준
- 의료시설의 접근성
- 경제적 어려움
- 가족의 지원
- 만성질환에 대한 학교의 역할

이러한 문제들은 흔히 스트레스가 되고, 감정적으로 부담이 되는 문제들이다. 아동 및 가족과 신뢰롭고 지속적인 관계를 유지하는 간호사는 이러한 문제를 해결하기 위해 다양한 방법을 적용한다. 간호사는 가족들에게 경제적, 의학적 도움을 받을 수 있는 프로그램을 소개하거나 지역사회 자원들의 이점을 이용하거나 지지 단체에 참여할 수 있도록 도울 수 있다. 간호사는 학교 교사에게 아동의 질병에 대해 교육함으로써 아동의 잠재력을 극대화하고 학업성취를 이루도록 도움을 줄 수 있다.

국제입양아동의 건강관리

2017년에 약 4,714명의 아동이 미국 외의 국가에서 입양되었으며, 그 중 다수는 전염병이 많이 발생하는 지역에서 입양되었다(Intercountry Adoption, Bureau of Consular Affairs, U.S Department of State, 2018). 2017년 모든 국제입양이의 거의 절반이 중국에서 입양되었으며, 그 뒤를 한국, 에티오피아, 아이티, 인도, 우크라이나가 차지하였다(Intercountry Adoption, Bureau of Consular Affairs, U.S, Department of State, 2018). 국제입양아동에 대한 건강관리를 위해서는 감염성 질병, 성장 및 발달 장애에 대한 포괄적인 검사, 시력 및 청력, 출신 국가에서 흔히 볼 수 있는 질병을 기반으로 한 추가검사가 이루어져야 한다(Wilson & Simms, 2016). 적절한 검진은 아동의 건강뿐만 아니라 입양가족과 지역사회에게도 중요하다. 아동이 미국에 도착한 후 처음 몇 주 이내에 선별검사를 받도록 권장하고 있다.

장내 기생충은 흔한 문제이고, 감염된 아동은 증상이 없는 경우가 많기 때문에 보편적인 선별검사와 함께 철저한 병력 및 신체검사가 권장된다(Wilson & Simms, 2016).

B, C, A형 간염, 수두 바이러스, HIV, 매독, 결핵 감염에 대한 보편적인 선별검사가 권장된다(Wilson & Simms, 2016). 입양 전 국가의 자원 부족으로 인해 이러한 질병에 대한 선별검사 및 치료가 산발적이고 비효율적이었을 가능성이 있다. 검사 기록이 있더라도 신빙성이 없을 가능성이 높다. 검사기구가 오래되었거나 보관이 부적절했을 수도 있다. 또한 아동의 혈청전환이 일어나기 전에 검사가 수행되었을 수 있다.

건강관리의 요소

아동의 건강관리에서 주된 항목은 발달감시과 발달검사, 상해와 질병 예방, 건강증진이다. 건강문제가 없고 적절한 성장과 발달이 이루어지는 아동의 경우, 방문건강관리는 출생 즉시, 출생 후 일주일 이내, 1개월, 2개월, 4개월, 6개월, 9개월, 12개월, 15개월, 18개월, 24개월, 30개월 때, 그리고 21세 전까지는 해마다 이루어져야 한다(AAP, 2017). 특정한 요구나 위험성이 있는 아동에게는 더욱 빈번하고 집중적인 방문이 필요하다. 방문건강관리는 신체적 건강상태의 사정과 지적·사회적 발달수준, 부모와 아동의 상호교류 등을 포함한다.

각각의 방문건강관리에서 다루어져야 하는 항목은 다음과 같다(AAP, 2017).

- 건강력과 머리둘레(2세까지), 키, 체중을 포함하는 신체사정
- 발달, 행동사정
- 감각검사(시각, 청각)
- 적절한 고위험 선별검사(예: 납 농도 검사, 빈혈검사, 투베르쿨린검사, 고혈압검사, 고지혈증검사)
- 예방접종
- 건강증진, 건강예방 가이드(질병 예방, 폭력 예방, 영양상담)

질병 예방과 건강관리는 성인건강관리에서 발달된 개념이다. 질병예방과 발달수준/발달검사는 청소년 방문건강관리에서 추가된 항목인데, 이는 아동이 최적의 건강상태를 획득할 수 있도록 도와준다.

발달감시와 발달검사

발달감시(developmental surveillance)는 방문건강관리 기간 동안 전문가가 지속적으로 관찰한 내용이 누적된 것을 의미한다. 다루어져야 하는 항목은 다음과 같다.

- 부모님이 기록하거나 말하는 고민 요소들
- 발달력 획득
- 정확한 관찰
- 전문가와의 상담

발달검사(developmental screening)는 좀 더 집중적인 사정과 검사가 필요한 아동에게 수행하는 간단한 사정 절차이다. 발달검사 사정은 관찰이나 보호자의 정보 제공으로 이루어진다(그림 9.1).

아동의 발달, 혹은 능력의 발현은 종단적인 과정이다. 의료기관, 가족, 의료인 간의 신뢰와 비밀보장을 통해 관찰한 내용과 문제점들을 공유할 수 있다. 가족과 의료인의 협력으로 아동의 성취수준과 검사항목을 관찰할 수 있다. 유아나 아동의 발달감시와 관련된 정보는 발달검사 질문지, 담당의사의 관찰내용, 철저한 신체검사를 통해 수집된다. 학교 생활기록부 기록이나

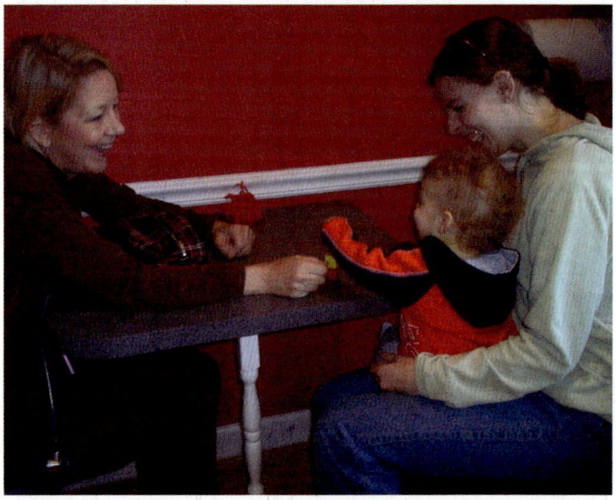

그림 9.1 간호사는 발달검사를 통해 아동의 발달상 문제점을 파악할 수 있다.

성적은 학령기 이후 아동의 지적능력의 척도가 될 수 있다. 교사, 코치, 그 외의 아동과 관련된 어른들의 영향력은 아동의 감정과 사회 발달에 대한 정보를 제공할 수 있다.

발달지연이 의심되는 경우 더욱 빈번한 발달감시가 필요하다. 부모에게 부모의 역할과 책임에 대한 재강조는 협력과 참여를 증진시킨다. 부모가 빈번한 사정의 필요성을 이해하는 것이 결정적인 요소이다. 발달지연의 형태는 정기적인 평가를 필요로 한다.

아동간호사는 정상적인 성장과 발달단계를 이해하고 있어야 하고 발달과 관련된 문제들을 평가하는 데에 능숙해야 한다. 부모나 보호자가 제공하는 정보 중 발달수준 검사항목과 연관성이 있는 정보는 발달지연의 위험을 경고하는 요소가 될 수 있다(표 9.1). 유아와 아동의 발달문제 위험성을 높이는 요소들은 다음과 같다.

- 출생 시 체중이 1.5kg 이하일 때
- 재태기간이 33주 이하일 때
- 중추신경계 문제
- 허혈성 뇌손상
- 임신 시 어머니의 알코올, 약물 남용
- 과도긴장
- 과도이완
- 교환수혈을 필요로 하는 고빌리루빈혈증
- 핵황달
- 선천적 기형
- 자궁내 발육부전
- 주산기 혹은 선천적인 감염
- 감각장애가 의심될 때
- 삼출물이 있는 만성중이염(3개월 이상)
- 선천적 대사장애
- HIV 감염
- 납 수치 5mg/dL 이상
- 발달수준과 맞지 않는 부모의 부적절한 행동(예: 적절한 발달수준의 3세 아동에게 스스로 밥 먹을 기회를 주지 않음)

표 9.1 아동 발달위험 조기징후

연령	위험징후
모든 연령대	• 환경적 자극에 무반응
모든 연령대	• 잡아준 자세에서 계속해서(30초 이상) 발가락으로 서려고 함
3개월 전	• 뒤집기
2~3개월 후	• 수넉늘 계속 쥐고 있음
4개월 후	• 지속적인 머리 처짐(head lag, 아기를 잡아당겨 앉힐 때 몸과 함께 머리를 위로 올릴 수 없음)
5개월	• 장난감을 가지고 놀지 않음
6개월	• 삼각대자세(tripoid sitting) 불가능 • 웃지 않음 • 원시반사(primitive reflex)가 소실되지 않음 • 재잘거리지 않음
9개월	• 상호간의 대화나 표정으로 감정표현을 하지 않음
12개월	• 숟가락이나 크레용을 사용하지 않음
15~18개월	• 걷지 않음 • 말을 시작하지 않음
18개월 이전	• 주로 사용하는 손이 있음

(계속)

표 9.1 아동 발달위험 조기징후

연령	위험징후
18개월까지	• 걷지 않음 • 15개의 단어를 사용할 수 없음 • 가정물품의 일반적인 사용 목적을 이해하지 못함 • 모방놀이(imitative play)를 하지 않음
몇 개월 동안 스스로 걷기 시작한 후	• 첨족보행(tiptoe walking, 발가락 끝으로 걷는 것)이 지속됨 • 올바른 방법으로 걷지 못함
2세까지	• 2개의 단어가 포함된 문장을 사용하지 않음 • 행동을 모방하지 않음 • 기본적인 지시사항을 따르지 못함 • 장난감의 바퀴를 굴리지 못함 • 반향언어(echolalia, 남의 말을 그대로 흉내내는 것)
3세까지	• 계단 오르기를 힘들어 함 • 자주 넘어짐 • 4개 이상의 블록으로 탑을 쌓지 못함 • 작은 물체들을 다루지 못함 • 부모님이나 보호자와 떨어지는 데 어려움을 겪음 • 동그라미를 보고 따라 그리지 못함 • 가상놀이(make believe play)에 참여하지 못함 • 짧은 구절로 대화를 나누지 못함 • 단순한 지시사항을 이해하지 못함 • 다른 아동들에게 흥미가 없음 • 말이 명확하지 못하고 계속 침을 흘림
4세	• 뛰지 못하고 세발자전거를 타지 못함 • 4개의 블록을 쌓지 못함 • 공을 던지지 못함 • 엄지와 손가락을 이용해서 크레용을 잡지 못함 • 낙서를 하지 못함 • 동그라미를 보고 따라 그리지 못함 • 3개나 그 이상의 단어가 포함된 문장을 사용하지 않음 • '너'와 '나'라는 단어를 적절하게 사용하지 못함 • 다른 아동들과 어울리지 못하고 상호작용이 필요한 게임에 흥미를 보이지 않음 • 가족이 아닌 사람에게 반응하지 않음. 부모님이 떠나면 계속 매달리거나 우는 모습을 보임 • 화장실 사용, 옷 입기, 취침을 하지 못함 • 환상극놀이(fantasy play)에 참여하지 못함
5세까지	• 자주 슬픈 표정을 지음 • 다른 아동과의 놀이에 흥미가 없음 • 큰 저항 없이 부모와 떨어지지 못함 • 극도로 공격적임 • 비정상적으로 겁이 많거나 자신감이 없고 수동적임 • 6~8개의 블록을 쌓지 못함 • 쉽게 산만해지며 한 활동을 5분 이상 집중하지 못함 • 환상극놀이(fantasy play)에 드물게 참여함 • 식사, 취침, 화장실 사용에 어려움을 겪음 • 복수형이나 과거형 문자를 사용하지 못함 • 이 닦기, 손 씻고 닦기, 옷 벗기를 효율적으로 수행하지 못함

- 부모의 학력이 고등학교 이하일 때
- 편부모
- 형제, 자매가 발달문제를 가지고 있을 때
- 부모가 발달장애나 정신질환을 가지고 있을 때

위험요소 중 하나라도 가지고 있는 유아와 아동의 경우, 발달지연을 선별하기 위해서 꼼꼼한 검사가 시행되어야 한다. 이러한 선별검사는 위험요인의 조기발견을 위해서 빈번한 횟수로 이루어지는 예방적 차원에서 시행되어야 한다.

간호사가 발달수준 사정을 위해 사용할 수 있는 발달단계 선별도구는 많다. 표 9.2에 몇 가지 예시가 제시되어 있지만, 이외에 다른 도구들도 있다. 미국소아과학회에서는 '온라인 선별도구 검색기'를 제공하며, 이는 표 9.2에서 찾아볼 수 있다. 많은 선별도구는 간호사가 발달지연의 가능성이 있는 유아와 아동을 선별하는데 도움을 주고, 이는 발견과 타 기관 의뢰과정이 빠르게 수행될 수 있도록 한다. 학령기 아동의 경우 발달단

표 9.2 발달 선별검사도구

연령	검사도구	정의	간호 적용
신생아~5세	영유아 복지조사	사회 정서적, 운동, 인지 및 언어 지연, 자폐증 및 가족 위험(부모 정신건강문제, 약물남용, 식품 불안정, 가정폭력 포함)을 선별하기 위한 간단한 질문으로 구성되어 있다.	지너 보호 보고 도구를 작성 후에 수동으로 혹은 전산으로 합산해서 위험수준 또는 지연 여부를 파악한다.
신생아~6세	아동발달검사 (Child Development Inventory, CDI)	영아, 유아, 학령전기 아동에 관한 간단한 질문들로 구성되어 있다. 사회성, 자립성, 대근육운동, 소근육운동, 언어표현, 언어이해력, 쓰기능력, 숫자사용능력과 전반적인 발달수준이 적절한지 사정한다.	부모의 관찰결과를 토대로 시정하는 선별도구이다.
신생아~6세	부모 작성 선별검사도구 (Ages and Stages Questionnaire, ASQ)	의사소통능력, 대근육운동, 소근육운동, 사회적 대인관계, 문제해결능력을 사정한다.	부모의 관찰결과를 토대로 간호사가 점수를 매기는데, 발달된 분야에서 어느 정도의 진전이 있었는지를 확인할 수 있다.
신생아~8세	부모가 평가하는 발달상태 (Parents' Evaluation of Developmental Status, PEDS)	넓은 범위의 발달, 행동, 가족 문제들을 검사한다.	부모의 관찰결과를 토대로 하되, 간호사 상담 양식도 사용 가능하다. 스페인어로 된 도구도 있다.
12~96개월	Batelle 발달도구검사 (Batelle developmental Inventory screening test)	소근육과 대근육 운동, 사회적 대인관계와 적합성, 언어의 표현능력과 적절성, 인지능력을 사정한다.	직접적인 검사, 부모의 설명, 검사자의 관찰내용으로 평가한다. 특별한 훈련이 필요하다.
1~42개월	베일리 영유아 발달검사 II (Bayley Scales of Infant Development II)	인지능력, 언어능력, 사회적 대인관계, 소근육과 대근육 운동 발달을 사정하기 위해 정신, 신체 사정척도를 제공한다. 행동사정척도는 검사 도중에 시행한다.	직접적인 검사방법을 따른다. 특별한 훈련이 필요하다
신생아~3세	조기 언어 척도 검사 (Early Language Milestone Scale)	언어의 청각적 수용과 표현능력, 말할 때 눈으로 보이는 요소를 검사한다.	표준화된 도구가 필요하다.
$2^1/_2$~7세	덴버 발음 검사 (Denver articulation screening)	발음문제를 검사한다.	검사에 5분이 소요된다. 언어능력을 평가하는 것은 아니다.
5~17세	구디나프-해리슨 그리기 검사 (Goodenough-Harris Drawing Test)	지적능력(지식)을 평가하는 비언어적 도구이다.	아동이 그린 사람 그림을 몸통, 옷 등을 중점으로 하여 부분적으로, 전체적으로 분석한다.

계를 판단할 때 손글씨, 그리기 능력, 학교생활, 사회적 교류 기술 등의 추가적인 자료들이 이용될 수 있다.

방문할 때마다 발달 및 행동 감시 외에도 미국소아과학회는 다음과 같은 추가 선별검사를 수행할 것을 권장한다. 18개월 및 24개월, 또는 자폐스펙트럼장애(ASD)에 대한 우려가 제기될 때에 표준화된 발달도구를 사용하여 자폐증 선별검사를 수행한다. 또한 11~21세의 방문 시마다 담배, 알코올 및 약물 사용에 대한 위험요소 사정을 수행하고, 12~21세의 모든 방문 시 우울증 검사를 수행한다.

상해와 질병 예방

질병 예방은 아동을 질병으로부터 보호하거나 조기에 발견하여 질병의 수준을 완화시키는 목적으로 시행되는 중재로 정의된다. 이 중재는 간호사의 사정과 국가의 가이드라인, 가족들의 목표에 의해 결정된다. 질병 예방에는 선별검사와 예방접종이 있다.

상해 예방은 일차적으로 교육, 예방지도, 환경에서의 물리적 변화를 통해 이루어진다. 상해는 우발적(중독, 추락, 익사)이거나 고의적(아동학대, 살인, 자살)일 수 있다. 아동에서 흔히 발생할 수 있는 사고의 유형은 연령대에 따라 매우 다양하다. 엄격한 지역사회 건강관리로 지난 50년간 아동의 우발적 상해에 의한 치사율이 지속적으로 감소하였지만 일부 인구 집단에서는 여전히 높게 나타나므로 지속적인 경계와 공공의료조치가 필요하다(Curtin, Heron, Miniño, & Warner, 2018). 가족 및 지역사회와 파트너십을 맺고 있는 간호사는 아동의 안전에 큰 영향을 줄 수 있다.

선별검사

선별검사(screening tests)는 특정 상태의 아동을 선별하기 위해 시행하는 절차 혹은 검사실 분석과정이다. 이 검사는 장애가 있는 아동이 누락되지 않았는지 확인하기 위해 수행된다. 선별검사는 높은 민감도(높은 위양성률)와 낮은 특이도(낮은 위음성률)를 나타낸다. 만약 선별검사에서 양성이 나오면 좀 더 특이성이 높은 검사를 시행한다. **위험사정**(risk assessment)은 아동과 의료인의 협력으로 주관적 자료뿐만 아니라 객관적 자료를 사용해서 아동에게 질병이 발생할 가능성을 판단하기 위해 시행된다.

보편적 선별검사(universal screening)에서는 아동 개개인의 위험도와 상관없이 전체 아동 인구를 대상으로 검사를 시행한다. 이 검사는 신뢰할 수 있는 위험사정검사를 사용할 수 없을 때 시행된다. 그와 반대로 **선택적 선별검사**(selective screening)는 아동이 질병에 이환될 수 있는 하나 혹은 그 이상의 위험요소를 가지고 있을 때 시행한다.

> **TAKE NOTE!**
>
> 검사를 시행할 때 아동의 협조를 높이려면 보상체계를 이용할 수 있다. 쉽게 사용할 수 있는 보상체계는 다음과 같다.
>
> • 손등에 '웃는 얼굴의' 도장을 찍어준다.
> • 설압자 앞뒤에 스티커를 붙여서 눈 가리개를 만든 뒤, 검사가 끝난 후 가리개를 선물로 준다.
> • 종이에 그림을 따라 그리고, 아동이 그림을 집에 가져가 색칠할 수 있도록 한다.
> • 펜라이트나 청진기와 같은 간단한 도구들을 가지고 놀 수 있게 한다.

대사이상검사

미국의 경우 주의 법률은 그 주에서 필수적으로 시행하여야 하는 대사이상검사(metabolic screening)를 명시하고 있다. 신생아 건강증진운동단체인 March of Dimes는 미국의 모든 주에서 34가지의 질병에 대한 신생아 선별검사를 제공하기를 권장하고 있다(March of Dimes, 2016). 또한 청력손실검사와 함께 전반적인 신생아를 대상으로 치료효과가 좋은 29개의 질병과 관련된 대사이상검사를 권장하고 있다(March of Dimes, 2016).

- 아미노산 대사장애(이 신생아들은 아미노산을 대사시킬 수 없음): 페닐케톤뇨증, 단풍당뇨증, 호모시스틴뇨증, 아르기노호박산혈증, 1형 타이로신혈증
- 유기산 대사장애(이 신생아들은 음식을 제대로 대사시킬 수 없음): 이소발레르산혈증, 글루타르산혈증, HMG산뇨증, 복합카르복실화 효소결핍증, 뮤타제 결핍으로 인한 메틸말론산혈증, 메틸말론산혈증 cblA cblB형, 3-MCCD 결핍증, 프로피온산혈증, 베

타 케토티올라제 결핍증

- 지방산 산화장애(이 신생아들은 지방을 에너지로 변환할 수 없음): MCAD 결핍증, VLCAD 결핍증, long chain 3-OH acyl coA dehydrogenase 결핍증, 삼중기능 단백질결핍증, 카르티닌 흡수 이상
- 이상 혈색소증(이 신생아들은 적혈구에 문제가 있음): 겸상적혈구빈혈, 헤모글로빈 S/베타 지중해빈혈증, 헤모글로빈 S/C 질환
- 리소좀 축적 질환(이 신생아들은 특정 유형의 복합당을 분해할 수 없음): 제1형 점액다당류증(MPS 1), 폼페병
- 부신장애(이 신생아들은 체내 호르몬 생성을 돕는 부신에 문제가 있음): 선천부신과다형성증, X-연관 부신 백질 이영양증
- 기타: 선천성 갑상선저하증, 비오티니다아제 결핍증, 선천부신과다형성증, 고전적 갈락토오스혈증, 낭포성 섬유증, 중증 선천심장병, 중증 복합 면역결핍증

우리나라에서는 선천성대사이상검사 6종(페닐케톤뇨증, 단풍당뇨증, 호모시스틴뇨증, 갈락토오스혈증, 갑상선기능저하증, 선천성 부신기능항진증)을 출생한 모든 신생아에게 무료로 실시하고 있다. 검사시기는 수유상태가 좋은 생후 3~7일에 시행하며, 수유상태가 좋지 않은 미숙아나 저체중출생아의 경우 5~7일에 한 번 채혈하고, 수유상태가 좋아진 생후 2주경에 다시 채혈할 것을 권장하고 있다. 만약 신생아가 대사이상질환을 확진 받게 될 경우 특수 조제유, 특수 식이, 의료비를 지원하고 있다. 따라서 최초 건강관리 방문 시 간호사는 출생 기관에서 퇴원 전 신생아 대사이상검사가 시행되었는지 확인해야 한다. 만약 검사가 시행되지 않았거나 출생 48시간 이내에 시행되었으면, 간호사가 방문했을 때 대사이상검사를 시행해야 한다. 대사이상검사 결과는 의료기관에 있는 아동의 영구적 의료기록에 기록되어야 한다.

청력 선별검사

미국소아과학회에서는 모든 영아에게 청력이상검사를 시행할 것을 권장한다. 청력상실은 신생아에게 흔한 문제이며, 비록 경미한 청력상실일지라도 사회 및 정서 발달, 언어습득, 인지기능의 심각한 지연을 야기할 수 있다(Delaney, 2018). 청력상실은 아동의 발달을 저해하므로 생후 6개월 이전에 확인하는 것이 중요하다(Delaney, 2018). 위험요소에 기초한 표적 선별검사는 청력소실이 있는 아동의 50%만 식별할 수 있으며, 신뢰성 있는 선별검사의 이용으로 보편적 선별검사가 시행되어 왔다(Delaney, 2018). 출생기관에서 퇴원하기 전에 청력검사가 시행되어야 한다. 만약 검사를 하지 못했다면 신생아는 1개월 이내에 검사를 받아야 한다. 벨소리가 울리는 것이나 손뼉을 치는 것과 같이 아동이 소리에 반응하는 행동에 대한 관찰만으로는 경증과 중증도 정도의 청력소실을 밝혀내기 어렵다(Delaney, 2018). 신생아의 청력검사에 적절한 평가도구들이 표 9.3에 소개되고 있다.

나이든 아동의 청력소실을 평가하는 것은 아동을 관찰한 보호자의 정보 제공으로 시작한다. 만약 어떠한 문제점이 발견되면 청력검사가 시행되어야 한다. 만약 아동이 간단한 명령에 확실히 따를 수 있다면, 간호사는 청력소실을 검사하기 위한 간단한 검사들을 수행해 볼 수 있다. 속삭임검사를 수행할 수 있지만, 정확한 검사가 이루어지기 위해서는 방해요소들을 제거한 조용한 환경이 필요하다. 웨버와 린네 검사는 보통 함께 시행되며, 감각신경성 또는 전도성 난청을 선별하는 데 사용할 수 있다. 표 9.3에서 청력 선별검사방법들을 참조한다.

보편적인 청력검사(universal hearing screening)는 4, 5, 6, 8, 10세의 아동에게 권장된다(AAP, 2017). 청력검사를 통한 선별검사는 11~14세에 한 번, 15~17세에 한 번, 18~21세에 다시 해야 한다(AAP, 2017). 위험요소의 사정은 글상자 9.1에 소개되어 있다. 만약 청력소실의 증상이 나타나는 행동을 하면 검사를 더욱 자주 시행하여야 한다. 만약 아이가 글상자 9.2에 명시된 후천적 청력소실 위험요소를 가지고 있다면 반복적인 청력검사가 필요하다.

표 9.3 청력 선별검사도구

검사도구	연령	특징	간호 적용
자동 청성 뇌간반응 (automated auditory brainstem response, AABR)	• 신생아~6개월	• 뇌파를 측정한다. 이마, 유양돌기, 목덜미에 전극을 부착한다. • 귀의 이물질이 검사결과에 영향을 줄 수 있다.	• 영아는 조용히 하여야 한다(진정제 투여가 필요할 수도 있음). • 배경 소음이 있는 상태에서 수행 가능
이음향방사검사 (otoacoustic emissions, OAEs)	• 신생아~6개월 또는 발달지연이 있어 영아수준의 기능을 하고 있는 아동	• 기계에서 발생하는 탁탁거리는 소리는 달팽이관 내의 섬모를 자극시키고, 이 반응을 측정한다.	• 영아는 조용히 하여야 한다. 첫 24시간 동안의 검사결과는 부정확할 수 있다. • 신경성 난청(neural hearing loss)을 감지할 수는 없다.
시각 강화 청력검사 (visual reinforcement audiometry, VRA)	• 6개월~2세	• 음성 신호에 따라 시각적 보상이 주어진다. 아동이 소리 자극에 반응하면 시각적 보상이 주어진다. 보상이 주어지면서 반응을 강화시킨다.	• 검사결과가 잘 나오기 위해서는 아동이 명료하고 정서적으로 안정된 상태여야 한다. 아동이 수면을 취한 후 혹은 충분한 휴식을 취한 후 검사를 시행한다.
고막 운동성 검사 (tympanometry)	• 7개월 이후	• 고막 운동성을 검사하고 중이내압을 측정한다.	• 탐침이 귀 모양에 맞게 밀착되어야 한다. 검사결과를 얻을 때까지 아동은 가만히 있어야 한다.
조건화된 유희 청력검사 (conditioned play audiometry, CPA)	• 2~4개월	• '듣기 게임'의 사용을 제외하면 VRA와 비슷하다. 아동은 게임으로 소리 자극을 받고, 사회적 보상을 받게 된다. 발달상 연령이 2세 이상일 때 사용될 수 있다.	• VRA의 간호 적용을 참조한다.
순음청력검사 [pure tone (conventional) audiometry]	• 4세 이후	• 빈도와 강도의 정도로 청력의 예민한 정도를 측정한다. 아동은 이어폰을 착용하여야 한다. 가능하다면 방음이 되는 공간에서 시행한다.	• 검사를 시행하기 전 아동에게 적절하게 반응하는 방법을 알려준다. 컨디션 검사를 시행한다. 검사의 정확성을 위해서 2번의 자극을 준다. 최소 20데시벨에서 1,000, 2,000, 4,000Herz로 측정한다.
속삭임검사 (whisper test)	• 4세 이후	• 한쪽 귀를 가린다. 검사자는 아동의 뒤에 서서 한 단어를 속삭인다. 아동은 속삭인 단어를 정확하게 반복해서 이야기하여야 한다.	• 아동은 조용한 방에 있어야 하고, 방해요인이 없어야 한다. 정확한 결과를 위해서 아동은 명료하고 충분한 휴식을 취한 상태여야 한다. 아동의 협조를 위해 보상을 준다.
웨버검사 (Weber test)	• 6세 이후	• 머리 중앙에 진동을 준 음차를 댄다. 소리가 한쪽 귀에서만 들리는지, 양쪽 귀에 다 들리는지 물어본다. 소리는 양쪽 귀에서 다 들려야 한다.	• 아동은 지시사항을 잘 이해하고 협조할 수 있어야 한다.
린네검사 (Rinne test)	• 6세 이후	• 진동을 준 음차를 유양돌기 위에 가져다 대서 골전도를 평가한다. 소리가 없어지면 아동이 신호를 보낸다. • 그 다음 진동을 준 음차를 귀 가까이 가져다 대서 공기전도를 평가한다. 소리가 없어지면 아동이 신호를 보낸다. • 올바른 검사결과로는, 공기전도시간이 골전도시간의 2배에 해당된다.	• 아동은 지시사항을 잘 이해하고 협조할 수 있어야 한다.

글상자 9.1 위험요소 사정

3~4세

- 청각능력 측정
- 발달단계 관리
- 부모가 언급하거나 고민하는 요소 사정

4세 이후

- 전화기로 통화하는 데 어려움을 겪는가
- 주변 환경이 소란스러울 때 다른 사람의 말을 듣는 데 어려움을 겪는가
- 다른 사람에게 다시 말해 달라고 하는가
- 텔레비전의 소리를 크게 높이는가

글상자 9.2 청각장애 위험요소

- 청각소실이 있는 가족의 건강력
- 출생 전 감염
- 머리, 얼굴, 귀의 기형(두개안면 기형)
- 저체중출생아(<1,500g)
- 교환수혈을 필요로 하는 고빌리루빈혈증
- 내이 신경 독성 약물
- 낮은 아프가 점수: 1분-4점 이하, 5분-6점 이하
- 5일 이상 지속된 기계적 환기
- 청각상실과 관련된 증후군
- 두부손상
- 세균성 수막염
- 신경병적 장애
- 지속적인 폐고혈압
- 3개월 이상 지속된, 삼출물이 있는 중이염

【출처】 Delaney, A. M. (2018). Newborn hearing screening. *eMedicine*. Retrieved February 4, 2019, from https://emedicine.medscape.com/article/836646-overview#a1

시력 선별검사

안구에 구조적 이상이 있는 신생아는 시력손상의 위험이 높다. 시력검사는 모든 방문건강관리 시에 수행되어야 한다. 3세 이하의 아동이나 언어로 표현하지 못하는 아동에 대한 시력 선별검사는 물체에 고정하는 능력과 움직임을 따라오는 능력을 측정한다. 신생아는 얼굴에서 25~30cm 정도의 거리에 있는 대상에 시선을 고정할 수 있어야 한다. 시선을 고정한 후, 아동은 대상을 따라 정중앙으로 시선을 이동할 수 있어야 한다. 2개월까지 아동은 180°까지 물체를 따라갈 수 있어야 한다. 광검사법은 안구 비정렬, 굴절이상, 수정체와 망막의 문제와 같은 문제점을 파악하는 데 도움이 될 수 있다.

3세 이후에는 연령에 맞는 다양한 표준화된 검사도구를 사용할 수 있다. 이러한 검사도구에는 'tumbling E', Allen 그림 도구가 있다(그림 9.2A, B). 이 도구는 정확한 시력평가를 가능케 하며 간호사가 학령전기 아동의 시력문제를 밝혀내는 데 도움을 준다. 5~6세가 되면 대부분의 아동은 충분히 알파벳을 알고 있기 때문에 시력 선별검사를 위한 전통적 Snellen 도구를 사용해도 된다(그림 9.2C). 시력 선별검사도구가 표 9.4에 소개되어 있다.

아동이 피곤하거나 검사에 관심이 없는 상황에서는 시력이 뚜렷하지 않을 수 있으므로 검사는 의식이 명료할 때 시행되어야 한다. 시력검사 차트를 사용할 때에는 몇 가지 간단한 단계를 따라야 한다.

- 검사판을 아이의 눈높이에 맞춘다.
- 충분한 밝기의 조명이 있는 공간에서 시행한다.
- 검사판으로부터 3~6m 정도 떨어진 곳의 바닥에 표시를 한다(도구에 명시되어 있는 거리에서 시행).
- 아동의 뒤꿈치가 바닥에 표시한 부분과 일치되도록 한다.
- 한쪽 눈을 가린 상태에서 검사를 시행한 후 반대쪽 눈을 가리고 검사를 진행한다. 아동에게 양쪽 눈을 뜬 상태로 한쪽 눈만 가리는 것을 설명한다(그림 9.3).
- 아동이 검사항목을 양 눈으로 읽도록 한다.

시력 선별검사 이외에 아동은 색 구별 선별검사도 받아야 한다. 눈에 기형이 있거나 시각 선별검사를 시행하는 데 실패한 아동은 숙련된 아동 검사전문가에게 검사를 받아야 한다.

철결핍빈혈 선별검사

철분결핍은 미국에서 영양결핍의 주요 원인이 된다(Cusick, Georgieff, & Rao, 2018). 철분결핍은 인지 및 운동장애를 일으켜 발달지연과 행동장애를 유발할 수 있다. 철결핍빈혈의 발병률의 증가는 철분 저장 감소,

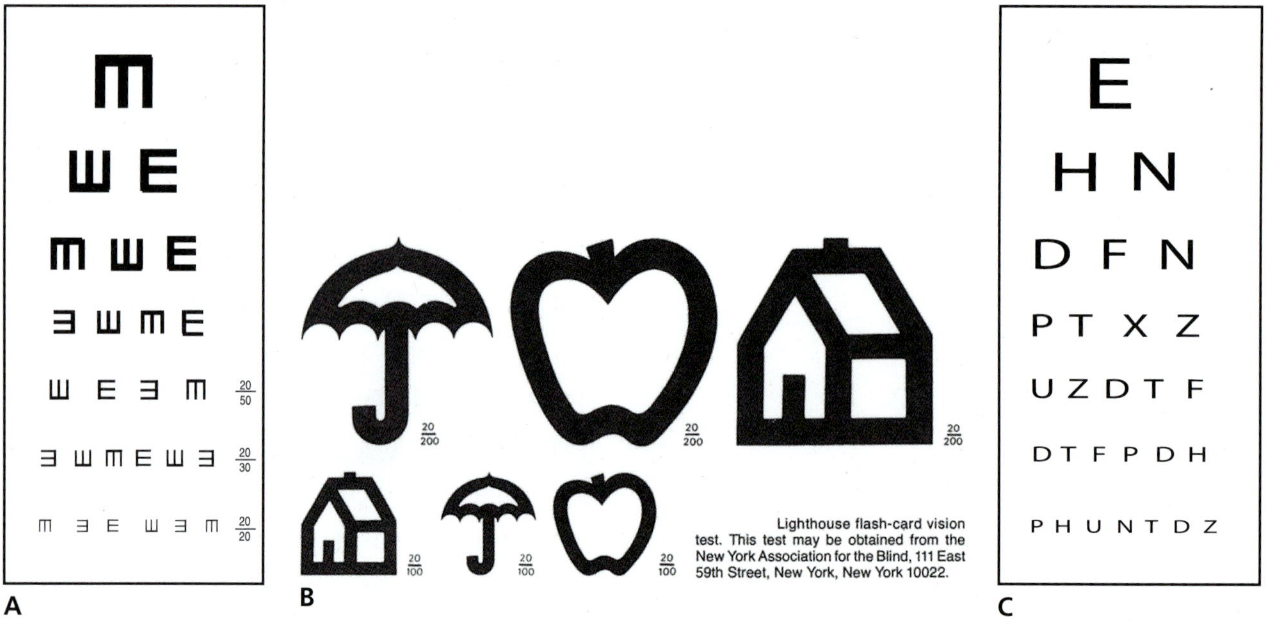
E
H N
D F N
P T X Z
U Z D T F
D T F P D H
P H U N T D Z
Lighthouse flash-card vision test. This test may be obtained from the New York Association for the Blind, 111 East 59th Street, New York, New York 10022.
A
B
C

그림 9.2 **A.** 'Tumbling E' 도구는 아직 알파벳을 모르지만 'E'가 향하고 있는 방향을 손으로 가리키라는 지시를 따를 수 있는 아동에게 적절하다. **B.** Allen 그림 인지 도구와 비슷한 그림 도구는 학령전기 아동의 시력 선별검사에 적합하다. **C.** Snellen 시력검사표는 알파벳을 아는 6세 이상의 아동에게 적합하다.

표 9.4 시력 선별검사도구

검사도구	대상 연령	간호 적용
Snellen 문자, 숫자 도구	학령기	정확한 검사결과를 위해서 아동이 문자나 숫자에 대한 이해가 있어야 한다.
'Tumbling E'	학령전기	아동은 'E'가 향하고 있는 방향을 손으로 가리킨다.
LEA 부호 또는 Allen 도구	학령전기	정확한 검사결과를 위해서 한쪽 눈씩 검사를 시행하기 전에 아동이 양쪽 눈으로 충분한 거리에서 그림을 인지할 수 있는지 확인한다.
이시하라 색맹 검사법(Ishihara)	학령기	색의 구별능력을 측정한다(점들로 이루어지거나 점들 사이에 숨어 있는 숫자).
색각검사 (Color Vision Testing Made Easy, CVTME)	학령전기	이시하라처럼 점으로 이루어진 그림을 이용하지만, 숫자가 아니라 점들 사이에 묻혀 있는 쉽게 알아볼 수 있는 모양이 있다.

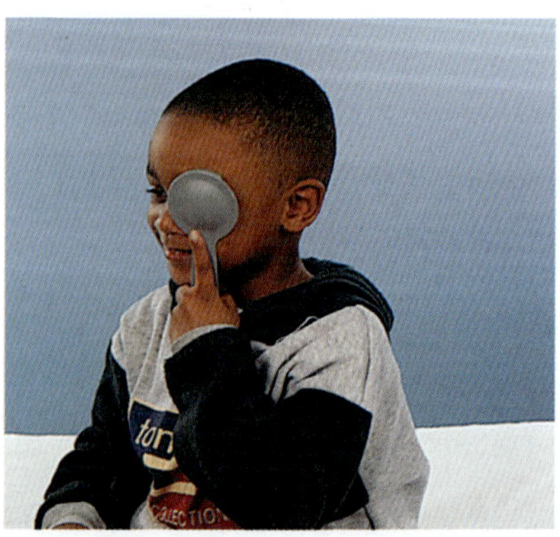

그림 9.3 두 눈의 시각적 불일치의 정도를 감지하고 약시를 조기 발견하기 위해서 한쪽 눈을 검사할 때는 반대쪽 눈을 가리고 있어야 한다.

급격한 성장, 높은 대사성 요구와 직접적으로 관련이 있다. 6개월이 되면 만삭아의 자궁내 철분 저장량이 대부분 고갈된다(Powers & Mahoney, 2019). 청소년의 급격한 성장은 지속적인 철분 공급을 필요로 한다. 임신한 청소년의 경우 철결핍빈혈의 위험성이 훨씬 높은데, 이는 산모의 급격한 성장과 발달 중인 태아의 요구 때문이다.

미국소아과학회에서는 4, 15, 18, 24, 30개월에 철결핍빈혈과 관련된 위험요소를 평가한 뒤부터는 매년 평가하는 것을 권장한다. 또 12개월에는 헤마토크릿 또

글상자 9.3 철결핍빈혈의 위험요소

- 급격한 성장기
- 저체중출생아 혹은 조산아
- 고기, 생선, 가금류, 아스크로빅산의 섭취 부족
- 자연식이(macrobiotic diets)
- 부적절한 우유섭취
- 철분이 함유되어 있지 않은 이유식
- 4개월 이후 철분이 함유되어 있는 보조식품을 먹이지 않고 모유수유만 할 경우
- 식사를 거르거나 빈번한 다이어트
- 납에 노출되었을 때
- 아동의 영양분섭취에 문제가 있을 때
- 임신 혹은 최근의 임신력
- 강도 높은 체력단련운동
- 최근의 출혈, 양이 많거나 기간이 긴 월경
- Aspirin이나 NSAIDs 약물의 만성적인 사용

철결핍빈혈의 위험이 있는 아동

- 수입이 적은 가정의 아동
- 여성, 유아, 아동을 대상으로 하는 특별 영양 공급 프로그램에 참여 대상자
- 이주자이거나 최근에 보호시설에 간 아동

【출처】 National Heart, Lung, and Blood Institute; National Institutes of Health; U.S. Department of Health and Human Services. (2019). Iron-Deficiency Anemia. Retrieved February 4, 2019, from https://www.nhlbi.nih.gov/health-topics/iron-deficiency-anemia; Sills, R. (2016). Chapter 455: Iron-Deficiency Anemia. In R. M. Kleigman, B. F. Stanton, J. W. St. Geme 3rd, N. F. Schor, & R. E. Behrman (Eds.), *Nelson textbook of pediatrics* (20th ed., pp. 2323–2326). Philadelphia, PA: Saunders.

는 헤모글로빈을 검사할 것을 권장하고 있다(AAP, 2017). 철결핍빈혈의 위험요소에 대해서는 글상자 9.3을 참조한다.

납 수치 검사

높은 혈중 납 수치(5 mcg/dL 이상)는 예방 가능한 환경 건강 위협으로 남아 있다. 1~5세의 약 50만 명의 아동이 5 mcg/dL 이상의 혈중 납 농도를 보이며, 이는 두통, 복통, 주의력결핍, 과민성, 과잉행동, 뼈와 근육 감소, 빈약한 근육협응, 언어 및 발성 문제, 인지장애, 청력문제 및 발작을 유발할 수 있다(CDC, 2018a; Vyas, 2015). 1978년 납 성분 페인트 금지, 자동차 휘발유에서의 납 제거, 배관용 납 파이프 사용 금지, 통조림 밀폐를 위한 납의 사용이 감소하였음에도 불구하고 일부 지역사회는 여전히 높은 납 농도에 노출되어 있다(미국환경보호국, 2018). 납 중독은 6세 미만의 아동에게 가장 큰 영향을 미치는 문제이다. 이 연령대의 아동은 땅을 기어다니고 물건을 입에 넣기도 하며, 발달 중인 신경계가 납의 영향에 더 민감하기 때문이다. 또한 소량의 혈중 납 수치조차도 아동에게 악영향을 끼쳐 IQ 저하, 주의력 관련 행동문제, 낮은 학업 성취도를 초래할 수 있다(CDC, 2017a). 연구에 따르면 이러한 결과들은 비가역적이다(CDC, 2017a). 따라서 아동에게 안전한 혈중 납 농도는 없으며, 1차 예방으로의 전환이 핵심이다(CDC, 2017a). 아동이 납 위험에 노출된 가정, 건물 또는 환경에서 시간을 보내거나 살지 않도록 하는 것이 핵심이다. 납의 위험에 대해 부모에게 교육하고 자녀의 노출을 피하도록 권장한다. 납이 든 페인트는 여전히 아동에게 가장 위험한 납 노출원이다(CDC, 2015b). 납에 노출될 위험에는 1978년 이전에 지어진 집이나 건물, 오염된 토양과 먼지, 오래된 납 파이프나 수도꼭지를 통해 흐르는 물, 납 페인트로 칠한 용기에 보관된 식품(납 유약을 바른 도자기 또는 납을 바른 수정 등) 또는 (수입산) 통조림, 납으로 밀봉된 장난감, 납 페인트로 칠해지거나 납 성분이 포함된 장난감 장신구, 그레타 및 아자르콘(greta and azarcon)과 같이 납을 함유한 민간요법 등이 있다(CDC, 2015b).

TAKE NOTE!

칼슘, 철분, 비타민 C가 포함된 식단은 흡수를 줄이는 데 도움이 될 수 있다(Vyas, 2015).

미국소아과학회의 지침에 따르면, 위험사정을 하고 양성일 경우 6, 9, 12, 18, 24개월 및 3, 4, 5, 6년에 선별검사를 수행할 것을 권장하고 있다(AAP, 2017).

고혈압 선별검사

아동의 비만과 이로 인해 발생하는 고혈압이 증가하고 있으며, 이는 성인의 심혈관계 질환으로 이어질 수 있다. 3세 때부터는 보편적인 고혈압 검사를 하는 것이 권장된다(AAP, 2017). 만약 아동이 조산, 극소저체중출생아, 신장계 질환, 장기이식, 선천심장병과 같이 전신성 고혈압의 위험인자가 있는 경우 또는 고혈압과 관

련된 기타 질병의 경우, 위험요소가 분명해지면 선별검사를 시작한다(Bright Futures/AAP, 2017).

아동과 청소년의 고혈압 판정기준은 보다 정확한 진단을 위해서 신체 사이즈를 활용한다. 성별과 나이는 특정한 수축기와 이완기 혈압 백분위수를 결정하기 위해서 이용된다. 아동의 혈압을 측정할 때 청진법이 권장되며, 고혈압 진단을 내리기 전에 반복된 방문 측정에서 혈압상승을 확인해야 한다. 글상자 9.4에 고혈압 지침이 소개되어 있다. 모든 아동에게 활동에 대한 예방지침이 있어야 하고, 높은 혈압이나 1기 혹은 2기 고혈압이 있는 아동에게는 체중관리가 포함되어야 한다(Flynn et al., 2017).

글상자 9.4 아동의 고혈압 지침

	1~13세 아동	14세 이상 아동
최적/정상	성별, 연령, 키 대비 백분위 90 미만	<120/<80 mmHg
높은 혈압 (elevated blood pressure)	성별, 연령, 키 대비 120/80 mmHg에서 백분위 95 미만(둘 중 낮은 쪽) 혹은 성별, 연령, 키 대비 백분위 90 이상 백분위 95 이하	120/<80 mmHg~129/<80 mmHg
1기 고혈압 (stage 1 hypertension)	성별, 연령, 키 대비 백분위 95 이상이거나 백분위 95 미만 + 12 mmHg 또는 적어도 3회의 측정에서 130/80~139/89 mmHg(둘 중 더 낮은 값)	130/80 mmHg~139/89 mmHg
2기 고혈압 (stage 2 hypertension)	성별, 연령, 키 대비 백분위 95 이상 + 12 mmHg 또는 적어도 3회의 측정에서 140/90 mmHg 이상(둘 중 더 낮은 값)	≥140/90 mmHg

【출처】 Flynn, J. T., Kaelber, D. C., Baker-Smith, C. M., Blowey, D., Carroll, A. E., Daniels, S. R., ... Subcommittee on Screening and Management of High Blood Pressure in Children. (2017). Clinical Practice Guideline for Screening and Management of High Blood Pressure in Children and Adolescents. *Pediatrics, 140*(3), e20171904.

고지혈증 선별검사

아동에게도 죽상경화증이 발생하는데, 이 질환은 높은 혈중 지질 수치와 연관이 있다. 미국소아과학회에서는 9~11세에 한 번, 18~21세에 한 번 이상지질혈증(dyslipidemia)에 대한 보편적 선별검사(universal screening)를 권장한다(Bright Futures/AAP, 2017). 24개월과 4, 6, 8, 12~17세에 위험사정 선별검사를 수행하는 것도 권장된다. 고지혈증 선별에 대한 자세한 내용은 글상자 9.5를 참조한다.

이 장의 앞부분에 소개된 지현과 지우를 기억하는가? 그들의 성장과 발달수준을 어떻게 사정할 수 있을까? 어떤 검사도구가 필요하고, 왜 필요한가? 필요한 검사를 결정하기 위해서는 어떠한 추가적인 정보가 필요한가?

예방접종

예방접종은 아동기 건강관리에서 주된 질병예방활동

글상자 9.5 고지혈증 검사지침

부모, 조부모, 이모, 삼촌, 형제자매에게 다음 사항이 있는지 검사한다.

- 관상동맥 죽상경화증
- 심근경색
- 협심증
- 말초혈관질환
- 뇌혈관질환/뇌졸중
- 남성의 경우 55세 미만, 여성의 경우 65세 미만의 관상동맥 우회술/스텐트/혈관성형술
- 심장 관련 돌연사

부모의 혈중 콜레스테롤 수치가 240 mg/dL 이상인지 검사한다. 다음의 경우 의사의 재량에 따라 검사를 시행한다.

- 부모의 과거력을 알 수 없을 때
- 아동이 당뇨나 고혈압이 있을 때
- 아동의 생활습관에 위험요소가 있을 때
  - 흡연
  - 비만
  - 좌식생활
  - 고지방 식이

【출처】 National Heart, Lung, and Blood Institute. (2012). *Expert panel on integrated guidelines for cardiovascular health and risk reduction in children and adolescents. SUMMARY REPORT (NIH Publication No. 12-7486).* Washington, DC: U.S. Department of Health and Human Services. Retrieved February 4, 2019, from http://www.nhlbi.nih.gov/guidelines/cvd_ped/peds_guidelines_sum.pdf

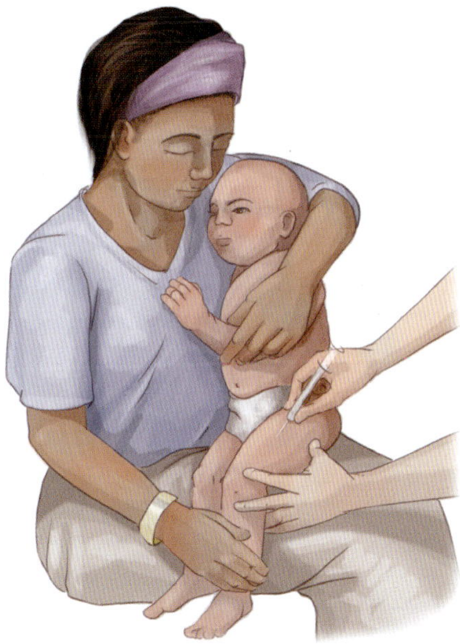

그림 9.4 간호사가 영아에게 외측광근(vastus lateralis)부위에 근육주사를 놓고 있다.

이다. 1940년대에 시작된 효과적인 백신의 개발은 아동건강관리에 혁신을 일으켰다. 예방접종을 통해 질병 치료에서 질병예방으로 초점이 옮겨지게 되었다. 간호사는 예방접종의 원리, 적절한 백신 사용법, 예방접종의 방해요인을 이해하여야 한다. 이러한 지식을 이용하여 간호사는 가족과 협력하여 아동에게 수준 높은 질병예방관리를 수행할 수 있다(그림 9.4).

예방접종의 원리

면역체계는 몸 속의 물질을 '자기'와 '비자기'로 구별할 수 있는 능력을 가지고 있다. 이물질(비자기)을 항원이라고 부른다. 면역체계에서 항원이 감지되면 항체(immunoglobulins)를 생산하거나 특정 세포에 작용하여 항원을 파괴시키고 제거한다.

면역(immunity)은 몸에 있는 특정 항원을 파괴시키고 제거하는 능력이다. 면역을 획득하는 방법은 능동적이거나 수동적일 수 있다. 수동면역(passive immunity)은 한 사람의 면역 글로불린이 다른 사람에게 전달될 때 생겨난다. 이 면역은 몇 주에서 몇 개월까지 유지된다. 수동면역은 주사를 통해서나 외인성 면역 글로불린 주입을 통해서 획득될 수 있다. 또한 초유나 태반을 통해서 모체로부터 영아에게 전달될 수도 있다. 능동면역(active immunity)은 개인의 면역체계가 면역반응을 일으킬 때 획득된다. 능동면역은 수년 혹은 평생 지속된다. 이러한 장기적인 보호기능은 면역학적 기억의 결과이다. 처음에 면역반응이 일어나고 나면, 그 항원에 대한 특수 세포가 계속 존재하게 된다. 항원이 다시 침입하게 되면, 이 기억세포는 신속하게 보호능력을 만들기 위해 항체를 생산한다. 이 면역능력은 병원체나 백신에 노출되고 난 후에 생길 수도 있다. 백신은 천연 항원의 특성을 모방한다. 면역체계는 감염에 대해 반응을 일으키고 면역학적 기억을 형성한다.

백신은 존재하는 항원의 특성에 따라 분류할 수 있다. 항원은 바이러스이거나 박테리아일 수 있다. 항원의 상태에 따라 생백신과 사백신이 있다. 그리고 총 항원 백신과 부분 항원 백신이 있다.

- 약독화 생백신(live attenuated vaccines)은 살아 있는 병원체를 약화시킨 백신이다. 병원체는 면역반응을 일으킬 수는 있지만 질병의 합병증을 일으키지는 않는다.
- 비활성화백신(inactivated vaccines)은 완전히 죽은 병원체를 포함하고 있다. 그들은 번식할 수는 없지만 면역반응을 일으킬 수는 있다.
- 변성 독소 백신(toxoid vaccines)은 톡신이라고 불리는 박테리아가 만든 단백질 물질을 가지고 있다. 톡신은 열처리에 의해 그 효과가 약화되었지만, 면역반응을 일으킬 수 있는 능력은 갖고 있다.
- 단백결합 백신(conjugate vaccines)은 세균 세포벽의 다당류 부분을 단백질과 화학적으로 결합시켜 놓은 것이다. 이 백신은 다당류 부분만 있을 때에 비해서 면역반응을 극대화시킨다.
- 유전자 재조합 백신(recombinant vaccines)은 유전학적으로 변환시킨 병원체를 사용한다. 예를 들어, B형 간염 백신(HepB)은 바이러스의 유전자 부분을 효모세포의 유전자 부분과 접합하여 만들어졌다. 이렇게 하면 효모세포는 B형 간염 표면 항원을 만들어 내고, 이를 이용해서 백신을 만든다.

표 9.5 표준예방접종일정표(2023)

질병관리청 | KMA 대한의사협회 | 예방접종전문위원회

어린이가 건강한 대한민국

표준예방접종일정표(2023)

<table>
<tr><th></th><th>대상 감염병</th><th>백신 종류 및 방법</th><th>횟수</th><th>출생시</th><th>4주이내</th><th>1개월</th><th>2개월</th><th>4개월</th><th>6개월</th><th>12개월</th><th>15개월</th><th>18개월</th><th>19~23개월</th><th>24~35개월</th><th>만4세</th><th>만6세</th><th>만11세</th><th>만12세</th></tr>
<tr><td rowspan="17">국가예방접종</td><td>B형간염</td><td>HepB[1]</td><td>3</td><td>HepB 1차</td><td></td><td>HepB 2차</td><td></td><td></td><td>HepB 3차</td><td></td><td></td><td></td><td></td><td></td><td></td><td></td><td></td><td></td></tr>
<tr><td>결핵</td><td>BCG(피내용)[2]</td><td>1</td><td></td><td>BCG 1회</td><td></td><td></td><td></td><td></td><td></td><td></td><td></td><td></td><td></td><td></td><td></td><td></td><td></td></tr>
<tr><td rowspan="2">디프테리아
파상풍
백일해</td><td>DTaP[3]</td><td>5</td><td></td><td></td><td></td><td>DTaP 1차</td><td>DTaP 2차</td><td>DTaP 3차</td><td></td><td colspan="2">DTaP 4차</td><td></td><td></td><td colspan="2">DTaP 5차</td><td></td><td></td></tr>
<tr><td>Tdap/Td[4]</td><td>1</td><td></td><td></td><td></td><td></td><td></td><td></td><td></td><td></td><td></td><td></td><td></td><td></td><td></td><td colspan="2">Tdap/Td 6차</td></tr>
<tr><td>폴리오</td><td>IPV[5]</td><td>4</td><td></td><td></td><td></td><td>IPV 1차</td><td>IPV 2차</td><td colspan="4">IPV 3차</td><td></td><td></td><td colspan="2">IPV 4차</td><td></td><td></td></tr>
<tr><td>b형헤모필루스인플루엔자</td><td>Hib[6]</td><td>4</td><td></td><td></td><td></td><td>Hib 1차</td><td>Hib 2차</td><td>Hib 3차</td><td colspan="2">Hib 4차</td><td></td><td></td><td></td><td></td><td></td><td></td><td></td></tr>
<tr><td rowspan="2">폐렴구균</td><td>PCV[7]</td><td>4</td><td></td><td></td><td></td><td>PCV 1차</td><td>PCV 2차</td><td>PCV 3차</td><td colspan="2">PCV 4차</td><td></td><td></td><td></td><td></td><td></td><td></td><td></td></tr>
<tr><td>PPSV[8]</td><td>–</td><td></td><td></td><td></td><td></td><td></td><td></td><td></td><td></td><td></td><td></td><td colspan="5">고위험군에 한하여 접종</td></tr>
<tr><td rowspan="2">로타바이러스
감염증</td><td>RV1[9]</td><td>2</td><td></td><td></td><td></td><td>RV 1차</td><td>RV 2차</td><td></td><td></td><td></td><td></td><td></td><td></td><td></td><td></td><td></td><td></td></tr>
<tr><td>RV5[10]</td><td>3</td><td></td><td></td><td></td><td>RV 1차</td><td>RV 2차</td><td>RV 3차</td><td></td><td></td><td></td><td></td><td></td><td></td><td></td><td></td><td></td></tr>
<tr><td>홍역
유행성이하선염
풍진</td><td>MMR[11]</td><td>2</td><td></td><td></td><td></td><td></td><td></td><td></td><td colspan="2">MMR 1차</td><td></td><td></td><td></td><td colspan="2">MMR 2차</td><td></td><td></td></tr>
<tr><td>수두</td><td>VAR[12]</td><td>1</td><td></td><td></td><td></td><td></td><td></td><td></td><td colspan="2">VAR 1회</td><td></td><td></td><td></td><td></td><td></td><td></td><td></td></tr>
<tr><td>A형간염</td><td>HepA[13]</td><td>2</td><td></td><td></td><td></td><td></td><td></td><td></td><td colspan="5">HepA 1~2차</td><td></td><td></td><td></td><td></td></tr>
<tr><td rowspan="2">일본뇌염</td><td>IJEV(불활성화 백신)[14]</td><td>5</td><td></td><td></td><td></td><td></td><td></td><td></td><td colspan="4">IJEV 1~2차</td><td>IJEV 3차</td><td></td><td>IJEV 4차</td><td></td><td>IJEV 5차</td></tr>
<tr><td>LJEV(약독화 생백신)[15]</td><td>2</td><td></td><td></td><td></td><td></td><td></td><td></td><td colspan="4">LJEV 1차</td><td>LJEV 2차</td><td></td><td></td><td></td><td></td></tr>
<tr><td>사람유두종바이러스감염증</td><td>HPV[16]</td><td>2</td><td></td><td></td><td></td><td></td><td></td><td></td><td></td><td></td><td></td><td></td><td></td><td></td><td></td><td colspan="2">HPV 1~2차</td></tr>
<tr><td>인플루엔자</td><td>IIV[17]</td><td>–</td><td></td><td></td><td></td><td></td><td></td><td colspan="10">IIV 매년 접종</td></tr>
</table>

- **국가예방접종:** 국가에서 권장하는 필수예방접종(국가는 「감염병의 예방 및 관리에 관한 법률」을 통해 예방접종 대상 감염병과 예방접종 실시기준 및 방법을 정하고, 이를 근거로 재원을 마련하여 지원하고 있음)

1. **HepB(B형간염):** B형간염 표면항원(HBsAg) 양성인 산모로부터 출생한 신생아는 출생 후 12시간 이내 B형간염 면역글로불린(HBIG) 및 B형간염 백신(1차)을 동시에 접종하고, 2차와 3차 접종은 각각 출생 후 1개월 및 6개월에 실시
2. **BCG(결핵):** 생후 4주 이내(34일까지) 접종, 생후 1개월에 2차 B형간염 백신과의 동시접종을 추천
3. **DTaP(디프테리아·파상풍·백일해):** DTaP-IPV(디프테리아·파상풍·백일해·폴리오) 또는 DTaP-IPV/Hib(디프테리아·파상풍·백일해·폴리오·b형헤모필루스인플루엔자) 혼합백신으로 접종 가능
4. **Tdap/Td(파상풍·디프테리아·백일해/파상풍·디프테리아):** 만 11~12세 접종은 Tdap 또는 Td 백신으로 사용 가능하나, Tdap 백신을 우선 고려
※ 이후 10년마다 Td 재접종(만 11세 이후 접종 중 한 번은 Tdap으로 접종)
5. **IPV(폴리오):** 3차 접종은 생후 6개월에 접종하나 18개월까지 접종 가능하며, DTaP-IPV(디프테리아·파상풍·백일해·폴리오) 또는 DTaP-IPV/Hib(디프테리아·파상풍·백일해·폴리오·b형헤모필루스인플루엔자) 혼합백신으로 접종 가능
6. **Hib(b형헤모필루스인플루엔자):** 생후 2개월~만 5세 미만 모든 소아를 대상으로 접종하며, 만 5세 이상은 b형헤모필루스인플루엔자 감염 위험성이 높은 경우(겸상적혈구증, 기능적 또는 해부학적 무비증, 항암치료에 따른 면역저하, 조혈모세포이식, HIV 감염, 체액면역결핍, 초기요소 보체결핍증 등) 접종, DTaP-IPV/Hib(디프테리아·파상풍·백일해·폴리오·b형헤모필루스인플루엔자) 혼합백신으로 접종 가능
   - **DTaP-IPV(디프테리아·파상풍·백일해·폴리오) 혼합백신:** 생후 2, 4, 6개월, 만 4~6세에 DTaP, IPV 백신 대신 접종할 수 있음
   - **DTaP-IPV/Hib(디프테리아·파상풍·백일해·폴리오·b형헤모필루스인플루엔자) 혼합백신:** 생후 2, 4, 6개월에 DTaP, IPV, Hib 백신 대신 접종할 수 있음

   ※ DTaP 혼합백신 사용 시 기초접종 3회는 동일 제조사의 백신으로 접종하는 것이 원칙이며, 생후 15~18개월에 접종하는 DTaP 백신은 제조사에 관계없이 선택하여 접종 가능
7. **PCV(폐렴구균단백결합):** 10가와 13가 단백결합 백신 간에 교차접종은 권장하지 않음
8. **PPSV(폐렴구균 다당질):** 만 2세 이상의 폐렴구균 감염의 고위험군을 대상으로 하며 건강상태를 고려하여 담당의사와 충분한 상담 후 접종

※ **폐렴구균 감염의 고위험군**
- **면역 기능이 저하된 소아:** HIV 감염증, 만성신부전과 신증후군, 면역억제제나 방사선 치료를 하는 질환 (악성종양, 백혈병, 림프종, 호지킨병) 또는 고형 장기 이식, 선천 면역결핍질환
- **기능적 또는 해부학적 무비증 소아:** 겸상구 빈혈 또는 헤모글로빈증, 무비증 또는 비장 기능장애
- **면역 기능은 정상이나 다음과 같은 질환을 가진 소아:** 만성 심장 질환, 만성 폐 질환, 만성 간 질환, 당뇨병, 뇌척수액 누출, 인공와우 이식 상태

9. **RV1(로타바이러스감염증):** 생후 2, 4개월 2회 접종(경구투여)
10. **RV5(로타바이러스감염증):** 생후 2, 4, 6개월 3회 접종(경구투여)
11. **MMR(홍역·유행성이하선염·풍진):** 홍역 유행 시 생후 6~11개월에 MMR 백신 접종이 가능하나 이 경우 생후 12개월 이후에 MMR 백신으로 일정에 맞추어 접종
12. **VAR(수두):** 생후 12~15개월에 1회 접종
13. **HepA(A형간염):** 1차 접종은 생후 12~23개월에 시작하고 2차는 1차 접종으로부터 6개월 이상 경과한 후(제조사에 따라 추천 접종간격이 다름) 접종
14. **IJEV(일본뇌염 불활성화 백신):** 1차 접종 1개월 후 2차 접종을 실시하고, 추가 접종은 2차 접종으로부터 11개월 후, 만 6세, 만 12세에 접종
15. **LJEV(일본뇌염 약독화 생백신):** 1차 접종 12개월 후 2차 접종
16. **HPV(사람유두종바이러스) 감염증:** 만 11~12세 여아에서 6~12개월 간격으로 2회 접종하고, 2가와 4가 백신 간 교차접종은 추천하지 않음
17. **IIV(인플루엔자 불활성화 백신):** 생후 6개월~만 9세 미만 소아에서 접종 첫 해는 최소 4주 간격으로 2회 접종이 필요하며, 접종 첫 해에 1회 접종을 받았다면 다음 해 2회 접종을 완료, 이전에 인플루엔자 접종을 받은 적이 있는 생후 6개월~만 9세 미만 소아도 유행주에 따라서 2회 접종이 필요할 수 있으므로, 매 절기 인플루엔자 국가예방접종지원사업 관리지침*을 참고

* 예방접종도우미 누리집(https://nip.kdca.go.kr) 〉 예방접종 정보 〉 예방접종 지식창고 〉 예방접종 지침

- **백신 두문자어**

백신종류	두문자어	백신
B형간염	HepB	Hepatitis B vaccine
결핵	BCG(피내용)	Intradermal Bacille Calmette-Gúerin vaccine
디프테리아·파상풍·백일해	DTaP	Diphtheria and tetanus toxoids and acellular pertussis vaccine adsorbed
	Td	Tetanus and diphtheria toxoids adsorbed
	Tdap	Tetanus toxoid, reduced diphtheria toxoid and acellular pertussis vaccine, adsorbed
디프테리아·파상풍·백일해·폴리오	DTaP-IPV	DTaP, IPV conjugate vaccine
폴리오	IPV	Inactivated poliovirus vaccine
b형헤모필루스인플루엔자	Hib	*Haemophilus influenzae* type b vaccine
디프테리아·파상풍·백일해·폴리오·b형헤모필루스인플루엔자	DTaP-IPV/Hib	DTaP, IPV, *Haemophilus influenzae* type b conjugate vaccine
폐렴구균	PCV	Pneumococcal conjugate vaccine
	PPSV	Pneumococcal polysaccharide vaccine
로타바이러스	RV1	Rotavirus vaccine(monovalent)
	RV5	Rotavirus vaccine(pentavalent)
홍역·유행성이하선염·풍진	MMR	Measles, mumps, and rubella vaccine
수두	VAR	Varicella vaccine
A형간염	HepA	Hepatitis A vaccine
일본뇌염	IJEV	Inactivated Japanese encephalitis vaccine
	LJEV	Live-attenuated Japanese encephalitis vaccine
사람유두종바이러스	HPV	Human papillomavirus vaccine
인플루엔자	IIV	Inactivated influenza vaccine

【출처】 질병관리청(2023). 표준예방접종일정표.

기존 백신의 안전성과 효율성은 지속적으로 평가하고 있으며, 백신 개발 연구도 계속되고 있다. 최종목표는 백신을 정제하여 아동에게 최소한의 위험부담으로 최대의 면역반응을 일으키는 것이다.

면역관리

우리나라의 경우 "감염병의 예방 및 관리에 관한 법률"에 의거 보건복지부 산하 '감염병관리위원회'에서 예방접종 대상 감염병과 예방접종의 실시 기준 및 방법에 관한 권장사항을 정하고 있다. 국가는 '필수예방접종 지원사업'을 통해 만 12세 이하 아동을 대상으로 보건소뿐만 아니라 지정된 의료기관에서 예방접종을 받을 때 접종 비용의 일부를 지원해준다. 또한 예방접종과 관련된 모든 정보를 질병관리본부 '예방접종도우미' 사이트에서 확인 가능하다. 우리나라 정기 예방접종 스케줄은 표 9.5에 소개되고 있다.

백신 보관과 투여는 백신의 효과에 영향을 미친다. 부적절하게 보관되거나 재구성된 백신은 효과가 없을 수 있다(CDC, 2019a). 백신은 올바른 경로로 투여해야 하며, 모든 백신을 근육주사로 주지는 않는다(글상자 9.6, 표 9.6). 어떤 백신이든 포장에 있는 제조업체의 설명이 가장 좋은 안내문이다.

글상자 9.6 백신 투여방법

근육내주사 (intramuscular)	피하주사 (subcutaneous)	비강내 (intranasal)
• DTap, DT, Tdap	• IPV	• 인플루엔자 (약독화 생백신)
• A형, B형 간염	• MMR	
• Hib	• Varicella	
• Influenza(재조합백신, 불활성화 백신)	• MPSV4	
• 폐렴알균 결합 백신 (PCV)		
• HPV		
• MCV4		
• IPV		

【출처】 Immunization Action Coalition. (2018). Administering vaccines: Dose, route, site, and needle size. Retrieved February 8, 2019, from http://www.immunize.org/catg.d/p3085.pdf. We thank the Immunization Action Coalition.

TAKE NOTE!

백신의 효과를 위해서는 올바른 백신 보관법이 중요하다. 만약 백신이 적당한 온도에서 보관되지 못했다고 생각한다면 그 백신을 사용하면 안 된다. 효과가 없는 백신은 질병 예방의 기능을 하지 못한다.

표 9.6 백신 투여: 바늘과 부위 선정

아동	바늘 크기	바늘 길이(인치)	부위
근육주사(intramuscular)			
신생아~28일	25G	• $^5/_8$	• 전외측 대퇴부
1~12개월	23~25G	• 1	• 전외측 대퇴부
1~2세	23~25G	• 1~1.25 • $^5/_8$~1	• 전외측 대퇴부 • 삼각근
3~18세	22~25G	• 1~1.25 • $^5/_8$~1	• 전외측 대퇴부 • 삼각근
피하주사(subcutaneous)			
1~12개월	23~25G	• $^5/_8$	• 전외측 대퇴부의 지방층
>12개월	23~25G	• $^5/_8$	• 삼두근의 지방층

$^5/_8$ 길이의 바늘은 피부가 팽팽하게 당겨져 있고, 피하조직을 꼬집지 않고 90° 각도를 유지할 때 사용한다.
【출처】 Immunization Action Coalition. (2018). Administering vaccines: Dose, route, site, and needle size. Retrieved February 8, 2019, from http://www.immunize.org/catg.d/p3085.pdf. We thank the Immunization Action Coalition.

모든 백신은 부작용이 있을 수 있으며, 가장 흔한 부작용은 접종부위가 붉어지거나, 압통이 생기거나, 부어오르거나, 미열, 짜증을 내는 등의 경증이다. 이러한 증상은 일반적으로 수일 내에 해결된다.

부모에게 이전의 예방접종에서의 아동의 반응을 물어보고 예방접종 투여 전 주의사항이나 금기증에 해당되는지 확인한다. 백신을 투약하기 전 부모는 동의서에 서명해야 한다.

아동에 대한 기록 문서에는 다음과 같은 내용이 포함되어야 한다.

- 예방접종 시행 일자
- 예방접종 백신의 이름(일반적으로 쓰는 약어도 허용됨)
- 백신의 제품번호와 유효기간
- 제조사의 이름
- 백신을 투여한 부위와 방법(예: 왼쪽 삼각근, 근육주사)
- 예방접종을 한 기관의 이름과 주소(영구적인 기록이 보관될 기관)
- 예방접종을 시행한 사람의 이름

가족들은 아동의 예방접종 기록 사본을 받아야 한다. 이것은 과정의 중요성을 강화시키고 부모가 아동의 다음 예방접종 날짜를 상기시키도록 한다.

백신에 대한 설명

이 장에서는 가장 일반적으로 사용되는 백신에 대해 검토하고 있다. 이러한 예방접종은 미국소아과학회에서 권장하고 있는 것으로, 각 주마다 입학 전 시행되어야 하는 예방접종에 관련된 법률이 제정되어 있다. 예방접종은 금기사항(contra indications)이나 주의사항이 있을 때 보류될 수 있다. 금기사항은 예방접종을 영구적으로 혹은 일시적으로 연장하게 하는 상태로 정의한다. 모든 백신에 있어서 영구적인 금기사항으로는 백신 약물에 대한 아나필락시스성 혹은 전신성 알레르기 반응이다(Kroger, Duchin, & Vázquez, 2018). 면역력이 극도로 떨어진 아동이나 임신한 여성은 생백신(MMR, 수두), 백일해 예방접종(DTP, DTaP, TdaP)이 금기되어 있다. 예방접종 후 7일 이내의 원인이 밝혀지지 않은 뇌병증이 발생한 경우에는 백일해가 포함된 백신의 예방접종을 영구적으로 금기시킨다. 중증 복합면역결핍증이 있거나 장중첩증의 병력이 있을 경우 로타바이러스 백신접종은 금기사항이다(Kroger et al., 2018). 주의사항(precautions)은 부작용의 확률을 높이거나 아동이 면역력을 획득하는 데 방해가 되는 상태를 일컫는다. 열이 있거나 없는 중등도에서 중증의 급성질환의 존재는 모든 백신의 주의사항이다(Kroger et al., 2018). 그러나 경미한 질병이 있는 경우에 실시하는 예방접종은 안전성과 효능이 입증되었다(Kroger et al., 2018). 일반적으로 예방접종은 주의사항이 있을 때 연기해야 하지만, 개별적으로는 검진자는 예방접종을 통해 얻을 수 있는 이점과 부작용 가능성을 비교해 보아야 한다(Kroger et al., 2018).

디프테리아, 파상풍, 백일해 백신(diphtheria, tetanus and pertussis vaccines). 디프테리아, 파상풍, 백일해 예방접종은 혼합 백신으로 주사한다. 7세 미만의 아동에게는 디프테리아, 파상풍, 무세포성 백일해(DTaP) 백신을 접종한다. 이 백신은 디프테리아와 파상풍 독소, 백일해 세포벽 단백질로 구성되어 있다. 이전 버전의 백신인 DPT는 백일해 세균의 모든 세포가 사멸되었으며 DTaP보다 더욱 빈번하고 심각한 부작용을 야기하였다. 디프테리아와 파상풍 백신(DT)은 7세 미만의 아동 중 백일해 예방접종이 금기된 아동에게 사용된다. 전 강도(full strength)의 디프테리아 독소는 7세 이상의 대상자에게 심각한 부작용을 일으킨다. 이들에게는 TdaP 청소년 맞춤 백신이 사용되는데, 이는 파상풍 독소, 약화된 디프테리아 독소, 무세포성 백일해 백신이 포함된다. 소문자 'd'는 낮은 디프테리아 독소를 나타내기 위해서 사용되었다. 미국예방접종자문위원회에서는 11~12세 아동과 청소년의 파상풍 추가 접종약으로 TdaP 사용을 권장하고 있는데, 이는 TdaP가 디프테리아와 백일해 예방접종의 효능을 극대화하기 때문이다.

B형 헤모필루스 인플루엔자 백신(*Haemophilus in-*

fluenzae type B vaccines). B형 헤모필루스 인플루엔자는 5세 미만의 아동에게 생명을 위협하는 질병을 유발할 수 있는 박테리아이다. 이러한 감염에는 수막염, 후두개염, 패혈성 관절염이 있다. B형 헤모필루스 인플루엔자 백신(Hib)은 이러한 질병의 발병률을 줄이는 데 효과적이다. Hib 백신에는 여러 가지 종류가 있다. 사용되는 백신제품에 따라 2~3회 접종이 필요하다(예: PedvaxHIB 및 Comvax는 2회 접종이 필요한 반면 ActHIB, Hiberix 및 Pentacel은 3회 접종이 필요함)(CDC, 2018e, 2019b). 12~15개월에는 추가접종이 필요하다. 다른 백신접종도 가능하지만, 다른 제품의 백신이 투약되었으면 영아의 예방접종(primary series) 시기를 맞추기 위해서 총 3회 접종이 필요하다. Hib 백신은 5세 이상의 아동에게 주기적으로 투여되지 않으며, 6주 미만의 아동에게는 금기가 된다(CDC, 2018e).

소아마비 백신(polio vaccine). 소아마비는 2000년 이후 미국에서 근절되었으므로, 비활성화된 소아마비 백신(IPV)은 현재 미국에서 허용하는 유일한 소아마비 백신이다(ACIP, 2000). 이 백신은 사멸된 바이러스 백신이므로 백신으로 인해 질병에 이환될 확률이 없다. 미국질병통제예방센터에서는 IPV 4회 투여를 권장한다. IPV는 한 번의 주사에 여러 백신이 포함된 혼합 백신으로 제공되므로, 아동은 IPV를 5회 접종받을 수도 있지만 아동에게 안전한 것으로 확인되었다. 미국 이외에서 소아마비가 유행하는 지역으로 여행이 계획된 아동은 여행 전에 백신접종을 완료해야 하며, 필요한 경우 이를 완료할 수 있도록 접종일정을 당길 수도 있다(CDC, 2018d).

홍역, 볼거리, 풍진 백신(measles, mumps, and rubella vaccines). 홍역, 볼거리, 풍진 백신(MMR)은 약독화된 생바이러스균 혼합 백신이다. MMR은 매우 기본적인 아동 예방접종 중 하나이다. MMR은 수두 백신과 같은 다른 약독화된 생바이러스균 백신과 같은 날 접종할 수 있다. 하지만 같은 날에 접종하지 않았다면, 28일 정도의 기간을 두고 예방접종을 시행해야 한다(Kroger et al., 2018). 아나필락시스 반응은 달걀 성분보다 백신에 있는 네오마이신이나 젤라틴 물질과 관련이 있는 것으로 여겨진다. 백신이 알레르기성 달걀 흰자 부분의 물질을 사용하지 않기 때문에 달걀 알레르기는 더 이상 홍역 예방접종의 금기사항이 아니다(Kroger et al., 2018). 아동 어머니의 임신은 아동 예방접종의 금기사항이 아니다(Kroger et al., 2018).

A형 간염 백신(hepatitis A vaccines). A형 간염 백신(HepA)은 비활성화된 바이러스 백신이다. A형 간염은 밀접한 신체적 접촉이나 오염된 음식 또는 물을 먹거나 마심으로써 전염된다. 이는 미국에서 백신으로 예방할 수 있는 질병으로 가장 자주 언급되는 질병 중 하나이다. 어린 아동의 경우 특히 A형 간염에 민감한데, 다른 아동과의 접촉, 부적절한 위생습관, 모든 물체를 입으로 가져가는 습관 때문이다. A형 간염 백신(HepA)은 12개월에 모든 아동에게 접종하고, 6~18개월 이내에 반복 투여하는 것이 추천된다(CDC, 2019b).

B형 간염 백신(hepatitis B vaccines). B형 간염 백신(HepB)은 재조합 백신이다. B형 간염 바이러스는 간에 영향을 미치는 심각한 감염을 유발할 수 있다. 혈액 및 체액과의 접촉을 통해 전파되며, 감염된 산모는 출산 시 신생아에게 전파할 수도 있다. B형 간염 예방접종은 출생 시, 가급적이면 첫 12시간 이내에, 그 다음에는 1~2개월 및 6~18개월에 접종하는 것이 좋다(CDC, 2019b). 출생 후 B형 간염 혼합백신을 사용할 경우 총 4회 접종이 가능하다(CDC, 2019b). B형 간염은 성적 접촉을 통해서도 전파되므로 모든 청소년들의 예방접종 현황을 확인하는 것이 중요하다.

수두 백신(varicella vaccine). 수두 백신(Var)은 약독화된 생바이러스 백신이다. 수두에 걸리지 않은 12~15개월의 모든 아동은 예방접종을 받아야 한다. 두 번째 예방접종은 4~6세에 권장된다. 수두 바이러스에 노출된 후 3~5일 이내로 예방접종을 하면 바이러스에 노출된 후에도 예방기능을 한다. 미국예방접종자문위원회에서는 면역의 증거가 없고, 예방접종 대상인 아동에게는 노출이 5일 이상인 경우에도 예방접종을 권장한다(12개월 미만의 아동에게는 권장하지 않음)(IAC, 2019). 수두 백신은 다른 약독화된 생바이러스 백신과 같은 날 접종할 수 있다. 하지만 같은 날에 접종하지 않을 경우에는 28일 정도의 기간을 두고 예방접종을 시행해야 한다(Kroger et al., 2018). 아동 어머니의 임신은 아동의 예방접종에 대한 금기사항이 아니다(Kroger et al., 2018).

폐렴균 백신(pneumococcal vaccines). 폐렴알균(pneumococcus)은 아동의 폐렴, 패혈증, 수막염, 중이염의 가장 흔한 원인균이다(CDC, 2017c). 2010년부터는 13개의 폐렴 균주가 포함된 PCV13이 7개의 균주만 포함된 PCV7을 대체하여 아동의 일상적인 예방접종에 사용되고 있다(CDC, 2017c). 이는 영아의 면역반응을 자극하며, 초기 예방접종 시리즈의 일부로서 생후 2, 4, 6, 12~15개월에 접종한다(CDC, 2017c). PPSV는 폐렴알균의 23개 균주를 포함하며, 2세 미만의 아동에게는 면역반응을 유발하지 않는다(CDC, 2017c). PPSV는 폐렴알균 패혈증의 위험이 높은 2세 이상의 아동에게 접종한다. 여기에는 해부학적/기능적 비장결손이 있거나 겸상적혈구질환, 만성 심장, 폐 또는 신장 질환, 당뇨병 또는 HIV 감염 달팽이관을 이식받은 아동 및 면역억제 상태의 아동이 포함된다(CDC, 2017c).

인플루엔자 백신(influenza vaccines). 인플루엔자 예방접종은 6개월 이상의 모든 사람에게 해마다 시행하는 것이 권장된다. 인플루엔자 백신을 2회 이상 접종하지 않은 6개월~8세의 모든 아동은 4주 간격으로 2회 접종해야 한다(CDC, 2019b). 미국예방접종자문위원회에서는 매년 인플루엔자 백신 사용을 권장하고 있다. 최신 권장사항을 숙지하고 있는지 확인한다.

접종 가능한 백신에는 불활성화 인플루엔자 백신(IIV), 재조합 인플루엔자 백신(RIV), 약독화 인플루엔자 생백신(LAIV)의 3가지가 있다. 이 백신은 바이러스 균주의 수에 따라 3가 또는 4가로 제공된다. 4가 계절 인플루엔자 백신은 2개의 B 바이러스 균주로부터 보호하고 인플루엔자로부터 광범위한 보호를 제공한다. 약독화된 인플루엔자 생백신은 비강으로 투여되며, 면역이 저하되었거나 면역이 억제된 사람과 밀접하게 접촉할 사람에게 투여해서는 안 된다. 또한 천식 진단을 받았거나, 지난 12개월 동안 천명음의 병력이 있거나 천명음으로 인해 치료를 받은 2~4세 아동, 지난 48시간 동안 인플루엔자 항바이러스 치료를 받은 아동, aspirin(아스피린) 또는 기타 살리실산염을 복용 중인 아동에게도 금기시된다(Grohskopf et al., 2018). 미국예방접종자문위원회에서는 허가된 인플루엔자 백신을 투여하는 연령에 대해서는 따로 기준을 두지 않고 있다(Grohskopf et al., 2018).

로타바이러스 백신(rotavirus vaccines). 로타바이러스는 심각한 아동 위장관염의 가장 흔한 원인이다(CDC, 2018f). 바이러스는 대변에서 배출되며 대변-구강 경로로 쉽게 전파된다. 심각하고 수분이 많으며 경련성의 설사는 감염된 아동을 급격한 수분부족상태로 만든다. 로타바이러스 백신은 5종의 로타바이러스를 대상으로 하는 생백신이고, 32주 미만의 영아에게 구강으로 투약한다. 현재 두 가지 백신제품을 사용할 수 있다. Rotarix는 2회(2개월 및 4개월) 접종해야 하고 RotaTeq는 2, 4, 6개월에 3회 접종해야 한다(CDC, 2019b). RotaTeq를 1회라도 접종했거나 백신이 어느 제품인지 알 수 없는 경우에는 총 3회 투여해야 한다(CDC, 2019b). 중증 복합성 면역부전증(SCID) 또는 장중첩증 병력이 있는 아동은 로타바이러스 예방접종이 금기시된다(Kroger et al., 2018).

인유두종 바이러스 백신(human papillomavirus vaccine). 인유두종 바이러스(HPV)는 직접적인 피부접촉으로 전파되는 DNA 종양 바이러스이다. HPV는 질이나 항문으로의 성교로 가장 많이 전염된다. HPV 감염은 미국에서 가장 흔하게 전파되는 성병이다(CDC, 2017d). HPV는 생식기의 사마귀나 자궁경부암과 관련이 있다. 이러한 이유로 미국예방접종자문위원회와 미국소아과학회에서는 청소년 전기의 모든 여아와 남아들에게 HPV 예방접종을 권장하고 있다(CDC, 2019b). 11~12세 아동과 9세 아동은 6~12개월 간격으로 2회 접종해야 한다. 아동이 15세 이상인 경우에는 3회 접종해야 한다(CDC, 2019b).

뇌수막염 백신(meningococcal vaccine). 수막알균 질병은 수막염이나 수막알균혈증 혹은 세균성 폐렴으로 나타날 수 있다. 이 질병은 수막염균(*Neisseria meningitidis*)이라고 하는 직접접촉이나 비말로 전파되는 바이러스가 원인이 된다. 일반적으로 건강한 아동과 청소년에서 빠르게 발병하며, 높은 이환율과 사망률을 보인다(CDC, 2017f). 이러한 이유로 수막알균 접합 백신은 이전에 예방접종을 받지 않은 11~12세의 모든 아동에게 권장되며, 16세에는 추가접종이 권장된다(CDC, 2019b). 2개월~10세의 아동 중 해부학적 또는 기능적 비장결손(겸상적혈구질환 포함), Soliris라는 약 복용, 보체 성분 결핍증, HIV 감염과 같은 특정 의학적 상태, 혈청군 A, C, W 또는 Y 수막알균 질병이 발병한 지역사회의 주민이거나 이러한 질병이 흔한 국가로 여행하는 등 수막알균 질병의 위험이 높아진 아동들에게도 정기 예방접종을 권장한다(CDC, 2017e, 2019b). 혈청군 B 수막알균 백신접종은 Soliris라는 약의 복용, 혹은 보체 성분 결핍증, 혈청군 B 수막알균 질병이 발생한 지역사회의 주민이거나 해부학적 또는 기능적 비장결손(겸상적혈구질환 포함)과 같은 특정 질병 등으로 인해 수막염의 위험이 증가된 10대 소년과 사춘기 직전의 아동에게 권장된다(CDC, 2017e). 기숙사에 거주하는 1학년 대학생 등과 같은 백신을 접종하지 않았거나 접종이 불완전한 특수 인구집단은 예방접종이 필요하다(CDC, 2017g). 일부 대학에서는 수막알균 접합 백신 접종을 요구하는 정책을 시행하고 있다(CDC, 2017g).

이 장의 시작부분에서 소개되었던 아이들을 다시 떠올려보자. 그들에게 어떠한 예방접종이 적절한가? 예방접종을 어떻게 관리할 것인지를 설명하고, 금기사항이나 주의사항에 대해 토론해보자.

예방접종 방해요소

모든 예방접종을 시행한 아동은 많은 전염병의 불편함과 합병증으로부터 보호된다. 질병 예방은 가족에게 심각한 질병으로 인해 발생할 수 있는 정서적 · 경제적 부담을 덜어준다. 예방접종 프로그램은 지역사회에서의 치명적인 전염병을 예방한다. 예방 가능한 질병의 치료 비용으로 쓰이지 않은 의료비는 다른 긴급한 문제에 사용될 수 있다. 예방접종의 많은 이점과 높은 예방접종률에도 불구하고 몇몇 지역사회에서는 충분한 횟수의 예방접종이 이루어지지 않았거나 예방접종을 하지 않은 아동의 수가 계속 높게 유지되고 있어서, 이러한 지역사회는 갑작스러운 발병에 취약하다(Hill, Elam-Evans, Yankey, Singleton, & Kang, 2018).

여러 가지 요인으로 아동의 완전한 예방접종이 이루어지지 않을 수 있다. 백신의 안정성과 관련된 부모의 걱정이 미흡한 예방접종의 주된 원인이 된다. 근거기반실무 9.1에 구체적인 내용이 제시되어 있다. 부모의 예

근거기반실무 9.1 사춘기 소녀의 HPV 백신접종이 미래의 출산율에 영향을 미치는가?

청소년 여성의 HPV 예방접종이 미래의 생식력에 영향을 주는가?

연구

인유두종바이러스(HPV) 감염은 생식기부위 사마귀와 암과 관련된 일반적인 성병이다. 2006년부터 HPV 예방접종은 10대 미만 및 10대 소녀들에게 권장되었다. 대규모 연구에서 HPV 백신의 안전성이 밝혀졌지만 여전히 HPV의 예방접종률은 Tdap과 같은 다른 권장 백신보다 뒤떨어져 있다. 보고된 바로는, 부모들이 흔히 우려하는 바는 미래의 임신 및 출산에 대한 잠재적 영향이다. 이 연구는 HPV 백신접종 후 난포의 고갈, 갱년기 증상 또는 생식력 감소를 특징으로 하는 원발성 난소기능부전의 위험을 추정하는 것을 목표로 하는 후향적 코호트 연구다. 연구는 2006년 8월 1일부터 2014년 12월 31일까지 11~34세의 여성 환자를 대상으로 하였다.

연구결과

이 연구에서 HPV 또는 일반적인 기타 청소년 백신접종 후 원발성 난소기능부전의 위험이 증가한다는 근거는 발견되지 않았다.

간호 적용

흔히들 부모는 예방접종에 대해 우려한다. HPV 백신접종률은 권장되는 다른 백신보다 뒤떨어져 있으므로 이 백신에 대한 부모의 우려를 해결해야 한다. 간호사는 현재 연구결과가 이러한 우려를 뒷받침하지 않는다는 사실을 가족과 지역사회에 교육할 수 있는 독특한 위치에 있다. 정기 백신접종 횟수가 지난 20년 동안 극적으로 증가했음에도 불구하고 아동에게 실제로 노출되는 총 항원 수는 실제로 적다. 이것은 새로운 백신이 이전보다 덜 조잡하고, 항원성을 적게 띠기 때문이다.

【출처】 Naleway, A. L., Mittendorf, K. F., Irving, S. A., Henninger, M. L., Crane, B., Smith, N., Daley, M. F., & Gee, J. (2018). Primary Ovarian Insufficiency and Adolescent Vaccination. *Pediatrics, 142*(3), e20180943.

방접종 반대 의견에는 백신이 효과가 없다, 내 아이는 위험하지 않다, 백신으로 예방할 수 있는 질병은 별로 위험하지 않다, 자연 면역이 더 좋다 등이 있다(Boom & Healy, 2019). 부모는 자녀에게 너무 여러 번 주사하는 것의 악영향을 우려하여 예정된 예방접종 중 일부를 연기하기를 원할 수 있다. 예방접종의 일부를 연기하면 아동이 질병에 걸릴 위험이 있다. 최적의 예방접종 간격을 유지하지 않으면 백신의 효과가 감소하여 아동이 더욱 위험해질 수 있다.

예방접종의 금기사항에 대한 오해와 자주 가는 소아과가 없는 것은 미흡한 예방접종상태를 초래하는 주요 원인이다. 자녀의 수가 많을수록 자녀가 완전히 예방접종을 받을 가능성은 낮아진다. 백신 비용이나 의료서비스에 대한 접근성 부족도 가족이 예방접종 받는 것을 방해할 수 있다.

예방접종 방해요소 극복하기

주사 횟수를 줄이는 것이 가능한 경우, 제조업체에서 생산한 혼합 백신의 사용을 권장한다(CDC, 2019b). 이 혼합 백신은 FDA에서 연구 및 승인되었다. 간호사는 제품 안의 설명서에서 혼합해도 된다고 명시되어 있지 않다면, 각각의 다른 백신을 같은 주사기에 혼합해서는 안 된다. 혼합 백신의 예시는 다음과 같다.

- ProQuad: Measles, mumps, rubella, varicella
- Kinrix/Quadracel: DTaP-IPV
- Pediarix: DtaP-Hep B-IPV
- Pentacel: DtaP-IPV/Hib(CDC, 2019b)

아동을 위한 백신 프로그램은 1989~1991년 홍역 유행에 대응하여 1994년에 시행된 연방 자금 지원 프로그램이다(CDC, 2018g). 이 프로그램이 시행되기 전에는 지역보건기관에서만 무료 백신이 제공되었다. 이 프로그램의 취지는 저소득층과 보험에 가입하지 않은 가족들을 상대로 주치의를 통해 무료 백신을 배포함으로써 예방접종률을 향상시키는 것이다.

모든 아동을 위한 의료시설을 마련하는 것을 통해 예방접종 부족과 관련된 많은 요인을 줄일 수 있다. 의사와 장기간 신뢰관계를 형성한 부모는 백신의 안전성에 대한 고민을 의료인과 상의하여 해소할 가능성이 크다. 예방접종 기회를 놓치는 것은 다음과 같은 방법으로 줄일 수 있다.

- 중앙집중식 예방접종 기록 유지
- 병원 방문 시마다 예방접종 여부 확인
- 병원을 방문할 때 함께 오는 형제자매의 상태 확인
- 부모의 우려와 필요에 맞는 백신에 대한 최신정보 제공

지우와 지현이 모든 예방접종을 수행하는 데 방해가 되는 잠재적 요소들에는 어떤 것이 있는가? 간호사로서 이 장벽을 어떻게 극복할 것인가?

건강증진

건강증진(health promotion)은 아동의 신체적, 정신적 건강을 유지하거나 향상시키는 데에 중점을 둔다. 건강증진의 필수요소는 질병의 위험요소를 발견하고, 그러한 위험요소를 없애거나 줄이는 생활습관의 변화를 촉진하고, 아동이 개인 혹은 지역사회 수준에서 그들의 건강을 극대화할 수 있는 자원을 개발하도록 역량을 증진시키는 것이다. 간호사는 교육과 안전사고 예방교육을 통해 건강증진을 실현한다.

파트너십 형성은 건강증진활동을 수행할 때 핵심이 되는 전략이다. 지역사회 핵심 인물을 파악하는 것은 문제가 해결될 수 있도록 해 주고, 정보를 나눌 수 있는 추가적인 장소들을 제공해 준다. 건강증진 메시지는 학교, 주간보호시설, 지역사회기관, 교회를 통해 전달될 수 있다. 만약 가족이 의료기관 방문에 어려움이 있다면 지역사회가 건강증진의 주요 자원이 될 수 있다.

예방교육

예방교육은 일차적인 예방이다. 간호사는 아동이 최적의 건강을 유지하도록 하기 위해 부모님과 협력하여 '지침'을 만든다.

제공된 지침의 '골격'에는 일반적인 아동의 건강문제가 포함된다. 간호사는 위험요소 사정과 이상검사 결과, 아동의 건강에 대한 염려, 부모의 흥미와 관심의 정도 등을 이용해서 정보를 구체화한다.

3살의 지현과 9개월의 지우에게 적절한 예방적 육아지도를 제공한다.

구강건강관리

효과적인 구강건강관리 습관은 전반적인 아동과 청소년의 건강에 필수적이다. 충치는 아동에게 발생하는 가장 흔한 만성질환이며, 2~19세 아동의 13%는 치료하지 않은 충치를 가지고 있는 것으로 나타났다(Fleming & Afful, 2018). 구강건강관리를 소홀히 하는 것은 전신건강에 심각한 부정적인 영향을 준다. 충치치료를 받지 않은 아이는 통증이나 감염의 발생률이 증가하고 음식섭취나 놀이에 문제가 있고, 학교생활의 어려움, 수면습관 방해 등을 호소할 수 있다(CDC, 2019c).

최적의 구강건강관리는 충치의 예방과 치료에만 국한되지 않는다. 여기에는 비영양적 빨기 습관, 부상 예방, 구강암 예방, 혀와 입술 피어싱에 대한 예방교육이 포함된다. 부정교합에 대한 예방과 치료는 아동에게 명백한 이점을 준다. 건강전달체계에서 구강건강을 우선순위에 두지 않는다면 종합적인 건강관리가 불가능하다.

최적의 구강건강관리는 지역사회와 개별 아동에게 도움이 될 수 있다. 다른 예방조치와 함께 불소치료를 적절히 사용하면 아동 구강건강관리 비용을 50% 정도 줄일 수 있다(AAPD, 2018a). 이러한 의료비 절감은 지역사회 자원을 향상시킨다.

자주 방문하는 치과가 있는 아동은 적절한 예방적·규칙적 치료를 받을 가능성이 높다. 미국아동치과협회는 2001년에 Dental Home 정책을 채택한 바 있다(AAPD, 2018b). Dental Home 정책의 특징은 글상자 9.7에 제시되어 있으며, 미국아동치과협회에서는 첫 돌 때까지 개인이 관리받을 치과를 정하도록 권장하고 있다(AAPD, 2018b). 우리나라에서도 영유아 건강검진 항목에 구강검진이 포함되어 있다.

건강한 체중관리

아동 비만은 갈수록 심각해지는 문제이다. 비만 아동의 수는 현재 18.5%로, 지난 15년 동안 계속 증가해 왔다(Hales, Carroll, Fryar, & Ogden, 2017). 비만 증가의 근본적인 원인은 건강하지 않은 식습관과 신체활동의 감소에 있다. 체중은 식사와 운동을 조합하여 칼로리를 조정하는 것이 가장 효과적이다(CDC, 2018h). 간호사는 아동에게 건강한 식습관과 신체활동을 통해 건강한 체중을 촉진시키는 효과를 극대화할 수 있다. 아동, 부모, 지역사회 모두가 간호사의 건강한 체중관리의 대상이 된다.

글상자 9.7 미국 정책의 특징

- 위험요소 사정에 근거한 예방적 건강 프로그램
- 구강건강과 관련된 식이 상담을 포함하는 구강건강 발달요소에 대한 예방지침
- 응급치과 외상에 대한 계획, 구강 통증 및 감염의 관리
- 구강 위생에 대한 예방지침
- 포괄적인 근거기반 구강관리(급성·예방적 서비스)
- 구강질환 종합검진
- 치과에서 가능하지 않는 관리에 대한 전문가 연계

【출처】 American Academy of Pediatric Dentistry. (2018b). Policy on the dental home. Retrieved February 8, 2019, from http://www.aapd.org/media/Policies_Guidelines/P_DentalHome.pdf

건강한 체중관리의 초점은 체중이 아닌 건강이 중심이 되어야 한다. 체중계의 숫자로 성공의 기준을 삼는 것은 섭식장애, 영양 불균형, 신체 혐오를 일으킬 가능성을 증가시킨다. 대신 활동적인 생활습관과 영양 균형을 맞춘 식사로 이룬 건강상태의 이점을 강조하는 것은 아동에게 올바른 양육환경을 제공한다. 이를 통해 아동은 자존감을 유지할 수 있다. 또한 건강중심의 오리엔테이션을 가짐으로써 가족은 문화적 음식 패턴과 전통을 통합하는 생활습관을 발달시키게 된다.

건강한 식습관을 가지고 있는 부모가 아동에게 이러한 습관을 유지하고 격려할 가능성이 높다. 간호사는 매 방문건강관리 때마다 나이에 맞는 식습관 지침을 부모에게 제공한다. 유아나 학령전기 아동의 부모는 아동의 적절한 성장을 위해서 다양한 영양요소를 제공하는 방법과 관련해 훈련이 필요할 수도 있다.

간호사는 건강한 음식에 대해 어린 아동들에게 직접 조언을 할 수 있다. 교육내용과 교육방법은 연령에 맞

게 제공되어야 한다. 다채로운 포스터와 게임으로 간호사는 학령전기 아동에게 건강한 음식과 건강하지 않은 음식에 대해 교육할 수 있다. 학령기의 아동에게는 집단 그리고 또래활동이 매우 효과적이다. 간호사는 자기돌봄활동에 대한 결정을 내릴 때 십대의 자율성이 커지는 방향으로 자료를 준비해야 한다.

학령기와 청소년기 아동에게 교육을 하기 전에, 이들은 가족과 식사하는 경우가 많지 않기 때문에 이들로부터 직접 영양과 관련된 정보를 얻는 것이 중요하다. 그들이 부모와 떨어져서 보내는 시간이 많아질수록 영양가 있는 식단을 고르는 능력을 길러야 한다. 목표는 나이든 아동이 점점 더 독립적인 생활 방식의 일부로 건강한 식단을 선택하기 위한 전략을 개발하도록 돕는 데 있다. 자세한 예방지침은 교육지침 9.1에 소개되어 있다.

교육지침 9.1 건강한 식습관

아침

1. 아침을 거르지 않는다. 나중에는 활동할 수 있는 충분한 에너지가 없을 것이다. 아침을 거르는 것은 학교 성적을 떨어뜨릴 수도 있다.
2. 아침에 설탕이 많이 들어간 음식을 먹지 않는다. 하루 종일 졸릴 수 있다.
3. 과일과 함께 아침을 먹는다. 주스 한 잔, 딸기나 바나나를 얹은 시리얼은 좋은 선택이다.
4. 아침에 단백질을 섭취하는 것이 중요하다. 우유 한 컵이나 시리얼을 넣은 우유, 요거트, 땅콩버터는 좋은 단백질 공급원이다.

점심

1. 학교에서 제공하는 점심의 질을 평가한다. 만약 지방이나 설탕 함유량이 높다면, 도시락을 이용한다. 많은 학교에서 일일 메뉴를 미리 안내한다. 학교 신문이나 사본을 받아서 확인한다.
2. 점심에 다양한 건강 대체물을 추가한다.
   a. 다양한 종류의 빵을 섭취한다. 피타, 랩 샌드위치, 베이글, 타코로 샌드위치 종류를 다양하게 할 수 있다.
   b. 도시락에 넣기 전에 과일을 얼린다. 점심 식사를 차갑게 하고 과일이 시원하게 유지되도록 한다. 캔 파인애플, 포도, 바나나가 잘 언다.
   c. 고지방 과자의 대용품을 이용한다. 말린 과일, 구운 프레즐, 동물 모양 크래커는 맛있고 건강한 간식의 예이다.
   d. 저지방 초콜릿 우유는 높은 설탕 함유량을 가지고 있는 포장된 주스보다 훨씬 영양가 있다.

간식

1. 방과 후 시간이나 취침 전에는 간식을 제한한다. 요거트나 과일과 같은 가벼운 간식은 식욕을 알맞게 조절해 준다. 매우 배고픈 아동은 과식하는 경향이 있다.
2. 아동은 배고플 때만 먹도록 배워야 한다. 아동은 때때로 심심해서 먹는다. 활동을 계획해서 그 시간 동안 바쁘게 만들어서 여러 번 계속 식사하는 습관을 감소시킨다.
3. 잠자리에 들기 전에 아동이 배고파한다면 간단한 간식을 제공하는 것은 괜찮지만, 이것이 습관이 되어서는 안 된다. 통밀 크래커나 과일 몇 조각과 같은 가벼운 탄수화물이 효과가 좋다.

저녁

1. 일주일 전에 메뉴를 선정한다. 미리 계획을 세우는 것은 식당에서 음식을 먹거나 밖에서 음식을 사먹는 것을 줄여준다. 식당의 음식은 지방과 탄수화물 함량이 높다.
2. 집에서 도시락을 만들어서 들고 다닌다. 익힌 닭고기, 야채, 버섯, 치즈가 올라간 피자를 준비한다. 완벽하고 건강한 식단을 위해 피자를 샐러드와 함께 먹도록 한다. 저녁에 기름기 없는 햄버거나 저지방 사워 크림이 들어간 '본인만의 타코'를 만들면 아동들에게 즐거움을 줄 수 있다.
3. 저녁시간을 다투는 분위기로 이끌지 않는다. 아이들이 좋아하지 않는 음식을 먹도록 강요하는 것은 그 음식에 대한 혐오감을 더욱 높인다. 그들이 좋아하는 건강한 음식을 제공하면 그들은 마침내 더 많은 음식을 찾을 것이다.
4. 모범을 보인다. 아이들은 결국 부모의 식습관을 받아들인다. 부모가 채소를 먹는 것을 본다면, 아이들은 따라 먹을 것이다.

건강한 신체활동의 증진

건강한 신체활동은 다양한 형태로 수행할 수 있다. 학령전기 아동을 둔 부모들에게는 다양한 형태의 신체활동을 제공하도록 격려해야 한다. 다양한 종류의 운동을 접하는 것은 아동이 가장 즐거워하는 운동을 발견하고, 활동적인 생활습관을 유지할 가능성을 높인다. 초점은 비경쟁적이고, 신나는 활동에 맞추어져야 한다. 아동이 학교에 들어갔을 때, 텔레비전과 컴퓨터의 유혹은 상대적으로 신체활동에 보내는 시간을 줄어들게 한다. 부모는 아동이 신체활동에 참여하도록 다양한 방법으로 유도할 수 있다. 부모는 앉아서 하는 활동의 시간을 제한할 수 있고, 아동이 좋아하는 활동을 계속하도록 격려할 수 있다. 말로 격려하는 것 외에도 부모는 아동과 함께 활동에 참여함으로써 활동을 증진시킬 수 있다. 간단한 가족 산책은 신체적 균형을 유지하도록 할 뿐만 아니라 부모와 아동의 상호교류시간을 제공한다. 교육지침 9.2는 신체활동을 증진시키는 추가적인 방법을 알려준다.

TAKE NOTE!

미국 보건복지부는 6~17세의 모든 아동에게 매일 최소 60분의 신체활동에 참여할 것을 권장한다(U.S. Department of Agriculture, 2015).

교육지침 9.2 건강한 활동

1. 가족이 함께 할 수 있는 신체활동을 계획한다.
2. 가족의 일일 계획에 신체활동을 기록한다.
3. 댄스, 팀 스포츠, 수영과 같은 아동이 흥미 있어 할 수 있는 활동을 고려한다.
4. 경쟁적인 활동 만큼이나 비경쟁적인 활동에도 가치를 둔다.
5. 아동에게 당신이 운동이 중요하다고 생각한다는 것을 보여주고, 먼저 스스로 운동한다.
6. 지속적인 게임과 활동을 수행할 수 있는 안전한 공간을 확보하도록 지역사회에 요청한다.

개인위생의 증진

손 씻기는 아동에게 가장 먼저 소개되어야 하는 개인위생 주제이다. 손 씻기는 아동이 병원체에 노출되는 것을 제한함으로써 질병을 예방한다. 간호사는 학령전기 아동에게 만화나 게임을 통해 손 씻기를 소개할 수 있다. 아동에게 손 씻는 동안 '반짝 반짝 작은별' 노래를 부르도록 하는 것은 적절한 손 씻기 시간을 지키도록 하는 데 도움이 된다. 다양한 색상의 캐릭터가 있는 비누 보관함이나 수건을 사용하는 것은 손 씻기를 더욱 재미있게 한다. 학령전기 아동은 세균과 질병의 개념을 이해할 수 있다. "세균을 모두 물에 빠뜨려 죽이도록 하자."와 같은 슬로건은 손 씻기의 중요성을 상기시키도록 한다. 'Glo germ' 프로그램(n.d)은 이 그룹에 매우 효과적이다. 적외선에서 빛을 내는 독성 없는 물질을 아동의 손에 묻힌다. 아동은 세균이 물체에서 물체로 이동하는 것을 이해할 수 있다. 손을 씻고 난 후, 아동은 그들이 손 씻기를 잘 수행했는지 볼 수 있다.

또래 아동들 간의 분위기 때문에, 청소년들은 보통 개인위생을 엄격하게 유지한다. 어린 10대들에게는 신체 체취, 발 백선증(무좀), 여드름과 같은 사춘기 신체 변화에 대처하는 방법을 교육하는 것이 필요할 수 있다.

안전한 자외선 노출

피부암은 미국에서 매우 중요한 건강문제이다. 아동의 일광 화상은 흑색종과 다른 피부암의 위험을 상당히 증가시킨다(American Academy of Dermatology, 2018). 흰 피부를 가지고 있는 사람일수록 피부암 발생의 고위험군이지만, 누구나 화상을 입고 피부암으로 진행될 수 있다. 아동에게 안전한 자외선 노출방법을 가르칠 때, 아동에게 해로운 자외선은 물, 눈, 모래, 콘크리트에서 반사될 수 있기 때문에 그늘 아래나 천막 아래에 있다고 해서 완전히 보호되지는 않는다는 것을 알려줘야 한다. 적절한 자외선으로부터의 보호를 위해서는 자외선 차단제를 사용하고, 일조량이 최대인 시간을 피하고, 적절한 옷을 입도록 한다. 교육지침 9.3에 자세한 내용이 나와 있다.

교육지침 9.3 안전한 자외선 노출법

자외선 차단제

1. 자외선 차단제를 매일 바른다. 유해한 자외선은 구름을 뚫고 나오므로 화상의 원인이 된다.
2. 자외선 차단지수(SPF)가 30 이상이며 UVA 및 UVB 차단기능이 있는 자외선 차단제를 사용한다. 평균적인 크기의 아동에게 적절한 양은 약 14g이다.
3. 자외선에 노출되기 30분 전에 자외선 차단제를 바른다.
4. 아동이 땀을 많이 흘린다면 한 시간마다 반복해서 발라준다.
5. 수영을 한 후에는 즉시 덧바른다.
6. 6개월 미만의 아동은 자외선 차단제를 사용하면 안 된다. 이 연령대의 아동은 자외선에 노출되지 않도록 하는 조치를 취한다.

옷

1. 모자를 쓴다. 모자의 챙은 약 10cm 이상이어야 하고 귀를 덮어야 한다. 밀짚모자는 자외선 차단기능이 있어야 효과적이다. 어렸을 때부터 모자를 쓰도록 교육받은 아이는 모자가 외출복의 한 부분이라고 받아들인다.
2. 자외선 차단 선글라스를 착용한다. 눈은 두 번째로 흔한 흑색종 발생부위이다.
3. 자외선 차단효과를 극대화하기 위해 길고 헐렁한 가벼운 옷을 착용한다.

생활습관

1. 오전 10시부터 오후 4시까지 태양광선에 노출되는 것을 피한다. 이때가 자외선이 가장 강한 때이다.
2. 복용하고 있는 약물이 자외선에 대한 민감도를 높이는지 의사에게 질문한다. 만약 그렇다고 한다면, 자외선 노출에 특히 주의한다.

3. 태닝 기계의 사용을 자제한다. 이 기계는 태양이 내뿜는 만큼의 자외선을 배출하며 손상을 일으킬 수 있다.
4. 외출 전 자외선 수치를 확인한다. 자외선 수치가 높을수록 더욱 높은 주의를 기울여야 한다. 자외선 수치는 신문, 텔레비전, 라디오 일기예보, 인터넷을 통해 확인할 수 있다.
5. 자외선에 안전하도록 오락활동을 계획한다. 외부활동 일정이 있는 경우에는 다른 사람들과 오전 10시 이전, 오후 4시 이후, 혹은 그늘 아래서 외부활동을 하도록 의논한다.
6. 집이나 자동차 창문에 자외선 차단 필름 부착을 고려한다.

주요 개념

- 아동의 건강관리는 역동적인 과정이다. 최적의 아동건강은 간호사가 아동, 가족, 지역사회와 의미 있는 교류관계를 유지하고 있을 때 지켜질 수 있다. 이 교류관계는 정보를 자유롭게 교환할 수 있도록 하고 상호간의 목표 설정을 가능하게 한다. 아동 일차의료제공자가 있을 때 개인의원이 존재한다. 개인의원은 아동과 그 가족과 신뢰를 기반으로 하고 장기적인 상호관계를 맺는다.
- 만성질환을 가지고 있는 아동은 종합적이고 조직적인 건강관리가 필요하다. 만성질환을 가지고 있는 아동은 더욱 빈번한 건강관리 사정이 필요하다. 이 아동은 반드시 개인의원을 지정해야 한다. 개인의원은 지식 있는 일차의료인이나 여러 학문에 걸친 전문기관과 함께 위치해야 한다. 장소는 아동의 요구와 가족의 선호도에 따라 결정되어야 한다.
- 간호사는 건강관리계획을 수립할 때, 아동의 가족이나 만성적 질병으로 인해 겪는 많은 사회심리적인 스트레스 요인을 빈번하게 사정해야 한다.
- 건강관리는 세 가지 요소를 가지고 있다: 발달수준과 발달검사, 사고와 질병의 예방, 건강증진.
- 발달수준은 숙련된 관찰자와 검사자에 의해 획득되는 지속적인 과정이다. 효과적으로 하기 위해서는 간호사가 정상 성장과 기대 발달을 이해하고 발달검사과정과 기술에 능숙해야 한다. 간호사가 가족과 장기적이고 신뢰적인 상호작용을 하고 있다면, 보호자가 발달지연과 관련된 위험요인이나 경고 신호를 알려줄 것이다.
- 발달검사는 손상과 질병 예방의 한 부분이다. 이 검사는 치료 가능한 질병의 초기 혹은 무증상 상태를 확인하고 치료나 질병의 손상 정도를 줄이도록 하는 양상이다.
- 시각과 청각 검사는 유효한 아동의 검사결과를 위해서 간호사가 확실하게 감독해야 하는 기능적 검사 양상이다.
- 예방접종은 청소년 질병 예방의 초석이다. 간호사가 예방접종 원리에 대해서 이해하고 아동의 개인적인 환경에 맞추어 접종을 시행하는 것이 그 효과를 높일 수 있다. ACIP와 AAP에서 제시하는 좋은 예방접종 관리 방안을 고수하는 것은 그 효과를 증가시키고 위험을 감소시킨다.
- 전체적인 예방접종의 방해요인으로는 건강관리의 중지, 백신 안전성에 대한 걱정, 경제적 제한, 지식의 부족이 있다. 간호사는 아동 교육자와 감독자의 역할로서 아동과 청소년이 전체 예방접종을 수행했는지 확인하는 데 중심적인 역할을 할 수 있다.
- 건강증진의 주된 요소로는 질병 위험요소를 확인하고, 이 위험요소를 제거하거나 감소시키는 생활습관으로 변화시키며 아이들이 개인, 지역사회 단위의 수준을 향상시켜 그들의 건강을 극대화할 수 있도록 하는 것이다.
- 간호사는 교육과 예방지침을 통해 건강증진을 수행한다.
- 예방교육은 일반적인 아동건강문제를 포함하고, 아동의 건강을 예방하고 향상시키는 방법을 찾는 것이다.
- 간호사는 위험요소 사정결과, 검사, 아동에게 특정한 건강문제, 흥미, 부모님의 걱정요인을 이용해서 각각의 아동과 가족들에게 적절한 예방교육을 개발할 수 있다.

참고문헌

Advisory Committee on Immunization Practices. (2000). Recommendations and reports: Poliomyelitis prevention in the United States: Updated recommendations of the Advisory Committee on Immunization Practices (ACIP). *Morbidity and Mortality Weekly Report (MMWR)*, *49*(RR05), 1–22. Retrieved March 22, 2019, from http://www.cdc.gov/mmwr/preview/mmwrhtml/rr4905a1.htm

American Academy of Dermatology. (2018). Skin Cancer. Retrieved February 8, 2019, from https://www.aad.org/media/stats/conditions/skin-cancer

American Academy of Pediatric Dentistry. (2018a). Policy on use of fluoride. Retrieved February 8, 2019, from http://www.aapd.org/media/Policies_Guidelines/P_FluorideUse.pdf

American Academy of Pediatric Dentistry. (2018b). Policy on the dental home. Retrieved February 8, 2019, from http://www.aapd.org/media/Policies_Guidelines/P_DentalHome.pdf

American Academy of Pediatrics, National Resource Center for Patient and Family Centered Medical Home (2018.). What is medical home? Retrieved February 2, 2019, from https://medicalhomeinfo.aap.org/overview/Pages/Whatisthemedicalhome.aspx

Boom, J. A., & Healy, C. M. (2019). Standard Childhood Vaccines: Parental hesitancy or refusal. In: M. M. Torchia (Ed.), *UpToDate*. Retrieved February 7, 2019, from https://www.uptodate.com/contents/standard-childhood-vaccines-parental-hesitancy-or-refusal?search=barriers%20to%20vaccination%20in%20children&source=search_result&selectedTitle=1~150&usage_type=default&display_rank=1 https://www.uptodate.com/contents/bicycle-injuries-in-children-prevention?topicRef=2870&source=see_link

Bright Futures/American Academy of Pediatrics. (2017). Recommendations for preventive pediatric health care. Retrieved February 3, 2019, from https://www.aap.org/en-us/Documents/periodicity_schedule.pdf

Centers for Disease Control and Prevention. (2013). Lead: Healthy Homes Assessment Tools. Retrieved March 22, 2019, from https://www.cdc.gov/nceh/lead/tools/assessement_tools.htm

Centers for Disease Control and Prevention. (2015a). Lead: Information for Parents: Prevent Children's Exposure to Lead. Retrieved February 2, 2019, from https://www.cdc.gov/nceh/lead/parents.htm

Centers for Disease Control and Prevention. (2015b). Lead: Sources of Lead. Retrieved February 4, 2019, from https://www.cdc.gov/nceh/lead/tips/sources.htm

Centers for Disease Control and Prevention. (2017a). Lead: What Do Parents Need to Know to Protect their Children?Retrieved February 4, 2019, from https://www.cdc.gov/nceh/lead/acclpp/blood_lead_levels.htm

Centers for Disease Control and Prevention. (2017b). Lead: International Adoption and Prevention of Lead Poisoning. Retrieved February 4, 2019, from https://www.cdc.gov/nceh/lead/tips/adoption.htm

Centers for Disease Control and Prevention. (2017c). Pneumococcal disease: About Pneumococcal Disease. Retrieved February 6, 2019, from https://www.cdc.gov/pneumococcal/about/index.html

Centers for Disease Control and Prevention. (2017d). Human Papillomavirus (HPV): Genital HPV infection—fact sheet. Retrieved February 7, 2019, from http://www.cdc.gov/std/HPV/STDFact-HPV.htm

Centers for Disease Control and Prevention. (2017e). Vaccines and Preventable Diseases: Meningococcal Vaccination: What Everyone Should Know. Retrieved February 7, 2019, from https://www.cdc.gov/vaccines/vpd/mening/public/index.html

Centers for Disease Control and Prevention. (2017f). Meningococcal Disease. Retrieved February 7, 2019, from https://www.cdc.gov/meningococcal/index.html

Centers for Disease Control and Prevention. (2017g). Meningococcal Disease: Community Settings as a Risk Factor. Retrieved February 7, 2019, from https://www.cdc.gov/meningococcal/about/risk-community.html

Centers for Disease Control and Prevention. (2018a). Lead. Retrieved February 4, 2019, from http://www.cdc.gov/nceh/lead/

Centers for Disease Control and Prevention. (2018b). Vaccine Information Statements (VIS): Facts about VISs. Retrieved February 4, 2019, from http://www.cdc.gov/vaccines/hcp/vis/about/facts-vis.html

Centers for Disease Control and Prevention. (2018c). DTaP (Diphtheria, Tetanus, Pertussis) Vaccine: What You Need to Know. Retrieved February 5, 2019, from https://www.cdc.gov/vaccines/hcp/vis/vis-statements/dtap.pdf)

Centers for Disease Control and Prevention. (2018d). Vaccines and Preventable Diseases: List of Vaccines in the United States. Retrieved February 6, 2019, from https://www.cdc.gov/vaccines/vpd/vaccines-list.html

Centers for Disease Control and Prevention. (2018e). Vaccines and Preventable Diseases: HIB Vaccine Recommendations. Retrieved February 6, 2019, from https://www.cdc.gov/vaccines/vpd/hib/hcp/recommendations.html

Centers for Disease Control and Prevention. (2018f). Rotavirus. Retrieved February 7, 2019, from https://www.cdc.gov/rotavirus/index.html

Centers for Disease Control and Prevention. (2018g). Vaccines for children program (VFC). Retrieved February 7, 2019, from http://www.cdc.gov/vaccines/programs/vfc/about/index.html

Centers for Disease Control and Prevention. (2018h). Healthy Weight: Finding a Balance. Retrieved February 8, 2019, from https://www.cdc.gov/healthyweight/calories/index.html

Centers for Disease Control and Prevention. (2018i). How can I protect my children from the sun? Retrieved February 11, 2019, from http://www.cdc.gov/cancer/skin/basic_info/children.htm

Centers for Disease Control and Prevention. (2019a). Vaccine storage and handling tool kit. Retrieved February 4, 2019, from https://www.cdc.gov/vaccines/hcp/admin/storage/toolkit/storage-handling-toolkit.pdf

Centers for Disease Control and Prevention. (2019b). Recommended Child and Adolescent Immunization Schedule, United States. Retrieved February 8, 2019, from https://www.cdc.gov/vaccines/schedules/hcp/imz/child-adolescent.html#birth-15

Centers for Disease Control and Prevention. (2019c). Oral Health: Children's Oral Health. Retrieved March 22, 2019, from https://www.cdc.gov/oralhealth/basics/childrens-oralhealth/index.html

Curtin, S. C., Heron, M., Minino, A. M., & Warner, M. (2018). Recent increases in injury mortality among children and adolescents aged 10–19 years in the United States: 1999–2016. *National Vital Statistics Reports, 67*(4), 1–16. Retrieved January 14, 2019, from, https://www.cdc.gov/nchs/data/nvsr/ nvsr67/nvsr67_04.pdf

Cusick, S. E., Georgieff, M. K., & Rao, R. (2018). Approaches for reducing the risk of early-life iron deficiency-induced brain dysfunction in children. *Nutrients, 10*(2), 227.

Delaney, A. M. (2018). Newborn hearing screening. *eMedicine*. Retrieved February 4, 2019, from https://emedicine.medscape.com/article/836646-overview#a1

Fleming, E., & Afful, J. (2018). Prevalence of total and untreated dental caries among youth: United States, 2015–2016. *NCHS Data Brief*, (307), 1–8.

Flynn, J. T., Kaelber, D. C., Baker-Smith, C. M., Blowey, D., Carroll, A. E., Daniels, S. R., ... Subcommittee on Screening and Management of High Blood Pressure in Children. (2017). Clinical Practice Guideline for Screening and Management of High Blood Pressure in Children and Adolescents. *Pediatrics, 140*(3), e20171904.

Food Research and Action Center (FRAC) (2017). Hunger & Health: The Impact of Poverty, Food Insecurity, and Poor Nutrition on Health and Well Being. Retrieved February 10, 2019, from http://frac.org/wp-content/uploads/hunger-health-impactpoverty-food-insecurity-health-well-being.pdf

Glo-germ program. (n.d.). Retrieved February 8, 2019, from http://www.glogerm.com

Grohskopf, L. A., Sokolow, L. Z., Broder, K. R., Walter, E. B., Fry, A. M., & Jernigan, D. B. (2018). Prevention and Control of Seasonal Influenza with Vaccines: Recommendations of the Advisory Committee on Immunization Practices—United States, 2018–19 Influenza Season. *Morbidity and Mortality Weekly Report (MMWR), 67*(No. RR-3):1–20. DOI: http://dx.doi.org/10.15585/mmwr.rr6703a1

Hagan, J. F., Shaw, J. S., & Duncan, P. M. (Eds.). (2017). *Bright futures: Guidelines for health supervision of infants, children, and adolescents* (4th ed.). Elk Grove Village, IL: American Academy of Pediatrics. Retrieved February 3, 2019, from https://brightfutures.aap.org/materials-and-tools/guidelinesand-pocket-guide/Pages/default.aspx

Hales, C. M., Carroll, M. D., Fryar, C. D., & Ogden, C. L. (2017). Prevalence of obesity among adults and youth: United States, 2015–2016. *NCHS Data Brief, (288)*, 1–8.

Hill, H. A., Elam-Evans, L. D., Yankey, D., Singleton, J. A., & Kang, Y. (2018) Vaccination Coverage Among Children Aged 19–35 Months—United States, 2017. *MMWR Morbidity and Mortality Weekly Report (MMWR), 67*, 1123–1128.

Immunization Action Coalition. (2018). Administering vaccines: Dose, route, site, and needle size. Retrieved February 11, 2019, from http://www.immunize.org/catg.d/p3085.pdf

Immunization Action Coalition. (2018). Vaccine administration record for children and teens. Retrieved February 5, 2019, from http://www.immunize.org/catg.d/p2022.pdf

Immunization Action Coalition (2019). Ask the Experts: Varicella (chickenpox). Retrieved February 6, 2019, from http://www.immunize.org/askexperts/experts_var.asp

Intercountry Adoption, Bureau of Consular Affairs, U.S. Department of State. (2018). FY 2017 annual report on intercountry adoption. Retrieved March 23, 2014, from https://travel.state.gov/content/dam/NEWadoptionassets/pdfs/Annual%20Report%20on%20Intercountry%20Adoptions%20FY2017%20(release%20date%20March%2023%2020._.pdf

Kroger, A. T., Duchin, J., & Vazquez, M. (2018). General Best Practice Guidelines for Immunization. Best Practices Guidance of the Advisory Committee on Immunization Practices. Retrieved February 5, 2019, from https://www.cdc.gov/vaccines/hcp/acip-recs/general-recs/index.html

March of Dimes. (2016). Newborn screening tests for your baby. Retrieved February 3, 2019, from https://www.marchofdimes.org/baby/newborn-screening-tests-for-your-baby.aspx

Marin, M., Marlow, M., Moore, K. L., & Patel, M. (2018). Recommendation of the Advisory Committee on Immunization Practices for Use of a Third Dose of Mumps Virus–Containing Vaccine in Persons at Increased Risk for Mumps During an Outbreak. *MMWR Morbidity and Mortality Weekly Report (MMWR)*, *67*, 33–38.

Naleway, A. L., Mittendorf, K. F., Irving, S. A., Henninger, M. L., Crane, B., Smith, N., ... Gee, J. (2018). Primary ovarian insufficiency and adolescent vaccination. *Pediatrics*, *142*(3), e20180943.

National Heart, Lung, and Blood Institute. (2012). *Expert panel on integrated guidelines for cardiovascular health and risk reduction in children and adolescents. SUMMARY REPORT (NIH Publication No. 12-7486)*. Washington, DC: U.S. Department of Health and Human Services. Retrieved February 4, 2019, from http://www.nhlbi.nih.gov/guidelines/cvd_ped/peds_guidelines_sum.pdf

National Heart, Lung, and Blood Institute; National Institutes of Health; U.S. Department of Health and Human Services. (2019). Iron-Deficiency Anemia. Retrieved February 4, 2019, from https://www.nhlbi.nih.gov/health-topics/iron-deficiencyanemia

Powers, J. M., & Mahoney, D. H. Jr (2019). Iron Deficiency in Infants and Children <12: Screening, prevention, clinical manifestations, and diagnosis. In: A.G. Hoppin (Ed.), *UpToDate*. Retrieved February 10, 2019, from https://www.uptodate.com/contents/iron-deficiency-in-infantsand-children-less-than12-years-screening-preventionclinical-manifestations-and-diagnosis?search=iron%20deficiency%20anemia&source=search_result&selectedTitle=3~150&usage_type=default&display_rank=3

Sills, R. (2016). Chapter 455: Iron-Deficiency Anemia. In: R. M. Kleigman, B. F. Stanton, J. W. St. Geme 3rd, N. F. Schor, & R. E. Behrman (Eds.), *Nelson textbook of pediatrics* (20th ed., pp. 2323–2326). Philadelphia, PA: Saunders.

U.S. Department of Agriculture (2015). *2015–2020 Dietary Guidelines for Americans* (8th ed.). Retrieved January 3, 2019, from http://health.gov/dietaryguidelines/2015/guidelines/U.S. Department of Health & Human Services. (2017). About ACA: Preventative Care. The affordable care act and immunization. Retrieved February 8, 2019, from https://www.hhs.gov/healthcare/about-the-aca/preventive-care/index.html

U.S. Department of Health and Human Services. (2019). Proposed objectives for inclusion in Healthy People 2030. Retrieved January 17, 2019, from https://www.healthypeople.gov/sites/default/files/ObjectivesPublicComment508_1.17.19.pdf

United States Environmental Protection Agency. (2018). Protecting Children from Lead Exposures. Retrieved February 4, 2019, from https://www.epa.gov/sites/production/files/2018-10/documents/leadpreventionbooklet2018-v11_web.pdf

Vaccine Adverse Event Reporting System. (n.d.). About the VAERS program. Retrieved February 5, 2019, from http://vaers.hhs.gov/index

Vyas, S. T. (2015). Lead poisoning. Retrieved February 4, 2019, from http://kidshealth.org/parent/medical/brain/lead_poisoning.html#

Wilson, S. L., & Simms, M. D. (2016). Chapter 37: Adoption. In: R. M. Kleigman, B. F. Stanton, J. W. St. Geme 3rd, N. F. Schor, & R. E. Behrman (Eds.), *Nelson textbook of pediatrics* (20th ed., pp. 223–225). Philadelphia, PA: Saunders.

임상적 판단능력

객관식 문제

1. 건강상담 중 4개월 아동의 어머니가 "저는 아이가 이 시기에 적절하게 해야 하는 행동이 무엇인지 잘 모르겠어요." 라고 이야기한다. 간호사의 답변으로 가장 적절한 것은 무엇인가?
   a. "아이의 신체검진을 끝내고 나면 제가 이야기해 드릴 수 있을 거 같네요."
   b. "이 발달 선별검사 설문지를 작성하주시면 답을 해드릴 수 있습니다."
   c. "고민에 대해서 더 자세히 이야기해 보세요."
   d. "모든 아이의 어머니들이 걱정을 합니다. 아이는 잘하고 있어요."

2. 한 신생아가 첫 건강검진을 위해 당신이 일하는 기관을 찾았다. 그는 2주 된 아이이고, 검사 도중에 울리는 종소리에 반응을 보였다. 당신은 그의 출생기록을 모두 다 살펴보았고, 신생아 청력검사가 시행되었다는 내용의 문서가 없다는 것을 알게 되었다. 간호사가 해야 할 역할로 가장 적절한 것은 무엇인가?
   a. 아무것도 하지 않는다. 종소리에 반응하는 것은 신생아에게 청력소실이 없다는 것을 의미한다.
   b. 신생아가 출생 청력검사를 받도록 검사를 예약한다.
   c. 어머니에게 신생아의 청력에 이상이 있다는 신호가 있었는지 질문한다.
   d. 2개월 때의 방문 때 종소리로 다시 검사를 시행한다.

3. 15개월 된 여자아이가 첫 건강검진을 위해 당신이 일하는 기관을 찾았다. 어머니는 예방접종 기록 사본을 가지고 오지 않았으나, 아이가 모든 예방접종을 다 받았다고 믿고 있다: "3개월 전에 지역 보건 기관에서 예방접종을 받았어요." 간호사가 해야 할 행동으로 가장 적절한 것은 무엇인가?
   a. 어머니에게 18개월 때의 방문 시 예방접종 기록을 가져오도록 한다.
   b. 예방접종 기록이 없으므로 'catch-up' 스케줄을 시작한다.
   c. 어머니가 집에 가서 기록을 가지고 올 동안 아동이 시설에 있도록 한다.
   d. 지역보건기관에 연락하여 아동의 예방접종상태를 확인한다.

4. 4세의 아동에게 시각검사를 수행하였다. 어떠한 검사도구가 아동의 시각적 정확도를 위해 가장 적절한가?
   a. 스넬렌(Snellen)
   b. 이시하라(Ishihara)
   c. 알렌검사(Allen Figures)
   d. CVTME

비판적 사고 연습

1. 5세의 건강검진 방문 시, 어머니는 아이의 청력에 대해 걱정된다고 이야기하였다. 당신이 일하는 기관은 그 아이가 태어난 이후로 계속 그 아이의 건강검진기관(medical home)이었다. 그 아이는 정상 임신, 분만과정을 통해 태어난 아이이다. 아이는 8개월부터 자주 귀 감염이 생겼다. 6개월 전에는 충수돌기 파열이 있었다. 아이는 아미노글리코사이드(aminoglycoside)계 항생제로 치료를 받았다. 그는 4개월만에 완전히 회복하였다.
   a. 건강조사 중 간호사는 어머니에게 어떠한 정보를 유도해야 하는가?
   b. 영구적인 의학 기록에서부터 간호사는 어떠한 정보를 확인해야 하는가?
   c. 청력손실과 관련하여 아이가 어떠한 위험요소를 가지고 있는가?
   d. 이 시기에 가장 적절한 행동은 무엇인가?

2. 간호사는 4세 아동의 입학 전 읽기능력을 검사하고 있다. 간호사가 사용할 수 있는 적절한 발달, 시각, 청각 검사도구에 대해 설명하시오.

학습활동

1. 다음 아동의 예방접종을 계획하시오.
   - 2개월 아동
   - 예방접종을 전혀 받지 않은 18개월 아동
   - 2세까지 이미 현존 최신 예방접종을 마친 아동
2. 러시아에서 입양되었고 이 나라에 온 지는 1주일 된 3세 아동의 첫 건강검진이다. 이 아동의 건강검진을 계획하시오.
3. 다음 아동을 위한 건강한 체중 프로그램을 계획하시오.
   - 어린이집 학급 아동들(a preschool class)
   - 부모님과 2명의 학령기 아동이 조금 과체중인 가족
   - 정상 체중이지만 '살찌는 것'을 걱정하는 10대 여아

통합: 사례연구

필리파(Fillipa)는 9개월 된 영아로, 소아 건강검진을 위해 병원에 방문한다. 병력에서 당신은 필리파가 출생 시 B형 간염 예방접종을 제외하고는 어떤 예방접종도 받지 않았다는 것을 발견하였다.

WORDS OF WISDOM

정확한 간호사정은 아동의 전반적인 건강, 성장, 발달에 필요한 정보를 제공한다.

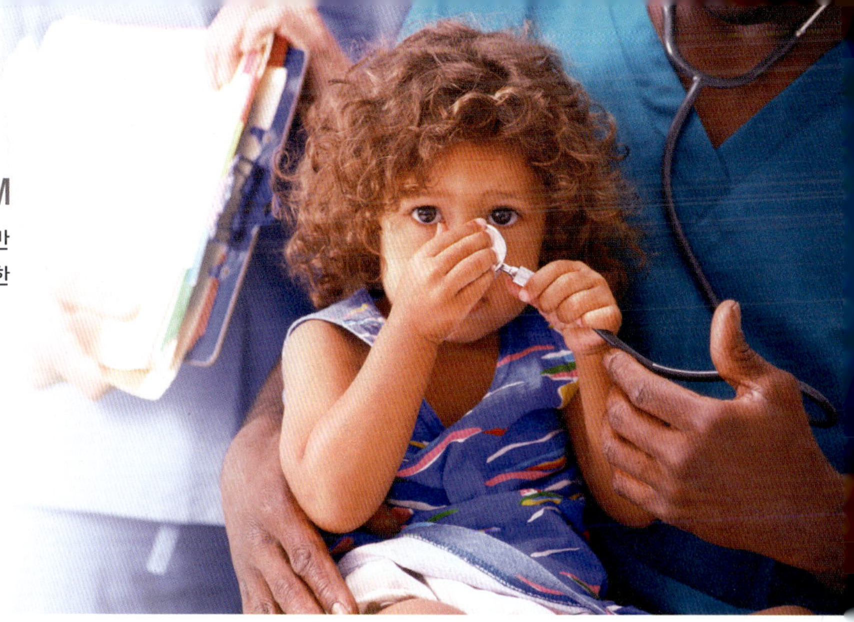

10 건강사정

Health Assessment of Children

학습목표

이 장을 학습한 후 학생들은 다음을 수행할 수 있다.

1. 아동과 부모, 보호자를 통해 건강력을 사정한다.
2. 아동의 연령에 따라 건강력을 사정한다.
3. 아동의 건강사정에 있어 중요한 개념에 대해 설명한다.
4. 아동의 연령과 발달단계에 따른 건강사정을 적용한다.
5. 아동의 발달단계에 따른 신체검진의 순서를 설명한다.
6. 신체검진의 정상/비정상 결과의 차이를 설명한다.
7. 2차 성징 평가를 근거로 여아와 남아의 성적 성숙도를 판단한다.

3세 태우는 매년 1회 영유아건강검진을 위해 병원을 방문한다. 태우 어머니는 태우가 병원에 오는 것을 너무 두려워하고 불안해 한다고 말한다.

주요 용어

- 고실계측기(tympanometer)
- 말단청색증(acrocyanosis)
- 불가피한 비호흡(obligate nose breather)
- 성 성숙도 검사(Tanner stages)
- 솜털(lanugo)
- 주호소(chief complaint)
- 천문(fontanels)
- 체질량지수(body mass index, BMI)
- 최대박동지점(point of maximal intensity, PMI)
- 키(신장)계측기(stadiometer)
- PERRLA(pupils equal, round, are reactive to light and accommodation)

아동의 건강상태사정은 건강상담 및 과거력, 부모-아동의 상호작용 관찰, 아동의 정서적, 신체적, 인지적, 사회적 발달, 신체검진과 같은 다양한 요소가 포함된다. 간호사는 아동의 건강사정을 성공적으로 수행하기 위해서 정확한 건강사정기술을 습득해야 한다.

간호사는 반드시

- 신뢰와 라포를 형성한다.
- 아동과 부모, 보호자를 존중한다.
- 적극적인 경청, 공감, 피드백을 통해 효과적으로 의사소통한다.
- 체계적으로 관찰한다(특히, 아동이 조용할 때).
- 정확한 자료를 확보한다.
- 수집된 자료를 정확하게 검증하고 평가한다(Treitz, Nicklas, Bunik, & Fox, 2018).

사정의 초점은 아동의 요구와 병원 방문의 목적에 따라 달라진다. 사정은 지속적인 과정으로 방문 시마다 다양한 각도로 반복된다. 간호사는 자신이 돌보는 아동을 대화와 놀이의 형태로 직간접적으로 평가한다. 가장 파악하기 어려운 발달징후는 아동과의 일상적인 상호작용이 이루어질 때 나타난다(Burns et al., 2017). 간호사는 아동이 복도를 뛰어다니는 것을 보면서 걸음걸이(보행)를 관찰하고, 게임을 하는 동안 미세운동기술과 사회 적응력을 사정하며, 공을 주고받는 동안 균형과 조정능력을 관찰할 수 있다. 아동을 간지럽히는 것과 같은 재미있는 놀이를 하는 동안 아동이 간호사의 팔을 밀어낼 때 아동의 상체 근력을 사정할 수 있다. 또한 간호사는 효율적이고 통합적인 방법으로 세밀하게 검사하는 방법을 익혀야 한다.

아동에 대한 사려 깊은 사정은 간호사가 아동의 요구를 확인하는 근거자료가 된다. 종합적인 과거력, 정확한 검사, 신체발달 및 인지발달 검사는 아동의 건강에 대한 실제적인 정보를 제공하고 간호사의 간호계획 수립 시 도움이 된다. 또한 과거력과 신체검진은 건강교육, 성장발달교육과 건강한 생활습관을 선택하는 데 도움이 된다. 이때 간호사는 비판적 사고를 근거로 자료를 분석하고 간호중재 및 추후 관리를 위한 우선순위를 설정한다(Burns et al., 2017).

건강사정은 서술적 기록, 상례기록, 전자건강기록(electronic health record, EHR) 등 다양한 형태의 도구를 활용하여 문서화된다. 정보는 쉽게 검색 가능해야 하고 아동의 건강관리팀의 모든 구성원이 확인할 수 있어야 한다.

건강력

건강력(health history)은 반복적인 상부 호흡기 감염이나 두통과 같이 우려가 되는 영역에 초점을 두고 아동이 경험한 전반적인 내용을 간호사에게 제공한다. 건강력은 간호사가 특정 영역을 보다 포괄적으로 사정하는 데 도움이 되고 아동에게 핵심적인 질문하거나 교육이 필요한 부분을 파악하는 데 정보를 제공한다. 건강력을 획득하는 동안 아동은 간호사와 보호자가 서로 상호작용하는 것을 지켜보게 되고 이때 간호사는 아동에게 위협적이지 않는 상태에서 아동과 상호작용을 할 수 있게 된다(Burns et al., 2017; Miller, n.d.).

건강력 준비

건강력을 조사할 때는 적절한 도구와 적합한 장소가 필요하다. 또한 가족의 역할과 가치를 고려해야 한다. 아동에게 적절하게 접근하고 아동을 건강력 조사에 참여시키기 위해서 아동의 연령과 발달단계를 고려해야 한다. 아동과 부모의 상호작용을 관찰한다. 주어진 상황에서 필요한 건강력의 범위를 결정해야 한다. 건강력 조사를 체계적이고 융통성 있게 한다면 성공적으로 건강력을 획득하게 될 것이다(Burns et al., 2017).

도구 확보

건강사정을 시작하기 전에 다음 사항이 갖추어져 있는지 확인한다: 건강력 자료를 기록할 수 있는 도구(컴퓨터나 차트종이, 펜), 적절한 조명이 있는 독립적인 공간, 성인과 간호사가 사용할 수 있는 의자, 아동이 사용할 수 있는 침대나 진찰대. 건강사정 장소는 아동의 발달단계를 고려한 안전한 곳이어야 한다. 그리고 따뜻하고 편안한 태도를 보여주면서 과거력을 충분히 얻기 위해서 앉아서 진행해야 한다(Burns et al., 2017).

부모나 보호자에 대한 접근

부모와 보호자의 이름을 부르면서 인사한다. 부모와 상담할 때, 아동에게 장난감이나 책을 제공하여 부모가 질문에 집중할 수 있도록 한다. 개방형 질문을 사용하고, 판단을 내리는 듯한 대답은 하지 않는다. 계속 붙임성 있게 접근하며 배려한다. 가족의 구조와 역할, 상호작용은 가족이 의사소통을 어떻게 하고 건강관리에 대한 결정을 어떻게 할 것인지에 영향을 미친다. 여러 명의 자녀가 있는 가족의 경우 부모가 상담을 잘할 수 있도록 인내심을 가지고 도와주어야 한다. 상담을 하는 동안 아동을 집중시키기 위해서 아동의 이름과 성별을 정확하게 사용해야 한다.

> ***TAKE NOTE!***
>
> 질병은 가족과 개인에게 큰 스트레스를 줄 수 있으므로, 간호사는 가족의 잠재적 위협으로부터 자신을 보호해야 한다. 상담실의 출입문 가까이에 앉아야 하고 상담 중 가족 구성원에게 불편함을 느끼게 되면 도움을 요청해야 한다. 간호사는 상황에 따라 안전요원에게 알릴 필요가 있다(Locke, Bromley, & Federspiel, 2018).

아동에 대한 접근

보호자와 아동에게 따뜻하고 친근한 태도를 유지하면서도 전문적인 태도를 보인다. 긍정적인 상호작용을 위해서 아동에게 친숙한 실험복, 유니폼, 캐릭터 핀 착용, 다양한 색의 청진기 커버를 사용하면 좋다. 아동은 간호사를 위협적이지 않고 오히려 친근한 사람으로 생각하게 될 것이다(Chiocca, 2015). 가능하면 아동과 눈을 마주치고 이름을 불러준다. 수줍어하는 아동은 서두르거나 큰 동작을 하는 것을 보면 위협적으로 느낄 수 있기 때문에 서두르지 않고 신중한 모습을 보여주어야 한다.

어떤 아동은 부모 뒤에 숨는 것과 같이, 상담실에서 자신이 보이지 않는 시간이 주어졌을 때 좀 더 편안함을 느끼기도 한다. 처음에는 아동이 위협을 느끼지 않는 방법으로 신체적 접촉을 시작해야 한다. 편안함을 주기 위해서 보호자가 함께 있을 때 신생아를 안아주고, 영아나 학령전기 아동의 머리나 팔에 손을 올리거나 학령기 아동과 청소년에게 따뜻하게 악수를 한다. 농담, 인형, 재미 있는 이야기, 간단한 마술이 아동이 준비하는 데 도움이 될 수 있다. 아동보다 위에 있는 것보다 아동과 같은 눈높이에 있으면 안정감을 느끼게 할 수 있다(Miller, n.d.). 이 경우 아동과 부모/보호자와 눈높이를 맞추기 위해 여분의 좌석이 필요할 수 있다. 이는 아동이 자신의 건강을 유지시키고 기분을 더 좋게 해 주는 파트너로서 신뢰감을 줄 수 있는 성인으로 보여 주기 위함이다.

간호사는 필요한 정보를 수집하는 동안 아동이 건강력 조사의 순서와 속도 또는 다른 것을 통제할 수 있도록 해줌으로써 아동의 협력을 이끌어낸다. 이 모든 것이 아동과의 관계 형성 및 협력을 이끌어 내는 데 도움이 된다(Miller, n.d.).

건강력 조사 중 아동과 의사소통

아동이 건강력과 건강사정과정에 적극적으로 참여할 수 있는 기회를 제공해야 한다. 유아와 학령전기 아동의 경우 어디가 아픈지 손으로 가리키게 하고 질문에 대답할 수 있도록 이끌어 주어야 한다. 이 연령대의 아동은 이해력과 언어 표현력이 제한적이기 때문에 아동의 부모나 보호자를 통해 정보를 반드시 확인해야 한다. 학령기 아동은 언어능력과 성숙도가 향상되어 보다 정확하게 대답할 수 있다.

처음에는 아이에게 말을 걸고 가능한 한 많은 정보를 확보한다. 학령기 아동에게는 친구 및 형제자매와의 상호작용과 학교생활이나 자신이 좋아하거나 속해 있는 활동에 대해 질문하여 정보를 얻는다. 추가적인 정보나 관찰이 필요한 내용이 있는지 부모나 보호자에게 확인한다.

청소년은 부모나 보호자가 지켜보는 가운데 검진을 받고 건강문제를 언급하거나 질문에 대답하는 것을 불편하게 생각할 수 있다. 간호사는 청소년에게 최적의 건강관리를 제공하기 위해서 그들과 신뢰관계를 형성해야 한다. 청소년에게 검사실에 혼자 있을 때와 부모와 함께 있을 때 언제 더 편안함을 느끼는지 물어봐야 한다. 어느 쪽이든, 청소년과의 건강력과 건강사정이 끝난 후에는 부모/보호자와 대화하여 추가적인 정보를 얻어야 한다(Burns et al., 2017).

청소년에게 학교, 일, 취미나 활동, 친구관계에 대해 질문을 하여 흥미를 유발한다. 청소년과 정직하게 대화하고, 건강력과 관련된 다양한 부분에 대해 이유를 설명한다. 청소년들은 비언어적 표현에 민감하므로 행동이나 표현에 주의해야 한다(Sass & Richards, 2018). 신뢰관계(rapport)가 형성되고 나면, 성, 약물 남용, 우울, 자살과 같이 좀 더 감정적인 질문으로 넘어가도 된다.

청소년에게 가능한 범위 내에서 완벽하게 비밀이 보장된다는 사실을 알려준다. 현행법에 따라 부모에게 알리지 않아도 되는 정보의 유형을 결정한다. 만약 간호사가 얻은 정보 중에서 청소년에게 위험이 되는 내용이 있다면 부모나 다른 사람에게 제공될 수 있다는 사실도 청소년에게 알려준다(Burns et al., 2017).

TAKE NOTE!

청소년의 친구가 되려고 하지 않도록 한다. 청소년에 대한 수용과 존중의 태도를 보여주면서 간호사의 역할을 유지해야 한다. 간호사는 청소년이 쓰는 특정 용어나 비속어의 의미를 이해하되, 이것을 직접 사용하면 안 된다. 청소년은 간호사를 친구로 쉽게 받아들이지 않을 것이다.

부모-아동 상호작용 관찰

부모-아동 상호작용에 대한 관찰은 건강상담 시 시작하여 신체검진을 수행하는 전 과정 동안 이루어진다. 질문을 통해서뿐만 아니라 행동적인 단서들을 관찰함으로써 가족 간의 상호작용을 확인한다. '부모는 아동과 눈을 맞추는가?', '부모는 아동의 요구를 이해하고 적절히 반응하는가?', '부모는 아동의 짜증에 부적절하게 반응하지는 않는가?'를 관찰한다. 아동의 요구나 행동에 적절하게 반응할 수 있도록 관리계획을 조정할 수도 있다. 부모의 말이 학령기 아동의 자존감을 높여 주는가를 확인한다. 행동관찰은 가족의 요구를 사정하는 데 중요한 단서가 된다(Burns et al., 2017; Columbia University, College of Physicians and Surgeons, n.d.).

추가로 부모-아동의 상호작용을 관찰하여 부모의 행동이 적절한지 아니면 너무 과도하게 아동을 통제하는지를 확인해야 한다(Burns et al., 2017). 아동의 행동 단서를 관찰한다. 아동이 대답을 하기 전에 부모/보호자를 쳐다보는가? 아동이 부모/보호자와 있을 때 편안하고 행복해 보이는가, 아니면 긴장되어 있는가? 아동은 일반적으로 자신의 요구가 충족되면 차분하고 편안해 보인다. 아동이 아프거나 겁먹었을 때는 우는 모습을 보이는데, 부모나 보호자에게 불편함을 느낄 때도 이러한 모습을 볼 수 있다. 아동에게 차분하고 편안함을 주는 목소리로 이야기를 해야 한다. 영아는 고음과 부드러운 목소리에 잘 반응한다.

청소년과 부모/보호자 간의 상호작용을 관찰할 때, 부모/보호자는 청소년이 말하도록 허용하는지, 혹은 자주 방해하는지, 부모/보호자가 청소년이 이야기하는 것을 부정하는지를 확인한다. 청소년은 신체적 언어를 통해 편안해 보이는지 아니면 긴장해 있는지 관찰한다. 청소년은 아동과 성인의 중간단계에 있기 때문에 그들만의 특정한 요구가 있으며, 스스로 통제하기 어려운 다양한 신체적, 정서적 변화를 경험하고 있다. 청소년은 자신의 이야기에 간호사가 관심을 가지고 있다는 것을 알아야 한다(Sass & Richards, 2018). 청소년이 말할 수 있도록 개방형 질문을 사용한다. "…에 대해서 이야기해 볼까?" 혹은 "…에 대해 무엇을 알고 있니?"는 필요한 정보를 얻기 위해 사용되는 편안한 질문이다. 간호사는 청소년의 질문이나 행동에 대한 자신의 비언어적 반응이나 얼굴 표정에 대해 알고 있어야 한다. 청소년의 발달단계와 연령에 맞는 적절한 언어를 사용하여 대화해야 한다.

필요한 건강력 파악하기

검사의 목적은 종합적인 건강력 조사의 방법을 결정하는 것이다. 만약 의사나 간호사가 아동을 진찰하지 못했거나 아동이 위중한 질환일 경우에는 완벽하고 자세하게 건강력을 조사해야 한다. 반면, 정기적인 건강관리를 받은 아동이나 현재 경미한 질병을 가진 아동은 문제중심의 건강력을 조사하면 된다. 위급한 상황에서는 아동의 상태가 안정될 때까지 몇몇의 건강력 조사를 잠시 미룰 수 있다. 과거력 조사의 적절한 시기와 범위를 결정하기 위해 상황을 평가해야 한다(Burns et al., 2017). 또한 병원에서 반복적인 상담이 이루어지는지 민감하게 확인하고 이미 스트레스를 받고 있는 가족이 지속적이고 반복적인 질문을 받지 않도록 의사와 다른 건강관리팀과 협력해야 한다.

임상적 추론 시 주의점!

위급한 상황에 처한 아동은 아동의 가장 즉각적인 요구에 초점을 둔 건강력을 조사한다. 반면에 소아과 진료실에 처음 방문하는 아동에게는 종합적인 건강력 조사가 적합하다.

정기 검사를 받으러 온 3세 아동 태우를 기억하는가? 당신이 상담실에 들어왔을 때, 아이는 어머니의 다리 뒤에 숨어 있었다.

건강력 조사

건강상담은 정확한 건강사정의 토대가 된다. 아동 및 보호자와의 세심한 대화와 상담은 아동의 건강과 관련된 중요한 정보를 제공한다(Burns et al., 2017). 건강사정의 목적에 따라 직설적인 질문이나 아동과 보호자가 "예", "아니오"로 간단하게 대답하게 되는 질문이 많다. 응급상황이 아니라면 개방형 질문을 하여 아동의 전반적인 생활을 파악하는 것이 좋다. 예를 들어 "학교생활은 행복하니?"라는 질문은 고개를 짧게 끄덕이는 반응을 유도하지만, "학교 운동장에 대해서 이야기해 줄래?"라는 질문은 아동의 친구, 아동이 즐기는 활동, 지속적인 괴롭힘 등에 대한 이야기를 유도해 낼 수 있다. 간호사는 이러한 이야기를 통해 아동의 신체 기능뿐만 아니라 아동의 신체적, 정서적, 도덕적 발달 단계에 대한 정보를 얻을 수 있다(Burns et al., 2017; Columbia University, College of Physicians and Surgeons, n.d.).

아동 및 가족과 함께 치료적 관계를 형성해야 한다. 치료적 관계에서 나오는 신뢰가 없다면 가족은 두려움, 당황, 불신으로 인해 중요한 정보를 알려주지 않을 것이다(Treitz et al., 2018). 적극적인 경청, 개방형 질문, 의사소통장애 요인 제거와 같은 치료적 의사소통기술을 사용해야 한다.

건강상담의 형태는 방문 목적에 따라 달라진다. 첫 방문에서 상당히 많은 양의 과거력을 수집한다. 부모에게 질문지를 작성하게 하면 시간을 절약할 수 있지만 질문지가 상담을 대체할 수는 없다. 질문지를 제공하는 것은 가족과 간호사 간의 대화가 조직적으로 이루어질 수 있도록 하기 위해서이다. 후속 방문 시, 건강력 조사는 이제까지 모니터링하고 있던 건강문제뿐만 아니라 이번 방문 목적에 초점을 맞추어서 시행한다.

건강력은 인적사항, 주호소, 현병력, 과거력, 신체 검진, 가족력, 발달력, 기능적 조사, 가족 구성원, 가족 자원, 가정 환경을 포함한다.

TAKE NOTE!

건강관리에 사용되는 모든 실분늘은 5학년 수준의 읽기능력에 맞추어 작성되어야 하며, 질문지를 작성하는 사람의 모국어로 작성되어야 한다(The Joint Commission, 2014).

인적사항

처음 질문은 단순하고 거슬리지 않아야 한다. 간호사와 환자 간의 라포가 형성되고 난 후에 민감한 질문을 물을 수 있다. 먼저 아동의 이름, 생년월일, 성별과 같은 정보를 획득한다. 아동의 인종 혹은 민족, 아동이 이해하는 언어, 아동이 사용하는 언어를 구별한다. 아동의 주소, 집 전화번호, 부모나 보호자의 근무지 전화번호를 기록해둔다. 정보를 제공한 사람이 누구인지(아동, 부모, 보호자), 이 정보가 어느 정도 신뢰할 수 있는지를 기록한다. 아동과 함께 있는 어른이 그 아이의 부모라고 가정하지 않아야 한다. 아동과 어른의 관계를 파악하고, 누가 아이를 돌보는지를 질문한다. 또한 다른 아동, 다른 가족 구성원, 같이 거주하는 사람과 같이 가족의 구성원을 조사해야 한다.

주호소와 현병력

다음으로 **주호소**(chief complaint, 현재 방문 목적)에 대해서 질문한다. 방문 이유가 항상 명확하지 않을 수 있다. "오늘 무엇을 도와드릴까요?" 혹은 "오늘 아이에게 어떤 증상이 있어서 오셨어요?"와 같은 질문이 적절하다. 아동이나 부모의 반응은 기능적 문제, 발달 관련 문제, 질병과 관련이 있을 것이다. 아동이나 부모가 표현하는 것을 그대로 기록한다.

현재 질병과 관련하여 건강력을 확인한다. 질병의 시작시점, 지속시간, 특성과 과정(위치, 징후, 증상, 노출 등), 아동과 가족의 이전에 겪었던 사건, 검사나 완화 및 악화 요인, 현재 질병이 아동과 가족에게 어떤 의미인지를 파악한다. 감염원에 노출 여부를 확인한다.

과거력

산전문제(임신과 관련된 모든 문제), 산후문제(임신 출산과 관련된 모든 문제), 과거력(past history), 건강 혹은 발달 문제에 대해 질문한다. 아동의 과거력(재발, 만성, 심각)과 과거의 사고나 손상에 대해서 기록한다. 수술이나 입원한 과거력이 있는지를 알아본다. 아동의 식이에 대해서 기록하고, 또한 음식, 약물, 동물, 환경이나 접촉성 물질, 라텍스 물품에 대한 알레르기가 있는지 확인 후 기록한다. 아동의 알레르기원에 대한 반응뿐만 아니라 심각성까지 기록한다. 아동의 예방접종 상황을 확인한다. 아동이 복용하고 있는 약물, 약물의 용량과 횟수, 마지막 투여 시기도 기록한다. 청소년 전기나 청소년기 여아의 월경력을 조사한다.

가족력

가족력(family health history)에 대한 정보를 얻는 것은 건강상담의 핵심이다. 3대의 가족력을 조사한다. 정보는 가계도로 기록된다(그림 10.1). 어머니, 아버지, 형제자매, 그 밖의 가족 구성원의 나이, 건강상태에 대해 질문하는 것은 가족 경향과 특정 건강문제를 이해하는 데 도움이 된다(Burns et al., 2017). 예를 들어, 조부모님이 이른 나이에 관상동맥질환을 가지고 있었는가? 만약 그렇다면, 그 자녀들은 더 추가적인 건강조사를 해야 할 것이다. 또한 형제자매는 유전적 질환이나 질병과 관련된 특성을 가지고 있을 수 있다. 가족병력 정보는 미래 건강계획을 세우는 데 도움이 된다.

신체계통별 문진

다음과 같이 머리부터 발끝까지 신체계통별 문진

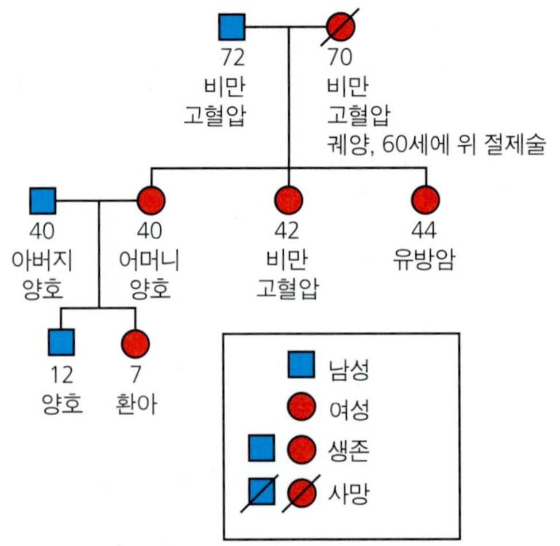

그림 10.1 가계도

(review of system, ROS)을 통해 과거력, 현병력을 조사한다.

- 성장과 발달
- 피부
- 머리와 목
- 눈과 시각
- 귀와 청각
- 입, 치아, 목구멍
- 호흡기계와 가슴
- 심혈관계
- 소화기계
- 비뇨생식기계
- 근골격계
- 신경계
- 내분비계
- 혈액학계

표 10.1은 체계적 문진 시 필요한 구체적인 질문들을 소개하고 있다.

성장발달력

앉기, 서기, 걷기, 페달 밟기 등과 같은 전체운동능력 발달기준을 통해 연령을 파악한다. 물건 잡기, 놓기, 손가락으로 집기, 크레용이나 도구의 사용, 글쓰기 능력과 같은 미세운동기술을 습득했는지 확인한다. 또한

표 10.1 신체계통별 문진을 위한 질문

기관	아동의 경험한 것
성장과 발달	• 체중 감소 및 증가, 적절한 에너지와 활동 정도, 피로, 과민, 신경질, 분노, 증가된 울음과 같은 행동 변화
피부	• 쉽게 생기는 멍이나 출혈, 발진, 병변, 피부질환, 가려움증, 모반, 점의 색깔 변화, 착색, 손·발톱 변화
머리와 목	• 두부외상, 두통, 어지러움, 실신
눈과 시각	• 통증, 충혈, 삼출물, 복시, 사시, 백내장, 시각의 변화, 읽기의 어려움, 학교에서 칠판을 가까이서 보거나 집에서 텔레비전을 가까이서 봄
귀와 청각	• 이통, 귀 염증의 재발, 고막 관, 삼출물, 난청, 울림, 귀지
입, 치아, 목구멍	• 부어 오른 잇몸, 이가 날 때의 통증, 충치, 치아손실, 치통, 화끈거림, 씹기나 삼키기의 어려움, 목 쉼, 인후염, 구강호흡, 목소리 변화
호흡기계와 가슴	• 코막힘 혹은 삼출물, 기침, 쌕쌕거림, 소리 나는 호흡, 코골이, 짧은 호흡 혹은 호흡의 어려움, 가슴의 문제나 변화
심혈관계	• 심잡음, 색 변화(청색증), 운동성 호흡곤란, 활동 부족, 심계항진, 극도의 냉증, 고혈압, 고지혈증
소화기계	• 오심, 구토, 복부 통증, 경련, 설사, 변비, 배변 참기, 항문 통증 혹은 가려움
비뇨생식기계	• 배뇨곤란, 다뇨증, 핍뇨, 가늘어진 요관, 탁하고 뿌옇고 색이 없는 소변, 배변후련의 어려운, 야뇨증 • 남아: 잠복고환, 음경과 음낭의 통증, 부어오름 혹은 병변, 삼출물, 울음 시 음낭의 부어오름, 음경과 음낭의 크기 변화, 음모의 발달 • 여아: 질 삼출물, 간지러운 발진, 월경과 월경주기의 문제, 음모의 발달
근골격계	• 관절이나 뼈의 통증, 뻣뻣함, 부어오름, 손상(골절 혹은 염좌), 움직임 제한, 힘의 저하, 걸음걸이 변화, 조정력의 변화, 허리 통증, 자세의 변화나 척주측만증
신경계	• 무감각, 저림, 학습의 어려움, 감정의 변화나 경계능력, 진전, 틱, 경련
내분비계	• 갈증의 증가, 과도한 식욕, 지연 혹은 조기 사춘기 변화, 성장의 문제
혈액학계	• 림프절비대, 창백한 색, 멍의 증가

【출처】 Burns, C. E., Dunn, A. M., Brady, M. A., Starr, N. B., Blosser, C. G., Garzon, D. L., & Gaylord, N. M. (2017). Pediatric primary care (6th ed.). Philadelphia, PA: Elsevier; and Jarvis, C., & Eckhardt, A. (2020). *Physical examination and health assessment* (8th ed.). St. Louis, MO: Elsevier.

아동의 연령과 언어습득 정도를 기록한다. 혀 짧은 소리를 내거나 말을 더듬는 것과 같은 언어문제를 기록한다. 발달기술 획득의 정도는 아동마다 다를 수 있지만 기술 습득의 순서는 같다. 자가관리능력(신발끈 묶기, 옷 입기, 양치질)과 어린 아동일 경우 배변훈련의 진행과정을 확인한다. 부모에게 아동이 컵으로 잘 마시는지, 수저를 사용하는지 혹은 아동이 특별한 요구사항이 있는지 등 아동의 식사습관에 대해서 질문한다. 사회성과 이행대상(담요, 동물 인형)이 있는지 확인한다. 손가락을 빨거나 노리개젖꼭지를 빠는 것과 같은 아동의 습관을 기록해 둔다. 어린이집 등원, 유치원과 학교에서의 적응과 습득에 대해 기록한다.

기능평가/식이력/일상생활습관

기능평가(functional history)는 아동의 일상을 포함해야 한다. 다음의 내용을 알아본다.

- 안전장치(카시트와 위치, 안전벨트 착용, 흡연 탐지기, 자전거 헬멧)
- 주기적인 건강관리와 치과치료(치과치료 날짜와 치료 내용)
- 24시간 식이 회상이나 주간 식사 일기, 보조식품과 비타민 복용, 식사 패턴과 식이의 만족도, 패스트푸드 섭취량, 선호하는 식사와 선호하지 않는 식사, 아동의 영양에 대한 부모의 인식
- 신체활동, 레크리에이션, 놀이, 스포츠

- 텔레비전과 컴퓨터 사용 습관
- 수면 습관과 수면 시간
- 배변 패턴과 문제
- 청각 혹은 시각적 문제(마지막 검사 일자와 결과)
- 다른 가족과 친구들과의 관계, 기질과 대처, 훈육방법, 주의력
- 종교적 참여 및 영적 습관
- 안경, 콘택트렌즈, 보청기, 보행기, 교정기, 휠체어와 같은 적응을 돕는 보조장치 사용
- 성적 경험(Burns et al., 2017)

심리사회력: 가족 구성, 자원, 가정 환경

가족의 결혼상태를 판단한다. 아동이 부모, 새 부모, 다른 가족 구성원과 함께 살고 있는가? 아동이 입양되었거나 위탁되어 길러지고 있는가? 부모는 아동의 주양육자인가? 그렇지 않은 경우, 가능하다면 아이를 직접 돌보는 사람에 대한 상담이 이루어져야 한다. 만약 아이가 다른 사람에 의해 오랜 시간 동안 돌보아지고 있다면, 부모는 아동의 일상에 대해서 자세히 알지 못할 것이다. 일하는 부모의 경우 어린이집이나 베이비시터에게 아동의 건강과 행동에 대한 문제를 듣게 될 것이다. 조부모와 아동과 부모의 상호작용을 포함시킴으로써 가족력을 확장시키는 데 도움이 된다.

아동의 전반적인 건강상태에 영향을 줄 수 있는 부모의 고용상태와 직업에 대해 조사한다. 예를 들어, 부모는 근무일정으로 인해 아동과 많은 시간을 함께 보내지 못할 수 있다. 가족의 수입과 경제적 자원, 건강보험, 영양 보조 프로그램, 여성, 유아 및 아동 보조, 그 밖의 정부 보조에 대해 확인한다. 주요한 가족의 변화는 부모와 아동의 상호작용에 영향을 미치므로 상호작용의 문제나 변화를 평가한다.

가족의 집과 건설연도, 환경에 대해 질문한다. 안전한 외부 활동 공간이 있는가? 만약 수영장이 있다면, 안전장치가 있는가? 집에 전기와 실내 수도 공급이 되는지를 확인한다. 집에 난방, 냉방, 냉장고 시설의 기능도 검사한다. 어떤 반려동물을 기르고 있는가? 어떻게 기르게 되었는가? 곤충이나 설치류와 같은 기생동물이 집에 있는가?를 질문한다.

> **TAKE NOTE!**
>
> 1978년도 이전에 지어진 집이나 아파트의 경우 납이 포함되어 있는 페인트를 사용했을 가능성이 크고, 이 공간에 사는 아동의 경우 납 중독 위험성이 높다(CDC, 2019).

신체검진

건강력 조사 이후의 단계는 신체검진(physical examination)이다. 이 과정은 주호소나 상담 동안 수집한 정보를 바탕으로 간호사의 비판적 사고에 의해 판단된 부분에 집중해야 하며 체계적이어야 한다. 검사는 발달단계와 아동의 연령, 아동과 보호자의 기질, 아동의 건강상태를 반영한다. 예를 들어, 매우 위중한 아동은 검사에 많은 에너지를 소모할 수 없으므로 간호사는 그 상황에서 신속하게 검사한다. 하지만 건강한 아동은 정상적인 발달단계를 보여줄 것이고, 검사에 대한 다양한 저항을 표현할 것이다(Miller, n.d.; Columbia University, College of Physicians and Surgeons, n.d.).

신체검진 준비

신체검진을 수행할 때, 필요한 정보를 효율적으로 얻기 위해서 사전에 준비하고 체계화하는 것이 도움이 된다. 아동의 신체검진에 대한 적절한 방법과 접근법은 아동의 발달단계에 따른다.

도구 준비

검사장소에는 검사 책상, 아동의 병원 침대나 유아용 침대가 있어야 한다. 적절한 관찰과 검사를 위해 적절한 조명이 필요하다. 깨끗한 장갑, 청진기, 체온계, 혈압계, 줄자, 반사 망치, 펜라이트, 이경/검안경, 설압자, 면봉과 같은 검사에 필요한 도구들을 준비한다. 유아용 혹은 성인용 체중계와 혼자서 서 있을 수 있는 아동을 위한 키(신장)계측기를 준비한다. 어린 아동은 큰 크기의 도구를 보면 겁낼 수 있기 때문에, 한 번에 하나씩 검사도구를 꺼낸다. 어떤 아동은 자신의 사생활에 침해를 받았거나 위협적이라고 느끼면 저항할 수 있

으므로, 검사 장소에서 장난감으로 놓아두면 아동의 주위를 분산시키는 데 도움이 될 수 있다(Burns et al., 2017; Miller, n.d.).

아동과 그들의 부모는 검사자에 대해 두려움이나 걱정을 할 수 있으므로, 자신감을 표현하고 사실적 접근을 하도록 한다. 아동이 협조적이지 않더라도 좌절하지 않도록 한다. 충분한 시간을 가지고 설명하는 것이 도움이 될 수 있다.

아동의 연령에 상관없이 검사실의 온도가 낮으면 아동이 불편해 하고 비협조적일 수 있다. 아동에게 담요를 주거나 검사하는 동안 옷을 입고 있도록 해서 편안함을 제공한다(Miller, n.d.).

아동에게 접근

아동의 발달연령과 단계에 따라서 접근하도록 한다. 표 10.2는 각 발달단계에 따른 신체검진의 일반적인 접근법을 설명하고 있다.

만약 여러 아동을 동시에 검진하게 된다면, 가장 협조적인 아동부터 시작한다. 만약 다른 아동이 두려워하지 않는 것을 보게 되거나 형제자매가 문제 없이 검진을 잘 수행했다면, 어린 아동은 검진에 아주 협조적일 수 있다.

신생아와 영아

만약 영아가 자고 있다면 영아가 조용할 때 심장, 폐, 복부 청진을 한다. 아이의 옷을 벗기기 전에 심박동수와 호흡수를 측정한다. 신생아나 영아는 모든 옷을 벗기고 일회용 기저귀를 착용하고 있다가, 가장 마지막에 생식기, 항문, 척추, 엉덩이 검사를 할 때 기저귀를 벗긴다. 영아의 수유시간보다 1~2시간 전에 검사하는 것이 가장 좋다. 부모나 보호자가 검사 동안 아이를 안고 있는 것은 두려움과 불안을 완화시킬 수 있다(그림 10.2). 다른 방법이 없지 않다면, 부모나 보호자가 통증이 있는 과정을 보조하는 것이 아니라 양육자의 역할을 하도록 한다(Miller, n.d.).

머리-발끝 순서대로 검사를 수행하고, 귀, 코, 입, 목과 같은 외상을 줄 수 있는 과정을 가장 마지막으로 수행한다(Burns et al., 2017; Miller, n.d.). 또한 모로

표 10.2 발달단계에 따른 신체검진 시 고려사항

	신생아	영아	유아	학령전기	학령기	10대 초반	10대 후반
검진 장소	검사 테이블 위나 보호자의 무릎 위에 누인다.	보호자의 무릎이나 검사 테이블 위에서 보호자는 영아 바로 옆에 선다.	가능하면 어느 정도의 자유로움을 인정한다. 유아는 보호자의 다리 사이에서 서 있거나 무릎에 앉는다	몇몇의 아동은 검사 테이블 위에 앉고 보호자가 가까이 서서 손을 무릎 위에 올린 상태를 유지할 것이다.	검사 테이블 위에 앉아서 보호자를 쳐다볼 것이다.	몇몇의 아동은 보호자가 검사실 밖에서 기다리기를 원할 것이다.	보호자에게 청소년의 사생활보호의 필요성을 설명하고 검사실 밖에서 기다리도록 한다.
검진 시 고려사항	검사를 지속적으로 수행하고, 수행하는 각각의 단계를 보호자에게 설명한다.	보호자에게 각 단계를 설명한다. 아동의 이름을 부른다. 침습적인 검사를 가장 마지막에 시행한다.	아동과 보호자에게 자신을 소개한다. 대부분의 단계를 아동에게 설명하고, 모든 단계를 보호자에게 설명한다. 아동이 검사도구를 다루도록 한다. 침습적인 검사를 가장 마지막에 시행한다.	아동이 검사 순서를 결정하도록 한다. 도구의 사용법을 설명하고 직접 수행할 수 있도록 한다. 보호자에게 검사 전후로 설명을 한다.	모든 검사과정에 아동을 참여시킨다. 머리-발끝까지 검사하고 생식기검사는 가장 나중에 시행한다. 보호자에게 검사 전후로 설명을 한다.	아동에게 성숙한 언어로 이야기한다. 아동의 자기관리 요구에 응한다. 머리-발끝까지 검사하고 생식기 검사는 가장 나중에 시행한다.	보호자와 청소년에게 검진내용에 대해 따로 혹은 함께 설명하는 시간을 마련한다. 머리-발끝까지 검사하고 생식기검사는 가장 나중에 시행한다.

【출처】 Burns, C. E., Dunn, A. M., Brady, M. A., Starr, N. B., Blosser, C. G., Garzon, D. L. & Gaylord, N. M. (2017). Pediatric primary care (6th ed.). Philadelphia, PA: Elsevier; Miller, S. (n.d.). *Pediatric physical exam video.* Retrieved March 21, 2019, from http://www.columbia.edu/itc/hs/medical/clerkships/peds/Student_Information/Reference_Materials/PE_Video.html; and Columbia University, College of Physicians and Surgeons. (n.d.). *Points on the pediatric physical exam.* Retrieved March 21, 2019, from http://www.columbia.edu/itc/hs/medical/clerkships/peds/Student_Information/Reference_Materials/Pediatric_PE.html

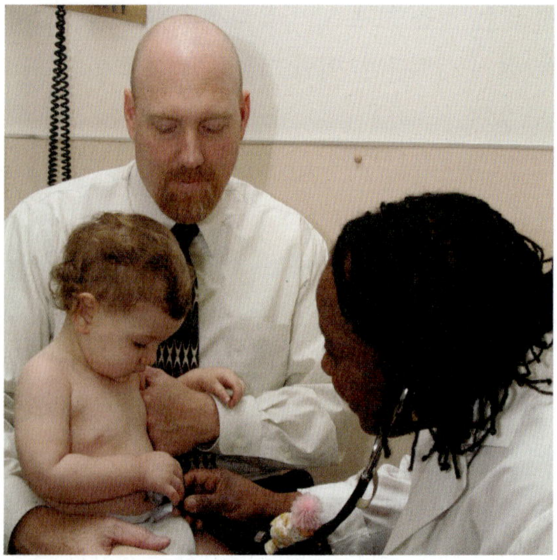

그림 10.2 영유아는 부모나 보호자의 무릎에 앉아서 검사를 받으면 더 편안하고 안전하다고 느낄 것이다.

반사를 가장 마지막에 유도하는데, 깜짝 놀라는 감각은 영아를 울게 할 수 있기 때문이다. 확고하고 부드러운 손길로 아동을 검사한다. 손과 청진기가 따뜻하게 유지되도록 한다. 검사는 가능한 한 신속하고 정확하게 수행한다. 부드럽고 조용한 목소리, 미소를 지으며 영아와 눈을 맞추려고 노력한다. 또한 밝은색의 물건을 이용하는 것은 아동의 시선을 분산시키는 데 도움이 된다. 아동이 울면 노리개젖꼭지를 물리는 것이 유용할 수 있다.

TAKE NOTE!

영아들이 낯선 이에 대한 두려움을 표현하는 것은 정상 발달단계에서 나타난다. 부모가 영아를 안고 있지 않다면, 부모가 영아의 시야에 들어오는 곳에 있도록 한다. 이것은 영아를 더욱 안정적이고 협조적이도록 할 것이다(Bickley, Szilagyi, & Hoffman, 2017; Burns et al., 2017; Miller, n.d.).

유아

유아는 검사를 수행하면서 필요할 때마다 옷을 하나씩 벗기는 것을 선호한다. 한 부분을 검사하고 나면, 다른 부분의 옷을 벗기 전에 그 전에 벗은 부분의 옷을 다시 입히는 것을 선호한다(Treitz et al., 2018). 학령기 전에는 검사 가운이 일반적으로 필요하지는 않다. 검사실의 온도는 안락한 정도로 유지되도록 한다.

간호사가 방에 들어오면, 이 나이 때의 아동은 부모 무릎 위에 앉아있거나 부모 곁에 서 있을 것이다. 가능하다면 건강사정 중간에 놀이를 포함시킨다. 간호사의 얼굴 표현과 목소리를 기억하도록 한다. 만남 초기에 아동과 부모님께 가벼운 신체적 접촉을 하도록 한다.

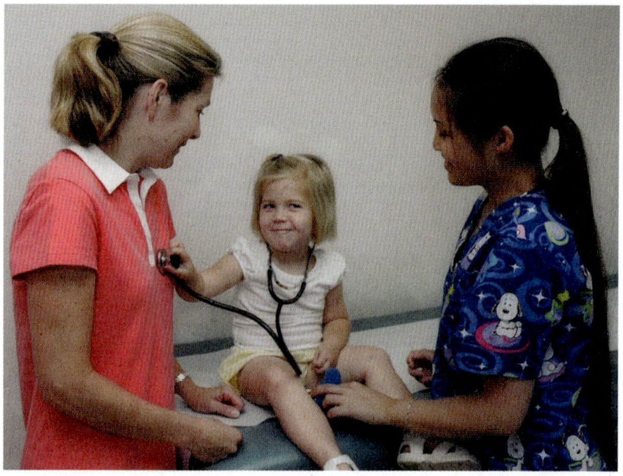

그림 10.3 유아기 아동은 엄마의 심장소리를 먼저 들어보게 한다.

어떤 검사를 시행할지 간략하게 설명하고 사용될 검사도구를 천천히 소개한다. 가능하다면 유아가 검사도구를 만지고 잡아보도록 하고, 부모님의 체온을 재거나 곰인형에게 혈압계 커프를 감도록 한다(그림 10.3). 유아는 보호자의 무릎 위에 앉는 것을 선호할 것이다. 만약 유아가 복부검진을 위해 앙와위를 취해야 한다면 보호자 옆에 앉아서 무릎을 맞대고 앉아 아동이 보호자와 간호사의 무릎 위에 누울 수 있도록 한다. 검사 도중 유아가 협조적일 때 칭찬을 한다. "내가 심장소리를 듣는 동안 잘 참고 있었구나."와 같은 문장은 아동에게 긍정적인 피드백을 준다.

유아가 비협조적일 경우 가능한 철저히 검사를 수행하고 다음 검사를 수행한다. 침습적인 절차를 할 때 보호자가 유아의 신체를 붙잡고 있도록 도움을 요청할 수 있다. 괜찮은지 물어보는 것보다는 유아에게 어떤 검사를 할 것인지 간단한 문장으로 설명한다(Miller, n.d.; Nettina, 2019).

TAKE NOTE!

유아는 자기중심적이다. 다른 아동이 잘 협조했다는 내용을 이야기하는 것은 유아의 협조를 구하는 데 도움이 되지 않을 것이다.

학령전기

학령전기 아동은 신체 침습과 손상을 두려워하기 때문에 침범한다고 느끼는 절차나 사정은 참여하지 않으려 할 것이다. 하지만 아동이 자신에게 주도성이 있다고 생각되면 검사에 협조적일 수 있다. 검사의 각 단계를 간단하게 설명해 줌으로써 아동을 안심시킬 수 있다. 청진기나 펜라이트를 들고 있도록 하는 등 아동에게 도움을 청한다. 아동이 협조적일 때는 칭찬한다.

> **TAKE NOTE!**
> 학령전기 아동은 게임을 좋아한다. 폐 청진을 할 때 깊은 숨을 쉬도록 하기 위해서는 손가락이나 펜라이트를 들고 "불을 꺼주세요."라고 지시한다(Miller, n.d.).

학령기 아동

학령기 아동은 아직 구체적 조작기로 사물을 객관적이고 사실적으로 볼 수 있다. 학령기 아동에게 이중적인 의미를 가지는 단어와 의학용어를 사용하면 안 된다. "체온을 재보자.", "혈압을 재보자.", "무릎을 쳐 볼게.", "검사"라는 표현보다는 "얼마나 따뜻한지 한 번 볼까?", "숨소리 한 번 들어보자." 등의 표현을 사용한다. 간호사가 무엇을 준비하고 있는지 아동이 이해할 수 있는 언어로 설명한다. 학령기 아동은 검사방법과 검사를 하는 이유에 대해 관심이 있기 때문에 간단하게 진실되게 설명하면 반응을 보일 것이다. 색이 다양하거나 장난감 같은 검사도구는 어린 아동 및 학령기 아동에게 효과적이다(Burns et al., 2017; Miller, n.d.).

통증과 모욕을 피하려고 하는 아동의 요구를 존중한다. 생식기 검사 전까지 검사가운 안에 속옷을 입도록 해서 보호받는 기분을 받도록 한다. 가능한 한 빨리 옷을 입도록 한다. 학령기 아동에 대한 사생활 보호와 아동에 대한 배려심이 있어야 한다(Treitz et al., 2018).

> **TAKE NOTE!**
> 신체검사 중에 발견된 검진결과에 대해 설명하고 조언하는 것은 학령기 아동에게 흥미로울 수 있다. 이 나이 때의 아이들이 신체기능에 대해 배우는 것을 좋아하기 때문이다(Miller, n.d.).

청소년

아동이 옷을 벗고 가운을 입는 동안 사생활 보호를 해준다. 배려하는 태도를 보인다. 머리부터 발끝까지의 순서로 검사를 수행하고, 검사에 필요한 부분만 노출시킨다. "이 나이에는 다리에 체모가 생긴다."와 같이 신체적 변화에 대해 사실에 기반한 정보를 제공한다. 이러한 질문은 청소년이 대답하기 꺼리는 민감한 부분과 관련하여 정보를 제공한다. 또한 청소년에게 일반적으로 예견되는 성적발달에 대한 정보를 제공한다. 청소년에게 보호자가 없는 곳에서 질문할 수 있는 기회를 제공한다. 겪고 있는 변화와 관련해서 '어리석은 질문'은 없다는 것을 확실히 말해준다. 청소년 여아는 간호사가 유방검진, 유방 자가검진법 교육, 척주측만증 검사를 할 수 있도록 브라를 벗도록 한다. 만약 간호사가 남자이고 검진 대상자가 청소년 여아일 경우 유방과 생식기 검사는 여자 간호사가 하는 것이 바람직하다(Sass & Richards, 2018).

신체검진 단계

어른과 동일하게, 아동의 신체검진은 시진부터 시작한다: 색 확인, 온기, 특성, 눈으로 보이는 질감, 냄새. 촉진은 관찰을 입증하기 위해 시진을 한 후 시행한다. 타진은 장기나 종양의 위치, 크기, 밀도를 검사하는 데 유용한 도구이다. 반사 망치로 두드리는 것은 건반사를 유도한다. 청진기는 심장, 폐, 복부 청진에 사용된다.

신체검진

완벽한 신체검진에는 일반적 외모, 활력징후, 신체 측정, 통증사정뿐만 아니라 머리, 목, 눈, 귀, 코, 입과 인후, 피부, 흉부과 폐, 가슴, 심장과 말초관류, 복부, 생식기와 직장, 근골격계, 신경계의 검진이 있다. 간호사가 수행하는 대부분 검진계획에서는 가슴, 생식기, 눈이나 귀 검진을 자세하게 하지는 않는다. 다양한 상황에서 간호사의 역할과 사정과정을 촉진시킬 수 있는 방법에 대해 알고 있어야 한다.

일반적 외양

첫인상을 무시하지 않는다. 아동이 아파 보이는가 혹은 건강해 보이는가? 아동의 표정과 활동 정도? 무기력함, 나른함, 과도한 활동, 아동의 나이와 비교하여 부적절한 주의집중시간 등을 기록한다. 아동의 각성상태와 스트레스 상황에서 적절한 반응을 하는지 관찰한다. 아동의 자세와 태도를 기록한다.

- 신생아의 자세는 팔과 다리가 접혀 있는 굴곡된 자세이다.
- 나이든 영아는 머리를 가누고 몸통을 조절할 수 있다.
- 유아는 상대적으로 큰 머리와 튀어나온 복부로 인해 척주전만증과 내반슬의 모습을 보인다.
- 학령전기 아동은 이전보다 날씬하고 꼿꼿한 모습을 보인다.
- 학령기 아동과 청소년은 똑바르고, 곧고, 균형 잡힌 자세를 보인다.

아동의 발달이 적절한지 확인한다. 초기관찰을 통해 아동의 발달에 대한 수많은 정보를 얻을 수 있다. 아동이 활동적이고 방 안에서 움직이는가? 아동의 언어는 아동의 나이에 적절한가? 가족이 서로서로, 그리고 아동과 적절하게 상호작용하고 있는가를 관찰한다. 아동은 깨끗해 보이고 관리를 잘 받고 있는가? 아동의 영양상태가 좋아 보이는지 아니면 나이에 비해 작거나 비만인가? 담배 냄새나 알코올 냄새가 가족 구성원에게 나는지 확인한다. 젖병이나 노리개젖꼭지를 사용하고 있는지 장난감이나 이행 대상이 있는지 확인한다. 형제자매들은 동일하게 잘 관리 받고 있는지 관찰한다. 어른과 아동/청소년 사이의 긴장감을 관찰한다. 초기 일반적 외모에 대한 신속한 사정이 객관적이라면 간호사에게 도움을 줄 것이다. 하지만 추가적인 자료가 수집되기 전까지 사정에 대한 해석을 내리지 않는다.

활력징후

아동의 연령에 적절한 도구와 접근법을 이용하여 활력징후를 측정하고, 문서화하고, 해석한다. 아동의 나이, 체격뿐만 아니라 근본적인 건강상태에 대한 지식은 활력징후의 분석에 영향을 줄 것이다. 활력징후는 체온, 맥박, 호흡수, 혈압이다. 어린 아동의 경우 활력징후는 정상적으로 변동이 있기 때문에 아동이 조용할 때 측정하면 더 정확하다. 아동을 편안하게 해 주거나 주의를 분산시키는 것은 활력징후를 측정할 때 필요할 수 있다. 아동이 울거나 사정할 때 활동적이었다면, 그 사실을 기록한다. 급성질환의 치료환경에서는 모니터링 장비를 이용하여 대상자의 활력징후를 지속적으로 측정해야 한다. 활력징후를 사정할 때 아동의 통증 정도도 평가한다.

체온

체온은 성인과 동일한 방법으로 측정한다. 체온계는 전자, 디지털 타입을 사용할 수 있다. 같은 종류의 도구를 일관되게 사용해서 신뢰할 수 있는 결과를 얻어야 하며, 질병과정 동안 체온을 추적할 수 있도록 한다(Bowden & Greenberg, 2016). 어떤 체온계를 사용하든지, 체온계 사용 지침을 정확하게 확인하고 사용해야 한다.

아동의 체온 측정부위는 고막, 측두, 구강, 액와, 직장이다. 아동의 체온 측정방법 중 가장 좋은 방법을 선택하기 위해 수많은 연구가 진행되고 있다. 아동, 부모, 의료진이 인정할 수 있는 최소 침습적 방법으로 체온을 측정해야 한다.

> **TAKE NOTE!**
> 경우에 따라 계속 사용할 수 있지만, 유리 체온계는 수은을 함유하고 있어 추천하지 않는다(Bowden & Greenberg, 2016).

체온 측정법은 의료기관에서 사용 가능해야 하고 아동의 나이와 신체상태에 따라 달라진다. 고막 체온은 폐동맥 온도를 반영하고 고막 체온계로 몇 초 안에 측정할 수 있다. 고막 체온계의 정확도는 사용자의 기술에 따라 차이가 있을 수 있지만 3개월 이상의 아동에게 안전하고 효과적으로 사용할 수 있다(Bowden & Greenberg, 2016). 간호 절차 10.1을 참조한다.

측두 측정은 측두동맥 위의 피부에 적외선 기계와 수학적 계산을 이용해서 동맥의 체온을 측정하는 방법

간호 절차 10.1 고막 체온 측정

1. 아동의 나이를 기록한다. 아동이 3세 이하면, 귓불을 후하방으로 잡아당긴다.
2. 고막 체온계의 적외선 센서 빔이 외이도 측면이 아닌 고막의 중앙을 향하게 하여 외이도에 부드럽게 삽입한다.
3. 체온을 측정하기 위해서 버튼을 누르고 수치가 읽힐 때까지 기다린다. 체온 측정을 위한 시간은 제품에 따라 다르지만 보통 몇 초 안에 측정된다.

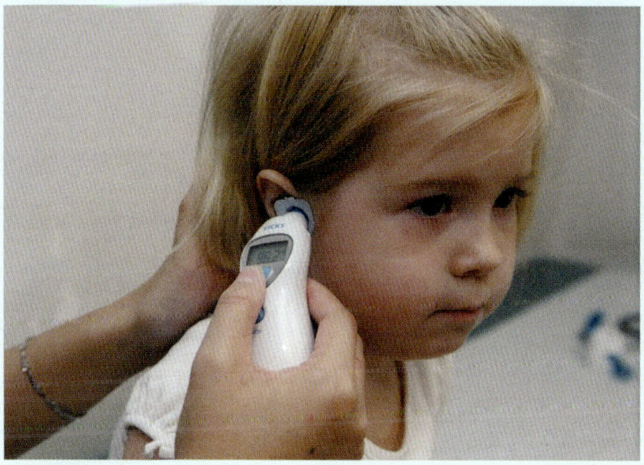

이다. 측두동맥 체온계는 90일 이하의 영아 중 병이 있거나 열이 있는 아동을 제외한 모든 아동에게 사용할 수 있다(SPN). 이 방법은 머리의 노출된 부분에서 체온을 측정한다(베개에 눌리는 부분이나 모자로 가려진 부분은 택하지 않는다). 센서 버튼을 누르고 센서 팁을 아동의 이마에서 시작해서 눈썹과 헤어라인의 중간을 지나 측면 헤어라인까지 밀어낸다(그림 10.4). 측두동맥 체온계는 체온을 측정할 때까지, 보통 1초 정도 걸린다. 과도한 발한은 체온 측정의 정확도에 영향을 줄 수 있다(Exergen Corporation, 2018).

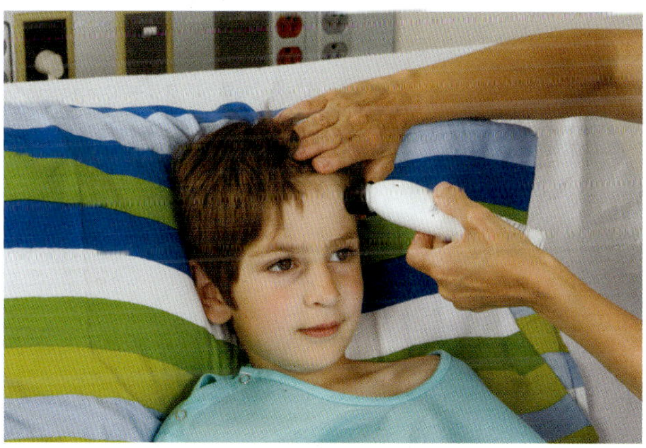

그림 10.4 측두동맥 체온계는 비침습적 방법으로 어린 아동에게 적절하다. 정확한 판독을 위해 머리카락을 넘겨서 이마와 헤어라인을 드러낸다.

구강 체온은 아동이 협조적이라면 가장 신뢰도가 높다. 5세의 아동은 체온 측정이 완료될 때까지 전자 구강 체온계를 입으로 잘 물고 있을 수 있다. 전자 구강 체온계의 탐침을 혀 밑에 넣고 체온이 측정될 때까지 입을 다물고 있도록 지시한다. 경구섭취, 산소 투여, 분무 형태의 약물 혹은 치료는 구강 온도에 영향을 줄 수 있다.

액와 체온은 비협조적이거나 신경계 손상, 면역억제, 구강계 수술을 받은 아동에게 적용한다(Bowden & Greenberg, 2016). 전자 혹은 디지털 체온계 탐침을 액와에 넣고 체온이 측정될 때까지 잡고 있는다. 탐침이 액와 가운데에 확실하게 위치하도록 한다. 정확한 측정을 위해 체온계를 아동과 수직이 아닌 수평이 되도록 잡고 있는다. 체온 측정에 걸리는 시간은 전자 체온계는 최소 10초, 디지털 체온계는 2~3분 정도이며 체온이 측정될 때까지 아동의 팔을 옆면에 붙어 있도록 누르고 있어야 한다.

오랫동안 직장 체온 측정법은 심부 체온 측정을 위해 사용되어 왔지만, 측정방법이 침습적이기 때문에 다른 체온 측정방법을 사용하는 것을 추천한다(Chiocca, 2015). 직장 체온을 측정하기 위해서 어린 영아는 앙와위로 눕히고 다리를 굽히도록 한다. 나이가 많은 영유아는 복와위나 측위를 취해야 한다. 어린 아동들은 부모의 무릎에 누워서 안정감을 느낄 수 있다. 수용성 윤활제를 탐침 부분에 바른 후 항문괄약근을 지나 2.5cm 이하로 삽입하고 체온이 측정될 때까지 기다린다(전자 체온계는 15초 전후, 디지털 체온계는 더 오래 걸린다).

TAKE NOTE!

면역억제 아동뿐만 아니라 설사, 출혈질환, 직장 수술력이 있는 아동에게 직장 체온 측정을 금한다(SPN, 2016).

맥박

아동이 쉬거나 잠을 자고 있을 때 심박동수를 측정

표 10.3 연령에 따른 심박동수와 호흡수 범위

	영아기	유아기	학령전기	학령기	청소년
심박동수	80~150	70~120	65~110	60~100	55~95
호흡수	25~55	20~30	20~25	14~26	12~20

【출처】 Homnick, D. N. (2017). Pediatric physical examination: Interpretation of findings. In T. K. McInerny, & American Academy of Pediatrics (Eds.), *American Academy of Pediatrics textbook of pediatric care* (2nd ed.). Elk Grove Village, IL: American Academy of Pediatrics, and Striegl, A., Ong,T., & Marshall, S. G. (2019). Respiratory system. In K. J. Marcdante, & R. M. Kliegman (Eds.). *Nelson's essentials of pediatrics* (8th ed.) [Kindle version]. Retrieved from Amazon.com.

한다. 영아의 맥박은 성인보다 빨리 뛴다. 또한 유아와 아동은 불안, 위협, 울음에 따라서도 달라질 수 있다. 아동이 성장함에 따라서 심박동수는 줄어들고 정상 수치 범위도 좁아진다. 표 10.3은 연령에 따른 정상 심박동수를 나타내고 있다. 2세 이하의 아동의 경우 요골 맥박 박동을 정확하게 측정하는 것이 어려운데, 혈관이 피부 표면 가까이 있고 쉽게 소실되기 때문이다(Bickley et al., 2017). 2세 미만의 아동은 청진기를 이용하여 심첨 맥박을 1분 동안 측정한다(Jarvis & Eckhardt, 2020). 3세 이상의 아동은 요골 맥박을 1분 동안 측정한다(그림 10.5). 강도나 리듬의 불규칙성에 대해 기록한다. 맥박 측정법뿐만 아니라 사정 시 아동의 움직임이나 기타 행동에 대해서 기록한다.

TAKE NOTE!

영유아의 경우, 청진기가 가슴에 올려지면 두려움이나 불안 때문에 심박동수가 증가하는 경우가 많다. 정확한 심박동수 측정을 위해서, 심박동수가 느려질 때까지 몇 초 기다렸다가 1분 동안 측정한다.

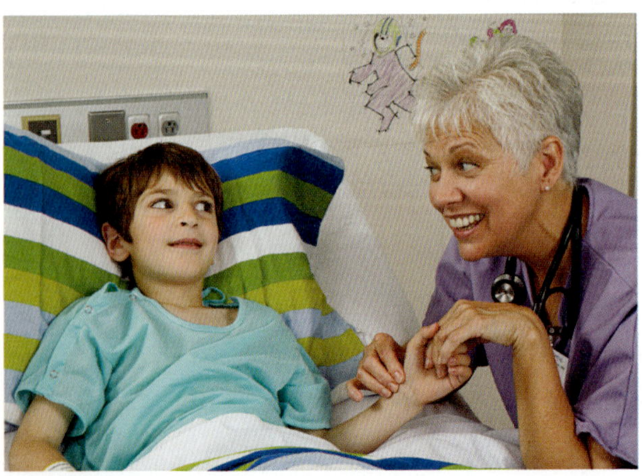

그림 10.5 아동의 요골 맥박 측정

호흡수

영유아가 수유 중이거나 울거나 너무 활동적일 때는 호흡수가 변하기 때문에 쉬고 있거나 조용히 앉아 있을 때 측정한다. 그리고 불안하거나 두려움을 느낄 때 숨을 더 빨리 쉬는 경향이 있다. 영유아가 불안감을 느끼기 전에 측정하면 정확하게 측정할 수 있다(Bowden & Greenberg, 2016). 검진을 위해 옷을 벗기 전 부모/보호자가 영유아를 앉고 있을 때 측정하면 더 쉽게 할 수 있다. 정확하게 측정하기 위해 1분 동안 측정한다. 영유아는 복식호흡을 하기 때문에 측정 시 복부의 움직임을 보고 측정한다. 표 10.3은 아동의 연령에 따른 호흡수 범위를 표시하고 있다. 아동의 호흡수, 비정상적인 신호 그 밖의 행동에 대해 기록한다.

TAKE NOTE!

영아는 일반적으로 일정하지 않거나 불규칙적인 호흡양상을 보이며 호흡 사이에 짧은 무호흡의 증상을 보인다. 이 증상은 영아가 아플 때 더 두드러진다(Bickley et al., 2017).

산소포화도 측정

호흡기 기능장애가 있을 경우 맥박산소측정기(pulse oximetry)를 사용한다. 이 방법은 신뢰할 수 있는 결과를 보여주고 비침습적이다. 맥박산소측정법은 신체의 관류가 높은 부위를 지날 때 빛의 파동에 대한 흡수의 정도를 측정하는 센서를 사용하여 혈액 내의 산소포화도(SaO_2)를 측정하게 된다. 맥박산소측정기의 맥박수는 심첨맥박수와 일치해야 한다. 간호 절차 10.2에서 산소포화도 측정법에 대해 소개하고 있다. 맥박산소측정기가 연속적으로 작동이 잘 되는지 확인해야 한다.

맥박산소측정기를 사용할 때 지켜야 하는 것은 다음

간호 절차 10.2 맥박산소측정

1. 아동과 가족에게 절차를 설명한다(펜라이트를 이용해서 센서가 피부를 통과하는 과정을 보여준다).
2. 센서를 모니터에 연결하고 아동에게 부착한다.
3. 모니터를 지속적으로 적용할 경우 알람을 설정한다.
4. 맥박과 산소포화도를 관찰하고 기록한다.
5. 아동의 활동 정도와 투여 중인 산소 농도를 기록한다.
6. 피부상태를 확인하고 센서의 부착 위치를 몇 시간 간격으로 교체한다.

센서의 종류

a. 영아 비접착형(지속형)

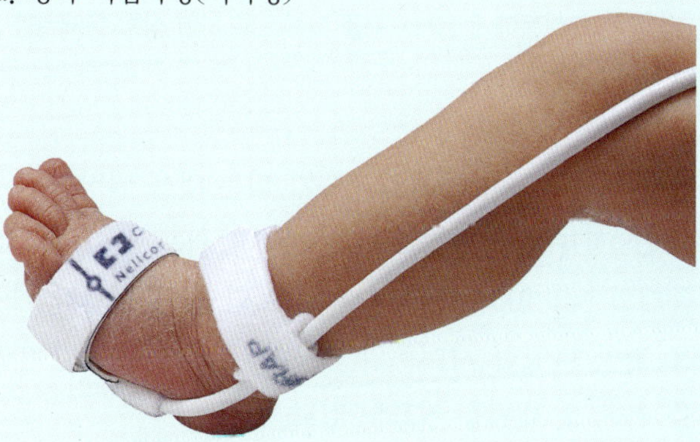

b. 손가락 접착형(지속형)

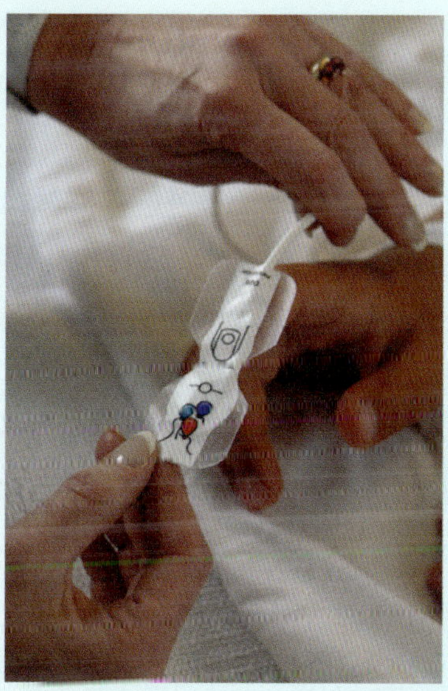

c. 손가락 재사용형(간헐적)

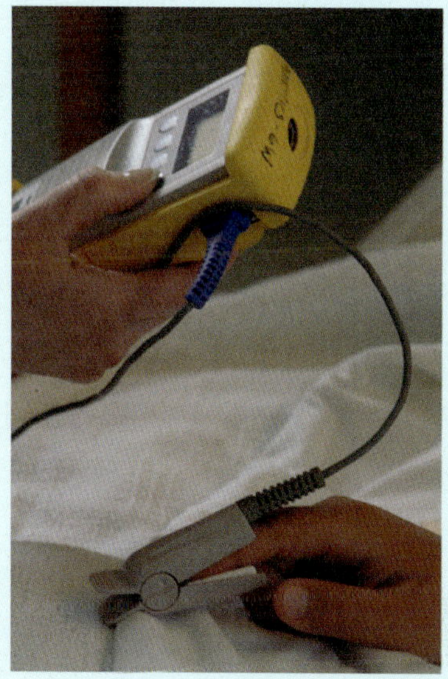

d. 이마(2일 연속 사용 가능)—특히 원위부 관류가 좋지 않을 경우 유용

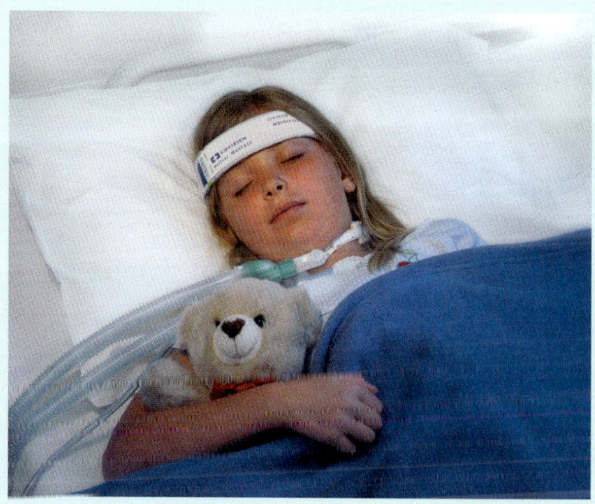

【출처】 Medtronic. (2019). *Pulse oximetry.* Retrieved March 21, 2019, from https://www.medtronic.com/covidien/en-us/products/pulse-oximetry.html

과 같다.

- 맥박산소측정기의 센서는 손가락, 발가락, 귀, 발, 이마에 위치하도록 한다. 센서는 혈압계 커프, 정맥 내 혹은 다른 형태의 혈관치료를 하고 있는 손과 발 쪽에는 사용하지 않는다.
- 의사와 의료기관의 지침에 따라 맥박수와 산소포화도의 정상 범위 및 알람기능을 설정한다.
- 알람기능 설정을 절대 끄면 안 된다.

- 센서를 너무 꽉 끼우면 정맥의 흐름을 방해하거나 정확한 측정이 되지 않기 때문에 주의한다.
- 주변 조명에 의해 영향을 받기 때문에 센서 커버를 사용하면 도움이 될 수 있다.

비정상적인 헤모글로빈 수치, 관류 부전, 주변의 조명, 동작 잡음, 피부손상 등은 산소포화도 측정의 잠재적 오류의 원인이다. 측정값이 낮게 측정되는 경우는 불안전한 연결상태(아동이 손이나 발을 움직임 때문에)이거나 관류 부전과 관련이 있을 수 있다. 정상 범위를 벗어난 결과는 일산화탄소 중독 및 심각한 빈혈과 관련이 있다(Mechem, 2017).

혈압

미국국립심장폐혈액연구소(National Heart, Lung, and Blood Institute, NHLBI)에서는 3세 이상의 아동에게 건강관리시기마다 한 번 이상의 혈압을 측정할 것을 권장한다(USDHHS, NIH, NHLBI, 2005). 3세 이하의 아동은 다음과 같은 위험요인이 있을 때 혈압을 측정해야 한다.

- 미숙아, 저체중출생아, 그 밖의 신생아 집중의 과거력
- 선천심장병
- 재발성 요로감염, 혈뇨, 단백뇨, 신장질환이나 비뇨기계 기형, 선천적 신장질환의 가족력
- 악성종양, 골수이식, 장기이식
- 혈압을 높이는 약물치료
- 신경섬유종증, 결절성 경화증과 같은 고혈압과 관련된 전신질환
- 두개내압 상승(USDHHS, NIH, NHLBI, 2005)

아동이 질병에 걸렸거나 수술 혹은 수술과정에 있을 때, 아동의 혈압 측정 횟수는 아동의 신체적 상태에 따라 달라질 것이다. 혈압 측정은 어린 아동들에게 위협이 될 수 있으므로, 나이에 맞는 설명을 하고 맥박과 호흡을 측정한 후 혈압을 측정한다(그림 10.6). 혈압 측정의 정확도는 커프 크기, 측정자의 기술, 혈압계의 정확성에 따라 달라진다. NHLBI에서는 커프의 너비가 상완의 중간지점 둘레의 40%가 되는 것을 권장하고 있다(USDHHS, NIH, NHLBI, 2005). 커프 길이는 상완 둘레의 80~100% 정도가 되어야 한다. 청소년과 아동을 위한 다양한 사이즈의 커프가 있으며, 비만인 아동을 위한 큰 대퇴용 커프도 있다.

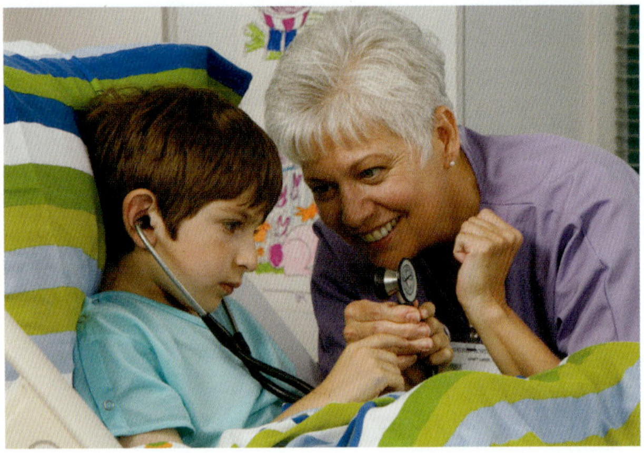

그림 10.6 아동에게 검사도구를 다루도록 하면 상황 통제권을 느끼게 될 것이다.

> **TAKE NOTE!**
> 적절한 커프 크기를 사용하는 것이 중요하다. 커프가 넓을수록 혈압 수치가 낮게 측정되고, 커프가 좁을수록 혈압 수치가 높게 나온다.

상완, 팔 아래쪽, 대퇴, 종아리/발목에서 혈압을 측정한다. 사지의 위치에 따른 적당한 사이즈의 커프를 사용해야 한다. 혈압을 지속적으로 측정하여 비교하기 위해서는 같은 사지, 같은 위치, 같은 자세로 측정해서 일관성을 유지해야 한다. 상완에서 혈압을 측정하기 위해서는 사지를 심장 높이로 맞추고, 커프를 상완 주변으로 두른 후, 상완동맥을 청진한다. 팔 아래쪽에서 혈압을 측정하기 위해서는 사지를 심장 높이로 맞추고 커프를 손목 위로 두른 후, 요골동맥을 청진한다. 대퇴부에서 혈압을 측정하기 위해서는 커프를 무릎 위로 두른 후 슬와동맥을 청진한다. 종아리나 발목에서 혈압을 측정하기 위해서는 커프를 복사뼈 위나 종아리 중앙에 두른 후, 후경골동맥이나 족배동맥을 청진한다. 그림 10.7에서는 적절한 커프 적용 위치와 동맥 청진 위치를 나타내고 있다.

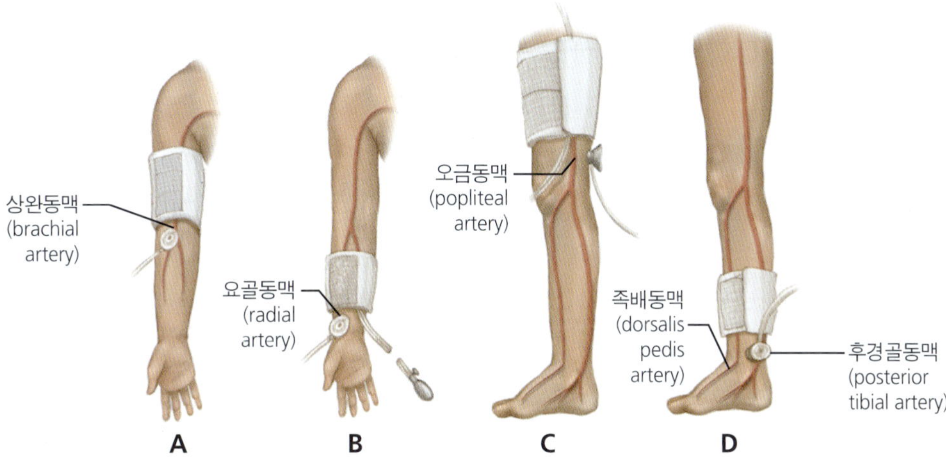

그림 10.7 혈압 측정을 위한 다양한 커프 위치와 청진 위치. **A.** 상완, **B.** 팔 아래, **C.** 대퇴, **D.** 종아리/발목

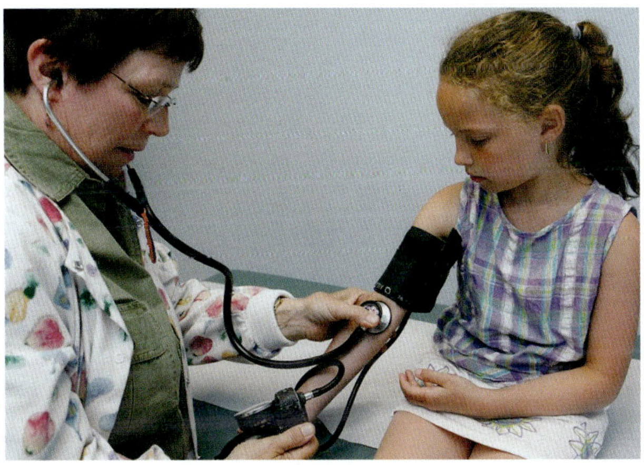

그림 10.8 아동의 혈압 측정에는 청진을 권장한다.

NHLBI에서는 아동의 혈압 측정 시에 청진하는 방법을 권장한다(USDHHS, NIH, NHLBI, 2005)(그림 10.8). 아동의 수축기혈압은 혈압계의 압력을 낮추면서 첫 코로트코프음(Korotkoff sound)이 들릴 때의 수치를 읽는다. 소리가 없어지는 시점은 이완기압이나, 가끔 수축기압이 '0'이 될 때까지 들릴 수 있으므로, 'P'라고 적힌 맥박 위에 수축기압을 기록한다.

영유아의 혈관은 작기 때문에 코로트코프음을 듣는 것이 어려울 수 있다(Jarvis & Eckhardt, 2020). 아동의 혈압 측정에 적절한 방법으로 도플러(Doppler)나 진동장치(Dinamap)가 있다. 도플러방법은 신체부위에서 반사되는 고주파를 이용해 혈압을 측정한다. 도플러 끝에 젤을 바르고 코로트코프음이 청진되는 부위에서 소리를 듣는다.

도플러방법과 청진을 사용하여 맥박이 사라지는 지점보다 커프를 20mmHg 정도 더 부풀리도록 한다. 진동장치는 중앙 동맥압을 측정한 다음 수축기압과 이완기압을 계산한다. 이 방법의 정확도는 지속적인 검증과 보정에 영향을 받는다. 또한 커프를 유아의 혈압보다 훨씬 높게 부풀리면 오랫동안 커프가 꽉 끼면서 불편함을 줄 수 있다.

> ***TAKE NOTE!***
> 만약 진동장치로 혈압을 측정해서 혈압이 성별과 키 대비 백분위 90보다 높게 나타나면 청진법을 사용하여 재측정한다.

1세 이상의 아동에서는 대퇴부의 수축기혈압은 팔보다 10~40mmHg 정도 높게 나온다. 이완기혈압은 동일하게 나온다. 수축기혈압은 아동이 울거나 불안해할 때 상승하므로, 아동이 조용하고 안정되어 있을 때 혈압을 측정한다. 만약 다리에서의 측정치가 팔에서의 측정치보다 낮다면, 대동맥협착이나 하지 순환부전을 의심해야 한다. 또한 맥압에 주의해야 한다(수축기압과 이완기압 간의 차). 비정상적으로 높거나(50mmHg 이상) 낮은(10mmHg 이하) 맥압은 선천적인 심장기능부전을 나타낸다(Burns et al., 2017).

통증사정

통증은 '5번째 활력징후'로 여겨진다(Jarvis & Eckhardt, 2020). FLACC(Face Legs Activity Cry Consolability) 통증 척도는 통증을 말로 설명하지 못하거나 수량화할 수 없는 아동, 언어 장벽이 있는 아동의 통증 사정에 사용된다(Redman, Wang, Furstein, Myer, & de Alarcón, 2017). FLACC 통증 척도는 총 10점으로 5개 임상적 징후에 0, 1, 2점을 줄 수 있다(표 14.7 참조).

통증이 악화 혹은 개선된다고 표현할 수 있는 아동은 얼굴 통증 평가 척도(안면 통증사정척도, Pain Face Scale)를 사용한다(그림 14.3 참조). 각각의 얼굴 표정은 통증의 정도에 따라 행복하거나 슬퍼 보이는 모습이라고 설명한다. 0점은 "아프지 않아서 행복하다", 1점은 "조금 아프다", 2점은 "조금 더 아프다", 3점은 "훨씬 더 아프다", 4점은 "많이 아프다", 5점은 "상상하는 것 이상 아프다. 하지만 아프다고 울고 있을 필요는 없다". 설명을 하고 난 후 아동에게 본인이 느끼는 통증의 정도를 가장 잘 표현하는 얼굴 표정을 가리키도록 하면 된다(Wong & Baker, 1988).

신체 측정

아동의 정상적인 성장은 일반적으로 건강지표가 된다. 성장이 느린 아동은 건강이 좋지 않거나 영양섭취가 불충분하거나 만성질환을 가지고 있을 수 있다(Bickley et al., 2017). 정확한 성장사정은 소아과 간호사가 갖추어야 하는 필수적인 기술이다.

아동의 키, 체중, 키에 대한 체중 또는 **체질량지수(body mass index, BMI)**를 측정한다. BMI는 키에 대한 체중의 비율이다. 3세 이하의 건강한 아동의 경우 머리둘레를 측정한다. 머리둘레 측정치를 그래프로 표시하여 이전의 측정치 및 같은 연령의 아동의 측정치와 비교할 수 있도록 한다. 그 외 추가되는 아동의 신체 측정에는 가슴둘레, 상완 중간둘레, 복부 혹은 견갑하 부위의 피부 주름 측정이 포함되며, 이 경우는 영양사와 상담이 필요할 때 주로 사용된다.

성장 차트는 아동의 영양상태 및 만성질환에 대한 선별도구로 사용된다. 신체 측정치를 아동의 연령과 측정 날짜가 적혀 있는 성장 차트의 정확한 위치에 작은 점으로 표시하고, 그 후 이전 측정치와 최근의 측정치를 연결한다. 아동의 성장속도는 연령에 따라 다르다. 영아와 사춘기 전기의 성장속도가 비교적 빠른 편이다. 성장 차트를 통해 같은 연령 및 성별이 다른 아동과 비교하면서 성장발달의 변화를 확인할 수 있다. 측정치가 정상 백분위수에 근접하면 아동의 성장은 정상이다. 연령에 대한 다음 백분위수에 속하는 경우는 일반적으로 정상적인 성장범위이다.

- 세계보건기구(World Health Organization, WHO) 성장 차트(출생~2세): 백분위 2~98
- 질병통제예방센터(Centers for Disease Control and Prevention, CDC) 성장 차트(2~20세): 백분위 5~95 (CDC, n.d.)
- 질병관리청(Korea Disease Control and Prevention Agency, KCDC) 성장 차트(출생~18세): 키 백분위 3~97, 체중 백분위 5~95

갑자기 혹은 지속적으로 백분위의 변화는 만성질환, 정서적 문제, 영양섭취문제를 의미할 수 있다(Bickley et al., 2017). 이 경우 영양섭취, 혈액검사와 아동의 신체상태에 대한 추가적인 평가가 필요하다. 성장도표는 소아청소년의 키, 체중 등 신체계측치의 분포가 제시된 곡선 또는 표로 저신장, 저체중, 비만 등 소아청소년의 성장상태를 평가하는 기준으로 활용할 수 있다. 우리나라는 보건복지부와 대한소아청소년과학회가 공동으로 1967년부터 약 10년마다 소아 · 청소년 표준 성장도표를 발표해오고 있으며, 2017년 12월 '2017 소아청소년 성장도표'를 제정 · 발표하였다(부록 A). 구체적인 내용은 질병관리청 홈페이지(http://www.cdc.go.kr)에서 확인할 수 있다. 미국소아과학회(AAP)와 질병통제예방센터(CDC)는 모든 아동에게 성장 차트를 사용할 것을 권장하고, 특정 조건을 가진 아동의 경우에는 특별한 성장 차트를 사용할 수 있다(CDC, 2017). 너무 빠르지도 너무 느리지도 않는 정상적인 성장 속도의 경향을 확인한다.

키

24개월 이하의 영아와 유아에게는 누워 있는 자세로 키를 측정한다. 측정판(그림 10.9)이나 천 혹은 종이로

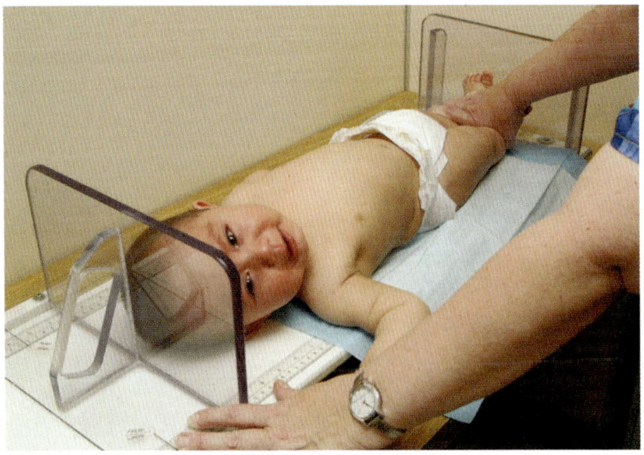

그림 10.9 측정판은 영유아의 키 측정을 위한 가장 정확한 방법이다.

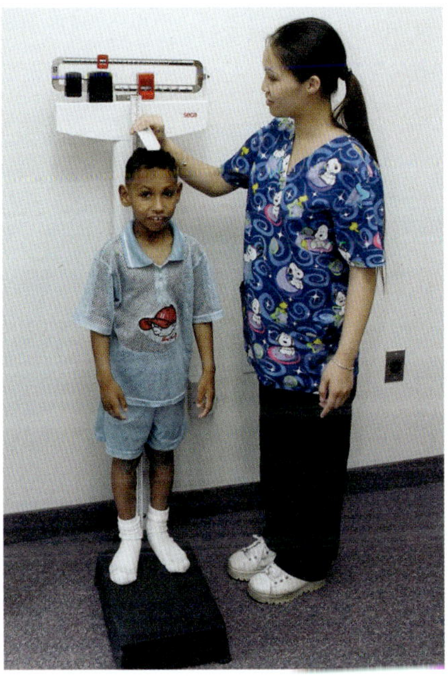

그림 10.10 키(신장)계측기는 아동의 선 키를 측정하는 가장 정확한 방법이다.

된 줄자를 사용한다. 다리를 쭉 펴서 몸을 완전히 펴준다. 검사용지에 머리부분을 표시하고 발을 펴서 표시한다.

아동이 혼자 서 있을 수 있고 협조적이면 선 키를 측정한다. 키(신장)계측기(stadiometer)를 사용하는 것이 좋다(그림 10.10). 아동에게 신발을 벗도록 하고 등, 어깨, 엉덩이, 발 뒤꿈치를 측정대에 붙이고 있는지 확인하고 골반을 안으로 넣어 척추전만을 교정하도록 한다. 턱은 바닥과 수평을 이루어야 한다.

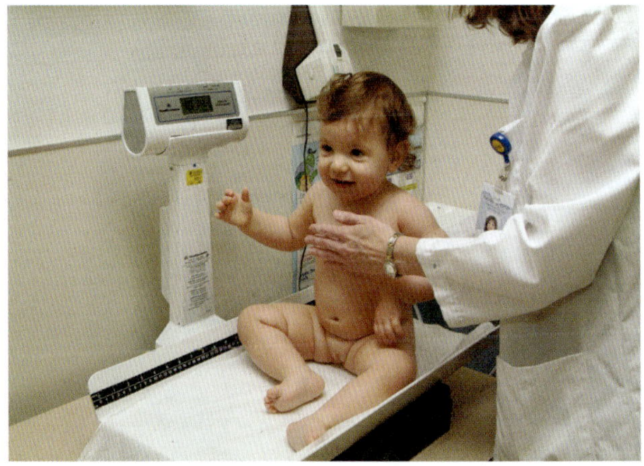

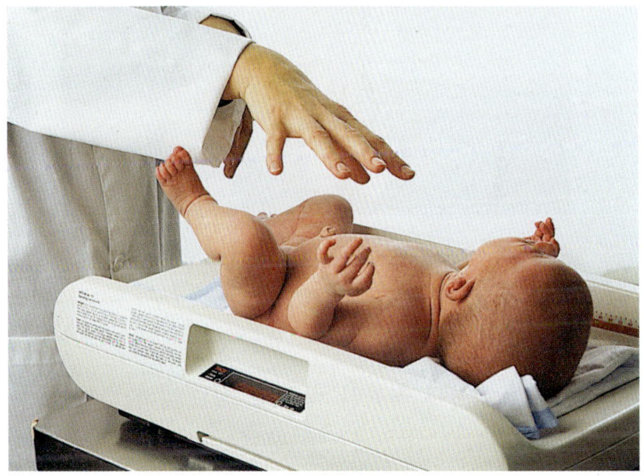

그림 10.11 간호사 혹은 보호자는 영유아가 체중을 재는 동안 아동의 가까이에 있어야 한다.

TAKE NOTE!

천과 종이 줄자는 시간이 지날수록 늘어날 수 있다. 모든 측정 도구를 규칙적으로 교체하거나 보정해야 한다.

체중

체중 측정은 보정이 되는 저울을 사용한다. 영아를 전자저울 위에 앉히기 전에 '영점' 버튼을 누르고 표시판에 0인지 확인한다. 평형형 저울로 측정할 경우 무게를 0에 맞춘다. 영아와 유아는 플랫폼 형식 전자저울이나 평형형 저울로 체중을 측정하고, 아동과 저울대 사이에 검사용지를 깔아야 한다. 검사용지가 제자리에 있는 상태에서 저울의 눈금을 교정한다. 영아를 체중계 위에 앉히기 전에 기저귀를 제거한다. 유아는 낙상 예방을 위해 간호사와 보호자가 함께 체중계에 앉힌다(그림 10.11). 나이든 아동과 청소년은 서서 측정한다

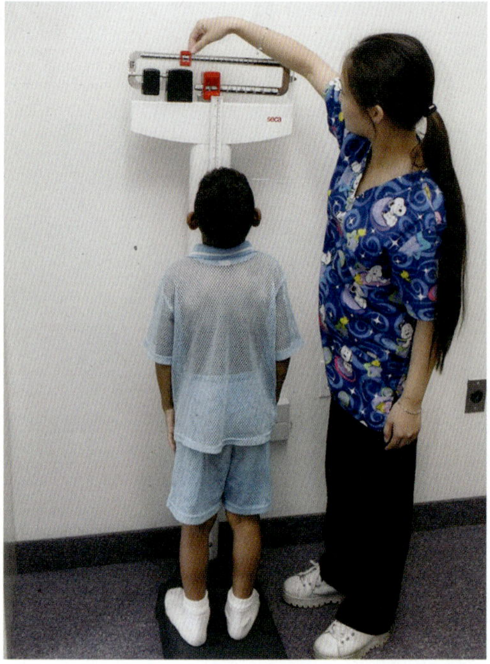

그림 10.12 혼자 서 있을 수 있는 아동은 일반 기립형 체중계로 체중을 측정한다.

(그림 10.12). 이때 속옷을 착용한 상태에서 가벼운 검사용 가운을 입게 한다.

정확하지 않은 방법이기는 하지만 체중 측정 방법으로 처음에 보호자의 체중을 측정한 이후에 아동을 안고 있는 보호자의 체중을 재는 것이다. 두 가지 측정값의 차이가 아동의 체중이 된다. 체중 측정방법에 상관없이 영아의 체중은 10 g 단위로 유아나 나이가 많은 아동은 100 g 단위로 체중을 측정하고 kg으로 기록한다.

키 대비 체중

신생아와 24개월 사이의 아동은, 키 대비 체중을 성장 차트에 표시한다. 이 방법은 간호사가 아동의 키 대비 정상 체중을 유지하고 있는지 확인할 수 있다. 키-체중 차트에서 백분위 5 미만에 속하는 경우 저체중을 의미하고 백분위 95 이상에 속하는 경우 과체중을 의미한다.

체질량지수

최근 아동 비만이 증가함에 따라 BMI가 중요한 척도가 되었다. BMI는 체지방을 측정한 결과치이고 아동

글상자 10.1 체질량지수(BMI) 계산(kg/m²)

$$\frac{\text{체중(kg)}}{\text{키(cm)}^2} \times 10,000 = \frac{\text{체중(kg)}}{\text{키(m)}^2}$$

의 키와 체중의 비율에 의해 결정된다. 글상자 10.1은 BMI 계산 공식을 설명하고 있다. 2~18세까지 아동의 BMI가 차트에 표시되어 있다(부록 참조). BMI를 아동의 나이에 따라 성장 차트에 그래프로 표시한다. 연령별 BMI가 백분위 5 미만은 저체중, 백분위 85~95 사이는 과체중, 백분위 95 이상은 비만임을 의미한다.

성장 차트는 아동이 성장이 적절히 이루어지지 않는 것을 확인할 수 있고 과체중과 비만을 예측하는 데 사용될 수 있다.

머리둘레

3세까지 건강한 아동의 정기 방문과 입원 시 머리둘레를 측정한다. 아동이 3세 때 소두증이나 대두증과 같은 문제가 있는 경우 6세 때까지 매년 병원 방문할 때마다 측정한다. 늘어나지 않는 천이나 종이 줄자로 귀를 포함하지 않고 두개골의 가장 큰 지점을 측정한다. 눈썹 바로 위 이마에서 시작해서 머리 뒤쪽의 후두 돌출부 바로 위까지 줄자로 팽팽한 원을 만들어 측정한다(그림 10.13). 표준 성장 차트에 아동의 머리둘레 측정치를 표시한다.

장치 점검

급성 치료상태에서 아동의 활력징후를 지속적으로 감시해야 한다. 무호흡 감시장치나 심폐기능 측정기를 사용한다. 무호흡 감시장치는 영아의 비정상적이거나 불규칙한 호흡을 측정한다. 심폐기능 측정기는 일반적으로 심박동수와 호흡수를 측정한다. 그 외 혈압 및 체온 측정도 가능하다. 의료기관 지침에 따라 정상 수치의 상한 및 하한 값을 입력하고 알람기능을 설정한다. 그림 10.14는 무호흡 및 심폐기능 측정기의 전극 부착위치를 보여주고 있다. 피부손상 유무를 확인하기 위해 전극 부착부위의 피부를 사정한다. 알람이 울리면

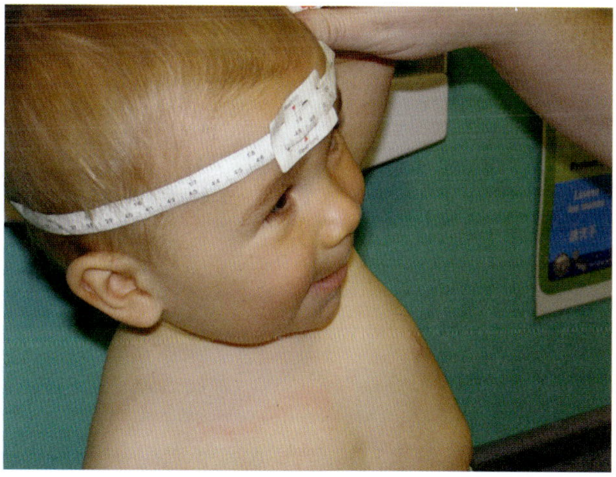

그림 10.13 가장 큰 부분의 전후두부위의 머리둘레를 측정한다.

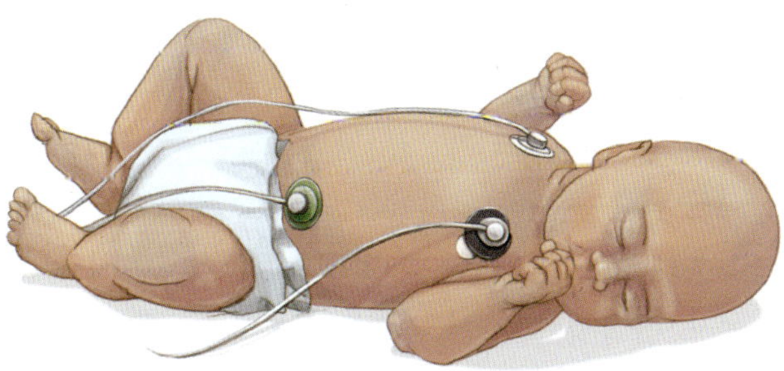

그림 10.14 심장 무호흡 측정기의 전극 부착 위치: 오른쪽 상단 가슴에 흰색, 왼쪽 상단 가슴에 검은색, 복부에 녹색 혹은 빨간색(뼈 위에 부착하지 않는다)

즉시 아동의 상태를 확인하고 전극이 분리되었는지 아니면 아동이 위험한 상태인지를 확인해야 한다.

피부

피부는 우리 몸에서 가장 큰 기관으로 아동의 영양, 호흡, 심장, 내분비, 수분 상태와 관련된 정보를 한눈에 보여준다. 세밀한 피부검진은 아동건강에 대한 중요한 정보를 제공한다(Jarvis & Eckhardt, 2020).

시진

피부색을 관찰한다. 피부색은 아동의 인종이나 민족적 배경에 적절해야 하고, 손톱밑, 결막, 발바닥, 손바닥은 분홍색을 띠고 있어야 한다. 정상적인 범주는 다음과 같다.

- **말단청색증**(acrocyanosis)으로 알려진 손과 발의 푸른빛은 출생 후 며칠 이내의 신생아에게는 정상이며 순환기계의 미성숙으로 태아에서 자궁외 생활로의 전환되는 과정에서 발생한다.
- 신생아와 영아는 춥게 하거나 덥게 하면 혈관운동반응을 일으켜서 몸통과 사지에 반점이 발생한다.
- 짙은 색소를 가지고 있는 아메리카 원주민, 아프리카인, 아시아인 부모에게서 태어난 아동은 표피의 멜라닌 색소가 생성되기 전까지 몇 개월 동안 부모보다 피부색이 옅을 수 있다.
- 짙은 피부색의 영아는 일반적으로 유륜, 생식기, 흑선에 과색소침착이 있다.

> **글상자 10.2 피부색의 변화와 원인**
>
> - **창백한 색**(밝은색의 피부는 분홍빛이 감소하고, 짙은색의 피부는 회백색으로 정의)은 빈혈, 쇼크, 발열, 실신으로 인해 발생한다.
> - **중심청색증**(입술, 혀, 구강 점막, 몸통의 푸른빛)은 저산소증이나 순환 허탈에 의해 발생한다.
> - 전체적인 노란색 피부(**황달**)는 신생아의 생리적 현상이거나 모든 연령 아동의 간 혹은 조혈계 질환과 관련이 있다.
> - **노란색** 채소를 과도하게 섭취하면 코, 손바닥, 발바닥이 노랗게 변할 수 있다.
> - **붉은색**의 피부는 홍조, 추위 노출, 고체온, 염증(국소적), 알코올 섭취에 의해 발생한다.
> - 피부, 모발, 눈의 **색소 감소**는 백색증과 관련이 있다.
>
> 【출처】 Bickley, L. S., Szilagyi, P. G., & Hoffman, R. M. (2017). *Bates' guide to physical examination and history taking* (12th ed.) Philadelphia, PA: Wolters Kluwer Health; and Jarvis, C., & Eckhardt, A. (2020). *Physical examination and health assessment* (8th ed.). St. Louis, MO: Elsevier.

피부색과 관련된 다른 특징은 글상자 10.2에 제시되어 있다.

피부를 관찰할 때 **솜털**(lanugo)의 유무를 관찰한다. 모든 영아는 어느 정도의 솜털을 가지고 있다(몸, 특히 얼굴과 등에 난 부드럽고 보송보송한 털). 솜털은 히스패닉계와 미숙아에게 더 많고 출생 후 몇 주 이내에 감소한다.

모반과 혈관 및 다른 병변이 있는지 확인하기 위해 전신을 검사한다. 위치, 크기, 분포, 특성, 색을 기록한다. 색이 있는 반점(모반)은 피부에서 어두운 부분으로 나타나고 시간이 지나도 없어지지 않는다. 푸른색이

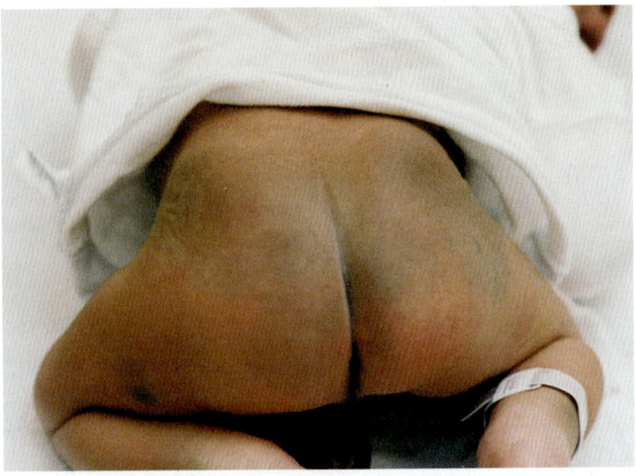

그림 10.15 일시적인 과색소침착은 피부가 어두운 영아에게서 흔히 볼 수 있다.

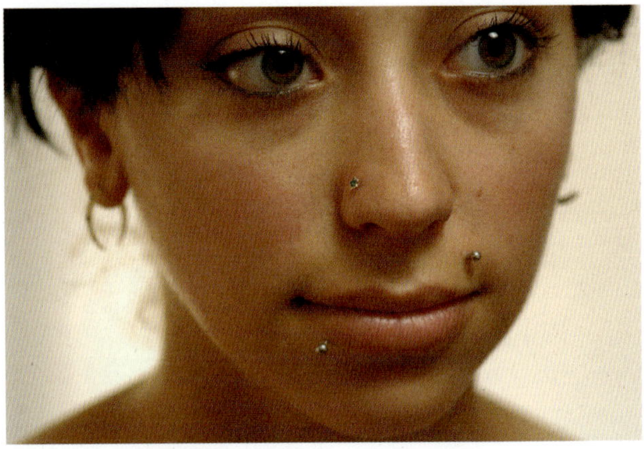

그림 10.16 다양한 피어싱을 한 청소년

나 회색으로 보이는 다양하고 불규칙한 모양의 반점으로 과다색소 침착이 된 모반이 있는지 확인한다(그림 10.15). 이는 피부색이 짙은 영아에게 흔히 볼 수 있다. 반점은 몇 개월 후에 영아의 피부 색소가 어두워지면서 수개월에서 수년에 걸쳐 없어진다. 반점을 멍으로 착각하지 않도록 한다. 피부에 혈관 병변이 있는지 관찰한다. 표 10.4는 혈관 병변과 의미를 설명하고 있다.

발진은 아동에게 흔하며 전염성 질환과 관련이 있는 경우가 많다. 발진의 유형, 분포, 건조, 딱지, 인설 및 삼출물에 대해 자세하게 기록한다. 신생아나 영아는 이마, 턱, 코, 뺨에 비립종(작은 흰색 구진)이 나타날 수 있다. 이는 자연 소실된다. 청소년의 경우 피부 검진에서 얼굴, 가슴, 등 전체에 개방형 혹은 폐쇄형 면포(여드름 혹은 블랙헤드)가 나타날 수 있다. 십대들은 문신, 낙인, 다양한 바디 피어싱을 할 수 있다. 홍반이나 삼출물과 같은 감염징후를 살펴봐야 한다(그림 10.16).

열상, 찰과상, 화상의 유무를 기록한다. 피부손상 분포가 건강력에 기술된 내용과 일치하는지 확인한다. 화상, 열상, 타박상의 유형과 개수가 비정상적으로 보인다면 아동학대의 가능성을 생각해야 한다.

표 10.4 혈관 병변과 의미

설명	의미
• 연어 모반(salmon nevi): 눈꺼풀, 콧등, 목 뒤에 생기는 옅은 분홍 반점(stork bite)	• 시간이 지나면 옅어지나, 완전히 사라지지 않을 수 있다. 합병증은 없다.
• 딸기 모반(strawberry nevus): 혈관으로 생긴 붉은 구진(혈관종)	• 출생 시 발생되거나 출생 후 생긴다. 시간이 지나면서 없어지는데, 보통 9세 때까지 없어진다. 일반적으로 합병증은 없다.
• 화염상 모반(nevus flammeus): 짙은 보라-빨간색의 평평한 반점, 아동이 성장함에 따라 커진다(port wine stain).	• 스터지-웨버증후군(Sturge-Weber syndrome)과 관련 있다. 형태는 변할 수 있다. 레이저 치료법으로 없앨 수 있다.
• 반상출혈(ecchymosis): 보라색, 파란색, 갈색, 검정색으로 변화한다(멍).	• 어린 아동의 하지에 자주 발생한다. 손상과 연관성이 있어야 한다.
• 점상출혈(petechiae): 붉은 보라색의 반점으로 눌렀을 때 창백해지지 않는다.	• 손상된 작은 혈관. 기침, 출혈성 질환, 수막알균혈증에 의해 발생한다.
• 자반병(purpura): 큰 보라색 반점으로 눌렀을 때 창백해지지 않는다.	• 피하조직의 출혈. 출혈성 질환, 수막염균혈증에 의해 발생한다.

【출처】 Bickley, L. S., Szilagyi, P. G., & Hoffman, R. M. (2017). *Bates' guide to physical examination and history taking* (12th ed.) Philadelphia, PA: Wolters Kluwer Health; and Jarvis, C., & Eckhardt, A. (2020). *Physical examination and health assessment* (8th ed.). St. Louis, MO: Elsevier.

TAKE NOTE!

점상출혈이나 반상출혈은 출생과정에서 외상을 입은 부위에서 나타날 수 있다. 소실되기까지 몇 주가 소요될 수 있다. 특정 문화권에서 아동이 아플 때 '부황(cupping)'이나 '압인(coining)'을 사용하며 이러한 방법은 멍이나 가벼운 화상을 일으킬 수 있다(Boos, 2018).

촉진

온도, 수분감, 감촉, 긴장감, 부종을 사정하기 위해 피부를 촉진한다. 손등으로 피부의 체온을 사정하고 오른쪽과 왼쪽, 상지와 하지 부분의 온도를 비교한다. 피부는 동일하게 따뜻하게 느껴져야 한다. 차가운 사지는 차가운 환경에 의한 것뿐만 아니라 순환 허탈이나 쇼크 상태를 의미한다. 따뜻한 피부는 열이나 햇빛에 의한 화상, 혹은 국소적인 화상이나 염증과정과 관련이 있다. 피부는 건조하게 느껴져야 하고, 주름이 있는 부분은 조금 더 촉촉하게 느껴져야 한다. 건조하고 갈라지는 피부는 영아, 특히 과숙아에게 자주 발생한다. 수분섭취가 충분한 아동에게서 발생하는 전반적 피부건조는 태양 노출, 영양 부족, 과도한 샤워와 관련이 있다. 습한 피부는 땀, 발열, 쇼크로 발생할 수 있다. 영유아의 피부는 일반적으로 매우 부드럽다. 나이가 많은 아동은 지속적으로 부드럽고 고른 피부결을 유지하고 있다. 청소년 전기와 청소년기 아동은 얼굴, 어깨, 등에 기름지게 느껴지는 피부를 가질 수 있다.

영아는 복부의 피부를, 나이가 많은 아동이나 십대는 손등의 피부를 들어 올려 피부의 긴장도를 사정한다. '꼬집어 올린' 피부는 재빨리 제자리로 돌아가야 한다. 빈약 제자리로 돌아가지 않은 피부는 중등도에서 중증의 심각한 탈수를 암시한다. 부종이 있는 경우 부종의 부위를 촉진하고 그 정도를 촉진한다. 덩어리와 돌출부의 견고함과 유연함을 확인하기 위해 촉진한다. 장갑을 낀 손으로 병변의 크기와 범위, 발진을 촉진한 후 기록한다.

머리카락과 손톱

머리카락과 두피를 살펴보고, 머리카락의 분포와 색, 질감, 양, 질을 확인한다. 영아의 머리카락은 완전히 없거나 매우 굵을 수 있다. 아동기에 가질 머리카락과 유사한 질감과 색을 가진 머리카락으로 대체된다. 모든 연령에서 거칠고 건조한 머리카락은 갑상선질환이나 영양 불균형을 나타낸다. 두피를 철저히 살펴봐야 한다. 병변과 감염이 없어야 한다. 영아의 두피에 기름지거나 비늘 형태의 껍질이 있는지 살펴본다. 지루성 피부염 혹은 유아지방관으로 불리는 이 질환은 예후가 좋고 쉽게 치료된다.

손톱의 색, 모양, 상태를 살펴본다. 만삭아는 길고 얇은 손톱을 가지고 있어서 다듬지 않으면 피부를 긁을 수 있다. 아동은 건강한 손톱을 가지고 있어야 한다. 건조하고 잘 부러지는 손톱은 영양 불균형을 의미한다. 손톱 주변의 피부는 손상이 없고 감염의 징후가 없어야 한다. 많은 아동(특히, 학령기 아동)은 손톱을 물어 뜯거나 깨무는 등 신경질적인 습관을 가지고 있다.

학령기 아동이나 청소년의 발톱을 관찰하여 발톱이 편평하게 관리되고 있는지를 확인한다. 발톱을 너무 짧게 깎거나 휜 모양으로 관리하는 것은 내성 발톱을 일으킬 수 있다. 곤봉형 손톱은 호흡기 혹은 심장 질환으로 인한 만성적 저산소증을 나타낸다. 안쪽이나 바깥쪽으로 휜 손톱은 유전이거나 질병, 감염, 철결핍빈혈과 관련이 있다.

머리

머리를 검사하는 것은 신생아나 영아기에는 필수적이지만, 나이가 많은 아동은 두피의 질병, 청결하지 못한 머리와 두피 상태, 기능적 및 발달적 문제를 확인하기 위해서 필요하다. 머리카락 분포 및 탈모 또는 머리카락이 가늘어지는 부분이 있는지 확인한다. 전반적인 두피 청결상태와 머릿니 감염 가능성(머리카락 밑부분 주변에 작은 회백색 반점 관찰)이 있기 때문에 장갑을 착용해야 한다.

시진

머리와 얼굴의 모양과 대칭성을 검사한다. 신생아의 경우, 자궁내 위치와 정상 질 분만과정에 의해 일시적으로 모양이 정상적이지 않을 수 있다. 몇몇 아동은 머리 뒤쪽이 편평한 모양을 띠고 있는데, 이는 잘 때 권장되는 자세가 앙와위이기 때문이다. 불규칙적이거나 비대칭이 있으면 기록한다. 아동의 머리를 위에서부터 아래까지 관찰한다. 머리가 목의 중심에 있는지 아니면 한쪽으로 기울어져 있는지 관찰한다. 생후 3~4개월 후, 영아는 똑바로 앉히면 머리를 똑바로 세우고 중심선을 유지할 만큼 머리 가누기가 가능해진다. 앙와위에서 좌위로 영아의 자세를 바꾸면서 머리가 뒤로 처지는지 정도를 확인하다. 나이가 많은 영유아는 머리조절 정도를 확인하기 위해 간단한 지시를 하거나 색깔이 있는 물체를 따라가며 머리의 방향을 옮기게 한다.

영유아가 울거나, 웃거나, 옹알이를 할 때 아동의 얼굴을 관찰하고 근육운동의 대칭성을 관찰한다. 지시를 따를 수 있을 정도로 나이가 많은 아동의 경우, 'Simon says' 게임은 얼굴의 대칭성과 강도를 판단할 수 있는 재미있는 방법이다. 아동에게 볼을 부풀리고, 뽀뽀하는 시늉을 하고, 놀란 표정을 짓고, 혀를 내밀고 등의 지시를 한다[뇌신경 VII(안면신경)의 기능을 검사하는 데 효과적이다](Bickley et al., 2017).

TAKE NOTE!

영아의 편평한 후두부를 발견하면, 영아가 깨어 있고 지켜보는 동안 부모나 보호자가 복위(tummy time)를 취하도록 하고 영아가 똑바른 자세로 앉아있을 때 머리 위치를 자주 바꾸도록 한다(Wittmeier & Mulder, 2017).

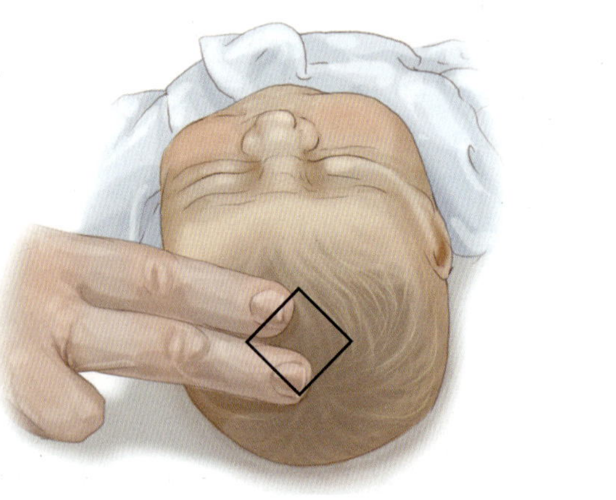

그림 10.17 천문의 위치와 크기를 기록한다. 대천문은 다이아몬드 모양이고 9~18개월에 닫힌다.

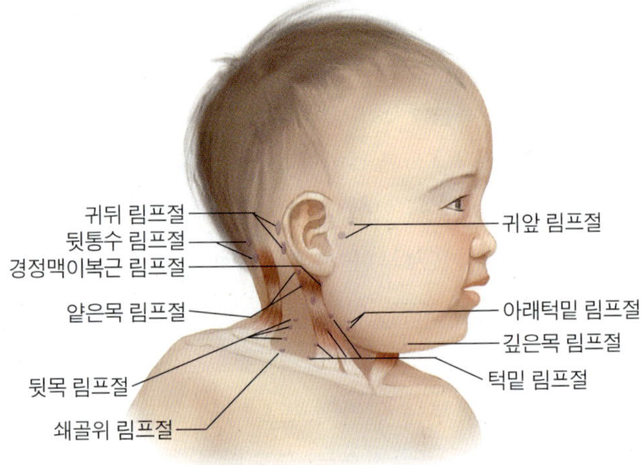

그림 10.18 림프절 위치

촉진

대천문(anterior fontanel)과 소천문(posterior fontanel)을 조심스럽게 촉진한다(그림 10.17). **천문**(fontanels)은 두개골에서 부드러운 부분으로 출생 후 처음 몇 개월간 빠른 뇌 성장이 가능하도록 열린 상태로 유지된다. 천문의 사이즈를 기록한다. 대천문의 크기는 1~4 cm이고 생후 9~18개월까지 서서히 더 이상 느껴지지 않을 때까지 작아지다가 닫힌다(Chiocca, 2015). 소천문은 훨씬 작고, 출생 후 즉시 혹은 대략 2개월 사이에 닫힌다. 천문은 아기가 울 때 맥이 뛰거나 부풀어 오를 수 있지만 천문이 함몰되거나 긴장이 있거나 부풀어 오르면 안 된다. 급성질환이 있는 영아는 활력징후를 확인하면서 천문의 상태를 확인해야 한다. 탈수로 천문이 함몰될 수 있고, 두개내압 상승과 수분과잉으로 천문이 부풀어 오르게 된다. 우선적으로 두개골의 대칭성을 촉진하고 봉합선, 덩어리 혹은 기타 기형이 있는지를 촉진한다. 턱관절을 촉진하여 아동의 씹기능력을 관장하는 뇌신경 V(삼차신경)를 촉진한다. 손가락 끝을 이용하여 후두, 귀뒤, 귀밑, 턱밑 림프절의 크기, 움직임, 밀도를 촉진한다(그림 10.18).

TAKE NOTE!

대천문은 다운증후군이나 선천성 갑상선저하증과 관련 있을 수 있다. 천문이 시간이 지날수록 작아지는 것이 아니라 커지면서 머리둘레가 빠른 속도로 증가하는 증상과 동반될 때는 수두증 징후일 수 있다(Bickley et al., 2017).

목

목의 대칭성을 검사한다. 영아의 목은 짧지만 4세 아동의 목은 어른의 목과 외형적으로 비슷하다. 목 주름이 엉켜 있거나 과도하게 많으면 터너증후군과 관련이 있고, 목 피부가 늘어져 있으면 다운증후군과 관련 있다. 목의 유연성을 전체 관절가동범위로 측정한다. 어린 아동들은 수동적 관절가동범위로 검사한다. 나이든 아동은 지시에 따라 모든 방향을 볼 수 있고 스스로 턱을 가슴 쪽으로 뻗을 수 있다. 나이든 아동에게 저항에 반대하여 머리를 돌리도록 지시하여 뇌신경 XI(부신경)을 검사한다. 목 움직임의 사정은 중추신경계 감염이 의심될 때 특히 중요하다. 관절운동 시 통증이나 저항감은 뇌수막 자극 증상을 나타낼 수 있다. 외상이 있는 아동에게는 목 가동성을 사정하지 않는다.

> **TAKE NOTE!**
> 외상을 경험한 영아나 아동은 방사선 전문의가 척수에 손상이 없다는 판단을 내리기 전까지 경추는 움직이지 않는 상태를 유지해야 한다.

목의 덩어리나 림프절을 촉진한다. 경부와 쇄골 림프절을 손가락 끝으로 부드럽지만 확실한 정도로의 압력으로 원을 그리며 촉진한다. 아동의 머리를 위쪽으로 약간 젖혀서 검진에 용이하도록 한다. 림프절의 붓기, 운동성, 온도, 압통을 사정한다. 건강한 영유아와 청소년에서 경부 림프절은 일반적으로 촉진되지 않는다. 1~11세의 건강한 아동에서 경부 림프절이 자고, 압통이 없고, 움직이는 형태로 발견될 수 있다(그림 10.18에서 림프절의 위치 확인). 비대된 경부 림프절은 상부 호흡기 감염이나 중이염과 관련이 있다. 심각한 정도의 림프절비대는 의사에게 보고한다. 기관을 촉진한다. 갑상선은 주로 나이가 많은 아동에게서 만져진다.

눈

눈의 사정은 외부와 내부 구조에 대한 사정과 시력검사를 포함한다. 아동을 검진하는 간호사는 외부 구조를 검사하는 데 능숙해야 한다. 내부 구조에 대한 사정은 아래에서 다루어지지만, 이것은 숙련된 전문가가 수행한다. 시력검사는 뇌신경 II(시신경)의 기능을 검사한다.

외부 구조

눈을 관찰하여 대칭성과 간격, 눈썹과 눈꺼풀의 분포, 내안각주름의 유무를 확인한다. 아동의 눈깜박임 기능과 불가능한 부분에 대해 기록한다. 눈은 대칭적이어야 하고 아동이 앞쪽을 바라보고 있을 때 양쪽 다 중앙선에서 앞쪽을 바라보고 있어야 한다. 홍채는 둥글어야 하고 공막은 깨끗해야 한다. 각막은 균일하게 투명해야 한다. 눈의 가장자리(중앙과 측면의 안각)와 결막(눈꺼풀을 따라)을 관찰한다. 이 부분은 삼출물, 감염, 부종의 징후가 없어야 한다. 내안각주름은 아시아계 아동, 유전적 이상이 있는 아동 혹은 태아 알코올증후군이 있는 아동에게 발견될 수 있다. 펜라이트나 검안경을 이용해서 한 손을 아동의 이마에 대고 빛을 각각의 눈에 가까이 혹은 멀리 움직이면서 동공의 기능과 투명성을 관찰한다. 이는 눈깜박반사를 일으킨다. 다음으로 빛이 있을 때 동공이 수축되고 빛이 없을 때 동공이 확장되는지 관찰한다. 작은 장난감이나 물건을 이용해서 아동이 바라보게 한다. 물체가 가까이 다가와서 동공이 수축되면 눈은 원근조절(accomodation)을 하거나 다른 거리에서 초점을 맞추게 된다. 만약 정상적인 반응을 보였다면, PERRLA(동공이 대칭적, 둥글고, 빛에 반응, 원근조절에 반응한다)를 기록한다(그림 10.19). 머리와 눈의 손상뿐만 아니라 다른 신경학적 문제가 있을 때 특히 중요한 검사이다. 생후 3주 이후의 동공반응반사가 없으면 시력소실을 나타낸다(Jarvis & Eckhardt, 2020).

> **TAKE NOTE!**
> 정상적인 영아는 생후 3개월까지 간헐적인 사시(눈의 교차)를 보일 수 있다. 그러나 전 연령에서의 지속적인 사시와 6개월 이후의 간헐적인 사시는 소아 안과전문의에게 의뢰해야 한다(Burns et al., 2017).

아동에게 기본적인 6개 방향으로 빛을 따라가도록 해서 외안근 운동과 뇌신경 III과 VI(동안신경과 외

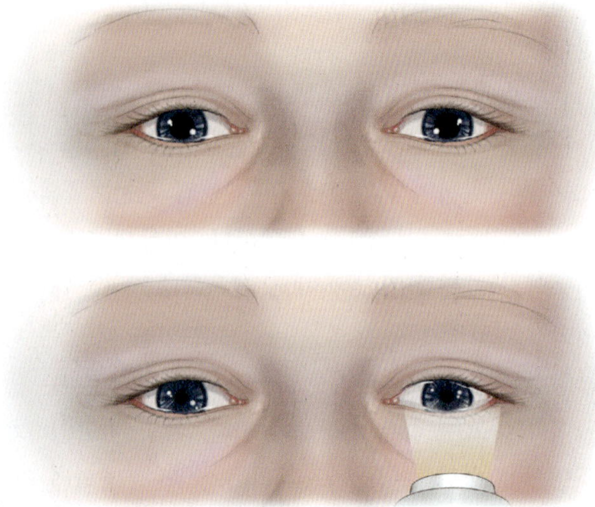

그림 10.19 동공은 대칭적이고 둥글며 빛과 원근 조절에 대해 반응해야 한다(PERRLA).

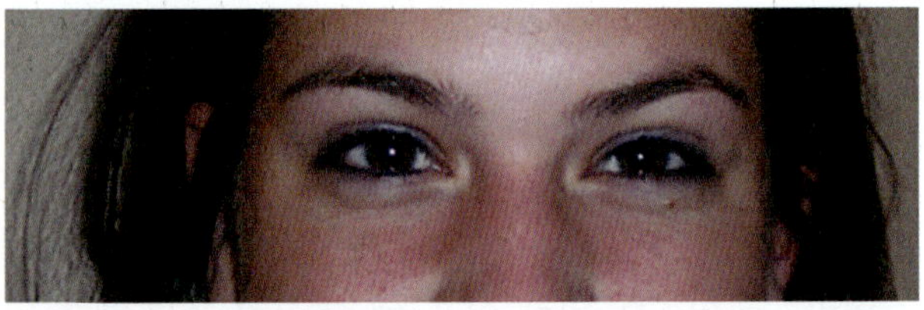

그림 10.20 허쉬버그검사에서 반사된 빛이 각 동공에 대칭적으로 비춰지는지 기록한다.

안신경)의 기능을 확인한다. 영아와 매우 어린 아동은 흥미로운 물체를 따라갈 것이다. 나이가 많은 아동에게는 아래쪽과 안쪽을 바라보도록 지시한다[뇌신경 IV(활차신경)검사]. 두 검사를 통해서 눈 근육의 강도를 사정한다. 얼굴 중앙에 펜라이트를 두고 아동이 이를 바라보도록 하여, 허쉬버그(Hirschberg)검사를 시행한다. 홍채에 보이는 반사광의 작은 점은 양쪽 눈에 대칭적으로 위치해야 한다(그림 10.20). 차폐검사 또한 눈 근육의 강도를 사정할 수 있다. 아동의 한쪽 눈을 가리도록 하고 흥미로운 물체를 바라보도록 지시한다. 눈은 흔들려서는 안 된다. 아동이 한쪽 눈으로 물체를 응시하고 있을 때 다른 쪽 눈의 가리개를 제거한다. 가리지 않은 쪽 눈에서 움직임이 있는지를 관찰한다. 움직임이나 이동을 기록한다.

주변 시야를 검사하기 위해서 아동에게 특정한 지점이나 물체를 정면으로 바라보게 한다. 손가락이나 작은 물체를 시야 바깥부분에서 시야 안쪽으로 가지고 온다. 아동이 특정 지점이나 물체를 정면으로 바라보고 있는 상태에서 물체가 시야에 들어오면 아동에게 '그만'이라고 말하도록 지시한다. 이것은 뇌신경 II(시신경)를 검사하는 것이다.

내부 구조

소아 안과전문의가 눈의 내부 구조를 사정한다. 적절한 사정을 위해서 아동의 협조가 필요하다. 눈 검사를 위해서 아동을 억제시키는 것이 효율적이지 않은 이유는 아동이 눈을 움직이거나 눈물을 흘리기 때문에 검사의 정확성을 떨어뜨리기 때문이다. 검안경을 이용해서 눈 내부 구조를 관찰한다. 동공에 빛을 비춰서 붉은색으로 빛나는 동공을 관찰한다(눈의 색이 어두운 아동은 크림색을 나타낸다). 시신경 유두, 황반, 중심와, 혈관을 관찰한다. 시력이 흐릿하거나 시신경 유두가 불룩하거나 혈관 출혈이 있는 아동은 추가검사를 위해 소아 안과전문의에게 의뢰한다.

임상적 추론 시 주의점!

한쪽 혹은 양쪽 눈에서의 적색반사 소실은 백내장을 의심해 볼 수 있으므로 즉시 보고한다(Bickley et al., 2017).

귀

귀 사정은 귀의 내부 및 외부 구조와 청력검사를 포함한다. 아동을 검진하는 간호사는 외부 구조를 검사하는 데 능숙해야 한다. 내부 구조에 대한 사정 내용은 아래에서 다루겠지만 일반적으로 숙련된 전문가가 수행한다. 청력검사는 뇌신경 VIII(청신경)의 기능도 검사한다.

외부 구조

머리에서 귀 위치를 사정한다. 양쪽 귀의 위치는 대칭적이어야 하고 눈 아래로 내려가서는 안 된다. 귓바퀴는 눈의 외안각과 귓바퀴 위쪽을 잇는 수평선과 이 수평선을 통과하는 수직으로 그려진 가상선의 각도가 10°를 넘어서는 안 된다. 눈의 외안각 높이보다 낮게 위치한 귀는 유전적 기형이나 다운증후군과 관련이 있

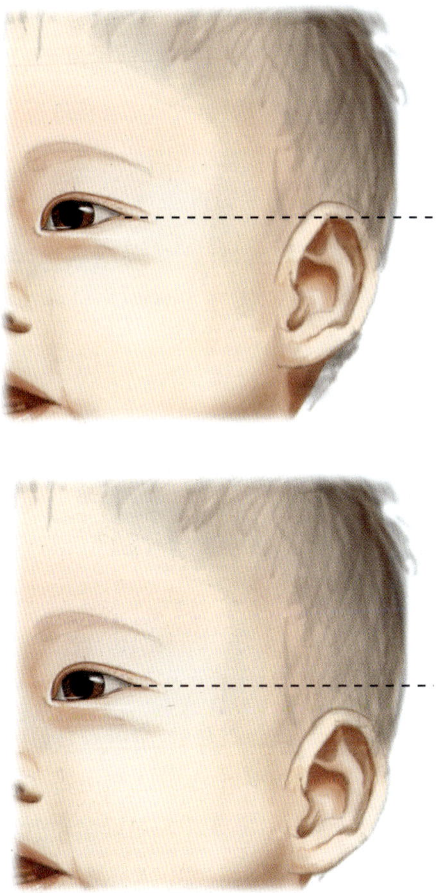

그림 10.21 낮게 위치한 귀는 염색체 혹은 유전적 이상과 관련이 있을 수 있다.

다(그림 10.21). 귀가 돌출되었거나 납작해지는 아동은 정상일 수도 있지만, 염증(돌출) 또는 지속적으로 옆으로 누워(납작) 있어서 나타날 수 있다. 귓바퀴의 앞쪽 부위에 깊게 패인 자국이나 연성 섬유종이 있는지 확인한다. 외이도를 관찰한다. 부드럽고 오렌지빛 갈색의 왁스 같은 귀지는 정상적으로 발견되며 외이도에서 윤활과 보호 역할을 하는데, 그 자리에 그대로 두거나 샤워할 때 부드럽게 세서되어야 한다. 외이도에서의 삼출물은 비정상적인 상후이므로 기록해 둔다. 귓바퀴를 잡아당겨 유양돌기를 촉진할 때 건강한 아동은 양쪽 모두 통증을 느끼지 않아야 한다.

TAKE NOTE!

뭉쳐져 있고 건조한 귀지는 미네랄 오일 몇 방울을 떨어뜨려 부드러워지게 한 다음 귀이개와 따뜻한 물을 이용하여 외이도에서 조심스럽게 제거한다(Nettina, 2019).

내부 구조

고실계측기(tympanometer)를 이용하여 고막의 움직임을 사정한다. 영유아는 귓불을 부드럽게 아래로 내리고, 나이든 아동은 귓바퀴를 위로 들어 올려 이도를 수평으로 만든 후 고실계측기의 끝을 외이도 위에 올린다. 공기압의 수치는 기계에서 측정되고, 이는 중이의 질병 여부를 사정하는 데 유용하다. 대부분의 고실계측기는 아동의 차트에 표시하기 위해 인쇄될 수 있는 음파 패턴이 기록된다.

전문의는 일반적으로 이경으로 이도와 고막 검사를 수행한다(그림 10.22). 이경검사는 일반적으로 영유아에 대한 신체검진에서 거의 마지막 무렵에 수행된다. 가끔 영유아는 침습적인 검사에 저항이 있을 수 있기 때문이다. 영유아는 이경검사를 위해 부모의 무릎에 앉혀서 움직이지 않게끔 한다. 학령전기 아동은 간호사가 아동의 귀에서 가상의 강아지나 감자를 찾는 놀이의 형태를 이용하면 협조적일 것이다. 고실계측기와 동일하게 영유아의 귓불을 부드럽게 아래로 내리고, 나이든 아동은 귓바퀴를 위로 들어 올려 외이도를 수평으로 만든다. 아동의 외이도 크기에 맞는 적절한 이경을 사용한다. 이경을 외이도에 넣어서 외이도와 고막을 관찰한다. 외이도는 분홍빛을 띠고 작은 털이 있어야 하며 상처, 삼출물, 이물질, 부종이 없어야 한다. 고막은 진줏빛의 분홍색 혹은 회색을 띠고 있어야 하며 반투명해서 뒤쪽에 뼈가 보여야 한다. 아동이 최근에 울었다면 붉게 보일 수 있다. 공기를 주입하는 취입기

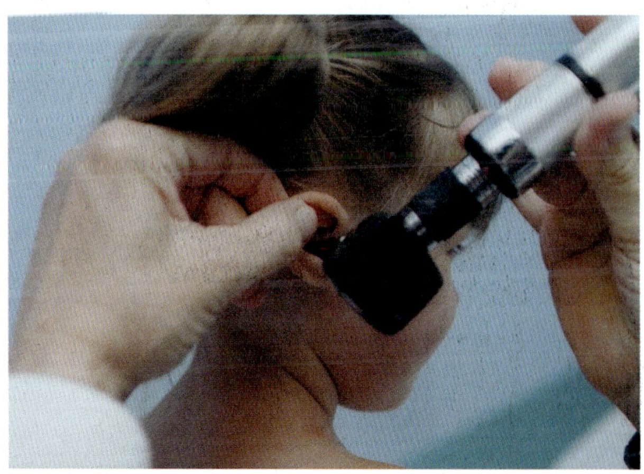

그림 10.22 이경검사를 통해 귀의 내부 구조를 볼 수 있다

를 이용해서 공기를 주입한다. 중이가 건강할 때 고막을 움직이게 한다. 액체의 양, 고막 뒤의 거품이나 농양, 고막 부동, 고막 천공, 고막천공술 튜브, 수포, 반흔과 같은 비정상적인 징후를 기록한다.

TAKE NOTE!

이물질이 무엇인지 밝혀지기 전까지는 물로 씻어내려고 시도하면 안 된다. 그 이유는 작은 스펀지, 찰흙, 완두콩, 콩과 같은 식물성 물질은 물에서 부풀어 외이도를 더욱 막히게 하기 때문이다(Nettina, 2019).

코와 부비강

코는 아동의 모든 얼굴 특징과 동일하게 코도 대칭적이어야 하나, 신생아의 경우 출생 시 압력에 의해 일시적으로 변형이 있을 수 있다. 아시아나 아프리카계 아동은 정상적으로 편평한 콧등의 모습을 보인다. 한쪽 콧구멍을 막아서 다른 쪽 콧구멍의 공기 흐름을 검사하여 양쪽 콧구멍이 모두 막히지 않고 개방되어 있는지 확인한다. 아동이 편안하게 숨을 쉬고 있다면 콧구멍의 움직임이 거의 보이지 않을 것이다. 청소년은 코와 비중격에 피어싱을 하고 있을 수 있다. 피어싱이 헐거워져 있는지 부비동으로 옮겨지는 감염 증상이 있는지 살펴본다. 아동이 울면 맑은 삼출물이 나올 수 있지만 평소에는 코에 삼출물이 나오지 않아야 한다. 삼출물이 있다면 양, 색, 냄새, 점도를 확인한다. 아동의 머리를 뒤로 젖히고 코 끝을 위로 들어올려 코 안쪽을 관찰한다. 비강 안쪽으로 펜라이트를 비춘다. 비강 점막은 단단하고 분홍빛이고 부종, 병변, 덩어리가 없어야 한다. 나이든 아동은 눈을 감고 페퍼민트나 커피와 같은 익숙한 향을 통해 후각기능을 검사한다[뇌신경I(후각신경)]. 부비동의 부드러움을 촉진한다.

TAKE NOTE!

3~6개월 영아는 긴 연구개와 상대적으로 큰 혀로 인해 모유수유와 젖병수유 시 흡인의 위험성을 방지하기 위해서 불가피하게 비강호흡(obligate nose breather)을 한다. 나이가 들어가면서 흡인의 위험성은 점차 줄어들고 필요시 입으로 호흡을 할 수 있게 된다(Bickley et al., 2017).

입과 목구멍

파우더가 없는 장갑을 끼고 입, 치아, 목구멍을 검사한다. 입 외부를 관찰하는 것은 검사과정 중 언제든지 가능하다. 영유아는 입과 인두, 목젖 사정은 불편하게 느낄 수 있으므로 이경검사 후인 검사 마지막까지 연기한다. 아동의 목소리와 영아의 울음소리의 특징과 질을 사정한다. 너무 쉰 소리이거나 날카로운 소리는 아니어야 한다.

입 시진

입술의 색, 대칭성, 염증이나 부종의 유무를 관찰한다. 생후 3개월에 침 분비가 시작된다. 영아가 몇 개월 후까지 침을 흘리는 것은 침을 삼키는 방법을 모르기 때문이다. 다음으로 구강 내부를 살펴본다. 입은 소화기관의 시작 지점으로 분홍색을 띠고 촉촉하고 건강한 점막을 가지고 있다면 건강한 소화기관을 의미한다. 영아의 혀는 안정 시 입 안에 있고 영아가 수유하는 데 도움이 되도록 아래 잇몸까지 늘어날 수 있다. 혀 내밀기 반사는 생후 6개월까지 영아에서 정상이며 출생 시부터 수유 시 잘 빨 수 있게 해 준다. 영유아가 옹알이를 하거나 울 때 혀의 움직임을 관찰한다. 나이든 아동은 입 천장에 혀가 닿게 하고 그 다음 혀를 내밀어 보고 좌우로 움직이게 지시한다[뇌신경 XII(설하신경)]. 움직임이 자유로워야 하고 혀에 병변이나 삼출물이 없어야 한다. 연구개와 경구개(손상되지 않아야 한다)를 살펴보거나 장갑을 낀 손으로 촉진한다.

대부분의 영아는 생후 5~6개월까지 치아가 없다. 치아가 나기 시작하면 한 달에 한 번 정도 대칭적으로 맹출되어 30개월이 되면 20개의 치아를 갖게 된다. 영아는 젖니가 나기 몇 개월 전부터 침을 흘릴 것이다. 젖니가 나는 동안 잇몸이 부어오를 수 있다. 5~20세에 아동은 순서대로 영구치와 젖니가 교환되고 이때 약간의 불편감이 있을 수 있다. 그림 10.23은 일반적인 영구치 맹출 순서를 보여준다.

충치나 치열의 문제가 있는지, 잇몸의 감염징후가 있는지 살펴본다. 혀의 뒷부분을 이용하여 맛을 보도록 하여서 뇌신경 IX(설인신경)기능을 검사한다.

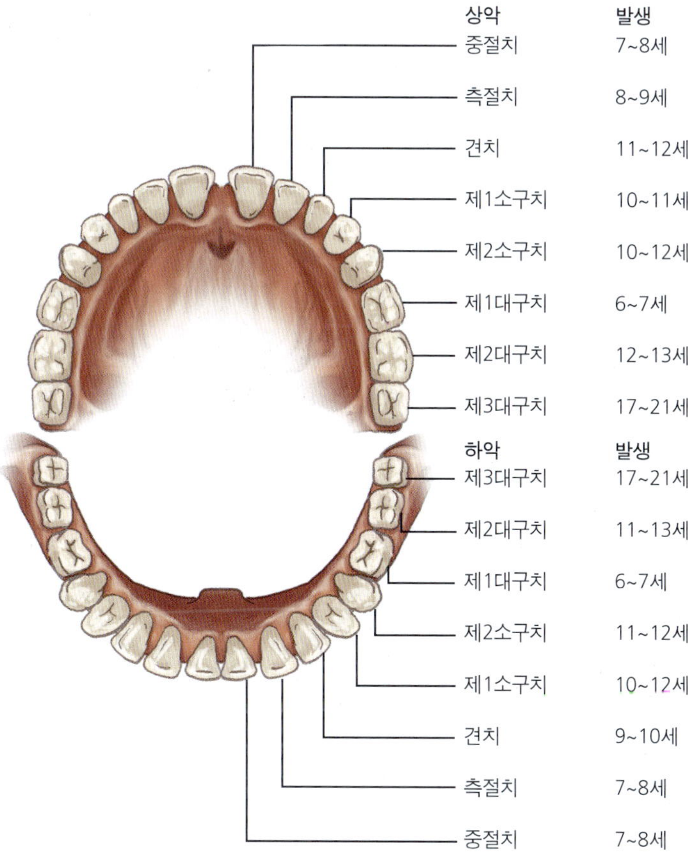

그림 10.23 일반적인 영구치 맹출 순서

> ***TAKE NOTE!***
>
> 출생치(태어날 때 있는 치아)와 신생치(생후 30일 이내에 맹출되는 치아)는 흡인의 위험성이 있기 때문에 잠재적 발치 여부에 대해 소아 치과전문의가 평가해야 한다(Bickley et al., 2017).

복구멍 시진

편도, 목젖, 인두 중앙부를 관찰한다. 하품을 하거나 울 때 영아의 복구멍을 관찰하는데, 설압자를 이용해서 혀를 누르는 강압적인 시도는 강력한 반사작용을 일으켜서 혀의 기저부를 상승시키기 때문에 인두를 관찰하는 데 방해가 된다. 어린 아동은 다른 사람이 아동을 붙잡고 있도록 한 상태에서 혀를 누르고 아동이 다치지 않도록 하면서 입안 뒤쪽을 관찰한다(그림 10.24). 나이가 많은 아동에게 입을 크게 벌리고 혀를 내밀게 한 다음 '아'라는 소리를 계속 내게 함으로써 설압자를 이용하지 않고도 편도와 인두를 빨리 볼 수 있지만, 이 동작을 한 뒤 혀가 다시 빠르게 올라오기 때문에 신속하게 관찰해야 한다.

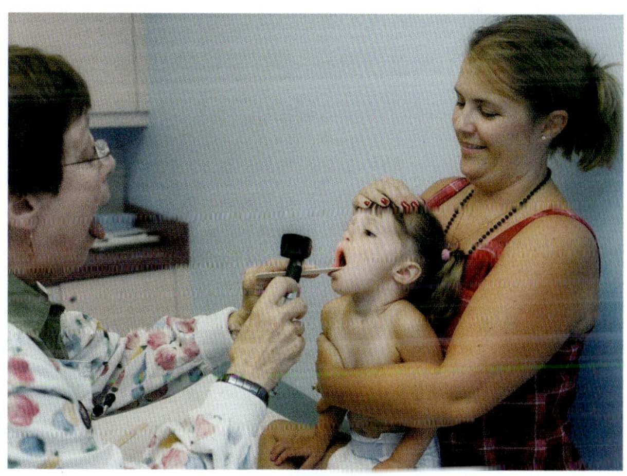

그림 10.24 목구멍검사를 안전하게 수행하도록 어린 아동을 붙잡고 있어야 한다.

영아의 경우 일반적으로 편도가 쉽게 보이지 않는다. 유아기에 편도는 급격하게 커지고 9세 이후에 다시 크기가 작아지기 시작한다. 편도는 분홍빛을 띠고 표면에 크립트(cryt)라는 수많은 홈이 있고, 크립트에 상피조직의 파편이나 염증 찌꺼기로 채워져 있을 때도 있다. 목젖이 가운데 있고 구역반사를 일으켰을 때 위로 올라가는지 관찰한다[뇌신경 X(미주신경)]. 구인두가 분홍빛이고 삼출물이 없는지 관찰한다.

흉곽과 폐

흉곽과 폐의 사정은 흉곽의 모양과 윤곽을 살펴보고 호흡기능을 살펴보는 것으로 시작한다. 아동은 흔히 호흡기 감염이나 질환에 노출되고 호흡노력과 호흡음의 변화를 보일 수 있기 때문에 정확한 폐 청진은 필수적이다. 아동의 피부색은 분홍빛을 띠는 것이 정상이다. 청색증은 저산소증을 의미한다. 천명음(들숨 시 높은 음의 호흡음), 호기에서 그르렁거리거나 코 고는 듯한 소리, 쌕쌕거리는 소리(청진기를 사용하지 않아도 잘 들리는 소리) 또는 기침 소리를 듣는다. 기침의 종류와 정도를 기록한다. 만성적인 저산소상태를 의미하는 곤봉형 손톱이 있는지 관찰한다.

흉곽

흉곽을 머리의 중심선에 두고 흉곽의 크기와 모양, 대칭성, 움직임, 뼈표지점을 살펴본다. 신생아의 흉곽은 부드럽고 둥글며 가로 직경이 전후 직경과 거의 같다. 흉곽의 모양은 5~6세에 성인의 모양으로 된다. 이때 전후 직경은 가로 직경의 약 절반 정도의 길이다(그림 10.25). 검상돌기와 좌우 늑골연의 늑골각은 90° 이하로 측정해야 한다. 오목가슴(흉골 함몰)이나 새가

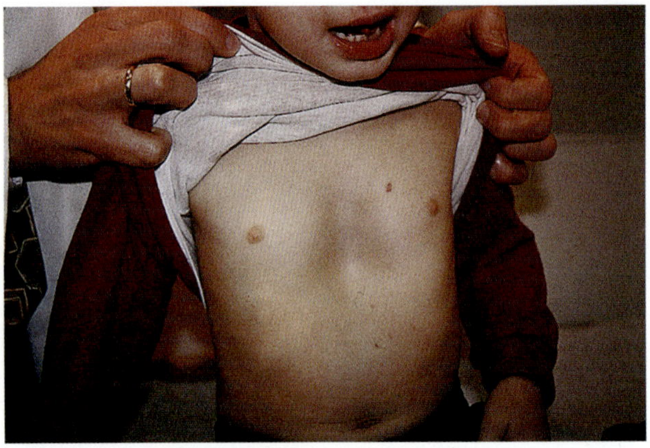

그림 10.26 오목가슴: 검상돌기부위의 함몰을 확인한다.

슴(흉골 돌출)과 같은 구조적 변형을 관찰한다(그림 10.26). 호흡 시 흉벽의 움직임이 대칭적인지 관찰한다. 영유아는 처음에 횡격막으로 호흡을 하므로 복부와 가슴이 동시에 올라가고 내려갈 것이다. 나이가 많은 아동이나 특히 여자 청소년은 흉부 호흡을 하지만 복부와 가슴이 동시에 올라가고 내려갈 것이다. 흉벽의 비대칭적인 움직임은 비정상적인 소견이다.

호흡의 깊이와 규칙성을 관찰하고, 호기와 흡기의 시간을 기록한다. 신생아와 어린 영아는 불규칙적인 호흡 패턴을 보인다. 나이가 많은 영아와 아동은 비교적 규칙적인 호흡 패턴을 보인다. 아동의 호흡노력에 관한 첫 번째 사정으로 콧구멍의 움직임을 관찰하는데, 이는 숨쉬기 어려워함을 나타낸다. 호흡노력의 근거로 흉곽과 어깨를 관찰하여 호흡 부속근을 사용하는지 확인한다. 만약 견축이 보인다면 그 위치와 강도를 기록한다. 견축의 일반적인 위치는 늑간, 늑골하, 흉골하,

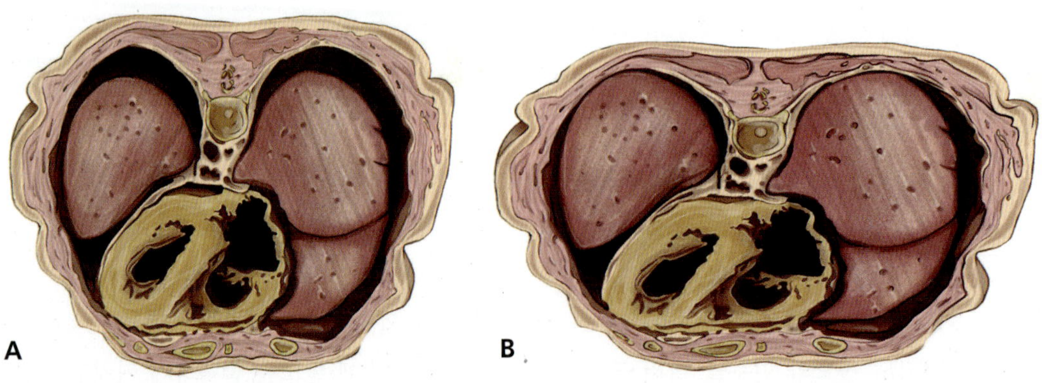

그림 10.25 **A.** 신생아의 흉곽은 둥글다. **B.** 성인의 흉곽은 좌우 직경의 약 절반 정도의 길이가 전후 직경이다.

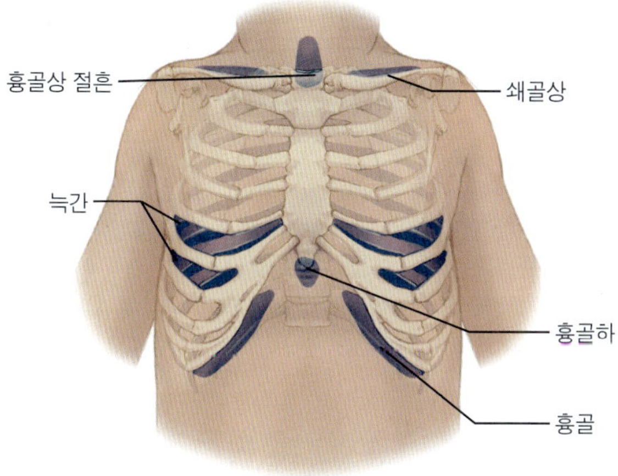

그림 10.27 견축 위치

흉골상 및 쇄골 부위이다(그림 10.27). 아동이 편안하게 호흡하기 위해 취하는 자세에 주의를 기울인다. 호흡곤란을 겪고 있는 아동은 앞으로 기울여서 앉는 모습을 볼 수 있으며 누워 있거나 말하는 데는 어려움을 겪는다(Jarvis & Eckhardt, 2020).

폐

숙련된 검사자는 호흡음을 평가하기 위해 청진하기 전에 촉진하고 타진한다.

촉진과 타진. 엄지와 손가락을 가슴 쪽 혹은 등 뒤의 늑골 경계에 올려두고 호흡운동의 대칭성을 촉진한다. 호흡할 때의 움직임은 대칭적이어야 한다. 정상적인 촉각진탕음을 검사하기 위해 손바닥이나 손가락 끝으로 영아가 울고 있을 때 혹은 나이든 아동에게 '99'라고 말하게 지시하고 촉진한다. 나이가 많은 아동은 간접적으로 타진해서 폐 부분에 공명음을 확인한다. 과공명음은 천식과 같이 과도한 공기의 흡수를 의미한다.

청진. 청진기의 벨 부분을 이용하거나 작은 진동판으로 바꾸어서 영아나 아동의 폐음을 횡격막 부분에서 청진한다. 어른용 진동판은 청소년을 청진할 때 사용될 수 있다. 영아가 부모의 무릎 위에 있는 경우에도, 영아나 아동이 앉아 있는 자세에서 폐부위를 청진해야 한다. 영아나 어린 아동은 흉벽이 얇기 때문에 숨소리가 크게 들린다. 호흡음은 폐 전체에서 적절한 공기의 흐름이 깨끗하게 들려야 한다. 폐 첨부에서 흡기와 호기의 전체 폐음을 청진하고 전체 폐부위에서 대칭적인지, 오른쪽과 왼쪽의 폐음이 조직적으로 대칭적인지를 청진한다. 전 흉부, 흉부의 뒤쪽, 액와부 흉곽을 청진한다.

폐 청진을 할 때 어린 아동에게 게임을 하게 하는 것은 깊은 호흡을 하는 데 도움이 된다. 아동은 솜 뭉치를 공중에 날려 보내거나, 바람개비를 불거나, 펜라이트의 빛을 "불어서 끄세요." 등을 하게 하면 도움이 된다(Miller, n.d.). 나이가 많은 아동은 깊은 호흡을 하도록 지시를 하면 된다.

호흡기질환이나 호흡곤란을 호소하고 있는 아동은 호흡음이 감소되고, 특히 폐 기저부에서 흔히 나타난다. 감소된 호흡음은 적절한 공기의 흐름이 있는 폐음보다 부드럽고 조용하다. 건강한 영아와 아동에게 비정상적인 폐음은 들리지 않아야 한다. 영아나 아동에게서 시끄러운 호흡음이 특히 폐 전체 부위에서 들린다면, 기관지나 코에서 나는 소리와 비교한다. 비인두부위에 분비물이 있는 영아와 아동은 폐 전체에 소리가 전달될 수 있다. 이런 소리는 기침이나 기도 흡인을 통해 깨끗해진다. 비정상적인 소견은 아니다. 천명음이나 수포음과 같은 비정상적인 호흡음의 유무, 위치, 흡기 혹은 호기 아니면 둘 다에서 들리는지 확인하고 기록한다. 호흡음을 분류하는 것보다 비정상적인 호흡음을 자세히 기술하는 것이 중요하다. 비정상적인 폐음은 다양한 질환과 관련이 있고, 폐음을 정확히 분류하기 위해서는 숙련된 기술이 필요하다. 비정상적인 호흡음이 들리면 추후 추가적인 사정이 필요하다.

가슴

모든 연령과 성별의 아동에게 가슴사정을 시행한다. 아동의 나이와 비교하여 가슴의 크기를 확인한다. 가슴사정을 할 때 액와부 림프절을 촉진한다.

시진

가슴의 위치, 모양, 크기, 대칭성, 색을 살펴본다. 신생아는 남녀 모두 어머니의 에스트로겐 영향에 의해 유두가 부어 있을 수 있지만, 몇 주 후에는 편평해진다.

아동에게 있어서 유두는 쇄골중앙선 옆에 위치해 있고, 4번째와 5번째 늑골 사이에 위치하고 있다. 아동이 사춘기가 되면 유륜의 색이 짙어진다. 비만인 아동은 지방조직에 의해 가슴이 커진 것처럼 보일 수 있다. 만약 유두가 더 있다면(과잉) 유두의 위치를 기록한다(보통 유선 능선을 따라 위치). 어두운 색소 침착으로, 융기되어 있거나 유두 모양의 점으로 보일 것이다. 시간이 지나도 변하지 않기 때문에 중요하게 보지는 않지만, 신기능장애와 관련이 있을 수 있다.

가슴의 현재 발달단계를 살펴본다: 유륜의 확대, 유두의 상승 정도, 가슴의 크기. 여성의 가슴은 8세부터 시작될 수 있지만 대부분의 여아는 13세부터 발달하기 시작한다. 가슴발달은 일련의 단계를 따라 지속되는데, 보통 비대칭적이고 한쪽이 다른 쪽보다 큰 편이다. Tanner에 의해 1962년에 만들어진 성 성숙도 평가척도는 가슴의 성숙도를 설명하는 데 사용된다(Tanner stages)(그림 10.28). 청소년 남아의 경우 사춘기의 호르몬 변화에 의해 여성형 유방(유방 조직의 비대)이 생길 수 있다. 호르몬 수치가 안정되면, 청소년 남아의 유두는 편평해질 것이다. 여성형 유방은 때로 마리화나의 사용, 단백동화 스테로이드(anabolic steroid), 호르몬 불균형에 의해서도 발생한다(Jarvis & Eckhardt, 2020).

촉진

가슴을 체계적인 방법으로 촉진한다. 유두 아래쪽에 만져지는 압통 결절은 사춘기 변화를 의미한다. 이 변화는 과도한 지방질 조직이 있는 여아의 경우 사정하기 힘들 수 있다. 정상적인 가슴 조직은 매끄럽고, 단단하며 탄력성이 있어야 한다. 만약 덩어리나 혹이 있다면 기록한다. 아동의 팔을 편안하게 옆으로 두고 약간 외전시킨 상태에서 액와 림프절을 촉진한다. 림프절이 만져지면 크기와 질감을 기록한다.

심장과 말초관류

아동 심장 검진방법은 검사자가 주의를 기울여야 하는 것을 제외하면 어른의 검진법과 동일하다. 선천심장병은 아동의 심장문제에서 가장 흔한 원인이고, 이러한 아동은 심질환은 가지고 있는 어른과는 또 다른 양상을 나타낸다.

TAKE NOTE!

아동이 어릴수록 행동의 변화에 따라 심박동수의 변화가 크다. 심박동수는 열, 두려움, 울음, 불안에 의해서 증가하고 수면, 진정, 미주신경자극에 의해 감소한다(Jarvis & Eckhardt, 2020).

시진

아동의 자세를 관찰한다. 심혈관계 문제를 나타내는 창백, 청색증, 반점, 부종이 있는지 기록한다. 옆에서 혹은 비스듬히 가슴 앞쪽을 관찰해서 모양과 움직임의 대칭성을 기록한다. 아동의 절반에서 관찰 가능한 심첨맥박을 확인한다. **최대박동지점**(point of maximum intensity, PMI)은 4세까지는 셋째와 넷째 늑간과 왼쪽 쇄골중앙선, 4~6세까지는 넷째 늑간과 왼쪽 쇄골중앙선, 7세 이후에서는 다섯째 늑간과 왼쪽 쇄골중앙선이 만나는 지점에서 관찰할 수 있다(그림 10.29). 곤봉지나 경정맥 팽창을 기록하는데, 이것은 선천적인 심장기능 이상과 관련이 있다.

촉진

손끝을 이용해서 비정상적 징후인 상승과 떨림의 징후를 촉진한다. PMI에서 심첨맥박을 촉진한다(그림 10.29). 맥박을 확인한 후 상체와 하체, 좌우 맥박의 강도와 질을 비교한다(그림 10.30). 발등, 상완, 대퇴부 맥박이 쉽게 촉진된다. 2세 이하 아동의 요골맥박 촉진은 쉽지 않다. 원위부 사지의 온도를 기록한다. 모세혈관 충혈시간을 측정하기 위해서 손톱 바닥을 누르고 재빨리 뗀다. 재충혈과 원래의 색으로 돌아오는 데 걸리는 시간을 관찰한다. 손가락과 발가락의 모세혈관 재충혈시간을 비교한다. 2초 이내의 재충혈시간은 적절한 관류를 나타낸다.

청진

똑바로 그리고 편안하게 기댄 두 가지 자세로 아동의 심장을 청진한다(그림 10.31). PMI에서 심박동을 청

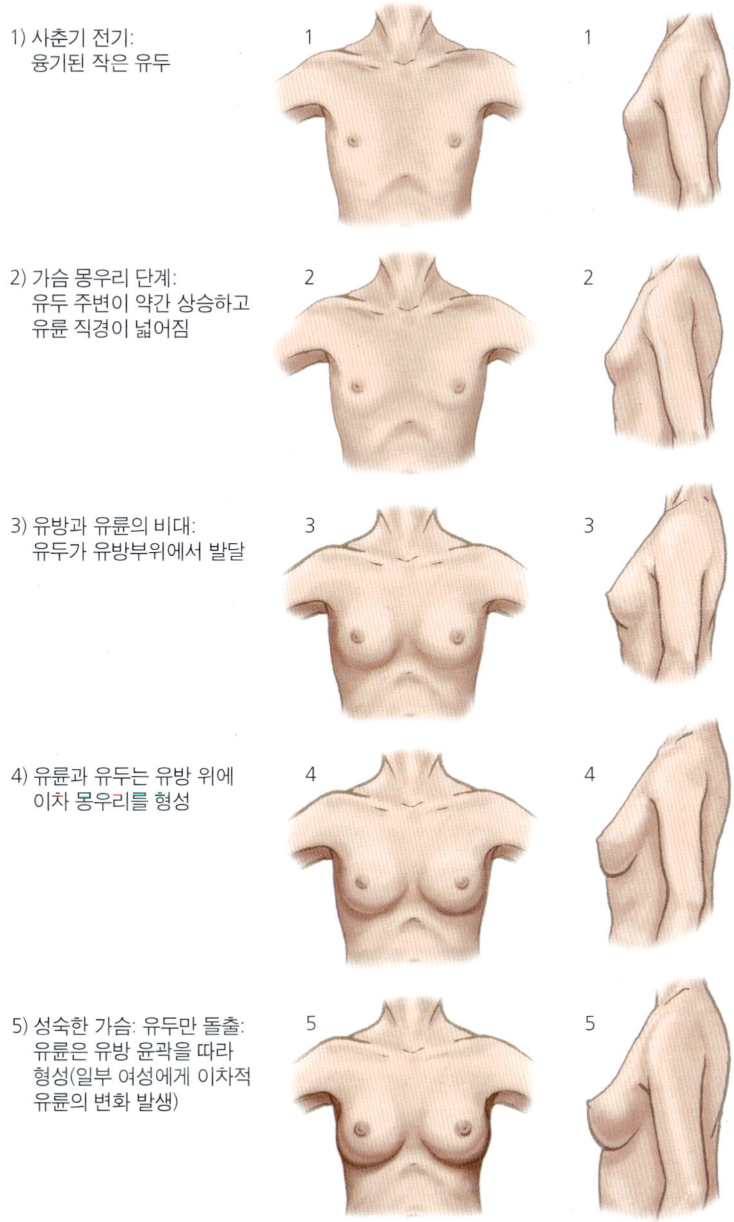

그림 10.20 유방발달 평가를 위한 태너의 성 성숙도 평가 척도

【출처】 Tanner, J. M. (1962). *Growth at adolescence.* Oxford, England: Blackwell Scientific Publications.

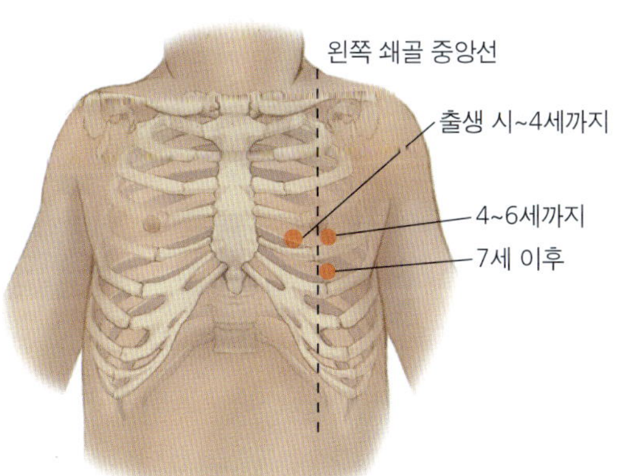

그림 10.29 심첨맥박 및 최대박동지점(PMI)

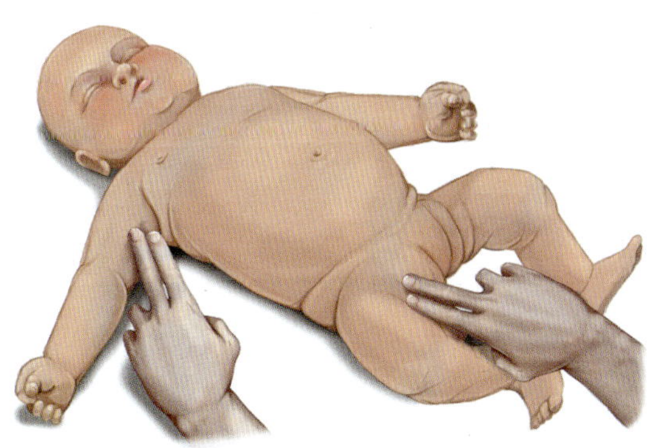

그림 10.30 맥박의 강도 비교를 위해 상완과 대퇴 맥박을 동시에 촉진하는 것이 중요하다.

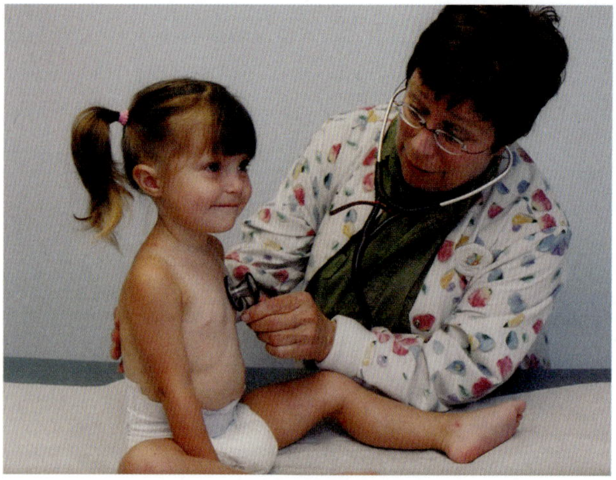

그림 10.31 아동의 심음을 청진한다.

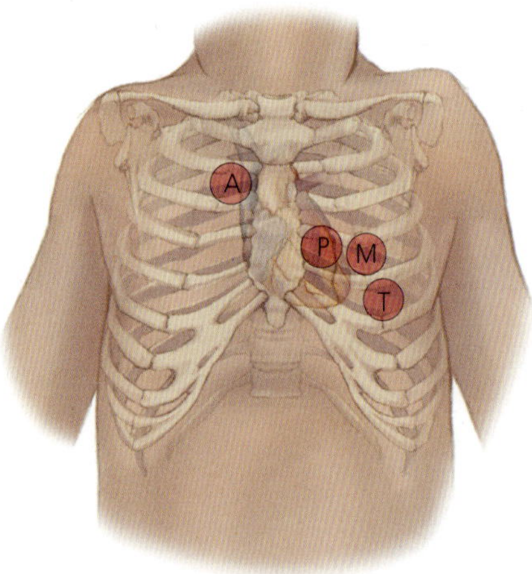

그림 10.32 심장 판막음의 청진 위치. **A.** 대동맥 판막-오른쪽 흉골연과 두 번째 늑간이 만나는 지점, **P.** 폐동맥 판막-왼쪽 흉골연과 두 번째 늑간이 만나는 지점, **T.** 삼첨판-왼쪽 흉골연과 네번째 늑간이 만나는 지점, **M.** 승모판-왼쪽 중앙쇄골선과 네 번째 늑간이 만나는 지점

진하는데, 이는 흉곽에서 심장박동소리가 가장 잘 들리는 지점이기 때문이다(그림 10.29). 청진을 시작할 때, 먼저 호흡음을 들은 후 시간을 기록해서 심장소리와 폐음이 혼동되지 않도록 한다. 우는 영아가 우는 중간에 숨을 잠시 멈추는 것은 검사 시 도움이 될 수 있다. 심음을 듣고 있다는 확신이 들면, 어떤 아동은 리듬의 불규칙성이 있으므로 1분 동안 심음을 청진한다. 심박동수를 세는데, 촉진된 맥박수와 동일해야 한다(아동의 나이에 따라 요골맥박이나 상완맥박을 비교한다).

심음 청진을 위해 체계적으로 접근한다. 먼저 네 곳의 판막부위에서 청진한다(그림 10.32). 영아나 어린 아동에게서 액와부와 후부의 심음을 청진한다(이 부분에서 심잡음이 들릴 수 있다). S_1, S_2, 그 외의 심음, 혹은 심잡음을 기록한다. S_1는 승모판과 삼첨판부위에서 가장 크게 들리고 열, 운동, 빈혈이 있을 경우 더 크게 들린다. S_2는 대동맥과 폐동맥 부위에서 가장 크게 들린다. 영아나 어린 아동에게서 분열된 S_2음이 심첨부에서 들린다. S_3는 건강한 아동에게도 들릴 수 있으며 정상으로 여겨지는데, 만성적인 심장질환이 있는 아동은 울혈성 심부전이 있을 때 S_3음이 들릴 수 있다. S_4는 보통 비정상으로 여겨지고, 대부분이 심장질환이 있을 때 들린다.

동성 부정맥은 아동과 청소년에게 흔하고 정상적인 소견이다. 불규칙적인 심음이 들린다. 심박동수는 흡기 시에 증가하고 호기 시에 감소한다. 이때 아동이 숨을 잠시 참고 있으면 리듬은 규칙적일 것이다.

심잡음을 청진한다. 심잡음의 위치(가장 잘 들리고 크게 들리는 위치)와 시간을 기록한다. 수축기 심잡음은 S_1(방실판막의 폐쇄)이 들릴 때, 이완기 심잡음은 S_2(반월판의 폐쇄)가 들릴 때 발생한다. 심잡음의 지속시간도 기록한다. 수축기나 이완기 초기에 혹은 후기에 발생하는가? 수축기(전수축기) 전반에 걸쳐 생기는가? 심잡음의 강도를 기록한다. 표 10.5는 심잡음 정

표 10.5 아동의 심잡음 점수

단계	설명
1	아주 미약. 가끔 들리고 가끔 들리지 않음. 집중해서 들어야 들림
2	조용하고 부드러움. 가슴부위를 청진할 때마다 들림
3	잘 들리고, 중간 정도의 강도
4	잘 들리고, 떨림이 동반됨
5	청진기를 완전히 대지 않고도 들릴 정도로 소리가 큼
6	청진기를 가슴에 대지 않고 근처에만 두어도 소리가 들릴 정도로 매우 큼

【출처】 Jone, P., VonAlvensleben, J., Burkett, D., Darst, J. R., Collins, K. K., & Miyamoto, S. D. (2018). Cardiovascular diseases. In W. W. Hay, M. J. Levin, R. R. Deterding, & M. J. Abzug (Eds.), *Current diagnosis and treatment: Pediatrics* (24th ed.). New York, NY: McGraw-Hill Education.

도를 점수화하는 방법을 설명하고 있다.

아동의 역동적인 순환, 얇은 흉곽, 각진 혈관 때문에 무해성 심잡음(innocent murmurs)이 자주 생기기도 한다(Jone et al., 2018). 무해성 심잡음은 두 번째 혹은 네 번째 늑간에서 가장 자주 들리며, 수축기일 때 자주 들린다. 이 심잡음은 중간 정도의 음 높이로 나는 소리이다. 아동이 자리를 바꾸면 심잡음이 없어지기도 한다. 쇄골 상부에서 들리고 가슴 아래쪽으로 방사되는 정맥 잡음은 무해성 심잡음으로도 여겨진다. 심잡음이 나는 아동은 숙련된 전문가에게 의뢰하여 추가적인 검사를 시행하도록 한다.

복부

복부는 비뇨생식기, 림프계, 소화기계의 장기를 포함한다. 이 기관은 성인의 기관 위치와 동일한 곳에 위치한다. 복부를 네 개의 영역으로 나누는 것은 정상적, 비정상적인 장기 위치를 간단하게 확인할 수 있다. 검상돌기에서부터 치골결합까지 가상의 수직선을 긋는다. 그 다음 배꼽을 따라 가상의 수직선으로 교차시킨다. 복부의 신체사정 순서는 달라진다. 타진과 촉진 전에 청진을 시행하는데, 이는 하부 복부의 촉진이 장음에 영향을 줄 수 있기 때문이다(Bickley et al., 2017).

시진

복부의 크기, 모양, 대칭성을 살펴본다. 영유아의 복부는 복부 근육조직이 발달되기 전까지 둥글고 융기되어 있는 모습을 보인다. 둥글긴 하지만 팽창되어 있으면 안 된다(전 연령). 청소년기에는 키는 똑바르고 복부는 서 있을 때 편평하고, 누워 있을 때는 오목한 형태를 보여야 한다. 어린 아동의 얇은 피부에서 복부 주변의 표재정맥을 관찰할 수 있다. 복부의 움직임을 관찰한다. 복부의 눈높이에서 복부와 흉곽의 움직임을 관찰하고 기록한다. 눈에 보이는 연동운동이 관찰되는 것은 비정상적인 것이고 즉시 보고되어야 한다.

신생아의 배꼽색, 출혈, 냄새, 삼출물을 관찰한다. 탯줄부위는 천천히 말라서 검정색으로 변하고 딱딱해져야 하며, 생후 2주 정도 후에는 배꼽 피부조직에서 떨어져야 한다. 탯줄의 건조지연을 의미하는 배꼽 주변의 삼출물과 육아조직 여부를 기록한다. 나이가 많은 영아와 어린 아동의 배꼽을 관찰하여 배꼽탈장이 있는지 확인한다. 배꼽이 복직근을 나누기 때문에, 영유아가 힘을 주거나 울 때 배꼽부위가 튀어 나오거나 커지는 것은 드문 일이 아니다. 이는 양성소견이며 일반적으로 복부근육이 발달하면서 사라진다. 청소년은 배꼽 부분에 피어싱을 하고 있을 수 있다.

청진

청진기의 진동판 부분이나 벨 부분을 이용하여 복부를 청진한다. 복부의 사분면에서 장음을 1분간 청진한다. 장음은 출생 후 몇 시간 후에 들려야 하고 평생 동안 장의 활동상태가 유지되어야 한다. 장음이 정상적인지, 과하게 나는지, 덜 나는지, 나지 않는지를 기록한다. 정상 장음은 그르렁, 꼬르륵, 짤랑거리는 소리를 낸다. 저활동성 장음은 수술 후에 발생할 수 있다. 과다 활동성 장음은 설사와 흔히 관련이 있다. 복부의 사분면 각각에서 5분 이상 청진하였을 때 장음이 없다고 판단할 수 있다. 장음이 없는 것은 마비성 장폐색이나 복막염을 나타낸다.

타진

복부 전체 부위를 타진한다. 정상적인 타진음은 늑골연 근처에서는 둔탁음이 들리고 나머지 복부에서는 공명음이 들릴 것이다. 방광이 가득 찼을 때 타진하면 둔탁음이 들린다.

촉진

아동을 앙와위자세로 눕혀서 복부를 촉진하다. 만약 어린 아동일 경우, 무릎을 세워서 엉덩이와 복부를 편안하게 만들어 준다. 복부의 사분면을 모두 체계적인 방법으로 촉진하는데, 처음에는 약하게 했다가 깊숙이 촉진한다. 손끝으로 약하게 힘을 주어 단단한 정도와 근긴장도를 촉진한다(그림 10.33). 피부를 들어올린 후 제자리에 돌아오는 피부긴장도를 기록한다. 깊이 촉진하여 장기와 덩어리를 촉진한다. 한 손을 다른 손 위에

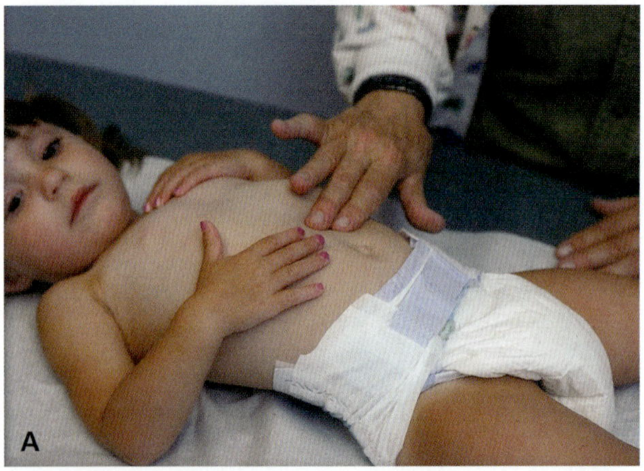

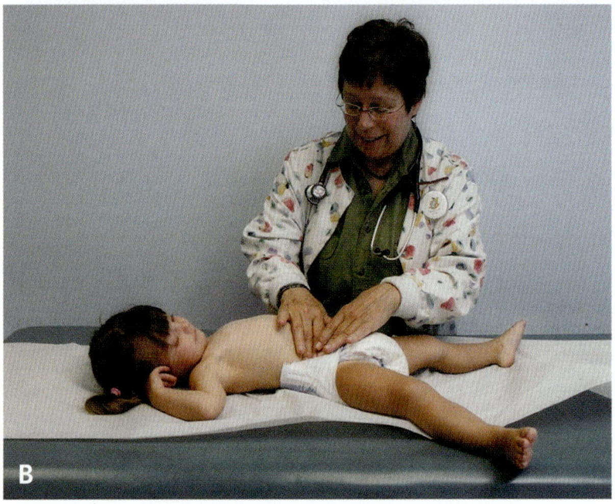

그림 10.33 A. 약한 복부 촉진, **B.** 깊은 복부 촉진

올린 후 사분면의 아래쪽부터 시작해서 사분면의 위쪽으로 촉진한다(그림 10.33). 간의 경계부는 오른쪽 늑골연에서 만져질 것이고, 비장의 끝부분은 왼쪽 늑골연에서 만져질 것이다. 하행결장은 왼쪽 아래 사분면에서 작은 원기둥 형태로 만져질 것이고, 방광은 배꼽 아래에서 부드러운 풍선처럼 만져질 것이다. 신장은 거의 촉진되지 않는다. 복부는 부드럽고 촉진 시 압통이 없어야 한다. 단단함, 압통, 덩어리에 대해 기록한다. 서혜부를 촉진하여 탈장의 유무나 림프절비대가 있는지 확인한다.

> *TAKE NOTE!*
> 복부 촉진 시 간지러움을 감소시키기 위해서, 복부 촉진을 하기 전에 주의를 분산시키면서 검사자의 따뜻한 손을 아동의 복부에 올려둔다. 또 다른 방법은 검사 전에 검사자가 아동의 손을 잡고 촉진해 보는 것이다.

생식기와 항문

생식기 검진은 어린 아동의 경우 복부 검진 후, 청소년의 경우 검진의 마지막에 시행되어야 한다. 항문은 소화기계의 일부분이므로 생식기 검진 시에 사정하는 것이 좋다. 미국소아과학회에서는 부모 참여하에 영유아의 생식기와 항문검사를 하도록 권장하고 있다. 청소년의 경우 부모가 아닌 의료인 참여하에 검사를 하도록 권장한다(Dev & Cruz, 2017).

나이든 아동과 청소년의 사생활을 지켜줘야 한다. 가능한 한 노출이 많이 되지 않게 해야 한다. 아동과 청소년이 편안하게 생각할 수 있도록 일반적이고 사실에 근거한 접근법을 이용한다. 생식기 검진 시에 사춘기의 정상적인 변화에 대해서 교육하고 건강증진과 관련된 사항들을 알려준다.

남아

음경과 음낭의 크기, 색, 피부 통합성, 덩어리를 관찰한다. 비만인 남아의 음경은 피부 주름에 가려져서 작아보일 수 있다. 음경의 크기는 사춘기 단계와 관련이 있다(그림 10.34). 음경에는 귀두를 보호하고 윤활역할을 하는 표피를 가지고 있을 수 있다. 만약 있다면, 힘을 주어 표피를 벗기지 않는다. 포경수술을 받은 남아의 경우 요도구가 노출되어 있고 귀두의 끝에 위치해야 한다. 요도구에 삼출물이 있는지 살펴본다. 만약 가능하다면 소변줄기의 강도와 요도구의 개방성을 관찰한다. 피부 병변은 성적 접촉에 의한 감염일 수 있다. 3세 이상의 아동에서 표피가 벗겨지지 않는 것은 포경을 의미한다. 비정상적인 징후를 기록한다.

> *TAKE NOTE!*
> 남아의 기저귀를 벗겼을 때, 차가운 공기로 인해서 일시적으로 발기를 할 수 있기 때문에 이때 소변줄기와 발기반사를 확인하기에 적절하다.

음모의 유무와 분포상태를 사정한다. 음낭의 크기, 색, 대치성, 부종의 유무를 관찰한다. 음낭은 출생 시 외상이나 모체의 호르몬에 의해 처음에는 부어 있을 수 있지만, 며칠 이내에 부종은 감소되어야 한다. 음낭

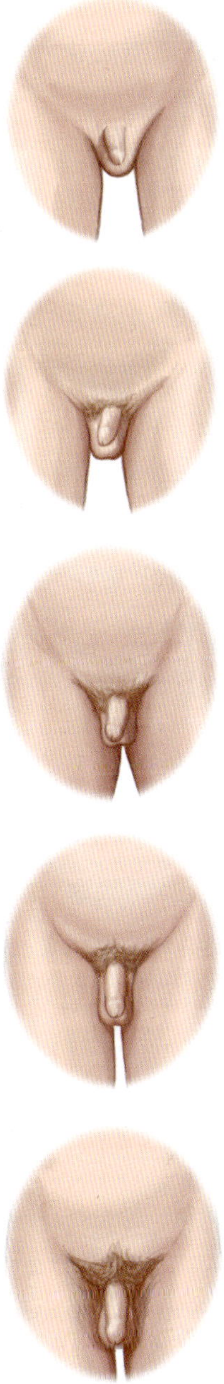

위에서부터 아래로:

1) 음모 없음. 음낭의 크기와 비율이 아동기와 동일

2) 음경 기저부에 곧은 음모가 자람. 음경의 성장은 없고 고환과 음경이 비대되기 시작

3) 듬성하게 있던 음모가 치골 전체에 자람. 음경이 길어지기 시작하고 음낭이 계속 커짐

4) 두꺼운 음모가 자라나 대퇴부에는 자라지 않음. 음경은 길이와 직경이 커지고, 고환이 거의 다 자람

5) 음모가 중앙 대퇴부까지 자람. 음경과 음낭이 어른의 크기와 모양을 갖춤

그림 10.34 생식기와 음모 발달 평가를 위한 태너의 남성 성 성숙도 평가 척도

【출처】 Tanner, J. M. (1962). *Growth at adolescence.* Oxford, England: Blackwell Scientific Publications.

은 남아의 다른 피부 조직보다도 짙은색을 띤다. 그림 10.34는 사춘기에 따른 음낭의 변화를 설명하고 있다. 한 손은 서혜관에 두고 다른 손으로 음낭을 촉진하고 고환을 촉진한다. 이 방법은 고환이 서혜관으로 끌려 올라가 퇴축되는 것을 예방한다. 고환은 부드럽고, 양쪽 크기가 비슷하고, 자유롭게 움직여야 한다. 영아의

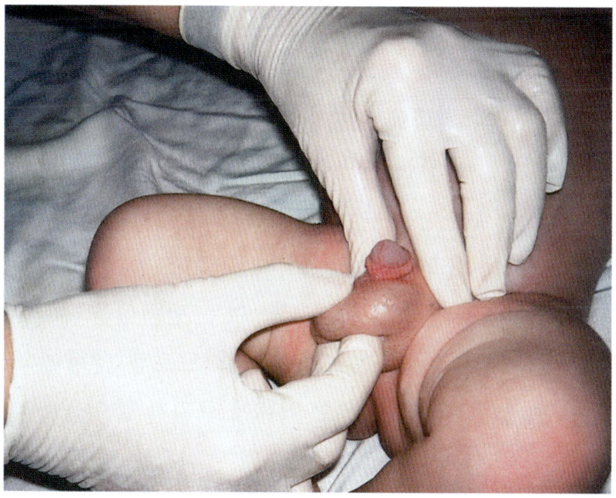

그림 10.35 고환을 촉진하는 동안 서혜관 위를 손가락으로 누르면 고환이 서혜관으로 끌려 올라가는 것을 예방할 수 있다.

고환은 음낭에서 만져지지만 서혜관에서 만져질 경우에는 검사자가 서혜부에 부드럽게 압력을 주어서 음낭으로 쉽게 이동시킬 수 있다(그림 10.35). 유아기 이후에 고환올림근반사를 예방하기 위해 양반다리를 해서 앉도록 한다. 청소년의 경우 전체적인 음낭 검진을 위해서 있도록 한다. 양쪽 고환이 음낭에 존재하는지 촉진하고 퇴축, 결함 등을 기록한다. 잠복고환이나 그 외 비정상적인 소견이 있으면 소아과 전문의에게 의뢰한다.

여아

대부분의 경우, 여아의 생식기 검진은 외부 생식기 검진으로 제한된다. 내부 검진은 청소년이 성적 생활이 활발하거나 신이제한을 요구할 때 혹은 질병이 의심될 때가 아니고는 주기적으로 수행되지 않는다. 내부 검진이 필요하다면, 아동이나 청소년에게 적절한 숙련된 전문가를 소개한다.

영아를 부모의 무릎 위나 검사용 탁자 혹은 이동용 침대에 눕힌다. 유아나 학령전기 아동은 부모의 무릎 위에서 개구리 다리 모양을 하고 검진을 받아야 한다. 학령기 혹은 청소년 여아는 검사용 탁자나 침대 위에 누워야 한다. 생식기 검사를 할 때까지 생식기부위를 가려줘서 사생활을 보호해 주어야 한다.

체계적인 방법으로 외부 생식기를 사정한다. 처음에는 음모의 유무와 분포상태를 사정한다. 영아와 어린

아동(특히 짙은 피부색의 인종의 경우)은 적은 양의 음모를 가지고 있을 수 있다. 다른 측면으로, 음모의 발달은 가슴의 변화에 앞서 사춘기 변화의 시작을 나타낼 수 있다. 음모는 일반적으로 11세부터 나타나기 시작하고 늦게는 13세부터 나타난다. 그림 10.36은 청소년기 여아의 음모 발달을 설명하고 있다.

대음순과 소음순의 크기, 색, 피부 탄력성을 검진한다. 신생아의 소음순은 산모의 에스트로겐 영향에 의해 부어 있으나 출생 첫 주 이내에 크기가 줄어들어 대음순 뒤로 사라질 것이다. 음순의 발적과 부종은 감염, 성학대, 자위행위로 인해 발생할 수 있다. 외부 생식기의 병변은 성매개감염을 나타낼 수 있다. 음순을 부드럽게 벌려 음핵, 요도, 질의 개방 여부를 살펴본다. 몇몇의 여아는 스스로 음순을 벌리는 것을 선호할 수 있다. 요도와 질 입구는 관찰할 수 있어야 하며 처녀막에 의해 막혀 있지 않아야 한다. 처녀막 돌출이 관찰되는 것은 흔한 일이다. 음핵의 크기를 기록한다. 요도와 질 입구에 부종, 발적이 없어야 한다. 질 분비물의 유무도 관찰한다. 출생 몇 주 이내에 소량의 피가 섞여 있거나 점액성의 삼출물은 모체의 호르몬에 노출되어 발생될 수 있다. 산모의 호르몬 영향으로 생후 첫 몇 주 동안 소량의 혈액이 섞인 질 분비물이나 점액이 보일 수 있다. 모든 여성에게 소량의 맑은 점액과 같은 분비물은 정상이다. 음순 협착이나 다른 비정상적인 징후가 발견되면 기록한다.

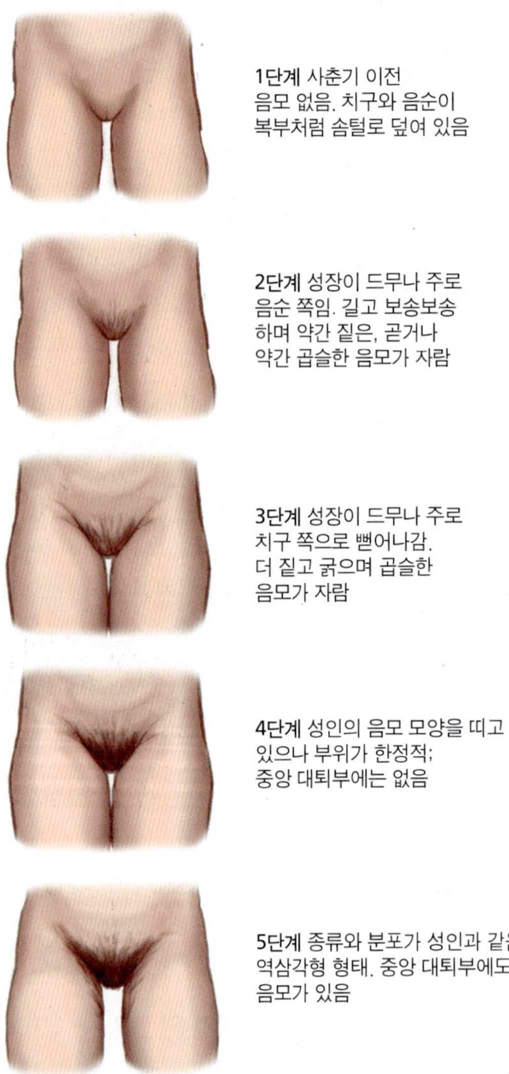

그림 10.36 여아의 음모 발달을 평가하기 위한 태너의 성 성숙도 평가 척도

【출처】 Tanner, J. M. (1962). *Growth at adolescence.* Oxford, England: Blackwell Scientific Publications.

항문

항문부위의 균열, 발진, 치질, 탈출, 피부섬유종 등을 관찰한다. 생식기를 검진할 때 영아의 항문부위를 검진한다. 어린 아동의 경우 부모의 무릎 위에 누워서 다리를 가슴 쪽으로 구부린 자세를 취하게 된다. 나이가 많은 아동이나 청소년은 복와위 혹은 측위를 취한다. 만약 청소년 남아가 음낭 검진을 위해 서 있다면, 앞으로 굽히도록 하여 항문부위를 검진한다. 항문은 촉촉하고 체모가 없어야 한다. 항문부위를 부드럽게 쓰다듬어서 항문반사(급격한 수축)를 유도한다. 수용성 젤을 바른 장갑을 끼고 항문괄약근 안쪽으로 손가락을 넣어 항문괄약근의 긴장도를 사정한다.

근골격계

근골격계 검진은 쇄골, 어깨, 척추, 사지, 관절, 골반을 포함한다. 아동의 사지가 전체 관절가동범위까지 움직일 수 있는지 검사하는 것 또한 매우 중요하다.

쇄골과 어깨

쇄골을 촉진한다. 신생아의 경우 압통이나 염발음은 출생 시의 골절을 의미한다. 나이가 많은 영아나 아동의 경우, 돌출된 부분은 쇄골 골절로 인한 가골 형성을 의미한다. 검사자가 어깨 아래쪽으로 힘을 주면서 나이가 많은 아동에게 어깨를 들썩여보라고 함으로써 어깨의 강도와 뇌신경 XI의 기능을 검사한다.

척추

아동의 휴식자세와 몸통의 정렬을 관찰한다. 신생아의 자세는 자궁 안에서의 자세를 선호하고 일반적으로 굴곡자세이다. 나이가 많은 영아는 조금 더 많이 움직이고 첫 해 후반기에 도움 없이 앉을 수 있다. 유아는 넓은 보폭 보행, 약간의 척추전만(굽은등), 복부를 약간 앞으로 내미는 자세를 취한다. 학령전기와 학령기가 되면 자세가 똑바르게 된다. 청소년은 골격과 근육이 모두 빠르게 성장하기 때문에 가끔 척추후만의 모습으로 보일 수 있다(그림 10.37).

아동의 척추를 관찰한다. 신생아의 척추는 C자 만곡을 보이는데, 생후 첫 3개월 동안 둥근 모양을 유지한다. 경추만곡은 영아가 머리를 가눌 수 있게 되는 생후 3~4개월에 발달하기 시작한다. 생후 12~18개월에 걷기 시작하면서 요추만곡이 발달한다. 나이가 많은 아동과 청소년의 S자형 척추는 성인의 척추 모양과 비슷하다. 척추는 유연하고 근긴장이 좋아야 하며 강직이 없어야 한다. 등, 골반, 어깨의 높이를 사정해서 대칭적인지 확인한다.

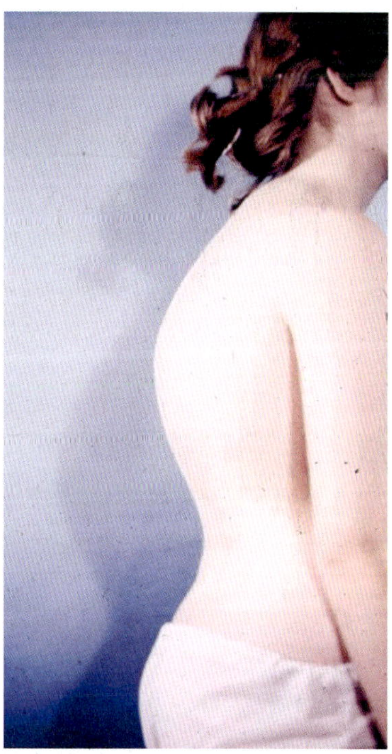

그림 10.37 청소년은 가끔 척추후만증의 모습을 보인다.

청소년전기와 청소년기 아동의 척추측만증을 검사한다. 척추측만증 선별검사는 일반적으로 의사, 전문간호사, 보건교사가 수행한다.

아동을 앞으로 그리고 옆으로 굽히게 해서 척추의 움직임을 관찰한다. 목을 앞으로 구부리고 좌우로 움직이도록 한다. 저항이나 통증이 없어야 한다. 변색, 털 뭉치, 함몰 등이 있는지 관찰한다. 정상적으로 척추 기저부에 함몰이 보일 수도 있지만, 척추를 따라 털이나 신경다발이 있으면 안 된다. 비정상적인 징후를 기록한다.

사지

신생아를 비롯한 모든 아동들은 모든 사지를 자발적으로 움직일 수 있어야 한다. 6개월 이하의 영아에서 Ortolani와 Barlow 검사는 발달성 고관절 이형성증을 선별하는 검사방법이다. 이 검사방법은 숙련된 검사자에 의해 수행되어야 한다. 아동의 상지와 하지를 검사하고 촉진한다. 사지의 크기, 윤곽, 움직임, 온기, 색의 대칭성을 사정한다. 영아의 발과 다리는 자궁내 자세처럼 구부러져 있으나 수동적 관절운동에 의해 펴질 수 있다. 아동의 서 있는 자세를 관찰한다. 다리가 벌어지는 것(경골의 내측 염전)은 유아가 체중을 견디기 시작하면서 점차 줄어들고, 일반적으로 생후 2~3년에 근육과 뼈의 강도가 증가하면서 교정된다. 시간이 지나도 지속된다면 내반슬이 된다. 일반적으로 7세까지 외반슬을 보일 수 있다

아동의 걸음을 관찰하고 다리의 모양이나 균형에 어려움이 있는지 관찰한다. 아동이 걷는 것을 꺼린다면, 놀이를 통해 걸을 수 있도록 유도한다. 학령기 아동은 걸음걸이와 다리 모양이 어른과 비슷해야 한다. 영아와 어린 아동의 평발은 정상이다. 아동이 성장함에 따라 아치가 형성되고, 근육은 발달하지만 몇몇의 아동은 잘 구부러지는 유연한 평발을 가진다. 이는 정상 범주로 여겨진다.

어린 영아의 사지의 수동적 가동범위를 확인한다. 발을 중앙선까지 곧게 펴지 못하는 것은 내반족을 의미한다. 손가락과 발가락의 개수를 세고, 다지증(손가락 개수가 많은 것)이나 합지증(손가락이 붙은 것)과 같은 비정상적 징후를 기록한다. 관절의 온기나 압통을 확인한다. 관절운동을 통해서 상지와 하지의 가동성을 검사한다. 아동의 발바닥으로 검사자의 손을 밀게 해서 하지의 근력을 사정한다. 아동에게 검사자의 교차된 손가락을 꽉 쥐게 하거나 검사자의 쫙 편 손을 위아래로 밀어내도록 해서 상지의 근력을 사정한다.

TAKE NOTE!

출생 후 첫 1개월 동안은 사지의 가벼운 진전(tremors)이 관찰될 수 있다.

신경계

신경계 검사는 의식수준, 균형과 조정, 감각기능, 반사, 발달검사를 포함한다. 운동기능은 근골격계 부분에서 사정한다. 뇌신경기능은 이 장에서 다룬 것과 같이 다른 신체기관 검진 시 이루어진다.

의식수준

신생아와 영아의 부모와 환경에 대한 명료함과 주의력의 정도를 확인한다. 나이가 많은 영아는 유아와 학령전기 아동과 같이 다른 사람과 상호작용을 한다. 어린 아동은 가족 구성원과 긍정적인 상호작용을 하고 두려움을 느낄 때 울거나 소란을 피우는 것으로 알린다. 학령기 아동은 이름과 장소에 대한 지남력이 있어야 하며 몇 년 뒤에는 날짜에 대한 지남력이 있어야 한다(일주일 중에서 하루라도).

균형과 조정

소뇌는 균형과 조정을 조절한다. 아동의 균형과 조정을 검사하기 위해 걸음걸이를 관찰한다. 유아와 나이든 아동이 앉은 자세 혹은 누워 있는 자세에서 일어나고 걷는지를 관찰한다. 그들은 다른 물체에 힘을 싣거나 다른 물체를 잡지 않고 서서 균형 잡을 수 있어야 한다. 어린 아동에게는 깡충깡충 뛰도록 하고 나이든 아동이나 청소년에게는 뒤꿈치와 발가락이 닿게(heel to toe) 걷게 하여 소뇌기능을 검사한다. 균형과 조정을 담당하는 소뇌의 기능을 검사하는 방법은 글상자 10.3에 소개되어 있다. 각각의 검사를 시행하고 아동이 지시를 잘 이해하고 있는지를 확인한다.

글상자 10.3 소뇌기능검사

- **롬버그검사(Romberg)**: 학령기나 청소년에게 눈을 감고 팔을 옆으로 내린 자세로 서 있도록 한다. 아동이 기우뚱하는지를 살펴본다(아동의 근처에 서 있는다). 이는 롬버그검사 양성 증상이며, 소뇌기능 이상을 나타낸다.
- 다음 검사에서 아동은 정확하고 유창하게 수행해야 한다.
- **발꿈치 정강이 검사(heel to shin)**: 아동이 앙와위로 누워 있도록 하고 한쪽 발꿈치를 반대쪽 무릎에 올려 놓은 후 정강이 아래로 쓸어내리도록 한다.
- **빠른 교대운동검사(rapid alternating movements)**: 아동이 손으로 허벅지를 두드린 후 들어올리고 반대로 돌려서 손등으로 허벅지를 두드리는 과정을 계속 반복한다. 아동에게 대안으로 할 수 있는 검사는 엄지를 다른 손가락으로 누르게 한 뒤 방향을 바꿔서 이 과정을 반복하도록 하는 방법이 있다.
- **손가락 맞대기 검사(finger to finger)**: 아동은 눈을 뜬다. 아동은 검사자가 펴고 있는 손가락을 검지로 누른 후 자신의 코를 누르도록 한다. 검사자는 손가락의 위치를 옮기고, 아동은 이 과정을 여러 번 반복한다.
- **손가락 코 검사(finger to nose)**: 아동은 눈을 감는다. 아동은 검지손가락을 펴고 팔을 뻗게 한 다음 눈을 감은 상태에서 그 손으로 자신의 코를 누르도록 한다.

【출처】 Bickley, L. S., Szilagyi, P. G., & Hoffman, R. M. (2017). *Bates' guide to physical examination and history taking* (12th ed.) Philadelphia, PA: Wolters Kluwer Health; and Jarvis, C., & Eckhardt, A. (2020). *Physical examination and health assessment* (8th ed.). St. Louis, MO: Elsevier

감각기능

뇌신경, 시각, 청각, 미각, 후각과 관련이 있는 감각기능검사 부분은 대부분 다른 신체검진 때 이루어졌다. 면봉을 이용하여 아동의 볼을 가볍게 건드리는 방법으로 뇌신경 V(삼차신경)를 검진한다. 어린 영아는 감각이 느껴지는 방향으로 고개를 돌릴 것이다. 아동에게 눈을 감고 있도록 한 후 감각을 사정하기 위해서 각각 다른 부분을 건드린 후 어느 곳인지를 말하도록 한다. 아동이 감각을 느끼면 이야기하도록 한다. 이 활동의 놀이 형태로 만들어서 어린 아동이 협조할 수 있도록 한다. 날카로움과 둔함의 의미를 아는 나이가 많은 아동에게는 아동의 눈을 감도록 한 후 감각을 검사한다. 설압자의 둥근 끝부분으로 둔한 감각을, 부러진 부분으로 날카로운 감각을 제공한다. 아동은 날카롭고 둔한 감각을 구별할 수 있어야 한다.

반사

영아의 원시 및 보호 반사를 사정한다. 원시반사는 전신반응을 수반하고 대뇌 피질하에서 일어난다. 출생 시 획득하는 몇 가지 원시반사로는 모로반사, 흡철반사, 빨기반사, 비대칭성 긴장성 목반사, 발바닥과 손바닥 파악반사, 바빈스키반사가 있다. 대부분의 원시반사는 생후 몇 개월 이내에 소실되고, 보호반사와 자세반사로 지속된다. 보호반사는 균형 유지와 관련된 운동반응이다. 이는 적절한 운동발달을 위해 필요하며 한 번 형성되면 평생 유지된다. 보호반사로는 정위반사와 낙하반사가 있다.

파악반사를 유도하기 위해 영아의 손바닥에 손가락을 올린다(보통 3~4개월에 소실된다). 영아의 발바닥에 손가락으로 닿게 해서 발바닥 파악반사를 유도한다. 영아의 발가락이 구부러질 것이다(이 반사는 8~10개월에 소실된다). 원시반사의 적절한 존재와 소실 그리고 보호반사의 발달은 건강한 신경계를 나타내는 지표가 된다. 원시반사가 소실되지 않고 지속된다면 신경계의 이상을 나타내고, 추가적인 검사를 시행해야 한다(Bickley et al., 2017).

모든 영아와 아동에게 심부건반사를 사정한다. 적절한 반응은 반사궁이 손상되지 않았다는 것을 의미한다. 모든 연령의 아동에게 반사망치를 사용할 수 있고, 구부린 손가락 끝으로 영아의 반응을 유도한다. 사지는 이완되어 있어야 하고 근육은 어느 정도 늘어나야 한다. 손끝이나 반사망치를 이용하여 검사를 할 때는 손목의 스냅을 이용하도록 한다. 성인에게 하는 것과 동일한 방법으로 이두근, 삼두근, 무릎, 아킬레스건 반사를 유도한다. 이완을 촉진시키기 위해 영아의 무릎 아래에 손가락을 두고 하면 도움이 될 수 있다. 반사검사를 할 때 긴장하는 어린 아동은 다른 곳에 집중시키면 이완에 도움이 될 수 있으므로 아킬레스건반사와 무릎반사를 하는 동안 손뼉을 치게 한다. 아동이 손에 집중을 하면 하지가 이완된다(Jarvis & Eckhardt, 2020). 주위를 분산시키면 도움이 될 수 있다.

표준화되어 있는 척도를 이용해서 반응의 강도를 0에서 4+까지 등급화한다.

- 0: 반응 없음
- 1+: 약하거나 느린 반응
- 2+: 정상적인 반응
- 3+: 정상보다는 빠른 반응
- 4+: 매우 빠른 반응, 경련을 일으킬 수 있다.

신생아의 심근반사는 보통 빠르게 나타난다(3+). 보통 생후 4개월이 되면 평균(2+)으로 감소한다. 건강한 아동은 반사가 적절히 유도되었을 때 2+의 반응을 보여야 한다. 반응이 없거나, 느리거나, 과도한 반응은 보통 질환이 있음을 의미한다(Bickley et al., 2017).

발달검사

신경계 사정과 종합적인 아동의 건강검진에서 중요한 부분은 발달검사이다. 발달검사는 발달상태를 확인하고 추가적인 검사가 필요한지 판단하는 데 사용될 수 있다. 발달검사도구를 사용하는 데 능숙해야 하고 검사결과가 의미하는 바를 올바르게 파악해야 한다. 검사를 끝낸 후, 부모나 보호자와 함께 아동의 능력에 대해 토의한다. 발달검사는 종종 신체검사와 따로 수행되기도 한다.

> 이 장의 앞부분에서 소개된 3세 태우의 신체검진 시 중요하게 고려해야 할 것은 무엇인가?

주요 개념

- 아동의 건강력은 주호소, 현병력, 과거력 그 이상의 것을 포함한다. 주산기의 건강력과 발달지표를 포함시키는 것이 중요하다.
- 주호소에 따라 어느 부분에서 더 심도 있는 관찰이 필요한지 결정한다.
- 어린 아동에게 발달력은 더욱 주의를 기울여야 하는데, 학교활동과 적응이 학령기와 청소년에게 더욱 중요하기 때문이다.
- 부모님이 영아와 어린 아동의 건강력을 대부분 제공하지만, 말할 수 있는 어린 아동은 건강력 조사를 할 때 적절한 방법으로 질문한다.
- 학령기와 청소년기 아동에게는 직접적으로 건강력과 관련된 질문을 하고, 필요할 경우 부모님의 의견을 참고한다.
- 건강력 조사를 하는 동안 청소년의 비밀을 유지하고 사생활을 보호해준다.
- 성장의 적절성을 확인하기 위해 건강한 아동이 방문할 때마다 키, 체중을 측정해야 한다.
- 3세까지 머리둘레를 측정하여 뇌 성장을 살펴본다.
- 모든 연령에서 청력과 시력 검사를 수행한다.
- BMI는 과체중이거나 과체중의 위험이 있는 아동을 선별하는 데 사용된다.
- 활력징후의 정상 범위는 연령에 따라 다르다.
- 아동의 신체검진 순서는 아동의 발달연령, 협조능력, 질병의 심각성 등에 따라 다르다.
- 영아와 어린 아동이 조용할 때 심박동수와 호흡수를 측정하고 심장과 폐를 청진한다.
- 영아와 어린 아동에게 귀, 입, 목구멍 검사는 침습적인 과정이므로 신체검진 마지막에 수행한다.
- 학령기나 청소년기의 아동에게 머리에서 발끝으로 향하는 순서로 검사를 시행하고, 생식기와 항문 검진을 가장 마지막에 수행한다.
- 아동이나 청소년에게 안 좋은 경험으로 기억되지 않게 건강사정을 계획한다.
- 아동의 통증을 사정하기 위해 연령에 따라 적절한 측정도구를 사용한다.
- 영아와 어린 아동이 안정감을 느낄 수 있도록 사정과정에서 부모의 무릎 위에 앉아 있도록 한다.
- 어린 아동에게 협조를 얻기 위해서 연령에 따라 적절한 놀이를 사용한다.
- 어린 소년의 고환검진을 할 때 양반다리를 하면 발기반사를 줄일 수 있다.
- 신생아는 다양한 정상 피부 병변을 보일 수 있다.
- 영아의 천문은 부드럽고 편평해야 한다. 불룩한 천문은 즉시 보고한다.
- 황달(신생아 시기 이후), 창백함, 청색증, 약한 피부긴장도는 질환이 있음을 의미하고 즉각적인 중재가 필요할 수 있다.
- 심잡음의 강도, 위치, 지속시간을 사정해야 한다. 이는 의미 없는 잡음이거나 선천적 심장질환을 나타낼 수 있다.
- 유아의 흉곽은 상대적으로 얇아서 상부 기도음이 폐 전체로 전달된다.
- 쇄골하 혹은 검상돌기의 견축은 아동이 숨쉬기를 어려워함을 나타내고, 고정되고 함몰된 흉골(오목가슴)은 구조적 이상을 의미한다.
- 태너의 성 성숙도 단계는 소년과 소녀의 사춘기 발달을 사정하는 기초가 된다. 여아는 유방, 음모, 남아는 음모와 음경, 음낭 크기의 성숙도를 확인하는 척도로 사용된다.

참고문헌

Bickley, L. S., Szilagyi, P. G., & Hoffman, R. M. (2017). *Bates' guide to physical examination and history taking* (12th ed.) Philadelphia, PA: Wolters Kluwer Health.

Boos, S. (2018). *Differential diagnosis of suspected child physical abuse*. Retrieved from https://www.uptodate.com/contents/differential-diagnosis-of-suspected-child-physical-abuse

Bowden, V. R., & Greenberg, C. S. (2016). *Pediatric nursing procedures* (4th ed.). Philadelphia, PA: Wolters Kluwer.

Burns, C. E., Dunn, A. M., Brady, M. A., Starr, N. B., Blosser, C. G., Garzon, D. L., & Gaylord, N. M. (2017). *Pediatric primary care* (6th ed.). Philadelphia, PA: Elsevier.

Centers for Disease Control and Prevention (CDC). (2017). *Clinical growth charts*. Retrieved August 5, 2019, from https://www.cdc.gov/growthcharts/clinical_charts.htm

Centers for Disease Control and Prevention (CDC). (2018). *About child & teen BMI*. Retrieved August 5, 2019, from https://www.cdc.gov/healthyweight/assessing/bmi/childrens_bmi/about_childrens_bmi.html

Centers for Disease Control and Prevention (CDC). (2019). *Lead*. Retrieved August 5, 2019, from http://www.cdc.gov/nceh/lead/

Centers for Disease Control and Prevention (CDC). (n.d.). *Use and interpretation of the WHO and CDC growth charts for children from birth to 20 years in the United States*. Retrieved March 21, 2019, from https://www.cdc.gov/healthyweight/assessing/bmi/childrens_bmi/about_childrens_bmi.html

Chiocca, E. M. (2015). *Advanced pediatric assessment* (2nd ed.). New York, NY: Springer Publishing Company.

Columbia University, College of Physicians and Surgeons. (n.d). *Points on the pediatric physical exam*. Retrieved August 5, 2019, from http://www.columbia.edu/itc/hs/medical/clerkships/peds/Student_Information/Reference_Materials/Pediatric_PE.html#PhysicalExam

Dev, L. S., & Cruz, M. (2017). Healthy sexual development and sexuality. In T. K. McInerny, & American Academy of Pediatrics (Eds.), *American Academy of Pediatrics textbook of pediatric care* (2nd ed.). Elk Grove Village, IL: American Academy of Pediatrics.

Exergen Corporation. (2018). *Exergen temporal scanner*. Retrieved August 5, 2019, from https://www.exergen.com/wp-content/uploads/2018/09/818528-ENGLISH.pdf

Homnick, D. N. (2017). Pediatric physical examination: Interpretation of findings. In T. K. McInerny, & American Academy of Pediatrics (Eds.), *American Academy of Pediatrics textbook of pediatric care* (2nd ed.). Elk Grove Village, IL: American Academy of Pediatrics.

Jarvis, C., & Eckhardt, A. (2020). *Physical examination and health assessment* (8th ed.). St. Louis, MO: Elsevier.

Joint Commission. (2019). *2019 Hospital national patient safety goals*. Retrieved August 5, 2019, from https://www.jointcommission.org/assets/1/6/2019_HAP_NPSGs_final2.pdf

Jone, P., VonAlvensleben, J., Burkett, D., Darst, J. R., Collins, K. K., &

Miyamoto, S. D. (2018). Cardiovascular diseases. In W. W. Hay, M. J. Levin, R. R. Deterding, & M. J. Abzug (Eds.), *Current diagnosis and treatment: Pediatrics* (24th ed.). New York, NY: McGraw-Hill Education.

Locke, L., Bromley, G., & Federspiel, K. A. (2018). Patient violence: It's not all in a day's work. *American Nurse Today, 13*(5), 10–13.

Mechem, C. C. (2017). *Pulse oximetry*. Retrieved from https://www.uptodate.com/contents/pulse-oximetry

Medtronic. (2019). *Pulse oximetry*. Retrieved August 5, 2019, from https://www.medtronic.com/covidien/en-us/products/pulse-oximetry.html

Miller, S. (n.d.). *Pediatric physical exam video*. Retrieved August 5, 2019, from http://www.columbia.edu/itc/hs/medical/clerkships/peds/Student_Information/Reference_Materials/PE_Video.html

Nettina, M. S. (Ed.). (2019). *Lippincott manual of nursing practice* (11th ed.). Philadelphia, PA: Wolters Kluwer.

Redmann, A. J., Wang, Y., Furstein, J., Myer, C. M. 3rd, & de Alarcon, A. (2017). The use of the FLACC pain scale in pediatric patients undergoing adenotonsillectomy. *International Journal of Pediatric Otorhinolaryngology, 92*, 115–118.

Sass, A. E., & Richards, M. J. (2018). Adolescence. In W. W. Hay, Jr., M. J. Levin, R. R. Deterding, & M. J. Abzug (Eds.), *Current diagnosis and treatment: Pediatrics* (24th ed.). New York, NY: McGraw-Hill Education.

Society of Pediatric Nurses (SPN). (2016). *SPN position statement: Temperature measurement*. Chicago, IL: Author.

Striegl, A., Ong, T., & Marshall, S. G. (2019). Respiratory system. In K. J Marcdante, & R. M. Kliegman (Eds.). *Nelson's essentials of pediatrics* (8th ed.) [Kindle version]. Retrieved from Amazon.com.

Tanner, J. M. (1962). *Growth at adolescence*. Oxford, England: Blackwell Scientific Publications.

The Joint Commission. (2014). *Advancing effective communication, cultural competence, and patient- and family-centered care*. Retrieved August 5, 2019, from https://www.jointcommission.org/assets/1/6/ARoadmapforHospitalsfinalversion727.pdf

Treitz, M., Nicklas, D., Bunik, M., & Fox, D. (2018). Ambulatory & office pediatrics. In W. W. Hay, M. J. Levin, R. R. Deterding, & M. J. Abzug (Eds.), *Current diagnosis and treatment: Pediatrics* (24th ed.). New York, NY: McGraw-Hill Education.

U.S. Department of Health and Human Services (USDHHS), National Institutes of Health (NIH), National Heart, Lung, and Blood Institute (NHLBI). (2005). *The fourth report on the diagnosis, evaluation, and treatment of high blood pressure in children and adolescents. (NIH Publication No. 05-5267)*. Washington, DC: U.S. Department of Health and Human Services.

U.S. Department of Health and Human Services. (2019). *Proposed objectives for inclusion in Healthy People 2030*. Retrieved August 5, 2019, from https://www.healthypeople.gov/sites/default/files/ObjectivesPublicComment508_1.17.19.pdf

Willis, M. H., Merkel, S. I., Voepel-Lewis, T., & Malviya, S. (2003). FLACC behavioral pain assessment scale: A comparison with the child's self-report. *Pediatric Nursing, 29*(3), 195–198.

Wittmeier, K., & Mulder, K. (2017). Time to revisit tummy time: A commentary on plagiocephaly and development. *Paediatrics & Child Health, 22*(3), 159–161.

Wong, D., & Baker, C. (1988). Pain in children: Comparison of assessment scales. *Pediatric Nursing, 14*, 9–17.

임상적 판단능력

객관식 문제

1. 5세의 남아가 상부 호흡기계 감염으로 병원을 찾았다. 아동의 발달단계에 따른 간호사의 접근법으로 가장 적절한 것은 무엇인가?
   a. 아동과 놀이를 한다.
   b. 아이 옆에 있는 곰인형에 대해 이야기한다.
   c. 검진실에 있는 검사도구를 이용한다.
   d. 10세의 형제자매에게 아동에 관해 질문한다.

2. 응급상황이 아닐 때 간호사가 사정을 수행하는 순서로 가장 적절한 것은 무엇인가?
   a. 자신을 소개하고 문제가 있는지 질문한 후, 건강력을 조사하고 신체검진을 수행한다.
   b. 신체검진을 수행하고 아동의 생활에서 문제가 없었는지 부모에게 질문한다.
   c. 아동의 과거력에 대해 질문하는 동시에 신체검진을 수행한다. 그 후 가족의 걱정에 대해 이야기한다.
   d. 가족의 건강신념과 관습에 대한 건강력을 조사한 다음 아동을 검진한다.

3. 신체적 및 발달적 건강사정을 할 때 간호사가 아동의 협조를 구하기 위해 시행하는 접근법으로 적절한 것은 무엇인가?
   a. 아동이 질문할 때 검사과정을 설명한다.
   b. 아동이 이해할 수 있는 단어로 검사과정을 설명한다.
   c. 부모님이 아이를 잡고 있도록 하여 강압적으로 협조하도록 한다.
   d. 검사를 시행하기 전에 아동에게 스티커를 준다.

4. 어머니가 자고 있는 5개월 된 여아를 안고 신체검진을 받으러 왔다. 처음으로 수행되어야 하는 검진은 무엇인가?
   a. 장음을 청진한다.
   b. 심박동수를 측정한다.
   c. 체온을 체크한다.
   d. 귀를 살펴본다.

5. 다음 검사결과 중 아동에게 있어 정상으로 간주되는 것은 무엇인가?
   a. 불규칙적인 호흡수와 리듬
   b. 분열되는 S_2음과 동성 부정맥
   c. 울 때 감소되는 심박동수
   d. 5세 이후의 내반슬

비판적 사고 연습

1. 부드럽고 약한 심잡음이 4세 아동에게서 들린다. 어머니는 아동에게 심잡음이 있다는 이야기를 들어본 적이 없다고 말한다. 간호사가 취해야 하는 조치는 무엇인가?
2. 간호사는 생후 4일 된 아기의 모유수유를 돕고 있다. 어머니는 아이의 손에 푸른 반점이 있고 때때로 아동이 진전증상을 나타내는 것을 관찰하였다. 그녀는 아이가 포대기에 단단히 싸여 있고 자신의 품에서 편안히 안겨 있는데도 아이가 추워하는 것인지 간호사에게 질문하였다. 간호사는 어머니에게 어떻게 교육해야 하는가?
3. 신체검진의 다양한 영역을 수행하는 동안 유아와 학령전기 아동의 협조를 증진시킬 수 있는 계획을 세워 보시오.

학습활동

1. 임상 현장에서 영아, 아동, 청소년의 건강력을 획득하시오.
2. 임상 현장에서 신체검진 시 영아와 학령전기 혹은 청소년에게 적용되는 접근법을 비교해 보시오.
3. 사정방법에 대해 생각을 깊이 하고 적절한 계획을 세우더라도 2세 아동을 사정하는 데에는 어려움이 있을 가능성이 크다. 성공적으로 사용한 전략이 있다면 동료와 토론하고 울거나 저항하는 어린 아동을 사정하기 위한 다양한 방법에 대해 동료와 자유롭게 이야기해 보시오.

통합: 사례연구

태우는 정상적으로 발달 중인 6세 아동이다. 그의 어머니는 매년 영유아건강검진을 위해 병원에 방문한다. 태우는 발달상태와 영양상태가 양호하며 전반적으로 건강하지만 검진에 대한 거부감을 가지고 있다. 태우는 정확한 체온 측정을 위해 혀 밑에 체온계를 넣는 것을 거부한다. 사실, 체온 측정에 대한 태우의 고통은 검진 동안의 전체 분위기를 결정하는 것 같다.

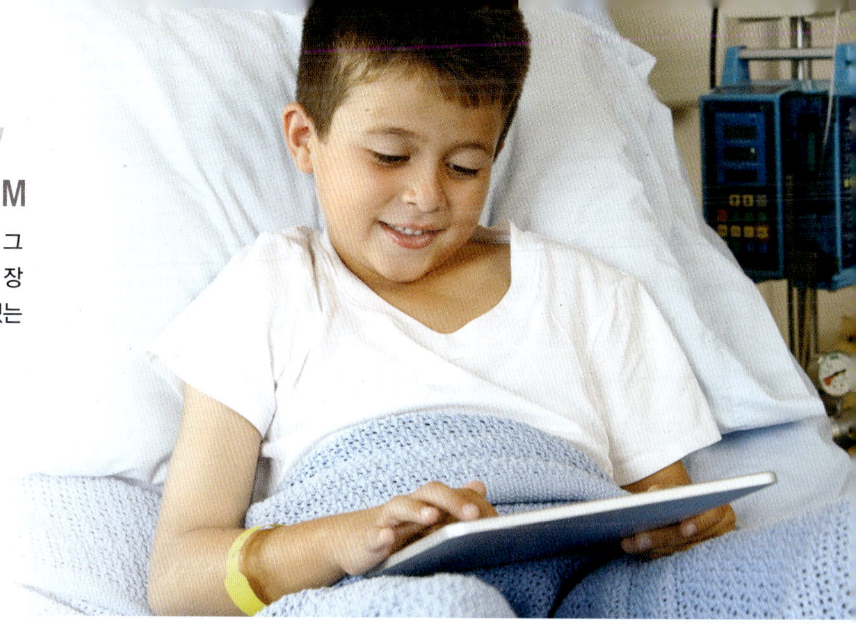

WORDS OF WISDOM

간호사는 변화를 주기 위해 그들의 일하는 현장인 '익숙한 장소'를 떠나서 아동이 살고 있는 곳으로 접근해야 할 것이다.

11

다양한 상황에서의 아동간호

Caring for Children in Diverse Settings

학습목표

이 장을 학습한 후 학생들은 다음을 수행할 수 있다.

1. 간호가 이루어지는 다양한 상황에 대해 토의한다.
2. 지역사회간호사나 가정방문간호사를 포함해 간호사의 다양한 역할에 대해 기술한다.
3. 가정간호에서 간호사의 역할을 설명한다.
4. 아동의 질병과 입원의 주요 스트레스 요인을 이해한다.
5. 질병을 앓고 있거나 병원에 입원 중인 아동과 그들 가족의 반응과 대응을 이해한다.
6. 질병을 앓고 있거나 병원에 입원 중인 아동의 스트레스 요인을 최소화할 수 있는 간호방법을 기술한다.
7. 아동이 병원에 방문하는 주요 요인에 대해 설명한다.
8. 아동을 돌볼 때 사용할 수 있는 안전한 방법에 대해 토의한다.
9. 병원을 퇴원하려 하는 환자에 대한 간호사의 책임을 확인한다.

8세 은혁은 두통, 식사와 관련 없는 구토, 걸음걸이의 변화 때문에 병원을 방문하였다. 첫 검사에서는 뇌종양 의심 판정을 받았다. 은혁은 아동 병동 신경과에 추가적인 검사와 치료를 받기 위해 입원하였다. 지금까지 그는 병원에 입원한 기록이 없을 정도로 건강한 아동이었다. 그는 부모와 두 명의 형제자매인 11세 은지, 5세 은수와 함께 살고 있다.

주요 용어

- 개별화된 건강계획(individualized health plan, IHP)
- 마술적 사고(magical thinking)
- 분리불안(separation anxiety)
- 지역사회(community)
- 치료적 놀이(therapeutic play)
- 퇴행(regression)

아동간호는 급성기 병원, 의원이나 학교, 교회, 건강 관련 부서, 지역센터와 같은 지역사회 단위의 질병관리 기관, 아동의 집과 같이 다양한 장소에서 이루어진다. 각각의 상황에서, 간호사는 아동, 가족, 지역사회 전체에 긍정적인 결과를 미치도록 특정 전략을 가지고 기본적인 간호를 적용한다.

아동은 지역사회 환경에서 건강증진과 질병관리와 같은 대부분의 건강관리를 받는다. 간호사는 지역사회의 건강과 안녕에 중요한 역할을 한다. 그들은 개인적인 건강관리 요구에 직면할 뿐만 아니라 지역사회 전반으로 영향을 미치는 중재를 개발한다. 지역사회보건간호는 전체적으로 특정 지역사회의 건강을 개선하기 위해 노력하는 간호를 의미한다. 지역사회중심의 간호는 급성 간호 이외에 개인이나 가족에게 치료를 제공하는 데 중점을 둔다. 예를 들어, 지역사회기반 간호사는 지역사회 내 학교 학생들의 건강요구를 간호하는 일을 할 것이다. 지역사회에서 일하는 간호사는 개인, 가족, 집단, 지역사회, 주민들의 건강을 증진시키고 건강을 지지하도록 환경을 개선시킨다.

지역사회보건간호

지역사회간호의 목표는 질병예방, 주민과 지역사회의 건강증진이다. 지역주민은 '한 지역을 점유하는 모든 사람 또는 하나 이상의 특성을 공유하는 모든 사람'을 의미한다(Rector, 2018, p. 10). **지역사회(community)**는 '공통의 관심사나 특성을 토대로 서로 상호작용하며 소속감의 기반을 형성하는 사람들의 집합'으로 정의된다(Rector, 2018, p. 8). 지역사회간호사는 지역적 그리고 문화적으로 다양한 환경에서 일한다. 그들은 주민이나 지역사회의 현재 그리고 잠재적인 건강요구를 사정한다. 그들은 주민의 건강을 증진시키고 보호하며 특정 연령의 그룹이나 진단에 제한받지 않는다. 공중보건간호는 지역사회보건간호의 특성화된 부분이다.

역학은 주민의 건강과 건강요구를 결정하고, 건강서비스를 계획하는 데 도움을 준다. 지역사회간호사는 역학적 조사를 통해 건강정책과 지역사회건강계획을 분석하고 개발한다. 지역사회건강은 지역사회 전체 또는 특정 요구를 가지고 있는 표적 모집단에 집중될 수 있다.

지역사회기반 간호

과거에는 지역사회에서 간호사의 주된 역할은 지역사회간호사나 공중보건간호사였다. 오늘날 간호사는 클리닉과 의원, 학교, 보호소(shelter), 교회, 건강부서, 지역사회건강센터, 가정 등 지역사회라는 범위 내의 다양한 환경에서 근무한다.

병원기반에서 지역사회기반 간호로의 책임 전환

지난 한 세기 동안 입원기간 단축과 비용 절감과 같은 건강관리의 변화는 아동 치료의 책임을 병원에서 집과 지역사회로 옮겨가게 하였다. 지역사회간호와 특히 가정간호는 미국에서 급격하게 성장하고 있는 서비스이다. 지역사회기반 간호는 치료를 제공하는 데에 있어 비용-효과적으로 밝혀졌으며, 건강과 예방을 강조한다. 가처분소득(disposable income)의 증가와 만성화되고 악화되는 건강상태의 지속 또한 지역사회와 가정환경 건강관리 쪽으로 변화하도록 계속 영향을 미쳤다. 기술의 발전은 지역사회 환경과 가정에서 아동을 모니터링할 수 있게 하였고, 항생제의 정맥투여와 같은 복잡한 절차가 집에서 수행될 수 있도록 하였다.

아동에서 지역사회간호, 특히 가정간호가 증가된 또 다른 주요한 원인에는 급성 간호 환경이 아동이 성장하는 데 적절한 환경이 아니라는 것이다. 가정과 지역사회에서 아동을 간호하는 것은 그들의 신체적 건강을 향상시킬 뿐만 아니라 가족들과 지내면서 아동의 적절한 성장과 발달을 가능하게 한다. 편안하고 가족의 지지가 있는 친숙한 환경에서 간호와 삶의 질이 높아진다.

지역사회기반 간호사의 역할

병원간호에서 지역사회간호로의 책임 전환은 간호에 변화를 가지고 온다. 지역사회 환경, 특히 가정에서 간호사가 직접간호를 할 수 있는 많은 기회들이 간호사들에게 있다. 지역사회기반 간호는 급성 환경에서의 간호와 다르다. 지역사회 또는 가정간호 환경에서 아동에게 직접간호를 적용하지만, 급성 간호 환경에서의 간호사보다 교육자, 상담자, 관리자의 역할에 더 많은 시간을 보낸다. 가정간호에서 간호사는 역할을 감독하고 관리하는 데 많은 시간을 보낸다. 지역사회기반 간호는 개인과 지역사회에 제공하는 간호에 기반을 둔다. 지역사회기반 간호사는 건강증진과 예방뿐만 아니라 질병과 손상의 예방에 중점을 둔다. 그들은 교육자, 관리자이며 직접간호제공자를 지지한다.

의사소통과 교육

지역사회기반 간호는 대인관계 의사소통의 원칙과 기술을 사용한다. 간호사는 아동과 가족의 학습요구를 사정할 수 있어야 하며 배울 준비가 되어 있는지 사정해야 한다. 병원에서 머무르는 기간이 짧고 병원의 입원이 덜 빈번해지면, 교육은 아동이나 가족이 건강관리 시스템에 있을 때 시작한다. 많은 경우 초기 교육은 지역사회 환경에서, 특히 집에서 이루어진다. 지역사회기반 환경에서 교육은 아동과 가족이 독립성을 성취하도록 돕는 것에 초점을 둔다.

퇴원계획과 사례관리

복합적 건강요구를 가진 아동의 급성기의 짧은 입원과 지역사회 환경으로의 이동 때문에 퇴원계획(discharge planning)과 사례관리(care coordination)는 중요한 간호역할이 되었다. 퇴원계획은 건강관리 시설에서 아동을 건강하게 퇴원시킬 구체적인 계획의 발전과 실행을 포함하고, 지역사회와 집에서 안전하고 효과적인 간호가 지속되도록 한다. 성공적인 퇴원계획은 아동의 입원과 동시에 시작된다.

다학제간 간호계획에 중점을 두는 현대의 아동건강관리는 아동의 신체적, 발달학적, 교육적, 영적, 심리적 요구에 충족되도록 설계되었다. 간호사는 다학제간 계획을 협력적으로 시행하여 비용-효과적이고 질적이며 결과에 초점을 맞춘 지속적인 관리를 보장하기 위해서 조정한다.

옹호와 자원의 관리

지역사회기반 간호사의 다른 중요한 역할은 아동과 가족을 옹호하여 그들의 요구가 충족되는지를 확인하고 그들이 이용 가능한 자원과 적절한 건강관리 서비스를 가지고 있는지 확인하는 것이다. 아동과 가족의 가정간호는 지나친 참여 또는 애착으로 이어지게 할 수 있다. 아동과 가족에게 최고의 간호를 제공하기 위해 지역사회기반 간호사는 감독자와 교육자가 되어야 하나 직업적 경계와 치료적인 간호사-환자 관계를 유지하지 못해 개인적으로 친구가 되는 것은 피해야 한다[National Council of State Boards of Nursing(NCSBN), 2018].

신체 간호

지역사회기반 간호는 급성 건강관리 환경에서의 간호사보다 직접간호를 덜 수행한다. 많은 시간 동안 간호사는 아동이나 보호자의 신체적 간호업무 수행을 관찰한다. 완전한 사정기술이 지역사회간호 환경에서 특히 중요하다. 간호사는 종종 더 많은 자율적인 역할을 한다. 자료수집 후 지역사회기반 간호사는 신체적 간호를 시작할지, 계속할지, 바꿀지, 끝낼지를 결정한다. 사정은 아동의 신체적 사정을 넘어 환경적, 사회적 사정을 포함한다.

아동의 질병과 입원

오늘날의 건강관리 환경에서, 아동은 아래와 같은 지역사회 건강기관에서 질병과 관련된 많은 관리를 받는다. 이러한 경향에 따라 적은 수의 아동이 병원에 입원하고 병원에 입원한 아동은 일반적으로 급성질환을 가지고 있다. 게다가 간호관리 전달체계와 병원수가를 조정하려는 다른 요인들 등 병원 환경의 경제적 경향으로 인해 재원일수가 짧아지고 있다. 건강관리가 제공되는 모든 다양한 환경에서 간호사는 건강관리, 특정 질병간호와 만성질환간호를 제공한다. 간호사는 이러한 환경에서 아동과 가족의 건강을 증진·보존하고 향상시키기 위해 노력한다.

일반병동

아동의 일반병동 입원기간은 짧아졌고, 급성상태의 증가로 입원 준비가 불충분한 아동이 더욱 늘어나고 있다. 입원과정과 치료는 실제적으로 동시에 일어난다. 일반적으로 아동이 머무는 곳은 청소년 병원 일반 병원 내의 청소년 병실 또는 아동을 수용하는 일반 병실이다. 일반 병실은 놀이공간, 아동에게 맞는 장비, 아동간호에 익숙한 직원과 같은 아동을 중심으로 하는 서비스가 부족하다.

응급실

아동의 질병과 입원의 주요 원인은 사고로 인한 손상이다[Centers for Disease Control and Prevention (CDC), 2019]. 많은 경우에 가족들이 처음 접하는 급성 간호시설은 응급실이다. 이런 상황 때문에 아동과 가족들의 불안은 증가할 것이고 불확실성이 커지며, 부정적인 결론을 내리게 될 것이다. 가족은 겁을 먹고, 불안해하며, 충격의 상태에 빠질 것이다.

절차와 검사는 준비에 최소한의 시간을 가지고, 빠르게 수행된다. 가족은 돈이나 옷이 부족한 것과 같이 질병에 의한 방문에 충분한 준비가 되어 있지 않을 수 있다. 형제자매의 경우 부모가 돌보아 줄 사람을 구할 시간이 없었다면 함께 있을 수 있다.

응급실의 빠른 일처리 속도 때문에 가족들은 질문을 망설일 수 있으므로 간호사는 가족과 아동에게 정보를 잘 제공하는 것이 중요하다. 가족이 아동과 함께 있도록 해 주고 지지해 주며, 아동의 상태가 적절하다면 아동을 의사결정에 참여시킨다.

가족은 알지 못하는 것에 대해 강한 두려움을 느끼고 아동이 죽거나 영원히 장애를 얻게 될까 겁을 먹는다. 가족의 고민과 지지체계를 확인하도록 돕는다. 가족이 겪을 일에 대해 준비할 수 있도록 한다. 아동의 연령과 발달단계에 따라 손잡기, 접촉, 부드럽게 말하기 외에도 적절한 중재를 제공한다.

소아집중치료실

소아집중치료실(pediatric intensive care units, PICU)은 아동의 위기상황을 돌보는 데 특화되어 있다. 아동에 대한 동일한 원리와 일반적인 아동간호 개념이 적용되지만, 모든 것이 집중화되어 있다. 가족들은 첨단기술, 대규모 의료팀과의 상호작용과 같은 낯선 환경에 직면하게 될 것이다.

가족들은 PICU에 오게 된 위기상황에 직면해야 한다. 아동은 통증, 낯선 소음, 증가된 자극들을 경험하고, 불편한 과정을 겪을 것이다. 부모들은 자녀를 잃을 가능성에 직면하게 될 것이다. 아동은 말하기, 음식섭취와 적절한 발달적 행동을 할 수 없을 것이다. 감각의 과부하(증가된 자극)나 감각의 결핍(감소된 자극) 모두 아동과 가족들에게 영향을 줄 수 있다.

기관의 정책이 허용된다면 가족들의 방문을 격려하고 아동과 함께 있도록 하며 치료과정에 참여시킨다. 부모에게 모든 것을 설명하고, 적절한 상황이면 아동에게도 설명한다. 아동에게 자주 신체적 접촉을 하고 부모가 아동을 편안하게 하도록 격려한다. PICU에 머무르는 동안 아동과 가족들이 필요로 하는 것을 경청한다.

재활병동

재활병동/시설(rehabilitation units/facilities)은 질병이나 상해 초기 이후의 관리를 제공한다. 간호는 아동이 자신의 잠재력에 접근하도록 돕고 발달적 기술을 성취하도록 학제적인 접근을 한다. 예를 들어, 재활 부서는 아동이 신경학적 손상이나 심각한 화상으로 인해 손상된 기능을 재획득하는 것을 돕는다. 기관은 종종 가정과 비슷한 환경을 구성하여 일상생활활동을 다시 익히고 원래의 질병이나 손상과 관련된 신체적 또는 정신적 도전과제를 다루는 데 도움을 준다. 일반적으로, 가족들은 참여를 통해 용기를 얻고 가정으로 돌아가도록 지지를 받게 된다. 아동이 독립성을 되찾는 동안 육아와 훈육의 균형이 있어야 한다.

외래

외래에서의 간호는 급성 치료 환경에서는 치료가 요구되지 않는 대상자에게 개별적인 건강관리를 제공한다. 의학기술의 발전에 따라 진단검사, 처치, 수술과 같은 많은 의학적 절차들이 외래에서 이루어져 아동이 입원하지 않아도 된다. 외래환자와 소아청소년과의원에서의 간호는 많은 경우 그들의 지역사회 내에 있는 아동과 가족들에게 편안하고 비용-효과적인 건강관리를 제공한다. 이러한 상황은 독립성의 증가를 가져오고 아동이 좀 더 빠르게 일상생활로 복귀하도록 만든다.

외래나 낮병동은 병원에 머무르는 시간을 짧게 하고 입원비의 감소를 위해 사용된다. 아동과 가족이 오전에 도착하면 절차, 검사, 수술을 시행하고 저녁에 집으로 돌아간다. 외래에서 수행되는 수술과 처치로는 고막절개(tympanostomy)관 삽입, 탈장 회복, 편도적출술, 방광경, 기관지경, 수혈, 투석, 항암요법 등이 있다. 장점은 가족으로부터 아동의 분리를 최소화, 가족 유형 파괴의 최소화, 감염 위험의 감소, 비용의 감소가 있다. 단점은 시설과 상비가 부족하므로 만약 아동에게 합병증이 생기면 입원병원으로 이송해야 할 수 있다.

외래나 낮병동에서의 간호사의 역할로 입원, 사정, 수술 전 교육과 준비, 환아 사정과 지지, 수술 후 모니터링, 사례관리, 퇴원계획과 교육이 있다. 간호사는 절차를 시작하기 전에 가족에게 일상생활과 금식(NPO)과 같은 특별한 지시사항을 잘 지키도록 교육하고, 두려움을 감소시키기 위해 아동을 환경에 익숙하게 한다. 이는 수술 전 건강사정과정에서 이루어져야 한다.

TAKE NOTE!
부모에게 아동이 좋아하는 인형, 담요, 게임을 가져오도록 격려해서 아동이 더욱 편안해하도록 돕는다.

간호사는 수술 준비를 수행하고 수술 중에 필요한 절차에 대해 의논한다. 간호사는 수술 후 간호를 제공하고 아동을 사정한다. 아동의 상태가 안정되고 시설의 퇴원기준을 충족하면, 간호사는 부모와 함께 통증조절을 포함한 수술 후 지시사항을 검토한다. 가능하다면 절개부위 간호, 식이, 학교 복귀를 포함한 활동, 정기검진의 필요성에 대해 상담하고 의료진에게 언제 연락해야 하는지 알려준다.

TAKE NOTE!
부모는 가끔 감지하기 어려운 아동의 문제점을 골라낼 수 있다. 그들은 정확하게 증상과 징후를 설명할 수는 없지만 아이가 '올바르게 행동하지 않는다'는 것을 알아챈다. 간호사는 부모의 말에 귀를 기울이고 그들의 걱정에 행동을 취해야 한다.

학교보건

학교에서의 간호는 전문간호사의 특성화된 영역이며 학생들의 건강과 발달, 안전을 증진시켜 성취와 성공을 향상시키는 것에 중점을 둔다. 보건교사는 배움에 있어서의 건강 장벽을 제거하거나 최소화하여 학생들이 학문적 성과를 최고의 기회를 제공하는 역할을 한다(National Association of School Nurses, 2017).

보건교사는 학생들에게 검사 및 의뢰와 함께 직접적인 건강간호를 제공한다. 그들은 학교 환경에서의 건강과 안전문제를 확인하고, 응급상황이나 재난 대비와 훈련과 같은 건강서비스에서 리더십을 나타낸다. 보건교사는 건강한 음식 제공과 적절한 신체적 교육을 증진함으로써 건강한 학교 환경을 조성한다. 그들은 건강상담과 학생과 교직원 교육으로 건강교육을 증진시킨다. 보건교사는 학교 건강 프로그램을 구성하고, 건강서비스 프로그램을 학교와 지역사회 범위 내에서 연결시킨다. 보건교사는 아동에게 건강관리를 제공하기 위한 다양한 역할을 수행한다(그림 11.1). 글상자 11.1

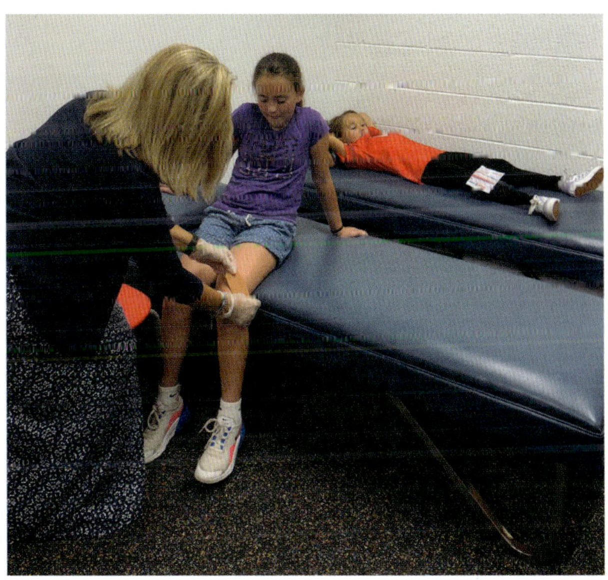

그림 11.1 보건교사는 학교 환경에서 학생들에게 간호중재뿐만 아니라 건강교육도 제공한다.

글상자 11.1 보건교사의 역할 예시

- 건강검사 시행(시각, 청각, 척주측만증)
- 성장과 발달 사정
- 첫 번째 응급처치 제공, 약물 투여 및 당뇨병 모니터링과 같은 급성 및 만성 질환 간호
- 교직원을 대상으로 심폐소생술(CPR), 응급처치, 건강이슈 훈련과 교육 실시
- 아동의 전염성 질환 사정, 관찰, 검사
- 건강증진과 질병예방 교육(예방접종, 자전거와 자동차 안전, 흡연, 음주, 약물 복용, 성적 활동과 같은 고위험 행동의 감소)
- 건강 이슈와 교육에 대한 자원 제공
- 건강관리제공자와 학교 간의 연락 취하기
- 아동과 가족의 건강교육 강화(자가관리방법 등)
- 장기질병 학생 관찰
- 지역기관과의 연락과 필요할 경우 위탁

은 보건교사의 역할을 설명하고 있다.

학생 인구는 몇 년 동안 바뀌었다. 지역 학교를 통해 장애 판정을 받은 아동을 사정한다. 의학기술의 향상으로 만성 상태나 특별한 치료를 필요로 하는 아동이 오래 생존하여 학교에 입학하는 수가 증가하고 있다. 우울, 주의력결핍 과잉행동 장애, 조울증과 같은 더욱 심각한 상태의 정신과적 문제를 가진 아동의 수도 증가하고 있다. 이와 같이 학교에서의 다양하고 복잡한 건강요구를 가진 아동의 수 증가는 보건교사에게 기대되는 책임감과 역할도 변화시켰다. 보건교사는 학생의 성장발달요구를 충족시키기 위하여 노력하고, 급성 치료 환경에서 간호사가 간호계획을 개발하는 것처럼 보건교사는 **개별화된 건강계획**(individualized health plan, IHP)을 개발한다.

TAKE NOTE!

개별화된 건강계획(IHP)에는 아동이 학교에 있는 동안과 학생의 건강관리 요구에 영향을 줄 수 있는 환경, 현장 학습이나 교과외 활동 같은 외부활동, 응급상황에서의 계획이 포함된다.

가정간호

가정에서의 관리는 집에서 아동과 그 가족들에게 단기 혹은 장기적인 서비스를 제공한다. 이는 의학적으로 필요하거나 산소 호흡기에 의존하는 아동과 같이 기술에 의존하는 아동을 위해서도 사용된다. 가정간호를 받는 아동들은 정맥내 항생제 적용이 필요한 골수염 등의 급성질병이나 기관지폐형성이상과 같은 병원 입원 관리가 필요한 만성적인 건강문제를 가지고 있다.

가족중심 가정간호는 아동의 증가하는 정서적·발달적 요구 지원에 초점을 맞추고 있다. 이는 가족이 필요로 할 때 건강간호전문가들이 지지, 권한부여, 교육, 전문지식을 제공하면서 가족이 아동을 집에서 돌보도록 격려한다. 가족중심 가정간호에서, 가족과 건강간호전문가는 아동의 요구를 만족시키기 위해 신뢰관계를 형성한다. 간호사는 가족의 역할을 중요하게 생각하고 가족 구성원을 아동간호의 최고 전문가로 여겨야 한다. 가정간호에서 가족들은 아동간호에 깊게 관여하고 있으며, 가정간호사는 가족중심간호를 위해 머무른다.

어떤 질병이든 특히 만성질병은 전체 가족에게 영향을 미치고, 가족 구조에 손상을 입힐 수 있다. 부모가 아픈 아동을 돌봐야 할 때는 부모 역할에 변화가 있을 수 있다. 이 역할 변화는 가족 구성원에게 스트레스가 될 수 있고, 아동간호의 참여에 영향을 줄 수 있다. 가정간호사는 아동의 간호와 관련하여 가족과 파트너십을 맺는 것이 중요하다. 이는 양쪽에 있어 모두 어려울 수 있다. 많은 경우 간호사는 부모의 참여에 제한을 두고 부모의 관점을 고려하지 않는다. 간호사들은 부모가 아동을 안전하게 간호할 수 없다고 걱정하는 경우가 많다. 간호사는 자기인식과 반영기법을 사용하여 가족들을 이해하고 권한을 부여할 뿐만 아니라 간호의 파트너십을 개발하는 것이 중요하다. Berlin and Fowkes(1983)에 의해 개발된 의사소통틀은 가정간호에서 간호사에게 도움이 될 수 있는 배움의 틀(LEARN framework)이고, 이는 간호사와 가족 사이의 문화 협력과 의사소통에 도움을 준다(글상자 11.2).

가정간호는 아동과 가족의 요구에 적합하게 맞추어져 있다. 더욱 집중적인 관리가 필요할 때는 개인간호관리가 적용된다. 이는 하루의 몇 시간 동안 적용되거나 하루 종일 적용되는데, 이는 생활에 맞추어 결정된다. 주기적인 방문간호는 정맥내 항생제 적용, 아동과 가족의 추후 교육, 빌리루빈검사 같은 주기적인 검사 등 간헐적인 중재가 필요할 때 적용된다. 가정간호의

글상자 11.2 배움의 틀(LEARN framework)

- L: 감정을 이입하여 듣고 가족의 상황에 대한 인식을 이해한다.
- E: 상황에 대한 인지 정도를 설명한다.
- A: 두 개의 인지 사이에서 비슷한 점과 다른 점을 인식하고 토의한다.
- R: 중재를 제안한다.
- N: 중재를 협상하고 동의한다.

【출처】 Berlin, E. A., & Fowkes, W. C. Jr (1983). A teaching framework for cross-cultural health care—Application to practice. *The Western Journal of Medicine, 139*(6), 934–938.

목표는 아동의 건강증진, 회복과 유지에 있다. 가정간호는 질병이나 장애의 영향력을 최소화하고 질병과 장애에 대한 간호를 집에서 제공하는 것에 초점을 맞추고 있다. 가정간호에서 간호사는 직접간호제공자, 아동과 가족의 교육사, 아동과 가족의 감독자, 사례관리자의 역할을 한다.

가정간호에는 몇 가지 단점이 있다. 가정에 건강관리전문가가 있다는 것은 가족의 프라이버시를 침해하는 것이 될 수 있다. 복잡한 의학적 요구를 가지는 아동을 간호하는 것은 가족들에게 버거울 수 있으며, 경제적인 어려움을 가져올 수 있다. 부모 중 한 명이 집에 하루 종일 머무르고 수입이 없다는 것은 부모의 경제적 고립뿐 아니라 경제적인 짐을 더욱 증가시킬 수 있다. 이 모든 것이 가족 구성원의 스트레스를 증가시킬 수 있다. 일반적으로 가정간호의 장점은 단점을 넘어서지만, 간호사는 이 잠재적인 단점을 인지하고 필요한 지원과 자원을 제공해야 한다.

가정간호에서 간호사의 역할

조기 퇴원계획, 교육, 사례관리는 병원 환경에서 가정으로의 성공적인 이동을 위해서 중요하다. 급성 환경과 가정 환경은 매우 차이가 난다. 가정에서 간호사는 손님으로 느끼기 때문에 급성 환경에서의 간호사는 환경을 조정해야 한다. 간호사는 아동 및 가족과 신뢰관계를 형성하는 것이 중요하다(그림 11.2). 신뢰적인 치료관계는 모든 측면을 보다 효과적으로 만들 것이다. 글상자 11.3은 관계 형성의 요령을 제공하고 있다.

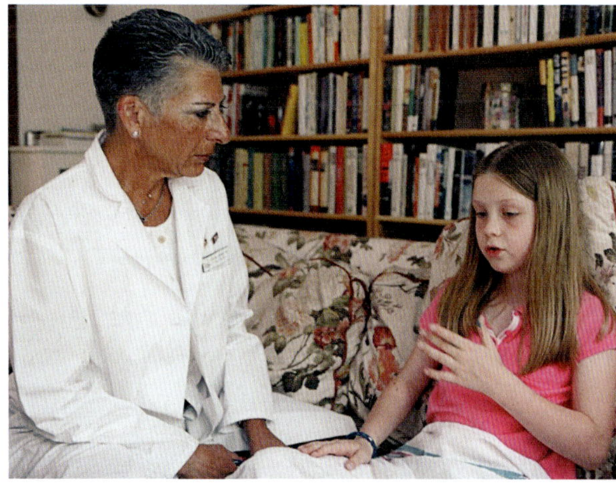

그림 11.2 아동의 의견에 귀를 기울이는 것은 가정간호사와 아동 그리고 가족들 간의 신뢰관계 형성에 도움을 준다.

글상자 11.3 가정간호에서 신뢰관계를 형성하는 요령

- 아동을 대화에 참여시키고 아동이 그 대화의 일부분이라는 느낌이 들도록 한다.
- 다른 교육이 없었다면 보호자를 공식적으로 초청하여 교육한다.
- 친밀하게 대한다. 부드럽고 조용한 목소리를 사용한다.
- 아동의 활동에 관심을 가진다.
- 첫 방문 시에 보호자가 함께 하도록 한다.
- 아동과 가족들의 의견을 경청하고 배려한다.

A 가정간호에서의 간호사정

가정간호에서의 간호는 도전적일 수 있다. 가족과 함께 참여하는 동안 아동의 신체적·심리적 요구에 중점을 둔다. 가족이 참여하는 동안 아동의 요구를 충족시키기 위해 간호사는 간호과정을 사용한다. 가정을 사정하는 것은 급성 간호 환경을 사정하는 것과 비슷한데, 가족과 그 기능에 대한 첫 자료조사와 관련이 있다. 간호사는 아동의 성장과 발달을 사정해야 하고 가정 환경을 면밀하게 사정해야 한다. 간호사는 가정이 아동을 위해 안전한 양육 환경을 제공한다는 확신이 있어야 한다. 간호사는 항상 이 형식을 개별화하여 아동과 시설의 요구와 필요를 만족시켜야 한다.

간호사는 또한 자원의 이용 가능성을 사정해야 한다. 이것은 병원 침대와 산소, 적절한 신체적이고 정서적 환경(가족 구성원이 이러한 환경에서의 스트레스를 대처할 수 있는가?), 응급관리와의 접근성, 필요하다면 예비 전력, 화재 시 아동 탈출의 용이성 등이 있다. 간호사는 전기, 위생상태, 히터, 에어컨, 전화가 작동하는지 사정해야 한다. 집에 전화기가 없다면, 가족은 응급 시 전화 사용방법에 대한 계획을 세워야 한다(이웃의 전화나 집 근처의 공중전화). 간호사는 우선순위를 확인하고 자원에 대한 적절한 의뢰를 제공한다.

사정단계에서 간호사는 일차양육자를 조사한다. 이는 어머니, 아버지, 조부모, 나이든 형제자매가 될 수 있다. 그 사람이 아동과 가족의 전문가이므로 이들을 계획에 포함시키는 것이 중요하다. 일차양육자는 직접간호와 집의 물리적인 배치(physical layout), 가족의 경제적인 능력과 가족기능을 고려하여 어떤 전략이 이 아동에게 가장 효과적일지 통찰력을 제공할 수 있다. 가정간호사는 가족의 교육과 학습요구를 사정해야 한다.

사정과정이 끝난 후, 간호사는 적절한 간호진단, 결과, 목표를 설정하고 간호계획을 수행한다. 이는 가정 방문의 횟수와 기간을 포함한다. 간호사는 계획의 개발을 지원하기 위하여 기관의 정책, 인증기준, 개인보험이나 Medicaid 규정을 이용할 것이다. 간호사는 아동에게 직접간호제공자가 될 수 있고, 간호계획과 수행이 면허가 없는 사람이나 가족들에 의해 시행될 경우 간호는 간접적일 수 있다.

I 가정간호에서의 간호관리

가정에서의 간호는 높은 수준의 비판적 사고능력을 필요로 한다. 간호사는 다른 간호사나 감독자, 의사가 그 장소에 없으므로 높은 수준의 독립성을 가지고 있다. 복합적인 간호가 가정에서 제공될 때 간호사는 환경에 맞게 절차를 조정할 필요가 있다. 예를 들어, 영양 스케줄은 아동의 학교 일정에 맞추어져야 하고, 아동이 학교에 있을 동안에도 영양을 공급할 수 있는 방법으로 조정될 수 있다(그림 11.3).

아동과 가족 교육. 가정간호사의 중요한 역할은 아동과 그들의 가족이 교육에 참여할 수 있도록 하는 것이다. 가족이 아동의 간호에 참여하도록 격려해야 한다. 많은 상황에서 부모나 양육자는 드레싱을 하루 네 번 교체해야 하는 아동이나 인공호흡기에 의지하는 아동의 경우, 아동이 집에서 간호를 받을 수 있도록 즉시 간호를 배워야 한다. 최근에 당뇨 진단을 받은 아동은 즉각적인 교육요구도를 가지고 있고, 아동의 성장에 따른 상태 변화로 추가적인 교육이 제공되어야 한다.

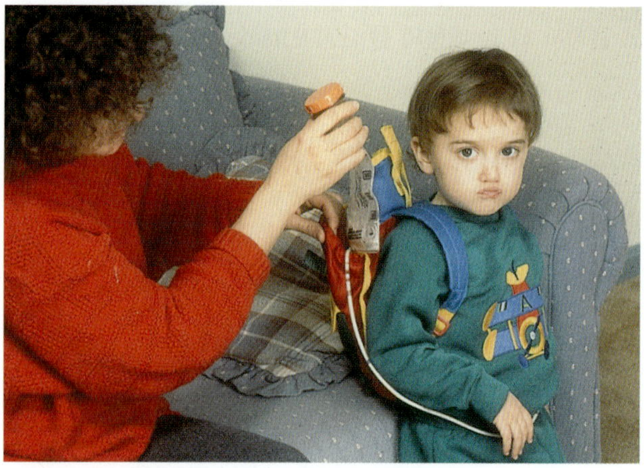

그림 11.3 가정간호사는 가정 환경에 따라 절차와 장치를 조정할 수 있다. 배낭에 영양 공급 펌프를 비치하는 것은 아동이 학교에 있는 동안에도 지속적으로 영양 공급을 가능하게 한다.

어떠한 간호에서와 마찬가지로 아동이나 가족의 상태 변화에 따라 간호중재 효과를 지속적으로 평가해야 하고 필요에 따라 간호계획을 변경해야 한다.

기타 지역사회 환경

기타 지역사회 환경에서 간호의 주된 관심사는 건강증진, 질병과 손상의 예방, 안전한 환경 조성에 있다. 보육기관에서 간호사는 감염관리를 다루고 안전 환경을 사정한다. 그들은 직원들에게 교육과 훈련을 제공한다. 캠프 간호사는 캠프장에 있는 모든 사람들에게 안전한 환경을 조성해야 하고 필요시 응급처치 및 급성 질병관리를 제공한다. 특별한 도움이 필요한 아동을 위한 캠프에는 특별히 훈련된 간호사가 직원으로 있다. 이 캠프는 당뇨병, 암, 두부손상, 신체장애와 같은 복합적인 건강관리가 필요한 아동에게 안전한 환경과 필수적인 의료서비스를 제공하면서 캠프 생활을 체험할 수 있는 기회를 제공한다. 건강 부서와 쉼터 간호사는 건강관리서비스 제공과 고객이 필요로 하는 지역자원을 연결시켜주는 것에 초점을 맞춘다.

TAKE NOTE!

간호사는 의료 소외 지역의 보호소나 클리닉 등의 다양한 환경에서 자원봉사를 통해 다시 지역사회에 환원할 수 있는 특별한 기회를 가질 수 있다.

질병과 입원에 대한 아동의 반응

일반적으로 아동은 질병과 입원의 영향에 대해 매우 취약한데, 이는 아동의 일상적인 건강과 생활에 변화를 초래하기 때문이다. 입원은 또한 그 시기에 발생할 수 있는 스트레스 요인을 해결하는 데 도움이 될 수 있는 대처기전과 이해력을 제한한다. 입원과 질병은 아동과 가족에게 불확실한 환경 안에서 일련의 충격과 스트레스 가득한 사건을 일으키고, 이것은 미리 계획된 것이는지 사고로 인한 응급상황이든지 간에 선택적인 과정이다. 아동의 입원과 질병에 따른 스트레스 경험은 다양한 반응을 일으킬 수 있다. 아동은 입원 전, 입원 중, 퇴원 후에 입원 스트레스에 대한 반응을 한다.

건강문제에 대한 심리적 영향뿐만 아니라 질병과 입원에 따른 심리적 영향은 아동에게 전반적인 과정, 잠재적인 신체손상, 정신적 손상, 통증과 관련된 불안과 두려움을 느끼게 한다. 더구나 아동은 집, 가족, 친구, 그들이 익숙했던 것으로부터 분리되고, 이것은 **분리불안**(separation anxiety, 가족과 익숙한 환경으로부터 떨어지는 것과 관련된 장애)을 일으킬 수 있다. 일반적으로 삶에 대한 통제력을 상실하고 종종 감정 및 행동의 통제력도 상실한다. 그 결과, 분노와 죄책감, **퇴행**(regression, 이전의 발달단계로 역행), 비뚤어진 행동(acting out)과 방어기전들이 이러한 영향에 대하여 대처하기 위해 나타난다. 아동의 특징적인 대처전략들은 이런 경험 동안에 나타난다.

불안과 두려움

많은 아동들에게 건강관리 환경에 들어서는 것은 낯선 세상에 들어가는 것과 같다. 그 결과 불안과 두려움이 나타난다. 불안은 가끔 질병과 상해의 갑작스런 발병으로 나타나는데, 이는 아동이 질병과 상해 경험이 많지 않을수록 더욱 그렇다. 아동기의 정상적인 두려움은 부모와 가족 또는 보호자로부터의 분리불안, 통제력 상실, 신체손상, 절단(mutilation), 상해(harm)를 포함한다. 아동의 두려움은 익숙하지 않은 환경에 대한 두려움과 통제력 상실과 같이 알려지지 않은 성인의 두려움과 비슷하다.

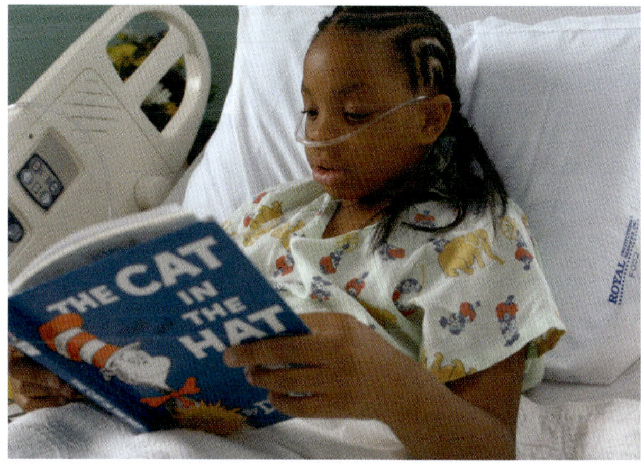

그림 11.4 익숙한 물건과 집에서의 생활리듬은 환경을 정상화시키고 아동의 입원생활에 도움이 된다. 잠자리에 들기 전에 좋아하는 책을 읽는 것은 안정감을 줄 수 있다.

그러므로 아동은 병원에서 익숙하지 않은 환경 때문에 고통받게 된다. 주사바늘(needle)의 사용이나 통증을 유발하는 건강관리과정들이 영향을 줄 수 있다. 낯선 단어의 사용, 험악하게 보이는 장비(ominous-looking equipment), 익숙하지 않은 복장(예: 수술용 모자, 마스크, 가운)을 하고 있는 낯선 사람들, 낯설고 위협적인 소리와 냄새, 다른 아동의 울음소리 같은 상황이 이와 관련된다. 낯설고 통증을 유발하는 사람, 상황, 절차에 노출되는 것은 불안과 두려움을 증가시킨다(그림 11.4). 전반적으로 질병과 입원은 아동에게 힘든 경험이다.

분리불안

분리불안은 특정 연령의 아동에게는 중요한 스트레스 요인이 된다. 분리불안의 시기는 아동마다 다르다. 이는 보통 4~8개월 정도인 대상영속성(사물이 보이지 않아도 존재함을 이해)이 발달하면서 시작된다(Piaget, 1969).

John Bowlby는 분리불안을 겪는 아동의 3단계

를 저항, 절망, 무관심으로 묘사하였다(Robertson & Bowlby, 1952). 첫 번째 단계인 저항(protest)은 아동이 부모나 일차양육자(primary caretaker)로부터 분리되었을 때 발생한다. 이 단계는 몇 시간에서 며칠까지 지속될 수 있다. 아동은 분리에 대해 공격적으로 반응하고 울음, 초조한 행동(agitation)의 표현, 편안하게 해 주려는 사람에 대한 거부반응과 같은 형태로 극심한 고통을 나타낸다. 아동은 분노와 깊은 슬픔을 나타낼 수도 있다.

만약 부모가 짧은 시간 내에 돌아오지 않는다면, 아동은 두 번째 단계인 절망(despair)을 나타낸다. 아동은 다른 사람 뒤로 물러서는 모습으로 희망 없음을 나타내고, 울지 않고 조용해지며, 무감동과 우울, 놀이와 음식에 대한 무관심과 전반적인 슬픈 감정을 나타낸다.

분리불안의 마지막 단계는 무관심[detachment, 또는 부정(denial)]이다. 이 단계 동안 아동은 대처기전을 형성하여 앞으로의 감정적 고통에 저항한다. 이는 장기간의 분리에서 더욱 자주 일어난다. 이 시기에 아동은 환경에 흥미를 가지고 다시 놀기 시작하며, 간호사와 다른 아동과 피상적인 관계를 형성한다. 만약 부모가 돌아오더라도 아동은 부모를 무시한다. 분리불안 단계에서 아동은 만족감이 아니라 체념을 나타낸다. 이 단계를 되돌리는 것은 아주 어렵고, 발달의 지연이 나타날 수 있다.

오늘날 의료진은 초기에 첫 번째와 두 번째 단계를 관찰할 수 있다. 이는 짧은 병원 입원기간과 가족중심 간호가 흔히 사용되기 때문이다.

통제력 상실

아프거나 입원 시 아동은 확실한 통제력 상실을 경험한다. 통제력 상실은 위협에 대한 인식을 증가시키고 대처능력에 영향을 준다. 아동은 자신의 신체간호와 관련된 결정뿐 아니라 일상적인 자가간호, 평상시의 과제와 놀이에서도 통제력을 상실한다. 입원으로 아동의 일상 생활리듬은 방해를 받는다. 아동은 어떤 것을 어떤 시간에 할지 선택할 수 없다. 아동은 집이나 학교에서 독립적으로 수행하던 간단한 과제를 더 이상 수행할 수 없다. 침대나 아동용 침대에 격리되는 것은 통제력 상실을 악화시킨다. 예를 들어, 아동에게 튜브나 정맥주사가 연결되어 있다면 아동은 화장실을 혼자서 갈 수 없을 것이다.

입원은 아동이 자신의 신체와 관련된 결정을 조절하는 데 영향을 준다. 병원에서 시행하는 많은 절차와 치료는 침습적이고, 적어도 아동을 괴롭히며, 그것을 거절할 선택권이 없는 경우가 대부분이다. 어른은 건강관리 결정을 내리는 데 능숙하다고 가정하지만, 아동들은 그렇지 않다. 입원한 아동의 부모와 간호사가 아동을 가장 큰 관심의 요소로 생각하고 있지만, 아동은 자신의 감정과 요구가 존중받고 있지 않다고 느끼며, 상황을 주도적으로 조절할 수 없다는 생각에 입원을 했을 때 무기력을 느낀다.

> **TAKE NOTE!**
> 아동을 지지할 때는 반드시 아동의 의견을 포함시키도록 한다. 아동이 원하는 것을 추측하지 말고 직접 물어본다.

질병과 입원에 대한 아동의 반응에 영향을 미치는 요인

다양한 요인들이 질병과 입원을 감당하는 아동의 능력에 큰 영향을 준다. 이러한 요인들은 입원하는 아동의 두려움을 증가시키거나 감소시킬 것이다. 각각의 아동은 다르게 반응할 것이고 병원에 대해 다르게 경험할 것이다. 글상자 11.4에서는 질병과 입원에 아동의 반응에 영향을 미치는 다양한 요인들을 나열하고 있다.

발달수준

아동의 연령, 인지수준과 발달수준은 아동의 실제 사건에 대한 인식에 영향을 미치고, 이는 질병과 입원에 대한 반응에 영향을 줄 것이다. 두려움, 분리불안, 통제력 상실과 같은 스트레스원에 대한 아동의 반응은 아동의 나이와 발달수준에 따라 달라진다. 제한적인 삶의 경험과 미성숙한 지적능력을 가진 어린 아동은 자신에게 일어나는 것을 이해하는 데 더욱 힘든 시간을 보낸다. 이는 신체적 침범 동안 자신의 몸이 노출된다는 것을 인지하는 유아와 학령전기 아동에 특히

글상자 11.4 질병과 입원에 대한 아동의 반응에 영향을 주는 요인

- 부모/보호자와 분리된 기간
- 연령
- 발달단계
- 인지단계
- 질병과 입원에 대한 이전의 경험
- 최근 생활 스트레스와 변화
- 준비의 종류와 정도
- 기질
- 선천적 그리고 획득된 대처능력
- 질병이나 상해의 발생/진단의 심각성(급성 혹은 만성)
- 가족이나 건강관리전문가를 포함한 이용 가능한 지지체계
- 문화적 배경
- 질병과 입원에 대한 부모의 반응

더 그렇다. 또한 질병은 잘못된 행동이나 입원수속 절차에 적대적인 것에 대한 처벌이고, 신체를 불구로 만드는 행위로 해석한다. 아동이 성장하면서 적응할 수 있는 능력이 있더라도 입원의 필요성에 대한 이해력 부족과 통제력이 위협받는다는 느낌은 적응을 어렵게 할 수 있다.

영아

신생아와 영아는 급격한 성장과 발달, 부모 또는 일차양육자와의 건강한 애착 형성으로 자궁 밖의 생활에 적응한다. 그들은 다른 사람의 돌봄과 보호에서 독립적이다. 신생아와 영아는 리듬감 있고 상호적인 패턴의 섭속과 수유를 통해 세상에 대한 신뢰감을 얻고, 그 결과 일차양육자에 대해 애착을 갖는다. 그들은 편안한 수면, 구강과 영양에 대한 만족감, 신체의 이완, 의사소통에서의 자발적인 반응과 부드러운 자극에 대한 자연스런 반응과 같은 인징적인 양식이 필요하다. 양육자-영아의 애착은 심리적 건강에 필수적이며, 특히 질병기간과 입원 동안 필수적이다.

불행하게도 질병기간과 입원 동안 수유, 접촉, 편안함, 수면, 배설과 자극은 방해를 받고, 그 결과 두려움, 분리불안, 통제력 상실이 일어난다. 영아는 5~6개월이 되면 엄마와 분리되는 것을 인식하게 된다. 그 결과 이 시기의 영아는 일차양육자의 부재를 즉시 알아채고 낯선 사람에 대해 두려움을 느끼게 된다. 영아는 입원 동안 병원의 지침, 부모의 직업이나 다른 아동을 돌볼 경우 부모와 떨어지게 된다. 이는 분리불안을 유발한다.

영아를 만족시키는 기본적 원천인 구강 욕구는 아동의 상태나 수행되어야만 하는 절차 때문에 입원 동안 충족되지 않을 수 있다. 그러나 영아는 울음이나 행동을 통해 부모가 아동의 기본 욕구를 충족시켜주는 것에 익숙해져 있으므로 병원에서 지내는 것은 환경을 관리하는 능력을 저하시키고, 추가적으로 영아의 불안을 야기한다.

유아

유아는 자신에 대해 더 잘 지각하고 자신의 욕구를 의사표현할 수 있다. 주도성이 발달되는 시기이므로 유아는 수치심이나 의심의 발달을 최소화하기 위해 성취감을 느낄 필요가 있다. 조절력은 유아기에 중요한 문제이다. 유아는 탐험할 기회가 필요하고, 생활습관에 대한 일관성이 필요하다. 또한 유아들은 다른 사람의 돌봄과 보호의 필요성을 인식한다. 그러므로 일차양육자에 대한 친숙함과 친밀함이 필요하다. 유아가 아프거나 입원하게 되면 주도성 발달에 방해가 된다.

유아는 낯선 이에 대해 두려움을 느끼고 충격적인 사건을 회상할 수 있다. 이전에 외상성 절차를 수행한 처치실 또는 공간 쪽으로 단순히 걷는 것만으로도 유아는 불편할 수 있다. 대개 유아기에는 분리불안이 재발된다. 유아가 낯선 환경에서 부모나 양육자에게서 분리된다면 분리불안은 더 커질 것이다. 불안에 대한 반응으로 유아는 부모에게 머무르도록 애원하거나, 부모의 뒤를 따라가려고 하거나, 분노발작(temper tantrum)이 일어나거나, 일반적인 치료과정을 이행하려 하지 않을 수 있다. 활동과 새로운 기술 습득의 제한은 통제력의 상실을 일으킨다. 일상생활 방해는 통제력 상실을 유발하고, 유아는 안전하지 않다고 느낀다. 그 결과 유아에게는 보통 배설훈련 거부와 식사 거부와 같은 퇴행이 나타난다.

학령전기

학령전기 아동은 다양한 환경에 적응할 수 있는 언어적·발달적 기술을 가지고 있지만 질병과 입원은 여전히 스트레스가 된다. 학령전기 아동은 그들이 아파서 병원에 있다는 것은 이해하지만, 질병의 원인은 이해하지 못한다. 학령전기 아동은 신체 통합성을 이해하지 못하기 때문에 절단(mutilation)과 침습적인 절차를 두려워한다. 그들은 단어를 문자 그대로 해석하고 적극적으로 상상한다. 그러므로 간호사가 "너의 피를 뽑아야 한단다."라고 말한다면, 아동의 상상력은 제멋대로 흘러갈 것이다. 아이들은 피의 개념을 이해하지 못하고 신체의 모든 것이 빠져나올 것이라고 생각할 것이다. 그들은 피를 뽑는다는 것이 방에서 장난감을 집어 올리는 것과 같은 방법으로 이루어진다고 생각할 것이다. 학령전기 아동의 사고는 자기중심적이다. 그들은 사람의 행동이나 생각이 질병과 관련이 있다고 생각하고, 이는 죄책감이나 수치심을 줄 수 있다. 이러한 감정은 내면화된다. 전반적으로 학령전기 아동의 구체적, 자기중심적, **마술적 사고**(magical thinking, 공상과 상상력을 자극하는 생각)는 이해하는 능력을 제한시키므로 그들의 눈높이에 맞는 의사소통과 중재가 이루어져야 한다.

분리불안은 유아기 때처럼 중요한 문제는 아닌데, 이는 학령전기 아동은 유치원을 다니는 시간 동안에 부모님과 떨어져 지냈기 때문이다. 그러나 가족이 주는 편안함과 안전함을 알고 있으므로 이러한 관계를 방해하는 것은 도전으로 느껴질 수 있다. 학령전기 아동은 그들의 부모에게 전화하는 것을 요구하거나 끊임없이 부모에게 부탁한다. 아동은 조용히 울고, 음식이나 약 먹는 것을 거부하며 일반적으로 비협조적이다.

게다가 아프거나 병원에 입원한 학령전기 아동은 환경관리능력이 약해진다. 학령전기 아동은 당연하게 주변 환경에 호기심을 가지고 관찰하고 체험하면서 배운다. 이는 질병기간 또는 입원 동안 제한될 수 있다. 학령전기 아동은 입원한 상태에서 전형적인 활동에 참여할 수 없고, 평상시처럼 환경을 탐색할 수 없으므로 아동의 정상적인 창의성과 호기심은 다양한 환상들이 발생할 수 있고 도전으로 나타날 수도 있다.

학령기

학령기 아동은 주로 장기적인 질병이나 사고로 인해 입원한다. 그들의 일반적인 발달과업인 근면성을 통한 자신감 발달은 질병기간 또는 입원 동안 방해받을 수 있다. 그 시기에는 계속 배우기를 원하고 그들의 기술과 능력을 유지하고자 한다. 진단검사나 치료적 중재들과 관련된 질병과 불안에 대한 스트레스는 내부와 외부의 고통으로 표현될 수 있다. 다양한 대처능력을 배웠다면 고통이 감소될 것이다. 11세 이후에는 질병과 상해의 생리적, 심리적, 행동적 원인에 대한 지각이 증가하게 된다. 전형적으로 학령기 아동은 질병의 원인을 이해하는 데 더욱 현실적이고 전반적인 설명을 할 수 있다. 학령기 아동은 장애와 죽음에 대해 고민하고, 상처와 통증에 두려움을 느낀다. 그들은 절차와 검사가 수행되는 이유를 알고 싶어 한다. 그들은 원인과 결과를 이해할 수 있고, 이것이 아동의 질병에 어떻게 영향을 줄지 이해할 수 있다. 그들은 성과 관련된 검사를 불편해 한다.

분리불안은 학령기 아동에게 큰 문제가 되지 않는다. 그들은 분리기간에 익숙해졌고 학교에 있으면서 분리불안을 이미 경험하였다. 동시에 그들은 낯선 환경에 적응하려 하기 때문에 학교와 친구들을 그리워한다. 아동은 아프거나 병원에 오래 입원할 경우 친구들이 본인을 잊을 것이라고 생각한다. 일부 학령기 아동은 퇴행하여 떼를 쓸 수도 있는데, 어린 나이에 그랬던 것처럼 부모님이 자신에게 집중하기를 바라거나 특별히 '편안한 장난감'으로 함께 놀아주기를 바란다.

학령기 아동은 자가간호를 잘하고 사회성이 좋기 때문에 참여하는 것이 익숙하다. 그들은 식사와 활동을 선택하는 것에 익숙해져 있다. 질병 또는 입원은 그들의 활동을 제한함으로써 통제력을 상실하게 하여 그들에게 무력감과 의존성을 느끼게 만든다. 이는 외로움, 지루함, 고립감과 우울을 느끼도록 한다. 핵심은 독립심을 유지하고 통제하는 감각을 유지하며, 자존감을 증진시키고 근면성을 획득하기 위해 끊임없이 노력할 수 있는 기회를 제공하는 것이다.

청소년

청소년은 상처와 통증을 두려워한다. 외모가 중요하기 때문에 질병이나 상처가 그들의 신체상에 어떤 영향을 미칠 것인지에 대해 고민한다. 자신의 인식을 변화시키는 어떠한 것은 그들의 반응에 큰 영향을 준다. 일반적으로 청소년은 다르게 보이고 싶어 하지 않는다. 그들은 '쿨한 것'을 좋아하는데, 이는 그들이 상황에 대한 통제력을 가지고 있으며 정말로 얼마나 두려워하는지는 보이고 싶지 않다는 것을 의미한다. 또한 청소년들은 부모가 자기들을 필요로 하는지 안 하는지에 대해 양가감정을 느낀다. 청소년은 일반적으로 부모님과 떨어져도 분리불안을 느끼지 않는다. 그 대신, 청소년들의 불안은 친구들로부터 분리될 때 생긴다.

아프거나 입원한 청소년의 행동에 영향을 미치는 주요 요인은 통제력의 상실이다. 분노, 철회나 협력의 부족은 통제력의 상실을 느껴서 발생된다. 또한 자신감 있어 보이려는 욕구는 이미 지나간 일이나 하려고 하는 일에 대한 질문으로 이어진다. 천하무적의 기분은 위험의 원인이 되며, 치료에 비협조적이게 만든다. 전반적으로 청소년은 그들의 정체성을 발달시키는 과정에서 독립성, 자기주장(self-assertion), 자유(liberation)를 얻기 위해 노력한다.

이전의 경험

일반적으로 아동의 질병, 입원, 병원 절차에 대한 이해와 경험 부족은 그들의 불안 정도를 증가시킨다. 그러나 이전의 입원력이나 다른 건강 관련 경험은 준비에 도움을 줄 수도 있고 그 경험이 부정적으로 받아들여졌다면 준비를 악화시킬 수 있다. 예를 들어, 형제자매의 출생과 관련된 병원 기억이 있다면 이런 경험은 긍정적으로 비춰질 것이다. 하지만 친척이나 친한 친구의 심각한 질병이나 죽음과 관련된 병원 기억은 부정적이게 할 것이다.

만약 아동이 반드시 병원에 입원해야 한다면 이전의 경험은 불안과 두려움을 증가시킬 수 있다. 만약 아동이 이전 경험이 있다면, 그들이 어떠한 경험을 했고 이에 대한 반응은 질병이나 입원에 대한 반응으로 결정지을 것이다. 나이든 아동은 이전 경험 때문에 부모에게 매달리거나 발길질하거나 어떤 장면을 상상할 것이다.

최근의 스트레스와 변화 그리고 대처기술

아동기 질병 입원의 결과는 건강문제의 종류와 심각성, 아동의 상태, 일상과 다른 활동 정도에 따라 영향을 미친다. 병원 환경 내 감각자극의 부족은 마음 내키지 않음, 무관심, 불행과 식욕의 변화를 가져온다. 아동에게 움직이는 활동이 제한되면, 분노와 과다행동이 표출될 것이다. 아동에게 놀이, 레크리에이션과 교육적인 기회는 질병으로부터의 관심을 분산시키고 즐거운 경험을 제공하며 자신의 건강상태를 이해하도록 한다.

상황을 해결하는 아동의 능력은 질병과 입원에 대한 아동의 반응에 영향을 줄 것이다. 이러한 능력은 아동의 연령, 사건에 대한 인식, 이전 건강관리 직원과의 만남, 중요한 사람의 지지에 영향을 받는다. 글상자 11.5에는 아동이 사용할 수 있는 다양한 대처기술과 아동의 긍정적인 대처를 증진할 수 있는 방법이 나열되어 있다.

아동의 입원에 대한 부모의 반응

아동에게 사실을 말해주지 않거나 그들의 질문에 답하지 않는 부모는 아동을 혼란스럽고 두렵게 만들며,

글상자 11.5 아동과 대처

대처행위	대처증진을 위한 방법
• 문제를 무시하거나 부인	• 비눗방울 불기, 바람개비, 파티용 나팔 불기와 같은 호흡법
• 엄격한 극기와 금욕(stoicism), 수동적 수용	• 책과 게임으로 주위 전환
• 행동 표출: 고함치기, 발로 차기, 소리 지르기, 울음	• 테이프나 영화로 상상하기
• 분노, 철회, 거절	• 음악
• 부적절한 변명	• 과정이나 절차 전에 교육

부모에 대한 아동의 믿음을 약화시킨다. 아동은 부모의 불안과 걱정을 느낀다. 속삭임일지라도 아동의 상상력을 유발시킬 수 있다. 예를 들어, 학령전기 아동은 그들에게 일어나는 일에 대해 복잡한 이야기를 만들어 낼 수 있다. 아동이 다른 사람의 보호하에 있고, 그 사람에게 신뢰를 갖는 것이 중요하다. 하지만 어떤 부모는 그들 스스로 두려움과 불안을 가진다. 그러므로 질병과 입원에 대한 아동의 반응은 부모의 반응과 관련이 있다.

가족과 의료진 간의 상호작용은 아동의 스트레스를 증가시키거나 완화시킨다. 이러한 관계는 환경의 질에 의미 있게 기여할 수 있다. 의료진이 가족과 좋은 협력관계를 유지하는 것이 아프거나 입원한 아동에 대한 보호의 책임이라는 것을 알아야 한다.

아동의 질병과 입원에 대한 가족의 반응

계획되었든 계획되지 않았든, 입원은 가족의 스트레스와 불안 정도를 상승시킨다. 가족 구성원 중 한 명의 질병이나 심각한 손상은 가족의 일반적인 생활습관을 방해하고 가족의 역할을 변화시키므로 모든 가족 구성원들에게 영향을 준다. 가족과 형제자매들은 이러한 경험을 통해 자신만의 반응을 가지게 된다.

부모의 반응

아동이 고통스러워하는 것을 보는 것은 매우 힘든 일이다. 특히 부모가 치료과정에 있는 아동을 간호할 때 특히 그렇다. 부모는 치료를 빨리 받지 않은 것에 죄책감을 느낄 수 있다. 부모는 또한 부정, 분노, 우울, 혼란과 같은 여러 감정을 경험할 수 있다. 부모는 아동이 아프다는 사실을 부정할 수도 있다. 그들은 분노를 표출할 수도 있는데, 특히 간호사나 다른 가족 구성원 또는 권력자에게 직접적으로 표출하고, 이는 아동을 돌보는 통제력의 상실로 인해 발생한다. 우울은 많은 시간 동안 아동의 질병 간호를 위해 쏟은 심리적, 신체적 요구들과 탈진으로 인해 발생할 수 있다. 혼란은 익숙하지 않은 상황을 다루거나 부모의 역할 소실로 인해 발생한다. 결국, 부모의 결혼생활은 중복된 역할, 오랜 기간 떨어짐, 증가된 스트레스 때문에 지칠 수 있다.

형제자매의 반응

병원에 입원한 아동의 형제자매는 질투, 불안정, 억울함, 혼란, 불안을 경험한다. 그들은 환아가 왜 아픈지, 모든 관심을 받게 되는지, 자신에게는 왜 소홀한지 이해하는 데 어려움을 겪는다. 그들은 환아가 죽을지, 집으로 돌아올지 궁금해 한다. 그들은 자기 형제자매의 질병이 자신에게도 일어날까봐 걱정한다. 학령전기와 같이 특정 연령의 그룹은 그들이 질병을 일으켰다고 생각한다. 무슨 일이 일어난 것에 대한 정보나 이해력의 부족은 그들의 마술적이고 자기중심적인 사고와 결합되어 자신의 생각, 바람이나 행동 때문에 질병이나 사고가 일어났다는 두려움을 가지게 한다. 가족의 역할이나 일상생활이 바뀌면, 형제자매 아동은 매우 불안정하고 불안해할 것이다. 그들은 행동이나 학교활동을 통해 변화를 꾀할 것이다(근거기반실무 11.1).

> ***TAKE NOTE!***
> 심리사회적 지지와 정보는 암환자 형제자매의 스트레스, 불안, 걱정을 감소시키고 심리사회적 적응을 증진시킨다(Long et al., 2018).

가족 반응에 영향을 미치는 요인

부모 유형과 가족-아동의 상호관계는 입원 경험뿐만 아니라 가족 구성원의 대처기술에 영향을 줄 수 있다. 문화, 민족, 종교적 다양성, 가치, 질병과 관련된 행동, 스트레스에 대한 일반적인 반응, 아픈 아동을 돌보는 태도는 가족의 반응에 중요한 영향을 줄 수 있다. 예를 들어, 종교적 신념은 문제를 일으킬 수도 있고 가족과 아동에게 힘의 근원이 될 수도 있다. 위기에 처해 있거나 지지체계가 없는 가족은 입원이라는 스트레스에 대처하는 데 더욱 힘든 시간을 보낼 것이다.

> 이 장의 앞부분에 소개된 뇌종양 의심을 받은 8세의 은혁이를 기억하는가? 그와 그의 가족들에게 질병과 입원과 관련된 어떠한 반응을 볼 수 있겠는가?

근거기반실무 11.1 암 환아 형제자매의 사회심리적 기능은 무엇인가?

암 진단의 스트레스 요인은 모든 가족에게 영향을 미친다. 암 환아 형제자매는 특히 진단시점에 종종 외상후 스트레스, 불안과 걱정과 같은 부정적인 감정, 학업문제, 불확실성, 정상성 상실, 부모의 관심저하, 가정생활 방해, 가사책임 증가와 같은 가족의 변화, 삶의 질 저하를 보고한다. 가족의 친밀감과 의사소통 증가, 성숙함, 연민, 자율성 증가 등의 긍정적인 결과도 보고되었다. 전반적으로 암 환아 형제자매는 행동, 감정, 교육 및 사회적 문제의 위험이 있다.

연구

이 연구는 암 환아 형제자매의 심리사회적 기능을 연구한 체계적 문헌고찰이다.

연구결과

이 연구는 암 환아 형제자매의 심리사회적 지지가 필요하다는 강력한 근거를 보여주었다.

간호 적용

암 환아 형제자매는 종종 스트레스와 불안을 경험함을 인식한다. 암 환아의 모든 형제자매는 병원뿐만 아니라 지역사회에서도 심리사회적 지지서비스를 제공받아야 한다. 환아 형제자매에게 교육을 제공한다. 환아 형제자매의 심리사회적 및 정서적 요구를 다룬다. 아동생활전문가에게 환아 형제자매에 대한 자문요청을 한다. 환아 형제자매의 요구에 대해 부모, 학교 직원, 지역사회 파트너를 교육한다. 낮은 사회적 지지, 열악한 가족기능, 미혼 부모, 낮은 수입수준과 비백인 인종과 같은 알려진 위험요인이 있는 위험에 처한 형제자매를 확인한다. 형제자매가 비슷한 상황에 있는 다른 형제자매와 연결될 수 있도록 지지 그룹, 온라인 채팅 등의 기회나 자원을 제공한다. 향후 연구는 근거기반중재를 개발하는 데 초점을 맞출 필요가 있다.

【출처】 Long, K. A., Lehmann, V., Gerhardt, C. A., Carpenter, A. L., Marsland, A. L., & Alderfer, M. A. (2018). Psychosocial functioning and risk factors among siblings of children with cancer: An updated systematic review. *Psycho-Oncology, 27*(6), 1467–1479.

NP 간호과정 개요

대부분의 경우에서 간호사는 입원 또는 아픈 아동을 돌보는 데 포함된 가장 첫 번째 사람이다. 간호사는 아동과 가족을 보는 첫 번째 사람이고, 다른 의료인보다 가장 많은 시간을 보낼 것이다. 간호사는 아동에게 가장 도움이 되는 방향으로 결정 내리는 의료인의 일부이지만, 아동의 권리를 명심해야 하고 아동의 고통을 최소화하여 병원에서 머무르는 동안 가능한 편안한 경험이 되도록 해야 한다. 아동을 돌보기 위한 선택을 세울 때 간호사는 발달단계에 따른 입원과 실병의 일반적인 영향력을 조사하고 아동과 가족의 질병과 입원에 대한 반응과 이 반응에 영향을 주는 요인을 이해하려고 노력해야 한다.

ND 간호진단

철저한 사정을 끝낸 후에, 간호사는 다음과 같은 간호진단을 내릴 수 있다.

- 불안
- 무력감의 위험
- 여가활동 참여의 감소
- 가족과정 손상
- 목욕/옷 입기/음식 섭취 자기돌봄 결핍
- 아동 발달지연의 위험
- 지식 부족
- 돌봄제공자 역할긴장의 위험

ND 간호진단

불안(관련요인: 병원 환경, 절단의 두려움 또는 신체손상, 가족이나 친구와의 분리, 일상의 변화, 고통스러운 절차와 처치, 울음, 소란, 철회, 저항에 근거한 익숙하지 않은 시간과 주변 환경)

GO 목표/결과

아동과 가족은 긍정적인 대응전략, 음성화(verbalization) 또는 감정의 표현, 적절한 행동, 직원과의 긍정적 상호 교류, 아동과 부모의 협조와 참여, 불안과 두려움을 증가시키는 징후나 증상의 부재로 불안 정도가 낮아질 수 있다.

I 중재: 불안 최소화시키기

- 아동이나 가족이 시설에 익숙해지도록 시설 단위와 아동의 방을 소개한다.

- 기준치를 설정하고 중재의 효과성을 사정하기 위해 불안의 징후나 증상을 사정한다.
- 공유하는 감정을 증진시키기 위해서 연령, 발달단계, 질병의 중증도가 비슷한 아동과 방을 함께 쓰도록 한다.
- 불안을 증가시키는 스트레스원의 노출을 최소화하는 비외상성 간호를 제공한다.
- 모든 사건, 치료, 과정, 활동들을 부모와 아동에게 (아이가 이해할 수 있는 수준으로) 차분하고 이완된 방법으로 설명하여 아동이 자신에게 일어날 일에 대해 준비하고 알려지지 않은 것에 대한 부담을 줄인다. 차분하고 이완된 방법은 라포 형성에 도움을 주고 신뢰를 불어넣는다.
- 모든 사건, 치료, 절차를 연령에 맞게 적절히 준비하도록 아동생활전문가에게 협조를 요청한다.
- 가능하다면 부모가 병실 안에 있게 하여 지지할 수 있도록 한다. 만약 부모가 머무를 수 없다면 홀로 남겨지는 아동의 두려움을 감소시키도록 격려한다.
- 부모에게 그들이 언제 떠나고 돌아올 것인지 아동에게 알리도록 충고하여 아동이 부모의 부재에 협조하고 신뢰를 촉진시킬 수 있도록 한다.
- 아동의 집에서의 생활습관을 사정하고 일반적인 생활습관과 병원습관의 통합을 시도하여 병원으로의 이행을 용이하게 하고 아동의 일상 참여를 촉진시킨다.
- 손잡기, 쓰다듬기, 달래기와 같은 편안한 방법을 제공하여 괴로움을 감소시킨다.
- 아동에게 놀이(비구조화된, 필요하다면 치료적 놀이)를 권장하여 감정과 두려움을 표현하게 하고 에너지 소비를 촉진시킨다.
- 부모에게 특별한 장난감이나 물건을 집에서 가져오도록 제안하여 안정감을 제공하도록 한다.
- 자존감 조성을 위해 간호활동에 참여시키고 긍정적인 강화를 제공한다.
- 퇴행 행동을 사정하고 그러한 행동이 일반적이라는 것을 부모에게 알려 이 행동에 대한 부모의 불안을 완화시킨다.
- 신뢰와 수용을 형성하기 위해서 간호관리의 일관성을 유지한다.

ND 간호진단

무력감의 위험(위험요인: 절차, 치료, 간호, 일상생활 변화에 대한 통제력 상실)

GO 목표/결과

아동과 가족은 간호활동에 참여, 요구와 결정에 대한 확인, 아동의 일상생활과 병원생활의 적절한 통합을 통해 상황 조절능력을 향상할 수 있다.

I 중재: 통제력 증진

- 아동과 부모의 우선순위 결정을 돕기 위해 그들의 관심 영역을 명확하게 하도록 격려한다.
- 부모와 아동의 통제감이 증진되도록 간호활동에 참여하도록 격려한다.
- 아동이 가정에서 사용하던 것과 유사한 용어와 집에서의 일상생활을 통합하여 정상 상태의 느낌을 갖도록 한다.
- 아동에게 음식, 음료, 위생, 활동, 옷(적절하다면) 같은 것을 가능한 많이 선택하도록 기회를 제공하여 독립적이고 주도적으로 관리하는 느낌을 증진시킨다.
- 아동에게 적절한 범위 내에서 침대 밖이나 방 밖으로 나갈 수 있는 기회를 제공하여 독립심을 조성한다.
- 연령과 발달단계가 허용하는 한 자녀와 함께 작업하고, 가족 구조 및 일상생활을 촉진시키도록 스케줄을 아동과 함께 설정한다.

ND 간호진단

여가활동 참여의 감소(관련요인: 침대나 건강관리시설에 갇힘, 장난감이나 또래로부터의 적절한 자극 부족, 제한된 움직임, 활동의 제한, 지루함의 표현기술이나 놀이에 참여 부족, 책 읽기, 학업 참여 부족)

GO 목표/결과

아동은 정해지지 않은 치료적 놀이에 참여하고 가족, 병원 직원, 다른 아동과 적절하게 상호작용함으로써 여가활동에 참여할 수 있다.

I 중재: 적절한 여가활동 촉진

- 아동과 가족에게 좋아하는 활동의 종류를 질문하여 입원 동안 적절하게 선택할 수 있는 기초자료로 삼는다.
- 제한된 아동의 상황 내에서 계획된 활동을 도와주어 지나친 에너지 소비 없이 근육긴장과 근력을 유지하도록 한다.
- 아동과 시간을 보내 자극을 주고 신뢰를 형성한다.
- 아동생활전문가에게 도움을 요청하여 적절한 활동을 제안한다.
- 다른 아동과의 상호작용을 권장하여 나눔을 증진하고 외로움을 피하도록 한다.
- 발달적으로 적절하고 비구조화되고 치료적 놀이 기회를 제공하여 기분을 표현하게 한다.
- 놀이방이나 활동방으로 가는 것을 권장하여 장소와 감각 자극의 변화를 제공한다.
- 간호와 놀이활동을 통합하여 치료적 효과를 얻는다.

ND 간호진단

가족과정 손상(관련요인: 입원으로 인한 아동과의 분리, 환아간호에 대한 증가된 요구, 변화된 역할기능, 형제자매와 같은 다른 가족 구성원이 받는 영향, 부모가 문제에 대해서 밀해온 것들, 병원에서 부모의 존재, 또는 환아의 입원으로 인한 부모의 결근)

GO 목표/결과

가족은 아동을 자주 방문하고 필요할 때 함께 있어 주며 가족의 책임을 공유하고 아동의 가족과 친구들의 방문을 통해 기분전환이나 휴식을 제공하는 것으로 긍정적인 대처전략과 다른 사람과의 상호지지를 제시할 수 있다.

I 중재: 가족기능의 극대화

- 부모와 가족 구성원이 아동의 질병, 진단, 예후에 대한 염려를 이야기하도록 권장하여 가족중심간호를 촉진하고 중재가 필요한 장소를 확인한다.
- 치료, 절차, 아동의 행동, 간호계획을 부모에게 설명하여 아동의 상태와 간호계획에 대한 이해를 높임으로써 불안이 감소하도록 돕는다.
- 간호에 부모 참여를 격려하여 부모가 필요하고 가치 있다는 느낌을 증진시키고, 아동의 건강을 관리하는 느낌을 제공한다.
- 가족과 아동에게 지원체계를 소개하여 활용 가능한 대처자원을 획득하도록 한다.
- 이용 가능한 추가 자원을 가족과 아동에게 교육하여 상황에 대처할 수 있는 폭넓은 기반을 제공한다.
- 부모가 아동과 다른 형제자매들에게 쓰는 시간을 배분할 수 있는 방법을 제안하여 죄책감을 예방한다.
- 지지와 긍정적인 강화를 통해 가족대처와 가족건강을 조성한다.
- 형제자매를 포함한 가족 구성원들의 빈번한 방문을 격려하여 가족기능을 지속하도록 돕는다.
- 가족 구성원들에게 적절한 휴식, 취침, 활동, 영양의 필요성을 강조하여 가족의 건강을 증진시키고 가족의 입원에 대한 스트레스를 최소화시킨다.
- 다른 가족 구성원과 친구들의 부가적인 자원과 도움을 의뢰하여 할술 돌리거나 간호의 책임감을 감소시키도록 도와준다.
- 가족이 가능한 일상생활을 유지하도록 하여 가족기능에 대한 입원의 영향력을 최소화한다.

ND 간호진단

자기돌봄 결핍(관련요인: 부동, 활동제한, 퇴행, 또는 도구나 장치의 사용, 또는 식사나 샤워가 불가능한 처방된 치료, 혼자 옷 입기나 일상생활의 다른 활동의 수행)

GO 목표/결과

아동은 제한범위 내에서 목욕, 위생, 식사, 화

장실, 옷 입기와 몸치장에 도움을 받아 자기돌봄에 참여할 수 있다.

I 중재: 자기돌봄의 증진

- 아동의 자기돌봄과 자기돌봄능력을 파악하기 위해 일상생활을 사정하여 개별화된 중재의 기초로 삼는다.
- 아동에게 맞는 크기의 도구나 장치를 제공하여 아동이 자기돌봄능력을 획득하도록 한다.
- 아동의 상태와 발달단계 범위 내에서 가능한 많은 자기돌봄을 수행하도록 부모와 아동을 격려하여 독립성을 증진시키고 성장과 발달을 증진한다.
- 행동에 대해 칭찬과 격려를 하여 자존감, 자신감, 경쟁심을 조성한다.
- 적절한 휴식을 통해 자기돌봄활동과 연관된 에너지 소비를 최소화한다.

ND 간호진단

아동 발달지연의 위험(위험요인: 입원으로 인한 스트레스 요인, 현재 상태나 질병, 가족과의 분리, 감각 과다 혹은 박탈)

GO 목표/결과

아동은 나이에 알맞은 행동과 활동을 통해 발달적으로 적절한 지표(milestone)를 나타낼 수 있다.

I 중재: 성장과 발달의 증진

- 아동의 발달단계를 사정하여 기준을 설정하고 적절한 단계를 결정한다.
- 비구조화되고 치료적인 놀이나 조정 가능한 장난감을 제공하여 발달기능을 촉진시킨다.
- 가능한 자극적인 환경을 제공하여 성장과 발달의 잠재력을 극대화한다.
- 성취한 일은 칭찬하고 아동의 능력을 강조하여 자존감을 형성하고 자신감과 경쟁심을 조성한다.
- 성장과 발달을 형성하는 기술에 부모를 참여시켜서 아동간호에 관여하는 기분을 느끼도록 한다.

ND 간호진단

지식 부족(관련요인: 입원, 수술, 치료, 절차, 요구된 간호, 건강검진에 대한 질문과 표현, 이전의 경험 부족)

GO 목표/결과

아동과 가족은 아동과 가족의 요구, 이해되거나 부가적 정보가 필요한 언어적 표현, 절차와 치료의 시범, 추후 관찰과 계속되는 간호를 식별함으로써 아동의 현재 상황에 대한 이해 정도를 표현할 수 있다.

I 중재: 아동과 가족에게 교육 제공

- 아동과 가족의 학습 의지를 사정하여 효과적인 교육방법을 모색한다.
- 가족에게 진단에 적응할 시간을 제공하여 학습능력을 용이하게 하고 아동간호에 참여하게 한다.
- 반복된 정보 제공을 통해 아동과 가족에게 다양한 학습의 기회를 제공한다.
- 짧은 단위로 교육하여 아동과 가족이 많은 정보로 부담되지 않도록 한다.
- 아동과 가족의 이해수준(아동의 나이, 신체적 상태, 기억력에 의존하는)에 맞는 교육자료를 준비하여 교육의 효과를 높인다.
- 강화와 보상을 제공하여 교육/학습과정이 용이하도록 한다.
- 서면화된 정보, 언어적 지시, 시범, 미디어 등의 다양한 교육자료를 활용하여 정보의 습득과 보유를 용이하게 한다.
- 나중에 필요하다면 참고문헌(reference)을 제공하기 위해 절차 또는 간호와 관련된 단계별 지시사항을 써서 아동과 가족에게 제공한다.
- 아동과 가족에게 간호과정을 재설명(return demonstration)하여 교육의 효과를 높인다.
- 입원과 퇴원 후 적절한 가정방문간호를 준비하여 추가적인 교육과 학습의 기회를 제공하고 이해력을 증진시킨다.

간호진단

돌봄제공자 역할긴장의 위험(위험요인: 아동의 증가된 돌봄요구, 불안정한 건강상태, 경쟁적 역할 수행, 돌봄제공 경험 부족, 스트레스인자, 성격의 변화 또는 돌봄활동의 복잡성)

목표/결과

돌봄제공자는 정서적 건강상태를 보여준다: 걱정거리에 대하여 차분하게 표현하고, 아동의 간호에 참여하며 자원에 대한 지식을 제공한다.

중재: 돌봄제공자 역할긴장 완화

- 역할긴장을 확인하기 위해 부모의 행동을 사정한다.
- 정서적 지지를 제공하고 정서적 지지의 원천으로서 간호사에 대한 신뢰를 증진시키기 위해 감정, 두려움, 근심에 대해 말할 수 있도록 격려한다.
- 아동을 위한 단기돌봄의료(respite care)를 준비 및/또는 권장: 부모에게 지속적인 돌봄에서 벗어날 수 있는 시간을 제공한다.
- 돌봄제공자 지지에 사용 가능한 지역사회 자원(가정건강, 지지그룹 등)을 확인하기 위해 사회복지서비스에 문의한다.
- 부모가 자신의 요구를 충족시키고 개인적인 시간을 내어 에너지수준과 자존감을 높이고 궁극적으로 돌봄의 질을 향상시킬 수 있도록 격려한다.

수술에 대한 아동과 가족의 준비

만약 아동이 병원이나 외래에서 수술 절차를 겪게 된다면 특별한 중재가 필요하다. 준비는 아동에게 안심과 편안함을 제공하고 아동이 앞으로 일어날 일과 예상되는 일에 대해 알게 한다. 부모는 수술 시작 전까지 아동과 함께 있어야 한다. 부모는 또한 아동이 마취회복실에서 깨어난 후에도 같이 있어야 한다.

수술하는 아동의 수술 전 간호는 성인과 비슷하다. 주된 차이점은 준비와 교육이 아동의 연령과 발달단계에 맞추어져야 한다는 것이다. 많은 기관들은 아동과 가족들이 수술 경험을 준비하는 데 도움이 되는 특별 프로그램을 운영하고 있다. 수술 전 준비 프로그램은 아동과 가족들이 지지적인 환경에서 직접 시행해보도록 하여 불안을 감소시키고 지식을 증가시키며, 안위수준을 증가시키고 대처기술을 증가시킨다(American Academy of Pediatrics, 2014, reaffirmed 2018).

수술 전 교육 제공

아동과 가족의 교육은 필수적이다. 표 11.1은 수술 전 교육전략을 다루고 있다. 다른 중재와 같이 아동의 발달단계에 맞추어 교육한다. 예를 들어, 유아나 학령전기 아동에게 호흡운동을 교육할 때에는 아동이 바람개비나 책상 위 코튼 볼을 빨대로 불도록 한다. 아동은 활동을 즐길 것이고 호흡활동의 이점을 획득할 것이다.

수술 준비과정에서 봉제 인형이나 인형을 이용하여 아동이 그들에게 어떠한 일이 일어날 것인지를 이해하도록 돕는다(그림 11.5). 아동이 인형 역할극을 통해 다양한 경험을 할 수 있도록 한다. 수술 경험을 시뮬레이션할 수 있도록 고안된 인형이 개발되어 있다. 예를 들어, Shadow Buddies는 아동과 같은 질병이나 수술을 겪는 주문 제작 인형이다. 인형은 인공항문(ostomy), 흉터, 카테터를 달고 있을 수 있다(Shadow Buddies Foundation, 2019). 인형은 아동의 병이나 질환 대처에 도움을 주고, 다르게 되는 것이 괜찮다는 메시지를 준다. 또한 이러한 인형들은 아동이 내외를 나누는 동료가 되기도 한다.

입원이나 처치 동안 안전관리

안전은 아동간호의 중요한 부분이다. 아동의 연령과 발달수준 때문에 아동은 손상을 입기 쉽다.

아동의 안전 유지: 낙상 예방

아동의 ID 팔찌(identification band)를 올바른 곳에, 항상 가지고 있는지 확인한다. 가끔 중재를 수행하는 중에 팔찌가 제거되므로 다른 사지에 있는지 확인한다. 아동이 잘못된 손잡이를 밀거나, 침대나 병실에 남겨진 장치의 일부분이나 기구를 줍는다거나, 침대 바

표 11.1 수술 전 교육전략

발달단계	교육 적용
영아기와 유아기	• 부모가 부드러운 목소리를 사용하고 아동을 쓰다듬으며 안전하고 편안한 자세로 아동을 안아 안정감을 높이도록 격려한다. • 부모가 긍정적인 얼굴 표현을 사용하도록 한다. • 부모나 보호자가 가능한 오랫동안 아동과 함께 있을 수 있도록 권장한다. • 아동과 부모가 이해할 수 있는 용어를 사용한다. • 유아의 경우, 가능한 수술과 가까운 날 정보를 제공하여 지나친 불안을 예방한다.
학령전기와 학령기	• 아동과 부모가 이해할 수 있는 용어를 사용하여 사실에 근거한 정보를 제공한다. • 그림이나 다른 시각적 자료를 사용하여 설명한다. • 교육하는 타이밍을 맞춰 아동의 학습욕구를 충족시키고 아동이 질문할 시간을 충분히 허용한다. 학령전기 아동은 수술 1~2일 전에 정보를 제공한다. 학령기 아동은 수술 3~5일 전에 정보를 제공한다.
청소년기	• 적어도 7~10일 전에 절차에 대한 자세한 설명을 제공한다. • 질문에 대해 정직하게 대답하고, 항상 사생활을 존중한다. • 수술 전이나 후에 떠오르는 질문이나 걱정거리를 해결하도록 한다.

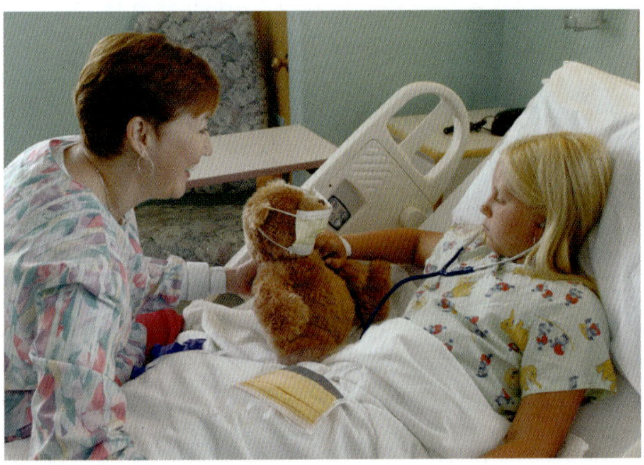

그림 11.5 봉제 인형을 이용하여 수술과정을 아동에게 설명한다.

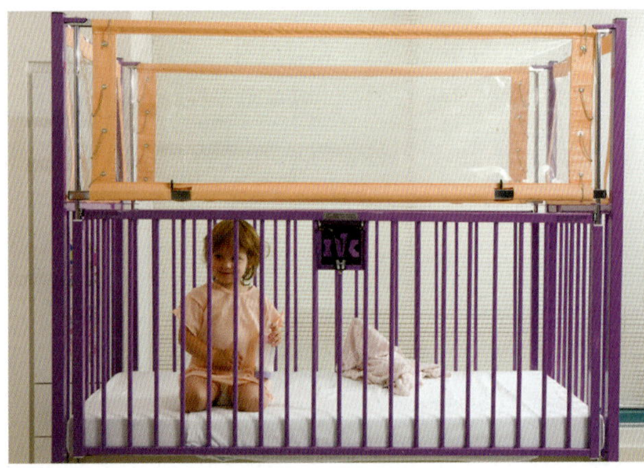

그림 11.6 아동간호에서 안전은 필수적이다. 아동용 침대 위에 투명한 플라스틱 덮개를 두는 것은 나이든 영아나 유아가 밖으로 기어나오거나 떨어지는 것을 예방한다.

깥으로 기어 나오려는 것과 같은 사고를 예방하기 위하여 아동을 유심히 관찰한다(그림 11.6). 입원아동의 발달단계에 따라 안전과 적절한 간호를 제공하기 위해 고려할 사항은 표 11.2를 참조한다.

억제대 사용

아동을 간호할 때 여러 종류의 억제대가 필요할 수도 있다. 억제(restriction)는 아동의 안전을 확보하고 치료나 진단과정을 완료하도록 하며, 신체의 일부분을 움직이지 못하게 하거나 움직임을 제한하고, 처방된 치료가 중단되는 것을 예방한다. 하지만 억제는 과용될 수 있고 아동의 안전에 위험이 없는 것이 아니므로 최후의 수단으로 사용해야 한다[Centers for Medicare and Medicaid Services(CMS), 2018].

> **TAKE NOTE!**
> 억제를 사용할 때는 항상 기관의 정책을 따른다.

억제는 아동의 신체적 불편을 증가시키고 부모에게도 스트레스가 될 수 있다. 아동은 억제를 처벌로 여길 수도 있다. 억제가 적용되기 전에 다른 방법이 고려되어야 하며, 시도된 대안과 대안이 시도되지 않은 이유나 근거를 간호기록에 문서화한다(CMS, 2018).

표 11.2 발달단계에 따라 안전과 적절한 간호를 제공하기 위해 고려할 사항

발달단계	안전 확보	건강한 성장과 발달 촉진
영아기	• 지속적으로 영아를 면밀하게 관찰한다. • 아동용 침대의 침상난간이 내려가 있을 때에는 한 손으로 영아를 계속 잡고 있는다. • 영아가 아동용 침대에 있을 때는 항상 침상난간을 올린다. • 아동용 침대 안에 위험하거나 삼킬 수 있는 조그마한 물건을 두지 않는다. • 영아에게 안전하고 적절한 장난감을 제공한다. • 간호사실과 가까운 곳에 영아를 둔다. • 가족 구성원이 항상 영아 곁에 있도록 격려한다.	• 신생아를 안고 있을 때 마주보도록 한다. • 샤워, 수유, 다른 상호작용을 할 때 영아에게 미소를 띠고 말을 건넨다. • 통증이 있거나 불편한 절차의 수를 줄인다. • 손을 잡거나 이야기하기, 달래는 목소리와 행동으로 절차 중과 절차 후에 안정감을 제공한다. • 영아를 다룰 때 부드럽고 지속적인 행동을 취한다. • 부드럽게 쓰다듬거나 손을 잡아서 스트레스를 줄이도록 한다. • 간호사는 초보 부모에게 역할 모델이 된다. • 입원해 있는 동안 집에서의 일상생활을 유지할 수 있도록 가족을 격려하고, 평상시처럼 수유와 취침을 할 수 있게 간호계획을 세운다. • 비영양학적 빨기 욕구를 만족시키기 위해 식사 전에 노리개젖꼭지를 제공한다.
유아기	• 유아가 아동용 침대 안에 있을 때에는 항상 침상난간을 올린다. • 아동용 침대가 안전하지 않다면 유아를 혼자 방 안에 두지 않는다. • 좀 더 나이든 유아는 어른이 있을 때에만 항상 침대를 사용한다. • 아동용 침대 안에 위험하거나 삼킬 수 있는 조그마한 물건을 두지 않는다. • 전기코드, 장치, 전기콘센트와 떨어진 곳에 침대를 배치한다. • 유아에게 안전하고 적절한 장난감을 제공한다. • 간호사실과 가까운 병실에 유아를 배치한다. • 보행할 때는 언제나 다른 사람이 함께 하도록 한다.	• 분리불안을 감소시키기 위해 부모가 함께 있도록 한다. • 사회성 증진을 위해 유아가 약과 함께 먹을 주스를 선택하도록 허용한다. • 놀이방에서 활발하게 움직이거나 바퀴가 달린 장난감을 복도에서 가지고 놀도록 격려한다(어른과 동반하여). • 배변훈련, 식사와 다른 행동에서의 퇴행을 예상하고 계획을 세운다. • 전반적으로 분노발작이 증가하고, 거슬리는 절차에 긴장하는 반응이 증가하는 것을 예상한다. • 평상시의 수유와 취침시간을 고려하여 간호계획을 세움으로써 병원 입원 동안에도 집에서의 생활습관을 유지하도록 한다. • 병원상황에 맞는 선택과 몇 가지 지침을 제공한다. • 독립성을 격려하는 동안 엄중하게 감독한다.
학령전기	• 학령전기 아동이 침대에 있을 때에는 침대의 침상난간을 높이고 침대 높이를 낮게 유지한다. • 아동에게 침대 밖으로 나오는 것을 간호사나 보호자에게 부탁하도록 교육한다. • 위험한 물건은 아동의 손이 닿지 않는 곳에 둔다.	• 부모에게 학령전기 아동과 병실뿐만 아니라 병원 내에서 같이 머무르도록 권장한다. • 학령전기 아동에게 선택의 기회와 도움의 기회를 제공하여 치료과정에 참여하도록 한다. • 학령전기 아동의 두려움을 극복하기 위해 놀이를 이용한다. • 간단하고 분명한 용어를 사용하여 활동을 설명하고 단어 선택에 주의를 기울여야 하는데, 이는 학령전기의 환상과 미술적 사고 때문이다. • 통증과 신체손상에 대한 반응으로 공격적이고 특별한 언어표현을 예상한다. • 아동이 병원에 있는 동안 가능하면 간호계획 내에서 집에서의 일상생활 리듬을 유지하도록 노력한다.
학령기	• 학령전기 아동이 침대에 있을 때 침대의 침상난간을 올리고 침대 높이를 낮게 유지하도록 하고, 이는 벌이 아니라 병원의 규정이라는 것을 설명한다.	• 아동에게 간호에 참여할 기회를 제공한다. • 아동이 음식을 선택하도록 하고, 치료를 보조하고 방을 깔끔하게 유지하도록 한다. • 상태가 허락되면 다른 아동의 방문을 허용한다. • 부모가 언제 돌아올 것인지 아동에게 이야기하도록 부모를 격려한다. • 평상시 아동의 집에서의 생활리듬(식사, 취침)에 맞추어 간호를 계획한다. • 아동이 학교 숙제를 하도록 격려한다.

(계속)

표 11.2 발달단계에 따라 안전과 적절한 간호를 제공하기 위해 고려할 사항

발달단계	안전 확보	건강한 성장과 발달 촉진
청소년	• 청소년의 행방을 확인한다. 십대는 병실에 머무르고 싶어 하지 않지만 병원 안에서 병실이나 병동의 위치가 어딘지 혼란스러워할 수 있다.	• 청소년이 다른 십대들과 어울리는 것을 허용한다. • 가능하다면 병원의 규정을 수정하여 청소년이 밤늦게 잠들거나 깨어 있을 수 있도록 한다. • 룸메이트로 같은 연령대의 아동을 배치한다. • 친구들의 방문을 격려한다. • 혼자 있다는 감정이나 친구들로부터 멀어진다는 감정에 대해 감정적인 지지를 한다. 감정적으로 변하는 십대의 퇴행을 주시한다. • 질문에 정직하게 답하고 적절한 정보를 제공한다. • 선택을 허용함으로써 십대에게 통제감을 준다. • 다르게 되는 것에 대한 생각으로 민감해진다.

I 안전 유지를 위한 아동 억제

아동에게 억제가 필요한지를 결정할 때에는 아동의 연령, 발달수준, 정신상태, 아동에게 위협적인지를 고려한다. 억제가 필요하다고 결정되면, 가장 적절하고 제한의 정도가 적은 억제법을 선택한다(CMS, 2018). 예를 들어, 아동이 팔꿈치 내측 정맥에 정맥주사 카테터를 꽂고 있고 팔을 구부릴 때마다 수액이 들어가지 않는다면 손목 억제대나 사지 억제대보다는 팔꿈치 억제대 또는 arm board가 적절하다. 표 11.3에서는 억제대 종류와 아동의 억제대 사용과 관련된 주요 문제점들을 언급하고 있다.

아동이 정맥주사부위를 만지면 안 되는 이유나 특정 부위를 유지해야 하는 이유를 설명하여 아동에게 필요한 것이 무엇인지 인지할 수 있도록 한다. 이는 나이든 아동에게 특히 필요하다. 1대 1의 감시나 행동수정기법이 억제의 다른 대안이 될 수 있다.

비외상성 간호

치료적 포옹(therapeutic hugging)은 정맥주사 삽입 등의 절차 및 치료를 위해 사용한다.

TAKE NOTE!

억제법을 선택할 때 간호사는 가장 제한이 덜한 종류를 택해야 하고 필요한 가장 짧은 시간 동안 적용해야 한다(CMS, 2018).

억제법을 적용하기 전에 아동과 부모에게 억제대 사용 이유를 설명한다. 억제의 이유는 처벌이 아니라 아

표 11.3 억제대 종류와 관련된 안전문제

억제대의 종류	목적	안전문제
부드러운 사지 억제대(soft limb restraint) 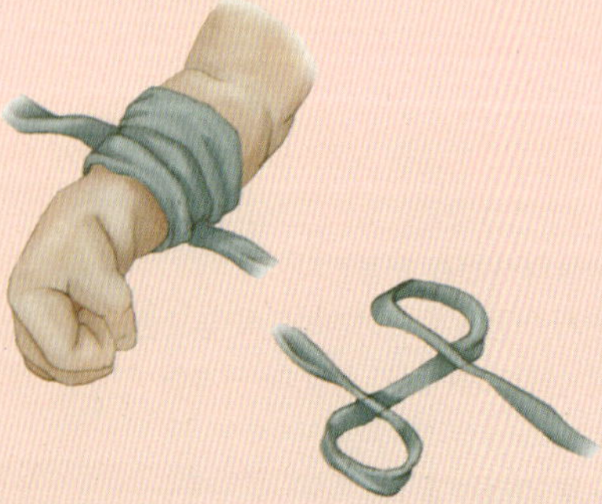	• 손목이나 발목을 억제하여 사지의 움직임을 제한한다.	• 팔목이나 발목의 순환, 피부 또는 신경학적인 위협징후를 확인한다.

(계속)

표 11.3 억제대 종류와 관련된 안전문제

억제대의 종류	목적	안전문제
팔꿈치 억제대(elbow restraint) 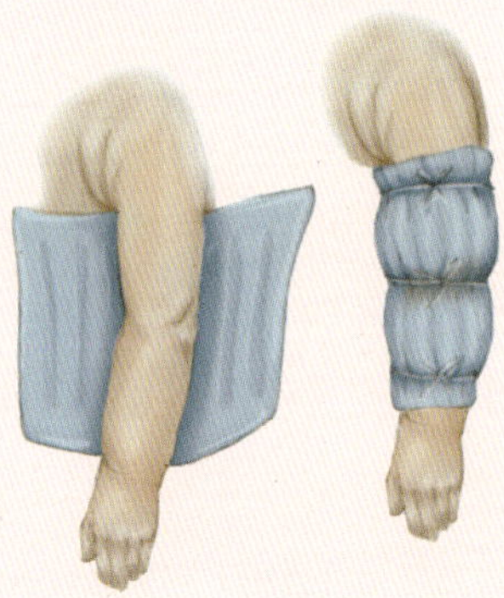	• 아동이 팔을 구부리거나 얼굴, 머리, 정맥주사 또는 다른 튜브에 닿지 않도록 예방한다. 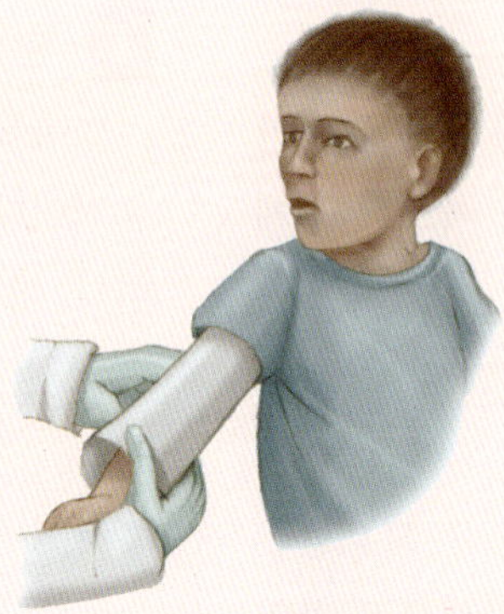	• 다른쪽 액와부위를 문지르지 않도록 억제를 적용한다. 사지의 맥박, 온도, 모세혈관 충혈 정도를 확인한다.
미라 억제대(mummy restraint) 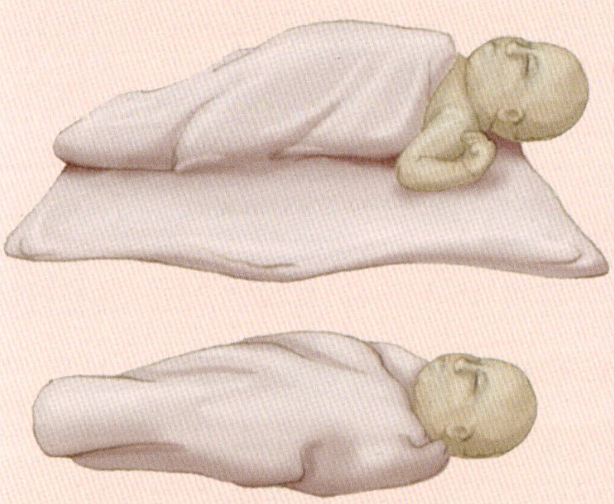	• 영아나 어린 아동의 크기에 적당한 사각 모양으로 접히는 시트를 이용하여 전체 몸을 덮거나 사지 한 곳을 빼고 고정시키는 신체 억세 방법이다. 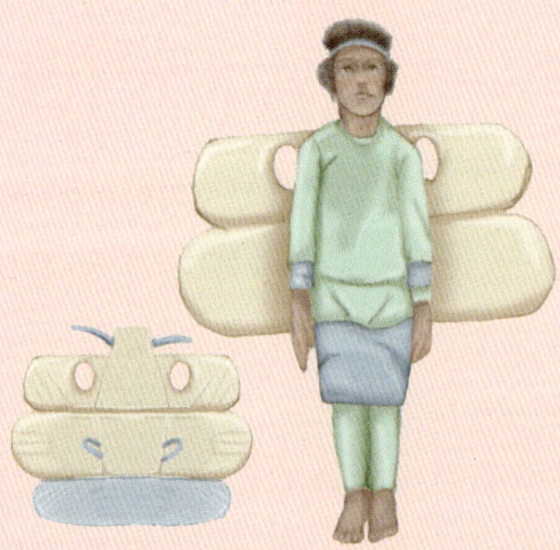	• 모든 사지가 시트 안에 안전하게 위치하고 있는지 확인한다. • 얼굴이 가려지거나 기도를 제한하는지 확인한다.
자켓 억제대(조끼 억제대)[jacket(vest) restraint] 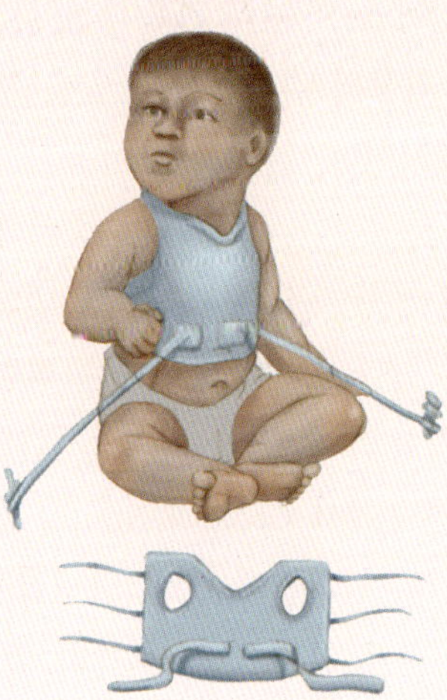	• 아동에게 자켓을 입히고 등에 있는 끈을 침대 양옆에 묶는다. 수술 후 또는 의자에 안전하게 앉히는 것처럼 아동을 침대에서 수평으로 두기 위해 사용된다	• 아동이 머리를 옆으로 돌릴 수 있는지, 침대 머리가 상승되어 있는지 확인한다. 매듭을 등에 묶어 아동이 조성할 수 없도록 한다.

동의 안전을 유지하기 위해서라는 것을 강조한다. 아동과 부모가 억제의 이유를 설명하도록 하여 그들의 이해 정도를 알아본다.

- 억제가 적당한지 확인한다.
- 억제 끈이 침상난간이 아니라 침대나 아동용 침대에 묶여 있는지 확인한다.
- 감아 매는 매듭 방식을 사용하여 억제대의 매듭을 안전하게 묶는다(이것은 억제대의 매듭을 빠르고 쉽게 제거하게 된다).
- 처음 적용한 15분 동안 확인하고, 시간마다 올바른 위치에 적용하고 있는지 확인한다.
- 첫 15분 동안 적용 중인 사지의 온도, 맥박, 모세혈관 충혈 정도를 확인하고, 적용 후 1시간 간격으로 확인한다.
- 2시간마다 억제대를 제거하여 ROM시키고, 다시 재적용하며 이 과정 중에 발견된 내용을 기록해둔다.
- 지속적으로 억제대 사용 이유와 적용 시간 계획에 대해 설명하여 부모의 참여를 격려한다.
- 아동과 부모에게 긍정적인 강화를 제공한다.
- 억제대 제거 기준(criteria)을 검토한다. 제거내용과 지속적인 사정내용을 기록한다.

간호사가 표준과 규정에 익숙해지는 것이 중요하고, 항상 기관의 정책과 절차를 따라야 한다.

TAKE NOTE!

유모차, 그네, 유아 식사용 의자의 안전벨트, 유아용 침대 등과 같이 연령과 발달에 적합하고 아동을 보호하는 데 사용되는 안전 장치는 억제로 간주하지 않는다(CMS, 2018).

아동의 이동

아동은 진단검사나 수술을 위해 다른 부서로 이동할 수 있다. 같은 부서 내에서도 치료실이나 놀이방과 같은 장소로 옮길 수 있다. 퇴원의 경우가 있을 수도 있다. 아동이 다른 장소로 이동할 때 구체적으로 안전문제, 아동의 연령과 발달수준, 아동의 신체상태와 목적지를 말해주어야 한다. 이 요소들은 이동 전에 고려되어 아동에게 최소한의 위험을 주는 적절한 방법이 사용되어야 한다. 영아를 포함한 아동을 이동하는 다양한 방법으로는 유모차, 침대차, 바퀴 달린 침대를 사용하는 방법이 있다(그림 11.7). 가능하다면 부모는 아동과 동반하여 지지와 안정을 제공한다.

병원 내 안전한 이동 제공

영아를 옮길 때에는 등과 머리를 지지하는 것이 필수적이다. 모든 침대와 침대차의 난간은 올려져 있어야 한다. 유모차와 휠체어의 안전벨트를 이용하도록 한다.

TAKE NOTE!

아동이 이동 중일 때에는 혼자 두지 않는다. 이동 중에는 아동을 지켜볼 수 있어야 한다.

발달에 관해 생각해보기

병원에 있는 8세 아동의 안전을 유지하는 방법에 대해 논의해보자. 아동이 3세라면 어떻게 다른가?

아동기의 입원

입원은 가끔 아동과 가족들을 혼란스럽고 복잡하며 저항하기 어렵게 만들 수 있다. 질병과 입원에 대한 반응은 아동의 발달단계를 포함한 여러 요인들에 의해 영향을 받는다. 아동과 가족의 부정적인 경험을 최소화시키는 간호전략이 필요하다. 이러한 전략은 비언어적, 언어적 행위를 빨리 사정하여 아동과 가족의 요구사항을 파악하고, 정확한 해석을 통해 정보를 제공하며 적절한 반응과 중재를 제공하는 것을 포함한다.

간호사는 이러한 전략을 아동과 가족과의 상호작용을 통해 수행하지만, 최상의 결과물을 확인할 수 있는 것은 입원과정을 통해서이다. 간호사는 아동과 가족의 학습 욕구와 능력을 사정한다. 성공적인 중재를 위해 간호사는 아동과 가족에게 가장 효과적인 방법으로 교육하고 의사소통해야 한다. 또한 간호사는 퇴원 전에 아동과 가족의 특정 활동의 수행 역량을 평가한다.

입원아동에 대한 연구에서 Crole과 Smith(2002)는 입원아동을 위하여 도입, 신뢰관계 형성, 의사결정단계, 안정과 안전 제공의 4단계 간호를 제시한 바 있다. 이러한 단계는 현재에도 여전히 유효하다. 이 모든 단계

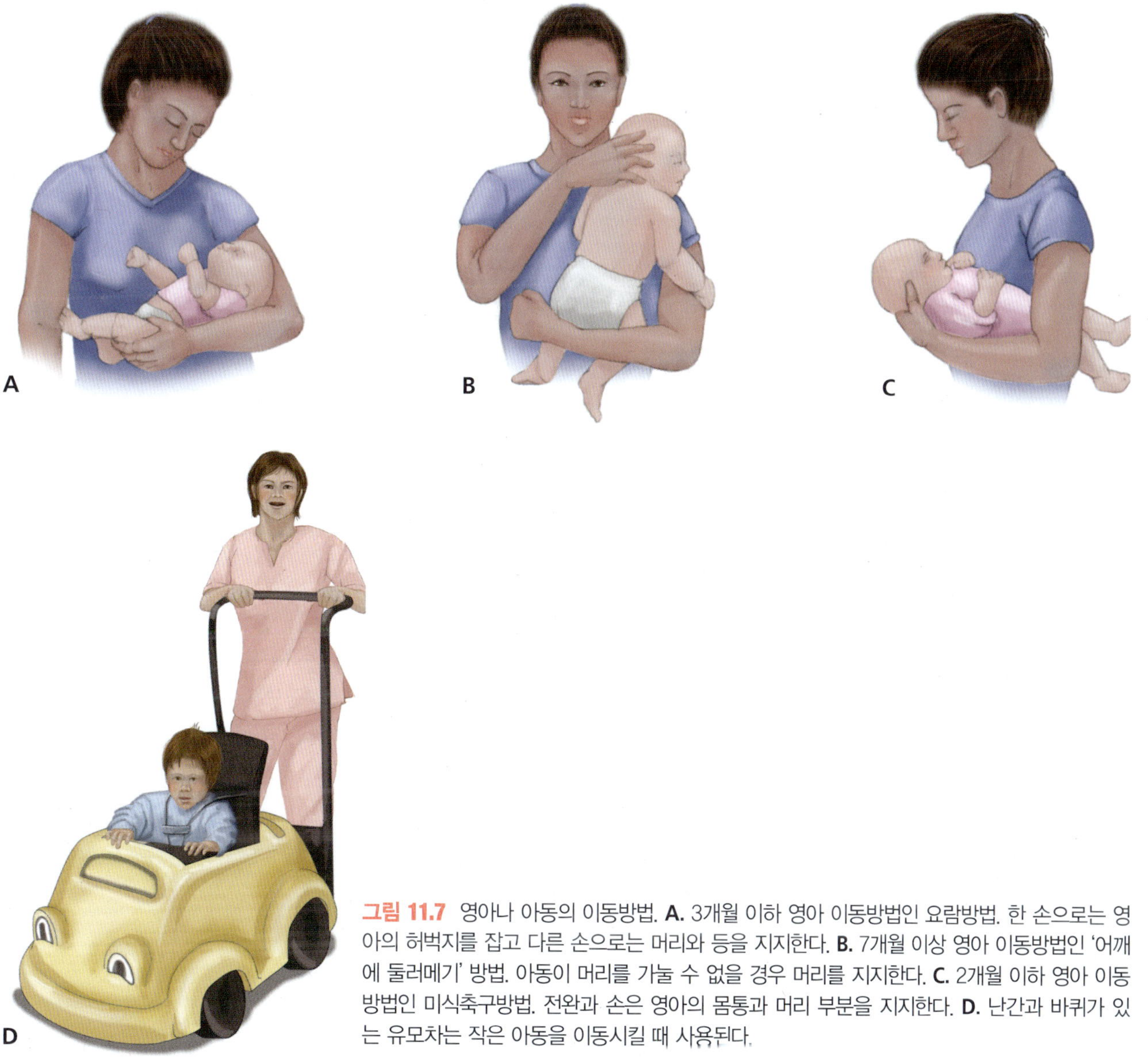

그림 11.7 영아나 아동의 이동방법. **A.** 3개월 이하 영아 이동방법인 요람방법. 한 손으로는 영아의 허벅지를 잡고 다른 손으로는 머리와 등을 지지한다. **B.** 7개월 이상 영아 이동방법인 '어깨에 둘러메기' 방법. 아동이 머리를 가눌 수 없을 경우 머리를 지지한다. **C.** 2개월 이하 영아 이동방법인 미식축구방법. 전완과 손은 영아의 몸통과 머리 부분을 지지한다. **D.** 난간과 바퀴가 있는 유모차는 작은 아동을 이동시킬 때 사용된다.

는 연결되어 있다. 예를 들어, 신뢰관계가 형성되어 있지 않으면 그 다음 단계로 넘어가는 것이 어렵다.

도입단계는 아동과 가족과의 첫 만남을 포함하고 신뢰관계의 기반을 형성한다. 좋아하는 장난감과 텔레비전 프로그램을 이용하여 라포(rapport)를 형성한다. 요청이나 절차를 준수하여야 한다는 압력 없이 아동이 대화에 참여하도록 허락하도록 한다. 다음 단계인 신뢰관계는 과정 중 노래 부르기와 같은 적절한 언어, 게임, 놀이 제공, 과정에 대한 적절한 준비, 설명과 격려 제공하기 등을 통해 형성될 수 있다. 아동의 수준으로 눈높이를 낮추고 그들의 용어를 사용한다.

의사결정단계에서 간호사는 아동이 특정한 결정을 내리도록 참여시킴으로써 아동을 관리할 수 있다. 이 단계는 아동이 형성한 믿음을 유지하는 데 매우 중요하다. 예를 들어, 치료과정 중 어느 정도의 통제를 받을 것인가, 앞으로 발생할 사건에 대해 어느 정도의 정보를 아동과 공유할 것인가, 부모의 참여 여부 등에 대한 결정은 필수적이다. 그렇게 하는 것이 안전하다면 언제든지 선택권을 제공하여 건강한 결과로 이어지는 대처전략을 사용하도록 아동을 강화시킨다. 마지막으로, 안정과 안전단계는 아동을 칭찬하거나 좋아하는 장난감을 가지고 있게 하는 방법을 사용한다. 이 단계는 간호사가 신뢰를 회복하고 아동에게 편안함을 제공하여 긍정적인 결과를 증진하는 데 도움이 된다.

I 아동과 부모의 입원 준비

아동의 입원을 준비할 때, 아동에게 고통을 줄 수 있는 상황을 파악하고 그것을 최소화하거나 제거하려고 노력해야 한다. 가장 사소한 상황이더라도 어린 아동을 두렵게 할 수 있다. 새로운 경험, 익숙하지 않은 광경이나 소리, 수면양상의 방해, 과정과 치료에 따르는 통증이 입원한 아동과 가족들의 주 스트레스 원인이다.

표 11.4는 아동이 무서워하거나 스트레스 받을 수 있는 병원활동, 아동과 부모에게 제공할 수 있는 제안들이 설명되어 있다. 이러한 상황에 대한 사려 깊은 준비는 스트레스를 줄인다. 예상되는 과정을 아동에게 교육하여 상상력에 대처할 수 있도록 하고, 현실과 공상을 구별할 수 있도록 해야 한다. 중재와 발생할 사건들, 아동이 느낄 감각적인 정보들을 제공해야 한다.

훌륭한 준비는 아동의 두려움을 줄이고 병원 경험에 대처하는 능력을 증진시킬 수 있다. 준비는 아동의 인식, 이전 경험의 검토, 대처전략을 확인하는 것이 포함되어야 한다. 목표는 무슨 일이 일어나는지 아동이 잘 이해하도록 하여 두려움과 불안을 감소시키는 데에 있다. 유용한 기법은 다음과 같다.

- 봉제 인형이나 인형에게 간호를 수행하고 아동이 똑같이 따라하도록 한다.
- 의학용어의 사용을 피한다.
- 아동이 일부 장비를 만지도록 허용한다.
- 아동에게 절차에 대해 정확하게 교육하거나 입원 동안 무슨 일이 일어날지 알려준다.
- 아동이 지내게 될 병실을 보여준다.
- 아동이 계속 만나게 될 건강관리 직원을 소개한다.
- 아동이 들은 소리에 대해 설명한다.
- 제공될 음식의 견본을 제공한다.

아동의 입원 준비에 사용되는 모든 기술은 비외상성 간호의 철학을 강조하고 있다. 아동의 인지수준과 발달수준에 대한 모든 정보를 받아들여야 한다. 특정한 상황에서 아동의 역할이 무엇인지를 기술한다. 아동에게 할 일이 있다는 것은 언제나 도움이 되는데, 이는 아동이 그 상황에 포함되어 있다는 것을 보여

표 11.4 입원상황에서의 두려움을 감소시키는 전략

상황	두려움을 감소시키는 전략
장비나 기술을 사용하거나 침습적인 시술	• 아동이 이해할 수 있는 용어로 과정과 장비에 대해 설명 • 절차의 단계나 장비 사용 단계에 대한 검토 • 아동이 할 수 있는 것과 허용되지 않는 것에 대한 설명 • 적절하다면, 아동이 장치를 만져보거나 역할놀이를 할 수 있도록 한다.
방사선검사나 밤과 같은 어두움	• 검사실 불 켜두기 • 아동의 방에 야간 조명 사용 • 가능하다면, 아동이 양육자나 간호사의 손을 잡거나 장난감을 가지고 있도록 허락한다.
다른 지역 병원으로의 이동	• 가능하다면 양육자의 동반 허락 • 어디를 가고, 얼마나 걸리며, 얼마나 있다가 돌아올 것인지에 대한 대략적인 정보 제공 • 아동을 데리고 갈 사람을 아동에게 소개
아동의 방에 출입하는 다양한 의료진	• 모든 의료진이 아동과 함께 한다는 것 확인시키기(근무교대와 매일) • 병실에 교대 또는 매일의 간호사 이름을 적은 칠판 배치 • 아동에게 언제까지 돌볼 것인지에 대한 정보 제공(아동의 인지수준에 맞추어 정보 제공. 예를 들어, 8시간 동안 있을 거야."라고 말하기보다 "나는 저녁시간 전까지 너의 간호사가 될 거야." 또는 "나는 네가 검사가기 전까지 너의 간호사가 될 거야.") • 일과를 마치고 떠날 때 아동에게 인사, 새로 오는 간호사에 대해 설명, 언제 다시 돌아올지 정보 제공

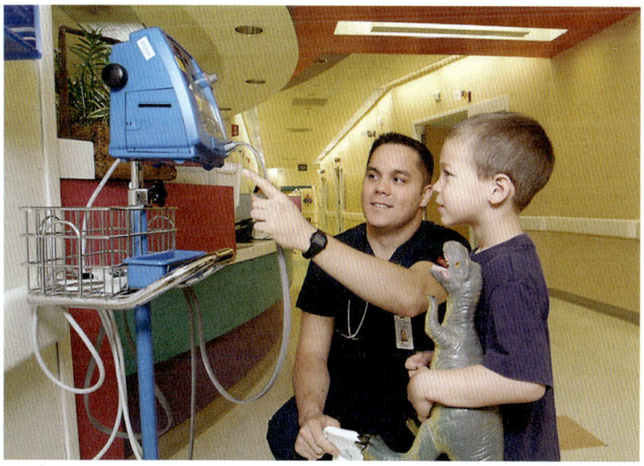

그림 11.8 아동은 자신에게 사용될 장치에 익숙해짐으로써 입원을 준비할 수 있다.

주기 때문이다. 병원에서 일어날 일에 대한 예행연습(rehearsal)은 상황으로부터 아동을 편안하게 만든다. 시간이 허락되면, 절차가 설명된 팸플릿을 제공하고 입원 전에 집에서 적절한 활동을 하도록 제안한다.

아동과 가족은 병원 부서나 수술실을 방문할 수 있다. 입원과 수술에 대한 비디오테이프, DVD, 사진, 책은 가족과 아동들에게 정보를 제공하는 수단이 될 수 있다. 많은 기관에서 아동과 가족들이 병원에 친숙해지도록 병원투어 프로그램을 시행하고 있다. 병원 방문 중에 역할극이나 그들에게 사용될 도구를 이용해보는 기회가 제공된다(그림 11.8). 만약 투어가이드(tour guide)가 아동이나 가족 구성원이 매우 두려워하거나 걱정하는 어떤 것에 대해 기록한다면, 소아과 직원은 주의를 기울이게 될 것이고, 따라서 이 문제는 집중적으로 다루어지며, 향상된 가족중심간호로 이끈다.

부모는 주어지는 물건에 대한 복습과 질문에 대답하는 과정을 통해 아동의 준비에 중요한 역할을 하고 믿을 수 있고 지지적인 역할을 한다. 교육지침 11.1은 아동의 입원 준비에 대한 부모를 위한 제안이다.

> 은혁이 가족이 입원을 준비하는 데 어떠한 도움을 줄 수 있을 것인가?

아동의 입원

아동의 입원은 아동의 입원 준비와 아동이 지낼 병원 부서의 소개를 포함한다. 적절한 병원 형식을 이용

교육지침 11.1 아동의 입원 준비

- 병원이나 수술과 관련된 경험의 이야기를 읽는다.
- 병원에 가는 것과 집에 돌아올 때 어떨 것 같은지에 대해 이야기를 나눈다.
- 정직한 태도를 유지하고 아동이 질문하도록 격려한다.
- 병원을 방문하고 시간이 허용된다면 입원 전 투어를 시행한다.
- 전화 통화, 집에서 가지고 간 특별한 물건을 통해 아동을 지지한다.
- 아동에게 자신의 감정을 그림으로 그리도록 격려한다.
- 형제자매를 준비과정에 포함시킨다.

한다.

오늘날의 건강관리 환경에서는 과도한 준비과정 없이 입원과정이 빨리 이루어진다. 이는 입원 전 과정이 왜 중요한지에 대해 알려준다. 물론 아동의 의학적 상태의 긴급함은 미리 수행할 수 있는 준비를 제한할 수 있다.

> **TAKE NOTE!**
> 아동이 병실에 입원하였을 때, 아동과 가족에게 사전교육과 병동의 일상과 절차에 대해서 설명한다. 병동의 정책 내에서 부모가 아동과 함께 있을 수 있다는 것을 강조한다. 가능하다면, 간호사실과 가까운 병실에 아동을 배정하고 아동의 연령과 발달단계에 적절한 음식을 제공한다.

입원간호

아동이 입원할 병원 단위는 다음과 같다.

- 일반 병실
- 응급실, 긴급 병실
- 아동 집중치료실
- 외래환자 또는 특별 치료 부서
- 재활 부서 또는 병원

A 입원 사정

아동의 건강력, 일상생활, 입원의 원인에 대한 정보를 획득한다. 기본적인 활력징후와 키, 체중을 측정하고 신체사정을 수행한다. 시설의 입원 정책과 절차에 따른다. 이 과정 동안 가족과 아동의 요구를 파악한다. 알레르기, 복약 중인 약물, 질병력과 같은 중요한 필수 정보가 아니고 정보가 이미 존재하는 경우 다시 묻지 않는다. 일반적으로 아동의 상태가 긴급하면 이러

한 정보를 즉시 수집한다. 그렇지 않으면, 안전한 관리를 위해서 필요한 정보를 제외하고는 8시간 이내에 수집한다.

아동과 가족과의 의사소통

간호 부서에 상관없이 간호는 아동과 가족과의 신뢰와 돌봄의 관계를 형성하는 것으로 시작해야 한다. 미소를 지으며 자신을 소개한 후 소속을 알린다. 아동과 가족들에게 어떤 일이 일어날 것인지, 어떤 것을 기대하는지 설명한다. 가족과 아동에게 어떠한 이름으로 불리는 것을 선호하는지 질문한다. 적절한 수준에서 눈 마주침을 유지한다. 어린 아동의 경우 가족과 먼저 시작하여 가족 구성원들이 간호사를 믿는다는 것을 아동에게 보여준다. 아동의 연령에 맞는 수준으로 대화를 나눈다. 아동과 가족에게 입원기관에 대한 예비교육을 실시한다. 지침, 병동 스케줄, 아동의 치료와 관련되는 직원에 대해 간략하게 설명한다.

격리실

격리실(isolation rooms)은 감염의 위험성을 증가시키는 상황일 때 사용된다. 만약 아동이 감염성 질병으로 입원하거나, 감염성 질병이 의심될 때 혹은 아동의 면역체계가 손상되었을 때 격리실에 입원한다. 이 상황에 있는 아동은 타인과의 접촉제한과 장갑, 마스크, 가운과 같은 보호장구로 인하여 감각 박탈을 경험할 것이다.

격리실 아동 간호

가족들이 자주 방문하도록 격려하고 격리 이유와 아동에게 수행하는 특별한 과정을 이해할 수 있도록 돕는다. 격리실에 들어가기 전에 자신을 소개하고 가능하다면 마스크를 착용하기 전에 아동에게 얼굴을 보여준다. 부모가 있지 않다면 지속적으로 아동에게 다가가고 잦은 신체적 접촉을 한다.

발달단계에 따른 입원간호

입원아동에게 발생한 두려움, 분리불안, 통제력 상실을 다룰 때, 간호사는 아동의 연령과 인지적 또는 발달 수준을 고려해야 한다. 중재는 그 연령과 발달적 수준에서 스트레스원에 어떻게 대처하는지에 따라 달라진다. 내용, 시기, 설정, 준비의 과정 또한 아동의 연령과 인지적 또는 발달적 수준에 기반을 둔다. 두려움, 불안, 분리불안, 통제력 상실을 다루는 일반적인 가이드라인은 글상자 11.6에 제시되어 있다.

글상자 11.6 입원의 일반적인 영향을 다루기 위한 지침

두려움과 불안 최소화하기

- 아동과 가족이 입원과 절차를 준비하도록 한다.
- 일어날 모든 것에 대해 아동과 가족들에게 설명한다.
- 나이에 알맞은 의사소통기술을 사용한다. 이 과정에 가족을 포함시켜 아동이 두려움에 대처할 수 있도록 돕는다.
- 아동이 두려움과 걱정을 떨쳐낼 수 있도록 시간을 준다.
- 부드럽고 친근하며 편안한 목소리 톤으로 아동과 부모에게 이야기한다.
- 아동을 간호할 때 차분하고 감정적인 접근을 한다.

분리불안에 대응하고 최소화하기

- 분리불안의 단계를 알고 그들이 인식할 수 있도록 한다.
- 첫 단계 동안 하는 행동이 아동이 나쁘다는 것을 나타내는 것이 아니라는 것을 기억한다.
- 가족들이 아동과 함께 있도록 격려하고 항상 가족중심적인 접근으로 간호한다.
- 아동이 무심해지기 전에 아동이 중재하고 대처할 수 있도록 돕는다.

통제력 상실 해결하기

- 신체적인 제한, 변화된 일상생활과 습관 그리고 의존적인 문제를 최소화시키도록 한다. 왜냐하면 그것들은 통제력의 상실을 초래하기 때문이다.
- 진단의 제한범위 내에서 가능한 많은 독립성을 허용한다.
- 가능하면 아동이 간호와 의사결정에 참여하도록 허용한다.

신생아와 영아기 입원 간호

영아의 발달단계를 사정하고, 부모 또는 일차양육자와 아동의 애착 정도를 사정한다. 영아의 얼굴 표정은 통증이나 신체손상을 알리는 가장 일관된 지표이다. 두려움을 감소시키고 분리불안을 최소화하기 위해 가능하다면 일차양육자와의 분리를 피한다. 이것은 또한 건강한 애착을 형성할 것이다. 만약 부모나 일차양육자가 영아와 함께 있을 수 없다면, 아기에게 일관된 안정감을 줄 사람을 찾아야 한다. 수면과 식사와 관련된 아동의 가정생활을 유지하는 것은 통제력 상실의 느낌을 줄이도록 돕는다. 영아의 체중은 매일, 같은 시간에, 같은 체중계로 측정한다. 섭취량과 배설량을 정확하게 측정한다. 눈썹 주름이나 긴장된 신체자세와 같이 울음이 아닌 다른 불안징후를 알아야 한다. 영아의 안전성 확보, 성장과 발달 촉진과 관련된 추가적인 간호의 목적은 표 11.2에 소개되어 있다.

유아기 입원 간호

유아를 간호할 때 유의할 점은 분리불안, 성장과 발달, 자율성이다. 위협적이지 않은 놀이로 유아와 신뢰를 형성하는 것은 유아가 느끼는 두려움의 정도를 감소시킬 것이다. 슬픔이나 불만을 표시하는 미묘하고 비언어적인 표현에 민감하게 반응해야 한다.

부모나 일차양육자가 병원 내에 머무르도록 격려하여 분리불안을 감소시킨다. 식사, 수면 혹은 낮잠과 같은 집에서의 생활습관을 유지하는 것은 짜임새를 제공하고 유아의 통제력 손상의 감정을 감소시킬 것이다. 지시사항이 있다면 유아의 체중을 매일 측정한다. 섭취량과 배설량을 정확하게 측정한다. 유아의 안전성 확보, 성장과 발달 촉진과 관련된 추가적인 간호계획은 표 11.2에 소개되어 있다.

학령전기 입원 간호

학령전기 아동간호는 그들의 특정한 요구, 두려움, 환상에 중점을 둔다. 학령전기 아동과 함께할 때는 그들이 마술적 사고와 환상을 사용한다는 것을 기억해야 한다. 중재 바로 직전에 진실하고 구체적인 정보를 제공하여 두려움을 감소시킨다. 유아 때처럼 부모의 참여를 권장하는 것은 병원에 있는 동안 학령전기 아동이 겪는 분리불안을 감소시킬 것이다. 어떤 색의 밴드를 사용할지, 약을 먹을 때 컵을 이용할지, 주사기를 사용할지를 정하도록 하는 것처럼 간단한 결정을 내리게 하는 것은 스스로 관리하는 느낌을 준다. 병원에서 학령전기 아동의 안전성 확보, 성장과 발달 촉진과 관련된 구체적인 간호사항은 표 11.2에 소개되어 있다.

학령기 입원 간호

학령기 아동에게 분명하고 의미 있는 용어로 정확한 정보를 제공하여 알지 못하는 것에 대한 두려움을 최소화한다. 학령기 아동은 여전히 부모에게 많이 의존하므로, 부모의 참여와 병실 내에 머무르는 것은 분리불안을 감소시킨다. 아동이 간단한 결정을 내리고, 자신이 통제한다는 느낌을 가질 수 있게 스케줄을 계획하도록 하여 참여시킨다. 학령기 아동의 입원을 관리할 때 간호사가 고려해야 할 것은 안전을 보장하고 성장과 발달을 촉진하는 것이다(표 11.2 참조).

청소년기 입원 간호

청소년은 두려움을 표현할 수도 있고 하지 않을 수도 있다. 청소년은 정직하게 교육해야 한다. 어린 청소년은 더욱 정확한 설명을 필요로 하고, 나이든 청소년들은 좀 더 추상적인 개념을 이해할 수 있다. 청소년의 사생활에 대한 요구를 존중한다. 청소년 친구들의 방문을 권장하여 분리와 관련된 불안을 최소화한다. 필수적인 간호와 십대의 선호도를 동시에 포함하여 청소년과 서로의 마음에 드는 스케줄을 준비한다. 청소년과 함께하는 것은 청소년의 통제력을 증가시킨다. 입원 중인 청소년 간호와 관련되는 간호사항은 표 11.2를 참조한다.

I 입원아동을 위한 기본간호

기본적인 간호는 목욕, 모발간호, 구강간호와 같은 일반적인 위생방법과 영양학적 간호를 포함한다. 어린 아동은 대부분 또는 전적으로 그들의 자가간호 요구를 성인에게 의존한다. 만약 부모가 있다면, 부모가 아동을 간호하도록 하여 아동의 스트레스를 감소시키도록 한다. 나이든 아동은 위생관리를 스스로 수행하지만 간호사의 보조가 필요할 수 있다.

일반적인 위생

일반적인 위생은 건강한 피부, 머리카락, 치아를 유지하도록 돕는 것이다. 피부는 복합적인 구조물이다. 일차적으로 덮어서 조직을 보호하고 피부 자체를 보호한다. 아동의 피부손상은 정맥주사의 삽입과 유지, 드레싱 제거, 침상에서 아동의 자세, 기저귀 교환, 전극 패치 사용과 제거, 억제대 유지 등에 의해 발생한다. 문제의 위험요소에는 손상된 기동성, 단백질 부족, 부종, 실금, 감각소실, 빈혈, 감염이 있다. 피부를 사정하기 좋은 시기는 목욕시간이다.

목욕

영아와 아동을 목욕시키는 것은 건강관리 환경에서 매일하는 기본적인 위생방법이다. 가족중심 환경에서 가족이나 보호자가 이 과정을 소홀히 한다 하더라도, 간호사는 목욕이 안전하고 위생적으로 이루어지는지 확인할 책임이 있다. 낙상, 화상, 물의 흡인을 예방하기 위해 안전지침을 부착한다. 아동을 욕조 안에 혼자 두지 않는다. 순하고 pH 균형이 맞는 비누를 사용하고, 수분 보충이 필요할 때는 보습제를 사용한다. 마비, 감각소실, 외과적 흉터, 피부견인/석고붕대, 외부의 선들(정맥주사관, 도뇨관, 식사용 튜브), 또는 피부 통합성의 변화와 같은 특별한 관찰이나 추가적인 사정이 필요한 상태에 대해 기록한다. 귀, 피부 접히는 부분, 목, 등, 서혜부의 피부 통합성의 변화를 집중적으로 관찰한다. 표 11.5는 목욕 시 고려해야 하는 특징적인 발달사항들을 묘사하고 있다.

목욕이나 다른 위생방법을 수행할 때에는 하루 중 특정 시간대, 의식(rituals), 특정 장비, 알레르기 유발 물질과 같은 가족의 선호도와 가정에서의 아동의 습관을 사정한다. 이는 부모에게 요구되는 보조 정도를 사정하는 데 좋고, 위생과 관련된 교육 요구도를 사정하기에도 좋으며 기회이다. 장비, 병실 온도, 사생활, 탈취제나 로션 같은 제품의 사용과 관련되는 목욕의 일반지침을 따른다.

표 11.5 목욕 시 발달적 고려사항

발달단계	특징적인 고려사항
영아기	• 도움을 받지 않고 설 수 없는 어린 영아를 씻기기 위해 스펀지 샤워나 욕조 목욕을 시행한다. 영아의 신체를 항상 지지한다. 적절한 물 온도를 확인한다. 파우더의 사용을 피한다.
유아기	• 건강상태에 따라 나이든 영아와 유아를 침대 옆이나 일반적인 욕조 안에서 씻긴다.
학령기와 청소년기	• 나이든 아동은 건강상태에 따라 가능하고 허락된 샤워를 선호한다. 샤워가 안전할 것인지 사정한다. 사생활을 보호한다.

모발간호 제공

침대에 누워 있는 것은 머리를 엉키고 꼬이게 할 수 있다. 머리카락을 빗질할 때 아동의 머리카락이 당기지 않도록 조심한다. 필요하다면, 엉키지 않게 하는 제품을 사용하여 빗질을 용이하게 한다.

머리카락을 씻어야 한다면, 매일 영아의 목욕 중에 수행한다. 일반적으로 어린 아동들은 샴푸를 일주일에 한두 번 사용하는 것이 충분하다. 청소년은 피지선 분비량이 많기 때문에 더욱 빈번한 샴푸 사용이 필요할 수 있다. 샴푸 사용의 빈도는 아동의 상태에 따라서도 달라진다. 예를 들어, 아동에게 발한이 있으면 더 자주 샴푸가 사용될 것이다.

아동이 의자에 앉아 있거나 이송용 침대차(stretcher)에 누워 있는 동안에는 침대 옆에서 이용하기 쉬운 싱크대처럼 특별히 개조된 장치가 있는 곳에서 샴푸가 이루어져야 할 것이며 또는 욕조나 샤워실에서 샴푸를 수행해야 할 것이다. 린스가 포함되어 있지 않은 샴푸 제품이 사용하기에 적절하다. 이런 샴푸로 머리카락을 감고 브러시나 빗으로 머리를 빗는다.

아동이 욕조나 샤워 중 머리를 감을 때에는 미끄러운 표면 때문에 아동이 미끄러지거나 낙상하지 않는지 확인하고, 부적절한 물의 온도로 인한 화상 등 아동의 안전을 관찰한다.

아동의 민족성은 특정한 머리관리법을 요구할 수 있다. 예를 들어, 아프리카계 미국 종족은 폭이 넓은 이의 빗으로 머리를 관리한다. 만약 현재 사용하는 것을 더 이상 사용할 수 없는 경우 아동의 부모에게 집에서 빗을 가지고 오도록 부탁한다. 아동과 부모에게 머리관리를 쉽게 해 주는 제품에 대해서도 물어본다. 부모가 이런 제품을 집에서 가지고 올 수도 있다. 만약 아이가 원한다면 부모가 머리를 땋거나 꼬는 것을 격려한다.

구강 위생 제공

구강 위생은 기본적인 간호에서 중요한 부분이다. 식사 후 영아의 잇몸을 젖은 천으로 닦아낸다. 식사 후나 수면 전에 아동이 이를 닦거나 치실을 적용하는 것을 돕는다. 면역억제 치료를 받고 있는 아동은 구강 위생 시 부드러운 칫솔과 수분이 있는 거즈 스펀지를 사용하여 출혈을 예방하고, 망가진 부분이 있는지 관찰하는 등 특별한 관심을 기울여야 한다.

영양

적절한 영양은 성장발달과 조직 재생을 위해 필요하므로 아프거나 입원한 아동을 간호하는 데 필수적이다. 자주 질병을 앓거나 입원 중인 아동은 식욕부진을 경험하는데, 이는 아동의 영양학적 상태에 영향을 미친다. 이것은 오심, 구토, 검사나 수술을 위한 구강섭취 금지와 같은 다른 문제들과 복합적으로 작용한다. 입원하면 나이든 유아 또는 아동이 젖병을 사용하거나 스스로 밥을 먹을 수 있는 아동이 먹여주기를 바라는 것 등 그들의 연령이나 발달단계에 맞지 않는 식사습관을 선택할 수 있다. 식사습관의 재형성은 가능할 때 조정할 수 있다.

임상적 추론 시 주의점!

식사가 제공되기 전에 통증과 오심을 완화시킨다

영양간호 제공

가능하다면 치료과정이나 치료는 식사시간과 떨어지도록 계획한다. 어린 아동의 식사거부는 아동의 분리 감정과 관련이 있을 수 있다. 아니면 식사거부는 상황을 주도하려는 아동의 시도를 나타내는 것일 수도 있다. 부모가 음식섭취를 보조할 때 억지로 먹이기보다는 부드럽게 설득하도록 격려한다. 억지로 먹이는 것은 병원생활을 넘어 가정 환경에서도 음식에 대한 거부감을 생성할 수 있다. 부모는 아동에게 무엇을 먹을 것인지 선택할 수 있는 기회를 주어야 한다. 이는 아동의 통제력을 강화시킨다. 아동의 식욕은 컨디션이 좋아지면 증가할 것이라고 부모에게 알려준다. 교육지침 11.2에서는 입원 중인 아동의 영양 증진방법이 소개되어 있다. 부모에게 맞추어져 있더라도, 간호사는 아동의 간호계획에 이 가이드라인을 적용시킬 수 있다.

교육지침 11.2 입원아동을 위한 영양 증진

- 아동의 식이와 관련하여 제한이 있는지 간호사와 확인한다. 섭취량과 배설량이 측정되고 있는지 확인한다.
- 아동이 좋아하는 음식을 먹도록 격려한다.
- 아동이 먹거나 마실 때 필요하다면 보조한다. 사회성을 증진시키기 위해 식사시간에 참여한다.
- 작은 컵에 물을 주고, 손으로 쉽게 집어 먹을 수 있는 음식을 제공하여 많은 양이 한꺼번에 들어가지 않도록 한다.
- 다양성을 위해 다양한 온도에서 다양한 시간대에 액체를 제공한다.
- 아동은 걸쭉한 액체(크림수프나 밀크셰이크)보다 묽은 액체(젤라틴이나 탄산음료)를 더 많이 섭취할 수 있다는 것을 기억한다.
- 액체 섭취량에 얼음조각을 포함시킨다. 얼음은 대략 같은 물 양의 반과 동등하다(한 컵의 얼음은 반 컵의 물과 같다).
- 빨대를 사용하고(허용된다면) 색이 다양한 주방기구, 컵, 접시를 사용하여 대조와 자극을 제공한다.
- 아동의 선택에 따른다. 아동이 메뉴에서 원하는 것을 고르도록 한다.
- 영양사와 상의하여 특별 선호음식이 적용될 수 있는지 확인한다.
- 아동이 먹거나 마시는 것에 대해 칭찬을 한다.
- 아동이 먹지 않거나 마시지 않는 것에 대해 벌 주지 않는다.
- 나이든 아동이 먹고 마신 것을 기억해내도록 격려한다.

I 입원아동을 위한 놀이와 활동

놀이는 아동의 간호계획에서 주요한 요소 중 하나이다. 오늘날의 많은 건강관리기관들은 연령에 맞는 장난감, 장비와 여러 가지 창의적 활동을 제공하고 있다(그림 11.9). 만약 기관이 충분히 크면 십대 학생들이 음악을 듣고, 비디오 게임을 하고, 친구들을 만날 수 있는 공간이 분리되어 있다.

TAKE NOTE!

나이든 학령기 아동과 청소년에게는 '놀이방'이라는 단어를 사용하지 않는다. 그 대신 '활동실(activity room)' 또는 '사회실(social room)'로 부른다. 그렇게 하는 것이 성숙한 느낌을 촉진시키고 그 공간을 더 많이 사용하도록 하는 것이다.

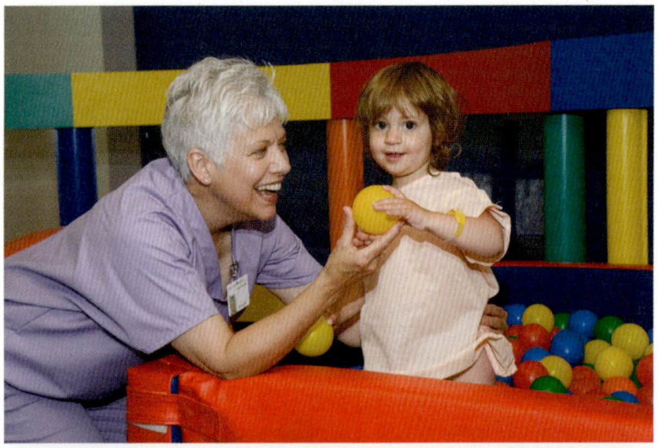

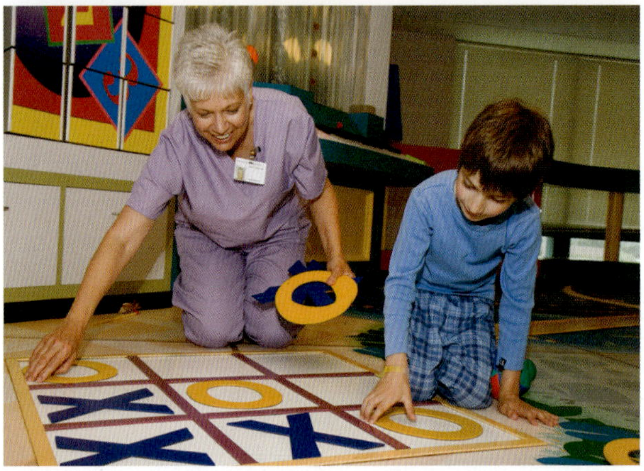

그림 11.9 아동이 병원 놀이방에서 놀고 있다. 어리거나 나이든 아동에게 연령에 적절한 활동을 제공하는 것이 중요하다.

분명히 활동 정도에 제한이 있거나 고립이 필요할 경우 어떤 아동은 그 시설을 이용할 수 없을 것이다. 아동은 또한 병실 안에서도 논다. 조직화되지 않은 놀이의 기회는 놀이에 참여할 수 있는 모든 아동에게 주어져야 한다. 치료적 놀이는 아동의 건강상태를 교육하거나 아동의 삶과 관련된 사안들을 통해서 활동하도록 하기 위함이다.

> **TAKE NOTE!**
>
> 침대나 아동용 침대, 놀이방을 안전한 공간으로 유지한다. 정맥천자와 같은 침습적 절차는 가능하다면 치료실에서 수행한다. 간호사에게 위협적이지 않은 것처럼 보이더라도 놀이방에서는 간호 절차를 수행하지 않아야 한다(Leahy et al., 2008).

조직화되지 않은 놀이 제공

조직화되지 않은 놀이는 아동이 사건, 생각, 상호 관계를 조절하도록 한다. 부모는 집에서 작은 장난감이나 아동이 좋아하는 봉제 인형을 가지고 오도록 하여 아동이 낯선 병원 환경에 더욱 편안함을 느끼도록 한다. 아동은 입원 중에 작은 장난감을 깜짝 선물로 받는 것도 좋아한다. 많은 아동들은 보드 게임, 전자 게임, 독서, TV, 비디오, DVD 보기와 같은 기분전환 활동을 즐긴다. 아동의 발달적 수준에 적절하고 차분한 활동들은 아동이 침대에 있더라도 놀이의 기회를 제공하고 미세운동기술 사용과 발달 기회를 제공한다. 영아와 유아는 블록을 조작하고 쌓아올리는 장난감을 가지고 노는 것을 좋아한다. 학령전기 아동은 색칠하기, 인형 집, 레고 같은 플라스틱 블록 쌓기를 즐긴다. 학령기 아동과 청소년은 비디오 게임, 퍼즐이나 그들의 발달수준에 맞는 모형 만들기를 즐길 것이다.

간호의 일부분으로서의 놀이

놀이는 간호적용에서 매우 중요한 부분이다. 아동에게 일상적인 간호를 적용하는 동안 적절한 놀이를 제공한다. 간호에서 놀이에 대한 예시로는 학령기 아동의 경쟁에 대한 흥미와 게임을 포함한다. 골절로 견인하고 있는 입원아동의 가동범위를 증가시키기 위해서 아동이 부드러운 스펀지 공이나 콩 주머니를 굴렁쇠 안에 넣게 하거나 다른 아동과 경쟁하게 한다. 아동의 심호흡을 격려하기 위해 비눗방울이나 휘파람을 불도록 한다. 액체섭취량을 증가시키기 위해 아동이 일정기간 동안 마신 액체의 컵 수를 그래프화한다. 아동이 일정 수준에 도달하면 스티커, 야구 카드, 특별한 연필이나 다른 작은 물건을 선물로 제공한다.

놀이를 간호의 일부분으로 이용할 때에는 놀이의 결과를 평가하는 것이 중요하다. 위에 제시된 방법으로 하는 놀이는 아동에게 좋은 결과를 내야 한다. 예를 들어 아동의 비눗방울 불기가 기침과 심호흡에 도움이 되었는지 아닌지를 결정한다.

치료적 놀이

놀이의 다른 중요한 측면은 치료적 놀이이다. **치료적 놀이**(therapeutic play)는 비지시적이고 아동이 감정과 두려움에 대처할 수 있도록 한다. 건강관리전문가들은

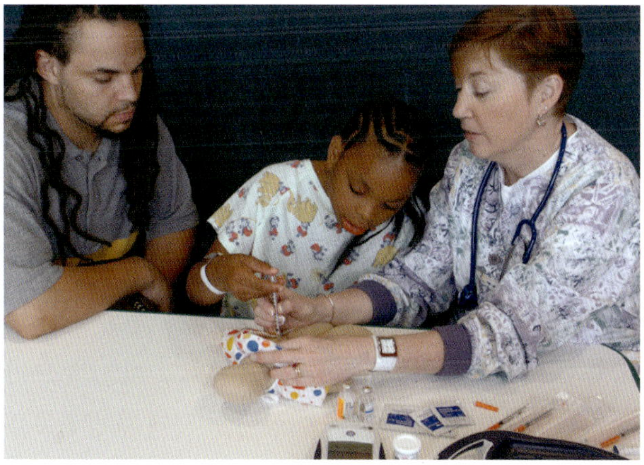

그림 11.10 간호사는 아동이 입원하면서 느끼는 감정들을 잘 극복할 수 있도록 돕기 위해 의료장비를 여러모로 활용하여 놀게 하고 감독한다.

치료적 놀이를 아동이 질병과 입원 동안 접하는 신체적이고 심리적인 문제들을 조절하는 데 이용한다. 감독하에서 병원에 있는 의학적 장비들을 이용해서 하는 놀이는 아동에게 나타날 수 있는 감정들을 잘 극복할 수 있도록 도울 수 있다(그림 11.10). 목표는 일반적인 생활 패턴을 유지하고 정신적 충격을 감소시키며 아동의 최상의 발달을 촉진하는 것을 포함한다. 질병과 입원의 발달적·심리사회적 영향력에 중점을 두고, 아동의 의견에 귀를 기울인다.

아동은 감정표현 놀이나 외상치료 놀이에서 행동으로 표현하거나 과장되게 실생활의 스트레스원을 표현한다. 예를 들어 아동은 부모와 친구에 대한 분리와 관련된 화를 나무망치나 못, 부드러운 스펀지 공, 권투 글러브로 표현할 수 있다. 인형과 완구 같이 상업화된 놀이기구는 일부분을 분리할 수 있어 아동이 신체의 다양한 장기를 볼 수 있다. 때때로 어린 아동들은 인형이나 완구에게 말을 한다. 아동이 인형에게 특정한 상황이나 건강관리제공자에게 원하는 것이 무엇인지를 표현하도록 격려해야 한다. 예를 들어, 이 장의 앞부분에서 소개한 Shadow Buddies 인형은 특정 상황에서 대응하는 방법을 제시해 준다. 여러 회사에서 장루(stoma)를 가진 인공항문 인형, 가는 머리카락이 있고 항암요법을 위한 흉부 카테터를 꽂고 있는 항암 인형, 가슴을 절개하고 심장을 치료한 심장 인형을 개발하였다(Shadow Buddies Foundation, 2019).

다른 종류의 치료적 놀이에는 그림 그리기와 감독하에 시행하는 '바늘 놀이'가 있다. 그림 그리기는 아동의 생각과 감정을 표현하도록 한다. 감독하에 시행되는 '바늘 놀이'는 자주 혈액검사, 주사, 정맥천자과정을 행하는 아동들을 도와준다. 아동의 분노와 불안을 표출하기 위해 인형이 주사를 맞을 수 있다. 안전에 항상 유의하고, 이런 종류의 직접적인 놀이를 계획하기 전에 아동의 성장과 발달수준을 고려해야 한다. 어른이 항상 자리에 있어야 한다.

입원 중 학업과 교육의 증진

아동이 병원에 있을 때 학업을 증진시킨다. 아동의 상태, 교육이 가능한 선생님, 가족의 상황을 사정하여 학업의 양을 결정한다. 많은 아동 병원은 병원 내에 선생님이 있으며 교실도 같이 가지고 있다. 이 선생님들은 아동의 상태가 허용하는 범위 내에서 학교에서와 같은 학업을 지속할 것이다. 교육하는 직원이 없는 병원은 부모와 함께 아동의 학업을 계획한다. 부모는 병원에 있는 동안 교과서를 가지고 와서 숙제를 끝내도록 할 수 있다. 아동과 학교의 교류는 아동의 정상적인 상태를 유지하고 일상생활의 손상을 최소화한다. 간호사 및 사회복지사와 같은 기타 건강관리제공자는 이러한 과정이 용이하도록 도와야 한다.

> 이 장의 앞부분에서 소개된 8세 은혁이를 떠올려보고, 스트레스 요인을 줄이기 위해 제공할 수 있는 간호중재에 대해 논의해보자.

가족 구성원의 요구 해결

많은 요인들이 아동의 입원에 대한 가족의 반응에 영향을 미칠 수 있다. 부모나 돌봄제공자, 형제자매는 아동이 입원하면 불신, 분노, 죄책감, 두려움, 불안, 걱정, 우울과 같은 다양한 감정을 경험한다. 예측하지 못한 아동의 건강상태, 아동의 건강상태에 대한 정보나 이해의 부족과 같은 상황에 직면하는 것은 그들의 일상생활과 역할의 변화, 재정적 스트레스, 그들의 감정이 전적으로 아동을 돌보는 것에 있어 과소평가되는 느낌을 받는다.

가족중심간호는 형제자매를 포함하여 가족의 상황에서 아동을 치료해야 하는 필요성을 인식하고 있다. 형제자매가 아동의 입원에 대처하는 방법에 영향을 줄 수 있는 중요한 질문은 다음과 같다.

- 응급으로 입원했는가?
- 이전에도 입원한 적이 있었는가, 형제자매는 입원을 어떻게 받아들였는가?
- 질병이나 외상이 어느 정도 심각한가?
- 예후를 알고 있는가?

I 부모의 요구 해결하기

아동의 입원에 영향을 줄 수 있는 가족의 반응을 사정하고 아동이 이 문제에 적절히 대응할 수 있는 아동간호계획을 세운다. 가족이 입원 전·중·후로 지지체계를 가지도록 격려한다. 부모와 돌봄제공자가 그들의 감정을 헤아림으로써 아이의 불안 정도를 낮춘다. 가족중심간호의 철학은 가족을 간호의 핵심으로 둔다. 가족은 아동의 일차적이고 지속적인 간호제공자이다. 아동과 부모의 요구와 선호도를 사정하는 가족중심간호는 아동과 부모의 만족감을 상승시킨다(American Academy of Pediatrics, Committee on Hospital Care, Institute for Patient and Family-Centered Care, 2012, reaffirmed 2018).

가능하다면 부모가 아동이 병원에서 머무르는 동안 병실에 함께 머무르도록 격려한다. 기관은 가족들의 참여에 도움이 되는 방향으로 병실을 꾸밀 수 있다. 예를 들어, 사용 가능한 충전 포트, 인터넷, 프린터/스캐너/팩스, 식사 제공, 부모를 위한 침대 제공은 부모가 간호에 협조하도록 하는 데 도움을 준다. 부모를 건강관리팀의 중요한 구성원으로 보고 아픈 아동을 간호하는 파트너로 여긴다.

I 형제자매의 요구 해결하기

형제자매의 죄책감의 가능성을 사정한다. 교육자료를 사용하고 방문하는 시간을 마련하며 서로의 사진이 오고가도록 하고, 형제자매가 전화로 통화할 수 있도록 한다.

아동과 가족 교육

입원과 관련된 모든 경험들이 부정적이지는 않다. 사실, 경험은 아동과 가족의 대처기술을 증가시키고 자존감을 강화시키며, 새로운 사회화 경험을 제공한다. 이는 아동이 자가간호기술을 습득하도록 하고 아동과 가족들이 새로운 정보를 배울 기회를 제공한다. 가족들은 아동의 성장과 발달기술뿐 아니라 추가적인 부모 역할이나 돌봄기술들을 배울 수 있고, 이는 부모의 능력을 향상시킨다. 게다가 아동이 최근에 예방접종을 하였거나 부모가 건강관리방법을 좀 더 배운다면 아동의 전반적인 건강은 병원에서 머무르는 동안 향상될 수 있다.

아동과 부모 교육의 전반적인 목표는 아동과 가족의 스트레스를 감소시키고 병원에서의 치료와 간호를 교육하며, 퇴원 이후 가족이 적절한 간호를 제공할 수 있다는 자신감을 심어주는 것이다. 입원 전·중·후에 지원하는 것은 스트레스를 줄일 수 있다. 입원 전 프로그램에서는 아동과 가족에게 환경에 대해 소개할 수 있다. 입원 중에는 아동 및 가족과 파트너십을 형성하고 대처전략을 증진시키기 위해 전략을 사용하며 절차, 검사, 수술에 대한 적절한 준비를 통해 스트레스를 감소시킨다.

I 아동과 가족 교육

아동과 가족의 질병과 병원 경험에 대한 지식 정도를 사정한다. 이는 교육에 대한 기준을 제공한다. 아동과 가족 교육에는 병원 규칙을 포함시킨다. 입원아동의 행동 변화는 부모와 양육자를 혼란스럽게 한다. 아동의 일반적인 행동양상을 결정하고 부모에게 아동의 입원에 대한 반응을 설명한다. 아동을 위한 지침을 제공하며 가족이 병원에서 일관성 있는 훈육을 하도록 격려하며 퇴원 후 훈육에 대한 문제를 예방한다. 또한 형제자매들이 입원에 어떻게 반응하는지를 논의하고, 형제자매에게 적절한 교육을 제공한다. 간호사는 아동이나 가족과 하는 모든 상호작용에서 교육의 기회를 제공한다. 아동과 가족들에게 활력징후 사정과 같은 간단한 과정의 목적도 설명한다. 아동의 질병이나 외상, 치료계획, 예상되는 결과에 대해 지속적으로 정보를 제공한다.

I 아동과 가족의 퇴원 준비

퇴원계획은 입원 후에 시작한다. 간호사는 가족의 자원과 지식수준을 사정하여 어떠한 교육과 의뢰가 필요할지 결정한다. 퇴원 시 아동과 그들의 부모나 양육자는 가정간호에 대한 지시사항이 적힌 종이를 받고, 사본은 병원 기록으로 남겨둔다. 교육은 아동에 따라 개별화될 수 있다. 일반적으로 퇴원교육은 다음을 포함해야 한다.

- 추후 검진 정보
- 의사나 간호사를 찾아야 하는 가이드라인(새롭거나 악화되는 증상 혹은 아동이 나아지지 않는다는 증거)
- 식이
- 허용되는 활동 정도
- 약물, 용량, 시간, 방법, 부작용, 특별한 지시사항(처방전이 포함되어 있어야 함)
- 아동이 집에서 시행해야 하는 추가 치료에 대한 정보
- 아동이 학교나 주간 보육시설(day care)로 돌아가는 구체적인 날짜
- 내구성 있는 의료장비와 같이 가족이 의뢰할 수 있는 기관의 이름과 전화번호

기본적인 건강정보나 아동의 특정 질병에 대한 일반적인 지료의 내용을 담고 있는 교육용 책자를 제공하고 교육한다(그림 11.11). 가능하다면 비디오 테이프, DVD, CD가 사용될 수 있다. 과정을 여러 번 되풀이하여 살펴보는 것이 어떤 가족들에게는 도움이 될 수 있다. 어떤 치료와 절차는 집에서도 수행할 수 있도록 설명과 시범을 보이고, 역으로 시범을 보이도록 지시한다. 아동이 복합 약물, 위관 영양이나 다른 의학적 치료를 받는다면 서면으로 된 스케줄을 제공해야 한다. 복합적인 경우 아동/가족 교육의 지속성을 유지하기 위해 많은 간호사들 사이에서 서면으로 된 교육계획이 사용될 수 있다. 가족이 각각의 과업을 수행하려고 시도할 때, 양육자가 지속적으로 보조를 요구하는지 아니면 과업을 즉시 수행해야 하는지, 또는 양육자가 과업을 독립적으로 수행할 수 있는지에 대해서 기록한다.

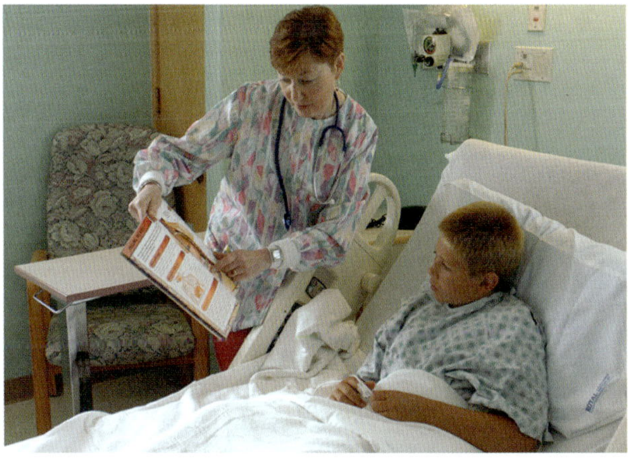

그림 11.11 간호사는 그림과 도표를 이용하여 아동이 퇴원하기 전에 교육을 수행한다.

다양한 의학적 요구가 있는 아동의 부모는 가정간호를 시도하는 기간 동안 도움이 될 수 있다. 가정간호사는 아동이 병원에 있는 동안 시행되지만 부모나 양육자는 아동이 필요로 하는 모든 간호를 제공한다. 가정간호를 시도하는 동안에 가족을 지지하고 가족의 성취를 칭찬한다.

주요 개념

- 아동간호는 급성기 병원, 의원이나 학교, 교회, 건강관련 부서, 지역센터와 같은 지역사회 단위의 질병관리기관, 아동의 집과 같이 다양한 장소에서 이루어진다. 각각의 상황에서 간호사는 아동, 가족, 지역사회 전체에 긍정적인 결과를 미치도록 특정 전략을 가지고 기본적인 간호를 적용한다.
- 지역사회기반 간호, 특히 가정간호의 장점은 짧은 입원과 건강관리 비용의 감소이다. 하지만 가정간호의 주된 장점은 이것이 제공하는 안정감과 가족의 지지이고, 이는 아동들의 삶의 질을 높이는 데 도움을 준다. 아동을 집에서 간호하는 것은 그들의 신체건강을 향상시킬 뿐만 아니라 그들이 가족과 함께 머무르면서 적절한 성장과 발달이 이루어지도록 한다.
- 지역사회기반 간호는 개인과 지역사회에 제공하는 간호에 기반을 둔다. 지역사회기반 간호사는 건강증진과 예방뿐만 아니라 질병과 손상의 예방에 중점을 두며, 아동과 가족이 질병과 질환에 대응하도록 돕는다. 그들은 교육자, 관리자이며 직접간호제공자를 감독하며 장벽을 최소화하거나 제거하여 아동이 잠재적인 능력을 개발할 수 있도록 한다.
- 급성기 기관의 짧은 입원과 복합적 건강요구를 가진 아동의 가정

간호로의 이동으로 퇴원계획과 사례관리는 중요한 간호 역할이 되었다. 퇴원계획은 건강관리시설에서 아동을 건강하게 퇴원시킬 총체적 계획의 발전과 실행에 영향을 주고, 지역사회와 집에서 안전하고 효과적인 간호가 지속되도록 한다. 사례관리자는 질과 비용의 균형을 맞추며 건강관리서비스의 조정에 초점을 둔다. 퇴원계획과 사례관리는 아동, 가족과 건강관리팀의 병원에서 집으로의 이동에 기여한다.

- 건강관리가 이루어지는 모든 다양한 환경에서 간호사는 건강관리, 특정 질병 간호와 만성질환 간호를 제공한다. 그들은 이러한 환경에서 아동과 가족의 건강을 증진·보존하고 향상시키기 위해 노력한다.
- 가정간호에서 간호사의 목표는 아동의 건강증진, 회복과 유지이다. 가정간호는 질병이나 장애를 최소화하는 데 초점을 두고, 아동과 가족에게 가정에서 질병과 장애를 간호할 수 있는 방법을 제공한다. 가정간호에서 간호사는 직접간호제공자이며, 아동과 가족의 교육자, 감독자, 사례관리자이다.
- 가정간호의 단점은 가족의 프라이버시 침범이다. 다양한 의학적 요구가 있는 아동의 간호는 몇몇 가족에게 부담을 줄 수 있고, 가정간호와 관련된 경제적 문제는 가족에게 큰 짐이 될 수 있다.
- 가정간호 환경에서의 간호 적용은 도전적인 과제이다. 가족이 참여하는 동안 아동의 신체적이고 심리적인 요구를 충족시키는 데 중점을 둔다. 건강관리전문가는 가족이 필요로 하는 아동간호에 대한 지원, 역량 강화, 교육 및 전문지식을 제공한다.
- 입원과 관련된 스트레스 요인은 부모와 일상생활에서의 분리, 익숙하지 않은 환경에 대한 두려움, 통증의 잠재성, 신체손상 또는 절단, 통제력의 상실이다.
- 입원과 관련된 아동의 일반적인 스트레스 반응은 불안, 두려움, 분노, 죄의식, 퇴행 등이다.
- 아동과 가족의 입원에 대한 반응은 아동의 연령과 발달단계, 상황에 대한 인식, 이전 경험, 가족과 또래집단으로부터의 분리, 대처기술, 그리고 가족, 기관과 건강간호제공자로부터의 준비와 지지에 영향을 받는다.
- 가족중심간호와 비외상성 간호는 입원 중 가족과 아동의 염려에 특별히 주의를 기울이는 철학이다.
- 입원아동과 가족들을 지지하는 것은 스트레스를 최소화하는 데 필수적이다.
- 입원의 이유가 무엇이든, 입원 준비는 필수적이다.
- 병원 입원 혹은 외래에서 아동과 가족에게 그 부서에 대한 교육을 하고, 부서의 정책과 일상생활, 아동의 치료에 관여할 사람에 대해 설명하며 아동/가족 교육을 시작한다.
- 아동 및 가족과 신뢰하고 보호하는 관계를 형성한다. 아동과 가족들에게 일어날 일과 기대되는 일을 설명한다. 아동의 건강력, 일상생활, 입원의 원인에 대한 정보를 획득한다. 기초가 되는 활력징후, 키와 체중을 측정하고 신체사정을 수행한다. 각각의 건강간호 환경은 각자의 정책과 절차를 가지고 있다.
- 아동의 연령과 발달수준으로 인해 아동은 손상에 취약하므로 간호사는 아동을 돌볼 때 적절한 안전장치를 사용해야 한다(예: 아동의 신분 확인, 억제와 이동 도구 사용, 기본적인 위생방법). 이러한 조치는 발달학적으로 위험한 영아와 유아, 학령전기 아동에게 필요하므로 철저하게 감독해야 하고 간호사는 손에 닿을 수 있는 위치에 조그마한 물체를 남기고 가는 것을 주의해야 한다.
- 치료적 놀이를 포함한 놀이는 아동의 입원을 준비하는 중요한 전략이고 아동이 질병과 입원에 효과적으로 대응하도록 도와준다. 이는 감정 표현, 교육과 학습의 기회를 제공하고 상황에 익숙해지는 능력을 길러주며 생리학적인 능력의 향상을 가져온다. 아동생활전문가는 아동의 다학제팀의 구성원으로 특별히 훈련받은 사람이다. 그는 아동의 건강간호제공자와 부모와 함께 일하고, 아동의 복지를 증진시키도록 분위기를 조성한다.
- 부모는 아동의 입원과 관련하여 분노 또는 죄책감을 경험할지 모른다.
- 퇴원계획은 입원 직후 시작된다. 가족과의 상호작용은 아동과 가족 교육의 기회이다.
- 아동과 보호자에게 퇴원교육을 제공하고 반복하여 다시 알려준다. 교육책자, 비디오나 DVD와 같은 미디어를 이용하여 특정 질환 아동의 기본적인 건강정보나 아동의 전반적인 관리와 관련된 정보를 제공한다.
- 치료나 과정에 대해 설명하고, 시범을 보이고, 역으로 시범을 보이도록 하여 가정에서 시행될 수 있도록 한다. 아동이 복합 약물, 위관 영양이나 다른 의학적 치료를 받는다면 서면으로 된 스케줄을 제공해야 한다.

참고문헌

American Academy of Pediatrics, Committee on Hospital Care, Institute for Patient and Family-Centered Care. (2012, reaffirmed 2018). Policy statement: Patient and family-centered care and the pediatrician's role. *Pediatrics, 129*(2), 394–404.

American Academy of Pediatrics. (2014, reaffirmed 2018). Policy Statement: Child life services. *Pediatrics, 133*(5). Retrieved February 11, 2019, from www.pediatrics.org/cgi/content/full/133/5/e1471.

American Society of Anesthesiologists. (1998). My trip to the hospital coloring book. Retrieved April 5, 2014, from https://ftp.asahq.org/p-151-my-trip-to-the-hospital-coloring-book.aspx

Berlin, E. A., & Fowkes, W. C. Jr (1983). A teaching framework for cross-cultural health care. Application in family practice. *The Western Journal of Medicine, 139*(6), 934–938.

Centers for Disease Control and Prevention (2019). 10 Leading Causes of Nonfatal Injury, United States 2017, All Races, Both Sexes, Disposition: All Cases. Retrieved February 11, 2019, from https://www.cdc.gov/

Centers for Medicare and Medicaid Services (CMS). (2018). State operations manual appendix a—survey protocol, regulations and interpretive guidelines for hospitals. Retrieved February 11, 2019, from https://www.cms.gov/Regulations-and-Guidance/Guidance/Manuals/downloads/som107ap_a_hospitals.pdf

Conners, G. P., Kressly, S. J., Perrin, J. M., Richerson, J. E., Usha, M., Sankrithi, U. M., Committee On Practice And Ambulatory Medicine, Committee On Pediatric Emergency Medicine, Section On Telehealth Care, Section On Emergency Medicine, Subcommittee On Urgent Care, & Task Force On Pediatric Practice Change.

(2017). Nonemergency acute care: When it's not the medical home. *Pediatrics, 139*(5), e20170629.

Crole, N., & Smith, L. (2002). Examining the phases of nursing care of the hospitalized child. *Australian Nursing Journal, 9*(8), 30–31.

Elias, E. R., Murphy, N. A., & the Council on Children with Disabilities. (2012, reaffirmed 2017). Clinical report: Home care of children and youth with complex health care needs and technology dependencies. *Pediatrics, 129*(5), 996–1005.

Healthy Housing Solutions. (2019). Pediatric Environmental Home Assessment. Retrieved February 24, 2019, from http://healthyhousingsolutions.com/training-course/pediatricenvironmental-home-assessment/

Herdman, T. H., & Kamitsuru, S. (2018). *NANDA International nursing diagnoses: Definitions & classification 2018–2020* (11th ed.). New York, NY: Thieme Publishers.

Kids' Waivers. (2018). Welcome to Kids' Waivers. Retrieved February 12, 2019, from http://www.kidswaivers.org/full-list/

Long, K. A., Lehmann, V., Gerhardt, C. A., Carpenter, A. L., Marsland, A. L., & Alderfer, M. A. (2018). Psychosocial functioning and risk factors among siblings of children with cancer: An updated systematic review. *Psychooncology, 27*(6), 1467–1479.

Murphy, N. A., Carbone, P. S., & Council on Children with Disabilities. (2011, reaffirmed 2017). Parent-provider-community partnerships: optimizing outcomes for children with disabilities. *Pediatrics, 128*(4), 795–802.

Murphy, N. A., & Clark, E. B. (2016). Children with Complex Medical Conditions: An Under-Recognized Driver of the Pediatric Cost Crisis. *Current Treatment Options in Pediatrics, 2*(4), 289–295. Retrieved February 14, 2019, from https://doi.org/10.1007/s40746-016-0071-7

National Association of School Nurses (NASN). (2017). About: Definition of school nursing. Retrieved February 14, 2019, from https://www.nasn.org/about-nasn/about

National Association of School Nurses. (2015). *Individualized healthcare plans: The role of the school nurse (Position Statement).* Silver Spring, MD: Author.

National Center for Healthy Housing. (2006). Pediatric environmental home assessment scenario. Retrieved February 23, 2019, from http://itepsrv1.itep.nau.edu/itep_course_downloads/Weatherization_&_IAQ/PDF%20and%20Word%20docs/3PEHA_Survey.pdf

National Council of State Boards of Nursing (NCSBN). (2018). A Nurse's Guide to Professional Boundaries. Retrieved February 13, 2019, from https://www.ncsbn.org/Professional Boundaries_Complete.pdf

Piaget, J. (1969). *The theory of stages in cognitive development.* New York: McGraw-Hill.

Rector, C. (2018). Chapter 1: The journey begins; Introduction to community health nursing. In C. Rector (Ed.), *Community & public health nursing. Promoting the public's health* (9th ed., pp. 1–29). Philadelphia, PA: Wolters Kluwer Health/Lippincott Wilkins & Williams.

Robertson, J., & Bowlby, J. (1952). Responses of young children to separation from their mothers II: Observations of the sequences of response of children aged 18 to 24 months during the course of separation. *Courrier du Centre International de l'Enfance, 3,* 131–142.

Rupert, E., & Host, N. (2009). Out-of-home child care and medical day treatment programs. In: Section on Home Care, American Academy of Pediatrics (Ed.), *Guidelines for pediatric home health care* (2nd ed., pp. 509–526). Elk Grove Village, IL: American Academy of Pediatrics.

Shadow Buddies Foundation. (2019). Shadow buddies foundation. Retrieved February 11, 2019, from http://www.shadowbuddies.org/

The Joint Commission. (2019). *National patient safety goals effective January 2019.* Hospital Accreditation Program. Retrieved February 11, 2019, from https://www.jointcommission.org/assets/1/6/NPSG_Chapter_HAP_Jan2019.pdf

U.S. Department of Health and Human Services. (2019). *Proposed objectives for inclusion in Healthy People 2030.* Retrieved January 17, 2019, from https://www.healthypeople.gov/sites/default/files/ObjectivesPublicComment508_1.17.19.pdf

임상적 판단능력

객관식 문제

1. 간호사가 5세 남아의 하지(lower leg) 수술을 준비하고 있다. 어머니는 아동이 병원 옷을 입는 것을 도와주고 있고, 아동은 속옷 벗는 것을 격렬하게 저항하고 있다. 이때 가장 적절한 간호 행동은 무엇인가?
   a. 어머니가 아동의 속옷을 벗기도록 한다.
   b. 아동에게 그가 어린 행동을 하고 있다고 말한다.
   c. 수술실에 속옷을 입고 있음을 알린다.
   d. 아동이 속옷을 계속 입고 있도록 해 준다.

2. 6개월 된 영아는 비위관 제거의 예방을 위해 억제가 필요하다. 우선적인 간호중재는 무엇인가?
   a. 피부손상을 예방하기 위해 억제대를 느슨하게 묶는다.
   b. 정확하게 관찰되고 있을 때는 억제되지 않은 상태로 둔다.
   c. 억제 적용 중인 영아에게 앙와위를 취하여 흡인을 예방한다.
   d. 간호사실 근처 병실에 영아를 배치한다.

3. 정상 식이를 하는 10세 아동이 식판에 있는 음식을 거부한다. 아동은 치킨 너겟, 감자튀김, 아이스크림을 요구하고 있다. 가장 적절한 간호 행동은 무엇인가?
   a. 주방에 원하는 음식을 줄 수 있는지 물어본다.
   b. 식판에 있는 최소의 음식을 먹도록 협상한다.
   c. 특권을 제거한다.
   d. 간호부에 있는 시리얼과 우유를 제공한다.

4. 2세 아동에게 가정간호를 제공하는 간호사가 아동과 가족이 아동의 현재 질병에 대해 대처하는 방법과 관련된 부모의 대화를 경청한다. 다음 중 간호사가 하는 역할로 적절한 것은 무엇인가?
   a. 사례관리자
   b. 아동과 가족의 감독자
   c. 직접간호제공자
   d. 아동과 가족의 교육자

5. 아동은 독립적인 외래수술센터에서 고막절개술을 시행할 예정이다. 이 장소와 관련하여 주된 단점은 무엇인가?
   a. 감염 기회 증가
   b. 건강관리 비용 증가
   c. 하루를 지내야 할 때 다른 곳으로 이동해야 하는 점
   d. 증가된 가족기능 손상

비판적 사고 연습

1. 8세 지혜는 응급수술을 위해 소아과에 입원하였다. 지혜는 3학년이고, 방과 후 활동에서 매우 활동적이다. 지혜의 어머니는 입원과정 동안 함께 있었지만 지혜가 수술을 마치고 소아 병실로 돌아오면 직장으로 즉시 돌아가야 한다. 간호사는 지혜가 분리불안을 경험할 것이라고 생각하는가? 지혜에게 적용할 수 있는 우선적인 3가지의 간호진단은 무엇인가?

2. 6세 아동이 급성천식발작으로 응급실에서 몇 시간 있은 후 일반 소아병실로 입원하였다. 어머니와 두 명의 어린 형제자매들이 있는데, 어머니는 집에 있는 형제자매들을 돌보러 가기 위해 곧 떠나려고 한다. 아버지는 2시간 내로 일을 마친 후 방문할 것이다. 이 아동을 간호하는 전반적인 목표는 무엇인가? 간호사는 이 아동의 대처기술을 증진시키기 위해 어떤 말을 할 수 있는가? 어머니가 본인이 머물러야 하느냐고 질문하였을 때, 최선의 대답은 어떤 것인가?

3. 폐렴 치료를 받고 온 뇌성마비 아동이 병원에서 퇴원하였다. 가정간호사는 가족들이 정맥내 항생제 요법 적용과 아동의 건강상태를 검사하는 것을 도와준다.
   a. 이 아동에게 배정된 가정간호사로서, 어떠한 간호사정이 포함되어야 하는가?
   b. 이 상황에서 어떠한 간호수행이 가족중심간호에 도움이 될 것인가?
   c. 이 아동이 안정적이고 학교에 갈 수 있을 때, 이 아동을 돌보는 보건교사의 역할은 무엇인가?

학습활동

1. 입원 전부터 병동에 들어온 첫 순간까지 아동과 가족의 입원과정을 함께하고, 이와 관련된 절차와 과업을 확인하시오. 아동과 가족의 반응을 조사하고 간호하는 직원들이 그들의 요구에 어떻게 대응하는지를 확인하시오.
2. 유아나 학령전기 아동, 가족들에게 병동 단위를 설명할 교육계획을 개발하시오. 교육계획에 자원, 인력, 기술을 포함하시오.
3. 학교, 보호소, 건강 부서와 같은 지역사회 환경에서 일하는 간호사를 관찰하시오. 환경과 지역사회에 있는 아동과 가족의 건강과 관련된 간호사의 역할을 확인하시오.
4. 의료서비스가 설정된 집에서 일하는 간호사를 관찰하고 간호사는 아동의 성장과 발달을 촉진하는 것과 가능한 아동이 정상적인 아동기를 보내도록 하기 위한 방법들을 찾아보시오. 가족중심간호의 주요 개념을 구체화할 수 있는 중재를 확인하시오.

통합: 사례연구

6세 소년인 경호는 골수염 치료를 위해 병동에 입원하였다. 경호는 부모님과 13세와 10세 된 누나들과 함께 살고 있다. 병동에 입원한 후, 경호와 그의 어머니는 놀이방에 갔다. 병원에 새로 온 임상병리사는 경호의 입원검사를 위해 놀이방에 있는 경호와 그의 어머니에게 다가간다.

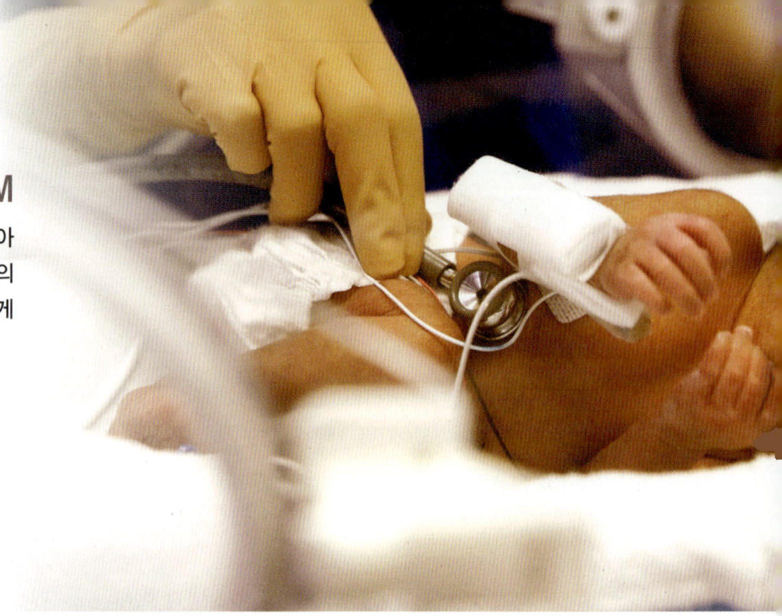

WORDS OF WISDOM

어머니의 손길이나 목소리는 아동에게 위로가 되고, 간호사의 위로는 어머니와 아동 모두에게 힘을 줄 수 있다.

12

특수아동을 위한 간호

Caring for the Special Needs Child

학습목표

이 장을 학습한 후 학생들은 다음을 수행할 수 있다.

1. 특수요구를 가진 아동의 존재가 아동과 가족에게 미치는 영향을 분석한다.
2. 아동과 가족에게 부가적인 도움이 필요할 때를 확인한다.
3. 간호사가 특수아동과 가족들이 최적의 기능을 하도록 돕는 방법을 설명한다.
4. 특수아동을 위한 조기중재에 대해 논의한다.
5. 특수아동을 위한 입원시설에서 가정으로, 소아간호에서 성인간호로의 이행계획을 세운다.
6. 아동 임종간호와 관련된 핵심요소를 논의한다.
7. 죽음에 대한 발달상의 반응과 적절한 중재를 구분한다.

임신 28주에 태어난 18개월 된 준수가 병원에 처음 왔다. 준수는 수두증과 발달지연의 병력이 있다. 검사 중 어머니가 "준수를 위한 좋은 어린이집을 찾는 것이 걱정이에요. 준수의 형은 공립학교를 다니고 있는데, 저는 준수를 그곳에 보내는 것을 상상할 수 없어요."라고 말했다.

주요 용어

- 만성질환(chronic illness)
- 말기질환(terminal illness)
- 발달장애(developmental disability)
- 발달지연(developmental delay)
- 완화간호(palliative care)

특수한 건강관리 요구를 가진 아동을 “만성적인 신체적, 발달적, 행동적 또는 정서적 조건을 가지고 있거나 위험에 처해 있으며, 또한 아동에게 일반적으로 요구되는 것 이상의 건강 및 관련 서비스를 요구하는 자”로 정의한다(HRSA, MCHB, n.d.). 불치병에 걸렸거나 죽음을 앞둔 아동 또한 추가적인 치료가 필요하다. 간호사는 입원, 외래 환경에서 이 아동들과 그들 가족의 인생에서 중요하고 긍정적인 영향을 주는 특별한 위치에 있다. 특수아동들에게 직접적인 간호를 제공하는 것과 함께 간호사는 아동과 가족의 옹호자와 사례관리자라는 대단히 중요한 역할을 한다. 간호사는 죽음을 앞둔 아동에게 신체적인 간호를 제공할 뿐만 아니라 아동과 가족의 정서적 요구를 충족시켜주기 위해 노력한다.

의학적으로 취약한 아동

만성질환(chronic illness, 오래 지속되거나 반복되는 질환)을 가진 아동들의 수가 증가하고 있다. 특수한 건강관리가 필요한 아동은 미국 아동 인구의 약 20%를 차지하며 다섯 가족 중 한 가구는 특수한 건강관리 요구를 가진 아이를 가지고 있다(HRSA, MCHB, n.d.). 신체·정신적 장애를 진단받은 아동의 수가 증가하고 있고, 많은 아동이 첨단기술 치료와 장비의 도움을 받으며 살고 있다.

문제의 영향

특수아동은 자신과 같은 나이의 아동보다 더 많이 약물처방, 의학치료, 정신건강서비스 또는 교육서비스를 필요로 하거나 사용하고 있다. 이들은 능력이 제한되어 있고, 물리, 작업 또는 언어 치료가 필요할 수도 있다(그림 12.1). 따라서 특수아동은 정서, 발달, 행동 문제에 대한 지속적인 치료가 필요하다(HRSA, MCHB, n.d.). 특수아동과 그 가족은 보험가입이 불충분한 상태이거나, 재정이나 가족의 지지가 충분하지 않아 아동이 필요로 하는 특수치료를 받는 데 어려움이 있다(Kuo & Turchi, 2019). 특수아동을 돌보는 가족들에게 있어 지원 시스템을 찾아 아동에게 필요한 모든 서비스를 받는 것은 매우 힘든 일이다.

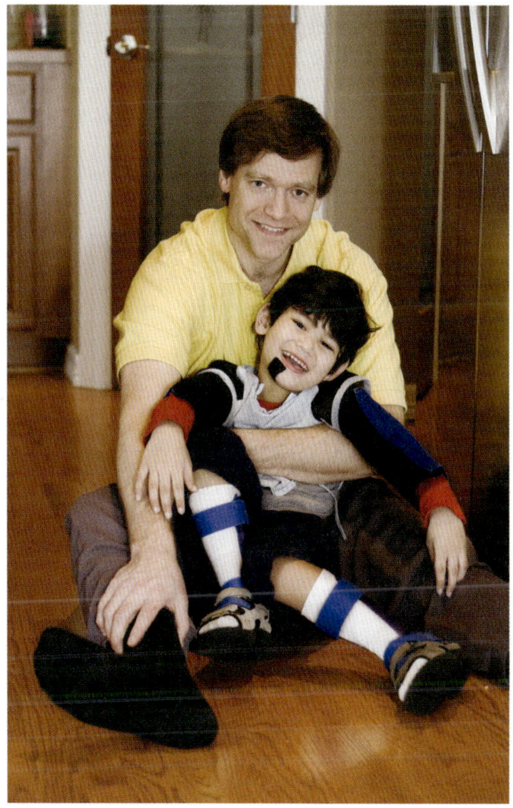

그림 12.1 특수아동은 때때로 특별한 가정간호가 필요하다.

영아가 조산아로 태어났거나, 아이가 다쳐서 장기 재활과 특수치료가 필요하거나, 아이가 복합적인 만성질환을 진단받았을 때 처음에 부모들은 엄청난 충격을 받는다. 의학적으로 취약한 아동의 부모는 위기에 적응하고, 아동을 보호해야겠다는 생각을 할 수도 있다. 그들은 지나간 시간을 보상받고 가족을 유지하는 것에 관심이 있고, 조심스럽게 미래를 내다보며 다시 희망을 갖는다. 영아나 아동이 계속 입원해 있을 때, 간호사는 부모들이 그들의 힘을 기르고, 의학적으로 취약한 영아나 특수아동을 간호할 힘을 가질 수 있도록 도울 수 있다. 교육은 다른 어떤 것보다 중요하며, 입원 시 가능한 한 빨리 시작해야 한다(CCHMC, 2019). 영아나 아동의 입원 초기에 특정한 퇴원 요구를 하는 경우가 많다. 간호사는 예상되는 치료과정과 기대되는 결과에 대한 설명을 제공해야 한다.

만성질환을 가지고 있거나 기계에 의존하고 있는 아이들의 대부분은 조금 느릴 수는 있지만 성장발달 단계에 따라 일반 아동들처럼 발달한다. 약간의 발달이 있기는 하더라도 심각한 정신운동지체를 가진 아이의 경우에는 예외도 있다. 특수아동은 정상적으로 대우받길 바라며, 다른 아이들과 같은 경험을 하고 싶어 한다.

이 장의 앞부분에 소개된 28주에 조산아로 태어난 18개월 준수를 떠올려 보자. 이 시기에 전체근육운동, 미세근육운동, 언어능력이 어느 정도일 것으로 예상하는가?

특수요구가 아동에게 미치는 영향

아동이 의학적으로 취약하거나 특수요구가 있다면, 아동의 대처능력이 영향을 받는다. 게다가 아동의 대처능력은 스트레스원에 대한 가족의 반응에 의해 영향을 받는다. 특수아동은 자신의 발달단계에 따라서 만성질환 또는 장애에 대한 상이한 영향을 경험한다.

영아는 부모와 신뢰감이나 애착 형성에 실패할 수 있다. 그 이유로는 여러 명의 간병인을 두게 되는 입원, 양육 일관성의 결핍, 부모의 무관심 또는 아동의 상태에 대한 슬픔 등이 있다. 감각운동 자극을 통해 배우는 영아의 능력이 적절한 자극의 부족, 유아용 침대에 갇혀 지내는 것, 혹은 고통스러운 경험을 주는 접촉의 증가로 인해 손상받을 수 있다(Boyse, Boujaouse, & Laundy, 2019).

유아는 부모에 대한 의존도 증가 혹은 부모의 과잉간섭으로 인해 자율성 발달에 어려움을 겪을 수 있다. 유아에게 자신의 한계와 능력을 시험해 볼 적당한 기회가 주어지지 않는다면 운동과 언어 능력 발달이 지연될 수 있다(Boyse et al., 2019).

기회의 제한 또한 학령전기 아동의 솔선감 발달을 감소시킬 수 있다. 학령전기 아동에게 사회화를 위한 기회가 제한되면 아동은 위축되거나 비난받는 느낌을 받게 된다. 통증에 노출되거나 불안으로 인해 신체상 발달에도 지장이 있게 된다. 학령전기 아동은 마술적 사고로 인해 자신의 질병이나 상태를 자신들이 만들었다는 죄책감을 가질 수 있다(Boyse et al., 2019).

학령기 아동은 잦은 학교 결석과 활동이나 경쟁적인 일에 참여하는 것이 불가능하기 때문에 근면함을 배울 수 있는 기회가 제한된다. 사회화 부족으로 학령기 아동의 또래관계 형성이 제한되게 된다. 구체적 조작을 통한 학습능력은 아동의 신체적 제약이나 필요한 치료로 인해 영향을 받게 된다(Boyse et al., 2019).

청소년들은 자신의 기술/능력 부족이나 외모 때문에 또래와 다르다고 느낄 수 있다. 이것은 청소년들의 자기 정체감 형성을 방해한다. 특수한 건강관리 요구를 가진 청소년들은 부모로부터의 상당한 지지를 필요로 하는 경우가 많기 때문에 이들이 독립심을 성취하기는 어려울 수 있다. 인지발달의 초기단계가 지연되었다면, 추상적 사고를 하기 어려울 수 있다(AACAP, 2015).

특수아동이 가능한 독립성을 갖기 위해서는 자신의 삶에서의 대처방법으로 자신의 삶에 있던 긍정적인 경험에 초점을 맞출 수 있어야 한다. 어떤 아이는 항상 자신이 또래와 다르다고 생각하고(부정적 감정) 위축될 수 있다. 과민반응이나 폭력 행동이 발생할 수도 있다. 어떤 아동들은 순응적이며 자기 스스로 도움을 찾을 것이다. 아동의 대처 양식은 시간에 따라, 혹은 상태의 악화, 재발과 같은 특정한 상황에서 바뀔 수 있다. 과잉보호하는 부모를 가진 아동들은 현저한 의존성을 보이며 매우 두려워할 것이다. 방임형 부모를 둔 아동이 더 독립적이며 도전적일 수 있다. 간호사는 현재 건강상태에 대한 아동의 개인적 반응을 사정하고 적절하게 중재해야 한다(Fortin & Downes, 2019).

가족에게 미치는 영향

가족 구성원은 특수아동의 요구와 관련된 영향을 받는다. 가족 구성원의 경험과 아동의 질환에 대한 그들의 반응은 서로 직접적으로 영향을 미친다(그림 12.2).

부모에게 미치는 영향

일반적으로 특수아동을 기르는 것은 부모들이 예상했던 삶이 아니다. 어떤 부모들은 시간이 지나면서 적응을 하기도 하고, 결국 아동의 질환이나 장애를 수용한다. 또 다른 부모들은 적응은 하지만 아동의 상태를 수용하지 못하고 지속적으로 쇠약해지며, 만성슬픔이 반복되기도 한다. 아동의 문제를 부정하는 것은 부모가 슬픔을 통해 성장하는 것을 막을 수도 있지만, 이

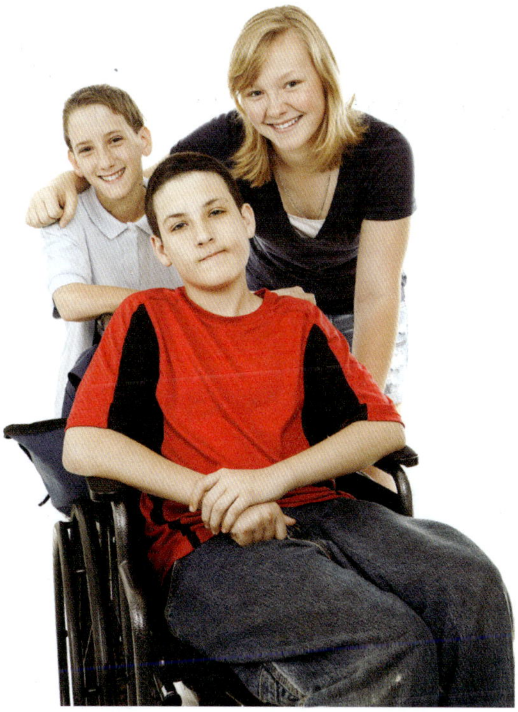

그림 12.2 남동생과 누나와 함께 있는 휠체어를 탄 소년

는 또한 부모가 희망을 갖도록 해주기도 한다(Bally et al., 2018).

특수아동을 시설에 맡기지 않고 가정에서 보살피는 것은 부모의 불안과 절망감을 감소시켜 줄 수 있다. 아동이 정상적인 발달을 하면 부모들은 아동의 정서적·사회적 성장을 지켜보는 것을 즐긴다. 특수아동의 부모들은 그들의 삶에서 다양한 감정과 변화를 경험한다. 그들은 자녀와 가족의 안녕을 걱정하고, 자녀를 돌보는 전문가로서 지속적인 간호에 대해 부담감을 느낀다. 부모들은 무력감을 느끼고, 아동이 병원에서 퇴원할 때 압도당하는 느낌을 받기도 한다. 그 부담감을 기꺼이 받아들이기는 하겠지만 부모는 공포, 분노, 슬픔, 죄책감, 좌절감 혹은 억울함을 느낄 수도 있다. 많은 부모들이 그들이 꿈꾸던 완벽한 아이를 얻지 못한 것에 대한 슬픔을 경험한다(Bally et al., 2018).

일상생활에서의 스트레스원

특수아동을 가진 가족은 다른 가족들과는 다른 삶을 경험한다. 그들은 아동의 요구를 수용하기 위해 주거상황을 변경해야 할 수도 있다. 수면도 영향을 받는다. 기계에 의존하는 아동을 지속적으로 보살피는 일은 다른 기본적인 집안일을 하는 것을 어렵게 만든다. 기본적인 아동 보살핌과 집안일과 더불어 의학적·기술적 치료가 일상생활에 포함되어야 한다. 가족의 정체성과 부모의 고용상태가 급격히 변할 수 있다. 활동을 계획하기 힘들기 때문에 공휴일과 휴가도 영향을 받는다. 간호와 다른 건강관리전문가의 방문은 가족생활에 방해가 된다.

아버지들도 영향을 받지 않는 것은 아니지만 어머니들은 돌봄에 있어 더 많은 책임을 부담하는 것으로 보인다. 부모는 실패를 두려워하지만 결국 책임을 맡고 경계를 늦추지 않으며, 현실과 협상하고 정보를 찾으며, 아이의 옹호자가 되어 아동의 돌봄에 있어 전문가가 된다. 부모들은 종종 고립되어 있고 자유의 상실을 경험하지만, 가족으로서 생존하려는 요구는 부모의 원동력이 된다. 부모들은 자신의 아이와 항상 같이 있어야 한다고 생각하고, 무거운 간호 강도에 대응하는 것과 관련된 스트레스를 경험한다.

늘어난 부담 때문에 돌보는 사람은 건강에 유해한 영향도 받을 수 있다. 특수아동을 돌보는 부모 중 정기적으로 건강증진활동에 참여하고 있다고 응답한 사람은 소수에 불과하였다. 게다가 특수아동의 부모들은 우울증 발생위험이 높다(Mirza, Krischer, Stolley, Magaña, & Martin, 2018). 돌봄 부담과 별개로 부모들은 역할갈등, 재정적 부담을 경험하며, 간호제공에서의 독립과 이로 인한 고립 사이에서 어려움을 겪는다. 바깥에서 즉흥적인 행사를 즐기는 것은 너무 많은 계획이 필요하기 때문에 시행하기 어렵다.

아동의 독립 가능성은 기동성 문제, 교육, 보조 기세에 달려 있다. 모든 아동에 대한 교육은 국가에서 의무화하고 있지만, 부모들은 교육과 관련된 결정을 내릴 때 불안감을 가지며, 아동에게 필요한 지지와 교육서비스를 받기 힘들다는 것을 알게 된다.

또 다른 스트레스는 특수아동의 돌봄에 있어 과도기와 관련이 있다. 이러한 과도기에는 다음 사항을 포함하고 있다.

- 최초 진단 혹은 예후의 변화

- 증상 증가
- 아동이 새로운 환경으로 이동했을 때(병원, 학교)
- 부모의 부재
- 발달적 변화

취약아동증후군

취약아동증후군(vulnerable child syndrome)은 심각한 질병 혹은 과거 아동이 겪었던 사건에 대한 부모의 반응이 지속적으로 아동과 부모에게 장기간 심리적으로 해로운 영향을 주는 임상상태이다(Fortin & Downes, 2019). 부모는 아동이 의학적, 발달적 혹은 행동적 문제와 관련하여 심각한 위험에 처해 있다고 보고 있다. 부모는 아동과 관련하여 과도하게 부적절한 걱정을 하여, 아동을 데리고 너무 자주 병원을 찾는다. 취약아동증후군 발생의 위험요인으로는 조산아, 선천성 이상, 신생아 황달, 장애가 있는 상태, 예기치 않은 사고나 회복이 불가능한 질병이 있는 경우, 생후 5년 이내의 울음이나 수유문제 등이 있다. 부모는 아이와 분리되는 것을 힘들어하고, 아동은 그 불안을 감지하고 부모의 두려움을 강화하는 증상을 만들어낸다. 게다가 부모는 아동의 독립심이 증가하는 시기에도 아동을 통제하려고 하고, 아동을 속상하게 만들고 싶지 않기 때문에 혼내는 것을 두려워한다.

형제자매에게 미치는 영향

특수아동의 형제자매 또한 크게 영향을 받는다. 형제자매와 부모와의 관계는 보통의 가정과는 다르다. 부모는 특수아동과 더 많은 시간을 보내게 되며 건강한 자녀와 보내는 시간은 줄어든다. 아동들은 형제자매의 장기간의 간호요구 상황에 대해 정서적·심리적 반응을 나타낸다(Boyse, 2019). 형제자매의 질병에 대한 지식, 태도, 질병에 대한 조정, 형제자매 자신의 자존감, 사회적 지지 정도, 형제자매의 기분에 대한 부모의 인지 등은 형제자매가 얼마나 잘 적응하는지와 관련되어 있다.

간호관리

가족중심간호는 취약한 아동과 가족을 돌보는 데 있어 적절한 틀을 제공한다. 가족중심간호는 만성질환으로 인한 영향은 최소화하고, 아동의 발달 가능성은 높인다. 이러한 아동들과 가족을 위한 최상의 간호를 제공하기 위해서 간호사는 먼저 가족과 신뢰관계를 형성해야 한다.

최적의 기능을 보장하기 위해 특수아동은 여러 전문가들로부터 포괄적이고 협력적인 서비스를 받을 필요가 있다. 이 전문가들은 아동의 건강, 교육, 심리, 사회복지와 관련된 요구를 다루기 위해 협력해서 일해야 한다. 사례관리자와 옹호자 역할과 함께 간호관리는 아동을 선별하고, 지속적으로 사정하며, 가정간호의 준비, 기계에 의존하는 아동의 간호, 아동과 가족을 위한 교육과 지지, 도움이 되는 자원에 소개하는 데 중점을 두어야 한다.

치료적 관계 형성

아이를 기르는 것은 언제나 어려운 일이지만, 특수아동이 있는 부모는 종종 압도당하는 느낌도 들고, 지치기도 한다. 부모의 요구는 지속적으로 변하기 때문에 가족은 의사나 간호사와 영구적인 관계를 갖는 것이 최선이다. 이 방법은 신뢰를 증진시키고 정보가 양방향으로 전달되기 때문에 보다 효율적이다.

부모의 감정의 다양성을 존중해주고, 아동간호를 관리하기 위해 부모와 팀으로서 일하는 것이 좋다. 부모들이 치료계획을 준수하거나 다른 작은 소득을 얻었다는 것을 인정해줄 필요가 있다. 가족에게 권한을 주는 것은 그들을 더 강하게 만들고 자신감을 갖게 만든다. 지지와 활력을 느끼는 것은 부모들에게 힘, 에너지, 희망을 준다. 글상자 12.1은 가족 개입과 관련된 원칙을 나타내고 있다.

선별과 지속적인 사정

간호사는 건강관리 요구가 충족되지 않은 아동을 규명하는 선별작업을 해야 한다. 아동과 청소년의 건강측정계획에 의해 개발된 선별도구는 특수아동 선별

글상자 12.1 가족 개입과 관련된 원칙

가족

- 아동의 인생에 항상 함께 할 것이다.
- 정보와 훈련에 접근할 수 있어야 한다.
- 문화적으로 능숙한 간호를 받을 권리가 있다.
- 가족의 강점, 한계점과 두려움을 안다.
- 상호 존중과 결과에 대한 책임의 자격이 있다.

【출처】 de Leon Siantz, M. L., Kilanowski, J. F., & Thomas, T. L. (2018). Cultural values, beliefs, and preference are integral to family-centered care. In C. L. Betz, M. J. Krajicek, & M. Craft-Rosenberg (Eds.), *Guidelines for nursing excellence in the care of children, youth, and families* (2nd ed.). New York, NY: Springer Publishing Company.

에 도움이 될 것이다. 이 선별도구에 대한 추가 정보는 https://www.cahmi.org에서 확인할 수 있다.

특수아동은 일반 아동들보다 발달지표에 천천히 도달할 것이다. 발달선별도구가 영유아의 지속적인 발달 감시에 사용되는 경우 선별도구로 사용하기보다는 진도를 확인하기 위해 방문할 때마다 결과를 비교해야 한다. 특수아동과 가족에게서 취약아동증후군이 있는지 사정한다.

가정간호 증진

모든 아동에게 가정은 발달상 가장 알맞은 환경이며, 기계에 의존적인 아동에게도 마찬가지이다(Hosley, Zeno, Harrison, & Steward, 2018). 아동에게 가정은 정서적 양육과 사회적 자극을 주는 환경을 제공한다. 아동들은 가정에서 간호받기를 원하고, 가정에서 간호를 받는 아이들은 신체적, 정서적, 심리적, 사회적 상태가 향상되는 것으로 나타났다.

기계에 의존하는 아동들은 산소 공급이 필요하거나 보조환기, 기관 절개 관리, 부조 위장관 영양, 혹은 비경구적 약물 투여가 필요하다. 기술의 발달로 광범위한 의학적, 발달적 요구가 있는 아동들도 가정에서 치료받을 수 있게 되었다(Hanks & Carrico, 2017). 조기퇴원계획은 중요하며 기계에 의존하는 아동을 키우는 부모들은 상세한 설명과 지지가 필요할 것이다(CCHMC, 2019).

글상자 12.2 퇴원 전 가정간호를 위한 준비

- 지역사회 자원과 연락할 것을 권한다. 다양한 서비스 사이의 의사소통체계를 마련한다. 예약을 한다. 가정간호 관리서비스를 신청한다(개인 간호사나 방문간호사).
- 기술을 가르치고, 병원환경에서 적극적인 간호를 격려하는 것은 부모의 자신감을 높일 수 있다.
- 부모와 심리적·정서적 문제를 논의한다.
- 장비 및 물품 확보/정리(물품 소진은 가족에게 상당한 스트레스를 줄 수 있음)
- 가족에게 필요한 재정 자원을 소개한다.
- 가족의 가정환경이 적절한지 확인한다(장비를 위한 충분한 공간, 전기, 더운 날씨를 위한 에어컨, 추운 날씨를 위한 히터, 식품 냉장고).
- 신생아 중환자실에서 퇴원하는 아기에게는
  - 부모에게 영아의 신호와 행동에 대해 교육하고 조산아의 수면-각성 패턴을 교육한다
  - 캥거루케어(kangaroo care)와 영아의 상태가 허락한다면 영아 마사지를 장려한다.
  - 부모에게 장·단기 신경발달에 대한 발생 가능한 영향을 교육한다.
  - 지역의 조기 중재 프로그램을 소개한다.
  - 가족이 고위험 영아관리 경험이 있는 일차 간호제공자를 찾는 것을 도와준다.

【출처】 Smith, V. C., & Stewart, J. (2018). Discharge planning for high-risk newborns. Retrieved from https://www.uptodate.com/contents/dischargeplanning-for-high-risk-newborns

조기퇴원계획

조기퇴원계획과 지속적인 가족 교육은 연속적인 간호가 이루어지게 한다. 글상자 12.2는 의학적으로 취약한 아동의 퇴원 준비에 대한 정보를 제공한다.

가정에서의 기계에 의존적인 아동간호

가정간호사는 종종 기계에 의존적인 아동을 간호하게 된다. 기계에 의존적인 아동에 대한 간호는 복잡한 과정이지만, 가정에서 적절한 중재와 간호가 잘 이루어진다면 아동은 잘 자랄 수 있다. 많은 부모들은 기계에 의존적인 아동을 기르는 것이 장비 때문에 약간 다르다고 느낀다. 그러므로 간호사는 부모가 기계에 의존적인 아동을 다른 아이들과 다르게 대한다고 생각하는 경향이 있는 반면, 부모는 정상화에 가치를 두고 모든 아이에게 동일한 방식으로 훈육하고 키우기를 원한다.

부모들은 간호사에게 자녀 양육에 대한 기대를 알려야 하며, 간호사는 부모의 의사를 존중해야 한다.

부모와 가정간호사의 협력 향상은 부모의 스트레스를 감소시키고, 기계에 의존적인 아동의 적절한 성장 기회를 극대화시킨다. 따라서 강한 상호관계, 원활한 의사소통, 좋은 협상능력은 가족과 아동에게 도움이 된다.

가족이 치료지시를 일상생활에 적용하는 것을 도와 아동이 다른 아이들과 다르다는 자기인식을 최소화하도록 한다. 가족들에게 가정 및 여행용 산소요법, 산소호흡기 사용법, 흡인, 흉부 타진법과 체위 배액, 위관영양과 위관 튜브 관리, 약물과 같은 기술적 문제에 대해 교육한다. 일상적인 간호계획과 중재, 호흡기 치료, 영양 보충, 발달적 중재를 통해 부모를 지원한다. 발달치료 전문가가 처방한 대로 운동과 기술을 강화한다.

글상자 12.3 특수아동의 가족을 위한 간호중재

- 건강계획을 세운다.
- 다른 분야, 조기중재, 학교, 공공기관의 전문가와 협력적 간호를 제공한다.
- 아동간호와 관련된 부모의 결정을 도와준다.
- 특수아동을 위한 이용 가능한 지역사회 자원을 알아본다.
- 아동이 입원하였을 때, 부모의 적극적인 아동간호 참여를 격려한다.
- 다양한 건강환경에서 간호협력을 제공한다.
- 아동 돌봄제공자에게 아동의 건강요구를 교육한다.
- 부모가 부모 지지 모임에 참여할 수 있도록 돕는다.

【출처】 Cincinnati Children's Hospital Medical Center. (2019). Special needs resource directory. Retrieved August 5, 2019, from https://www.cincinnatichildrens.org/patients/child/special-needs/getting-started; Hosley, S., Zeno, F., Harrison, T. M., & Steward, D. (2018). Supporting families when a child has a complex chronic condition. In K. F. Pridham, R. Limbo, & M. M. Schroeder (Eds.), *Guided participation in pediatric nursing practice: Relationship-based teaching and learning with parents, children, and adolescents.* New York, NY: Springer Publishing Company; and Kuo, D. Z., & Turchi, R. M. (2019). Children and youth with special health care needs. Retrieved from https://www.uptodate.com/contents/children-and-youth-with-special-health-care-needs#topicContent.

간호 협력 제공

특수아동이라는 것이 확인되고, 퇴원해서 가정으로 돌아갔다면, 간호사는 치료 협력에 필수적인 역할을 한다. 특수아동은 의료시설의 도움을 받을 수 있다. 의료시설의 간호사는 지속적인 간호협력과 추후 관리를 제공하는 중요한 팀 구성원이다. 간호사는 필요에 따라 가족에게 도움을 주고 그들이 필요로 하는 지원을 제공함으로써 가족에게 가장 큰 혜택을 줄 수 있다. 특수아동의 가족을 위한 간호중재의 목록은 글상자 12.3을 참조한다.

조산아에 대한 지속적인 추후 관리 제공

조산아는 영아기, 초기 아동기, 그 이후에 걸쳐 수많은 의료적·발달적 문제를 겪는다. 퇴원 시 혹은 퇴원 후에, 조산아는 다음의 의료적·발달적 문제 중 하나 혹은 여러 가지의 문제를 보일 수 있다.

- 만성폐질환(기관지폐형성이상)
- 우심실비대, 폐동맥 고혈압
- 성장지연, 수유 미숙, 조산으로 인한 빈혈, 영양 부족
- 조산으로 인한 무호흡, 위식도 역류질환, 서맥
- 영아돌연사증후군(SIDS)
- 조산으로 인한 구루병(골감소증)
- 수두증, 뇌실확장증, 비정상적 뇌자기공명영상(MRI) 결과, 뇌실복강단락술
- 서혜부 또는 제대 탈장
- 조산으로 인한 망막증, 사시, 시력 감소
- 청력 결손
- 생치지연
- 전체근육운동, 미세근육운동, 언어지연; 감각통합문제(Stewart, 2018)

장기적으로 볼 때 조산아는 일반적인 영아보다 인지발달지연, 뇌성마비, 주의력결핍장애, 학습장애, 사회화 장애, 취약아동증후군의 위험이 더 높다(Mandy, 2019; Stewart, 2018). 많은 조산아는 신생아 집중치료실(NICU)에서 퇴원 시 혹은 퇴원 후 근긴장의 변화로 물리치료가 필요하다.

이러한 이유로 고위험 영아는 장기간의 신체, 인지, 정서, 사회적 결과에 영향을 줄 수 있는 미묘한 변화를 알아차리기 위해 특별한 관심과 철저하고 적절한 사정이 필요하다. 소아과 간호사는 조산아로 태어난 영아,

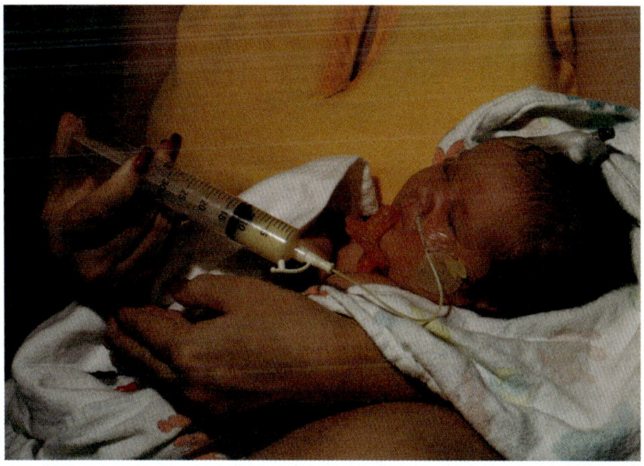

그림 12.3 신생아 중환자실에서 퇴원한 영아의 부모는 영양과 같은 특별한 관리가 필요할 수 있다.

아동과 가족이 갖고 있을 수 있는 특수한 걱정거리에 대한 이해도가 있어야 한다(그림 12.3).

출생 시부터 영아와 관련 있는 검진, 보험, 의학 발달 정보를 모아 파일을 만들 것을 권유한다. 이것은 부모에게 자원이 되어 다양한 전문가를 방문할 때 완전한 정보를 제공할 수 있을 것이다.

조산아로 태어난 영아를 위한 정기적 건강관리 제공

조산아로 태어난 영아는 보통의 영아와 유사한 건강관리가 필요하며, 다양하고 복합적인 의학문제와 발달 선별/중재를 관리하기 위해 추가적인 방문이 필요하다. 가족에게 목욕하기, 옷 입히기, 간접흡연 방지 등 일상적인 신생아간호를 교육한다. 일차간호를 위한 모든 추후 방문은 영아의 연령에 따라 계획되어야 한다.

조산아로 태어난 아동은 일반 인구에 비해서 영아돌연사증후군의 위험이 크기 때문에, 부모에게 영아를 재울 때 등을 대고 눕도록 교육하는 것이 매우 중요하다(하지만 이 자세는 위식도질환의 위험이 높아진다는 모순이 있다)(Stewart, 2018).

질병통제예방센터(CDC)에서 권장하는 예방접종 일정에 따라 영아의 연령을 기준으로 예방접종을 실시한다. 모든 조산아들은 생후 6개월에 독감 백신주사를 맞아야 한다. 호흡기 세포융합 바이러스(respiratory syncytial virus, RSV) 예방은 특정 조산아 집단에게는 매우 중요하다(Stewart, 2018). 따라서 권장 일정에 따라 palivizumab(팔리비주맙, Synagis) 백신을 투여한다.

조산아로 태어난 아동의 성장발달 사정

조산아로 태어난 영아나 아동의 성장과 발달을 사정할 때, 정확한 사정을 시행하기 위해 아동의 조정되었거나 수정된(adjusted or corrected) 연령을 확인한다. 조정되었거나 수정된 연령은 성장과 발달의 진행을 평가할 때 사용되어야 한다. 예를 들어 생후 6개월인 영아가 임신 28주(12주 빨리)에 태어났다면, 영아의 성장발달 예상 정도는 생후 3개월인 영아와 같다(수정된 연령). 아동이 만 3세가 될 때까지 성장발달 예상 정도는 수정된 연령으로 평가한다.

모유는 조산아들이 선호하는 영양 형태이지만, 상당수는 따라잡기를 위한 특별한 식단이 필요하다(Stewart, 2018). 증가된 성장 요구를 위해 여분의 칼로리가 필요하다. 추가적 칼슘과 인은 골 강화를 위해 필요하다. 이러한 이유로, 조산아로 태어난 영아는 부가적인 영양분이 첨가된 모유나 조산아를 위해 상품화된 특정 분유를 먹어야 한다. 조산아로 태어난 아동이 지속적으로 적절하게 성장하는 모습을 보이면(일반적으로 수정된 연령 6개월에), 필요시 아동에게 칼로리가 더 높은 만삭아가 먹는 분유를 먹일 수 있다. 영아가 효과적으로 젖을 빨 수 있는지 능력을 사정하고, 영아의 수유에 어려움이 있거나 천천히 빤다면 작업 혹은 언어 치료를 받도록 소개시켜준다.

영양과 관련된 모든 육아지도는 아동의 수정된 연령에 기반을 둔다(UNMC, n.d.). 다른 말로 표현하자면, 생활 연령이 아니라 수정된 연령으로, 6개월이 되었을 때 고형식이를 시작하고 생활 연령 1세에 전유를 먹기 시작하는 것이 아니라 수정된 연령으로 12개월까지 늦추자는 것이다. 조산아로 태어난 영아가 숟가락으로 먹을 준비가 되었다는 신호는 식사에 관심을 보이거나 혀 밀기의 감소, 적절한 머리조절 등이 포함된다.

발달과 관련된 문제의 조기선별과 중재는 조산아로 태어난 영아의 최상의 발달을 위해 매우 중요하다. 조산아로 태어난 아동은 다른 질병을 동시에 가지고 있는 경우가 많은데, 특히 **발달지연**(developmental delay, 발달의 중요한 단계 달성 지연)의 위험성이 매우 높다. 가벼운 발달지연에도 검사와 중재가 필요하다. 발달선별도구는 위험이 있는 아동을 항상 선별해 내지는 못하지만 조산아의 발달에서 선별도구로 쓰일 수 있다. 부모 보고식 설문지는 발달문제에 대한 상당히 정확한 추정치를 보여주고 사용이 간단하다. 가장 중요한 것은 아동이 만 3세가 되기까지 아동의 수정된 나이로 발달사정을 하는 것이다. 발달문제가 있는 것으로 의심된다면 영아와 아동을 조기에 기관에 소개한다.

특수아동의 성장장애와 섭식장애

성장장애(failure to thrive, FTT)는 영아와 아동의 불충분한 성장을 표현하는 용어이다. 아동은 오랜 기간 동안 적절한 체중 증가를 나타내지 않는다. 키의 성장 속도나 머리둘레의 성장도 영향을 받을 수 있다. 일반 아동도 성장장애를 경험할 수 있지만, 특수아동에게는 훨씬 더 흔한 일이다. 생후 2년 동안은 적절한 뇌성장을 위해 충분한 영양 공급이 중요하고, 아동기와 청소년기의 성장에서도 중요하다(Fortin & Downes, 2019). 성장장애는 복합적인 문제이다. 뇌성마비에서와 같이 감각 또는 운동 지연 때문에 적절한 영양을 섭취하는 능력이 손상되는 것처럼, **발달장애**(developmental disability, 정신적·신체적 혹은 복합적 장애가 평생 장애를 초래함)는 성장장애에 영향을 미칠 수 있다. 성장장애의 다른 기질적 원인에는 빨기나 삼킴 곤란, 흡수불량, 설사, 구토, 혹은 다양한 만성질환과 관련된 신진대사와 칼로리/영양요구의 변화 등이 있다. 심장이나 대사 질환, 만성폐질환(기관지폐형성이상), 구개열, 혹은 위식도 역류질환을 갖고 있는 영아와 아동이 특히 더 위험하다. 장기간의 기계 환기, 장기간의 위관영양, 질식 경험 같은 불쾌한 사건을 경험한 아동이나 영아에게는 섭식장애나 식사거부 현상이 나타날 수 있다. 성장장애의 추가적인 원인에는 빈곤, 방치, 학대, 행동문제, 모자간의 적절한 상호작용 부족, 수유기술 부족, 부모의 지식 부족 혹은 부모의 정신질환 등이 포함된다(Fortin & Downes, 2019).

성장장애문제를 조기에 발견하기 위해서는 모든 아동에게 성장장애 선별검사를 실시해야 한다. 성장불량과 함께 성장장애가 있는 영아 혹은 아동은 발달지연이나 발달단계 성취 부족의 과거력이 있을 수 있다. 섭식문제가 있는 아동은 유두, 숟가락, 식사 거부, 빨기곤란, 수유에 무관심, 유동식에서 질감을 가진 음식으로 넘어가는 데 어려움을 보일 수 있다. 자세한 식이 기록을 하고, 아동이 실제로 무엇을 먹고 마시는지 확인하기 위해 부모에게 3일 음식 일지를 써보도록 교육한다. 부모의 읽기능력과 영아나 아동의 신호에 반응하는 능력에 관심을 가지고 부모-아동 상호작용을 사정한다. 아동의 식사를 관찰하여 부모-아동 간의 식사 전·중·후의 상호작용뿐만 아니라 아동의 구강 관심이나 혐오, 구강-운동 협동, 삼킴능력을 살펴본다(Fortin & Downes, 2019).

심각한 성장장애는 평가와 중재를 위해 입원이 필요할 수도 있다. 가끔 성장장애나 섭식장애가 있는 아동에게 적절한 성장을 촉진시키기 위해 장관영양이 필요할 수 있다. 글상자 12.4는 성장장애로 입원한 아동에 대한 간호중재를 나타내고 있다.

> **TAKE NOTE!**
> 방임을 경험한 영아나 아동은 환경이나 보호자와 적절하게 상호작용하지 못할 수 있다(눈맞춤 부족)(Motil & Duryea, 2019).

성장과 발달 증진

병원에서 특수아동을 간호할 때, 아동이 신뢰감을 가질 수 있도록 일관된 간호제공자를 제공한다. 부모

글상자 12.4 성장장애로 입원한 아동에 대한 간호중재

- 부모-아동 상호작용을 관찰한다(특히 수유시간에).
- 적절한 식사계획표를 작성한다.
- 처방에 따라 식사를 제공한다(체중 증가를 위해서 일반적으로 하루에 120 kcal/kg이 필요하다).
- 매일 아동의 체중을 측정하고 섭취량/배설량을 철저히 기록한다.
- 부모에게 올바른 수유기술과 양을 교육한다.
- 아동의 체중이 늘어나지 않는 것으로 인한 부모의 불안을 완화시키기 위해 많은 지원을 제공한다.

【출처】 Motil, K. J., & Duryea, T. K. (2019). Poor weight gain in children younger than two years: Management. Retrieved from http://www.uptodate.com/contents/failure-to-thrive-undernutrition-in-children-younger-than-twoyears-management

로 하여금 영아의 곁을 지키도록 권유하고, 부모가 잠을 잘 수 있는 편안한 장소를 제공한다. 애착을 증진시키기 위해 아기의 긍정적 측면을 강조한다. 발달적으로 적절한 기술을 장려하고, 영아가 오감을 통해 즐거운 경험을 할 수 있도록 한다(Boyse et al., 2019).

유아에게는 발달상으로 적절한 한계 설정과 훈육을 시작한다. 유아에게 가능하다면 독립성을 가질 것을 장려한다. 유아가 제한점을 수용할 수 있도록 전체근육운동과 감각활동을 조정한다. 통제력을 길러주기 위해 유아에게 간단한 선택기회를 주도록 한다. 학령전기 아동이 되면, 자립기술을 숙달할 수 있는 환경을 만들어준다. 교우관계 발달을 위해 또래아동과의 사회화를 장려한다. 아동에게 질환이나 장애는 자신의 어떤 잘못으로 인한 처벌이 아니라는 점을 강조한다(Boyse et al., 2019).

학령기 아동에게는 학교에 등교하여 병원치료나 예약으로 인해 빠진 부분을 보충하도록 장려한다. 교직원과 다른 학생들에게도 아동의 특수요구에 대해 교육한다. 적절한 체육활동, 음악, 연극이나 미술활동, 보이스카우트나 걸스카우트 같은 클럽활동에 참여하도록 한다. 아동에게 질환이나 장애, 치료과정에 대한 교육을 제공한다(Boyse et al., 2019).

청소년의 부모에게 만성질환이 있는 청소년도 종종 위험 부담, 반항, 다른 정체성 시험해 보기 등 일반 청소년들이 하는 활동에 참여한다는 점에 대해 알려준다. 청소년의 대처와 대인관계기술을 도와준다. 일반 청소년들뿐만 아니라 다른 특수아동들과의 활동에도 참여할 수 있도록 한다. 청소년에게 가능하다면 졸업무도회에 참석하거나 운전면허 취득 같은 통과의례에 참여하게 한다. 대학이나 직업뿐만 아니라 비소아과 전문의로의 이행 등 미래에 대한 계획을 청소년과 함께 의논한다(Boyse et al., 2019).

아동과 가족에 대한 자원 제공

간호사는 특수아동이 이용 가능한 지역사회 자원에 친숙해야 한다. 특수아동을 위한 교육기회에는 조기중재 프로그램과 공립학교 제도를 통해 제공되는 프로그램들이 있다. 재정적 자원, 일시적 위탁간호, 보완대체요법 등에 대해서도 간호사는 친숙해져야 한다.

특수아동을 위한 교육 기회

생후 첫 1년은 아동의 건강과 발달의 토대가 된다. 특수아동은 아동기 후기에 발달 잠재력을 달성하기 위해 조기에 다양한 발달중재와 특수교육을 받을 필요가 있다. 아동들은 가장 잘 준비가 되어 있는 단계에서 가장 잘 배우기 때문에, 발달의 기회가 되는 이 시기를 놓쳐서는 안 된다.

조기중재 프로그램은 장애의 위험이 있거나 장애가 있는 영아나 유아의 발달을 강화시키기 위한 것이므로 교육비용이 많이 들어서는 안 된다. 또한 조기중재는 독립생활의 가능성을 극대화시키는 것뿐만 아니라, 아동의 요구를 충족시킬 수 있도록 가족의 역량을 강화시키는 것에 초점을 맞춘다(Garzon, 2017).

발달지연이 의심되는 아동을 지역의 조기중재 프로그램에 소개한다. 이러한 서비스를 받는 아동을 위해 서비스 조정자와 계속해서 협력해야 하는데, 병원 퇴원 시와 만 3세 때의 서비스 이행기에는 특히 중요하다.

> 수두증과 발달지연의 병력이 있는 2세 남아 준수의 사례로 돌아가 보자. 준수의 어머니와 더 상의해 보면, 그가 조기개입 프로그램에 참여하지 않았다는 것을 알게 될 것이다. 준수에게 제공되는 교육기회와 이것이 준수에게 중요한 이유에 대해 어머니와 상의한다.

학교는 아동의 전반적인 건강과 발달에 많은 영향을 끼친다. 어떤 특수아동들은 추가적인 서비스 없이 학교생활을 성공적으로 마칠 수 있다. 이러한 아동을 위한 간호사의 역할은 학교생활에서의 성공이나 실패를 사정하고, 학교환경이 아동의 건강에 미치는 영향을 확인하는 것이다.

재정적 자원과 보험 자원

국내 장애아동을 위한 복지와 지원은 「장애아동복지지원법」에 따라 시행되고 있다. 장애아동복지지원으로는 의료비 지원, 보육 지원, 가족 지원 및 장애아동의 발달에 필요한 지원 등 다양한 인적·물적 지원을 제공하고 있다. 보육료 지원의 경우 「영유아보육법」 제34조에 따라 지원되며 법령에 따라 아동의 활동과 자신의 견해를 자유로이 표현할 권리를 보장하도록 하고 있다. 중앙장애아동지원센터와 지역장애아동지원센터를 통해 장애아동의 돌봄서비스, 사례관리, 가족상담과 교육을 제공하도록 법령이 제정되어 있다.

보완대체요법

특수아동과 가족은 종종 보조요법을 사용한다. 여기에는 동종 요법과 허브 약물, 반려동물 치료요법, 승마치료(hippotherapy), 음악, 마사지요법 등이 포함된다. 많은 가족들은 증상 경감이나 치료법을 찾아 특수아동을 위해 자연의학 또는 동양의학을 전통적인 동종 요법과 혼합하여 사용하길 원한다. 건강력을 수집할 때, 아동이 먹고 있는 동종 요법이나 허브 약물에 대해 구체적으로 물어본다. 반려동물 치료요법은 스트레스 해소나 정신요법의 구성요소로 사용될 수 있다.

승마치료는 감각, 신경근육, 인지 시스템의 기능적 향상을 위하여 말의 독특한 움직임을 사용하는 것을 말한다. 언어병리학자뿐만 아니라 작업치료사와 물리치료사는 아이를 기수로 하여 말의 목적적 움직임을 제공하기 위해 근거에 기초한 연습과 임상추론을 활용한다. 치료용 승마를 적응형 승마와 혼동해서는 안 된다. 병리학자나 치료사는 치료운동, 신경근육 재교육, 치료활동 또는 언어, 음성, 의사소통 및/또는 청각 처리 장애의 치료를 위해 특정한 말 움직임을 선택한다.

음악은 긍정적인 행동 변화를 유도하고, 통증이나 스트레스를 줄이거나 다양한 다른 긍정적인 효과를 얻기 위해 사용될 수 있다(AMTA, 2019). 마사지요법은 다양한 질환을 앓고 있는 아동들에게 도움이 될 수 있다. 이는 아이의 특정 의학적 상태와 관련된 특정 긍정적 효과를 나타내거나 통증을 줄이거나 이완을 촉진하는 데 사용할 수 있다(Provenzi, Saettini, Barello, & Borgatti, 2016).

> **TAKE NOTE!**
> 많은 가족들이 아동의 삶의 질이나 결과를 향상시키기 위해 사용하는 동종 요법과 허브 약물의 위험과 이득에 대해 숙지한다.

지지와 교육 제공

초기진단이 내려졌을 때, 가족이 그들의 감정을 표현하도록 장려한다. 특수아동의 부모는 정서적, 실무적, 경제적, 사회적 지원이 필요하다. 부모에게 일상 업무에 있어 도움을 받을 것을 권유한다. 운동과 자기만의 시간을 갖는 것을 통해 부모의 스트레스를 줄이도록 한다. 아동의 특수한 상태에만 관심을 갖는 게 아니라 아동의 전체를 보살피고, 아동과 부모에게 힘을 주고 경청하며, 잘 양육하고 있다는 확신을 주어야 한다.

부모는 또래 지지 그룹을 중요시하는데, 이는 장애나 만성질환이 있는 아동의 부모만이 자신이 경험하는 심리적 고통, 두려움, 다른 감정을 이해한다고 느끼기 때문이다. 아동간호사는 가족들이 지원 시스템을 찾도록 주도적인 역할을 해야 한다.

아동의 아버지도 어머니와 같이 아동에 대해 걱정을 하고 있지만, 아버지는 이러한 걱정들을 다르게 표현할 수도 있다. 간호사가 아버지들이 아동간호에 참여하도록 독려하는 것이 중요하다. 부모 모두에게 기술을 가르치고, 아버지들에게 그들의 관점과 의견을 물어봄으로써 이들이 더욱 활발하게 참여하도록 한다.

부모는 아동의 요구와 간호에 전문가가 되며, 이 점에 대해 그들을 인정해 주어야 한다. 부모는 진지하게 받아들여지기를 바라며 무시 받는 것을 싫어한다. 부모를 아동에 대한 신뢰할 만하고 가치 있는 정보를 가진 사람으로 대해야 한다. 적극적인 경청을 통해 간호사는 아동에게 정말로 필요한 것이 무엇인지 찾는 것과 더불어 부모의 의견이 존중되고 있는지 살펴야 한다. 몇몇 부모들은 간호사가 어떤 정보를 필요로 하는지 확신이 서지 않아 정보 공유에 대해 주저할 수 있다. 분야에 관계없이 아동의 일상 간호와 관련된 조언을 구하고 의학적·신체적 요구, 현재 발달 정도에 대한 부모의 지식에 대한 존중을 표현해야 한다.

가족들은 이행기에 간호사의 도움이 더 필요할 수 있다. 장비와 치료 요구가 변하면 교육계획을 조정한다. 아동과 가족에게 장비의 사용법을 교육한다. 가족은 아동의 요구를 수용하기 위해 구체적인 활동이 어떻게 조정되어야 하는지 이해해야 한다. 교육과 관련된 자원과 법에 기대되는 발달적 변화에 대한 예상지침을 제공한다. 가족과 유치원, 학교 사이에서 연락 담당을 맡는다. 아동이 자라고 성숙해가면, 가능한 한 아동이 스스로를 돌보게 하여 독립심과 자존감을 증진시킨다.

성인이 되는 특수 청소년 간호

청소년기는 신체적 변화, 심리사회적 도전, 부모로부터의 독립의 시작기이다. 만성질환이 있거나 기계에 의존하는 청소년은 이 시기를 다른 청소년들과는 다르게 느낄 수 있다. 사춘기는 만성질환에 의해 늦어지거나 빨라진다. 만성질환으로 인해 또래와의 상호작용이 심리사회적 발달에 가장 중요한 시기에 또래로부터의 고립을 초래할 수 있다. 청소년들은 그들의 질환이나 건강관리 요구를 숨기거나(무시하거나) 치료요법에 잘 따르지 않거나 위험한 행동에 동참함으로써 또래집단과 어울리려 한다. 부모로부터의 독립을 준비해야 할 때, 특수 건강상태로 인해 상당한 의존성을 경험하고 있을 수 있다. 이러한 이유로 특수 청소년은 간호사로부터 더 많은 지지를 받고 싶어할 수 있다.

성인 이행기에 있는 특수아동 간호는 어려움이 많을 수 있으므로 사전계획을 통해 이행을 잘할 수 있도록 도와준다. 이행계획에는 다학제간의 합동치료가 포함되어야 하는데, 여기에는 청소년, 가족, 건강관리전문가 간의 역할 변화에 대한 인식과 청소년의 자기결정능력 향상 등이 있다. 성인으로의 이행계획은 청소년 중기에 시작되어야 한다. 이러한 이행에 관해 청소년과 지속적으로 대화해야 한다. 이행 전에 해결해야 할 문제에는 의학치료를 위한 새성인 자원, 대학이나 직업학교 출석, 기주 형태 조정과 돌봄 역할 조정이 있다(Letishock, Daly, & White, 2018).

성공적인 이행을 위한 권장사항은 다음과 같다.

- 12~14세 청소년에게 시설의 이행 정책을 알리고 방문 시 지속적으로 강화한다.
- 등록기관을 통해 청소년의 이행 진행상황을 추적한다.
- 의료 목표, 응급계획, 법적 변경 등 10대 및 가족과 함께 이행서비스를 계획한다.
- 전체 이행계획/패킷을 완성한다(Letishock et al., 2018).

성인간호로 옮겨가기 전에(성인 의료제공자와 함께), 청소년이 치료의 합리적 근거, 상태가 악화되었을 때 나타나는 증상, 위험신호를 이해하고 있는지 확인한다. 청소년이 언제 건강전문가에게 도움을 요청해야 하는지에 대해 가르친다. 또한 청소년에게 의료보험 절차를 소개한다. 이행기에는 전문 코디네이터나 숙련된 임상간호사에게 상의 후 자세한 계획표를 제공해 이행이 잘될 수 있도록 조정한다. 이행 후에는 청소년의 요구와 관련하여 성인 병원(adult office)에서 상담가의 역할을 한다. 지역사회에서 이용 가능한 이행서비스 코디네이터나 다른 서비스 기관과 상담한다.

임종 아동

아동이 죽을 수도 있다는 생각은 대부분의 사람들에게 믿기 어려운 이야기지만, 매일 죽는 아동은 존재한다. 매년 미국에서 5~14세 아동의 사망률은 인구 10만명당 25.3명, 1~4세 아동의 사망률은 13.4명이다. 영아 사망률은 훨씬 높아 정상 출산 1,000명당 5.87명꼴이다(Xu, Murphy, Kochanek, Bastian, & Arias, 2018). 아동의 만성질환은 **말기질환**(terminal illness, 치료가 불가능하다고 여겨지는 질병. 궁극적으로 죽음을 초래함)으로 진행될 수 있다. 예를 들어 치료 옵션과 프로토콜의 향상으로 암에 걸린 아동의 생존율이 증가했음에도 불구하고, 암은 1세 이상 아동의 사망원인 1위로 남아 있다(CDC, 2019). 다른 질병 또한 아동의 말기 질환이 될 수 있는데, 선천성 결손이나 외상성 손상 등이 일반적인 원인이다. 아동간호사는 불가피하게 아동이 죽는 상황을 마주한다. 이러한 상황은 연관된 모든 사람들에게 매우 힘든 상황이며, 간호사는 임종 아동과 가족들의 간호에서 중요한 역할을 담당한다. 임종 아동 간호는 가족중심적이고, 다학제적 과정이다. 간호사는 이러한 힘든 시기에 아동과 가족의 생리적·정서적·영적 요구에 반응해야 한다. 아동은 발달 정도에 따라 죽음의 과정과 임박한 죽음에 대해 다른 반응을 보인다. 아동과 가족은 죽음과정을 거치는 동안 많은 지지를 필요로 한다.

생애말기 의사결정

부모는 윤리적·법적 관점에서 유해한 것으로부터 아동을 지켜야 할 뿐만 아니라, 가능한 한 아동에게 도움을 주어야 할 의무가 있다. 임종 시 의사결정을 해야 할 시간이 왔을 때, 부모들은 종종 '옳은' 행동과정에서 극심한 슬픔을 느낀다. 부모들은 치료중지, 치료철회, 완화간호 제공, 소생 금지(do not resuscitate, DNR)에 동의하는 것에 대한 결정을 내려야 할 수 있다. 아동, 부모, 의사는 일반적으로 만성질환을 갖고 있는 아동에게 계속해서 고통을 주는 것은 불필요하다는 것에 동의한다. 가능한 치료방법을 다 써보았는데도 효과가 없을 때, 더 이상 생존하기는 어렵다(Bortz, 2018).

이 과정을 함께 해야 하는 간호사들은 죽음과 관련된 자신의 가치관을 살펴보아야 하고, 가족의 감정 또한 인정되어야 한다. 임종 시 의사결정의 과정 중에, 건강관리제공자는 가족들에게 치료의 초점에 변화가 있을 것이라는 점과 아동이 버려지는 것이 아니라는 것을 확인시켜 주어야 한다. 부모에게 그들의 결정이 무엇이든 간에 건강관리팀은 아동의 편안함을 위해 헌신하고 전문적인 치료를 할 것이라는 점을 강조한다(Mahon, 2018).

가족중심적인 의사소통이 이루어질 수 있도록 해 주어야 한다. 치료를 계속할 것인지 중지할 것인지 결정을 할 때에는 삶의 질을 반드시 고려해야 한다. 진단/예후가 내려졌을 때 임종 시의 의사결정을 앞둔 부모에게 솔직한 정보와 교육을 제공한다. 의사결정과정에서 부모들이 흔들릴 것이라는 점을 예상한다. 정보를 명확히 하고, 선택권을 논의할 개인적 시간을 준다. 부모의 결정에 대해 판단을 하거나 의문을 가져서는 안 된다. 말기질환아 가족의 윤리적·영적·문화적 기호에 대해 민감해야 한다. 다른 말기질환아의 부모들과 함께 소통하도록 장려한다(Mahon, 2018).

자연사 허용

소생금지 결정을 내리는 것은 가족이 내려야 하는 결정 중 가장 힘든 결정이다. 소생금지는 아동의 심장이 멈췄을 때 심폐소생술을 실시하지 않는 것을 뜻한다. 부모들은 처음에는 이것이 아동을 포기하는 것이라고 느낀다. 간호사는 가족에게 소생술을 하는 것이 부적절할 수 있고, 자연사를 허용하는 것보다 더 고통스러울 수 있다는 것을 교육해야 한다. 부모들은 치료를 계속하는 것보다 **완화간호**(palliative care, 중증/말기질환 전문간호) 방식을 선택했을 때, 아동의 치료의 초점은 변하지만 아동과 가족은 버려지는 것이 아니라는 것을 이해해야 한다. 가족들은 자신들이 보다 편안하다고 생각하는 소생술의 범위를 구체화하고 싶을 수도 있다(예를 들어 산소는 보충하지만 흉부 압박은 수행하지 않는 것). 어떤 기관들은 가족이 소생술 중지 결정을 내릴 때 더 받아들이기 쉽도록 소생금지를 '자연사 허용(allow natural death, AND)'으로 대체하고 있다.

생애말기 의사결정과정에 아동의 참여

생애말기의 의사결정은 종종 아동, 가족, 건강관리팀에게 윤리적 딜레마를 제공한다. 부모의 소망과 아동이나 청소년의 욕구가 충돌할 때 더욱 심하다. 아동은 자신이 가능한 범위까지 의사결정에 참여해야 한다. 아동의 상태와 아동이 바라는 범위 내에서 중재를 논의한다. 충분히 성숙된 아동은 치료의 지속 또는 중단에 동의할 수 있다(NAPNP, 2015). 나이든 아동이나 청소년이 원한다면 지지와 정보를 제공해 주어야 한다. 아동이나 청소년과의 대화는 부모가 함께 있을 때에는 가능하고, 사적으로도 대화할 수 있다. 아동의 편안함과 존엄성을 유지한다. 아동에게 다른 말기질환아들과 시간을 보낼 것을 권유한다. 아동을 편안하게 해주기 위해 전력을 다할 것이라는 것을 확인시켜 준다. 부모와 임종 논의 시기에 대해 상담한다. 부모처럼 말기환아도 의사결정과정에서 마음이 바뀔 수 있다. 민감하게 대응하고 아동의 결정을 존중한다.

장기나 조직 기증

장기이식 대기자는 많지만 이식 가능한 장기의 부족으로 인해 소아 장기와 조직 기증은 우선사항이다

(Vyas & Nakagawa, 2018). 많은 가족들에게, 자신의 아이가 죽어도 아동의 장기나 조직이 다른 아이의 생명을 살릴 수 있다는 점을 알리는 것은 다른 사람을 돕는 방법을 제공한다. 갑자기 사망한 건강한 아동의 장기는 장기기증의 가장 적합한 후보이다. 만성질환으로 인해 많은 아이들은 장기나 조직 기증에 적합하지 않지만, 개별적인 검사를 통해 자격이 되는지 알아보아야 한다.

장기기증 논의는 죽음에 임박하거나 뇌사 통지에 대한 논의와 따로 진행되어야 한다. 장기기증을 위해서는 서면 동의가 필요하기 때문에 가족은 올바른 정보와 교육을 받아야 한다. 장기기증에 대해 생각해보지 않았던 많은 가족들도 과정에 대해 적절히 교육을 받는다면 장기기증을 고려할 수 있다. 장기기증과 관련된 모든 비용은 수혜자의 가족이 부담한다. 아동이 장기기증에 대한 의사를 표현한 적이 있는지와 부모가 고려해본 적이 있는지 물어본다. 가족들은 장기기증을 해도 아동의 외모는 손상되지 않아 아동의 장례식 때 관을 열어놓는 것이 가능하다는 점을 알아야 한다. 기증하는 아동은 장기기증으로 인해 더 이상 고통 받지 않을 것이다. 사망 선고가 나면 바로 장기가 적출될 것이기 때문에 가족들은 장례식이 연기되는 것을 걱정할 필요가 없다. 가족의 문화적·종교적 믿음도 고려되어야 하며, 가족과 장기기증에 대해 논의하는 팀은 세심하고 윤리적인 태도로 임해야 한다(Vyas & Nakagawa, 2018).

임종 아동의 간호관리

임종 시 아동에게 양질의 간호를 제공하기 위해 다학제간 간호가 필요하기는 하지만, 아동과 가족의 옹호자로서 주요한 역할을 하고 죽음의 과정에서 지속적으로 옆에 있어주는 사람은 간호사이다. 임종 아동의 간호중재는 통증과 불편감, 영양 공급, 임종 아동과 가족에게 정서적 지지 제공, 슬픔의 과정에서 가족에게 도움을 주는 것에 초점을 두고 있다. 전체 과정에서, 간호의 단위인 가족에게 중점을 두는 것이 중요하다.

통증과 불편감 관리

통증관리는 말기질환을 가진 아동에게 필수적인 간호이다. 적절한 통증관리는 아동의 삶의 질을 향상시키고 고통을 최소화한다(Hauer, 2017). 발달단계에 맞는 도구를 사용하여 통증 정도를 사정한다. 필요할 때마다 진통제를 주는 것보다 24시간 동안 지속적인 투약으로 통증이 재발하거나 상승하는 것을 예방한다. 아동이 선호하는 편안함을 주는 방법을 확인하여 안정감을 제공할 때 사용한다. 아동의 체위를 자주 바꾸되 불편을 최소화하기 위해 조심스럽게 한다. 아동의 간호를 제한하여 편안한 방법으로 아이의 불편함을 완화한다. 소음과 빛을 최소화하여 안정된 환경을 유지한다. 승인된 마사지 또는 힐링 터치(healing touch)와 같은 통합적 간호중재를 포함한다(근거기반실무 12.1).

영양 공급

죽음이 가까워진 아동은 자연적으로 신체가 요구하

> **근거기반실무 12.1 생명이 제한된 상황에서 약물적 중재**
>
> **연구**
>
> 통증은 생명이 제한된 아동과 청소년에게서 흔히 볼 수 있다. 그러나 잘 관리되지 않는 경우가 많다. 약물 처방을 알리는 목적으로 근거에 대한 체계적 문헌고찰이 수행되었다. 9편(379명)의 연구가 평가에 포함되었다.
>
> **연구결과**
>
> 보툴리누스 독소와 척수강 내 baclofen의 효과는 뇌성마비 아동 및 청소년에서 평가되었으며, 골생성 불완전자에 대해서는 alendronate와 pamidronate가 평가되었다. 검토결과 이러한 약물이 위약과 비교하여 통증 감소에 통계적 유의성을 나타내지 않았다.
>
> **간호 적용**
>
> 연구에서 평가된 약물은 실제 임상에서 일반적으로 사용되는 약물이지만, 성공적인 통증관리에 기여하지는 못했다. 소아완화치료에서 통증을 완화하기 위해 일반적으로 사용되는 약물 평가에 대해 추가 연구가 필요하다. 생명을 제한하는 뇌성마비나 골생성 불완전 아동을 돌보는 간호사들은 통증관리를 위한 약물적 또는 비약물적 중재의 필요성에 대해 이해해야 한다.
>
> 【출처】 Beecham, E., Candy, B., Howard, R., McCullock, R., Laddie, J., Rees, H., … Jones, L. (2015). Pharmacological interventions for in children and adolescents with life-limiting conditions. *Cochrane Database of Systematic Reviews*, (3), CD010750.

는 영양분이 적어지므로 아동에게 과도하게 먹거나 마시도록 강요해서는 안 된다. 아동이 선택한 적은 양의 식사나 간식을 자주 권한다. 수프와 셰이크는 섭취 시 에너지가 많이 필요하지 않기 때문에 바람직하다. 아동이 다른 음식을 요구한다면 그 음식을 준다. 오심을 줄이기 위해 강한 냄새가 나는 음식은 멀리한다. 필요시 구토 방지제를 투여한다. 구강간호를 제공하고 입이 깨끗하게 느껴지도록 입술을 촉촉하게 유지하여 튼 입술로 인한 불편함을 예방한다. 식사하기 좋은 환경을 유지하도록 한다.

임종 아동과 가족을 위한 정서적 지지 제공

가족 모두의 요구와 감정에 적절히 대응하여 아동과 가족과의 전체적인 연결을 조성한다. 간호사들은 임종 아동을 위한 구체적인 업무와 중재를 통해 신체간호를 제공하지만, 아동과 가족과 정서적으로도 온전히 함께 있고 싶어한다. 일반적으로 사람들은 임종 아동의 개념에 대해 불편하게 생각한다. 간호사들은 각자의 필요에 따라 아동이나 가족과 함께 할 수 있도록 상황에 대한 자신의 감정을 잘 헤쳐나가야 한다(Mahon, 2018).

임종 아동과 가족은 간호사가 행하는 중재뿐만이 아니라, 간호사의 존재만으로도 도움이 된다. 가족들은 간호사가 가족과 함께 있어주는 단순한 행동이 매우 치료적이라고 보고한다(Mahon, 2018). 아동과 가족의 이야기에 귀를 기울이고 잠시 가만히 있거나 조용히 한다. 아동과 함께 있어 줌으로써 아동에 대한 존중감을 기를 수 있다.

임종 아동의 부모에게 존중을 보이며 그들이 아동에게 헌신해왔던 것을 기린다. 부모들이 의사결정을 할 때 다양한 정보나 참여에 대한 요구가 있다는 것을 인정해 준다. 죽음과 관련된 가족의 관습이나 의식을 허용하고 권장한다. 가족들은 아동의 죽음이 임박하면 목사나 신부가 함께하길 원할 수 있다. 가족의 종교적·영적 배경에 따라 어떤 의식을 요구할 수 있다. 이런 의식을 수행할 수 있도록 해 주고 필요시 간호활동 일정을 바꾼다. 이런 의식과 관습에 참여하고자 하는 가족의 요구를 존중한다(Hauer, 2017).

아동과 가족의 요구를 제공하기 위해 가족과 건강관리팀은 협동적으로 일한다. Make-a-Wish 재단은 불치병을 가진 아동을 위해 소원을 이루어주어 아동과 가족에게 희망, 힘, 사랑을 경험하게 한다.

불안과 두려움 완화

부모들은 아동이 혼자 죽는 것이나 죽음의 과정을 잘 모르기 때문에 두려워할 수 있다. 이 두려움은 불안을 증가시켜 아동이 그러한 불안을 알아차릴 수도 있다. 어린 아동은 부모와의 분리를 두려워할 수 있고, 나이든 아동은 혼자 죽기 싫어하거나 죽음과 관련한 통증이나 불편을 겪을 수 있다. 각각의 아동과 가족은 개별적인 존재이므로 아동과 가족의 교육이나 지지 요구를 파악하기 위해 그들의 공포나 불안에 대해 논의해야 한다(Hauer, 2017).

아동간호의 모든 단계에 부모와 다른 가족 구성원을 포함시킨다. 아동에게 치료의 모든 측면을 설명해주어 간호중재와 관련된 불안을 최소화한다. 아동의 질문에 정직하게 답변한다. 아동을 의사결정에 가능한 한 언제든지 참여하도록 한다. 필요시 아동의 옹호자 역할을 하며, 치료보다는 완화와 관련된 중재를 하도록 제안한다. 아동이 혼자 죽는 것을 두려워하지 않도록 부모나 가족 구성원이 방 안에 없을 때 아동과 함께 있어 준다.

발달단계에 따른 임종 아동의 요구 충족

임종 아동의 발달단계에 따라 지지와 교육을 제공하는 것이 중요하다. 영아에게는 무조건적인 사랑과 믿음이 가장 중요하다. 영아의 가족이 아동과 항상 함께 할 것이라는 사실을 확인시켜 준다. 1~3세의 유아는 친숙하고 일상적인 것을 좋아한다. 유아가 부모와 보내는 시간을 최대화하고 일관되게 행동하며, 좋아하는 장난감을 제공하거나 신체적으로 편안하게 해 준다. 학령전기 아동의 영성은 옳음과 그름의 개념에 중점을 둔다. 3~5세 아동은 죽음을 나쁜 행동에 대한 처벌이라고 생각하므로 오해를 바로잡아준다. 정직하고 명확한 언어를 사용한다. 부모가 아동에게 아동이 죽으면 가족은 매우 슬퍼하겠지만, 아동이 없더라도 계속해서 잘 살아갈 것이라는 사실을 가르치도록 돕는다(Hauer, 2017).

학령기 아동은 죽음의 의미를 잘 안다. 5~10세 아동에게는 원한다면 구체적이며 정직한 사실을 가르쳐주어야 한다. 아동이 결정을 내리도록 장려하며 통제력을 갖도록 돕는다(Hauer, 2017). 10~14세의 어린 청소년은 자존감, 가치감을 강화시키는 것이 도움이 된다. 아동이 또래와 함께 있는 시간뿐만 아니라 아동의 사생활이나 혼자 있는 시간을 존중해준다. 독립심의 요구를 지지해주고 아동이 의사결정에 참여하도록 장려한다. 14~18세의 나이든 청소년은 죽음에 대해 성인과 같은 이해가 가능하며, 정직하고 자세한 설명을 통해 지지를 받고 싶어하고, 진심으로 자신의 이야기를 들어주고 관여해 주기를 원한다(Hauer, 2017).

가족의 애도과정 돕기

가족은 말기질환이라는 진단이 내려졌을 때 미리 슬픔을 예상하는 경험을 했을 것이다. 가족은 예후를 부정하고 건강관리시스템이나 신에게 분노하며 우울증을 경험할 것이다. 극심한 슬픔은 실제 죽음을 경험했을 때 생기는 심각한 과정이다. 가족 구성원들은 호흡이 가쁘거나 목이 조이는 것처럼 느낀다. 그들은 그 상황이 사실이 아닌 것 같다고 말하거나 죽음을 막지 못한 이유를 찾을 수도 있다. 또한 가족은 적대심이나 초조함을 보일 수 있다. 구성원들은 자신만의 방식을 통해 슬픔을 표현할 것이다. 사랑하는 이의 죽음을 애도하는 것은 오랜 시간이 걸리며 가족들은 그 과정에서 지지를 받아야 한다(Hauer, 2017). 슬퍼하는 부모를 위해 지역사회나 국가 자원을 소개해 줄 수 있다. 부모에게 적절한 사별 자원을 소개해 준다.

호스피스/완화간호

임종 아동에 대한 완화간호

적절한 완화간호는 생명을 위협하거나 치료가 불가능한 상태의 모든 아동에게 필수적이다(Mahon, 2018). 완화간호는 가정, 병원, 호스피스 환경 등 어디에서 제공되는지에 관계없이 임종 시 신체적, 심리적, 정서적, 영적 고통을 완화시키면서 최선의 삶의 질을 제공하는 데 목표가 있다(Mahon, 2018). 아동의 완화간호는 다음 원칙에 기초해야 한다.

- 아동의 목표, 선호 및 선택에 대한 존중
- 보호자의 우려에 대한 인식 및 해결
- 지역사회에서 학제 간 종합적이고 지속적인 관리 제공
- 유능하고 윤리적인 관리

호스피스간호

호스피스는 아동의 가정이나 호스피스시설에서 가족중심의 간호를 가능하게 한다. 성인의 호스피스간호(hospice care)에서는 가족 전체의 위안이 중요하다. 아동의 호스피스간호의 목표는 개별화된 계획을 통해 아동과 가족의 삶의 질을 향상하는 것이다. 아동의 호스피스간호에 대한 표준권장사항은 완화간호를 잠재적으로 치료와 동시에 제공할 수 있도록 허용한다(성인 호스피스와 다른 점이다)(Hauer, 2017). 이를 통해 희망이 유지되고 임종시기가 되면 사별간호를 제공할 수 있다(Mahon, 2018). 부모들은 아동과 미사지나 노래 불러주기와 같은 상호작용을 하거나 아동에게 안위를 제공하는 방법에 대해 교육을 받는다. 영적 지지는 목사, 사회복지사, 혹은 가족의 성직자를 통해 가능하다. 간호사는 가족에게 죽음의 과정에 대해 교육하는 것뿐만 아니라 기본적인 간호와 통증관리에도 도움을 준다. 어떤 경우에서는 영양이나 수화를 중지하는 결정이 내려질 수 있다. 통증관리는 말기질환아에게 가장 중요한 중재이다(Mahon, 2018). 지속적인 사별간호도 아동의 죽음 이후에 호스피스에서 제공한다.

주요 개념

- 특수아동은 만성적인 신체, 발달, 행동 혹은 정서 상태의 위험성이 있거나 위험을 갖고 있는 아동이며 일반적인 아동보다 더 강하고 다양한 건강서비스를 필요로 한다.
- 만성질환을 갖고 있거나 기계에 의존적인 대부분의 아동들은 성장과 발달의 단계에서 일반적인 아동과 같은 성장과정을 거치지만, 그 속도는 그보다 느릴 수 있다.
- 특수아동의 부모는 인생에서 종종 부양의 무거움을 짊어지며 다양한 감정과 변화를 경험한다. 부모는 아동의 간호에 전문가가 되며 노력에 관한 권한을 부여받고 지원받아야 한다.
- 특수아동과 가족은 초기 진단이나 예후의 변화, 증상의 증가, 아동의 환경 변화(병원, 학교), 발달 변화 도중, 부모의 부재중 같은 과도기에 추가적인 지지를 필요할 것이다.
- 특수아동은 부모와 아동에게 정신적으로 유해한 영향을 주는 취약아동증후군 발달의 위험성이 있다.
- 가정은 기계에 의존하는 아동 또는 특수아동에게 발달상 가장 적절한 환경이다. 아동은 가정에서 치료받을 때 신체적 · 정서적 · 심리적 · 사회적 상태가 향상된다.
- 가족중심의 간호는 특수아동과 가족을 위한 적절한 체계를 제공한다. 가정의료나 의사, 간호사와 영구적인 관계를 맺으면 협력과 지지가 제공되기 때문에 가족에게 도움이 된다.
- 조산아로 태어난 영아나 아동의 성장과 발달을 사정할 때 조정된 나이나 수정된 나이를 사용한다. 조산아의 성장과 발달의 잠재성을 최대화하기 위해 조기선별과 발달과 관련된 중재를 제공한다.
- 몇몇 특수아동의 가족이 사용하는 보조치료에 대한 위험성과 장점에 대해 익숙해진다.
- 특수아동의 성장장애나 섭식장애를 선별한다.
- 건강요구가 충족되지 않은 아동을 규명하고 선별하여 중재를 시작한다.
- 조기중재는 아동과 가족을 위한 개별화된 가족서비스 계획뿐만 아니라 치료 협동(발달서비스와 특수교육)을 제공한다.
- 특수아동은 유치원, 초등학교, 중학교 학생의 요구를 충족시키기 위해 설계된 개별화된 교육 프로그램을 제공받을 자격이 있다.
- 조기퇴원계획과 지속적인 참여, 가족 교육은 치료의 연속을 가능하게 한다. 청소년 중기에는 특수아동이 성인 치료로 이행하는 것을 돕기 위해 작성한 계획을 시행한다.
- 임종 아동과 가족에게 완화간호, 호스피스, 장기 기능에 대한 정보를 제공하여 임종 시 의사결정을 하는 과정을 돕는다.
- 죽어가는 어린 아동은 일반적으로 가족이 가까이 있길 원하고 자신의 요구가 받아들여질 것이라고 믿는다. 나이든 아동은 아동의 나이나 발달단계에 적합한 정직한 설명을 필요로 한다.

참고문헌

American Academy of Child and Adolescent Psychiatry. (2015). *Chronic illness and children*. Retrieved August 21, 2019, from https://www.aacap.org/AACAP/Families_and_Youth/Facts_for_Families/FFF-Guide/The-Child-With-A-Long-Term-Illness-019.aspx

American Hippotherapy Association. (2019). *Use of hippotherapy in occupational therapy, physical therapy and speech therapy*. Retrieved August 21, 2019, from https://americanhippotherapyassociation.org/wp-content/uploads/2019/05/Present-Use-of-HPOT-final-proposedrevision-February-2019-2.pdf

American Music Therapy Association. (2019). *What is music therapy?* Retrieved August 21, 2019, from https://www.musictherapy.org/about/musictherapy/

American Nurses Association. (2015). *Code of ethics for nurses with interpretive statements*. Silver Spring, MD: Author.

Bally, J., Smith, N., Holtslander, L., Duncan, V., Hodgson-Viden, H., Mpofu, C., & Zimmer, M. (2018). A metasynthesis: Uncovering what is known about the experiences of families with children who have life-limiting and life-threatening illnesses. *Journal of Pediatric Nursing, 38*, 88–98.

Beecham, E., Candy, B., Howard, R., McCullock, R., Laddie, J., Rees, H., ... Jones, L. (2015). Pharmacological interventions for in children and adolescents with life-limiting conditions. *Cochrane Database of Systematic Reviews*, (3), CD010750. Bortz, K. (2018). *AAP: Special considerations to be made for pediatric DNRs*. Retrieved August 21, 2019, from https://www.healio.com/pediatrics/practice-management/news/online/%7B16d61aaf-86a0-492e-a3c4-b0a225de7e85%7D/aap-special-considerations-to-be-made-for-pediatric-dnrs

Boyse, K. (2019). *Siblings of kids with special needs*. Retrieved August 5, 2019, from http://www.med.umich.edu/yourchild/topics/specneed.htm

Boyse, K., Boujaouse, L., & Laundy, J. (2019). *Children with chronic conditions*. Retrieved August 5, 2019, from http://www.med.umich.edu/yourchild/topics/chronic.htm

Centers for Disease Control and Prevention. (2019). *Ten leading causes of death and injury*. Retrieved August 5, 2019, from https://www.cdc.gov/injury/wisqars/LeadingCauses.html

Centers for Medicare and Medicaid Services. (n.d.). *Children's Health Insurance Program (CHIP)*. Retrieved August 5, 2019, from https://www.medicaid.gov/chip/index.html

Child and Adolescent Health Measurement Initiative. (2019). *The children with special health care needs (CSHCN) screener*. Retrieved August 5, 2019, from http://www.cahmi.org/projects/children-with-special-health-care-needs-screener/

Cincinnati Children's' Hospital Medical Center. (2019). *Special needs resource directory*. Retrieved August 5, 2019, from https://www.cincinnatichildrens.org/patients/child/specialneeds/getting-started

de Leon Siantz, M. L., Kilanowski, J. F., & Thomas, T. L. (2018). Cultural values, beliefs, and preference are integral to familycentered care. In C. L. Betz, M. J. Krajicek, & M. Craft-Rosenberg (Eds.), *Guidelines for nursing excellence in the care of children, youth, and families* (2nd ed.). New York, NY: Springer Publishing Company.

Fortin, K., & Downes, A. H. (2019). Section 5: Psychosocial issues. In K. J. Marcdante & R. M. Kliegman (Eds.), *Nelson's essentials of pediatrics* (8th ed.) [Kindle version]. Retrieved from Amazon.com.

Garzon, D. L. (2017). Developmental management in pediatric primary care. In C. E. Burns, A. M. Dunn, M. A. Brady, N. B. Starr, C. G. Blosser, D. L. Garzon, & N. M. Gaylord (Eds.), *Pediatric primary care* (6th ed.). St. Louis, MO: Elsevier.

Hanks, H., & Carrico, C. A. (2017). Evaluating the use of a stability guideline for long-term ventilator-dependent children discharging to home: A quality improvement project. *Journal of Pediatric Health Care, 31*(6), 648–653.

Hauer, J. (2017). *Pediatric palliative care*. Retrieved from https://www.uptodate.com/contents/pediatric-palliative-care

Health Resources and Services Administration [HRSA], Maternal and Child Health Bureau (n.d.). *Children with special health care needs*. Retrieved August 21, 2019, from https://mchb.hrsa.gov/maternal-child-health-topics/children-and-youthspecial-health-needs

Hosley, S., Zeno, F., Harrison, T. M., & Steward, D. (2018). Supporting families when a child has a complex chronic condition. In K. F. Pridham, R. Limbo, & M. M. Schroeder (Eds.), *Guided participation in pediatric nursing practice: Relationship-based teaching and learning with parents, children, and adolescents*. New York, NY: Springer Publishing Company.

Kuo, D. Z., & Turchi, R. M. (2019). *Children and youth with special health care needs*. Retrieved from https://www.uptodate.com/contents/children-and-youth-with-specialhealth-care-needs

Letishock, L., Daly, A. M., & White, P. (2018). Pediatric nurse practitioners' perspectives on health care transition from pediatric to adult care. *Journal of Pediatric Health Care, 32*(3), 263–272.

Mahon, M. M. (2018). Children, youth, and families receive appropriate palliative and/or hospice care. In C. L. Betz, M. J. Krajicek, & M. Craft-Rosenberg (Eds.), *Guidelines for nursing excellence in the care of children, youth, and families* (2nd ed.). New York, NY: Springer Publishing Company.

Mandy, G. T. (2019). *Long-term complications of the preterm infant*. Retrieved from https://www.uptodate.com/contents/long-term complications-of-the-preterm-infant

Mental Health America. (2019). *Recognizing mental health problems in children*. Retrieved August 5, 2019, from http://www.mentalhealthamerica.net/recognizing-mental healthproblems-children

Mirza, M., Krischer, A., Stolley, M., Magana, S., & Martin, M. (2018). Review of parental activation interventions for parents of children with special health care needs. *Child: Care, Health & Development, 44*(3), 401–426.

Motil, K. J., & Duryea, T. K. (2019). *Poor weight gain in children younger than two years: Management*. Retrieved from http://www.uptodate.com/contents/failure-to-thrive-undernutritioninchildren-younger-than-two-years-management

National Association of Pediatric Nurse Practitioners. (2015). NAPNAP position statement on protection of children involved in research studies. *Journal of Pediatric Health Care, 29*(2), 13A–15A.

Provenzi, L., Saettini, F., Barello, S., & Borgatti, R. (2016). Research paper: Complementary and alternative medicine (CAM) for children with special health care needs: A comparative usage study in Italy. *Special Issue on Paediatric Integrative Medicine, European Journal of Integrative Medicine, 8*(2), 115–121.

Smith, V. C., & Stewart, J. (2018). *Discharge planning for highrisk newborns*. Retrieved from https://www.uptodate.com/contents/discharge-planning-for-high-risk-newborns

Social Security Administration. (n.d.–a). *Supplemental security income (SSI): Child recipient fact sheet*. Retrieved August 21, 2019, from https://www.ssa.gov/news/press/factsheets/ss-customer/ssi-children.pdf

Social Security Administration. (n.d.–b). *Title V–maternal and child health services block grant*. Retrieved August 21, 2019, from https://www.ssa.gov/OP_Home/ssact/title05/0500.htm

Stewart, J. (2018). *Care of the neonatal intensive care unit graduate*. Retrieved from https://www.uptodate.com/contents/care-of-the-neonatal-intensive-care-unitgraduate

University of Nebraska Medical Center. (n.d.). *Understanding corrected age*. Retrieved August 21, 2019, from https://www.unmc.edu/media/mmi/jackson/TIPS-Intro/Understanding_Corrected_Age.pdf

U.S. Department of Education. (n.d.). *IDEA*. Retrieved August 5, 2019, from https://sites.ed.gov/idea/

U.S. Department of Health and Human Services. (2019). *Proposed objectives for inclusion in Healthy People 2030*. Retrieved August 21, 2019, from https://www.healthypeople.gov/sites/default/files/ObjectivesPublicComment508_1.17.19.pdf

Vyas, H., & Nakagawa, T. A. (2018). *Management of the potential pediatric organ donor*. Retrieved from https://www.uptodate.com/contents/management-of-the-potentialpediatric-organ-donor

Xu, J., Murphy, S. L., Kochanek, K. D., Bastian, B., & Arias, E. (2018). Deaths: Final data for 2016. *National Vital Statistics Reports, 67*(5), 1–76.

임상적 판단능력

객관식 문제

1. 5세인 특수아동의 부모는 비슷한 증상을 가진 10세 아동의 부모와 매일 오랫동안 이야기해야 한다고 느낀다. 이 행동에 대한 간호사의 해석을 무엇인가?
   a. 간호사는 부모에게 충분한 정서적 지지를 제공하지 않았다.
   b. 아동의 부모 사이의 관계는 잠재적으로 불건전하다.
   c. 특수아동의 부모 사이의 지지는 매우 가치 있다.
   d. 이 특수한 상황에서는 비밀을 지키는 것이 중대한 문제이다.

2. 간호사는 모든 가능한 치료를 다 받은 아동을 간호하고 있지만, 아동은 계속해서 재발과 전이를 경험한다. 고식적 치료에서 완화간호로 옮겨야 할 때이다. 이 시기에서 가장 중요한 간호학적 고찰을 무엇인가?
   a. 건강관리전문가들이 아동의 치료에 대해 결정을 내려야 한다.
   b. 가족이 희망을 잃을 수 있으므로 암 치료는 계속되어야 한다.
   c. 가족을 완화간호로 이동하는 것에 대한 의사결정과정에 참여하도록 한다.
   d. 완화간호는 오직 가정에서만 이루어져야 하므로 아동은 퇴원해야 한다.

3. 간호사는 산소 보충과 다양한 약물복용이 필요한 위관 튜브를 착용하고 있는 3세 아동을 간호하고 있다. 어머니는 입원기간에 병원에서 숙식하고 있다. 우선적인 간호행위는 무엇인가?
   a. 여건이 된다면 어머니의 도움을 포함시킨다.
   b. 어머니를 아동의 요구와 간호의 전문가로 인정해준다.
   c. 어머니가 집으로 가서 쉴 것을 권유한다.
   d. 어머니가 그곳에 있으므로 가족중심의 간호를 제공한다.

4. 간호사는 올해 유치원에 입학하는 발달장애를 가진 아동을 간호하고 있다. 어머니는 울먹이고 있고 아동이 유치원에 가는 것을 원치 않는다. 간호사의 반응으로 가장 적합한 것은 무엇인가?
   a. "마음을 가라앉히기 위해 개인적인 시간이 필요하신가요?"
   b. "이 시기가 올 것을 이미 오래 전부터 알고 계셨잖아요."
   c. "남편이나 친구를 불러드릴까요?"
   d. "이 시기에 스트레스를 받거나 슬픈 것은 정상입니다."

5. 발달장애를 가진 아동의 부모가 아동 훈육에 대해 간호사에게 조언을 구하고 있다. 간호사의 반응으로 가장 적합한 것은 무엇인가?
   a. "훈육에 관한 당신의 가치관과 가장 맞는 방법을 선택하셔야 합니다."
   b. "이런 아동은 지시에 따르지 못하므로 아동을 훈육하는 것은 매우 어려울 것입니다."
   c. "사회적으로 용납할 수 없거나 불쾌하게 하는 행동을 할 때에만 아동을 처벌하셔야 합니다."
   d. "이런 유형의 아동은 고통을 싫어하기 때문에 매를 드는 것이 효과적입니다."

비판적 사고 연습

1. 암에 걸린 15세의 아동이 모든 가능한 치료를 다 받았지만 죽어가고 있다. 이 아동과 가족을 위한 치료계획을 설명해 보시오. 간호사는 이 힘든 과정을 보내는 아동과 가족을 위해 어떤 전략을 써야 하는가?
2. 임신 24주에 태어난 5개월의 영아가 신생아중환자실에서 퇴원하려고 한다. 영아는 가정에서 산소, 위관 튜브 영양, 여덟 가지의 약물을 투여 받을 예정이다. 가족을 위한 교육계획을 세우시오.

학습활동

1. 임상환경에서 불치병에 걸린 아동을 위한 간호를 하시오. 임상일기에 당신이 아동, 형제자매, 부모, 간호진에게서 받은 감정과 행동뿐만 아니라 아동을 간호할 때 받은 감정을 반영해 보시오.
2. 발달지연 아동과 일반 아동을 돌보는 유치원에 방문하시오. 같은 나이의 장애나 손상이 있는 아동과 일반 건강한 아동 두 명을 고르시오. 두 명의 아동 각각에게 덴버 발달선별 또는 발달사정을 수행하고 결과를 비교하고 대조해 보시오.
3. 기계에 의존하는 아동의 가정에서 가정 전문간호사와 함께 하루를 보내시오. 아동을 가정에서 간호하기 위해 가족이 넘어야 할 장애물은 무엇인가? 간호사가 가족중심의 간호를 가정에서 제공하기 위해 어떤 조정을 했는가? (병원환경과 비교하여)

통합: 사례연구

7개월 된 남아 선호는 신생아중환자실에서 퇴원하자마자 하루에 8시간씩 개인 간호를 받고 있다. 선호는 임신 24주차에 태어났으며 퇴원할 때 비강 캐뉼라로 산소 공급, 심장/무호흡 모니터, 낮 동안 구강수유와 밤 동안에는 위루관 튜브를 통해 추가적인 수유를 한다. 그는 매일 2회 분무식 약물 외에 하루 종일 추가 치료가 필요하며 4회의 추가 경구/위루관-튜브 약물을 복용하고 있다. 선호의 어머니는 집에서 선호를 돌봐야 한다는 생각에 압도당했다고 말했다.

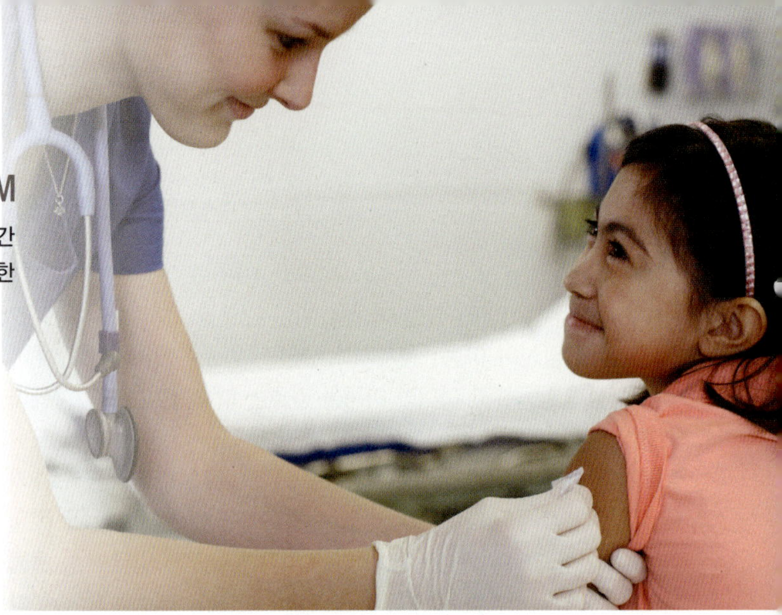

WORDS OF WISDOM

돌보는 손길에 의한 양질의 간호술기는 훌륭한 간호의 중요한 부분이다.

13 주요 간호중재

Key Pediatric Nursing Interventions

학습목표

이 장을 학습한 후 학생들은 다음을 수행할 수 있다.

1. 아동 약물 투약의 '정확한 원칙'을 설명한다.
2. 아동의 약동학과 약력학적 특성에 영향을 미치는 생리적 차이점을 설명한다.
3. 아동의 약물 용량을 정확하게 계산한다.
4. 아동에게 구강, 직장, 눈, 귀, 근육, 피하 경로를 통한 올바른 약물 투여방법을 설명한다.
5. 아동의 비외상성 투약간호에 대해 논의한다.
6. 약물 투약에 선호되는 말초와 중심 정맥부위를 안다.
7. 아동 정맥주사 주입 유지에 관련된 간호관리방법과 합병증 예방에 대해 설명한다.
8. 경장튜브영양과 관련된 간호를 설명한다.
9. 총비경구영양(TPN)을 받고 있는 아동의 간호관리방법을 설명한다.

9세 영희는 성장장애로 당신의 병동에 입원하였다. 의사는 위관영양을 위해 비위관 삽입을 처방하였다. 부모들은 이 처방에 대해서 매우 불안하고 속상해 했다. 그들은 "이 튜브가 영희에게 무슨 도움을 주나요? 매우 불편해 보여요. 이 튜브를 삽입하기 위해 어떻게 할 건가요? 오랫동안 하고 있어야 하나요? 제거되지 않는 건가요?"라고 한다. 그들이 걱정하는 것에 대해 당신은 어떻게 설명해줄 것인가?

주요 용어

- 경장영양(enteral nutrition)
- 비경구영양(parenteral nutrition)
- 약동학(pharmacokinetics)
- 약력학(pharmacodynamics)
- 위관영양(gavage feeding)
- 위 잔여량(gastric residual)
- 위창냄술(위루술, gastrostomy)
- 주입영양(bolus feeding)
- 총비경구영양(total parenteral nutrition, TPN)
- 침윤(infiltration)

아픈 아동은 건강을 회복하기 위해 종종 투약관리, 정맥요법(IV therapy), 경장영양을 필요로 한다. 이러한 중재는 대부분 입원 시에 이루어지지만 오늘날 기술의 발달로 가정, 학교, 의원이나 다른 지역사회 환경에서도 받을 수 있게 되었다.

이 장에서는 아동의 투약관리, 정맥요법, 영양 공급에 관한 돌봄의 중요한 요소와 지침에 대해 논의할 것이다. 아동과 부모의 교육이 중요하다. 이 장은 약물의 적용과 아동의 성장과 발달에 기초한 간호과정, 그리고 가족이 중심이 되며 비외상성 접근방법을 통한 치료를 제공하는 것에 초점을 둔다.

투약관리

모든 아동들은 한두 번쯤 투약을 받는 것이 필요할 것이다. 성인에서와 마찬가지로, 아동의 투약관리는 안전하고 효과적인 간호의 중요한 요소이다. 아동간호 시에는 아동의 요구를 충족시키기 위한 투약의 원칙과 기술을 채택해야 한다. 아동의 요구를 충족시키기 위해 투약의 원칙과 기술을 적용해야 한다. 약물 투여를 할 때에는 경로와 관계없이 약물과 약물의 작용에 대한 정확한 지식을 기본으로 하는 것이 필요하다. 간호사는 대상자에게 약물을 투여할 때, 투약관리의 '원칙'을 고수해야 한다(글상자 13.1). 이러한 원칙은 투약의 오류를 감소시켜 환자의 안정성을 보장하기 위해 개발되었다. 전문가들은 정확한 기록, 정확한 교육, 거부할 권리, 정확한 제형의 원칙을 추가하였다. 이러한 원칙은 환자의 안전을 충족시키는 데 중요하다.

환자안전 목표

목표 1: 환자 식별의 정확성 향상

환자안전 목표 01.01.01 간호, 치료 및 서비스를 제공할 때 최소 2개의 식별사를 사용한다.

단계: 아동에게 약물을 투여할 때 이름, 환자 ID, 생년월일, 전화번호 또는 기타 개인 식별정보와 같이 환자 및 투여할 약물과 직접적으로 관련된 환자 식별자를 최소 2개 이상 사용해야 한다.

【출처】 The Joint Commission. (2019). *National patient safety goals effective January 2019.* Hospital Accreditation Program. Retrieved February 11, 2019, from https://www.jointcommission.org/assets/1/6/NPSG_Chapter_HAP_Jan2019.pdf

약동학과 약력학

비록 약물 작용의 메커니즘은 모든 개인에게 동일하지만 아동에게서 일부 신체계통의 생리적 미성숙은 약물의 약력학(pharmacodynamics, 세포수준의 약물 작용)에 영향을 미칠 수 있다. 결과적으로, 신체가 의도된 약물반응을 나타내지 않을 수도 있다. 의도된 효과가

글상자 13.1 투약관리의 원칙

정확한 약물

- 처방과 유효기간을 확인한다.
- 약물의 작용과 잠재적인 부작용을 알아야 한다(약국 약 처방전을 이용한다).
- 준비된 약물이 처방된 약물인지 확인한다.

정확한 환자

- 아동이 불편한 상황을 피하기 위해서 환자 확인을 거부할 수 있고, 다른 환아의 침대에서 놀고 있거나 ID 팔찌를 제거했을 수 있으므로 환자 확인을 확실하게 해야 한다.
- 투약을 할 때마다 환자 확인을 해야 한다.
- 정확한 환자 확인을 위해 보호자와 함께 아동의 이름을 확인한다.
- 가능한 자동화 기술을 사용한다(예: 바코드 시스템).

정확한 시간

- 처방된 시간의 20~30분 이내에 투여해야 한다.
- 필요시 제공하는 약물(PRN)은 마지막으로 언제 투여되었는지, 지난 24시간 동안 얼마의 약물이 투여되었는지를 알아야 한다.

정확한 투여 경로

- 처방된 투여 경로를 확인하고 그 방법이 아동에게 가장 효과적이고 안전한 경로인지를 확인한다. 불분명하거나 혼란스러운 처방은 확인한다.
- 처방된 경로로 투약한다. 만약 투여 경로를 변경할 필요가 있다면 항상 처방을 낸 사람과 함께 확인한다(만약 구토를 하는 아동에게 경구 투약이 처방되었다면, 정맥이나 직장을 통해 투약할 필요가 있다).

정확한 용량

- 아동의 체중에 따라 용량을 계산하고 계산이 정확한지 재확인해야 한다.
- 만약 처방된 용량이 권장되는 용량 범위에서 벗어날 경우 반드시 약사나 처방한 사람에게 질문한다.
- 많거나 적은 용량이나 투여량은 항상 확인해야 한다.

정확한 접근

- 아이의 발달수준을 고려해야 한다.
- 연령에 맞는 설명을 한다.
- 아동의 약물 투여와 관련한 성장과 발달문제는 표 13.1을 참조한다.

강하거나 약해질 수 있어서, 아동에게 독성의 위험을 증가시키지 않고 최적의 효과를 나타내기 위해서는 약물 용량의 변경이 필요할 수 있다.

아동의 연령, 체중, 체표면적, 체성분은 약물의 **약동학**(pharmacokinetics, 체내에서의 흡수, 분배, 대사, 대사를 통한 약물의 움직임)에 영향을 미칠 수 있다. 아동에게 약물은 성인의 투약 경로와 같은 경로로 많이 투여된다. 그러나 약물이 투여되면 이런 유사성은 끝난다. 약물은 흡수되는 동안 투여된 부위에서 혈류로 이동한다. 영아와 어린 아동에게서 경구로 투여된 약물의 흡수는 성인과 비교하였을 때, 느리게 위가 비워지는 것, 증가된 장 활동, 상대적으로 넓은 소장의 표면적, 높은 위의 pH, 리파아제와 아밀라아제 분비가 적게 되는 것에 관련하여 영향을 받는다. 영아와 어린 아동에게서 근육내 흡수는 근육의 양, 근육의 강도와 관류, 혈관운동의 불안정성에 영향을 받는다. 대조적으로, 관류의 감소는 피하 흡수를 변화시킨다. 이러한 경로들의 흡수는 불안정하며 감소될 수 있다. 영아와 어린 아동에게서 국소 약물 흡수의 증가는 성인에게서는 나타나지 않았던 부작용을 일으킬 수 있다. 영아와 어린 아동들의 넓은 체표면적 크기는 국소 약물의 흡수 증가를 야기한다. 영아는 피부의 삼투성이 크기 때문에 흡수가 증가된다.

또 약물의 분포(혈액에서 세포 내부공간으로의 약물의 이동)는 영아와 어린 아동에게서 달라진다. 아동의 약물 분포는 다음의 영향을 받는다.

- 성인보다 높은 체액의 비율
- 세포외액의 빠른 교환
- 낮은 체지방
- 간의 미성숙, 일회 통과 소실률의 변화
- 약물과 결합할 수 있는 혈장 단백질 양의 부족
- 혈액 뇌 장벽(BBB)의 미성숙, 특히 신생아에게서 특정 약물의 침투를 가능하게 함

아동에게서 약물의 대사는 간효소 생성과 아동의 높은 대사율 때문에 달라질 수 있다. 생체 내 변화(원래의 형태에서 물질의 배설이 쉬운 형태로 화학 구조의 변형)는 아동의 약물 분포를 변화시키는 것과 같은 요소에 의해 영향을 받는다. 게다가 1~2세까지 신장의 미성숙은 신혈류, 사구체 여과율, 세뇨관 분비 활성도에도 영향을 미친다. 이것은 신장을 통해 일차적으로 배설되는 약물의 반감기를 연장하고 독성 가능성을 증가시킨다.

발달과 관련된 문제

아동은 지속적으로 성장하고 발달한다. 아동의 심리사회적, 인지적, 신체적, 운동발달단계의 특징은 중요하다. 간호사는 아동의 안전한 투약관리를 위해 성장과 발달을 확실하게 이해하는 것이 필요하다. 표 13.1에는 아동 투약관리와 관련된 몇몇 성장과 발달 문제가 자세하게 적혀 있다. 아동에게 약물을 투여하기 전에는 항상 발달단계에 적합하고 정직한 설명을 제공해야 한다.

- 그 약물이 필요한 이유
- 아동이 겪게 될 일
- 아동에게 기대되는 것
- 부모가 그들의 아동을 참여시키고 지지할 수 있는 방법

투약과 투여방법에 대한 과거 경험은 종종 아동의 반응에 영향을 미친다. 항상 아동에게 긍정적으로 접근한다. 간호사의 태도는 아동이 할 수 있다는 믿음을 갖게 해야 한다. 아동이 투약에 충분히 협조하지 않는다고 해서 '나쁘다'는 꼬리표를 붙여서는 안 된다. 아동에게 약물이 바늘을 통해 투여되어야 할 때(근육주사나 피하주사로), 이 방법이 아동의 행동에 대한 결과가 아님을 확실하게 해야 한다. 아동의 투약 거부에 대한 결과로 인해 부모가 좌절을 느끼지 않도록 돕는다. 부모에게 성장과 발달의 문제와 약물투약과 관련한 아동의 공포와 불안에 대한 정보를 제공한다.

> ***TAKE NOTE!***
> 항상 신속하게 투약을 확인하고, 아동에게 편안한 자세를 취하게 하면서 아동이 움직이지 않도록 하며 긍정적인 행동은 보상한다.

표 13.1 약물 투약과 관련한 성장발달문제

발달단계	과업/좌절	간호중재
영아기	• 지속적인 양육을 통해 신뢰감이 발달한다. 초기 영아기에 낯선 것에 대한 불안이 발달한다.	• 영아의 스트레스를 감소시키기 위해 투약과정에 부모를 참여시킨다. • 중재하는 동안 부모가 아동을 안고 편안하게 해 주도록 한다.
유아기	• 거부증을 통해 자율성이 발달한다. 의식, 일상, 선택이 통제감을 유지하기 위해 필요하다.	• 안전하고 긍정적인 접근이라면 가정에서 약물을 줄 때 일상과 의식을 따르게 한다. • 투약에 부모를 참여시킨다. • 간단한 선택을 제공한다(예: "엄마와 나 중에서 누가 약을 주는 것이 좋겠니?").
학령전기	• 양육에서 도움을 받고 있다고 느낄 때 솔선감이 발달한다.	• 투약도구를 가지고 놀 수 있는 기회를 제공하고 긍정적으로 반응하며 편안하게 해 준다. • 가능하고 간단한 선택권을 준다(예: "약을 물이랑 주스 중 어느 것과 먹을래?" 혹은 "어느 약을 먼저 먹을래?"). • "지금 약 먹을래?"라고 묻지 않는다. • 투약과정에 부모를 참여시킨다. • 신체 침범과 손상에 대한 공포가 나타나는 시기이므로 좌약을 주는 것은 특히 아동을 흥분시킬 수 있다.
학령기	• 아동을 투약과정에 참여시키는 것으로부터 근면성이 발달한다. 일반적으로 매우 협조적이다.	• 아동에게 간단한 용어로 투약의 목적을 설명한다. • 약을 컵에 넣거나 약봉지를 개봉하는 것과 같은 도움을 받을 수 있는 것을 찾고, 넓은 범위의 선택사항을 제시한다. • 필요하다면 아동의 협조를 얻기 위해 보상체계를 만든다.
청소년기	• 그들의 간호를 더욱 조정함으로써 독립심이 발달한다.	• 아동을 존중하고 그들의 요구에 민감하게 반응하며 성인과 같은 방법으로 접근한다. • 최대한 아동의 사생활을 보호해 준다.

올바른 용량의 결정

올바른 용량을 결정하는 것은 투약관리의 핵심요소이다.

아동의 약물용량은 좀 더 개별적이어서 투약오류에 더 취약하다. 부적절한 용량은 아동에게서 보고되는 일반적인 투약오류이다(Zimlich, 2018). 많은 약물의 참고자료에는 권장되는 아동의 투약용량이 제시되어 있으며 간호사는 아동에게 용량이 적절한지 확인할 책임이 있다. 아동의 약물 용량을 결정하는 두 가지 일반적인 방법은 체중(kg) 혹은 체표면적(BSA)에 의한 것이다.

체중에 의한 용량 결정

아동의 약물 용량을 계산하는 가장 일반적인 방법은 체중을 기초로 하는 것이다. 권장 복용량은 대개 24시간 동안 주어야 할 약물의 양(mg/kg/day)이나 일회에 제공되어야 할 용량(mg/kg/dose)으로 표현된다. 1일 복용량과 1회 복용량을 구별하는 것이 중요하다.

체중에 의한 올바른 용량을 결정하기 위해 다음의 지침을 사용할 수 있다.

1. 아동의 체중을 측정한다.
2. 만약 아동의 체중이 파운드인 경우, 킬로그램으로 변환한다(파운드로 측정된 체중에 2.2를 곱한다).
3. 안전한 용량의 범위를 확인하기 위해 약물의 설명서를 확인한다(예를 들어, 체중의 kg당 10~20 mg).
4. 낮은 안전 용량을 계산한다(글상자 13.2).
5. 높은 안전 용량을 계산한다(글상자 13.2)
6. 처방된 용량이 이 범위 안에 있는지 확인한다.

> **TAKE NOTE!**
> 안전한 용량 범위가 24시간(mg/day)인지 또는 단독 용량기간(mg/dose)인지 세심한 주의를 기울여야 한다.

아동의 투여량은 성인 권고 투여량의 최소량을 초과해서는 안 된다. 일반적으로 아동이나 청소년이

글상자 13.2 체중을 이용한 안전 용량 범위 확인

아동의 체중에 따라 안전 용량 범위를 확인한다.

- 안전 용량 범위를 계산한다(예: 10~20 mg/kg 그리고 아동의 체중이 30 kg).
  - 안전 용량 범위를 이용하여 비례식을 만든다.
    10 mg/1 kg = χmg/30 kg, 20 mg/1 kg = χmg/30 kg
  - 교차 곱하기를 하여 χ를 구한다.
    $1 \times \chi = 10 \times 30$ $\quad$ $1 \times \chi = 20 \times 30$
    $\chi = 300$ mg $\quad$ $\chi = 600$ mg
- 처방된 용량과 안전 용량 범위(위의 예에서, 300~600 mg)를 비교한다. 만약 용량이 이 범위 내에 있다면 용량은 안전한 것이다. 용량이 범위를 벗어난다면, 처방한 의사에게 알린다.

50 kg 이상이라면, 성인 용량이 처방된다(Bowden & Greenberg, 2016). 그러나 그 용량이 성인 권장량을 초과하지 않는지를 항상 확인하는 것이 중요하다.

체표면적을 통한 용량 결정

체표면적(BSA)을 기초로 한 투여량 계산은 아동의 대사율과 성장을 고려해서 한다. 이것은 흔히 항암제의 용량 계산 시에 사용된다. 권장되는 약물 용량은 'mg/BSA/용량'으로 쓰인다. BSA를 이용해서 용량을 결정하기 위해, 모노그램으로 기록될 아동의 키와 체중을 알아야 한다(그림 13.1). 모노그램은 세 개의 열로 나누어진 그래프이다[키(왼쪽 열), 체표면적(가운데 열), 체중(오른쪽 열)].

BSA를 결정하기 위해 이 지침을 사용한다.

1. 아동의 키를 측정한다.
2. 아동의 체중을 측정한다.
3. 모노그램을 이용하여 왼쪽 열에 있는 키 측정치와 오른쪽 열에 있는 체중 측정치를 연결하는 선을 그린다.
4. 체표면적 열의 어느 지점에 그 선이 교차하는지 확인한다. 이것이 BSA이고 제곱미터(m^2) 단위로 표현된다.

우선 BSA를 결정하고 나면, 안전한 투여량을 계산하기 위해 권장 투여량 범위를 이용한다.

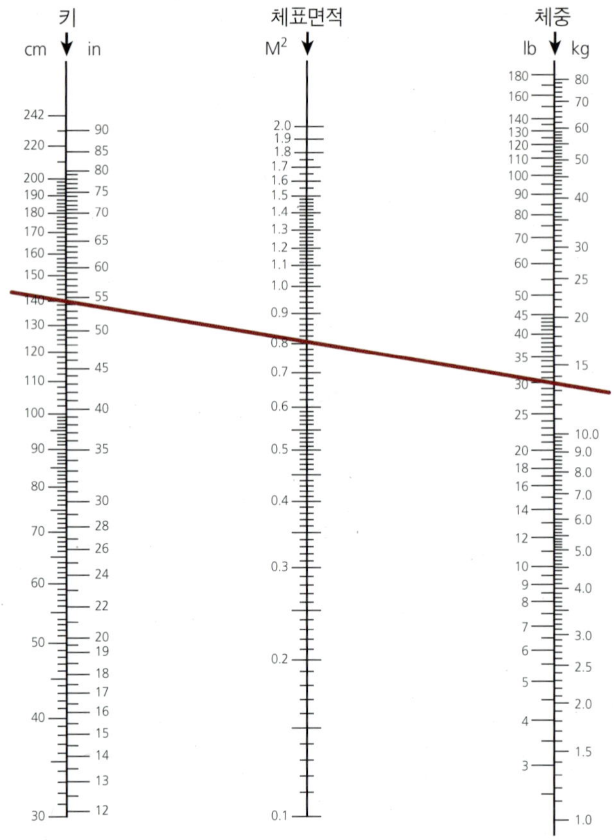

그림 13.1 체표면적을 결정하는 모노그램

TAKE NOTE!

모든 약물을 투여하기 전에 손을 씻고, 필요한 경우 장갑을 착용한다. 투약의 원칙을 지킨다.

경구 투여

경구로 투여되는 약물들은 액체(엘릭시르, 시럽, 현탁액), 가루, 정제, 캡슐을 포함한 다양한 형태로 제공된다. 일반적으로 5~6세 이하의 아동들은 정제나 캡슐을 삼키기 어렵기 때문에 흡인의 위험이 있다. 그러므로 만약 정제나 캡슐이 경구 투여가 가능한 형태라면 으깨거나 개봉하여 맛있는 액체나 사과소스 같은 적은 양(일반적으로 테이블 스푼보다 많지 않음)의 음식에 섞는다. 그러나 장용성 제피(enteric-coated)나 시간지속성(time-release)의 정제나 캡슐의 내용물은 쓴맛이 날 수 있어 유동식이나 다른 음식에 섞지 않도록 한다. 그렇게 하면 나중에 아동이 그 음식과 쓴맛을 연관시켜서 먹기를 거부할 수도 있다.

TAKE NOTE!
어떤 약물 제제는 으깨면 안 된다. 알약을 으깨거나 캡슐을 열기 전에 항상 그것이 약물의 의도된 효과를 저해하지 않는지 확인해야 한다. 시간지속성 약물은 으깨면 약물의 전체 용량이 즉각적으로 흡수되어 치명적일 수 있다.

주로 현탁액 같은 액체 약물은 병 윗부분의 약물이 아랫부분보다 묽을 수 있다. 항상 액체가 골고루 섞일 수 있도록 흔들어줘야 한다. 액체 형태 약물의 투약관리는 약물 컵, 스푼, 플라스틱 구강 주사기나 점적기 같은 눈금이 있는 도구를 이용한다(그림 13.2).

TAKE NOTE!
가정용 컵이나 측정 스푼은 눈금이 없어서 정확한 약물 용량을 제공하지 못할 수 있으므로 눈금이 있는 약물 컵이나 투여기구를 사용한다.

만약 점적기가 특정 약물과 함께 포장되어 있다면, 점적기마다 점적되는 양이 다를 수 있으므로 다른 약물을 줄 때 그 점적기를 사용해서는 안 된다. 경구 투여를 위해 주사기를 이용하려면 경구 투여 용도로 만들어진 주사기를 사용해야 한다. 영아나 어린 아동을 위해 점적기나(바늘이 없는) 구강 주사기를 이용할 때 구강의 뒷부분을 향해서 약물을 투여한다. 약물은 소량(0.2~0.5 mL)씩 천천히 주고 약물을 더 주기 전에 아동이 약물을 삼킬 수 있도록 해야 한다(그림 13.3).

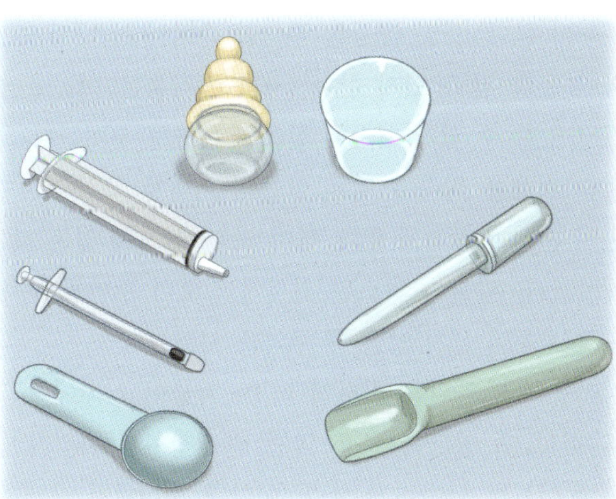

그림 13.2 아동에게 경구로 약물을 투여할 때 사용하는 기구들

영아에게는 병이 붙어 있지 않는 젖꼭지를 이용해서 약물 투여를 할 수도 있다. 이때 젖꼭지에 정확히 약물을 넣고 영아가 투여 도중에 공기를 삼키지 않도록 젖꼭지가 약물로 채워지게 한다. 흡인을 방지하기 위해 항상 영아나 어린 아동을 바로 세운다(최소 45°). 유아나 학령전기 아동은 구강 주사기로 입안에 짜주는 것을 좋아한다. 나이든 아동은 약물 컵이나 계량 약물 스푼으로 경구 투여를 할 수 있다.

TAKE NOTE!
아동의 입에 강제로 약을 넣거나 코를 막지 않는다. 그런 행동은 흡인의 위험을 증가시키고 신뢰관계의 발달을 방해할 수 있다.

아동이 정제나 캡슐을 삼킬 수 있으면 투약은 성인에게 하는 방법과 동일하다. 어린 아동에게 약물을 어

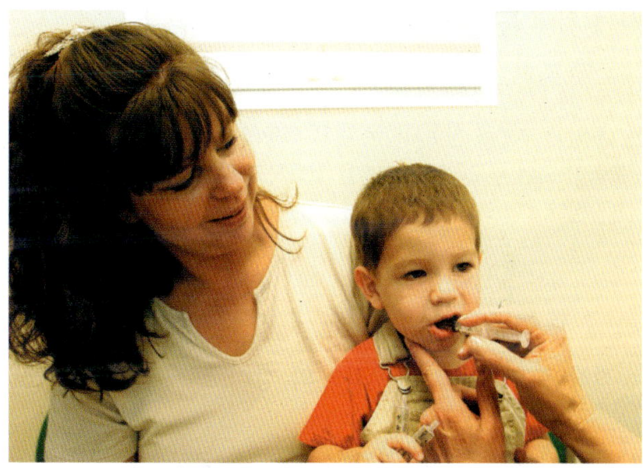

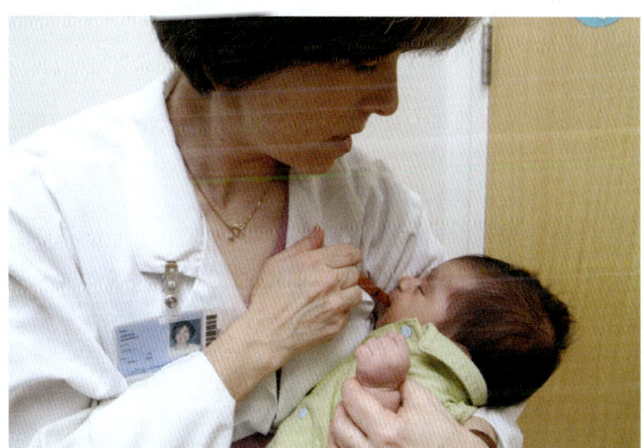

그림 13.3 영아나 어린 아동에게 안전한 투약을 하기 위한 자세. 안전한 약물 투여를 위해 영아나 어린 아동의 다리를 높이 든 자세를 취한다. 금기사항이 없는 한 아이를 안거나 부모가 아이를 안아 주는 것이 좋다.

떻게 삼키는지 가르쳐 줄 때, 정제나 캡슐을 혀 뒷부분에 놓거나 아이스크림이나 소스 같은 소량의 음식물과 함께 준다. 음식 속에 약물이 있다면 아동에게 그 사실을 말한다. 그렇지 않으면 아동이 당신을 신뢰하지 않게 될 수도 있다.

아동이 비위관, 구강위관, 비십이지장관, 비공장관, **위창냄술(위루술, gastrostomy)** 또는 공장루 관을 갖고 있는 경우에 경구 투여를 해야 한다면, 그 장치를 이용해서 약물을 주어야 한다. 투약을 위해서 튜브는 정확히 위나 소장에 위치하고 있어야 한다. 모든 약물이 직접적으로 십이지장이나 공장으로 들어가지 않도록 주의해야 한다. 튜브를 이용한 투약은 액체 형태나 으깬 정제 또는 개봉된 캡슐을 액체에 섞은 채로 투여해야 한다(글상자 13.3). 약물을 투여하기 전에는 항상 튜브의 위치를 확인한다. 투약 후에는 튜브의 개방성을 유지하기 위해 물로 씻어낸다.

> ***TAKE NOTE!***
>
> 투약에 부모를 참여시키는 것은 아동의 스트레스를 줄이는 데 도움이 되며 부모에게도 기술을 교육하고 평가할 수 있는 기회를 제공한다.

직장 투여

직장용 약물은 보통 좌약의 형태로 제공된다. 직장 투여 경로는 약물의 흡수가 불규칙하고 예측이 불가능하며 침습적인 방법이기 때문에 아동의 약물 투여 경로로 선호되지 않는다. 직장 투여 경로는 영아와 학령전기 아동에게 공포심을 유발할 수 있고 학령기 아동과 청소년을 당황스럽게 할 수 있다. 그러나 직장 투여 경로는 아동이 구토를 하거나 금식상태일 때 적용될 수 있다. 투여 전에는 나이에 맞게 설명을 해 주고 안심시켜야 한다. 약물을 정확하고 안전하게 투여하기 위해 아동이 올바른 자세를 유지하도록 돕는 것이 필요하다.

수용성 윤활제를 좌약에 바른다. 아동을 측위로 눕힌 후, 좌약을 직장에 빠르고 부드럽게 삽입한다. 장갑 낀 손가락을 사용하거나 골무를 사용하여 좌약을 삽입한다. 좌약을 직장괄약근 상부로 삽입한다. 영아나 3세 이하의 아동은 다섯 번째 손가락을 사용하여 삽입한다. 나이든 아동에게는 검지손가락을 사용한다. 좌약이 배출되는 것을 방지하기 위해 몇 분간 혹은 변의가 줄어들 때까지 양쪽 엉덩이를 단단하게 고정하고 있어야 한다. 약물 투약 10~30분 이내에 아동이 배변을 하면 대변에 좌약이 섞여 있는지 확인한다. 만약 좌약이 배출되었다면 약물을 재투여할 필요가 있는지 결정하기 위해 의사에게 알린다.

> **글상자 13.3 위루관 또는 공장루관을 통한 약물 투여 지침**
>
> 올바른 위치인지 확인한다(글상자 13.4 참조).
> - 액체약물은 직접 튜브로 제공한다. 주사기에 적절한 양이 들어가게 하고 관류시킨다.
> - 가루약물은 따뜻한 물에 섞는다.
> - 약물이 알약 형태라면 으깨도 괜찮은지 확인한다. 그 후 튜브가 막히는 것을 방지하기 위해 으깬 정제를 따뜻한 물에 섞는다.
> - 각 주사기에 적절하게 표시를 한다.
> - 한 번에 하나씩 약을 준다. 전체 약물이 투여되었는지 확인하고 튜브 폐색을 방지하기 위해 금기가 아닌 경우 각 약물을 투여한 후 튜브를 물로 씻어낸다.
>
> 【출처】 Bowden, V. R., & Greenberg, C. S. (2016). *Pediatric nursing procedures* (4th ed). Philadelphia, PA: Lippincott Williams & Wilkins; and Cincinnati Children's Hospital Medical Center. (2016). *Gastrostomy Tube (G-tube) home care.* Retrieved February 25, 2019, from https://www.cincinnatichildrens.org/health/g/g-tube-care

안약 투여

안약은 보통 연고나 점적약 형태이다. 많은 아동들은 눈 앞에 무언가가 있는 것에 두려워한다. 그러므로 아동의 협조를 얻기 위해서는 나이에 맞게 설명을 해 주어야 한다. 또한 약물을 투여할 준비가 될 때까지 아동이 눈을 감고 있게 한다. 차가운 약물은 아동을 불편하게 할 수 있기 때문에 실온의 온도로 투여한다. 적절한 자세를 취하는 것은 아동의 머리를 고정하고 아동의 손이 방해하지 않게 하며, 눈에 상처를 입는 것을 예방한다. 약물이 의도된 위치에 정확히 투여될 수 있도록 아동이 울지 않을 때 투약을 시도한다.

아동이 앙와위를 취하게 하고, 약물이 각막에 골고루 퍼질 수 있도록 목을 약간 과신전시켜 머리가 몸통 높이보다 낮아지게 한다. 이마를 움직이지 않게 하기 위해 손꿈치를 이마 위에 올린다. 하안검을 아래쪽

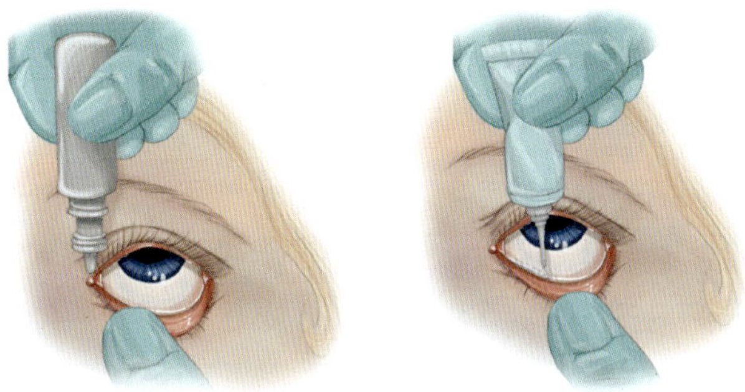

그림 13.4 안약 투약: 하안검을 아래로 살짝 잡아당기고 약물이 하부 결막낭에 흡수될 수 있도록 위쪽을 바라보게 한다.

으로 잡아당기고 약물을 결막낭에 떨어뜨린다. 튜브나 점적기의 끝부분이 낭에 닿지 않게 주의하며 무균술을 지킨다. 점적액을 투여할 때는 처방된 수의 방울을 하부 결막낭에 떨어뜨린다(그림 13.4). 연고는 눈이나 눈썹에 닿지 않게 하면서 내안각에서 외안각 쪽으로 얇은 띠 모양을 그리며 투여한다. 만약 아동이 협조를 할 수 있을 정도의 나이라면, 약물이 퍼질 수 있도록 눈을 살짝 감도록 지시한다.

아동이 협조를 할 수 없다면, 안약 투여를 위해서 움직이지 못하도록 해야 한다. 그 대신에 아동이 똑바로 누워 있을 때 감은 눈의 내안각에 한두 방울의 약물을 투여하고 그 후 아동에게 눈을 뜰 것을 지시하여 약물이 눈에 들어갈 수 있게 한다. 피부로 흐른 약물은 닦아낸다. 투약 후에는 약물이 눈에 머물러 있게 하고 전신으로 흡수되는 것을 줄이기 위해 누점을 막는 것이 중요하다.

아동은 종종 가정에서도 안약을 투여한다. 부모나 돌봄제공자에게 안약 투여방법에 대한 교육을 제공한다. 교육지침 13.1은 안연고나 점적액 투여에 대한 정보를 제공한다.

교육지침 13.1 안약 투여

- 물과 비누로 손을 씻고 깨끗한 천을 사용하여 말린다.
- 눈을 씻은 후 눈의 바깥쪽에서 코 쪽으로 닦아내고 각 눈마다 깨끗한 별도의 천을 사용한다. 투명한 눈곱은 따뜻한 물로 제거한다.
- 안연고나 점적액이 실온 정도의 온도가 되게 한다(약물이 냉장고에 들어 있었을 경우). 필요하다면 안연고나 점적액을 손바닥에 놓고 따뜻하게 한다. 흐르지 않도록 뚜껑은 잘 닫아 둔다. 필요시 약물을 잘 섞는다.
- 뚜껑을 열고, 건조하고 깨끗한 곳에 준비해둔다.
- 어린 아동(3세 이하)의 경우 투약과정 중에 아동의 팔이나 손가락이 닿지 않도록 하며 어른의 도움을 받는다. 만약 혼자서 해야 하는 경우 팔이 고정될 수 있도록 타월이나 담요로 감싼다.
- 아동에게 눈을 올려다보고 반대쪽을 보도록 한다. 점적한 안약이 코에서 흘러나오도록 한다.
- 점적할 때 사용할 손목을 이마에 대고 반대쪽 손으로 아래눈꺼풀을 부드럽게 내린다. 약물을 눈으로부터 2.5cm 떨어진 곳에서 점적한다.
- 부드럽게 안약을 짜서 눈의 안쪽 구석에 있는 누관에 적절한 방울 수를 투약한다. 안연고는 튜브를 부드럽게 짜서 눈의 아래쪽 부분과 눈꺼풀 아랫부분 사이 틈새에 띠 모양(약 2cm)으로 투여한다. 눈의 바깥쪽에 닿으면 튜브에서 연고를 분리할 수 있도록 튜브를 비틀거나 돌린다.
- 병이나 튜브의 끝부분이 눈이나 다른 곳에 닿지 않도록 한다.
- 점적액을 넣은 후에는 눈물과 약이 누관을 통해 빠져나가는 것을 방지하기 위해 손가락으로 눈과 코가 만나는 안쪽 모서리 부분을 1분간 눌러준다. 이렇게 하면 눈에 더 많은 약물이 머무를 수 있다. 나이든 아동의 경우는 도와주지 않아도 스스로 할 수 있다.
- 연고를 넣은 후에는 아동이 눈을 감게 하고 약을 넣은 부분을 문지르지 않도록 한다.
- 약물이 빨리 씻겨나갈 수 있으므로 아동에게 평상시보다 눈을 자주 깜빡이거나 누관 부분을 압박하면 안 된다고 설명한다.
- 약물이나 눈물이 얼굴에 흐르면 깨끗한 디슈로 살짝 닦아낸다.
- 필요하다면 병이나 튜브의 끝부분을 깨끗한 디슈로 닦고 뚜껑을 닫는다.
- 손을 다시 씻고 확실하게 건조한다.

【출처】 Pediatric Glaucoma & Cataract Family Association. (2017a). How to apply eye drops. Retrieved February 25, 2019, from http://pgcfa.org/?page_id=160; and Pediatric Glaucoma & Cataract Family Association. (2017b). How to apply eye ointment. Retrieved February 25, 2019, from http://pgcfa.org/?page_id=155; Bowden, V. R., & Greenberg, C. S. (2016). *Pediatric nursing procedures* (4th ed). Philadelphia, PA: Wolters Kluwer.

귀약 투여

귀약은 일반적으로 점적액 형태이다. 귀를 통한 투약은 투약과정을 볼 수 없기 때문에 아동이 혼란스러워 할 수 있다. 아동은 종종 귀가 아프기 때문에 귀약을 처방 받는데, 귀약으로 인해 고통이 증가하기 때문에 투약을 두려워할 수 있다. 두려움을 감소시키기 위해 어린 아동에게 투약과정에 대해 설명해주어야 한다. 나이든 아동의 경우는 투약의 목적과 절차를 설명해줌으로써 협조를 얻을 수 있다.

개념 숙달

아동의 귀약을 투여할 때 3세 미만의 아동인 경우 귓바퀴를 후하방으로 당기고, 3세 이상 아동인 경우 귓바퀴를 후상방으로 잡아당기고 약을 투여한다.

머리를 움직여서는 안 된다는 것을 아동에게 강조해야 한다. 어린 아동은 머리를 움직이지 않기 위해 도움이 필요하다. 귀약은 실온 정도의 온도여야 한다. 필요하다면 손바닥 사이에 약물 용기를 두고 굴려서 약물을 따뜻하게 한다. 차가운 귀약을 사용하면 약물이 고막에 닿을 때 통증과 어지러움을 유발할 수 있다(Bowden & Greenberg, 2016).

아동을 앙와위로 눕히거나 아픈 귀가 노출되게 하여 측위로 눕힌다(그림 13.5). 3세 미만의 아동은 귓바퀴를 후하방으로 잡아당기고, 나이든 아동은 후상방으로 잡아당긴다. 처방된 약을 점적기로 주입할 경우 점적기

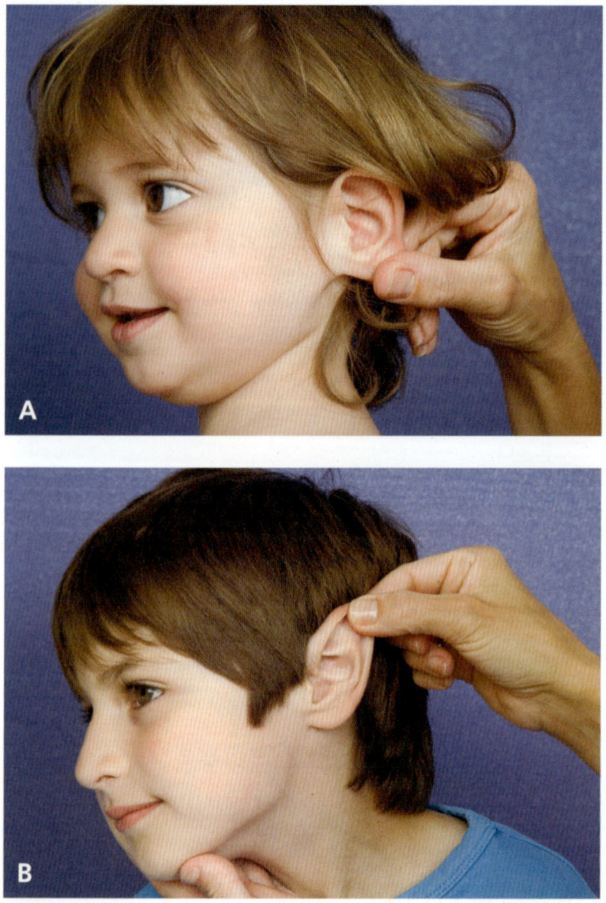

그림 13.5 귀약 투여. **A.** 3세 미만 아동: 귓바퀴를 후하방으로 잡아당긴다. **B.** 3세 이상 아동: 귓바퀴를 후상방으로 잡아당긴다.

끝이 오염되지 않도록 주입한다. 투약 후 약물이 이도에 머무를 수 있게 몇 분 동안 아동이 자세를 유지하게 한다. 약물이 주입될 수 있도록 아동을 달래고 위로하여 주위를 분산시킨다. 이도 내에서 약물의 흐름이 원활하게 되도록 점적한 귀의 전면을 마사지한다. 필요 시 약물이 새어나가지 않도록 솜이나 코튼 볼을 이도에 느슨하게 꽂아둔다.

코약 투여

코로 투여되는 약물은 일반적으로 점적액이나 스프레이 형태이다. 영아나 어린 아동에게 코 점적액을 투여하는 것은 어려워서 아동의 자세를 유지하기 위해 도움이 필요하다. 약물이 실온에 보관되어 있는지 확인한다. 아동에게 코를 풀게 하거나 흡인기를 사용하여 비강통로의 분비물을 제거하도록 한다. 코 점적액을 투여할 때는 점적액이 콧구멍 뒷부분까지 흐를 수 있도록 머리를 과신전시킨 앙와위를 취하게 해야 한다. 베개나 접은 타월을 이용해서 쉽게 과신전시킬 수 있다. 콧구멍에 점적기가 닿지 않게 하면서 점적기의 끝부분을 콧구멍 바로 앞쪽이나 안쪽에 놓는다(그림 13.6). 점적기가 닿으면 재채기를 유발할 수 있다. 비점막이 무균적이지는 않지만 재채기로 인해 점적기가 오염될 수 있고, 점적기가 오염되면 점적액도 오염될 수 있다. 점적액을 넣고 나면 약물이 비점막에 도달할 수 있게, 적어도 1분간 아동의 머리를 과신전시킨 상태로 유지한다.

비강 스프레이 사용 시 아동이 똑바른 자세를 취하게 하고 머리를 약간 젖히고 스프레이병의 끝부분을 콧구멍 안쪽에 두고 뒤로 약간 기울인다. 한쪽 콧구멍을 막은 채로 약물을 투약하는 동안 콧구멍을 통해 심호흡을 하도록 한다. 스프레이가 배출될 수 있도록 충분한 힘을 주어 용기를 누른다. 너무 강한 힘은 스프레이 용액이 부비동이나 유스타키오관으로 들어가게 할 수도 있다.

TAKE NOTE!

어린 영아는 코로 숨을 쉬기 때문에 한 번에 한쪽 콧구멍으로만 약물을 주입한다.

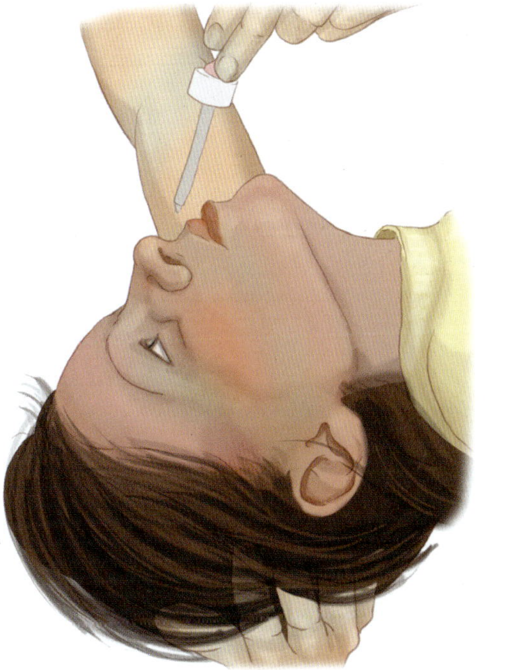

그림 13.6 비강 투여. 약물이 잘 스며들 수 있도록 머리를 후하방으로 기울인다.

근육주사

근육주사는 약물을 근육내에 주입하는 것이다. 아동에게서 이 방법은 통증을 유발하고 약물을 흡수하기에는 종종 아동의 근육량이 부족하기 때문에 드물게 사용된다. 그러나 근육내 투약은 예방주사 같은 특정한 약물을 투여할 때 이용한다.

근육발달과 주입될 약물의 양에 의해 아동의 근육주사부위가 결정된다. 바늘 크기(게이지와 길이)는 근육의 크기와 약물의 점성에 의해 결정된다. 예를 들어, 점성이 높은 약물을 사용할 때는 종종 큰 게이지의 바늘이 필요하다. 또한 바늘은 근육에 약물이 도달할 수 있을 만큼 충분히 길어야 한다.

12개월 이하의 아동에게 선호되는 주사부위는 외측광근 또는 대퇴전외측 근육이나, 특정 상황(예: 대퇴전측의 물리적 폐쇄)에서는 둔부근육을 고려할 수 있다[Centers for Disease Control and Prevention(CDC), 2018; Immunization Action Coalition, 2018]. 12개월 이상의 아동에서는 외측광근 또는 대퇴전외측 근육이 선호되지만 근육이 발달된 경우는 삼각근을 고려할 수 있다(Immunization Action Coalition, 2018).

TAKE NOTE!

많은 전문가들은 신경과 혈관 구조의 손상, 부적절한 면역반응의 위험 때문에 나이와 관계없이 배측둔근부위에 근육주사는 권장하지 않는다(Drutz, 2019; Strohfus, Paugh, Tindell, & Molina-Shaver, 2018).

삼각근은 3세 이상의 아동과 근육의 크기가 충분하지 않은 영아의 근육주사부위로 이용된다(CDC, 2018; Immunization Action Coalition, 2018). 그림 13.7은 근육주사부위를 제시한 것이다.

주사바늘의 직경과 길이는 아동의 근육 크기를 기초로 선택한다. 가능한 한 짧은 길이와 직경이 작은 바늘을 사용하여 약물을 근육에 주입하는 것이 좋다. 표 13.2는 근육내 약물 투여 시 용액의 양, 주사바늘의 크기와 직경에 대한 일반적인 지침을 제공한다.

바늘은 피부에 90° 각도로 삽입한다. 삽입 후 흡인을 했을 때 혈액이 보이지 않는다면, 약물을 주사하는 것이 전통적인 방법이었다. 그러나 최근 조사는 예방접종 시에 흡인을 하지 않고 빠르게 근육주사를 하였을 때 불편감과 합병증이 감소했다는 것을 나타냈다(CDC, 2015). 더불어 현재 권장하고 있는 외측광근과 삼각근 같은 근육주사부위에는 큰 혈관이 존재하지 않는다(CDC, 2015). 그러므로 질병통제예방센터(CDC)와 예방접종자문위원회(ACIP)는 주사 전에 흡인하는 것을 더 이상 권장하지 않는다(CDC, 2015; Kroger, Duchin, & Vázquez, 2018).

피하주사와 피내주사

피하주사는 약물을 신체의 지방층에 분포시키는 것이다. 이 방법은 주로 insulin(인슐린), heparin(헤파린), MMR 같은 특정한 예방주사를 할 때 사용한다. 피하조직의 양은 개인마다 차이가 있다. 그러므로 주사부위와 주사바늘의 크기를 고를 때, 피하조직의 상태와 적절성, 그리고 치료의 기간과 빈도를 고려하여 선택해야 한다. 피하주사부위로 선호되는 곳은 대퇴 전면, 상완외측, 복부이다(Bowden & Greenberg, 2016; Immunization Action Coalition, 2018). 3/8~5/8인치,

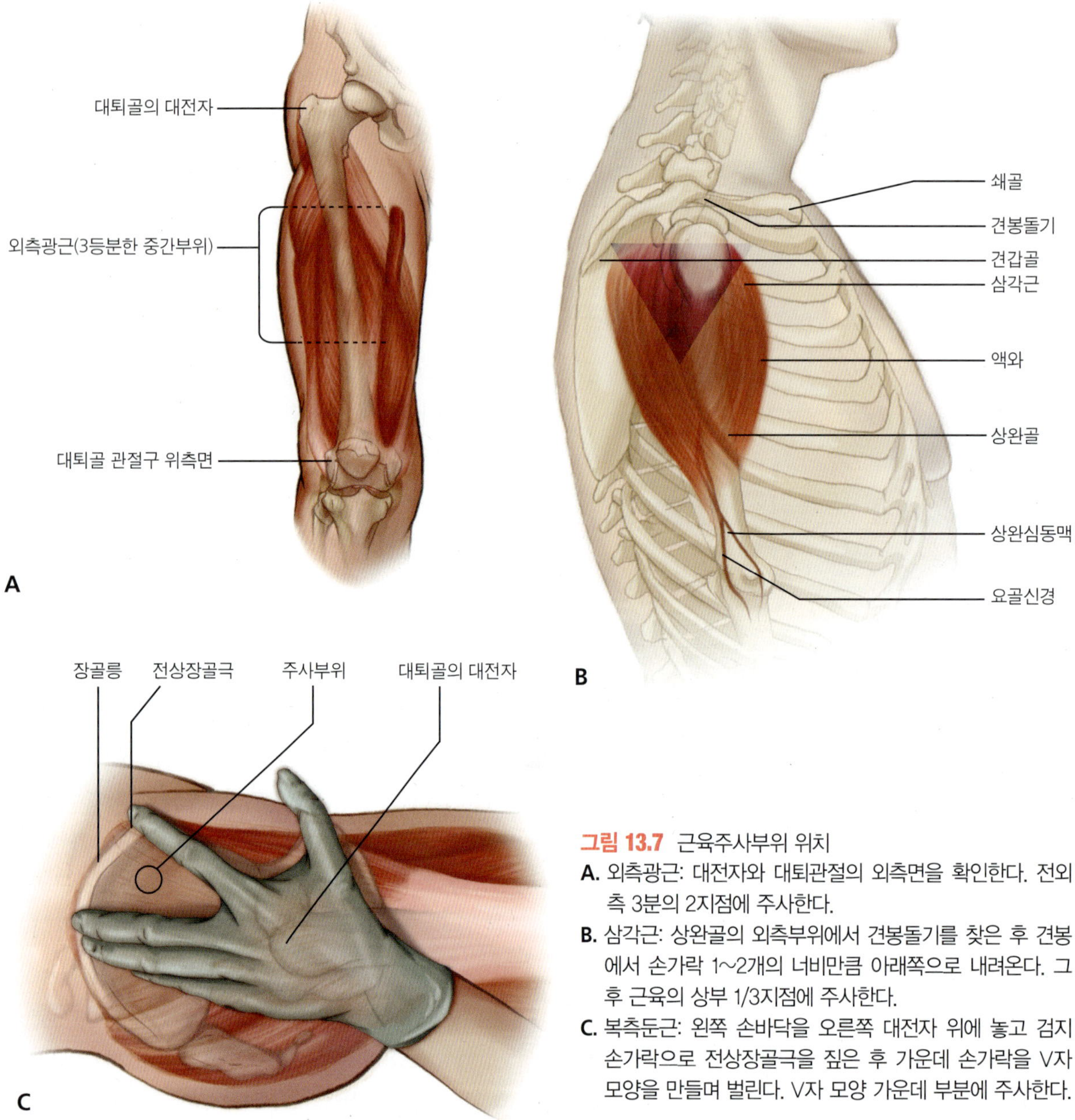

그림 13.7 근육주사부위 위치

A. 외측광근: 대전자와 대퇴관절의 외측면을 확인한다. 전외측 3분의 2지점에 주사한다.

B. 삼각근: 상완골의 외측부위에서 견봉돌기를 찾은 후 견봉에서 손가락 1~2개의 너비만큼 아래쪽으로 내려온다. 그 후 근육의 상부 1/3지점에 주사한다.

C. 복측둔근: 왼쪽 손바닥을 오른쪽 대전자 위에 놓고 검지 손가락으로 전상장골극을 짚은 후 가운데 손가락을 V자 모양을 만들며 벌린다. V자 모양 가운데 부분에 주사한다.

표 13.2 근육주사 시 용액량, 주사바늘 길이와 게이지에 대한 지침[a]

	용액의 양				
	외측광근(전외측)	삼각근	복측둔근	길이	게이지
영아기(<12개월)	0.5mL	권장하지 않음	7개월 미만은 권장하지 않음. 7개월 이후는 0.5mL	5/8~1인치	22~25
유아기(12개월~2세)	0.5~1mL	0.5mL	1mL	5/8~1인치	22~25
학령전기(3~5세)	1mL	0.5mL	1.5mL	5/8~1인치	22~25
학령기(6~10세)	1.5~2mL	0.5~1mL	1.5~2mL	5/8~1인치	22~25

[a] 근육의 크기, 지방조직의 양, 투여할 용액의 양에 따라 바늘의 크기와 부위를 개별화해야 한다.

【출처】 Centers for Disease Control and Prevention (CDC). (2018). Vaccine Recommendations and Guidelines of the ACIP: Vaccine Administration. Retrieved February 25, 2019, from https://www.cdc.gov/vaccines/hcp/acip-recs/general-recs/administration.html; Bowden, V. R., & Greenberg, C. S. (2016). *Pediatric nursing procedures* (4th ed). Philadelphia, PA: Wolters Kluwer.

23~25게이지의 바늘을 사용한다. 근육에서 조직을 분리하기 위해 지방조직의 양과 바늘의 길이를 고려하여 주사하지 않는 손으로 피부를 집어 들어올리고 팽팽하게 당긴다.

피내주사는 약물을 표피 아랫부분에 분포시키는 것이다. 전완이 흔히 약물 투여에 이용되는 부위이다. 피내주사는 주로 투베르쿨린 반응과 알레르기검사 시 이루어진다. 5/8인치, 25~27게이지의 주사바늘이 꽂힌 1mL 주사기를 흔히 사용한다. 사면을 위쪽으로 하여 5~15° 각도로 피부 아래에 바늘을 삽입한다. 엄지와 나머지 손가락들로 주사기의 옆부분을 잡으며 각도를 적절하게 유지한다.

정맥주사

정맥주사는 흔히 약물의 빠른 반응이 필요하거나 아동의 실병이나 건강상태 때문에 다른 경로를 통한 흡수가 어려울 때 적용된다. 정맥주사만이 유일하게 효과적인 경우도 있다. 정맥주사는 정맥 투여 장치를 말초나 중심정맥 경로로 삽입하는 것으로 이런 장치의 삽입은 침습적이고 아동에게 외상을 유발하지만, 여러 번 투여해서 겪는 외상보다는 덜하다. 다만, 아동의 정맥은 작고 쉽게 자극된다.

정맥 투여 경로는 약물의 작용이 빠르게 일어나기 때문에 대부분의 약물은 과다투여나 독성이 나타나지 않게 하기 위해 지정된 속도로 주고 적절하게 희석해야 한다. 그러므로 정맥으로 약물을 투여할 때 약물에 대한 지식, 투여할 약물의 양, 약물의 최소 희석도, 희석이나 주입을 위한 용액의 종류, 호환성이나 다양한 용액과 약물, 주입시간, 주입속도에 대해 알아야 한다. 합병증을 예방하기 위해 정맥주사부위를 세심하게 관리해야 한다.

정맥주사 시 정확한 주입속도를 제공하기 위해 주입펌프를 이용할 수 있다. 간호 절차 13.1은 주입펌프를 통해 약물을 투여하는 방법을 제시하였다.

만약 펌프를 이용할 수 없다면, 약물은 용량조절장치를 통해 주입해야 한다. 약물을 정확한 양의 희석용액과 섞어서 장치에 넣은 후 처방된 속도로 주입한다.

직접 정맥으로 약물을 밀어넣는 것은 일반적으로 응급상황이나 치료적 혈액 농도에 도달하게 하여 빠른 약물의 효과를 얻기 위해 쓰인다. 직접 정맥으로 약물을 밀어넣을 때는 약물을 적절하게 희석하고 2~3분 이상과 같이 지정된 속도로 주입해야 한다. 체액 과부하를 예방하고 정맥 개방을 유지하기 위해 씻어내거나, 다양한 치료 약물의 투여로 인한 약물 부적합을 예방하는 것과 같은 주의가 요구된다.

간호 절차 13.1 주입펌프를 통한 약물 투여

목적: 정확하고 안전한 정맥 약물 투여를 위해

1. 약물 처방을 확인한다.
2. 약물과 필요한 물품을 준비한다.
3. 손을 씻고 장갑을 착용한다.
4. 약물 주사기와 주입펌프를 연결하여 고정하고 연결선을 주사기 안의 약물로 채우면서 공기를 제거한다.
5. 제조사의 지시에 따라 주사기를 펌프에 삽입한다.
6. 아동의 정맥접근장치나 연결선 포트를 깨끗하게 하고, 가능하다면 장치나 연결선을 세척하고[예: 간헐적 주입장치(식염수 락이나 헤파린 락)], 정맥 연결선이나 장치에 주사기를 부착한다.
7. 펌프의 주입속도를 처방에 맞게 조절한다.
8. 약물 주입이 끝나면, 기관의 프로토콜에 따라 주입펌프 연결선에 약물이 남아 있지 않게 세척한다.
9. 절차와 아동의 반응을 기록한다.

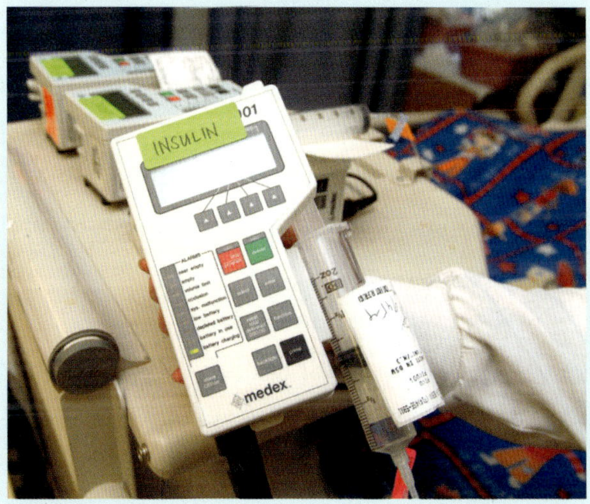

【출처】 Bowden, V. R., & Greenberg, C. S. (2016). *Pediatric nursing procedures* (4th ed). Philadelphia, PA: Wolters Kluwer.

비외상성 간호의 제공

경구 투약을 포함해서 어떤 약물을 투여할 때 비외상적인 간호 원칙을 사용해야 한다. 아동은 투약 시에 스트레스와 공포, 당황스러움을 겪을 수 있다. 아동은 움직임에 제약을 받는 자세를 취하거나 고정되어 있어야 할 때 혼란스러워 하거나 스트레스를 받는다. 약물의 맛이 쓰거나 주사와 같이 통증을 유발한다면 아동은 더욱 불편함을 겪는다.

비외상성 간호

아동이 간호에 참여할 수 있게 하고, 약을 먹을 때 어떤 음료와 함께 먹을 것인지 혹은 투여 전이나 후에 어떤 맛의 막대 아이스크림을 먹을 것인지 아동의 발달에 적합하게 선택을 할 수 있게 해 준다(표 13.1 참조).

주사를 맞는 아동에게 불편감과 고통을 감소시켜 주기 위해, 주사하기 전에 EMLA(국소 마취제 혼합물) 크림이나 기화냉각 스프레이 같은 국소 마취제를 사용하고(Kroger et al., 2018) 가장 통증을 유발하는 약물을 마지막에 주입한다. 또한 음악, 책, 비누거품놀이, 바람개비, 심호흡 등과 같이 발달단계적으로 주의를 분산시킬 만한 적당한 방법 등을 활용한다.

주사를 맞는 동안 아동이 다치는 것을 예방하기 위해 아동을 움직이지 못하게 해야 한다. 어린 아동에게 주사할 때, 적어도 두 명의 성인이 아동을 붙잡아야 한다. 나이든 아동에게 주사할 때도 역시 도움이 필요하다.

TAKE NOTE!

연구 보고에 의하면 아동이 주사를 맞을 경우 눕는 것보다 앉아 있을 때 두려움이 감소하고 고통이 덜하다고 한다.

비외상성 간호

주사하는 동안 치료적 포옹 같은 아동이 편안할 수 있는 자세를 취한다. 돌봄제공자가 아동의 팔과 다리를 몸으로 잡고 무릎에 아동을 앉힌다(8장 그림 8.1 참조). 투약 후에는 부모나 돌봄제공자가 아동을 잡고 껴안아 주고 칭찬해 줄 수 있도록 한다.

아동과 부모 교육

아동과 부모나 돌봄제공자에게 약물 투여에 대해 교육하는 것은 중요하다. 가정에서 사용할 많은 약물들은 부모나 돌봄제공자에게서 투약에 대한 책임이 있다. 그들은 자신들이 받은 약물이 무엇이며, 왜 투여해야 하는지, 어떻게 투여하는지, 부작용을 포함한 약물의 효능이 무엇인지 알아야 한다. 돌봄제공자들과 부모는 종종 처방전 없이 살 수 있는 약을 잘못 복용하고 처방대로 따르지 않거나 전체 투약과정을 지키지 않고 투약지침을 이해하지 못한다(Yin et al., 2016). 그러므로 투약 빈도, 다음에 복용할 용량, 약물 투여 간격을 포함하여 철저하게 지시사항을 확인한다. 처방된 복용량을 정확히 따르는 것의 중요성을 강조해야 한다. 가능하다면 실제 주사기를 이용해서 설명해 준 뒤 직접 해보도록 하고, 가정용 측정도구(스푼 같은) 사용에 대해 조언한다. 그리고 약물을 투여할 때 눈금이 표시된 투여도구를 항상 이용해야 할 것을 강조한다. 약물을 주사해야 한다면, 부모나 돌봄제공자가 어떻게 주사를 하는지 적절한 방법을 배워야 한다. 부모나 돌봄제공자가 질문이나 걱정되는 사항을 이야기할 수 있게 한다.

부모와 돌봄제공자들에게 일반적으로 아동에게 약물 투여를 하기 위한 최적의 방법에 대해 제안을 해 주어야 한다. 쓴맛이 나는 약물을 사과소스나 요거트 또는 좋아하는 액체에 섞어서 주는 것과 같은 투약을 위한 팁을 알려준다. 또한 약물을 줄 때 어떻게 적절한 양을 측정하는지 방법에 대해 교육한다. 교육지침 13.2는 적절한 경구 투약방법을 제시하였다.

교육지침 13.2 경구 투약

- 아동에게 투약하는 시간임을 확실하게 말한다. "약 먹을래?"나 "나를 위해 약을 먹어줄래?"와 같이 묻는 것 대신에 "약 먹을 시간이란다."라고 말한다.
- 약물 삼키는 것을 돕는 액체나 약을 먹고 난 후에 마실 것을 아동이 선택할 수 있게 해 준다. 두세 가지의 선택사항을 준다.
- 투약을 위해 뇌물을 주거나 위협하지 않는다.
- 약물을 '사탕'이라고 말하지 않는다.
- 약물의 맛에 대해 솔직하게 이야기한다. 필요하다면, 쓴맛을 가리기 위해 사과소스나 요거트, 시럽과 같은 다른 음식에 섞어서 준다.
- 약을 이유식이나 아기 음식에 섞어서 주지 않는다.
- 의사나 약사에게 캡슐을 열어서 주거나 정제를 으깨거나 다른

음식에 섞어서 주어도 되는지를 확인해야 한다. 어떤 약물은 개봉하거나 으깨서는 안 된다.
- 구강용 주사기나 점적기를 이용해서 약물을 준다면, 볼 안쪽을 따라서 천천히 약을 투여한다. 약을 아동의 목 뒤쪽으로 힘을 주어 짜서는 안 된다. 그렇게 하는 것은 약물을 뱉어내게 하거나 구토를 유발할 수 있고 폐로 흡인될 위험이 있다.
- 투약 후에는 아동을 칭찬과 편안하게 해주고 포옹을 해준다.

투약오류 예방

잠재적으로 위험한 투약오류 사고는 아동에서 성인보다 3배 많다(Mueller, Neuspiel, & Fisher, 2019). 이것은 체중을 기초로 한 용량 계산과 분배 용량, 소수점의 필요성과 관련이 있다. 소아과에서 사용되는 많은 약물이 성인용으로 정제되고 포장되며, 미국식품의약품국(FDA) 승인과 아동에 대한 투여량 지침이 부족하기 때문에 아동에게서 감수성이 더 높다. 최근 법률적 변화로 인해 소아용 약물 임상시험이 극적으로 증가하고 아동 투약의 정확한 용량이 개선되었다. 지난 5년 동안 이전 30년보다 더 많은 소아 약물 실험이 시행되었다(U.S. Food and Drug Administration, 2016).

아동에게는 신체적·정신적·인지적인 차이점이 내재되어 있기 때문에 안전을 위한 필요성이 더욱 중요하게 적용된다. 아동은 약물대사, 배설의 능력에 영향을 미치는 체중, 체표면적 및 기관 성숙도가 다르기 때문에 약물 투약오류에 취약하다. 아동은 특수한 복합 약물이 필요하고 약물에 대한 부작용이 발생해도 의사소통이 어려워 약물 투여를 위해 다른 사람에게 의존하게 된다(Mueller et al., 2019). 아동의 신분을 확인하는 것과 어떤 약물이든 투약 전에 재확인하는 것은 투약오류를 예방하는 두 가지 중요한 보호장치이다. 투약오류를 예방하는 또 다른 중요한 방법은 다음과 같다.

- 아동의 체중을 정확하게 측정한다.
- 아동의 체중을 킬로그램 단위로 잰다.
- 약물 계산치를 재확인한다. 특히, 고위험 약물은 다른 의료인과 함께 확인한다.
- 약물이 평상시보다 적거나 많다면, 처방을 확인한다.
- 가능하다면 약물처방과 의약처방 시스템을 활용한다.
- 투약오류나 일어날 뻔한 사고는 미래에 같은 실수가 일어나는 것을 방지하기 위해 항상 보고한다.
- 의료기관의 공인된 '사용금지 약물'의 목록을 활용한다.

> ***TAKE NOTE!***
> 보호자 또는 돌봄제공자가 투약에 대해 물어오면 주의 깊게 듣고 그들의 질문에 대답해주고, 처방을 재확인한다.

정맥요법

정맥을 통한 접근은 약물과 수액을 투여하기 위한 경로를 제공한다. 이것은 빠르고 가장 효과적인 투약 방법이기 때문에 흔히 아동에게 이용된다. 성인에게서와 마찬가지로, 여러 부위와 다양한 장치를 장기간 혹은 단기간 동안 정맥요법을 적용하기 위해 사용할 수 있다. 정맥요법을 시행할 때는 안전이 중요하다. 간호사는 투약될 약물과 수액에 대해 정확한 지식을 가지고 있어야 하고 아동의 신체적, 정신적 발달에 대한 철저한 이해가 필요하다. 정맥천자는 아동과 가족에게 고통스럽고 무서운 경험이 될 수 있다. 간호사는 처치 전, 중, 후에 지지와 교육을 제공하는 역할을 해야 한다.

부위

정맥요법은 말초정맥이나 중심정맥을 통해 적용할 수 있다. 말초정맥요법 부위는 흔히 손, 발, 이마를 포함한다(그림 13.8). 신생아와 어린 영아에게는 두피정맥을 이용한다(CDC, 2017; Doyle & Edens, 2018). 두피정맥은 잘 보이며, 얇은 피하조직의 막으로만 덮여 있다. 혈류의 방향으로 바늘을 삽입하는 것이 선호되기는 하지만, 두피정맥은 판막이 없어 어느 방향으로나 바늘의 삽입이 가능하다. 그러나 영아에게 두피정맥 부위를 이용할 때는 정맥이 눈에 잘 보이게 하기 위해서 그 부위의 머리카락을 제거할 필요가 있다. 또 두피정맥을 이용할 때, 영아의 부모가 수액이 영아의 뇌로 들어간다고 생각해서 놀랄 수 있다. 그래서 두피정맥은 일반적으로 다른 부위에 주사하기 어렵거나 주사를 실패한 경우에만 사용한다(Bergvall & Sawyer, 2018). 두피정맥을 이용할 때는 삽입 전에 부모에게 적절한 교육을 해야 하고 부모가 아동의 머리를 깎는 것을 원치 않을 때는 면도가 필요하다는 것을 알려야 한다.

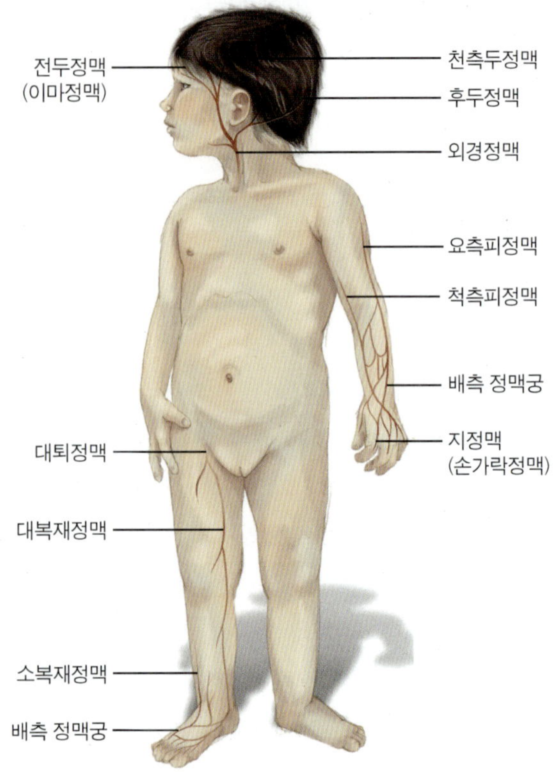

그림 13.8 선호하는 말초정맥 삽입부위

> **TAKE NOTE!**
> 손발에서 정맥의 부위를 결정할 때는 항상 가장 말단부위부터 선택한다. 그렇게 하는 것은 상단부 정맥의 손상을 막고, 말단부에서 부작용이 발생했을 때 접근할 수 있는 부위를 제공한다.

중심정맥요법은 대개 쇄골하정맥, 대퇴부나 경정맥, 대정맥 같은 큰 정맥을 사용한다. 카테터의 끝부분은 우심방으로 바로 들어갈 수 있도록 상대정맥을 사용한다. 카테터는 외과적 방법이나 경피적으로 삽입되고, 일반적으로 쇄골 바로 아래쪽 흉부로 노출된다. 카테터는 정중정맥, 요측피정맥, 척측피정맥 같은 말초정맥으로도 삽입될 수 있으며 말초부위를 통해 상대정맥으로 들어간다.

장치

장치는 투여될 용액이나 약물, 치료기간, 아동의 나이와 발달단계, 아동의 상태, 아동의 정맥상태에 의해 결정된다. 다양한 종류의 정맥장치가 통상적으로 이용된다. 더불어 여러 종류의 주입선이나 주입조절장비가 필요하다.

말초접근장치

아동에게 말초정맥접근을 위해 사용되는 도구에는 카테터로 만들어진 바늘이나 흔히 '나비'라고 불리는 날개가 있는 주입세트 또는 두피정맥바늘이 포함된다. 이런 장치들은 정맥에 삽입되고 수액이 지속적으로 주입될 수 있게 하는 주입선을 통해 정맥 주입 용액에 연결된다. 또한 이런 장치들은 아동에게 지속적으로 수액이 주입될 필요가 없을 때에는 간헐적 주입을 위해서 삽입되기도 한다. 일반적으로 이러한 장치는 약물을 투여하거나 혈액 검체를 얻기 위한 간헐적 통로를 확보하기 위해 허브를 잠그거나 막아둔다. 이러한 방법으로 사용되는 장치를 간헐적 말초정맥 주입장치나 식염수 또는 헤파린 락(heparin lock)이라고 부른다.

장치에 사용되는 주사바늘의 크기는 다양하다. 일반적으로, 주사바늘은 21~25게이지 범위 내에서 아동의 크기에 맞게 쓰인다. 아동의 손상되기 쉬운 정맥에 외상이 생기는 것을 막기 위해 가능한 한 작은 게이지와 짧은 길이의 카테터를 이용하는 것이 좋다. 일반적으로 말초정맥장치는 평균 3~5일의 단기치료를 위해 이용된다(O'Grady et al., 2011). 중심선 카테터 또는 말초삽입형 중심정맥카테터(PICC)는 치료가 6일을 넘을 경우 사용을 권장한다(CDC, 2017). 이런 카테터들은 중심정맥 외부에 말초카테터보다 오래 사용할 수 있고, 중심정맥에 최대 2개월 동안 지속적으로 사용할 수 있다(Bowden & Greenberg, 2016). 중심정맥카테터는 요측피정맥이나 척측피정맥의 깊은 곳까지는 도달할 수 있지만 카테터 끝부분이 액와보다 깊은 곳까지는 닿지 않는다.

중심정맥관장치

중심정맥관을 위해 다양한 장치들을 사용할 수 있다. 치료기간, 아동의 진단, 삽입으로 아동에게 발생할 수 있는 위험, 아동과 가족의 장치관리능력을 포함한 여러 요소들에 의해 어떤 종류의 장치를 이용할지가 결정된다. 그 장치들에는 하나 혹은 여러 개의 내강이 있다. 중심정맥관장치는 단기간 사용할 수도 있지만 대부분 중·장기 치료에 사용한다.

중심정맥관장치는 아동에게 말초접근이 적합하지 않거나 정맥주사 수액이나 약물이 장기간 필요할 때, 고농축 약물 또는 자극성 약물 화학요법 제제, 비경구 영양 또는 혈액 및 혈액 제제와 같은 특별한 치료 시에 필요하다. 아동의 선호도 또한 고려한다. 중심정맥접근은 여러 번 정맥주사를 다시 할 필요 없이 혈관의 접근성을 유지시켜 주기 때문에 불편감과 공포를 감소시킬 수 있다는 이점이 있다. 그러나 중심정맥관장치는 삽입부위 감염, 중심정맥혈관에 직접적 삽입으로 인한 패혈증, 부분적인 혈관폐색으로 인한 혈전과 같은 합병증의 위험이 있다. 일반적으로 중심정맥관장치를 삽입한 후에는 위치가 적절하게 삽입되었는지 확인하기 위해 흉부방사선촬영을 한다. 위치가 적절한지 확인되기 전까지는 약물을 주입하지 않는다. 표 13.3은 다양한 종류의 중심정맥관장치를 설명해준다.

주입조절장치

영아나 어린 아동은 성인에 비해 수액용량 과부하의 위험이 크다. 또한 침윤과 같은 정맥주사부위의 오류는 성인에게 같은 사고가 일어났을 때보다 더 큰 문

표 13.3 중심정맥관장치 종류

장치	설명
말초삽입 중심정맥카테터 (PICC)	• 단기-중기간 치료 • 요측피정맥, 척측피정맥 혹은 정중전완정맥 같은 말초정맥을 통해 삽입 • 카테터가 일반적으로 상대정맥에 위치함. 원위부 끝이 상대정맥, 하대정맥, 우심방 입구에서 끝남 • 영아에게는 복재정맥으로 삽입하여 끝부분이 횡격막 상부 하대정맥에 위치하게 함 • 한 개 혹은 여러 개의 내강이 있음 • 침상에서 삽입 가능. 추가적인 훈련과 숙련된 기술을 필요로 함
비터널형 중심정맥카테터 (CVC)	• 대개 단기간 사용 • 한 개 혹은 그 이상의 내강이 있음 • 경피적으로 삽입되며, 흔히 쇄골하정맥, 내경정맥, 대퇴정맥으로 삽입하여 끝부분이 우심방 바로 위 상대정맥에 놓임 • 응급상황에서 유용 • 카테터가 출구부위에 봉합됨 • 터널형 CVC보다 중심선 관련 혈류 감염률이 증가함
터널형 중심정맥카테터 (예: Groshong, Hickman/Broviac)	• 대개 장기간 사용 • 의사가 경정맥, 대퇴정맥, 쇄골하정맥에 작은 절개를 하여 피부 아래의 피하조직에 터널을 만들어 카테터 삽입 • 위치를 고정하기 위해 봉합. 봉합은 대략 1~2주 후에 카테터에 있는 커프가 피하조직에 부착되면 제거 • 한 개 혹은 여러 개의 내강이 있음 • 혈액이 역류와 공기 유입을 차단하는 밸브가 있는 것도 있음
이식포트(예: Port-a-Cath, Infus-a-Port, Mediport)	• 의사가 외과적인 방법으로 삽입 • 스테인레스 포트에 폴리우레탄이나 실리콘 카테터를 부착 • 카테터 끝이 쇄골하정맥이나 경정맥에 위치. 포트를 대개 상부 흉벽 피부 아래의 피하 주머니에 이식함 • 포트는 피부로 완전히 덮여 있고, 흉부에서 약간 튀어나와 보임. 드레싱이나 포트가 보이지 않기 때문에 나이 든 아동이나 청소년에게 더욱 선호됨 • 특수한 각도의 특수바늘(huber needle)을 이용하여 포트에 접근함 • 포트 이용 전에 삽입부위 준비와 통증완화방법이 필요함 • 중심선 관련 혈류 감염 위험이 낮음

【출처】 O'Grady, N. P., Alexander, M., Burns, L. A., Dellinger, E. P., Garland, J., Heard, S. O., … Saint, S. (2011). Guidelines for the prevention of intravascular catheter-related infections. *Clinical Infectious Diseases, 52*(9), e162–e193; The Joint Commission. (2013). Preventing central line–associated bloodstream infections: Useful tools, an international perspective. Retrieved March 4, 2019, from http://www.jointcommission.org/Topics/Clabsi_toolkit.aspx; and Bowden, V. R., & Greenberg, C. S. (2016). *Pediatric nursing procedures* (4th ed). Philadelphia: Wolters Kluwer.

제를 유발한다. 그러므로 정맥주사 수액을 조심스럽게 투여하고 관찰해야 한다. 수액 투여를 정확히 하기 위해서 주입펌프나 주사기펌프, 용량조절세트와 같은 주입조절장치를 이용한다.

주입펌프는 성인과 동일한 방법으로 사용한다. 주입펌프는 아동에게 주사용액을 주입할 때 사용된다. 주입펌프는 정해진 시간 동안 소량의 주입량을 주입할 수 있도록 설정할 수 있다.

수액 챔버에는 최대 100~150 mL의 수액을 담을 수 있고 처방된 대로 특정한 기간의 시간 동안 주입할 수 있게 되어 있다(그림 13.9). 챔버의 2시간 주입용량의 최대량은 아동의 수액과부하 사고를 막을 수 있다. 이 챔버는 1~2시간마다 채울 수 있기 때문에 소량의 처방된 수액만을 아동에게 주입하여 과도한 양의 수액이 주입되는 것을 막아준다. 용량조절장치를 사용할 때는 약물이 추가되는 경우 챔버에 라벨을 부착하도록 하고, 여러 약물이 투여되는 경우에는 같이 쓰면 안 되는 것들과 잠재적 상호작용 여부를 확인해야 한다. 펌프 기술의 발전과 더불어 IV 약물 투여의 안전성을 잠재적으로 개선하기 위하여 표준 약물농도가 있는 병원지정 약물 목록 및 투여용량 제한과 같이 투여용량 오류를 감소시키는 시스템들을 포함한 '스마트 펌프'의 도입으로 인해 많은 기관에서 용량조절장치의 사용이 감소되거나 없어졌다. 우려사항으로 용량조절장치에서 약물을 식별할 수 없다는 점과 동일한 용량조절장치를 사용하여 여러 개의 약물을 투여할 때 발생할 수 있는 상호작용 또는 침전 가능성이 있다. 그러나 아동에게 투여되는 수액의 양을 제어하기 위한 안전장치로서는 여전히 유용하다. 의료기관의 규정과 절차를 숙지해야 한다.

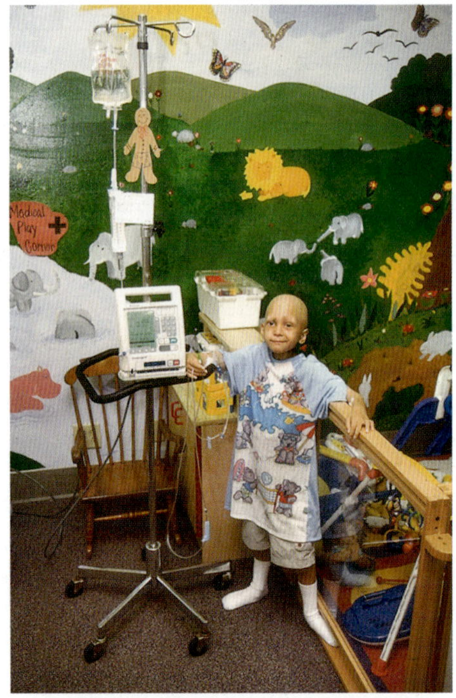

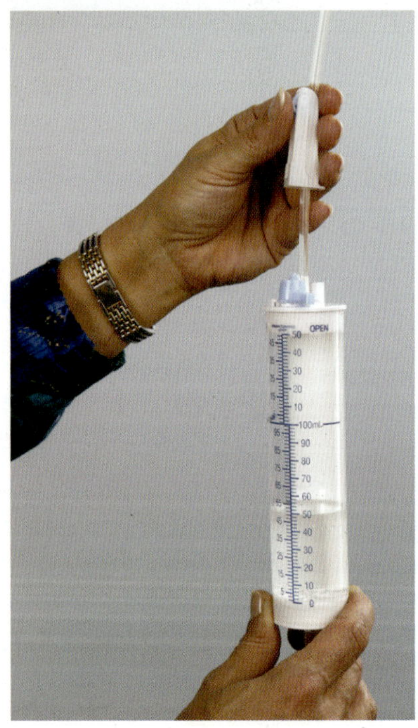

그림 13.9 용량조절 주입장치

말초정맥내 접근장치 삽입

말초정맥내 장치는 대부분의 정맥요법에 사용된다. 삽입하기 전에 부위 선정과 삽관과 같은 치료에 영향을 미칠 수 있는 아동의 진단명과 약물 과거력 정보를 확인한다. 예를 들어, 만성질병을 앓은 과거력이 있는 아동은 이전의 삽관에 대한 경험과 정맥주사부위 접근의 어려움 때문에 삽관에 대한 공포와 불안이 높을 수 있다. 일반적으로 비우세적인 쪽의 말단부를 삽관을 위해 사용하지만, 오른손잡이인 아동이 왼팔에 석고붕대를 한 것과 같은 특별한 상황에서는 불가능하다.

처방된 치료의 지시를 파악한다. 정맥요법의 목적과 기간, 투약될 약물이나 수액 종류를 확인한다. 이러한 정보들은 최적의 장치와 삽입부위의 선정을 돕는다. 예를 들어, 정맥 내로 약물이나 수액을 주입시키기 위한 적합한 게이지가 있어야 하고, 약물이 주입하는 동시에 잘 희석될 수 있도록 장치 주위로 충분한 혈류가 흘러야 한다.

아동과 부모와 친밀감을 형성한다. 그들에게 정맥요법과 그 효과에 대해 알려준다. 아동을 진실하게 대해야 한다. 정맥천사에 대해 설명하는 것은 감정을 상하게 할 수 있지만 그것은 잠시뿐이다. 아동에게 이를 닦거나 과자를 먹는 것과 같은 이해할 수 있는 시간을 제공한다.

비외상성 간호

아동이 치료 절차에 참여하고, 준비할 수 있도록 치료적 놀이를 시행한다.

정맥주사바늘의 삽입은 충격을 줄 수도 있으므로 다음을 포함한 비외상성 간호의 원칙을 따른다.

- 아동에게 접근하기 전에 필요한 장치들을 준비한다.
- 정맥염의 위험을 줄이기 위해 가능하다면 상박이나 손목의 정맥보다는 손에 있는 정맥부위를 선택한다. 혈전성 정맥염이나 다른 부작용을 일으킬 수 있으므로 가능하면 움직임을 많이 하는 부위, 하지의 정맥이나 관절굴곡부위를 선택하는 것은 피한다 (Bowden & Greenberg, 2016).
- 장치를 삽입하기 전에 약물 또는 비약물적으로 고통을 경감시켜 주는 방법을 적용한다.
- 부위를 준비할 때 소독을 하고 소독액이 마른 후에 삽입을 시도한다.
- 피부에 손상을 입히거나 세게 조이는 것을 예방하기 위해 지혈대(tourniquet)를 묶을 때는 거즈나 수건 또는 환의 소매 윗부분에 묶는다.
- 아동의 정맥을 찾기가 어렵다면, 정맥에 광선을 비추는 장치를 이용한다(밝은 빛을 이용하여 정맥의 크기와 방향을 보여줌).
- 두 번 이상 경로 확보에 실패했다면, 다른 사람이 시도한다. 그래도 성공하지 못할 시에는 다른 장치의 삽입을 고려한다.

TAKE NOTE!

어떤 기관은 간호사당 한 번, 최대 두 번의 천자만을 허락하는 규정을 실시하고 있다. 그 후 응급상황이 아닌 경우, 의사에게 알려야 한다.

- 아동의 자세를 잡거나 치료적 포옹처럼 편안한 자세를 유지할 수 있게 부모의 도움을 요청한다.
- 정맥천자 횟수를 최소화하기 위해 혈액 검체 채취실과 같은 다른 부서의 협력을 얻는다.
- 반창고나 투명드레싱을 최소한으로 사용하여 정맥수액의 선을 고정시킨다.
- 정맥주사 하우스(IV house) 같은 안전장치를 이용해서 천자부위가 부딪히지 않도록 보호한다(그림 13.10).

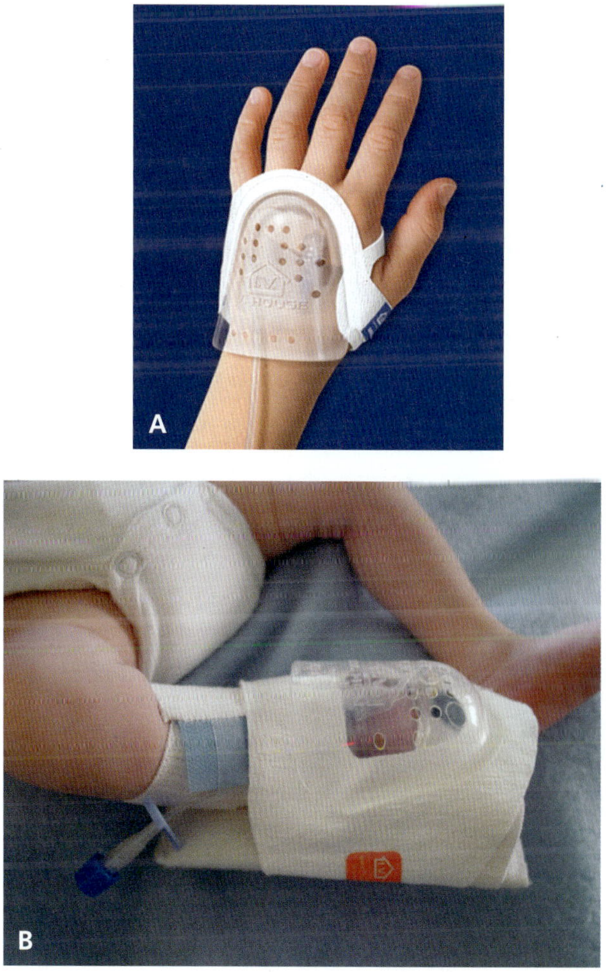

그림 13.10 **A.** 아동의 손에서 정맥주사 삽입부위를 덮고 있는 정맥주사 하우스, **B.** 영아의 발에서 삽입부위를 덮고 있는 정맥주사 하우스

정맥내 수액 투여

영아나 아동에게 정맥내 수액을 투여하는 동안에는 아동의 체액상태를 주의 깊게 관찰해야 한다. 일반적으로, 아동의 체중(킬로그램 단위)에 의해 하루(24시간) 동안 투여되어야 할 수액의 양을 결정할 때 다음의 공식을 적용한다(표 13.4).

- 첫 10kg까지는 100mL/kg
- 다음 10kg까지는 50mL/kg
- 20kg 이상은 20mL/kg

표 13.4에는 체중을 이용하여 아동의 체액요구량을 계산하는 예가 적혀 있다. 우선 24시간 동안 총 체액요구량을 구하고, 그 값을 24시간으로 나누면 시간당 적절한 주입속도를 알 수 있다.

정맥수액요법 유지

치료과정 동안 가능한 한 매시간 수액 주입속도와 용량을 면밀히 관찰한다. 만약 용량조절세트를 정맥내 주입을 위해 사용한다면, 1시간 동안 아동에게 주입되어야 할 할당된 수액의 양으로 장치를 채운다. 그렇게 하면 의도치 않게 많은 양의 수액이 아동에게 투여되는 것을 막을 수 있다. 주입펌프를 이용하고 있고, 약물 주입에 문제가 없다고 해서 장치를 무조건 믿으면 안 된다. 펌프가 오작동할 수도 있기 때문이다. 주입선이 막힐 수도 있고, 정맥 주입장치가 정맥 내관 바깥으로 이동할 수도 있다. 또 수액이 충분하지 않거나 과다할 수도 있고, 조직 내부로 용액이 침윤될 수도 있다.

또한 수액 주입을 관찰할 뿐만 아니라, 아동의 배설량도 면밀히 관찰해야 한다. 아동과 청소년의 예상 소변배출량은 1~2mL/kg/hr이다.

> **TAKE NOTE!**
> 배뇨훈련이 되지 않았거나 요실금을 하는 영아나 아동의 배설량을 측정할 때는 기저귀의 무게를 달아본다. 1gm의 무게는 액체 1mL와 동일하다는 것을 기억한다.

장치를 간헐적으로 사용할 때, 주입선의 개방성을 유지하기 위해 투약의 전이나 후에 정맥주사의 주입선을 세척해야 한다. 그러나 얼마나 자주 세척을 해야 하는지에 대해서는 많은 논의가 있으며, 세척을 위해 사용하는 용액으로는 헤파린이나 생리식염수가 가장 적절하다. 생리식염수는 정맥으로 투여하기 위한 다양한 용액이나 약물과 혼합할 수 있으며, 저렴하고 정맥을 덜 자극한다. 또한 생리식염수를 사용하는 것은 통증이나 정맥염을 감소시켜 준다. 헤파린은 비싸고, 다양한 약물이나 용액과 혼합할 수 없으며, 사용하는 세척용액의 농도에 의해 응고시간에 영향을 받을 수 있지만 카테터의 개방성을 증가시키고 주입 실패를 줄인다. 헤파린과 생리식염수는 말초정맥카테터의 개방

표 13.4 체중에 의한 체액 요구량 계산

체중이 <10kg	• kg당 100mL = #mL를 24시간 동안 주입 • 예: 체중이 7.4kg인 아동 7.4 × 100 = 740mL(하루 요구량) 740/24 = 30.8 혹은 31mL/hour
체중이 11~20kg	• 첫 10kg까지 kg당 100mL + 다음 10kg까지 kg당 50mL = #mL를 24시간 동안 주입 • 예: 체중이 16kg인 아동(10 × 100 = 1,000) + (6 × 50 = 300) 총 1,300mL(하루 요구량) 1,300/24 = 54mL/hour
체중이 >20kg	• 첫 10kg까지 kg당 100mL + 다음 10kg까지 kg당 50mL + 20kg 이후에서 kg당 20mL = #mL를 24시간 동안 주입 • 예: 체중이 30kg인 아동(10 × 100 = 1,000) + (10 × 50 = 500) + (10 × 20 = 200) 총 1,700mL(하루 요구량) 1,700/24 = 70.8 혹은 71mL/hour

성을 유지하는 데 효과적이고, 이것은 주사용액을 사용하는 제공자와 기관의 선호도에 따라 다르게 사용될 것이다. 최적의 용액, 세척용액의 양과 농도, 세척하는 간격을 결정하기 위해서는 추가적인 연구가 필요하다. 무작위 대조연구에 대한 최근의 체계적인 검토에 따르면, 저용량 헤파린을 지속적으로 주입하면 카테터 개방성이 증가하고 주입 실패가 감소하는 반면, 간헐적 헤파린 주입은 최소한의 이점을 보였다(You et al., 2017). 근거기반실무 13.1을 참조한다. 세척용액과 사용하는 절차는 다양할 것이다. 따라서 항상 정맥관 세척을 위한 기관의 정책과 지시가 중요하다.

근거기반실무 13.1 말초정맥관을 유지하기 위해 헤파린이 필요한가?

헤파린 또는 식염수로 세척하는 것에 대한 논쟁은 논란의 여지가 있는 결과와 함께 수년 동안 많은 임상연구에서 조사되었다. 체계적 문헌고찰 및 메타 분석 연구에서 헤파린을 사용한 간헐적 홍조가 일반 식염수에 비해 카테터 폐색을 감소시키지 않았지만 개통성을 개선하고 정맥염을 예방할 수 있음을 밝혔다. 말초카테터용 세척제로 헤파린을 사용하면 혈소판감소증을 유발할 수 있고 출혈 및 알레르기 반응의 위험이 증가할 수 있으며 의료비용이 불필요하게 증가할 수 있는 등 몇 가지 안전문제가 있다.

연구

말초정맥카테터를 유지하는 데 있어 간헐적 세척과 헤파린의 지속적인 주입의 역할을 평가하기 위한 무작위 대조시험의 체계적인 검토 및 메타 분석

연구결과

저농도의 헤파린을 지속적으로 주입할 경우 카테터의 폐쇄율 감소, 주입 실패 감소, 카테터의 개방성이 유의하게 증가하였다. 간헐적 주입을 하지 않았을 경우, 간헐적 헤파린 세척과 지속적인 주입 모두 정맥염의 비율을 유의하게 감소시켰다. 더 높은 농도의 헤파린은 카테터의 개방성을 향상시키는 것으로 밝혀졌다.

간호 적용

가장 효과적인 세척용액은 카테터의 유형, 환자의 상태 및 약물과 같은 개별적인 요인에 따라 달라질 수 있다. 간호사는 기관의 정책 및 절차를 알고 따라야 한다. 간호사는 현재의 과학적인 근거에 기초하여 간호하여야 한다. 간호사는 지속적으로 자신의 치료 관행에 의문을 제기하고 현재 연구를 검토하고 필요하다고 느끼는 주제에 대한 연구를 수행해야 한다.

【출처】 You, T., Jiang, J., Chen, J., Xu, W., Xiang, L., & Jiao, Y. (2017). Necessity of heparin for maintaining peripheral venous catheters: A systematic review and meta-analysis. *Experimental and Therapeutic Medicine, 14*(2), 1675–1684.

아동이 중심정맥관장치를 통해 정맥요법을 받고 있다면, 무균법을 적용하여 삽입부위를 간호하고 기관의 정책에 따라 장치를 세척한다. 장치의 노출된 부분을 주의하고, 감염의 징후가 있는지 자주 확인한다. 만약 장치에 여러 개의 내강이 있다면, 각각의 내강에 용도별로 표시해 둔다(즉, 혈액검사, 투약, 수액). 약물과 용액이 혼합 가능한지를 항상 확인한다.

TAKE NOTE!

말초로 삽입된 중심카테터(PICC) 연결선을 통해 세척을 하거나 약물을 투여할 때, PICC 연결선은 손상되기 쉽기 때문에 제조사에서 권장하는 주사기 크기를 사용해야 한다. 큰 용량의 주사기를 사용할 경우(5mL 이상) PICC에 적은 압력을 가하기 때문에 합병증의 위험이 감소한다(Bowden & Greenberg, 2016).

합병증 예방

정맥요법은 침습적인 절차이기 때문에 여러 합병증과 관련이 있다. 장치를 삽입하고 삽입부위를 간호할 때는 엄격한 무균법을 적용해야 한다. 삽입부위에 감염이나 침윤(infiltration, 의도치 않게 비자극 용액이나 약물이 주변 조직으로 주입되는 것)이 일어났는지 1~2시간마다 관찰해야 한다. 발열, 발적, 경화, 압통과 같은 감염의 징후가 나타나는지 확인한다. 냉감, 창백, 부종과 같은 침윤의 징후도 면밀히 확인한다. 정맥주사 삽입부위의 관찰이 용이하도록 투명드레싱이나 정맥주사 하우스(IV house) 드레싱을 사용한다. 이런 종류의 드레싱은 카테터 허브의 움직임을 막아 주기 때문에 기계적 자극이나 카테터가 제거되는 것, 그리고 정맥염이나 감염 같은 부작용을 최소화시킨다(그림 13.10).

일반적으로 성인에게서 정맥주사 삽입부위는 72~96시간마다 교체하며, 신체의 통합성이 손상되었거나 오염이 의심될 때는 언제든지 교환한다(CDC, 2017). 그러나 아동에게는 반복된 삽입으로 인한 외상에 노출되는 것을 최소화하기 위해 72~96시간의 규칙이 필요하다. 현재 권장사항은 아동에게 임상적으로 필요할 때만 교체할 것을 권장한다(CDC, 2017). 삽입부위 교체는 의료기관의 규정과 절차를 따른다. 수액과 약물 투여를 위한 대체 경로를 고려하거나 PICC 같은 대체의

정맥주사장치 삽입을 고려한다. 카테터와 관련해서 혈류 감염은 중심정맥선의 사용과 관련하여 종종 발생할 수 있다. 이런 감염은 사망률과 의료비의 증가를 야기한다(CDC, 2016). 예방이 무엇보다 중요하다. 간호사는 적절한 손위생, 삽입 동안 최대한 감염으로부터 보호, 빈번한 삽입부위 사정, 무균법을 이용한 적절한 삽입부위 관리의 제공, 아동의 중심정맥카테터는 사용할 필요가 없어지면 즉시 제거해야 한다. 아동이 중심정맥 주입선 부위나 드레싱을 만지거나 가지고 노는 것을 예방하는 것이 중요하다. CDC 및 의료감염관리 자문위원회(HICPAC)는 현재 지속적으로 사용되는 투여 세트를 96시간 이하, 적어도 7일마다 변경할 것을 권장하고 있다. 단, 혈액, 혈액 제제 또는 비경구 영양과 같이 미생물 성장을 증가시키는 용액를 투여한 경우는 제외한다(CDC, 2017). 이러한 경우 24시간마다 관리 세트를 변경하는 것이 좋다(CDC, 2017). 의료기관 규정에 따라 관리 세트를 교체한다. 오염을 최소화하기 위해 모든 카테터 허브, 바늘이 없는 연결부위, 주입포트에 접촉하기 전에는 소독을 한다.

TAKE NOTE!

Chlorhexidine이 함유된 스펀지(바이오패치) 드레싱은 2개월 이상의 아동에게 감염 예방을 돕기 위해 사용할 수 있다(Gorski et al., 2016). 삽입부위를 간호할 때는 항상 의료기관의 규정과 절차를 따른다.

정맥장치 중단

아동의 정맥주사장치 제거를 준비하는 것은 삽입을 준비할 때의 방법과 유사하다. 많은 아동은 삽입을 준비할 때 두려워하는 것과 마찬가지로 장치를 제거하는 것도 두려워한다. 제거과정에 대해 아동에게 설명해 주고 아동의 협조를 구한다.

비외상성 간호

가능하다면, 아동이 반창고나 드레싱을 제거할 수 있도록 허락한다. 이것은 아동이 상황을 통제하고 있다는 느낌을 받게 하며, 아동의 협조를 구할 수 있게 한다.

또한 다음의 내용을 참조하여 비외상성 간호를 실시한다.

- 반창고 제거가 용이하도록 물이나 접착제거제를 사용한다.
- 투명드레싱을 사용했다면, 피부 표면에 평행하게 반대쪽 모서리를 향하여 당기면서 부드럽게 떼어낸다.
- 반창고를 자르기 위해 가위를 사용하는 것을 피하고, 반창고를 잘라야 한다면 반창고와 가위를 아동이 만지지 못하게 한다.
- 주입 용액을 잠그고 주입펌프의 전원을 끈다.
- 모든 반창고와 드레싱을 제거한 후에, 장치를 삽입할 때의 반대방향으로 부드럽게 제거한다.
- 마른 거즈드레싱을 적용하고 작은 접착성 밴드를 붙여 삽입부위에 압력을 가한다. 가능하다면 아동이 밴드를 선택하도록 해 준다.

TAKE NOTE!

정맥주사부위가 팔오금이나 인접부위라면 출혈이 멈출 때까지 압박한다. 혈종 생성을 방지하기에 아동은 압력이 충분하기 않기 때문에 장치를 제거한 후 팔을 구부리지 않게 한다.

영양 공급

적절한 영양은 모든 사람에게 중요하지만 아동에게는 특히 더 중요하다. 성장기 동안 영양의 질은 아동의 전반적인 건강과 발달에 영향을 미친다. 만성질병, 질환, 외상은 아동의 영양요구를 증가시킨다. 만약 구강을 통한 영양 공급이 아동에게 충분하지 않다면, 다른 경로를 통한 보조영양이 필요하다. 이런 방법은 **경장영양**(enteral nutrition, 영양을 튜브를 이용해서 위장관으로 공급하는 것)과 **비경구영양**(parenteral nutrition, 정맥요법으로 영양을 보조하는 것)을 포함한다. 영양계획은 아동의 나이, 발달상의 단계, 건강상태를 기준으로 결정한다.

경장영양

흔히 튜브영양(tube feeding)이라고 불리는 경장영양(enteral nutrition)은 영양의 공급이 아동의 위장관 경로로 직접 들어갈 수 있도록 관을 삽입하는 과정을 수반한다. 튜브는 코나 입 또는 복부의 구멍을 통해 삽입될 수 있으며, 튜브의 끝부분은 위나 소장에 위치한다. 비위관이나 구위관을 통한 튜브영양은 튜브를 코를 통해 위로 삽입하거나 입을 통해 위로 삽입하며, 흔히 **위관영양**(gavage feeding)이라고 부른다. 비십이지장이나 비공장영양은 코를 통해 튜브를 삽입해 끝부분을 십이지장이나 공장에 위치시키는 것이다. 위루술 영양은 복벽과 위에 구멍을 내어 위루관을 삽입하여 영양을 공급하는 방법이다. 공장누공술은 위루술과 유사한 방법으로 튜브의 끝부분을 공장에 위치시키는 것이다.

경장영양은 위장관이 기능은 하지만 구강을 통해 영양분을 충분히 섭취하지 못하는 아동에게 적용한다. 아동은 무의식상태이거나 심신이 매우 약해진 상태여서 적절하게 음식이나 액체를 먹지 못할 수 있다. 그 외에 경장영양을 하는 경우는 다음의 경우를 포함한다.

- 성장장애
- 빠는 능력이 부족하거나 빠는 동안 쉽게 피로한 경우
- 목이나 식도의 비정상
- 연하곤란이나 흡인의 위험성
- 호흡곤란
- 대사이상
- 심한 위식도 역류질환
- 수술
- 심한 외상

경장영양은 비위관, 구위관, 비공장관, 비십이지장관, 위루관 혹은 공장루관을 통해 영양을 공급한다(그림 13.11). 표 13.5는 이런 종류의 영양 튜브에 대한 추가 정보를 제공한다. 경장영양은 저렴하고 합병증이 적으며, 비경구영양보다 안전하다. 그러나 튜브가 정확한 위치에 있지 않는 것은 심각한 문제이다.

비위관이나 구위관 삽입

위관영양을 위한 튜브는 코나 입을 통해 삽입할 수 있다. 비호흡을 하는 영아들에게는 입을 통해 튜브를 삽입하는 것이 적절하다. 구강을 통한 삽입은 또한 영아가 빠는 것을 증진시켜 준다. 나이든 아동에게는 코를 통해 삽입하는 것이 더 선호된다. 튜브가 제자리에

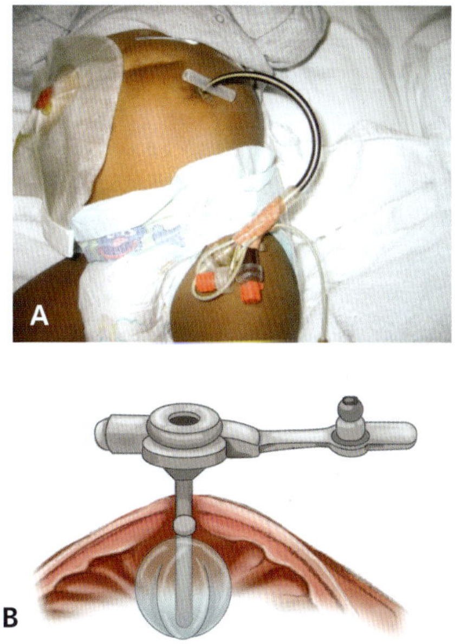

그림 13.11 **A.** 위루관, **B.** 피부수준(button)의 위루관. 부풀려진 풍선이 튜브의 위 안쪽에 고정시킨다.

만 있다면 코를 통한 삽입이 더 편안하다. 간호 절차 13.2는 위관영양 튜브의 삽입과정을 제시한다.

튜브 삽입 길이의 결정

적절한 튜브 길이를 결정하기 위한 몇 가지 방법이 있으며 임상실무에서 현저한 변화가 일반적이다. 따라서 기관의 정책과 절차를 알고 최신 근거기반실무 지침을 숙지하는 것이 중요하다. 전통적으로 코에서 귀, 귀에서 검상돌기 중간, 검상돌기 중간에서 제대까지의 길이(NEMU) 또는 코에서 귀, 귀에서 검상돌기 중간까지의 길이(NEX)를 측정하는 형태학적인 방법이 튜브 삽입 길이를 결정하기 위해 사용되었다. 최근 연구에서는 NEX 방법보다 NEMU 방법의 사용을 지지한다. 이것은 위에 일관된 배치를 보여주기 때문이다(Irving et al., 2018).

튜브 길이의 예측의 정확도를 향상시키는 것은 비위관 위치의 정확성을 높이고, 따라서 결과가 향상되며 의료비가 감소한다.

비위관 삽입을 위한 튜브 길이는 연령에 따른 키를 기반으로 결정된다. 이 방법은 수학계산으로 인해 시간이 많이 걸리고 오류가 발생하기 쉬워 신생아에게서

표 13.5 경장영양관 종류

관의 종류	적응증	간호 적용
• 비위(코를 통해 위로 삽입) • 구위(입을 통해 위로 삽입)	• 단기간 경장영양 • 구위관은 대개 어린 영아에게 제한적으로 사용	• 장기간 사용하거나 반복적인 삽입은 불편감과 자극을 유발한다. • 실리콘과 폴리우레탄 튜브는 매우 유연하여 더 편안함을 제공한다. 또한 삽입을 위해 탐침이나 가이드와이어가 필요하다. • 장기간 사용 여부는 사용된 튜브의 종류와 기관의 프로토콜에 따라 상이하다. 비위관은 비점막에 압박을 가하는 것을 막기 위해 주기적으로 제거하고 반대쪽 비강으로 재삽입해야 한다. • 구강 분비물 때문에 급식하는 동안 구위관의 위치를 유지하는 것이 어려울 수 있다.
• 비십이지장(코를 통해 십이지장으로 삽입) • 비공장관(코를 통해 공장으로 삽입)	• 단기간 경장영양 • 아동이 음식을 잘 소화시키지 못하고, 선천성 기형이나 수술로 위장관이 기능하지 못하거나, 심각한 구토나 흡인의 위험성 혹은 과거력이 있을 때	• 끝부분에 추가 달린 실리콘과 폴리우레탄 튜브는 유문에서 소장으로 통과를 용이하게 한다. • 기관에서 튜브의 위치를 확인하기 위한 특별한 훈련을 요구할 수 있다. 또한 방사선학적인 방법을 수행할 수도 있다. • 사용 기간은 비위관이나 구위관과 동일하다.
• 위루관(외과적인 방법으로 복벽을 통해 위로 삽입) • 공장루관(외과적인 방법으로 복벽을 통해 공장으로 삽입)	• 장기간 경장영양, 식도 폐쇄나 협착이 있을 때 • 공장루관은 위관영양이 불가능할 때 적용	• 관의 안쪽 부분은 위나 공장에 위치한 끝부분(풍선을 부풀리거나 날개 모양이나 버섯 모양)과 함께 피부 표면 아래에 위치한다. • 바깥부분은 영양액이 부착될 수 있게 피부 표면 위쪽 삽입부위와 개구부 혹은 영양주입구로 이루어져 있다. • 피부수준의 위루술 장치(위루술 버튼)는 복부 표면에서 세척한다. 뚜껑을 밀어 올려 여는 구멍은 위벽에 맞는 돔 형태이다. 이것은 눈에 덜 띄며 아동이 활동과 움직임을 원활하게 할 수 있게 한다. • 처음 삽입한 후에 삽입된 곳에서부터 튜브의 끝부분까지의 길이를 측정하고 기록한다. 이 측정치는 튜브가 움직이지 않았나 확인하기 위해 적어도 하루에 한 번 확인해야 한다. • 많은 다양한 장치를 이용 가능하다. 위루관이나 공장루관 어느 것이든, 삽입된 튜브의 종류와 크기, 풍선을 부풀리기 위해 필요한 양을 알아야 한다.

는 잘 연구되지 않았다(Clifford, Heimall, Brittingham, & Finn Davis, 2015). ARHB 방정식은 표 13.6을 참조한다.

튜브 위치 확인

위관영양의 튜브를 삽입한 후에는 튜브의 위치를 확인하는 것이 필수적이다. 튜브의 위치는 삽입 후와 사용 전에 항상 확인되어야 한다. 방사선학적으로 튜브의 위치를 확인하는 것이 가장 정확한 방법이지만, 반복적으로 방사선에 노출되는 것과 관련된 위험이 있고 비용이 비싸며, 튜브 사용 전에 방사선 사진을 얻는 것이 현실적으로 불가능하다는 문제가 있다(Irving et al., 2018). 튜브의 위치를 확인하는 여러 가지 방법이 제시되고 있지만, 지속적으로 튜브의 위치를 정확하게 사정할 수 있다고 확인된 방법은 없다.

TAKE NOTE!

튜브에 공기를 주입한 다음 소리를 청진하는 것은 신뢰할 수 없는 방법으로 입증되었기 때문에 더 이상 튜브 위치를 확인하는 방법으로 권장되지 않는다(Clifford et al., 2015).

연구에서는 빌리루빈, 트립신 및 펩신 수준의 측정, CO_2 모니터링, 투과조명 및 자기감지를 사용하여 튜브 배치 평가를 향상시키는 것과 같은 대체방법을 제안했지만, 이러한 방법을 뒷받침할 증거는 충분하지 않다.

간호 절차 13.2 위관영양 튜브의 삽입

목적: 위장관이 기능하는 아동에게 영양을 공급할 수단을 제공하기 위함

1. 위관영양 처방을 확인한다.
2. 부모와 아동에게 아동의 발달수준에 맞춘 적절한 언어로 절차를 설명한다.
3. 필요한 물품을 준비한다. 냉장고에서 영양액을 꺼내어 실온 정도의 온도가 되게 한다.
4. 손을 씻고 장갑을 착용한다.
5. 아동의 코나 입에 튜브 삽입을 방해할 수 있는 기형이 있는지 확인한다.
6. 코가 위쪽을 향하도록 영아의 머리를 상승시키고 목을 약간 과신전시킨 앙와위를 취하게 한다. 가능하다면 이 자세를 유지하기 위해 타월이나 담요를 말아서 목 아래쪽에 둔다.
   나이든 아동은 좌위를 취하게 한다. 그 대신에 아동이 편안함을 느끼고 안심할 수 있도록 부모나 다른 사람이 아동을 안게 한다. 아동의 자세를 유지하기 위해 부모나 다른 의료인에게 도움을 요청한다.
7. 튜브의 삽입 길이를 결정한다. 코 끝에서 귓불, 검상돌기와 제대 중간까지 거리를 측정하고 연령에 따른 키를 기반으로 하는 방법을 활용한다(표 13.6 참조). 지워지지 않는 펜이나 테이프로 이 측정값을 튜브에 표시한다.
8. 튜브의 삽입을 돕고 아동의 점막에 가해지는 외상을 최소화하기 위해 충분한 양의 증류수(직경이 작은 관의 다수에는 물에 의해 활성화되는 윤활제가 묻어 있다)나 윤활제를 튜브에 바른다.
9. 한쪽 비공이나 입을 통해 튜브를 삽입한다. 비강을 통해 삽입된 튜브는 후두를 향하여 뒤쪽으로 넣는다. 구강으로 삽입된 튜브는 목 뒤쪽을 향하게 한다.
10. 표시한 길이까지 천천히 튜브를 삽입하고 튜브의 삽입을 돕기 위해 아동에게 (가능하다면) 자주 삼키게 한다.
11. 헐떡거리거나 기침, 청색증과 같이 튜브가 호흡기로 들어갔을 때 생길 수 있는 호흡곤란 징후가 나타나는지 관찰한다. 이런 징후가 나타난다면, 튜브를 제거하고 재삽입을 하기 전에 아동을 쉬게 한다.
12. 임시로 튜브를 고정하고, 탐침이 있으면 탐침을 제거한 후 튜브의 위치가 적절한지 확인한다(글상자 13.4 참조).
13. 삽입 후에는 삽입한 튜브의 종류, 삽입 길이, 바깥으로 노출된 튜브의 길이, 비공에서 관 끝까지의 길이를 기록한다. 그리고 위치를 확인한다.

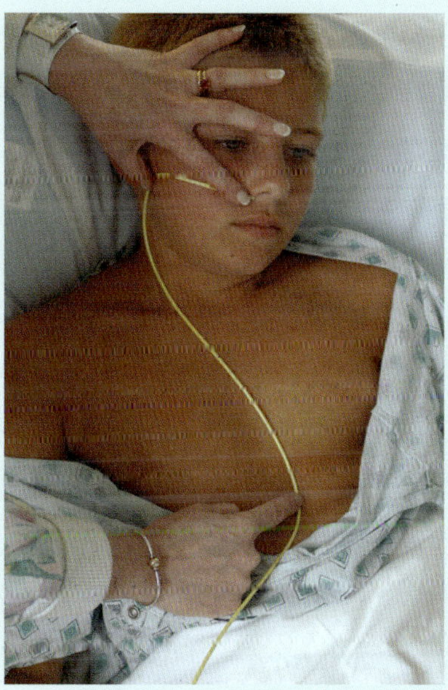

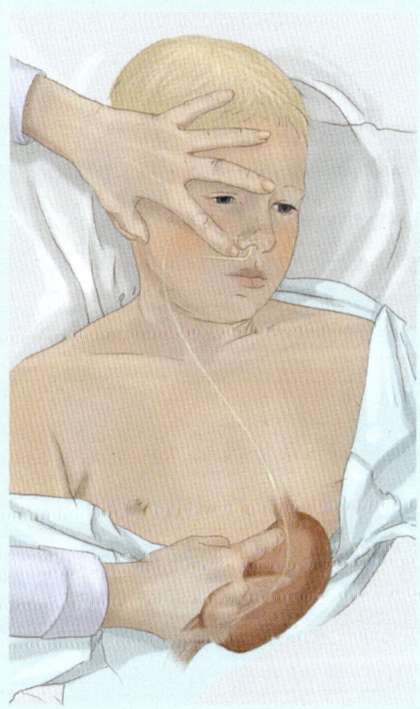

【출처】 Bowden, V. R., & Greenberg, C. S. (2016). *Pediatric nursing procedures* (4th ed). Philadelphia, PA: Wolters Kluwer.

또한 이러한 방법에는 비용, 장비의 가용성 및 침상에서 이 정도 수준이 평가가 가능한지 여건의 한계가 있다.

글상자 13.4에 영양 튜브의 위치를 확인하는 방법을 언급하였다. 그러나 이러한 방법들을 사용하더라도 튜브가 잘못된 위치에 있을 수도 있다는 것을 염두에 두어야 한다. 결과적으로 간호사는 권장되는 방법들로

표 13.6 구강/비강 튜브 삽입 길이 예측을 위한 연령에 따른 키 기반(ARHB) 방정식

경로	연령별 그룹	예상 삽입 길이(cm)
구강	≤ 28개월	16.6cm + 0.183 × 키(cm)
	28~100개월(8세 4개월)	20.1cm + 0.183 × 키(cm)
	생후 100(8세 4개월)~121개월(약 10세)	17cm + 0.218 × 키(cm)
	121개월 이상(약 10세)	18.5cm + 0.218 × 키(cm)
비강	< 28개월	17.6cm + 0.197 × 키(cm)
	28~100개월(8세 4개월)	21.1cm + 0.197 × 키(cm)
	생후 100(8세 4개월)~121개월(약 10세)	18.7cm + 0.218 × 키(cm)
	121개월 이상(약 10세)	21.2cm + 0.218 × 키(cm)

【출처】 Cincinnati Children's Hospital Medical Center. (2011). *Best evidence statement (BESt). Confirmation of nasogastric/orogastric tube (NGT/OGT) placement.* Cincinnati, OH: Cincinnati Children's Hospital Medical Center.

튜브의 위치를 확인해야 하고, 잘못된 위치에 튜브가 있을 수도 있다는 의심이 들면 주의하고 조치를 취해야 한다.

TAKE NOTE!

비위관 튜브(NGT)를 거치하기 어렵거나 아동이 고위험군(삼키는 문제가 있거나, 의식수준이 변하거나, 중환자실에 있는 아동)에 속해 있어 침상 옆 술기를 시행하는 데 불편하다면 방사선학적 검증을 권고한다(Irving et al., 2018).

위관영양 튜브가 제자리로 들어갔다면, 아동의 볼에 고정시킨다. 비점막의 자극을 유발하고, 압박하거나 손상시킬 가능성이 있기 때문에 이마에 고정해서는 안 된다. 또 코나 입으로부터 나와 있는 튜브의 끝부분의 길이를 측정하고 측정값을 기록해 두어야 한다. 간헐적 튜브 영양을 시행하기 전에는 항상 튜브가 적절한 위치에 있는지를 확인하기 위해 이 측정치를 재확인해야 한다. 위관영양 튜브가 제자리에 있으면, 영양액이나 약물을 투여한다.

성장장애로 진단받아 코로 위관영양을 하게 된 9세 아동 영희를 기억하는가? 어떤 물품들이 필요하고, 어떤 단계들을 거쳐 절차를 수행할 것인가?

경장영양 적용

경장영양은 사용하는 튜브의 종류에 관계없이 지속적으로나 간헐적으로 공급할 수 있다. 간헐적인 영양공급은 일반적으로 **주입영양**(bolus feeding)이라고 불린다. 주입영양을 할 때에는 정해진 양의 영양액을 정해진 간격으로, 대개 15~30분의 짧은 기간 동안 주입한다. 주사기나 급식백 혹은 주입펌프를 이용해 주입하며, 주입영양은 일반적으로 식사하는 것과 가장 유사한 방법이다. 지속적 영양은 느린 속도로 장시간 동안 주입한다. 몇몇 경우에, 낮에 아동이 자유롭게 활동할 수 있도록 밤 시간 동안 영양을 공급한다. 지속적 영양을 할 때 처방된 속도로 용액을 투여하기 위해 경장영양펌프를 이용한다.

어떤 종류의 튜브를 사용하는지에 관계없이, 주입영양 투여 전과 지속적 영양 동안 정기적으로 튜브의 위치를 확인해야 한다(글상자 13.4). 위루술과 공장누공술의 튜브 사용 시 눈금을 매기고 눈금에 변화가 없는지를 확인한다. 출구를 통해 위에서 나온 튜브 끝부분의 길이를 매일 측정한다. 복부 팽만을 사정하고 장음을 듣는다. 또한 주사기를 이용해 위 내용물을 흡인하여 **위 잔여량**(gastric residual, 위 안에 남아있는 양; 위가 비워지는 시간을 알려줌)을 확인하고, 양을 측정한 후 다시 주입한다. 기관의 정책에 따라 4~6시간마다 정기

글상자 13.4 영양 공급 튜브의 위치 확인 방법

- 신경학적 손상이 있는 아동, 둔감하거나 진정제를 투여한 아동, 무의식 아동, 중증도가 높은 아동, 구토반사 감소 또는 정적뇌병증이 있는 아동, 비방사선 방법이 가능하지 않거나 임상결과가 상충되는 경우 등 흡입에 대한 위험이 높은 것으로 간주되는 아동의 정확한 튜브 배치를 확인하기 위해 방사선검사를 받아야 한다.
- 비방사선학적 검증은 흡인의 위험이 높은 것으로 간주되지 않는 소아에게 사용되며, 흡인액의 pH를 치트에 기록한다. 코나 입으로부터의 튜브 끝부분을 기록하고 표시한다.
- 주기적으로 튜브의 위치를 확인하기 위해 침상에서 확인하는 방법을 사용한다.
  - pH 측정
    - 위장 분비액의 pH는 5 이하이다. 소장 분비액은 대개 pH가 6 이상이지만 이는 정확하게 튜브의 위치를 확인하는 방법은 아니다. pH가 6 이상이면 튜브가 호흡기나 식도에 위치해 있거나, 올바른 위치(위나 장)이지만 영약액이 지속적으로 주입된 경우, 혹은 아동이 제산제를 복용한 경우이다. 그러므로 pH가 5 이상이면 추가의 사정이 필요하다.
  - 튜브로 흡인된 액체를 관찰한다(pH 검사와 함께 사용할 수 있지만, 신뢰할 수 있는 단일검증법은 아님).
    - 위장 분비액은 대개 녹색이거나 맑은 무색이고 황백색이나 갈색의 점액이 섞여 있다. 혈액이 있다면 갈색빛을 띨 수 있다.
    - 장 분비액은 종종 담즙이 섞여 있으며, 밝은 황갈색에서 녹갈색이다. 이것은 위장 분비액보다 더 탁하고 반투명하다.
    - 호흡기 분비액은 흰색, 노랑색, 담황색이거나 맑다.
  - 공기를 주입한 후 청진한다(위 청진)(다른 평가방법과 함께 사용할 수 있음).

    튜브가 나오거나 잘못된 위치에 있는 것 같다면 확인을 위해 튜브의 외부에 표시해 둔 것과 바깥으로 나와 있는 부분의 길이를 확인한다.
- 지속적으로 영양 공급 튜브의 위치가 잘못되었음을 나타내는 알 수 없는 구역질, 구토나 기침, 호흡곤란 증상과 징후, 산소포화도 감소를 사정한다.
- 침상에서의 확인법이 상충되는 결과를 나타내거나 아동이 고위험상태일 때는 방사선학적인 확인법이 권장된다.
- 정기적으로 흉부, 복부 방사선사진(확인이 가능하다면)을 보고 관의 위치를 재확인한다(항상 의료기관의 규정과 절차를 따른다).

【출처】 Bowden, V. R., & Greenberg, C. S. (2016). *Pediatric nursing procedures* (4th ed). Philadelphia, PA: Wolters Kluwer; Irving, S. Y., Rempel, G., Lyman, B., Sevilla, W. M., Northington, L., Guenter, P., & The American Society for Parenteral and Enteral Nutrition. (2018). Pediatric Nasogastric Tube Placement and Verification: Best Practice Recommendations from the NOVEL Project. *Nutrition in Clinical Practice, 33*(6), 921–927; Clifford, P., Heimall, L., Brittingham, L., & Finn Davis, K. (2015). Following the Evidence: Enteral Tube Placement and Verification in Neonates and Young Children. *Journal of Perinatal and Neonatal Nursing, 29*(2), 149–161.

적으로, 그리고 각각의 간헐적 영양 전에 위 잔여량을 확인한다. 만약 잔여량이 의사가 지시한 특정량 이상이라면, 영양주입을 하지 않고 의사에게 알린다.

영양액이 위에 머물러 있을 수 있도록 아동의 상체를 30° 정도 높인 앙와위를 취하게 해서 영양주입을 시작한다(Bowden & Greenberg, 2016). 소량의 물을 튜브에 주입하여 세척하고 튜브가 막히지 않게 한다. 튜브를 삽입한 후에 바로 위관영양을 하는 것이라면 이 과정은 필요하지 않다. 영양액은 실온 정도의 온도로 제공해야 한다. 기관의 정책에 따라 영양을 주입한다.

영양액은 주사기 내관이나 튜브에 부착된 영양 공급백을 이용해서 줄 수 있으며, 중력에 의해 흐르게 한다. 중력에 의한 주입속도는 영양액 용기를 올리거나 내리는 방법으로 조절할 수 있다. 일반적으로 간헐적 영양은 15~30분간 지속한다. 또한 영양 공급백은 주입 속도 조절을 위해 펌프에 연결할 수도 있다. 아동이 영양 공급을 잘 견디는지를 관찰해야 한다.

용액이 용기에서 완전히 비워지기 전에 용액 주입을 끝내고 튜브를 물로 세척한다. 물이 주사기나 튜브에 남아 있을 때 공기가 위로 들어가지 않게 튜브를 막는다. 그 후에 주사기나 영양 공급백을 튜브에서 분리시킨다.

임상적 추론 시 주의점!

아동이 영양 공급 중에 구토를 하면, 즉시 영양 주입을 중단하고 아동이 측위나 좌위를 취하게 한다.

아동이 위루술 버튼을 가지고 있다면, 뚜껑을 열고 밸브에 조절기나 연장선을 삽입하여 위 도관에 접근한다. 영양액 용기를 연장선이나 조절기에 연결해서 처방된 대로 영양 주입을 한다. 영양이 끝난 후에 연장선이나 조절기를 물로 세척하고 뚜껑을 닫는다.

젖병을 이용하거나 모유수유를 하는 아동과 마찬가지로, 모든 종류의 튜브 영양 주입 중과 후에는 영아를 트림시켜야 한다. 또한 흡인과 역류의 위험을 감소시키고 위가 비워지도록 영양 주입 후 1시간 정도 아동의 머리를 30° 정도 높인 채로 우측위를 취하게 한다. 몇

몇 아동은 튜브 삽입 후에 가스나 트림 때문에 힘들어 한다. 의사가 가스 관장을 처방할 수 있는데, 그것은 과도한 공기를 제거하고 아동의 복부 팽만을 완화시켜 준다. 내관을 제거한 끝부분이 카테터로 된 주사기를 이용하고 끝부분을 튜브에 연결한다. 주사기를 아동의 위 상부에서 몇 분간 들고 있는다. 공기나 가스가 제거되면 위 내용물이나 용액이 다시 위로 들어갈 수 있게 한다.

경장영양요법을 받는 동안 치료의 효과를 확인하기 위해 매일 아동의 체중을 측정한다.

피부와 삽입부위의 간호 제공

위루술이나 공장누공술 삽입부위 주변의 피부는 관의 움직임, 습기, 위나 장의 내용물 누출, 튜브 연결 시 장치의 부착으로 인해 자극될 수 있다. 피부를 건조하고 깨끗하게 유지하는 것은 이러한 문제들을 예방하는 데 도움이 된다.

위루관이나 공장루관 주변의 피부는 적어도 하루에 한 번 세척해야 한다. 새로 튜브를 삽입하거나 튜브가 자리를 잡게 하기 위해 정기적으로 삽입부위 간호를 할 때, 멸균수나 생리식염수를 이용해 부드럽게 씻어낸 후 비누와 물을 이용해 세척하거나 물로만 씻는다. 외부의 원판이나 범퍼 아래쪽을 깨끗하게 하기 위해, 끝부분이 솜으로 된 도구를 이용할 수 있다. 희석된 과산화수소는 피부, 튜브, 원판에 말라붙은 배액을 제거하는 데 필요할 수 있다. 삽입부위 간호를 하는 동안 피부에 유착되고 자극되는 것을 예방하기 위해 위루관이나 버튼을 1/4 회전시킨다. 항상 기관이나 단체의 정책과 절차를 따른다.

> **TAKE NOTE!**
> 공장루관은 꼬일 위험이 있기 때문에 회전시키지 않는다 (Bowden & Greenberg, 2016).

삽입부위와 주변 피부에서 홍반, 경결, 악취 나는 배액, 통증 같은 감염 증상과 징후가 있는지를 사정한다. 소량의 맑거나 황갈색 배액은 정상이다. 배액물이 나온다면 드레싱을 해야 한다. 절개된 2×2 거즈를 사용하여 삽입부위를 느슨하게 덮는다. 드레싱이 젖으면 교체한다. 배액물이 나오지 않는다면, 압력을 주거나 습기가 차서 피부를 자극할 수 있으므로 드레싱을 적용하지 않는다.

튜브가 움직이지 않게 하는 것도 피부자극을 줄이는 데 도움을 준다. 일주일에 한두 번 끝부분이 풍선으로 된 장치의 풍선 부피를 확인해보고, 필요하다면 처음의 부피로 풍선을 재팽창시킨다. 튜브는 아동의 위 안팎으로 약간 움직일 수 있어야 한다. 플라스틱 원형 튜브는 피부에 꼭 맞게 붙여야 하지만 압력을 가할 정도여서는 안 된다. 튜브를 안정화시키는 것은 튜브가 움직이거나 위나 공장 안으로 밀려 들어가는 것을 예방한다. 배관을 부드럽게 잡아당기고 고정막대 혹은 복부에 붙여진 원형 판을 움직이는 방법으로 튜브를 고정시킨다.

> **TAKE NOTE!**
> 누공에 장력이 가해지거나 피부가 손상되는 것을 예방하기 위해 튜브 고정하는 부위를 주기적으로 변경한다.

복벽의 출구로부터 바깥으로 나온 튜브의 길이를 측정하고 기록한다. 측정치는 항상 일정해야 한다. 고정막대나 원형판이 없다면, 젖병의 젖꼭지 모양으로 절개하거나 테이핑요법을 적용하거나 상품화된 고정제품(그림 13.12)을 사용하는 것과 같은 다른 방법을 사용해야 한다. 항상 의료기관의 규정을 따르는 것이 중요하다.

> **TAKE NOTE!**
> 젖꼭지방법을 사용할 때 젖꼭지 바닥에 여러 개의 구멍을 뚫어 공기가 순환되고 삽입부위를 관찰할 수 있게 한다.

성장과 발달 증진

일부 아동은 튜브영양을 통해 필요한 모든 영양을 공급받지만, 구강을 통한 섭취를 보충하는 용도로 튜브영양을 하는 아동도 있다. 튜브영양 공급 시간은 영아와 아동에게 특별한 시간이다. 때때로 경장영양 튜브를 통해서 전적으로 영양 공급을 하는 아동은 구강으로 음식물을 섭취하는 욕구를 잃거나 잊어버리게 된

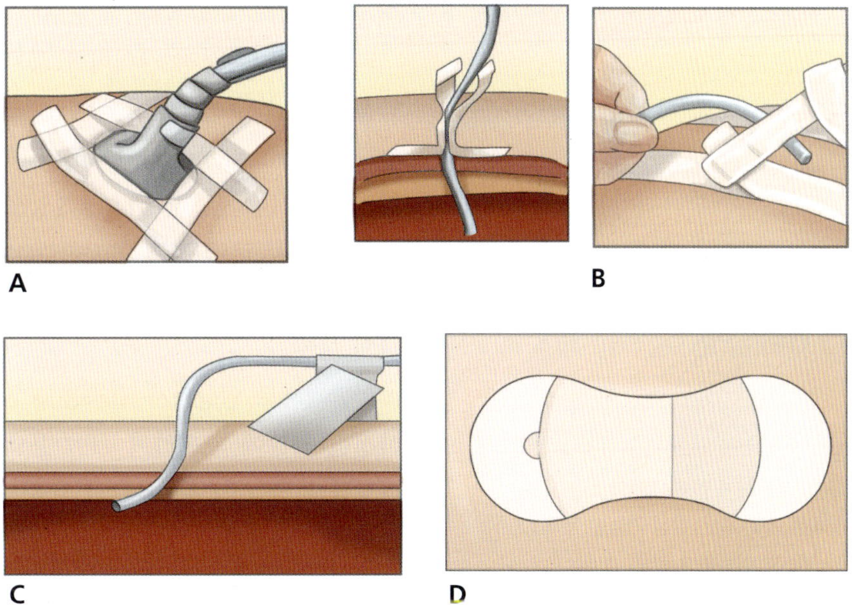

그림 13.12 위루관 고정방법. **A.** 젖꼭지방법, **B.** 테이핑방법, **C.** 팽팽한 고리방법, **D.** 상품화된 고정장치(GripLok)

다. 빠는 행동은 턱 운동을 시키고 영양액의 흐름을 증진시키며, 빠는 동안 생성된 타액은 소화를 돕는다.

영아를 잡고 있는 동시에 껴안아주거나 흔들거나 말을 거는 것은 영양 공급을 촉진시켜 준다. 아동에게 말을 하는 것, 음악 연주, 책을 읽어주는 것은 급식을 활발하게 한다. 가정에서 아동의 사회성 증진을 위해 부모가 정상 식사시간에 아동을 참가시킬 수 있게 한다. 필요한 물품을 준비하거나 실제로 영양액을 주입하게 하면서 아동을 영양 공급 과정에 참가시켜서 독립심을 느끼고 적응할 수 있게 한다. 아동이 입으로도 음식을 먹는다면, 먼저 구강으로 음식을 섭취하게 한 후에 튜브를 통해 영양을 공급한다. 가능하다면 튜브를 통해 영양을 공급하는 아동이 정상적인 생활을 할 수 있게 한다. 예를 들어, 그들은 같은 나이와 발달단계에 있는 아동처럼 기거나 걷고 뛰게 할 수 있다. 하지만 축구, 하키, 레슬링 같은 다칠 위험이 큰 운동은 하지 않게 한다. 아동의 옷 안으로 튜브를 넣는 것은 사고로 튜브가 빠지거나 아동이 튜브를 잡아당기거나 튜브를 가지고 노는 것을 방지한다. 튜브를 덮기 위해 원피스나 신축성 있는 거즈를 사용하는 것, 잘 감싸는 것도 튜브가 빠지거나 아동이 튜브를 만지는 것을 예방한다.

아동과 가족 교육

경장영양을 받는 아동과 그 부모에게 영양 공급 방법에 대해 철저히 교육해야 한다. 치료의 이유를 설명하고, 아동과 부모에게 우려사항이나 궁금증을 말로 표현할 수 있는 기회를 제공한다. 부모에게 치료의 이점과 위험성에 대해 이해시키고 예상되는 치료기간을 알려준다.

부모에게 영양 공급 시간에 참여할 수 있는 기회를 제공하고 발달적으로 적합하다면 아동도 그 과정에 참여시킨다. 그렇게 하는 것은 그들의 두려움과 불안을 감소시키는 데 도움을 주고 상황을 통제하고 있다는 느낌을 갖게 해 준다. 또한 그들은 가정에서 영양 공급을 해야 할 때 필요한 중요한 기술을 배울 수 있게 된다. 교육지침 13.3에서는 가정에서 경장영양을 받는 아동을 위한, 교육계획을 포함한 중요한 주제를 다루고 있다. 교육지침 13.4를 참조한다. 교육은 또한 가족의 적응, 문제해결 그리고 제거한 후에 필요한 지지와 도움을 사정하는 데 도움을 주는 적절한 전략을 포함한다.

> 이 장 앞부분에 소개된 영희를 떠올려 보자. 영희는 지속적으로 가정에서 영양을 공급하기 위해 위루관을 삽입한 후 퇴원할 것이다. 퇴원 전에 영희의 가족에게 어떤 것을 교육해야 하는가?

교육지침 13.3 가정 경장영양을 위해 다루어야 할 주제

- 튜브의 종류와 크기
- 영양 공급 방법
- 치료로 기대되는 결과
- 치료 기간
- 급식 빈도
- 급식 용액과 장비
- 튜브 삽입 기술(가능하다면)
- 올바른 위치를 확인하는 방법
- 영양 공급 과정(그리고 처방이 있다면 약물투여 과정)
- 튜브 세척방법
- 튜브 환기방법
- 아동의 체중측정 빈도
- 합병증의 증상과 징후, 의료진에게 언제 알려야 하는지 등
- 튜브가 막히거나 이탈하는 것과 같은 발생 가능한 문제
- 매일 수행해야 할 관 관리(예: 삽입부위 청결, 관 회전)
- 부위 사정
- 튜브의 재삽입/교체를 위한 적절한 기술
- 장비 보충
- 지지 자원
- 후속조치를 위한 방문이나 위탁할 수 있는 곳

교육지침 13.4 가정에서 합병증에 대한 문제해결

- 튜브가 막히면 돌봄제공자에게 따뜻한 물을 튜브에 천천히 밀어 넣으라고 지시한다. 주사기의 양과 크기는 아동의 체격 및 의료기관 규정에 따라 다르다. 필요한 경우 반복할 수 있다. 돌봄제공자에게 절대로 튜브에 아무 것이나 넣지 않도록 교육한다. 튜브가 막힌 것을 해결할 수 없으면 의사나 간호사에게 연락해야 한다. 막힘에 적용되는 약물을 처방할 수 있다.
- 만약 실수로 튜브가 제거된 경우 돌봄제공자에게 깨끗한 천으로 해당 부위를 덮은 다음 즉시 의사나 간호사에게 연락하도록 교육한다. 가능한 한 빨리 튜브를 다시 교체해야 한다. 그렇지 않으면 폐쇄될 수 있다. 일부 기관에서는 튜브가 6주 이상 되고 위루관 형성이 되면 튜브를 교체하는 방법을 가족에게 교육한다.
- 부위가 발적이나 자극이 있으면 돌봄제공자에게 일상적인 청결을 유지하고 의사에게 연락하도록 한다. 항생제나 피부보호크림을 처방할 수 있다. 누출 여부를 평가하고 가능한 최소화한다. 튜브의 위치를 확인하고 튜브가 안전하게 고정되어 있고 매달려 있지 않은지 확인한다.
- 튜브가 새는 경우 돌봄제공자는 드레싱을 깨끗이 하고 건조하게 유지한다. 튜브 위치를 평가하고 고정되지 않고 매달려 있는지 평가해서 튜브를 고정하도록 한다. 장루부위나 튜브 밸브부위에서 누출이 없는지 평가한다. 튜브 환기를 더 자주하는 것이 도움이 될 수 있으므로 의사에게 알려야 한다.

【출처】 Cincinnati Children's Hospital Medical Center. (2016). *Gastrostomy Tube (G-tube) home care*. Retrieved February 25, 2019, from https://www.cincinnatichildrens.org/health/g/g-tube-care

비경구영양

말초나 중심 정맥 카테터를 통하여 정맥주사로 영양을 공급할 수 있다. 용액의 농도와 성분에 따라 비경구영양(parenteral nutrition)의 종류를 결정한다. 중심정맥관장치를 통한 비경구영양을 **총비경구영양(total parenteral nutrition, TPN)**이라고 한다(비교 13.1).

TPN 적용

일반적으로 임상검사 결과를 포함한 아동의 상태를 사정한 자료에 기초하여 TPN 용액의 농도와 성분을 결정한다. 이 정보는 치료의 효율성을 평가하는 기준자료로 사용된다.

용액은 약국의 무균적인 환경에서 준비된다. 미리 준비가 되어 있지 않다면 TPN를 위해 중심정맥관장치를 삽입·확보한다. 필터가 내장되어 있는 특수한 튜브를 사용한다(작은 입자들이 순환계로 들어가는 것을 막기 위해).

TPN 용액은 사용되기 전까지 냉장보관을 할 수 있다. 그러나 일단 공급을 시작하고 나면, 그 TPN 용액은 24시간 이내에 주입되어야 한다(Weinstein & Hagle, 2014). 용액의 주입은 느린 속도로 시작한 후 치료에 대한 아동의 내성을 관찰하며 처방에 맞는 속도로 점점 증가시킨다. TPN 용액은 매우 농축된 포도당 용액이기 때문에 너무 빠르게 주입될 시 고혈당을 유발할 수 있다. 주입속도를 조절하기 위해 주입펌프의 사용이 필수적이다. 지방유제는 아동의 필수 지방산 요구의 충족을 위해 주기적으로 투여된다. 이런 용액은 피기백 용액으로 TPN 연결선을 통해 일렬의 필터보다 낮은 높이에서 주입된다.

TPN 요법을 하는 동안 주입속도를 면밀히 관찰하고, 주입속도에 어떤 변화가 있을 때는 즉시 의사에게 알린다.

초기에는 고혈당이 나타나는지 알기 위해 4~6시간과 같이 자주 혈당수준을 확인한다. 혈당측정기를 이용해 침상에서 혈당수준을 알 수 있다. 비외상성 간호의 원칙을 이용하여 잦은 침습적 절차와 관련된 외상과 불편감을 최소화한다. 혈당 수치가 상승되었다면

비교 13.1 말초비경구영양 대 총비경구영양

	말초비경구영양	총비경구영양
적응증/사용법	• 추가 칼로리와 영양소를 공급하기 위해 • 주로 단기 보충으로 사용	• 아동의 필요에 맞는 양의 질소 균형을 유지하기 위한 충분한 칼로리 공급
경로	• 말초정맥	• 고장성 용액의 빠른 희석이 가능한 중심정맥
아동상태	• 일반적으로 허용되는 범위 내의 영양상태 • 경구 섭취량이 감소되거나 없을 때	• 선천성 또는 후천성 위장장애와 같은 위장관기능이 없는 아동 • 심각한 성장장애 • 다기관 외상 또는 장기 침습 • 조산아
구성요소	• 체액, 전해질 및 탄수화물(포도당). 일반적으로 단백질 또는 지방이 없음 • 탄수화물 농도는 일반적으로 10% 이하로 제한되고 삼투압 농도는 <600 mOsm	• 고농축 탄수화물, 전해질, 비타민, 미네랄 • 필수 지방산을 공급하기 위한 지질액 • TPN과 지질 및 기타 첨가물을 한 용기에 포함한 총 영양 혼합물(TNA)

[a] Weinstein, S. M., & Hagle, M. E. (2014). *Plumer's principles & practice of infusion therapy* (9th ed.). Philadelphia, PA: Lippincott Williams & Wilkins.

인슐린 피하주사가 필요할 수도 있다. 혈당 수치가 안정되고 나면 의료기관의 규정에 기초하여 매 8~12시간과 같이 혈당수치의 측정 횟수를 줄인다.

임상적 추론 시 주의점!

TPN 주입을 방해하거나 중단시킬 만한 요인이 있다면, 5~10% 포도당 용액을 TPN과 같은 속도로 주입할 준비를 한다(Bowden & Greenberg, 2016). 이것은 농축된 TPN 용액 사용에 따라 인슐린 분비 증가로 인해 발생하는 반동성 저혈당을 예방해 준다.

기관의 규정에 따라 카테터 삽입부위 간호를 제공하고, 연결선과 필터를 교체하며 드레싱을 교체한다. 삼염의 징후가 나타나는지 삽입부위를 면밀하게 관찰한다. 또한 아동의 활력징후, 매일의 체중, 섭취량과 배설량에 변화가 있는지 감시한다. 간염이나 전해질 과다나 부족 같은 문제를 초기에 발견할 수 있도록 진단검사 결과도 확인한다.

TPN은 24시간 동안 지속적으로 주입되거나 밤 12시간 동안 같은 주기적인 방법으로 주입된다. 주기적으로 TPN을 투여할 때, 주입 시작과 끝 1시간 동안은 처방된 속도의 1/2로 주입하여 고혈당과 저혈당을 예방한다.

합병증 예방

간호사는 중심정맥관장치와 TPN의 사용과 관련한 합병증의 위험을 최소화하는 데 중요한 역할을 한다. 글상자 13.5는 이러한 합병증에 대해 설명한다. 합병증의 위험을 감소시키는 중요한 방법은 다음과 같다.

- 아동의 활력징후에 변화가 있는지 면밀히 감시한다.
- 카테터와 TPN 투여 간호 시 엄격한 무균술을 적용한다.

글상자 13.5 중심정맥관장치와 총비경구영양 시 발생 가능한 합병증

- 연결선이나 뚜껑을 교체할 때 혹은 연결을 잘못해서 의도치 않게 입구를 통해 유입된 공기색전증
- 팔, 목, 어깨의 움직임에 의한 카테터 이동 때문에 생기는 심장압전
- 섬유소 마개나 카테터 끝부분의 혈전, 잘못된 위치나 꼬임, 침전물 축적이나 혈전으로 인한 카테터 폐색
- 카테터 삽입 시 혹은 삽입 후 카테터 움직임에 의한 손상, 농축된 용액이나 발포제, 혹은 다른 약물의 투여로 인한 화학적 자극으로 혈관 벽에서 생성된 정맥 혈전
- 일반적으로 TPN의 빠른 주입으로 인한 고혈당
- 급격한 중단으로 인한 저혈당
- 신장 배설을 통해 과도한 포도당을 제거하려는 시도로 인한 탈수
- 전해질 불균형(특히 칼륨, 나트륨, 칼슘, 마그네슘, 인)
- 피부삽입부위, 카테터 경로를 따라 혈류에서 감염, 피부, 보호자의 손 또는 상처 배액, 폐 분비물 또는 소변과 같은 기타 부위에서 미생물 증식 가능

- 항상 폐쇄체계로 유지되게 한다. 연결선과 뚜껑을 교체할 때 모든 연결부위를 보호하고 카테터를 잠그거나 아동에게 발살바 수기를 행하게 한다.
- 폐쇄드레싱을 적용한다. Chlorohexidine(클로로헥시딘) 함유 스펀지(Biopatch) 드레싱을 감염 예방을 위해 이용할 수 있다.
- 기관의 규정에 따라 카테터를 세척하고 카테터의 개방성을 유지한다.
- 섭취량과 배설량을 자주 사정한다.
- 혈당 수치를 감시하고 체액과 전해질의 변화를 평가하기 위해 처방에 따라 진단검사를 실시한다.

TAKE NOTE!

TPN 내강을 통해 약물이나 혈액, 다른 용액을 투여하지 않는다. 이는 감염의 위험을 증가시키기 때문이다(Weinstein & Hagle, 2014).

성장과 발달 증진

식사는 필요한 영양분을 공급하는 시간인 동시에, 사랑과 안락, 지지, 사회화의 시간이다. TPN은 아동에게 필요한 영양분은 공급해주지만, 필요한 사랑과 지지 또한 충족되어야 한다. 경장영양을 받는 아동에게 하는 것과 유사한 조치를 시행한다. 또한 아동에게 포옹할 수 있는 기회를 제공한다. 주기적 TPN을 투여할 때 가능한 한 밤 시간 동안 TPN을 실행하여 아동이 낮 동안 발달적으로 적절한 활동에 참여할 수 있도록 한다. 나이든 아동은 식사과정에 참여시켜 식사에 참여할 수 있도록 한다. 아동과 부모를 간호에 참여시켜 독립성과 상황에 대한 통제성을 증진시킨다.

아동과 가족 교육

장기간 TPN 치료가 필요한 아동은 가정에서 TPN을 시행할 수 있다. TPN을 가정에서 투여할 때는 부모와 아동이 철저하게 교육을 받아야 한다. 이 교육은 건강관리기관이나 아동이 살고 있는 가정에서 이루어질 수 있다. 교육해야 할 정보가 방대하므로, 충분한 시간이 필요하다. 질문과 걱정사항에 대해 이야기할 수 있는 시간을 준다. 또 정서적으로 지지하고 필요할 때는 언제든지 안내한다.

서면과 구두로 지시사항을 알려준다. 중심정맥관장치 간호를 포함하여 필요한 간호에 대해 부모와 아동에게 설명한다. 용액과 공급물품을 다루고 저장하고 구입하는 방법을 그들과 함께 검토한다. 장비와 장치에 생길 수 있는 문제들을 다루는 방법과 합병증을 인지하고 대처할 수 있는 방법을 지시한다. 또한 즉시 보고해야 할 위험한 징후와 증상들에 대해 교육한다. 응급상황 시에 연락할 수 있는 사람의 번호와 이름을 알려준다.

초기에는 적절한 지지를 제공해야 한다. 전문적인 가정간호서비스는 가정에서 할 수 있는 조치를 제공한다. 그리고 사회서비스는 재정, 건강보험 정보, 일정관리, 정서적 지지, 지역사회 자원을 제공받는 것에 도움을 준다.

주요 개념

- 아동 투약의 '원칙'은 정확한 약물, 정확한 용량, 정확한 경로, 정확한 시간, 정확한 환자이다. 일부 전문가들은 정확한 기록, 정확한 교육, 거부할 권리, 정확한 제형, 정확한 접근 등 부가적인 원칙을 추가하였다. 환자의 안전과 만족도를 높이기 위해 이러한 추가 원칙들을 고려하는 것이 중요하다.
- 아동에게서 일부 신체체계의 생리학적인 미성숙은 약물의 약력학에 영향을 미칠 수 있으며, 약물에 대한 신체반응에 차이를 나타내고 약물의 효과가 증가하거나 감소될 수 있다. 아동의 나이, 체중, 체표면적, 신체 구성성분은 약물의 약동학에 영향을 미칠 수 있다.
- 아동의 약물용량을 결정하는 두 가지 주된 방법은 아동의 체중과 체표면적을 이용하는 것이다.
- 5~6세 이하의 아동은 약물을 삼키기 어렵기 때문에 정제나 캡슐을 복용할 때 흡인의 위험이 있다. 물약이 더욱 적절하다. 아동에게 구강으로 약물을 투여할 때, 음식에 약물이 섞여 있다면 음식 속에 약물이 있음을 항상 말해주어야 한다.
- 직장 경로를 통한 약물 투여는 약물 흡수가 불규칙하고 예측할 수 없으며, 아동을 매우 당황스럽게 하고 흥분시킬 수 있기 때문에 권장하지 않는다.
- 귀약을 투여할 때, 3세 미만의 아동은 귓바퀴를 후하방으로 당기고, 3세 이상의 아동은 귓바퀴를 후상방으로 당긴 후 투여한다.
- 근육 투여는 통증을 유발하고 종종 아동은 근육의 크기가 적절히 발달하지 않았기 때문에 흔히 사용하지 않는 방법이다. 생후 12개월 이하의 아동에게 사용하는 경우 선호하는 부위는 외측광근 또는 대퇴전측근이다. 12개월 이상의 영유아에서는 외측광근 또는

대퇴전외측 근육이 선호되는 부위이지만 충분한 근육량이 있는 경우 삼각근을 고려할 수 있다.

- 정맥주사 경로를 통한 약물 투여는 특히 빠른 약물반응이 요구되거나 다른 경로를 통한 약물 흡수가 어렵거나 불가능할 때 아동에게 흔히 사용하는 방법이다. 정맥주사 투약의 주된 방법은 주입펌프를 이용한 방법이다.
- 말초정맥요법 경로로 선호되는 부위는 손, 발, 이마이다. 두피정맥은 영아에게 이용할 수 있는 부위이지만 다른 부위에 실패했을 경우에만 사용한다. 말초장치 삽입의 목표는 아동의 가는 정맥에 외상을 입히지 않기 위해 가장 작은 지름의 카테터를 가장 짧은 기간 동안 적용하는 것이다.
- 중심정맥요법은 대개 쇄골하정맥, 대퇴나 경정맥, 대정맥 같은 큰 정맥을 통해 이루어진다. 카테터의 끝은 우심방 입구 바로 앞 상대정맥에 위치한다. 카테터는 한 개 혹은 여러 개의 내강, 장·단기 카테터, 말초로 삽입되는 중심카테터, 터널형 카테터, 혈관접근 포트를 갖고 있다.
- 아동이 정맥요법을 받고 있을 때 섭취량과 배설량의 감시는 중요하다. 삽입부위 관찰, 적절한 삽입부위의 간호, 드레싱 교체는 합병증 예방을 위해 중요하다.
- 영양 공급은 비위관, 구위관(경장영양), 위루술, 공장루술, 말초 혹은 중심 정맥관장치를 통한 비경구영양으로 할 수 있다.
- 경장영양은 아동이 위장관기능은 적절하지만 적절한 양의 영양을 구강으로 섭취할 수 없을 때 적용한다.
- 모든 경장영양 공급 전에 공급 튜브의 위치를 확인해야 한다. 위치를 확인하는 가장 좋은 방법은 방사선촬영이다. 침상 옆에 방사선촬영 외에 흡인물의 색상 및 pH 확인, 튜브의 외부 표시 확인 및 외부 튜브 길이 확인, 설명되지 않는 구토, 구역질, 기침, 산소포화도의 감소와 같은 튜브의 잘못된 위치를 나타내는 징후들을 지속적으로 평가하는 것을 포함하여 배치한다.
- TPN을 받고 있는 아동은 주입속도와 양, 섭취량과 배설량, 활력징후, 혈당 수치를 면밀히 감시해야 한다. 엄격한 무균술이 중심정맥 접근부위와 TPN 주입을 위해 필요하다.

참고문헌

Bergvall, E., & Sawyer, T. L. (2018). Scalp Vein Catheterization. Retrieved March 4, 2019, from https://emedicine.medscape.com/article/1348863-overview#a2

Bowden, V. R., & Greenberg, C. S. (2016). *Pediatric nursing procedures* (4th ed). Philadelphia, PA: Wolters Kluwer.

Centers for Disease Control and Prevention. (2015). Chapter 6: Vaccine administration. In J. Hamborsky, A. Kroger, & S. Wolfe (Eds.), *Epidemiology and prevention of vaccinepreventable diseases* (13th ed.). Washington, DC: Public Health Foundation.

Centers for Disease Control and Prevention (CDC). (2016). Healthcare associated infections: Central line-associated bloodstream infection (CLABSI). Retrieved February 27, 2019, from https://www.cdc.gov/hai/bsi/bsi.html

Centers for Disease Control and Prevention (CDC). (2017). Guidelines for the prevention of intravascular catheterrelated infections (2011) (Edit [February 2017]). Retrieved February 27, 2019, from https://www.cdc.gov/infectioncontrol/guidelines/bsi/recommendations.html#rec2

Centers for Disease Control and Prevention (CDC). (2018). Vaccine recommendations and guidelines of the ACIP: Vaccine administration. Retrieved February 25, 2019, from https://www.cdc.gov/vaccines/hcp/acip-recs/general-recs/administration.html

Cincinnati Children's Hospital Medical Center. (2011). *Best evidence statement (BESt). Confirmation of nasogastric/orogastric tube (NGT/OGT) placement*. Cincinnati, OH: Cincinnati Children's Hospital Medical Center.

Cincinnati Children's Hospital Medical Center. (2016). *Gastrostomy Tube (G-tube) home care*. Retrieved February 25, 2019, from https://www.cincinnatichildrens.org/health/g/g-tube-care

Clifford, P., Heimall, L., Brittingham, L., & Finn Davis, K. (2015). Following the evidence: Enteral tube placement and verification in neonates and young children. *Journal of Perinatal and Neonatal Nursing, 29*(2), 149–161.

Doyle, T. D., & Edens, M. A. (2018). Scalp catheritization. Stat-Pearls. Retrieved February 27, 2019, from https://www.ncbi.nlm.nih.gov/books/NBK507856/

Drutz, J. E. (2019). Standard immunizations for children and adolescents: Overview. In M. M. Torchia (Ed.), *UpToDate*. Retrieved March 4, 2019, from https://www.uptodate.com/contents/standard-immunizations-for-childrenand-adolescents-overview?search=intramuscular%20injection&source=search_result&selectedTitle=2~150&usage_type=default&display_rank=2

Gorski, L., Hadaway, L., Hagle, M. E., McGoldrick, M., Orr, M., & Doellman, D. (2016). Infusion therapy: Standards of practice. *Journal of Infusion Nursing, 39*(1S). Retrieved March 4, 2019, from http://source.yiboshi.com/20170417/1492425631944540325.pdf

Immunization Action Coalition. (2018). How to administer intramuscular (IM) and how to administer subcutaneous (SC) injections. Retrieved February 25, 2019, from http://www.immunize.org/catg.d/p2020.pdf

Irving, S. Y., Rempel, G., Lyman, B., Sevilla, W. M., Northington, L., Guenter, P. & The American Society for Parenteral and Enteral Nutrition. (2018). Pediatric nasogastric tube placement and verification: Best practice recommendations from the NOVEL project. *Nutrition in Clinical Practice, 33*(6), 921–927.

Kroger, A. T., Duchin, J., & Vazquez, M. (2018). General best practice guidelines for immunization. *Best Practices Guidance of the Advisory Committee on Immunization Practices*. Retrieved February 26, 2019, from https://www.cdc.gov/vaccines/hcp/acip-recs/general-recs/index.html

Lyman, B., Yaworksi, J. A., Ducsing, L., & Moore, C. (2016). Verifying NG feeding tube placement in pediatric patients. *American Nurse Today, 11*(1). Retrieved February 28, 2019, from https://www.americannursetoday.com/wp-content/uploads/2015/12/ant1-Pediatric-NG-Tube-1221.pdf

Mueller, B. U., Neuspiel, D. R., Fisher, E. R. S., Council on Quality Improvement and Patient Safety, Committee on Hospital Care. (2019). Policy statement: Principles of pediatric patient safety: Reducing harm due to medical care. *Pediatrics, 143*(2), e20183649.

O'Grady, N. P., Alexander, M., Burns, L. A., Dellinger, E. P., Garland, J., Heard, S. O., … Saint, S. (2011). Guidelines for the prevention of intravascular catheter-related infections. *Clinical Infectious Diseases, 52*(9), e162–e193.

Pediatric Glaucoma & Cataract Family Association. (2017a). How to apply eye drops. Retrieved February 25, 2019, from http://pgcfa.org/?page_id=160

Pediatric Glaucoma & Cataract Family Association. (2017b). How to apply eye ointment. Retrieved February 25, 2019, from http://pgcfa.org/?page_id=155

Strohfus, P. K., Paugh, O., Tindell, C., Molina-Shaver, P. (2018). Evidence calls for practice change in intramuscular injection techniques. *Journal of Nursing Education and Practice*, *8*(2), 83–92.

The Joint Commission. (2013). Preventing central line–associated bloodstream infections: Useful tools, an international perspective. Retrieved March 4, 2019, from http://www.jointcommission.org/Topics/Clabsi_toolkit.aspx

The Joint Commission. (2018). Facts about the official "do not use" list. Retrieved February 26, 2019, from http://www.jointcommission.org/assets/1/18/Do_Not_Use_List.pdf

The Joint Commission. (2019). *National patient safety goals effective January 2019*. Hospital accreditation program. Retrieved February 11, 2019, from https://www.jointcommission.org/assets/1/6/NPSG_Chapter_HAP_Jan2019.pdf

U.S. Food and Drug Administration. (2016). Drug research and children. Retrieved February 26, 2019, from http://www.fda.gov/Drugs/ResourcesForYou/Consumers/ucm143565.htm

Weinstein, S. M., & Hagle, M. E. (2014). *Plumer's principles & practice of infusion therapy* (9th ed.). Philadelphia, PA: Lippincott Williams & Wilkins.

Yin, H. S., Parker, R. M., Sanders, L. M., Dreyer, B. P., Mendelsohn, A. L., Bailey, S., ... Wolf, M. S. (2016). Liquid medication errors and dosing tools: A randomized controlled experiment. *Pediatrics*, *138*(4), pii: e20160357

You, T., Jiang, J., Chen, J., Xu, W., Xiang, L., & Jiao, Y. (2017). Necessity of heparin for maintaining peripheral venous catheters: A systematic review and meta-analysis. *Experimental and Therapeutic Medicine*, *14*(2), 1675–1684.

Zimlich, R. (2018). What's the cause of 50% of pediatric safety errors? *Contemporary Pediatrics*, *36*(1). Retrieved March 2, 2019, from https://www.contemporarypediatrics.com/pediatrics/whats-cause-50-pediatric-safety-errors

임상적 판단능력

객관식 문제

1. 3세 아동이 장용정 약물을 처방받았다. 가장 적절한 간호활동은 무엇인가?
   a. 정제를 부숴서 사과소스에 섞는다.
   b. 약물을 아동의 우유에 용해시킨다.
   c. 알약을 인두의 뒷부분에 놓고 아동에게 삼키라고 한다.
   d. 처방자와 다른 형태의 약물을 사용할 수 있는지 확인한다.

2. 간호사는 체중 8.2kg이고 NPO상태이며 정맥수액치료를 받고 있는 영아를 간호하려고 한다. 아동의 일일 수분요구량을 충족시키기 위해 간호사가 계산해서 나온 값은 얼마인가?
   a. 시간당 82mL
   b. 시간당 41mL
   c. 시간당 34mL
   d. 시간당 22mL

3. 귀약을 2세 아동에게 투여할 때, 가장 적합한 행동은 무엇인가?
   a. 아동에게 약물이 그의 감염을 치료하기 위한 것이라고 말한다.
   b. 이개를 당겨 아동의 귀를 후하방으로 향하게 한다.
   c. 약물을 넣은 후에 아동의 머리를 약물을 투여한 반대 방향 쪽으로 돌리게 한다.
   d. 약물의 흡수를 위해 아동의 이마를 마사지한다.

4. 비위관을 통해 6시간마다 간헐적 경장영양을 받고 있는 영아가 있다. 영양튜브는 이전 영양 주입 시 삽입하였다. 간호사는 다음 번에 계획된 영양 공급을 위해 준비 중이다. 적절한 순서대로 절차를 나열하시오.
   a. 영양튜브의 위치를 확인한다.
   b. 아동의 머리를 약간 상승시키고 우측위를 취하게 한다.
   c. 영양액을 실온 정도의 온도가 되게 한다.
   d. 튜브를 물로 세척한다.
   e. 공기가 위로 들어가는 것을 막기 위해 튜브를 막는다.
   f. 용액을 주사기 내관에 따른다.

비판적 사고 연습

1. 아동의 의학 기록을 확인하면서, 간호사는 처방된 약물용량이 권장용량과 다르다는 것을 발견하였다. 간호사는 어떻게 대처해야 하는가?
2. 시간당 100mL의 속도로 정맥수액 치료를 받고 있는 5세 아동을 간호할 때, 간호사는 주입이 천천히 되고 있는 것을 발견하였다. 카테터를 삽입한 부위는 약간 붉게 변하고 부어 보였다. 이때 간호사가 해야 할 일은 무엇인가?
3. 학령기 아동이 퇴원하여 가정에서 TPN 치료를 받을 예정이다. 아동은 부모와 2명의 어린 형제자매와 살고 있다. 간호사는 이 아동과 부모의 퇴원 준비를 위해 무엇을 해줄 것인가? 이 아동이 TPN 치료를 하는 동안 간호사는 어떻게 아동의 성장과 발달을 증진시켜줄 수 있을 것인가?

학습활동

1. 당신의 병원 아동 병동에 있는 여러 아동의 의학기록을 살펴보시오. 약물의 종류, 처방 경로, 비약물적 중재를 포함한 약물 투여와 아동발달 연령에 관하여 각 아동에게 필요한 특수한 중재가 무엇인지 기록하시오. 일반적으로 가장 많이 사용되는 경로를 목록으로 만들어보시오.
2. 여러 부모들과 그들의 아동에게 약물을 투여한 경험에 대해 인터뷰하고 이러한 인터뷰를 바탕으로 아동에게 경구투여하는 팁을 제공하는 교육서를 만들어 보시오.
3. 피하, 근육내, 정맥내 약물 투여방법을 비교·대조하는 표를 만들어 보시오. 내용에는 이러한 경로를 통해 투여하는 약물의 예시, 작용시전, 적절한 투여부위, 안전한 방법을 각각 포함시키시오.

통합: 사례연구

3살 된 혜미가 열과 혼수상태로 병동에 입원하였다. 혜미는 16.5kg에 101.6cm이다. 현재 체온은 38.7℃, HR 110회, RR 22회이다. 12시간마다 Rocephin 525mg IM 및 체온 38.5℃ 이상일 때 필요시 4시간마다 acetaminophen PO 2cc가 처방되었다. Rocephin의 안전한 용량 범위는 50~75mg/kg/day이고 acetaminophen은 15mg/kg/day이다.

WORDS OF WISDOM

아픈 아동 모두는 우리가 줄 수 있는 최대의 평안을 받을 자격이 있다.

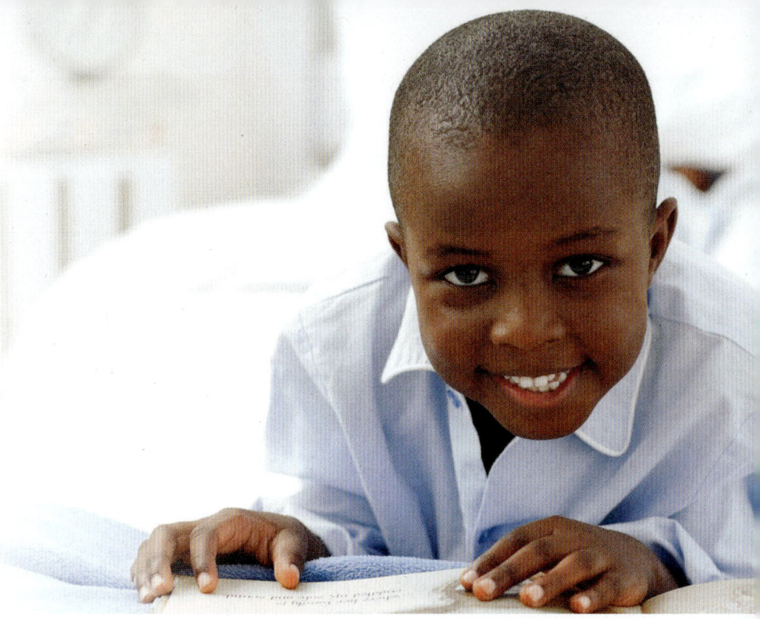

14 통증관리

Nursing Care of the Child With an Alteration in Comfort-Pain Assessment and Management

주요 용어

- 경막외 마취(epidural analgesia)
- 급성통증(acute pain)
- 내장성 통증(visceral pain)
- 만성통증(chronic pain)
- 변환(transduction)
- 신경병성 통증(neuropathic pain)
- 신경조절물질(neuromodulators)
- 신체적 의존(physical dependence)
- 약물 내성(drug tolerance)
- 자가조절진통제 (patient-controlled analgesia, PCA)
- 중등도 진정(moderate sedation)
- 체성 통증(somatic pain)
- 침해성 통증(nociceptive pain)
- 통각수용기(nociceptors)
- 통증(pain)
- 통증역치(pain threshold)

학습목표

이 장을 학습한 후 학생들은 다음을 수행할 수 있다.

1. 통증의 지각과 관련된 주요한 생리적 변화를 확인한다.
2. 통증반응에 영향을 미치는 요인에 대해 논의한다.
3. 통증이 영아기, 유아기, 학령전기, 학령기, 청소년기 아동에게 발달적으로 미치는 영향과 관리방법을 확인한다.
4. 아동의 통증사정 원칙을 설명한다.
5. 아동에게 사용하는 다양한 통증평가도구와 생리학적 감시를 이용한 평가방법을 이해한다.
6. 약물적·비약물적 중재방법과 전략을 포함해 아동의 통증관리 간호계획을 설명한다.

6세 형준은 상처감염으로 소아과 병동에 입원하였으며, 하루 두 번 드레싱 교환이 필요하다. 형준은 드레싱 교환 시 울며 하지 않으려 했지만, 잘 놀고 큰 통증이 있어 보이지는 않았다.

아동의 안위는 배고픔, 수면, 온도, 돌봄자/가족의 존재, 낯선 사람의 존재, 통증의 존재와 같은 많은 요인의 영향을 받고, 안위의 변화는 이러한 모든 문제를 포함한다. 아동의 안위에 영향을 미치는 주요 문제는 통증이며 간호사는 아동과 가족이 통증을 다룰 수 있도록 돕는 데 필수적인 역할을 하게 된다. 그러므로 이 장의 주요 초점은 아동의 통증평가와 통증관리이다.

통증은 어떤 연령대의 사람에게나 영향을 미칠 수 있는 매우 개인적이고 주관적인 경험이다. 통증(pain)은 여러 요인을 포함하고 있는 복잡한 현상으로, 다양한 요인에 의해 영향을 받을 수 있다. 국제통증연구학회(2017)에서는 통증을 "실제적이거나 잠재적인 조직손상과 관련된 불쾌한 감각과 감정 경험"으로 정의하고 있다. 통증에 대한 다른 정의에서는 일반적으로 그 사람이 말하는 것이 무엇이든지 간에, 그 사람이 통증이 있다고 말하면 언제든지—즉, 개인이 통증이 있다고 말할 때는 언제나 통증이 있는 것이라고 정의하고 있다(McCaffery, 1968). 통증을 경험한 사람만이 통증이 어떤 것인지 알고, 통증의 정도를 알 수 있다.

통증은 보편적인 경험으로, 전 연령대의 어른과 아동, 심지어 미숙아에게도 영향을 미칠 수 있다. 통증은 질병과정, 상처, 수술, 외과적 중재를 포함한 수많은 원인에 의해 발생한다. 1995년 미국 통증학회에서는 통증을 '다섯 번째 활력징후'라고 언급하면서, 건강관리 전문가들에게 매시간 체온, 맥박, 호흡, 혈압을 측정하는 것과 같이 통증을 사정할 것을 권장하고 통증관리법을 도입해야 한다고 하였다.

성인과 달리 아동은 자신의 통증을 정확하게 말로 설명할 능력이 부족하다. 또한 돌봄제공자와 의료인이 아동의 통증에 대해 잘못된 생각을 가지고 있는 경우가 많고, 통증 경험의 복잡한 특성으로 인해 통증을 사정하는 것이 어려우며, 아동의 통증 경감 전략과 관련하여 활용할 수 있는 연구와 자원이 제한되어 있다. 이로 인해 통증은 아동과 가족뿐만 아니라 의료인에게도 주요 스트레스원이 되고 있다.

조절되지 않는 통증은 아동에게 산소소비 증가와 혈중 포도당 대사율 변화와 같은 신체적·정서적으로 심각한 결과를 야기할 수 있다. 또한 어린 시절의 치료되지 않은 통증 경험은 장기적으로 아동에게 생리적인 문제와 정신적인 문제를 유발할 수 있다(Bowden & Greenberg, 2016). 예를 들어, 부적절하게 관리된 통증은 이후의 치료과정에서 고통의 증가, 치료지침에 대한 불이행, 부동, 만성통증의 발생과 같은 부정적인 결과를 초래할 수 있다. 질병과정 중에 나타나는 유해한 부작용 또한 치료되지 않은 통증의 결과로 볼 수 있다. 조산아는 장기간의 입원과 고통스럽고 침습적인 많은 검사로 인해 통증에 대한 기억을 갖게 될 위험이 높다[American Academy of Pediatrics(AAP), 2016].

이러한 모든 요인들을 고려해 볼 때 아동간호계획에서 통증관리는 필수적인 요소로 포함되어야 한다. 아동에 대한 통증관리법이 향상되기는 하였지만, 아동의 통증에 대한 과소평가와 부적절한 관리는 여전히 문제로 남아 있다(AAP, 2016; Bowden & Greenberg, 2016). 여러 국가의 건강협회에서는 아동의 고통과 통증관리의 필요성에 대한 성명서와 지침서를 발행하고 있다. 효과적인 통증관리를 위해서는 아동에 대한 초기 통증사정, 치료적 중재, 재사정을 실시해야 한다.

이 장에서는 통증의 종류, 통증에 영향을 미치는 요인, 아동의 통증에 대한 일반적인 오해와 근거 없는 믿음에 대해 설명하고 있다. 아동의 통증간호에 대한 개요를 알아보기 위해 간호과정을 적용하였으며, 비약물적 중재와 약물적 중재, 치료와 관련된 통증이나 만성통증을 관리하는 방법 등 다양한 통증관리 전략을 살펴보았다.

통증의 생리

통증에 대한 지각은 신경계에서의 생리적 반응을 포함하고 있는 복잡한 현상이다. 이러한 반응에는 변환, 전달, 지각, 조절이 있다.

변환

말초신경섬유는 척수에서 뻗어 나와 피부, 관절, 뼈, 내장기관을 덮고 있는 막에 이르기까지 다양한 부위에 걸쳐 있다. 이러한 말초신경섬유의 말단에는 통각수용기(nociceptors)라고 불리는 특별한 수용기가 있는데, 이들은 통각자극이 있을 때 활성화된다. 통각자극은 기계적, 화학적인 것일 수도 있고, 온도와 관련된 것일 수도 있다. 기계적 자극에는 신체부위에 대한 강한 압력, 강한 근육수축 혹은 근육과다신전으로 인한 광범위한 압력 등이 포함된다. 화학적 자극에는 조직손상, 허혈, 감염에 대한 반응으로 히스타민(histamine), 프로스타글란딘(prostaglandin), 류코트리엔(leukotriene), 브라디키닌(bradykinin)과 같은 중개물질의 방출이 포함된다. 온도 관련 자극에는 심한 추위나 더위 등이 포함된다. 이러한 통각수용기의 활성과정을 **변환**(transduction)이라고 부른다.

전달

통각수용기가 통각자극에 의해 활성화될 때, 자극은 말초신경을 따라 척수와 뇌로 전달되는 전기적 자극으로 전환된다. 구심성 신경섬유(afferent nerve fibers)는 전기적 자극을 전달하는 기능을 갖는다. 수초화된 A-델타섬유(myelinated A-delta fiber)는 자극을 매우 빠른 속도로 전달하는 대섬유(large fiber)이다. 이러한 섬유에 의해 전달된 통증을 보통 급성통증(fast pain)이라고 부르며, 이는 대부분 기계적 자극 혹은 온도와 관련된 자극과 관련된다(Bautista, 2019). 또한 통증은 수초화되지 않은 작은 C섬유에 의해서도 전달된다. 이러한 C섬유는 자극을 천천히 전달하며, 화학적 자극이나 지속적인 기계적 혹은 온도 관련 자극에 의해 활성화되는 경우가 많다(Bautista, 2019). 이들 섬유는 후각(dorsal horn)을 통해 척수 내로 자극을 전달한다. 신경전달물질은 뇌로의 전달과정을 촉진하기 위해 방출된다.

통증전달과정을 설명하기 위한 몇 가지 이론들이 제안되고 있다. 이 이론 중 가장 잘 알려진 이론은 관문통제이론(gate-control theory)이다. 이 이론에 따르면, 척수의 후각은 신경세포간(interneuonal) 혹은 상호연결(interconnecting) 섬유를 포함하고 있다. 대직경(large-diameter faster fiber)은 통각, 촉각 정보를 전달하는 반면, 소신경섬유(small nerve fiber)는 통각 혹은 통증신호를 전달한다. 자극이 있을 때 대섬유는 뇌로 가는 관문 혹은 경로를 닫음으로써 통증자극의 전달을 막거나 방해하게 된다. 결과적으로, 자극은 통증을 해석하는 부위인 뇌에 도달하지 못하게 된다. 이 이론은 왜 마사지나 압박과 같은 특정 비약물적 치료가 통증경감에 효과적인지를 설명하는 데 도움이 된다(Bautista, 2019).

지각

척수의 후각에서 신경섬유는 나뉘고 맞은편으로 교차되어 시상으로 올라가게 된다. 시상은 빠르게 반응하여 자극을 신체감각의 통증으로 해석하는 뇌의 체성감각피질로 메시지를 보낸다. 속도가 빠른 A-델타섬유들에 의해 전달되는 자극은 날카롭고 국한된 통증으로 지각된다. 속도가 느린 C섬유들에 의해 전달되는 자극은 분산되고, 둔하고, 타는 듯하거나 아리는 통증을 유발한다. 사람들이 느끼는 최저 강도의 통증자극지점을 **통증역치**(pain threshold)라고 한다. 대뇌피질로 메시지를 보내기 위해 시상은 자극이 감각적으로 해석되는 변연계와 자율신경계 반응이 시작되는 뇌간중앙으로 메시지를 보낸다.

조절

연구를 통해 통증감각을 조정하는 것으로 나타난 **신경조절물질**(neuromodulators)이 발견되었다. 이러한 물질은 인간의 통증에 대한 지각을 변화시킨다는 것이 밝혀졌다. 신경조절물질의 예로 세로토닌(serotonin), 엔도르핀(endorphins), 엔케팔린(enkephalins), 다이노르핀(dynorphin) 등이 있다.

통증지각은 말초성이거나 중심성으로 바뀔 수 있다. 말초신경섬유에서 화학물질은 신경섬유를 자극하거나 신경섬유를 민감하게 하면 분비된다. 말초의 민감화로 인해 신경섬유는 통증 유발에 필요한 강도보다 더 낮은 강도의 자극에 반응하게 된다. 결과적으로 사람은 더 많은 통증을 지각하게 된다. 이러한 물질의 분비를 차단 또는 억제하는 활동을 통해 통증지각을 감소시킬 수 있다.

통증지각에 대한 조절은 척수의 후각에서 나타날 수

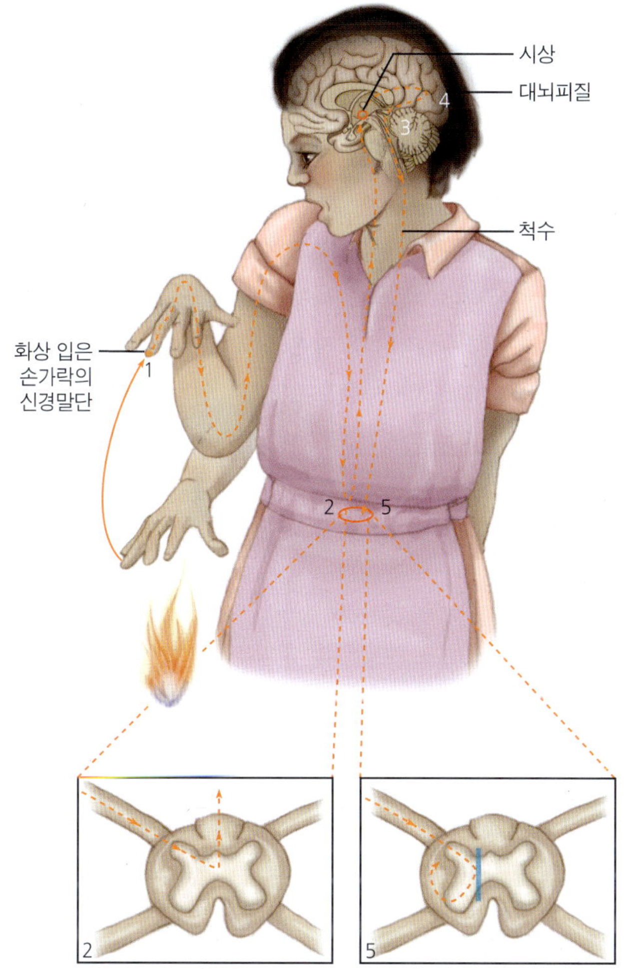

그림 14.1 통증의 생리. **1.** 온도 관련 통증자극에 노출되면 통각수용체의 활성화가 일어난다(변환). **2.** 자극은 척수후각을 통해 척수까지 말초신경을 따라 전달된다(전달). **3, 4.** 이로 인해 통증감각을 느끼게 된다(지각). **5.** 뇌간에서 뉴런은 신호를 후각으로 내려보내고, 엔도르핀과 같은 물질을 방출하는 섬유들로 인해 고통스러운 자극을 차단할 수 있다(조절). 이러한 신경전달물질들을 신체가 받아들이게 되므로, 진통제 요구량이 줄어들 수 있다.

있다. 흥분상태의 중간뉴런에 의해 분비되는 물질들은 통증감각을 증가시킬 수 있다. 특정 수용체에 대한 결합을 통해 다른 신경화학물질들은 통증지각을 억제할 수 있다. 그림 14.1은 통증의 생리를 나타내고 있다.

통증의 종류

통증을 분류하기 위해 많은 서로 다른 체계를 사용할 수 있다. 일반적으로 통증은 지속시간, 원인, 부위에 따라 분류된다.

지속시간에 따른 분류

급성통증

급성통증(acute pain)은 다양한 강도를 가진 빠르게 시작되는 통증으로 정의된다. 급성통증은 대개 조직손상을 나타내며, 상처가 치유되면서 해결된다. 급성통증은 통각 수용기가 자극을 받았고, 보호기능이 시작되었음을 나타낸다(예: 사람이 문제를 의식하는 것). 급성통증의 예로는 외상, 침습적 처치, 인후염이나 충수돌기염, 수술 등이 있으며, 이러한 종류의 통증은 일반적으로 수일 동안 지속된다.

> **TAKE NOTE!**
> 아동들은 병원에서 행하는 다양한 치료와 관련하여 통증을 경험하게 된다. 이런 종류의 통증은 대체로 지속시간이 짧다. 아동과 가족은 통증에 대한 준비를 통해 불안과 공포를 감소시킬 수 있다. 치료의 종류와 아동의 연령, 인지수준, 기질에 따라 다양한 통증경감 기술과 방법을 사용할 수 있다. 비외상성 간호를 실시하고, 통증관리지침을 준수함으로써 치료와 관련된 통증을 최소화시킬 수 있다.

만성통증

만성통증(chronic pain)은 손상 받은 조직이 재생될 것으로 기대되는 시점을 지나서도 통증이 지속되는 것으로 정의된다. 만성통증은 보호적인 기능은 거의 없으며, 악화기나 완화기가 있을 수도 있고 없을 수도 있어서 통증이 지속적일 수도 있고 간헐적일 수도 있다. 수면이나 일상생활활동의 수행을 방해하기도 하며, 식욕저하나 우울을 유발할 수도 있다. 이처럼 만성통증은 대상자의 기능을 손상시킨다. 급성통증과 달리, 환경이나 심리적 요인들이 만성통증과 관련된 행동에 영향을 미친다. 아동에서 만성재발성 통증은 복통, 비특이적 두통, 사지 통증이나 흉통과 관련되어 있는 경우가 많다. 겸상적혈구빈혈이나 편두통 등은 급성통증과 만성통증의 특징을 모두 가지고 있다(Bautista, 2019). 만성통증이 있는 아동들은 급성통증이 있는 아동에서와 같은 신체적 혹은 정서적인 반응과 다른 양상을 보일 수도 있다. 통증이 장기화되고 지속되게 되면 자율신경계 반응이 줄어드는 경향이 있다.

원인에 따른 분류

통증은 원인에 따라 침해성 통증과 신경병성 통증으로 나눌 수 있다.

침해성 통증

침해성 통증(nociceptive pain)은 정상 조직이 손상되거나 손상될 가능성이 있을 경우 유해자극으로 인해 나타나는 통증을 의미한다. 통증지각은 자극의 정도나 강도 그리고 조직손상의 정도와 밀접한 관련이 있다. 침해성 통증을 인지할 수 있다면 신경계의 기능은 정상이다. 침해성 통증에 대한 보고는 자극을 받은 통각 수용기의 위치에 따라 달라진다. 침해성 통증은 날카롭거나 타는 듯한 것에서부터 둔하고 쑤시거나 경련 같은 것, 그리고 심부 통증이나 찌르는 것처럼 날카로운 것까지 다양하다. 화학적 화상, 햇볕으로 인한 화상, 자상, 충수돌기염, 방광 팽만은 침해성 통증의 예가 될 수 있다.

신경병성 통증

신경병성 통증(neuropathic pain)은 말초 또는 중추 신경계의 기능부전으로 인해 발생하는 통증이다. 신경병성 통증은 지속적일 수도 있고 간헐적일 수도 있으며, 흔히 타는 듯한, 저린, 관통하는 듯한, 비트는 듯한 혹은 경련과 같은 통증으로 묘사된다. 신경병성 통증의 예로는 외상 후나 수술 후의 말초신경손상, 절단 후 환상지통, 그리고 뇌졸중 후 통증 등이 있다.

부위에 따른 분류

통증은 침범된 부위의 위치에 따라서 체성 통증(표면 혹은 심부)과 내장성 통증으로 분류할 수 있다. 이러한 분류는 일반적으로 침해성 통증을 의미한다.

체성 통증

체성 통증(somatic pain)은 조직에서 발생한 통증을 말하며, 이를 다시 표재성 통증과 심부 통증으로 나눌 수 있다. 표재성 체성 통증은 피부 통증으로도 불리며, 피부, 피하조직이나 점막에서의 통각수용기의 자극으로 인해 발생한다. 일반적으로 통증은 국소적이며, 날카롭거나 따끔거림, 타는 듯한 감각으로 묘사된다. 표재성 체성 통증은 외부의 기계적, 화학적, 온도 관련 손상 혹은 피부질환으로 인해 발생하며 일반적으로 압통이 존재한다.

심부 체성 통증은 일반적으로 근육, 건, 관절, 근막, 뼈와 관련이 있으며, 국소적이거나 분산되어 있고 대개 둔하고 쑤시거나 경련과 같은 것으로 묘사된다. 심부 체성 통증은 과도한 사용으로 인한 염좌, 직접적인 부상, 허혈, 감염 때문에 발생하며, 압통과 반사성 경련이 있을 수 있다. 또한 빈맥, 고혈압, 빈호흡, 창백, 발한, 동공 산대 같은 교감신경계 활성 증상이 나타날 수 있다.

내장성 통증

내장성 통증(visceral pain)은 심장, 폐, 위장관, 췌장, 간, 담낭, 신장이나 방광 같은 기관 내에서 생긴 통증을 말하며, 보통 질병에 의해 발생한다. 통증은 국소화되지 않고 확산되며, 심부 통증이나 날카롭게 찌르는 감각으로 묘사할 수 있으며, 다른 부위에서 통증이 느껴질 수도 있다. 내장성 통증은 장기의 팽창, 장기 근육의 경련, 수축, 당김, 허혈 혹은 감염으로 인해 발생할 수 있으며, 압통, 오심, 구토, 발한이 동반될 수 있다.

통증에 영향을 미치는 요인

성인과 마찬가지로 아동은 통증에 대한 지각으로 발생하는 신경학적 사건을 경험할 수 있다. 그러나 연구에 따르면 환경적 요인과 심리적 요인이 아동의 통증 지각에 더 큰 영향을 미칠 수 있는 것으로 나타났다(McGrath, 2005). 나이, 성별, 인지수준, 기질, 이전의 통증 경험 그리고 가족과 문화적 배경 같은 특정 요소는 변할 수 없지만, 행동, 인지, 정서와 같은 상황적인 요소는 변할 수 있다. 이러한 상황 특이적 요인들은 아동의 통증경험에 영향을 미칠 수 있다.

나이와 성별

연구에 따르면 통증자극을 전달하고 인지하는 데 필요한 신경계 구조들은 재태기간 23주부터 존재하는 것으로 밝혀졌다(Anand, 2018a; Sekulic et al., 2016). 그러므로 미숙아를 포함하여 연령과 관계없이 아동은 통증을 경험할 수 있다. 초기에 아동들은 다른 감각과의 비교를 토대로 통증을 불쾌한 감각으로 해석할 수 있다. 나이가 들면서 아동은 자신의 통증을 좀 더 명확하게 말로 표현하는 방법을 배운다.

성별은 아동의 통증 인식에서 중요한 역할을 담당하는 것으로 보이지만, 대부분의 연구는 성인을 대상으로 수행되었다. 그러므로 아동에게 적용되는지 여부는 불분명하다(Zagni, Simoni, & Colombo, 2016). 남아와 여아는 통증 인식 방식, 통증에 대한 대응, 진통제에 대한 반응이 다른 것으로 나타났다. 이는 유전, 호르몬, 가족이나 문화를 포함한 다양한 요인에 의해 영향을 받은 것일 수 있다. 추후 연구에서는 통증관리에 보다 초점을 둔 연구를 수행할 필요가 있다.

인지수준

아동의 인지수준(cognitive level)은 통증 인지와 반응에서 중요한 요인이 되며 대체로 연령과 관련이 있다. 인지수준은 일반적으로 나이가 들면서 높아지고, 통증과 충격에 대한 이해 그리고 대처전략 선택에 영향을 미친다. 아동의 인지수준이 증가하면서, 통증 정보에 대한 의사소통능력이 향상된다. 그러나 이러한 능력은 발달지연 아동에게는 해당하지 않는다. 예를 들어, 발달지연이 있는 학령기 아동이나 청소년은 유아나 학령전기 아동 정도의 인지수준을 나타낼 수도 있다. 의료인은 아동의 통증을 간호할 때 이러한 차이점에 대해 인식하고 있어야 한다.

기질

연구에 따르면, 기질은 고통스러운 상황 속에 있는 아동의 통증과 고통의 수준을 예측하는 데 영향을 미치는 것으로 나타났다(Horton, Pillai Riddell, Flora, Moran, & Pederson, 2015; Martin & Cohen, 2012). 예를 들어, '까다로운 기질'을 가진 아동은 통증에 대해 더 격렬한 반응을 나타낸다. 임상 현장에서 간호사는 환자에 따라 개별화된 간호중재를 제공해야 하고, 아동이 통증을 경험하는 동안 아동의 기질, 아동과 가족의 개별 특성에 맞는 간호를 제공해야 한다.

이전의 통증 경험

아동은 자신의 과거 통증 경험을 토대로 하여 통증을 인식한다. 통증사건의 횟수, 통증의 종류, 과거에 경험한 통증의 정도, 통증 치료의 효과, 아동이 사용한 방법 등은 아동이 현재의 통증 경험에 어떻게 반응하고 인식하는지에 영향을 미친다. 연구에 따르면, 신생아나 어린 영아의 심각한 통증 경험은 감각장애나 성인기까지 지속되는 변화된 통증반응을 나타낼 수 있는 것으로 나타났다(Anand, 2018a). 이전의 부적절한 통증관리와 관련된 통증 경험은 향후 고통스러운 치료과정 동안에 고통을 더 증가시킬 수 있다. 예를 들어, 포경수술이나 발뒤꿈치 천자와 같은 고통스러운 경험을 한 신생아는 시간이 지난 후에 예방접종과 정맥천자에 더 부정적인 반응을 나타낸다는 연구결과가 있다(Anand, 2018a).

가족과 문화

문화나 가족적 배경은 아동이 통증을 표현하고 관리하는 방법에 영향을 미칠 수 있다. 어떤 문화권에서는 통증을 참아야 한다는 기준을 가지고 있고, 어떤 문화권에서는 통증을 밖으로 표현하는 것을 허용한다. 부모는 아동의 대처능력에 강력한 영향을 미친다. 예를 들어, 부모가 아동의 통증에 긍정적으로 반응하고, 통증을 줄이는 방법을 제공하게 되면 아동은 더 쉽게 통증에 대처할 수 있다. 만약 부모가 화를 내거나 반감을 나타내게 되면 아동의 통증 경험은 증폭될 수 있다.

상황적 요인

통증 경험을 포함한 아동의 현재 상황과 아동과 상호작용하는 요인들은 상황적 요인에 포함된다. 이러한 요인은 변수가 많고 상황에 따라 달라진다. 상황적 요인들은 아동이 통증을 경험하고 이해하는 것, 통증 경험에 대해 믿는 것과 같은 인지적 맥락, 아동과 그 가족이 반응하는 방법 혹은 통증 경험에 대처하는 방법과 같은 행동적 맥락, 아동과 부모가 통증에 대해 어떻게 느끼는지와 같은 감정적인 맥락에 따라 결과가 달라질 수 있다(McGrath, 2005). 통증에 대한 아동의 제한된 경험으로 인해, 아동은 성인보다 상황적 요소에 의해 더 많은 영향을 받을 수 있다(McGrath, 2005). 철저한 통증사정에는 통증을 악화시킬 수 있는 상황적 요소들에 대한 사정이 포함되어 있어야 한다. 상황적 요소들의 예는 다음과 같다.

- 아동의 통증 원인에 대한 이해 부족
- 아동의 통증 경감을 위한 대처기술이나 통증 경감 전략 수행능력 부족
- 예상되는 통증으로 인한 스트레스와 불안
- 아동의 통증 원인 통제 부족
- 아동의 잠재적인 고통 경험 예측에 대한 이해능력 부족
- 가족이 표현하는 불안의 증가
- 가족이 표현하는 지나친 방어 행동
- 고통, 불안, 좌절, 두려움, 잠재적 불안, 우울과 같은 감정의 존재(McGrath, 2005).

발달적 고려사항

아동은 발달연령에 따라 통증에 대해 다르게 반응하고, 다양한 방법으로 통증을 인식하기 때문에 발달에 대해 고려해보는 것이 중요하다. 간호사는 다양한 연령대의 아동이 통증자극에 대해 어떻게 반응하는지, 이들의 발달수준에서 요구되는 행동은 무엇인지에 대해 이해하고 있어야 한다. 이러한 발달적 고려사항들을 이해함으로써, 간호사는 아동의 통증을 적절히 사정하고 효과적인 중재를 제공할 수 있다.

영아

연구에 따르면, 미숙아를 포함한 영아는 통증을 경험하고 다른 촉각 자극과 통증을 구별할 수 있는 것으로 나타났다(Anand, 2018a). 선행연구는 대부분 발뒤꿈치 천자나 정맥내 카테터 삽입과 같은 침습적 처치와 관련된 통증에 초점을 두고 있다. 또한 신생아, 특히 미숙아는 나이든 아동이나 성인보다 통증을 더 강하게 느끼는 것으로 나타났다(Tobias, 2017; Witt, Coynor, Edwards, & Bradshaw, 2016). 그것은 태아의 발달과정 후반에 중추신경계에서 더 높게 발달하는 억제 메커니즘의 미성숙과 관련이 있고, 이러한 메커니즘은 더 복잡하며 임신 후기까지 기능하지 않는다.

> *개념 숙달*
>
> **통증의 정도**
>
> 발뒤꿈치 천자로 혈액 샘플을 채취할 때 신생아, 특히 미숙아가 나이든 영아보다 통증을 느끼는 정도가 더 크다는 것을 기억해야 한다.

미숙아와 신생아의 통증 확인을 위해서는 행동적, 생리적 지표를 사용한다. 행동적 지표에는 눈썹이 휘어지고 턱이 떨리는 것과 같은 얼굴 표정, 신체 움직임과 울음이 포함된다(Anand, 2018a). 생리적 징후에는 심박동수, 호흡수, 혈압, 산소포화도, 두개내압의 변화와 미주신경 긴장, 손바닥의 발한이 포함된다(Anand, 2018a).

어린 영아에서 얼굴 표정은 통증에 대한 가장 일관성 있는 특별한 특징이다(그림 14.2). 눈썹은 휘어지고 모아지며, 눈을 꼭 감는다. 입은 벌어지고 종종 네모

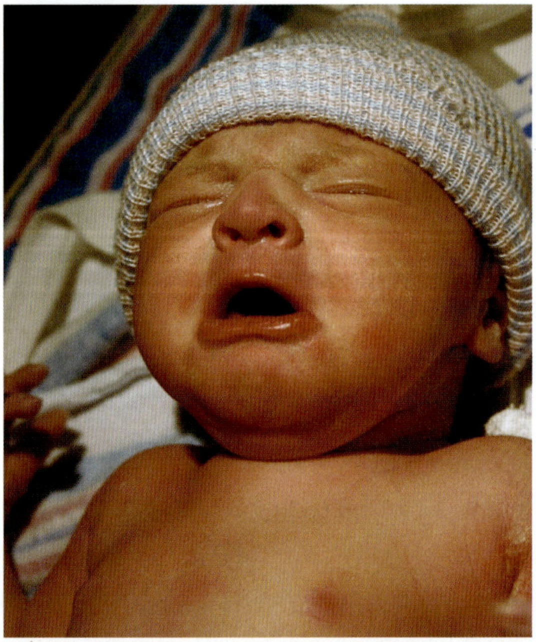

그림 14.2 어린 영아에서 얼굴 표정은 통증에 대한 가장 일관성 있는 반응이다.

형태가 된다. 몸은 뻣뻣해지고 몸부림을 보일 수도 있다. 또한 고음의 날카로운 울음을 보일 수도 있다.

나이든 영아에서도 유사한 통증의 행동적 징후를 보이기도 하는데, 이들은 화난 표정을 짓거나 눈을 뜨고 있다. 나이든 영아는 크게 울고 통증을 유발하는 자극을 밀어내려고 하며, 짜증이나 수면장애, 식욕부진 등이 있을 수 있다.

> *TAKE NOTE!*
> 영아는 대체로 통증을 나타내는 일반적인 행동을 보이지만, 이런 징후가 없다고 해서 통증이 없는 것은 아니다. 통증에 대한 반응은 매우 다양하다(Anand, 2018a).

또한 영아는 다음과 같은 통증에 대한 생리적인 반응을 보인다.

- 평균적으로 대략 분당 10회 정도 심박수 증가, 미숙아에게서는 서맥이 나타날 수 있음
- 미주신경 긴장 감소
- 산소포화도 감소
- 손바닥이나 발바닥 발한(피부 전도 테스트에서 측정된), 재태기간 37주 이전의 영아에게서는 신뢰성 없음

유아

유아는 통증이 없는 치료에서도 통증이 있는 것처럼 강렬하게, 감정적으로 흥분하고 신체적 저항이나 공격성을 보일 수 있다. 이들은 물거나 때리고, 고함을 지르거나 발로 찰 수 있다. 너무 조용하거나 아픈 곳을 쳐다보거나, '우' 같은 소리를 내는 것과 같은 다른 행동을 보일 수도 있다. 얼굴을 찡그리고 이를 꽉 깨무는 것을 관찰할 수도 있다. 유아는 두려움과 피하려는 시도 혹은 방을 나가려고 하는 반응을 나타내기도 하지만, 단어 사용이 제한적이기 때문에 자신의 통증을 표현하는 데 어려움이 있을 수 있다. 아동에게 그들이 느끼는 통증에 대해 질문하고 말로 표현하도록 장려하는 것이 중요하다. '아야'와 같이 유아가 이해할 수 있는 언어를 사용해야 한다. 유아들은 부모에게 꼭 매달리거나 크게 우는 것과 같은 퇴행 행동을 보일 수도 있다.

> *TAKE NOTE!*
> 어린 아동은 간단한 단어를 사용하거나 아픈 부위를 가리켜 고통을 표현한다. 2~4세가 되면 통증이 존재함을 표현할 수 있고, 5세가 되면 통증과 강도를 설명할 수 있다.

학령전기 아동

학령전기 아동은 실제적이거나 감지된 통증에 반응하여 조용해지거나 숨으려 한다. 예를 들어, 아동은 자신이 화장실에 가야 한다고 말하거나 다른 방에서 어떤 것을 가져와야 한다고 말할 수도 있다. 학령전기 아동의 마술적 사고로 인해, 이들은 통증을 나쁜 행동이나 옳지 못한 생각을 한 것에 대한 처벌로 생각할 수 있다. 학령전기 아동은 자신의 통증을 언어로 표현하지 못하고, 통증을 예측되는 것이라고 생각하거나 어른들이 자신의 고통에 대해서 알고 있다고 생각할 수도 있다. 학령전기 아동은 자신이 어디가 아픈지를 말할 수 있고, 통증의 정도를 설명하기 위해 다양한 도구를 이용할 수도 있다. 그러나 통증에 대한 제한적인 경험으로 인해 통증의 종류(날카롭거나 둔함)를 구분하고 통증의 강도를 설명하며, 어떻게 하면 통증이 더 심해지거나 덜해지는지를 구분하는 것은 어려워할 수 있다.

학령기 아동

학령기 아동은 일반적으로 통증의 종류, 위치, 강도에 대해 말할 수 있다. 8세 이상 아동은 통증을 설명하기 위해 "칼로 찌르는 것처럼 날카롭다", "디는 것 같다" 또는 "잡아당기는 것 같다"와 같은 특정한 단어를 사용할 수 있다. 그러나 그들은 용감한 척 하려 하거나 더한 통증을 유발할지도 모르는 치료나 중재를 피하기 위해 통증을 부인할 수도 있다. 아동은 통증 그 자체보다 질병이나 그로 인한 영향에 대해 두려워하고 걱정한다. 또한 통증에 대한 반응으로 소리를 지르거나 몸부림을 치는 것과 같은 행동을 하게 될까봐 두려워한다. 그래서 전형적인 반응으로 텔레비전을 응시하는 것 같은 철회반응을 보일 수 있다. 학령기 아동의 통증 행동에는 주먹을 꽉 쥐거나, 몸이 뻣뻣해지거나, 눈을 감고 이마를 찡그리는 것과 같은 근육 강직, 혹은 이를 악무

는 것 등이 있다.

청소년

청소년은 주로 신체상에 대해 걱정하고 통제감을 잃게 될까봐 두려워하여 투약 거부나 거절반응을 나타낼 수 있다. 청소년의 감정이나 생각은 통증에 대한 반응에 영향을 미친다. 청소년들은 궁금한 것에 대해 질문하는 경우가 많고, 타인의 반응에 큰 관심을 보인다. 이들은 자신의 행동이 어린애 같아 보이는 것을 두려워하여 절제하고 감정을 드러내지 않으려 한다. 주먹을 꽉 쥐고 이를 악무는 것과 같은 근육의 긴장 증가, 빠른 호흡, 손상된 신체부위를 보호하려는 것 같은 미묘한 변화가 일어날 수 있다. 그들은 일상생활에 흥미를 잃거나 집중력의 감소를 보이기도 한다.

아동의 통증에 대한 흔한 오해와 잘못된 믿음

일반적으로 아동의 통증반응은 통증의 종류, 강도, 연령, 발달수준에 따라 다르게 나타난다. 표 14.1에서는 아동의 통증에 관한 몇 가지 흔한 오해와 잘못된 믿음에 대해 나타내고 있다. 이러한 잘못된 믿음 때문에, 아동은 비슷한 진단을 받은 성인보다 투약을 덜하게 되어 적절한 통증관리를 하지 못하게 된다.

NP 간호과정 개요

통증이 있는 아동의 간호는 사정, 간호진단, 계획, 중재, 평가 등을 포함한다. 이 과정의 각 단계는 각 아동에게 개별화된 것이어야 한다. 통증의 생리, 통증에 영향을 주는 요인, 효과적인 통증관리기술에 대한 이해를 바탕으로 간호사는 아동의 특성에 따라 개별화된 간호를 제공할 수 있다.

A 사정

- 아동의 통증사정은 주관적인 정보와 객관적인 정보를 수집하는 것으로 구성된다. 약어 QUESTT는 통증사정의 기본 원칙을 기억하기 좋은 방법이다 (Baker & Wong, 1987).
- **Question**: 아동에게 질문한다.
- **Use**: 신뢰성과 타당성이 있는 통증 척도를 이용한다.
- **Evaluate**: 기준치를 설정하고 중재효과를 확인하기 위해 아동의 행동과 생리적 변화를 평가한다. 아동의 행동과 활동은 통증에 대한 과민반응, 보호, 철회로 나타날 수 있다.
- **Secure**: 부모가 개입하도록 한다.
- **Take**: 중재를 할 때 아동의 통증 원인을 고려한다.
- **Take**: 조치를 취한다.

> ***TAKE NOTE!***
> 아동은 통증을 경험한다! 통증관리기술의 적용은 성인에게 하는 것과 같은 방법으로 적용한다.

건강력

아동에게 통증을 사정할 때에는 아동의 발달수준에 맞추어 사정하고, 아동의 인지능력에 따라 질문해야 한다. 건강력을 조사하는 동안 아동이 이전에 통증에 노출된 적이 있는지, 있었다면 아동이 어떻게 대처했는지 확인한다. 이러한 정보는 아동의 대처법과 현재의 반응에 대한 이해의 실마리를 제공한다. 아동이 통증을 나타내기 위해 어떠한 용어를 사용하는지 확인해본다. 몇몇 아동은 '통증'이라는 용어를 이해하지 못할 수 있으나 '아야'와 같은 말은 이해할 수 있다.

또한 건강력 조사에는 통증에 대한 부모의 문화적 신념과 아동의 반응에 대한 질문도 포함되어야 한다. 이러한 정보는 발달적·문화적으로 적합한 가족중심간호를 계획하는 데 도움이 된다.

아동에게 질문하기

아동에게 질문할 때에는 아동의 발달수준을 토대로 하여 아동이 이해할 수 있는 방법으로 질문해야 한다. 아동의 가족으로부터 얻는 정보는 질문의 초점을 어디에 맞추어야 할지를 결정하는 데 유용할 수 있다.

표 14.1 아동의 통증에 대한 잘못된 믿음과 오해

잘못된 믿음 혹은 오해	사실
신생아는 통증을 느끼지 못한다.	• 미숙아를 포함한 신생아는 통증을 느낀다. • 고통스런 자극을 전달하는 데 필요한 신경계, 호르몬계가 충분히 발달되었다.
어린 나이에는 통증에 노출되어도 큰 영향을 받지 않는다.	• 지속되거나 심한 통증은 신생아의 질병을 악화시킬 수 있다. • 신생아기에 통증을 경험한 영아는 이후의 통증사건에 다르게 반응한다.[a]
영아와 어린 아동은 통증에 대해 잘 기억하지 못한다.	• 고통스러운 치료과정과 관련하여 통증에 반복적으로 노출되면 장기적으로 영향을 받게 된다. • 통증의 기억은 아동의 신경계에 저장되고, 이후에 통증자극 반응에 영향을 미친다.[a]
아동의 행동적 반응의 강도는 아동의 통증 강도를 반영한다.	• 다양한 요인들이 아동의 통증반응에 영향을 미친다. 각 아동은 개별화된, 자신만의 반응이 있다.
잠을 자거나 놀고 있는 아동은 통증이 없다.	• 자거나 노는 것이 아동의 통증에 대한 대처전략일 수 있다. 수면은 아동이 통증에 대한 대처로 지쳐 있음을 반영하기도 한다.
아동에게 통증이 있냐고 질문할 때 그들은 진실하게 대답한다.	• 종종 아동은 고통스러운 상황이나 치료, 난처한 상황에 처하는 것, 통제를 잃는 것을 피하기 위해 통증을 부인한다. • 아동은 자신이 느끼는 감정을 타인이 알고 있다고 생각하기 때문에 그들의 불편감을 말하지 않는다.
아동은 통증과 고통스러운 치료에 적응하는 법을 배운다.	• 통증이나 고통스러운 치료에 반복적으로 노출되는 것은 통증과 관련된 행동적 특징을 증가시키는 결과를 초래한다.
아동은 마약성 진통제에 대한 부작용을 성인보다 많이 겪는다.	• 마약성 진통제의 부작용에 대한 위험은 성인이나 아동이나 똑같다.
아동은 마약성 진통제에 중독되기가 더 쉽다.	• 아동의 통증을 치료하기 위해 적절하게 사용될 때 마약 중독은 매우 드물며 성인보다 흔하지 않다.[b]

[a] Anand, K. J. S. (2018a). Assessment of neonatal pain. In M. S. Kim (Ed.), *UpToDate.* Retrieved March 5, 2019, from https://www.uptodate.com/contents/assessment-of-neonatal-pain?search=pediatric%20pain%20management&topicRef=6254&source=see_link

[b] Finley, G. A., Franck, L. S., Grunau, R. E., & von Baeyer, C. L. (2005). *Why children's pain matters. International Association for the Study of Pain. Pain: Clinical Updates, 13*(4), 1–6. Retrieved August 6, 2014, from https://s3.amazonaws.com/rdcms-iasp/files/production/public/Content/ContentFolders/Publications2/PainClinicalUpdates/Archives/PCU05-4_1390264071339_24.pdf; Tobias, J. D. (2017). Chapter 54: Managing acute pain in children. In T. K. McInerny, H. M. Adam, D. E. Campbell, J. M. Foy, & D. M. Kamat (Eds.), *American Academy of Pediatrics textbook of pediatric care* (2nd ed.). Elk Grove Village, IL: American Academy of Pediatrics.

【출처】 The Hospital for Sick Children. (2005). *Myths vs facts of children's pain.* Retrieved March 6, 2019, from https://s3.amazonaws.com/rdcms-iasp/files/production/public/Content/ContentFolders/GlobalYearAgainstPain2/20052006PaininChildren/pdfist.pdf

아동에게 통증이 의미하는 바가 무엇인지 물어본다. "아파", "아야" 같이 아동이 비교하기 쉬운 적절한 단어를 사용한다. 과거에 비슷한 경험을 한 적이 있는지, 아동이 어떻게 반응했는지를 질문한다. 아동이 자신이 아프다는 것을 다른 사람에게 알렸는지, 어떻게 그 메시지를 전달했는지를 확인한다(예: 울기, 행동화, 아픈 부위 가리키기).

통증의 과거력, 문화적 배경, 보호자의 태도나 기대, 이전의 경험, 통증관리와 관련된 교육과 같은 다양한 요인들을 재확인한다. 다음의 내용을 확인하기 위해 계속해서 질문한다.

- 위치, 양상, 정도, 통증의 발생, 아동이 통증을 경험하는 상황. 아동이 아픈 부위를 가리키거나 도표나 인형에서 위치를 찾는가?
- 통증이 시작된 시점과 통증이 시작된 후 나타난 상황들은 어떠한가?
- 체중 감소, 발열, 구토, 설사 같은 현재의 질병을 나타내는 관련 증상들은 무엇인가?
- 통증 경감을 위해 시도한 모든 중재를 포함한 최근의 외상이 있는가?

아동이 간호사를 포함하여 다른 사람에게 원하는

것이 무엇인지, 언제 아픈지를 질문함으로써 건강력을 계속 조사해 나간다. 반대로, 아동에게 다른 사람들이 하지 않았으면 하는 것에 대해서도 질문한다. 마지막으로 아동에게 통증경감에 가장 효과적이었던 방법에 대해서 질문한다. 간호사에게 특별한 통증 경감기술이나 편안함을 주는 특정한 사물과 같이 특별히 말하고 싶은 것이 있는지 물어본다.

만약 아동이 만성적 혹은 반복적인 통증을 경험하고 있다면, 아동과 가족에게 증상에 대한 정보를 기록해볼 것을 제안할 수 있으며, 이를 통해 통증관리를 위한 최선의 방법을 확인할 수 있다는 것을 설명해준다.

부모에게 질문하기

부모는 아동의 통증사정에서 중요한 역할을 한다. 아동의 현재와 과거의 통증과 관련된 정보를 제공하는 것은 부모인 경우가 많다. 또한 부모는 아동이 통증을 표현하고 반응하는 방법에 대한 정보도 제공해주며, 아동의 통증을 예측하거나 통증의 발생 혹은 통증 경감을 나타내는 미묘한 행동 변화도 인지할 수 있다. 이러한 전 과정에 부모를 참여시키는 것은 상황과 관련된 통제감을 증진하는 긍정적인 경험을 제공해 주게 된다.

부모에게 질문하는 것은 아동에게 질문하는 것과 유사해야 한다. 그러나 부모의 인지수준이 더 높고, 상황에 대해 더 완벽하거나 자세하게 설명할 수 있으므로 자세한 정보를 부모로부터 얻을 수 있다. 부모는 일반적으로 자신의 자녀에 대해 가장 잘 알고 있다.

> **TAKE NOTE!**
> 부모는 아동의 통증을 사정하고 적절한 조치를 취할 때 간호사를 전문가로 인정한다. 그러나 부모는 자녀가 불편하다는 것을 나타내는 변화가 있어도 항상 보고하지 않을 수도 있다. 통증 경감 방법을 최대한 빨리 적용하기 위해 아동에게 일어나는 모든 변화에 대해 알리는 것이 그들의 중요한 역할임을 강조한다.

아동의 통증을 사정하기 위해 부모에게 질문할 때에는 다음의 지침을 따른다.

- 아동이 이전에 통증을 겪은 적이 있는가? 있다면, 통증의 원인은 무엇이었는가? 얼마나 오랫동안 통증을 경험하였나? 통증의 위치는 어디였는가?
- 아동은 통증에 대해 어떻게 반응하였나? 통증 경감을 위해 당신은 무엇을 하였는가?
- 아동은 자신의 통증을 당신에게 알렸는가? 아동은 당신에게 말하거나 중요한 것을 알렸는가?
- 아동이 아프다는 것을 알 수 있게 해 주는 특별한 징후가 있었는가? 있었다면 무엇이었는가?
- 통증의 경감을 위해 아동이나 당신이 한 것이 있는가?
- 아동이 아플 때 다른 것보다 효과적이었던 방법이 있었는가?
- 아동에 대해서 특별히 말해줄 정보가 있는가?

통증 측정 평가 척도 사용

다양한 통증사정 혹은 통증 측정 도구들이 사용되고 있다. 이러한 도구들은 아동이 자신의 통증을 알리고 통증수준을 표현할 수 있게 해 준다. 이러한 표준화된 측정 도구들은 아동의 통증과 간호사의 통증 정도 사정 간의 일치 정도를 확인할 수 있게 해준다. 자가보고서에서 아동의 언어로 표현되는 통증의 측정은 중요한 단서이다(Tobias, 2017). 자가보고식 측정법을 5세 이하의 아동이나 인지장애가 있는 아동에게 사용할 때에는 아동과 가족에 대한 관찰과 함께 사용하는 것이 좋다(American Academy of Pediatrics and the American Pain Society, 2001). 3세 정도의 어린 아동은 통증수준을 정량화하기 위해 자가보고식 도구를 정확하게 사용할 수 있다(Anand, 2018a). 이러한 도구의 신뢰도는 연령이 증가할수록, 인지력이 성숙할수록 더 높아진다.

많은 건강관리기관에서는 통증사정과 관련하여 사정의 빈도, 사용할 측정 도구, 측정에 따라 해야 할 간호중재와 관련된 특별한 규정과 절차를 가지고 있다. 예를 들어, 많은 기관에서는 특정 도구를 사용하여 아동을 사정하여 기록하고, 약물 혹은 비약물적 통증 경감 중재를 실시한 후 30분~1시간 후에 재사정할 것을 요구한다. 이러한 과정은 통증의 증가나 감소, 통증 경감 방법의 효과를 확인하는 보다 객관적인 방법이 될 수 있다.

TAKE NOTE!

발달수준에 따라 다양한 통증 측정 도구를 선택하는 것이 적합하다. 그러나 통증이 있을 때 아동은 퇴행을 나타내기 때문에, 아동이 질문을 이해하기 위해서는 간단한 도구가 필요할 수 있다. 사용되는 도구가 무엇인지에 관계없이 적절한 비교를 하고, 효과적인 중재를 계획하고 수행하기 위해 간호사는 지속적으로 동일한 도구를 이용해야 한다. 가장 적합한 도구를 지속적으로 사용하는 것은 아동의 통증사정을 가장 정확하게 할 수 있게 해 준다.

얼굴 통증 평가 척도(FACES Pain Rating Scale). 얼굴 통증 측정 도구(그림 14.3)는 3~4세 정도의 아동이 사용할 수 있는 자가보고식 도구이다(Hauer & Jones, 2019). 이 도구는 웃는 표정(아프지 않음을 나타냄)부터 찡그리며 울고 있는 표정(매우 아픔을 나타냄)까지 수평으로 정렬된 6개의 얼굴로 구성되어 있다. 각각의 얼굴 아래에는 '약간 아픔'과 같은 짧은 설명과 숫자가 쓰여 있다. 숫자 측정은 0, 1, 2, 3, 4, 5 혹은 0, 2, 4, 6, 8, 10으로 할 수 있다. 간호사는 각각의 얼굴에 대해 아동에게 말로 설명한 후 아동이 느끼는 통증의 수준을 가장 잘 설명하는 얼굴 표정을 선택하게 한다. 그리고 숫자와 일치하는 단어 설명과 표정을 기록한다.

Oucher 통증 평가 척도(Oucher Pain Rating Scale). Oucher 통증 평가 척도는 아픔의 정도 증가를 나타내는 얼굴 표정을 사용한 표정 측정 도구와 유사한 도구이다. 그러나 그림 대신 6개의 사진이 이용된다는 점에서 차이가 있다: '아프지 않음'을 가장 아래쪽에 놓고 '가장 아픔'을 맨 위에 둔다. 사진 옆에는 사진의 표정에 해당하는 0부터 10까지의 등급 범위가 있다(그림 14.4). 사진과 숫자 등급을 설명한 후에, 아동에게 그의 통증을 가장 잘 나타내는 숫자를 선택하도록 한다(Beyer, Denyes, & Villarruel, 1992).

이 척도는 3~12세 아동의 통증 자가 보고에 유용하다(Bowden & Greenberg, 2016). 백인, 히스패닉, 아프리카계 미국인 아동에게 사용할 수 있도록 세 가지 다른 척도가 개발되어 있다(Beyer et al., 1992).

포커칩 도구(Poker Chip Tool). 아픔의 조각 도구라고도 알려진 포커 칩 도구는 4개의 포커칩을 이용해 아동의 통증수준을 측정하는 자가보고식 통증사정도구이다. 칩을 아동 앞에 수평으로 정렬한 후 왼쪽과 가장 가까운 칩부터 시작한다. 간호사는 칩을 가리키면서 첫 번째 칩은 약간 아픔, 다음 칩은 조금 아픔, 그 다음은 조금 더 아픔, 네 번째 칩은 최고로

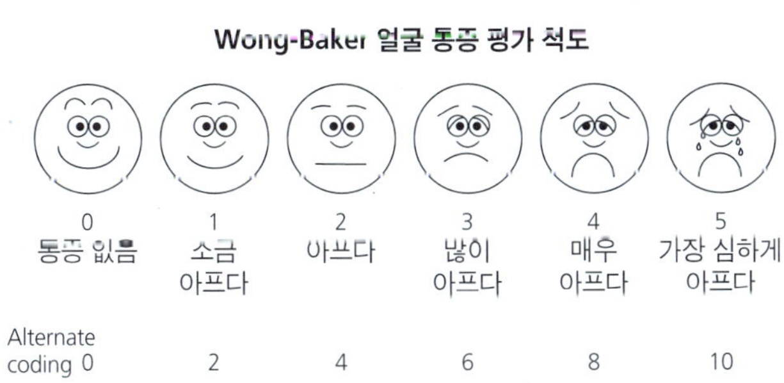
Wong-Baker 얼굴 통증 평가 척도
0
통증 없음
1
조금 아프다
2
아프다
3
많이 아프다
4
매우 아프다
5
가장 심하게 아프다
Alternate coding 0
2
4
6
8
10

사용법: 아동에게 각각의 얼굴은 통증이 없기 때문에 행복을 느끼거나, 적거나 심한 통증 때문에 슬픈 사람을 표현하는 것임을 설명한다. **얼굴 0**은 아픔이 전혀 없기 때문에 행복하다. **얼굴 1**은 조금 아프다. **얼굴 2**는 조금 더 아프다. **얼굴 3**은 더욱 아프다. **얼굴 4**는 많이 아프다. **얼굴 5**는 눈물이 날 정도로 가장 많이 아프다. 아동에게 자신이 어떻게 느끼고 있는지를 가장 잘 표현한 얼굴을 고르도록 한다.

그림 14.3 얼굴 통증 평가 척도

【출처】 Hockenberry, M. J., & Wilson, D. [2009]. *Wong's essentials of pediatric nursing* [8th ed., p. 162]. St. Louis, MO: Used with permission. Copyright, Mosby.

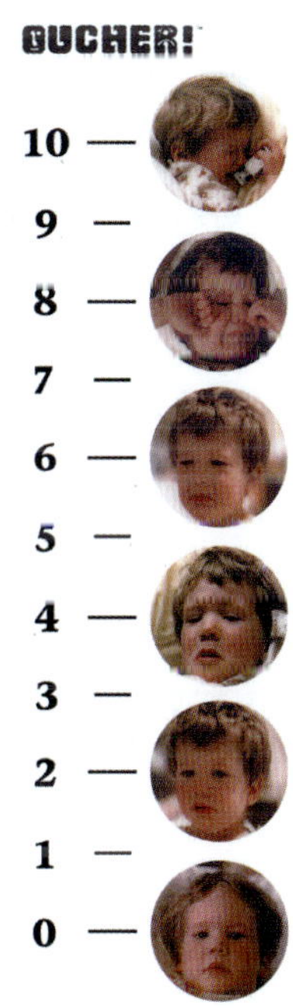

그림 14.4 Oucher 통증 평가 척도

【출처】 Beyer, J. E., Denyes, M. J., & Villarruel, A. M. [1992]. The creation, validation, and continuing development of the Oucher: A measure of pain intensity in children. *Journal of Pediatric Nursing, 7*[5], 335–346.

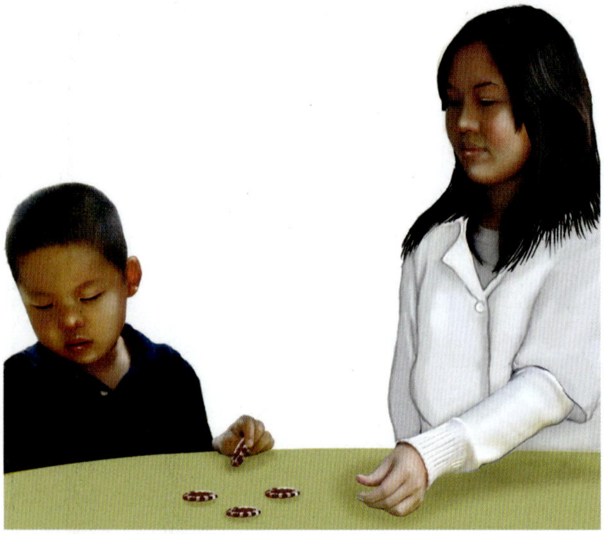

그림 14.5 포커칩 도구. 간호사가 아동에게 '아픔'의 정도를 나타내는 개수의 칩을 확인하라고 말하고 있다.

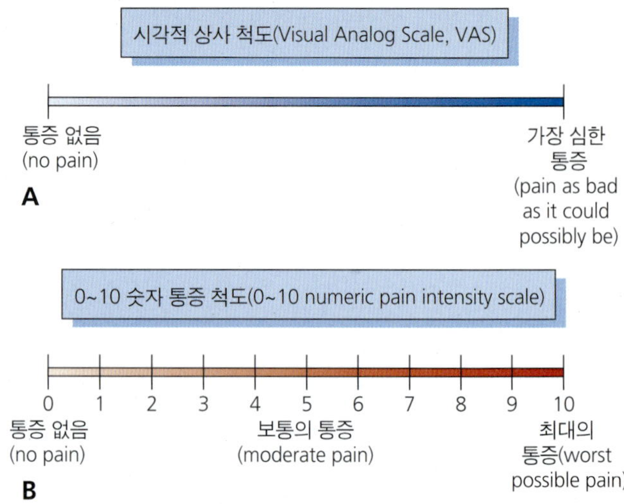

그림 14.6 **A.** 시각적 상사 척도, **B.** 숫자 통증 척도

아픔을 의미한다는 것을 설명한다. 그 후 간호사는 아동에게 자신의 '아픔의 조각' 개수를 묻는다(그림 14.5). 만약 아동이 통증을 경험하지 않았다면, 일반적으로 아동은 하나도 가지고 있지 않다고 할 것이다. 아동에게 '아픔의 조각'의 개수를 확인할 때, 간호사는 아동에게 통증에 대해서 더 말해달라고 요청한다(Hester, 1979).

포커칩 도구는 3~18세 혹은 학령전기 아동의 통증 사정에 유용하다(Thirion, O'Riordan, & Stormorken, 2015). 포커칩을 이용하기 때문에 아동은 이 도구를 게임으로 생각할 수 있다. 그러나 간호사는 아동이 숫자를 구별하는 인지능력을 가지고 있는지 확인할 필요가 있다.

TAKE NOTE!

유아와 학령전기 아동은 낯선 사람에게서 질문을 받은 경험이 없을 수 있고, 양이나 측정에 대해 이해하지 못할 수도 있다. 학령전기 아동은 질문을 이해하지 못해도 대답하는 경우가 있고, 통증 없음이나 최고의 통증 같이 극단적으로 등급을 말하기도 한다(Thirion et al., 2015).

시각적 상사 척도와 숫자 척도(Visual Analog and Numeric Scales). 시각적 상사 척도와 숫자 척도는 종점이 표시된 수평선과 수직선이 있으며, 시각적 상사 척도의 종점들은 통증 없음이나 가장 심한 통증을 의미한다. 숫자 척도는 일반적으로 통증 없음과 가장 심한 통증을 반영하는 0과 10의 종점을 갖고 있다(그림 14.6). 간호사는 아동에게 척도를 설명한 후 시각적 상사 척도에서 통증의 정도를 가장 잘 설명하는 선을 그리게 한다. 간호사는 그 후 '통증 없음'의 종점으로부터 아동이 표시한 곳까지의 거리를 측정하고 이 통증 점수를 기록한다. 숫자 척도에서 간호사는 아동에게 통증의 수준을 가장 잘 설명하는 숫자를 고르게 한다.

시각적 상사 척도는 5세 이상의 아동이 이용할 수 있다(Bowden & Greenberg, 2016). 숫자 척도는 8세 이상 아동이 이용할 수 있다(Twycross, 2017). 어린 아동이 숫자를 세거나 척도에서 숫자를 고를 수 있다고 해도 이들은 숫자의 개념을 이해할 만큼 충분히 발달하지 않았을 수 있다.

청소년 아동 통증 도구(Adolescent Pediatric Pain Tool). 청소년 아동 통증 도구는 일반적으로 8~17세의 나이든 아동에게 유용한 자가보고식 도구의 일종이다(Bowden & Greenberg, 2016). 이 도구는 사정을 위해 세 가지 측면을 포함하고 있다. 첫 번째 사정에서 2개의 신체 삽화(앞모습과 뒷모습) 위에서 아동의 통증 위치를 확인한다(그림 14.7).

아동은 어디가 아픈지 영역을 색칠하도록 지시받는다. 또한 아동은 자신이 아픈 만큼 크거나 작게 영

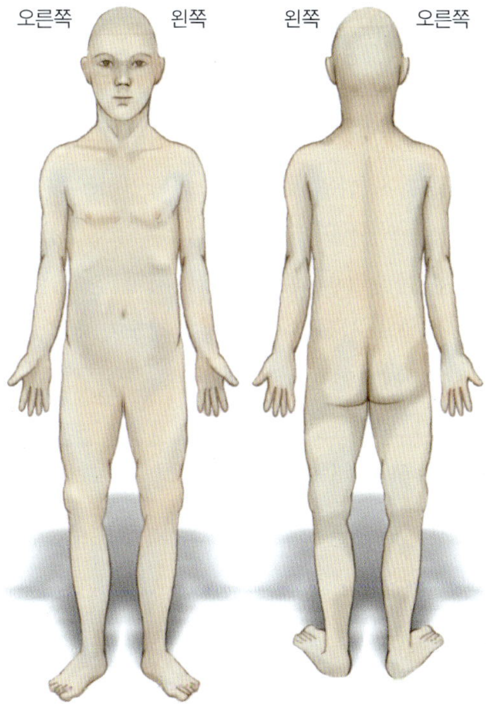

감각적	정서적	평가적	시간적
쑤시는(‘전신이 아픈’)	지독한(‘아무것도 할 수 없는’)	성가신(‘잠들 수 없는’)	항상(‘항상 아프다’)
아픈(‘전신이 아픈’)	울고 싶은(‘심하게 아픈’)	나쁜(‘아픈 것이 멈추지 않는’)	
따가운(‘베는 듯한’)	무서운(‘멈추지 않을까봐 두려운’)	끔찍한(‘잠들 수 없게 하거나 쑤셔 박는 듯한’)	왔다 가는
때리는 것 같은(‘시술통증’)	소리를 지르고 싶은(‘병원에 가게 될까봐 두려운’)	소름끼치는(‘마음에 들지 않는’)	갑자기 오는(‘경고 없이’)
쿵쿵 두드리는 것 같은 (‘신경이 거슬리는’)	놀라운(‘잠들 수 없는’, ‘매우 지친’, ‘살 수 없는’)	불편한(‘한 순간도 머물기 싫은’)	지속적인(‘사라지는 때가 없는’)
자르는 것 같은 (‘베는 것보다 더 아픈’)		통제할 수 없는(‘멈추게 할 수 없는’)	지속적인(‘통증이 없어지지 않는’)
날카로운 칼같은 (‘찌르는 듯한, 날카로운’)	어지러운(‘내가 어디에 있는지 알 수 없는’)		영원한(‘통증이 사라질 것 같지 않은’)
날카로운			가끔(‘한 달에 몇 번씩 아픈; 가끔은 아프지 않은’)
찌르는 듯한			몰래 나타나는(‘통증이 언제 나타날지 알 수 없는’)
쥐가 나는 듯한(‘비행기 사고와 같은’)			가끔(‘가끔 통증이 사라지는; 가끔은 사라지지 않는’)
파쇄되는 듯한			
누르는 듯한(‘전신을 누르는 듯한’)			
가려운(‘전신’)			
긁히는 듯한(‘가끔은 나아지는’)			
쇼킹한(‘놀래키는’)			
빠개지는 듯한(‘몸이 반으로 갈라지는 듯한’)			
무감각한(‘통증이 있는 것을 아는/시술과 관련된 통증’)			
뻣뻣한(‘움직일 수 없는’)			
부어오른(‘의사도 어찌할 수 없는’)			
조이는(‘움직일 수 없는’)			

그림 14.7 청소년 아동 사정도구. **(위)** 청소년 아동 통증도구. **(아래)** 통증의 질: 선택된 단어와 단어의 의미

【출처】 Crandall, M., & Savedra, M. [2005]. Multidimensional assessment using the adolescent pediatric pain tool: A case report. *Journal for Specialists in Pediatric Nursing, 10*[3], 115–123.

역을 색칠하도록 지시받는다. 예를 들어, 만약 통증이 약하거나 중간 정도라면, 아동은 위치 영역을 중간 정도로 색칠할 것이다. 만약 통증이 심하다면, 아동은 더 크게 색칠할 것이다. 도구의 두 번째 부분은 '통증 없음'부터 '가능한 최고의 고통'까지 범위 척도를 포함한다. 간호사는 아동에게 통증의 정도를 확인하도록 지시한다. 세 번째 사정은 욱신거림, 지끈거림, 찌르는 듯, 날카로움 같은 통증을 묘사하는 단어를 목록으로 만드는 것이다. 간호사는 아동에게 현재 통증을 묘사하는 단어를 가리키거나 동그라미 치게 한다. 읽기 능력이나 어휘가 제한된 아동은 통증을 묘사하는 단어 목록을 이해하기 어려울 수 있다. 아동과 함께 작업하고 아동이 다양한 묘사적 언어를 이해하는 것을 돕도록 부모를 장려한다.

발달에 관해 생각해보기

준희는 4세 여아로 대퇴골절상태로 응급실에 도착한 지난 밤부터 견인을 하고 있다. 당신이 준희의 방에 들어갔을 때, 당신의 말을 무시하기 시작하였고, 조용하며 철회 행동을 보이고 있다. 어떻게 하면 준희의 발달단계에 적합한 자가보고를 사용할 수 있을까? 간호사는 준희에게 자가보고식 통증 척도를 사용할 때 어떤 점을 특별히 고려해야 하는가? 준희에게 사용하기 가장 적합한 통증 측정 척도는 어떤 것인가?

신체검진

아동의 통증에 대한 신체검사는 주로 관찰과 조사로 이루어진다. 이러한 기술을 통해 통증을 나타내는 생리적 · 행동적 변화를 사정할 수 있다. 심박수와 혈압과 같은 활력징후 변화를 사정하기 위해 청진을 사용할 수도 있다.

통증의 징후와 증상 관찰

통증의 신체적 징후와 증상을 관찰할 때에는 아동의 발달수준을 고려해야 한다. 불편감, 찡그림, 혹은 울음 같은 얼굴 표정을 살펴본다. 통증을 나타내는 움직임을 유의해서 살펴본다. 예를 들어, 이통이 있을 때 영아나 유아는 귀를 잡아당길 수도 있다. 두통이 있는 아동은 머리를 좌우로 흔들 수 있다. 일반적으로, 복통이 있는 아동은 한쪽으로 눕고 무릎을 복부 쪽으로 끌어당긴다. 아동의 걸음걸이를 분석해 볼 때, 절뚝거리거나 체중이 실리는 것을 피하는 것은 다리 통증을 의미할 수 있다. 부동, 발적, 발한이 있는지 피부를 조사하고, 통증을 암시하는 지표를 확인하고, 활력징후 변화를 관찰한다. 맥박이나 심박수, 호흡, 혈압이 상승할 수 있다. 두개내압과 폐혈관저항 증가, 산소포화도 감소를 포함한 다른 생리적 척도가 통증을 시사하기도 한다.

TAKE NOTE!

신체는 교감신경계를 통해 급성통증에 반응하여 자극과 그에 따른 활력징후 증가를 초래한다. 하지만 아동이 지속적이거나 만성적인 통증을 가지고 있다면, 신체는 통증에 적응하여 이러한 변화는 덜 두드러질 수 있다(Bowden & Greenberg, 2016).

아동은 통증을 시사하는 행동변화를 보일 수 있다. 예민하거나 안절부절못하며, 이를 악물거나 주먹을 쥐거나 몸이 경직되거나 근육긴장이 증가하는지 주의해야 한다. 아이의 행동변화가 있는지 확인한다. 예를 들어 이전에 말이 많고 장난기 많았던 아동은 통증에 대처하기 위해 잠을 자거나 조용히 놀 수도 있음을 기억해야 한다. 아동의 문화적 배경, 믿음이 통증에 대한 행동적 반응에 어떻게 영향을 미치는지 주의 깊게 관찰해야 한다.

아동은 통증에 대해 각각의 독특한 반응을 가지고 있기 때문에 간호사는 아동의 행동이 실제로 통증수준에 반영되는지 확인해야 한다. 관찰의 정확성을 보장하기 위한 정량화된 생리적, 행동 평가 도구가 개발되어 있다.

생리적 · 행동적 통증사정도구 이용

생리적 · 행동적 통증사정도구를 이용하여 아동이 통증을 느끼고 있다는 것을 알게 해 주는 특정한 척도와 변화를 측정할 수 있다. 이러한 측정을 통해 통증 경험의 강도를 확인할 수 있다. 자가보고식 통증 평가 척도와 마찬가지로, 이러한 변화에 대한 측정은 간호사가 통증을 객관적으로 사정하고 효과적으로 관리할 수 있게 해 준다.

미숙아 통증 프로파일(Premature Infant Pain Profile, PIPP). 미숙아 통증 프로파일은 미숙아 또는 조산아의 통증을 측정하는 데 유용한 평가도구이다. 얼굴 표정과 같은 행동지표와 심박수와 산소포화도 변화와 같은 생리적 변화, 재태기간을 고려한다(표 14.2). 각 항목은 0, 1, 2, 3으로 점수를 매기고, 최대 점수는 21점이며, 총점이 높을수록 통증이 크다는 것을 의미한다.

신생아 통증 척도(Neonatal Infant Pain Scale). 신생아 통증 척도(NIPS)는 미숙아와 신생아 통증 측정에 유용한 행동사정도구이다(Lawrence et al., 1993). 얼굴 표정, 울음, 호흡 패턴, 팔, 다리와 각성 상태는 여섯 가지 척도로 측정한다(표 14.3). 울음을 제외한 각각의 척도는 0 혹은 1로 점수가 매겨진다. 울음은 0, 1, 2로 점수를 매긴다. 그 후에 점수를 합산하는데, 최고점은 7점이다. 점수가 높을수록 통증이 크다는 것을 의미한다.

라일리 영아 통증 척도(Riley Infant Pain Scale). 라

표 14.2 미숙아 통증 척도

척도	발견		점수
재태기간	• 36주 이상		0
	• 32~35주 + 6일		1
	• 28~31주 + 6일		2
	• 28주 미만		3
행동 관찰 (15초 동안)	• 행동상태	• 활동적, 깨어 있음, 눈 뜨기, 얼굴 움직임	0
		• 조용함, 깨어 있음, 눈 뜨기, 얼굴 움직임 없음	1
		• 활동적, 깨어 있음, 눈 감음, 얼굴 움직임	2
		• 조용하고, 자고, 눈을 감고, 얼굴 움직임이 없음	3
심박동수, 산소포화도 관찰 (30초 동안)	• 최대 심박동수	• 0~4 bpm 증가	0
		• 5~15 bpm 증가	1
		• 15~24 bpm 증가	2
		• 24 bpm 증가	3
	• 산소포화도	• 92~100%	0
		• 89~91%	1
		• 85~88%	2
		• 84% 이하	3
얼굴 표정 관찰(30초 동안)	• 이마 돌출	• 없음	0
		• 최소한	1
		• 보통	2
		• 최대	3
	• 눈 씨푸림	• 없음	0
		• 최소한	1
		• 보통	2
		• 최대	3
	• 팔자주름	• 없음	0
		• 최소한	1
		• 보통	2
		• 최대	3

【출처】 Stevens, B., Johnston, C., Petryshen, P., & Taddio, A. (1996). Premature infant pain profile: Development and initial validation. *Clinical Journal of Pain, 12* (1), 13–22.

표 14.3 신생아 통증 척도

척도	발견	점수
얼굴 표정	• 이완됨(편안한 얼굴, 자연스러운 표정)	0
	• 찡그린 표정(얼굴 표정이 꽉 조임, 미간, 뺨, 턱의 주름, 부정적인 얼굴 표정)	1
울음	• 울지 않음(조용함, 울지 않음)	0
	• 훌쩍임(약하게 간헐적으로 신음함)	1
	• 격렬한 울음(시끄럽게 소리, 비명을 계속 지름)	2
호흡양상	• 이완됨	0
	• 호흡의 변화(불규칙, 평소보다 빠름, 구역질, 숨을 멈춤)	1
팔	• 이완됨(근육강직이 없음, 때때로 팔을 무작위로 움직임)	0
	• 굴곡/신전(긴장, 쭉 뻗음, 강직, 혹은 빠른 굴곡이나 신전)	1
다리	• 이완됨(근육강직이 없음, 때때로 다리를 무작위로 움직임)	0
	• 굴곡/신전(긴장, 쭉 뻗음, 강직, 혹은 빠른 굴곡이나 신전)	1
각성상태	• 수면/각성(조용함, 편안함, 안정됨)	0
	• 신경질적(기민, 불안정, 과다상태)	1

【출처】 Lawrence, J., Alcock, D., McGrath, P., Kay, J., MacMurray, S. B., & Dulberg, C. (1993). The development of a tool to assess neonatal pain. *Neonatal Network, 12*(6), 59–66. Copyright © 1993 Springer Publishing Company, LLC.

표 14.4 라일리 영아 통증 척도

척도	점수
얼굴 표정	
• 중립/미소	0
• 찌푸림/찡그림	1
• 이를 꽉 깨뭄	2
• 완전히 우는 표정	3
신체 움직임	
• 조용함, 이완됨	0
• 불안정, 꼼지락거림	1
• 중증의 동요 혹은 움직임; 과다상태, 마구 움직임, 끊임없는 동요 혹은 강한 자발적 움직임	2
• 자발적인 부동	3
수면	
• 편안한 호흡양상으로 조용한 수면	0
• 자는 동안 가만히 있지 못함	1
• 간헐적인 수면(수면/각성)	2
• 경련동작으로 장기간 수면을 방해받거나 수면을 취하지 못함	3
언어/음성	
• 울지 않음	0
• 훌쩍이고 불평함	1
• 통증 울음	2
• 소리 지름, 고음의 울음	3
진정됨	
• 중립	0
• 진정시키기 쉬움	1
• 진정시키기 쉽지 않음	2
• 진정시킬 수 없음	3
움직임이나 접촉에 대한 반응	
• 쉽게 움직임	0
• 움직이거나 접촉할 때 움찔하고 놀람	1
• 움직이거나 접촉할 때 울음	2
• 움직이거나 접촉할 때 고음으로 울거나 소리 지름	3

【출처】 Schade, J. G., Joyce, B. A., Gerkensmeyer, J., & Keck, J. F. (1996). Comparison of three preverbal scales for postoperative pain assessment in a diverse pediatric sample. *Journal of Pain and Symptom Management, 12*(6), 348–359.

일리 영아 통증 척도(RIPS)는 언어능력이 부족한 영아에게 유용한 행동사정도구이다(Schade, Joyce, Gerkensmeyer, & Keck, 1996). NIPS처럼 RIPS는 얼굴 표정, 신체 움직임, 수면, 언어 혹은 언어능력, 진정됨, 움직임과 접촉에 대한 반응의 여섯 척도를 측정한다(표 14.4). 각 척도는 0, 1, 2, 3으로 점수가 매겨진다. 그 후에 점수를 합산하는데, 점수는 최고 18점이 된다. 총점이 높을수록 통증이 더 심한 것이다.

어린 아동을 위한 통증 관찰 척도(Pain Observation Scale for Young Children, POCIS). 어린 아동을 위한 통증 관찰 척도는 1~4세 아동에게 사용하기 위해 만들어진 행동사정도구이다(Boelen-van der Loo, Scheffer, de Haan, & de Groot, 1999). 이 도구는 얼굴 표정, 울음, 호흡, 몸통, 팔과 손가락, 다리와 발가락 그리고 각성상태의 일곱 가지 척도를 측정한다(표 14.5). 각 척도는 0 혹은 1로 점수가 매겨지며 달성할 수 있는 최고의 점수는 7점이다. 점수가 높을수록, 아동이 더 큰 고통을 겪고 있음을 나타낸다.

**수술 후 신생아 통증사정을 위한 CRIES 척도(CRIES

표 14.5 어린 아동을 위한 통증 관찰 척도(POCIS)

척도	발견	점수
얼굴 표정	• 중립 • 찡그림(부정적)	0 1
울음	• 울지 않음 • 신음, 비명	0 1
호흡	• 이완되고 규칙적 • 불규칙적이고 숨막힘	0 1
몸통	• 안정되고 움직이지 않음 • 긴장되고 떨림	0 1
팔과 손가락	• 안정되고 움직이지 않음 • 긴장, 불안정	0 1
다리와 발가락	• 안정되고 움직이지 않음 • 긴장, 불안정	0 1
각성상태	• 조용함, 수면 • 신경질적	0 1

【출처】 Boelen-van der Loo, W. J. C., Scheffer, E., de Haan, R. J., & de Groot, C. J. (1999). Clinimetric evaluation of the pain observation scale for young children in children aged between 1 and 4 years after ear, nose, and throat surgery. *Developmental and Behavioral Pediatrics, 20* (4), 222–227.

Scale for Neonatal Postoperative Pain Assessment). CRIES 척도는 신체적 척도도 포함하는 행동사정도구이다(Krechel & Bildner, 1995). 신생아의 수술 후 통증을 수량화하기 위해 개발되었다. 도구는 또한 회복기간 동안이나 중재 후에 시간이 경과함에 따라 아동의 변화를 관찰하기 위해서도 사용된다. 이 도구는 울음, 산소포화도 95% 이하의 수준에서 요구되는 산소, 활력징후 증가, 얼굴 표정, 불면의 다섯 가지 척도로 사정한다(표 14.6). 각 척도는 0, 1, 2로 점수가 매겨지고 합계를 구한다. 다른 사정도구들처럼 점수가 높을수록 아동의 통증이 크다는 것을 나타낸다.

어린 아동의 수술 후 통증을 위한 FLACC 행동 척도 (r-FLACC Behavioral Scale for Pain in Nonverbal Young Children and Children with Cognitive Impairment). 원래 FLACC 행동 척도는 아동이 통증을 정확히 보고하지 못할 때 아동의 통증을 사용하는 데 유용한 행동사정도구이다(Merkel, Voepel-Lewis, Shayevitz, & Malviya, 1997). 이것은 6개월~7세 아동에게 사용하기에 신뢰할 만한 도구이다(Beltramini, Milojevic, & Pateron, 2017). 이 도구는 다섯 가지 척도로 측정한다. 얼굴 표정, 다리, 활동, 울음, 진정됨으로 척도를 측정한다(표 14.7). 다리와 몸통을 덮지 않은 채로 아동을 관찰한다. 만약 아동이 깨어 있다면, 아동을 2~5분간 관찰한다. 만약 자고 있다면, 아동을 5분 이상 관찰한다. 각 척도는 0, 1, 2점으로 점수를 매긴다. 점수를 합산하면, 최대 10점이 나올 수 있다. 다른 사정도구들과 마찬가지로, 점수가 높을수록 아동이 느끼는 통증이 크다.

수정된 FLACC(r-FLACC)는 원래의 FLACC와 동

표 14.6 수술 후 신생아 통증사정을 위한 CRIES 척도

사정	0점	1점	2점
울음	• 아님	• 고음의 울음, 그러나 진정시킬 수 있음	• 고음의 울음, 진정시킬 수 없음
산소포화도를 95% 이상 유지하기 위해 산소가 필요함	• 아님	• <30%	• >30%
활력징후의 증가	• 맥박과 혈압이 수술 전보다 10% 이내로 증가	• 맥박과 혈압이 수술 전과 비교했을 때 11~20% 증가	• 맥박과 혈압이 수술 전과 비교했을 때 21% 이상 증가
표정	• 찡그리지 않음	• 찡그림	• 찡그리고 앓는 소리를 냄
불면	• 없음	• 짧은 간격으로 깸	• 계속 깨어 있음
총 영아 점수			

【출처】 Krechel, S. W., & Bildner, J. (1995). CRIES: A new neonatal postoperative pain measurement score. Initial testing of validity and reliability. *Paediatric Anaesthesia, 5,* 53–61.

표 14.7 FLACC 행동 척도

카테고리	점수 0	점수 1	점수 2
얼굴	• 특정한 표정이 없거나 웃음	• 때때로 찡그리거나 찌푸리고, 철회, 무관심함. 슬프거나 걱정스러워 보임	• 종종 지속적으로 찌푸리고, 턱을 꽉 깨물고 빰이 떨림. 괴로워하는 표정, 공포 또는 공황의 표현
다리	• 정상적인 자세이거나 이완됨	• 불안하고, 긴장하고, 가만히 있지 못함. 가끔 떨림	• 차고 다리를 끌어올림. 경련, 지속적인 떨림 또는 경련의 현저한 증가
활동	• 조용히 누워 있고, 정상적인 자세, 쉽게 움직임	• 꿈틀대고, 앞뒤로 뒤집고, 긴장함. 경증 동요(예: 머리 앞뒤로 움직이기, 공격성). 얕은 자주 호흡, 간헐적 한숨	• 구부리고, 강직 혹은 경련. 심한 동요, 머리 두드림, 떨림, 숨참기, 헐떡거림 또는 날카로운 호흡, 심한 부목
울음	• 울지 않음(깨어 있거나 수면을 취함)	• 신음하거나 훌쩍이고, 때때로 불평함. 가끔 언어적 폭발 또는 투덜거림	• 지속적으로 울고 비명을 지르거나 흐느끼고 자주 불평함. 반복되는 폭발, 끊임없는 투덜거림
진정시킬 수 있음	• 만족하고 이완됨	• 때때로 만져주거나 안아주거나 이야기하거나 기분을 전환시켜주어 안심시켜야 함	• 진정시키거나 안정시키기 어려움. 간병인 밀어내기, 돌봄, 안락한 조치에 저항

5개 범주 각각은 0에서 2까지의 점수를 매겨 총점을 0에서 10 사이를 만든다.

일한 방식으로 사용되지만, 인지장애가 있는 아동에게서 검증된 가장 일반적으로 통증과 관련된 행동에 대한 설명을 추가로 포함하고 있다(Beltramini et al., 2017). 표 14.7을 참조한다. 통증 평가 도구는 통증 평가에 대한 보충자료이며 보호자나 부모의 입력을 대체하기 위한 것이 아니다. 서술된 용어를 부모나 보호자와 함께 검토하고 적절한 범주에서 자녀에게 관찰된 통증의 특정 지표인 통증 관련 행동을 추가하여 척도를 개별화한다(Hauer & Jones, 2019).

ND 간호진단

아동을 사정한 후에, 간호사는 적절한 간호진단을 확인한다. 가장 많이 내리는 간호진단은 급성 혹은 만성 통증일 것이다. 그러나 관련된 요인과 특징은 매우 다양할 수 있다. 간호진단은 예를 들어 통증으로 인한 스트레스나 통증과 관련된 공포나 불안, 혹은 통증을 야기하는 사건에서 아동 통증의 효과에 초점을 맞추고 있다. 또한 통증은 수면, 영양, 움직임, 배설과 같은 신체적 기능에도 영향을 미친다. 일반적인 간호진단의 예는 다음과 같다.

- 급성 통증
- 불안
- 변비의 위험
- 지식 부족
- 수면박탈
- 상해의 위험

GO 목표/결과

통증을 경험하고 있는 아동간호의 궁극적인 목표는 아동이 통증으로부터 자유로워져서 나이에 적합한 일상생활에 참여하거나 나이에 적합한 활력징후를 유지하는 것이다. 그러나 아동이 만성통증을 겪고 있다면 이는 비현실적일 수도 있다. 그러므로 적절한 목표를 세우게 되면 아동은 견딜 수 있는 수준으로 통증이 감소되었다고 할 것이다. 통증사정 도구는 아동의 통증 감소 정도를 수량화하여 관찰할 수 있다. 예를 들어, 만약 아동이 통증을 10점 중 7점이라고 했다면, 현실적인 목표는 아동이 10점 중 4점 이하의 통증을 보고하는 것이 될 수 있다. 추가적인 목표는 확인된 문제의 개선이나 해결에 대한 것이어야 한다. 예를 들어, 통증으로 인한 수면장애를 가진 아동에서의 단기목표는 밤 동안 최소한 4시간을 연속으로 잘 수 있게 하는 것이 될 수 있다. 장기목표는 아동이 밤 동안에 수면을 방해받지 않고 7~8시간의 잠을 자는 것이 될 수 있다.

I 중재

통증관리를 위해 다양한 중재방법을 사용할 수 있다. 이러한 중재에는 비약물적·약물적 방법이 포함된다. 통증을 겪고 있는 아동간호에서 지침이 되는 원리는 비외상성 간호를 제공하는 것이다. 예를 들어, 통증관리를 위해 인지적 방법과 행동적 접근법을 사용하고, 치료 절차와 관련된 통증을 관리하는 방법을 들 수 있다. 또한 정맥천자를 하기 전에 국소마취 크림을 천자부위에 바르는 것도 효과적일 수 있다. 다른 방법으로는 여러 혈액검사 샘플을 얻기 위해 반복적으로 정맥천자를 하기보다는 간헐적인 주입 도구를 이용하는 것이다. 좀더 고통스러운 치료과정일 경우에는 진정제의 사용에 대해서도 고려하는 것이 도움이 될 수 있다.

아동간호에서 특정 목표와 중재를 결정할 때에는 아동과 아동의 가족과 적절하게 상의할 필요가 있다. 중재계획에 가족을 포함시킴으로써 가족이 계속해서 아동을 지지할 수 있게 할 수 있다. 아동과 가족에게 다양한 치료법들을 포함한 중재방법에 대해 교육하는 것은 중요하다. 통증 경감방법의 효과를 확인하기 위해서는 지속적인 사정이 필요하다.

위의 간호진단은 아동과 가족의 필요에 따라 개별화하되 선반적인 간호계획 및 개념화를 하는 데 도움이 될 수 있다.

ND 간호진단

급성통증[관련요인: 통증 평가 척도, 얼굴 찡그림, 울음, 짜증, 철회 행동, 활력징후의 변화로 입증되는 물리적 또는 생물학적 손상인자(침습적 절차, 수술, 최근 외상 또는 감염)]

GO 목표/결과

아동은 통증 사정 척도에서 통증점수가 감소되고, 조용하고 안정된 행동을 보이고, 울지 않고 과민하지 않으며, 활력징후가 적절한 수준으로 유지되는 것으로 보아 편안한 상태가 되었다고 할 수 있다.

I 중재: 통증완화 촉진

- 발달단계에 맞는 적절한 통증 평가 도구를 이용하여 통증을 사정하고 기준선을 만들어둔다.
- 통증에 대한 언어적·비언어적 지표를 통해 아동의 통증수준을 사정한다.
- 통증에 대한 아동의 반응에 영향을 미치는 요소를 확인하기 위해 부모에게 아동의 통증이 있을 때 나타내는 특정 행동이나 이전의 경험에 대해 질문한다.
- 통증 경감을 위해 아동의 연령과 인지수준을 토대로 한 비약물적 통증관리방법을 수립한다. 아동에게 부가적인 지지와 통증 경감을 제공하기 위해 부모의 참여를 권장한다.
- 처방에 따라 외상을 최소화하는 경로를 통해 진통제를 투여하여 통증자극의 전달을 변화시키고, 효과적인 통증 경감이 이루어지도록 함으로써 스트레스를 최소화할 수 있다.
- 아동의 이해수준에 맞게 약물의 기능과 약물 투여로 기대되는 효과를 설명하여 신뢰를 높이고 공포를 감소시킬 수 있다.
- 통증이 지속되거나 통증이 예상되는 경우라면 정확한 시간에 진통제를 투여하여 적정 혈액 농도를 유지하고 약물의 효과를 최대화시킬 수 있다.
- 아동이 정신적으로나 신체적으로 고통과 통증에 노출되는 것을 최소화할 수 있도록 하기 위해 항상 비외상성 간호를 실시해야 한다.
- 통증이 유발되는 처치나 상황에 대해 예측하여 처치시간에 최대의 치료효과가 나타날 수 있도록 적절한 진통제를 사용한다.
- 아동에게 조용한 환경을 제공하고 휴식을 취하게 하고, 불빛의 밝기를 낮추고 방문을 닫거나 커튼을 쳐서 통증 감각을 증가시킬 수 있는 감각 자극을 줄인다.
- 부모가 아동을 쓰다듬고, 만지고, 안아주게 하여 아동의 불편감을 줄이고 안정감을 느낄 수 있도록

한다.

- 비약물적·약물적 방법을 사용한 후에는 그 효과를 확인하기 위해 아동의 통증수준을 재사정한다.
- 통증이 심해지는 것을 막기 위해 진통제를 투여한 후에 간호활동을 수행한다.
- 아동의 연령과 인지수준에 맞는 기분전환활동, 관심전환, 놀이를 통해 부가적으로 통증을 경감시킬 수 있도록 한다.

ND 간호진단

불안[관련요인: 울음, 짜증, 철회나 공격적인 행동으로 보이는 스트레스 및 충족되지 않은 요구(불확실한 상황, 통증의 원인 불명, 처치나 검사, 의료인들에 대한 친밀감의 부족, 고통스런 치료과정)]

GO 목표/결과

아동과 가족은 나이에 적절한 긍정적인 대처 행동을 보이고, 감정을 말로 표현하며, 아동과 가족이 간호계획에 대해 협조적이며, 불안 증가와 같은 증상이나 징후가 없는 것을 통해 불안의 수준이 감소하였다고 말할 것이다.

I 중재: 불안 최소화

- 통증의 원인이 무엇이고, 검사를 하는 이유가 무엇인지에 대한 이해를 포함한 아동과 부모의 현 상황에 대한 이해 정도를 사정한다.
- 아동과 부모와 어떤 일이 일어날 것이라고 생각하는지 논의하고, 지속적인 표현과 의사소통이 가능하도록 아동과 부모가 그들의 감정에 대해 이야기하도록 장려한다. 질문할 시간을 주고 라포와 신뢰감을 형성하기 위해 질문에 대해 정직하게 대답한다.
- 신뢰감과 의사소통을 높이고, 불안을 경감시키기 위해 조용하고 편안한 태도로 아동과 가족에게 접근한다.
- 마실 음료나 먹을 음식, 정맥천자할 팔(오른쪽이나 왼쪽)이나 붕대 색깔을 아동이 선택할 수 있게 함으로써 아동이 통제감을 가질 수 있도록 한다.
- 아동의 불안수준을 높일 수 있는 스트레스를 줄이기 위해 비외상성 간호를 제공한다.
- 잘 알지 못하는 것에 대한 공포감을 줄이기 위해 아동이 이해할 수 있는 수준으로 처치나 검사 등에 대해 설명한다.
- 분리감을 줄이고 정상 상태라는 느낌을 가질 수 있도록 아동이 집에서 행하던 일상적인 일을 할 수 있도록 해 준다.
- 신뢰와 수용감을 가질 수 있도록 일관성 있는 간호를 제공한다.
- 안정감을 높이고 스트레스를 최소화하기 위해 쓰다듬기, 껴안기, 안기, 흔들기와 같은 아동이 편안함을 느끼는 방법을 사용하도록 부모를 격려한다.
- 자존감을 높일 수 있도록 적절한 대응방법을 사용하고, 활동에 참여하도록 하고, 선택에 대해 긍정적인 재강화를 제공한다.
- 감정과 공포를 표현할 수 있도록 아동이 놀이에 참여하도록 격려한다.

ND 간호진단

변비의 위험[위험요인: 위장 운동성의 감소(마약사용의 부작용으로 운동성 감소 및 단단하고 건조한 변) 및 평균 성별과 연령에 대해 권장되는 일일 신체활동보다 적음(통증으로 인한 이동성 제한)]

GO 목표/결과

아동은 통증이나 긴장 없이 규칙적으로 부드러운 배변을 할 수 있다.

I 중재: 변비 예방

- 변비 증상을 사정하기 위해 복부 팽만감 촉진, 둔탁음 타진, 장음을 청진한다.
- 대변을 부드럽게 하기 위해 적절한 수분섭취를 권장한다.
- 적절한 섬유질섭취를 권장한다. 섬유질은 대변의 부피를 늘리고 위장관의 움직임 증가

• 규칙적으로 대변이 이동하도록 처방받은 약물을 투여한다.
• 허용된 범위 내에서 활동을 권장한다. 부동상태는 변비의 원인

ND 간호진단

지식 부족[관련요인: 울음, 짜증, 밀어내기, 통증 및 완화방법에 대한 질문 및 언어화로 입증되는 불충분한 정보 또는 자원(현재 상태 및 적절한 통증관리 방법)]

GO 목표/결과

아동과 부모는 아동의 통증 원인에 대해 알고 있으며, 비약물적 통증완화방법을 선택하고, 적절한 약물을 사용하고, 통증의 증가와 감소에 대해 말로 표현하며, 현재 상태와 통증완화방법에 대한 지식을 가지고 있다.

I 중재: 아동과 가족 교육

• 교육의 수준을 결정하기 위해 아동의 현재 통증수준과 현 상태에 대한 아동과 부모의 지식과 이해 정도를 사정한다.
• 아동과 부모에게 질문할 시간을 제공한다. 질문에 정직하게 대답하고 그들이 이해할 수 있도록 교육한다.
• 통증에 대한 이해를 높이고 신뢰감 형성을 위해 아동에게 통증이나 처치가 필요한 이유에 대해 쉽게 설명한다.
• 아동과 부모에게 너무 많은 정보를 한꺼번에 제공하지 않도록 짧은 시간 동안 교육한다.
• 교육과 학습과정을 촉진하기 위해 보상과 강화를 제공한다.
• 정보에 대한 학습과 보유를 촉진하기 위해 가능하면 서면화된 정보, 구두 교육, 시범, 매체와 같은 다양한 교육방법을 사용한다.
• 부모와 아동에게 적절한 비약물적 통증완화방법을 설명한다. 독립심을 높이고, 필요할 때 사용할 수 있도록 선택한 방법에 부모를 참여하게 하여 연습할 수 있도록 한다.
• 아동과 부모에게 통증경감을 위한 적절한 약물요법에 대해 교육한다. 약물의 작용, 지속시간, 적용방법, 발생할 수 있는 부작용, 약물사용 시 필요한 간호 등과 같은 사용할 약물에 대한 정보를 살펴본다. 아동과 부모에게 교육의 효과를 평가하기 위해 교육한 정보에 대해 다시 물어보거나 적용방법을 시범 보이게 한다.
• 필요하다면 나중에 참고자료로 쓸 수 있도록 가정에서 사용할 수 있는 통증 경감방법을 안내하는 유인물을 제공해준다.

ND 간호진단

수면 부족(관련요인: 통증을 효과적으로 관리할 수 없는 장기간의 불편함, 아동이 밤에 자주 깨는 것, 과민함과 초조함을 포함한 통증의 징후 및 증상, 피로 호소, 통증 척도가 동일하게 유지)

GO 목표/결과

아동은 조용하고 편안함이 증가되어 밤 동안의 수면 증가를 나타낼 것이다. 통증 사정 척도에서 통증수준이 감소되며, 피로가 감소하였다고 진술할 것이다.

I 중재: 수면과 휴식 증진

• 상상법, 관심전환, 근육이완 같은 비약물적 통증완화방법을 사용하여 아동의 이완을 돕는다.
• 처방에 따라 통증완화 약물을 투여하고 수면을 방해하는 통증을 최소화한다. 통증완화가 부적절하다면 약물의 변경에 대해 고려한다.
• 에너지 낭비를 최소화하고 아동의 휴식을 방해하지 않도록 필요한 간호를 한꺼번에 모아서 실시한다.
• 안정감 증진을 위해 아동이 밤 시간에 집에서 행했던 활동을 할 수 있도록 돕는다.
• 아동에게 등 마사지, 따뜻한 목욕, 따뜻한 음료를 제공하거나 책을 읽어준다. 혹은 이완을 증진시키

기 위해 음악을 들려준다. 쓰다듬고 안고 흔들고 부드럽게 접촉하여 안정과 편안한 감각을 증진시킨다.
- 조용하고 편안한 환경을 제공하기 위해 조명을 어둡게 하고 방의 커튼이나 문을 닫는다.
- 밤 동안 통증을 감소시키기 위해 아동에게 24시간 지속되는 통증 경감법을 적용한다.

ND 간호진단

상해의 위험[위험요인: 불안전한 이동 방식 및 인지 및 정신운동 기능의 변화(진통제의 가능한 부작용)]

GO 목표/결과

아동은 나이에 맞는 호흡수를 나타내고 위장관계 자극 증상을 호소하지 않는다. 어지러움이나 진정 혹은 변비나 오심, 구토, 소양증과 같은 진통제 치료 부작용과 관련된 증상과 징후를 나타내지 않을 것이다.

I 중재: 안위 증진

- 문제가 발생할 시 의료인에게 알릴 수 있도록 호출기를 아동의 손이 닿는 곳에 둔다.
- 투약오류의 위험과 부작용의 발생을 줄이기 위해 처방된 진통제를 정확히 투여한다.
- 호흡억제를 조기에 발견하기 위해 아동의 호흡상태의 변화를 면밀히 사정한다.
- 마약성 진통제 투여 시 호흡억제가 발생하면 해독제로 naloxone(날록손)을 사용할 수 있도록 준비해 둔다.
- 식욕을 관찰하고 장음의 변화를 사정한다. 복부팽만이나 장음 감소 같은 연동운동의 감소를 나타내는 사항에 대해서는 주치의에게 알린다.
- 변비의 위험을 줄이기 위해 적절한 음료와 식이섬유 섭취를 강조한다.
- 소량의 식사를 자주 제공하고 위장관계 자극 증상을 줄이기 위해 약물을 음식과 함께 투여한다.
- 오심과 구토를 사정한다. 필요시 위장관계 휴식을 위해 금식하고, 오심과 구토가 해결될 때까지 진토제를 투여한다.
- 진통제 투여 후 아동에게 침상안정을 교육하고, 침상 난간을 올리고 아동과 부모에게 진정으로 인한 낙상 위험을 줄이기 위해 화장실에 갈 때는 다른 사람을 동반하도록 지시한다.
- 가려움증이나 발적, 발진을 관찰한다. 소양증이 생기면 아동이 긁지 못하게 하고 소양증 감소를 위해 처방이 있다면 항히스타민제를 투여한다.
- 아동에게 소양증을 감소시키는 데 도움이 되는 관심 분산법을 제공한다.

TAKE NOTE!

NDNQI(National Database of Nursing Quality Indicators)는 간호의 민감성을 평가하기 위해 미국간호사협회에서 설립하였다. 통증관리를 개선하는 데 도움이 될 수 있는 한 가지 지표는 소아 통증 평가, 중재 및 재평가(AIR) 주기이다(NDNQI, n.d.).

이 장의 시작부분에 소개된 6세 형준이를 떠올려보자. 비번인 간호사는 이렇게 말한다. "형준이의 어머니는 형준이를 위해 진통제를 계속 요청하고 있어요. 어머니는 형준이가 대부분 통증을 호소한다고 말해요. 저는 어머니의 말을 다 믿지 못하겠어요. 제가 형준이를 볼 때 그는 닌텐도 게임을 하거나 텔레비전을 보고 있고 괜찮아 보여요. 진통제 복용을 최대한 자제하려고 노력했어요." 당신이 형준이의 방에 들어갔을 때, 울면서 자신의 다리가 아프다고 말한다. 당신이 가장 먼저 취해야 할 행동은 무엇인가? 형준이의 통증을 관리하기 위한 간호계획은 무엇인가(QUESTT 사정 참조)? 간호사가 기록한 내용을 보고 어떻게 통증을 알 수 있을 것인가? 통증관리에 대한 의료인들의 행동을 변화시키기 위한 방법에는 어떤 것이 있는가?

통증관리

통증관리는 아동의 편안함을 느끼는 정도를 사정하는 것으로 시작한다. 만약 침습적인 절차와 같은 통증이나 잠재적인 통증이 예상된다면, 통증이 최소화되도록 관리해주어야 한다. 아동의 통증관리를 돕기 위해 사용되는 세 가지 일반적인 원칙은 다음과 같다.

1. 경험하는 통증의 정도와 발달수준, 기질, 이전의 통증 경험, 대처전략과 같은 아동의 특성에 따른 개별화된 중재를 개발한다.

2. 통증을 낮추거나 없애기 위한 비약물적·약물적인 접근법을 사용한다.
3. 통증을 경감하는 방법과 기술에 대해 아동과 가족에게 교육하고, 아동과 가족과 함께 통증관리에 대한 기대사항을 의논한다.

이완, 오락, 상상요법 같은 비약물적 중재와 진통제, 자가조절진통제, 국소 마취제, 경막외 마취제, 진정제와 같은 약물적 중재를 포함한 통증관리 전략을 세운다.

비약물적 관리

아동이 경험하는 경한 통증을 관리하거나 중증 혹은 심한 통증이 있는 아동에게 투약의 효과를 증가시키는 데 이용할 수 있는 다양한 방법이 있다. 이러한 비약물적 방법 대부분은 아동이 통증에 대처하고, 자신이 상황을 이해하고 조정하고 있다는 느낌을 가질 수 있게 해 준다. 이러한 비약물적 관리에는 행동적-인지적 전략과 생물물리학적 중재가 있다. 이러한 기술들을 적용할 때에는 전 과정에 부모를 포함시킬 필요가 있다.

행동적-인지적 전략

통증관리를 위한 행동적-인지적 전략(behavioral-cognitive strategies)은 통증보다는 아동이 특정 영역에 초점을 두게 하는 방법이다. 이러한 전략은 통증을 유발하는 자극에 대한 해석을 변화시켜 통증인식을 줄이고, 통증을 좀 더 잘 견딜 수 있도록 해 준다. 또한 이러한 전략은 부정적인 태도, 사고, 불안을 줄여서 아동의 대응기전을 향상시킨다. 이러한 전략의 사전 절차를 사용하면 불안이 감소하고 진정으로의 전환이 개선되며 진정에 필요한 약물의 양이 감소할 수 있다(Hsu & Cravero, 2018). 특히 이러한 중재는 아동의 연령이나 발달수준이 적절하다면 나이든 아동뿐만 아니라 어린 아동에게도 사용할 수 있다. 흔히 사용되는 행동적-인지적 전략에는 기분전환, 이완, 심상요법, 피부자극과 같은 생체회환, 생각 멈추기, 긍정적인 자기대화 등이 있다.

이완

이완(relaxation)은 근육의 긴장과 불안을 완화시켜 주며, 다양한 방법을 사용할 수 있다. 이완은 영아와 어린 아동을 부드럽게 쓰다듬으면서 안고 있거나, 부드럽게 말하거나, 심호흡을 통해 율동감 있게 천천히 호흡하도록 하는 등의 매우 간단한 방법이다. 또한 점진적인 이완법처럼 보다 복잡한 기술도 추가할 수 있다. 이러한 방법과 함께 아동에게 신체의 한 부분에 집중하라고 하거나 신체 일부분에 힘을 빼게 한다. 그리고 순서대로, 아동에게 발가락부터 머리로 혹은 역방향으로 몸의 각각 부위에 집중하고 힘을 빼도록 요구한다. 결국 전신의 운동을 통해 몸 전체가 이완되도록 한다.

기분전환

기분전환(distraction)은 아동이 다른 자극에 초점을 맞추게 하여 통증을 잊게 만드는 것이다. 연구에 따르면, 주의산만은 아동의 통증과 통증에 대한 부모의 낮은 인식과 나이가 많은 아동의 상황 불안 감소와 관련이 있는 것으로 나타났다(Hsu & Cravero, 2018).

이 방법은 통증을 제거하지는 못하지만 견딜 수 있도록 도와준다. 기분전환을 위해 다양한 방법을 사용할 수 있다.

- 숫자세기
- "아야"와 같은 특정한 구나 단어를 반복하는 것
- 음악감상이나 노래 듣기
- 컴퓨터나 비디오 게임하기
- 비눗방울 불기, 바람개비 불기, 풍선 불기
- 좋아하는 이야기 들려주기(그림 14.8)
- 만화나 텔레비전 시청, 영화보기
- 태블릿, 멀티미디어 보기
- 친구의 방문
- 유머

유머는 통증관리에 효과적인 기분전환기술이다. 유머는 아동의 연령에 적절한 것이어야 하고, 무엇이 혹은 누가 아동을 웃게 하는지를 확인하는 것이 중요하다. 가능하면 아동과 가족에게 유머러스하다고 생각하

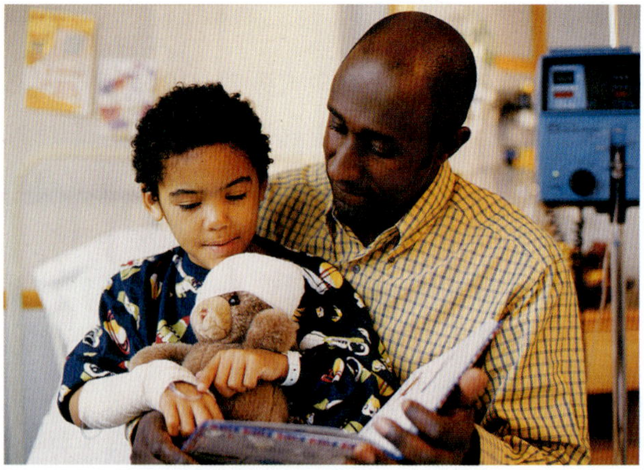

그림 14.8 통증관리를 위해 기분전환을 사용하고 있는 아동

는 매체를 선택하게 하는 것이 좋다.

기분전환방법의 종류는 아동의 연령에 따라 달라져야 한다. 예를 들어, 어린 아동은 바람개비를 불고 비눗방울을 부는 것을 좋아할 수도 있고, 좋아하는 이야기를 듣거나 책을 좋아할 수도 있다. 나이든 아동은 컴퓨터나 비디오 게임, 음악 듣기, 친구의 방문을 좋아할 수도 있다.

비외상성 간호

놀이치료는 아동이 자신의 감정을 표현하고 현재 상황에서의 스트레스에 적응하는 것을 가능하게 함으로써 아동에게 도움이 될 수 있다.

심상요법

심상요법(imagery)은 정신 이미지를 만드는 상상을 하도록 하는 것이다. 이때 사용되는 정신 이미지는 대개 긍정적이고 즐거운 이미지이지만 현실적일 필요는 없다. 아동에게 특정한 이미지, 색상, 소리, 감정, 냄새에 대한 묘사, 이미지와 관련된 세부사항과 감정을 떠올리도록 요구한다. 필요하다면 기록하거나 테이프나 CD에 녹음을 할 수도 있다. 통증을 경험하는 시간 동안 즐거운 일에만 집중하도록 격려한다.

생체회환

생체회환(biofeedback)은 아동이 자신의 신체기능에 주의를 기울이고 자발적으로 자신의 신체기능을 조절하는 방법을 배우는 것이다. 아동에게 혈압이나 맥박과 같은 생리적 자료나 근육긴장과 같은 통증과 관련된 변화 측정을 통해 신체기능을 조절하는 방법에 대한 특정 기술을 교육한다. 이러한 교육은 전문의료인이 몇 회기에 걸쳐 실시한다. 실습을 통해 아동은 장치 없이도 자신의 신체를 조절하는 방법을 배우게 된다. 이 방법은 청소년과 같이 오랜 시간 동안 집중이 가능한 나이든 아동에게 사용할 수 있다.

생각 멈추기

생각 멈추기(thought stopping)는 고통스러운 경험을 긍정적이거나 행복한 생각으로 대체하는 것이다. 긍정적인 생각의 예로는 "이건 금방 끝날 거야." 혹은 "이건 내가 낫기 위해 중요한 거야." 같은 것이 있다. 통증의 부정적 요소를 무시하거나 억제하지 않는다. 대신에 이를 긍정적인 것으로 전환한다. 또한 짧고 긍정적인 어구를 사용한다. 예를 들어, 아동이 통증이 예상되거나 통증을 겪을 때 "빨리 찌르면 기분이 나아지고 곧 집에 가게 될 거야."와 같은 말을 하는 것이다.

생각 멈추기는 통증과 관련된 절차를 수행하기 이전이나 과정 중에 불안을 경감시켜 줄 수 있다. 아동은 고통스러운 경험과 관련된 불안을 경험하게 되는 어느 때이든지 생각 멈추기 기술을 사용할 수 있도록 배운다. 이를 통해 아동이 상황에 대한 통제감을 갖도록 하는 것을 도울 수 있다.

긍정적인 자기대화

긍정적인 자기대화(positive self-talk)는 긍정적인 말을 한다는 점에서 생각 멈추기와 유사하다. 긍정적인 자기대화법에서는 아동이 고통을 겪을 때 긍정적인 말을 하도록 교육한다. 예를 들어, 아동은 "내 기분이 더 나아지고 빨리 집에 가서 친구들이랑 놀 수 있을 거야."라고 말하게 배운다.

생물리학적 중재

생물리학적 중재(biophysical interventions)는 통증이 뇌로 전달되는 것을 방해하는 것에 초점을 둔다. 통증부위 근처에 어떤 종류의 피부자극을 하는 것이다.

이 자극은 A-델타와 C섬유의 통증자극 전도능력을 감소시킨다. 생물리학적 중재에는 열과 냉의 적용, 마사지, 압박, 경피적 전기신경 자극(TENS) 등이 있다.

빨기와 자당

빨기(sucking)는 영아가 만족감을 얻기 위해 하는 행동이다. 그러므로 비영양적 젖꼭지(예: 노리개젖꼭지)는 통증을 유발하는 치료과정 동안 신생아의 통증 행동을 감소시킬 수 있다. 또한 발뒤꿈치 천자와 같은 침습적인 절차가 실시되는 동안에 자당(sucrose)이나 포도당처럼 달콤한 맛이 나는 용액을 섭취하게 하면 아동의 통증 행동이 감소되는 것으로 나타났다(Anand, 2018b). 근거기반실무 14.1을 참조한다. 적절한 자당의 용량에 대해서는 추후 연구가 필요하고, 초극소저체중출생아와 혈당치가 불안정한 영아에게는 사용 시 주의를 기울일 필요가 있다.

비외상성 간호

모유수유는 빨기를 이용하여 영아의 통증을 줄여주는 비침습적이고 자연적이며, 실현 가능한 방법이다.

열과 냉 적용

열과 냉의 적용은 통증과 관련된 생체 메커니즘을 바꾸는 것이다. 냉의 적용은 혈관수축을 야기하고 모세혈관 투과성을 변경시키며, 상처부위의 부종을 감소시킨다. 혈관수축 때문에 혈류는 감소하고 히스타민이나 세로토닌 같은 통증유발물질 또한 감소한다. 또한 말초신경섬유를 통한 고통스러운 자극의 전달도 감소시킨다.

열의 적용은 혈관을 확장시키고 부분적으로 혈류를 증가시킨다. 또한 통증을 유발하는 자극을 감소시키고 통증에 반응하는 섬유를 자극하는 화학물질을 제거한다. 혈류의 증가로 모세혈관 투과성이 변화되고, 종창과 통증 신경섬유의 압박을 감소시킨다. 열은 통증반응을 조정하는 내인성 진통제가 방출되도록 한다.

마사지와 압박

마사지와 압박은 다른 생물리학적 중재들과 같이 A-델타와 C섬유의 자극을 억제하는 것으로 여겨진다. 이러한 방법들은 근육을 이완시키고 긴장을 감소시킨다. 또한 아동의 주의를 분산시키는 데 도움이 된다. 마사지는 신체부분을 문지르거나 주사부위를 10초간 누르고 있는 것처럼 특정 부위를 누르는 등 단순한 것이다. 마사지를 수행하기 위해 다른 사람이 필요할 수도 있다. 마사지하는 동안 로션이나 연고를 이용할 수도 있는데 이것은 편안함을 증진시키는 효과가 있다. 반대부위 압박이나 마사지는 통증부위에 대한 접근이 불가

근거기반실무 14.1 비영양적 빨기와 자당을 병행하는 것이 둘 중 하나만 단독으로 사용하는 것보다 신생아의 통증 행동을 줄이는 데 더 효과적인가?

입원한 신생아는 많은 통증을 경험하게 된다. 신생아가 통증에 대한 민감도가 증가함을 시사하는 일부 연구를 통해 신생아가 통증을 느낀다는 것은 증명되어 있다. 신생아의 통증은 신생아 행동 및 신경발달에 장단기적인 영향을 미치는 것으로 밝혀졌다. 신생아의 고통을 줄이기 위해 사용되는 두 가지 일반적인 비약물적 관리는 비영양적 빨기와 자당이다.

연구

본 연구는 문헌에 대한 메타분석을 통한 체계적 문헌 고찰이다. 7건의 무작위 대조시험을 검토하여 신생아의 시술 통증을 줄이기 위해 시술 전과 도중에 NNS와 자당을 사용할 때 시너지 효과가 있는지 확인하였다.

연구결과

문헌검토에서는 NNS와 자당을 함께 사용하여 신생아의 시술 통증을 줄이는 효과를 뒷받침하는 충분한 근거를 발견하였다. NNS와 자당의 조합은 고통스러운 절차를 겪고 있는 신생아 및 미숙아의 통증 점수를 현저히 감소시키고 우는 시간을 단축시키는 것으로 밝혀졌다.

간호 적용

NNS와 자당을 함께 사용하는 것은 신생아의 시술 통증을 줄이는 안전하고 효과적인 방법이다. 간호사는 신생아실에서 간호 적용의 표준화로 고려해야 한다. 더 많은 무작위 대조시험이나 잘 설계된 연구가 필요하다. 신생아들에게 자당의 안전하고 효과적인 농도, 투여량 및 투여 간격을 결정하기 위해서는 추가 연구가 필요하다.

【출처】 Liu, Y., Huang, X., Luo, B., & Peng, W. (2017). Effects of combined oral sucrose and nonnutritive sucking (NNS) on procedural pain of NICU newborns, 2001 to 2016: A PRISMA-compliant systematic review and meta-analysis. *Medicine, 96*(6), e6108.

능하거나 이환된 부위의 통증이 너무 심할 때 이용 가능하다.

더 큰 압박을 적용하는 방법은 지압을 하는 것이다. 엄지손가락이나 뭉툭한 도구 끝부분으로 부드럽게 지압을 할 수도 있으며 특정 장소의 통증을 관리하기 위해 정확하게 압력을 제공할 수도 있다. 압박의 적용과 이완은 내인성 엔도르핀과 엔케팔린이 분비되게 한다. 압박과 마사지 기술은 배우기 쉽고 사용하기도 쉬워서 아동이나 부모에게 교육하기 좋다.

간호사의 비약물적 통증 중재 역할

간호사는 아동과 가족에게 비약물적 통증 중재방법을 가르치는 데 중요한 역할을 한다. 아동과 부모가 가장 적절하고 효과적인 선택을 할 수 있도록 돕고, 통증이 유발되거나 증가하기 전에 그 방법을 사용하게 한다. 교육지침 14.1은 부모와 아동을 위한 유용한 비약물적 통증관리법을 설명한다.

교육지침 14.1 약물 없이 통증관리하는 방법 교육하기

- 아동과 자신의 상황에 가장 잘 맞는 사용 가능한 방법과 선택 가능한 방법을 살펴본다.
- 아동이 통증을 표현하는 것을 확인하는 방법을 교육하거나 통증으로 인한 불안감에 대해 설명해 준다. 예를 들어, 아동이 안절부절못하거나 얼굴을 찌푸리거나 붉어지는가?
- 아동에게 통증이 나타나기 전 혹은 아동이 통증에 대한 불안을 느끼거나 통증이 시작될 것 같을 때 선택한 기술을 사용한다.
- 아동과 이러한 기술을 연습하고 아동이 통증에 대해 불안을 느끼거나 고통스러운 치료 절차가 예상될 때 이러한 기술을 사용하도록 격려한다.
- 아동과 함께 기술을 수행한다. 예를 들어, 심호흡을 하고 아동과 풍선 불기를 한다. 아동과 음악을 듣거나 컴퓨터 게임을 한다.
- 아동이 통증을 예측하게 하는 '아픔' 혹은 '통증'과 같은 용어 사용을 피한다.
- '밀기', '당기기', '꼬집기', '따뜻함'과 같은 묘사적인 단어를 사용한다.
- 과도하게 묘사적이거나 "이것은 정말로 많이 아파.", "이것은 끔찍할 거야."와 같은 판단적인 진술은 피한다.
- 가능한 한 많이 아동과 함께 있는다. 부드럽게 이야기하고 쓰다듬어 주거나 아동을 껴안아준다.
- 칭찬과 긍정적인 강화, 포옹을 해주고 그것이 효과적이지 않더라도 지지해준다.

부모는 통증관리 프로그램에서 중요한 요소가 된다. 부모가 아동과 함께 있을 수 있게 해 주거나, 부재 시 아동을 도와줄 수 있는 다른 사람에게 이 방법을 알려준다. 많은 비약물적 기술들은 부모가 할 수 있고, 아동은 부모의 설명에 더 잘 반응하며, 부모는 이러한 기술을 아동이 사용하도록 격려한다. 처치 동안 아동을 지도하고 결정에 참여하도록 부모를 참여시킨다. 부모를 준비시키고 가장 적절한 통증관리 접근법과 전략에 대해 설명한다. 통증의 정도와 종류, 통증관리법과 관련된 잠재된 합병증에 대해서도 논의한다.

또한 이 기술을 사용할 때 아동과 부모가 이 기술을 올바르게 사용하고 있는지 확인하는 것도 중요하다. 필요에 따라 수정 또는 조정에 대한 제안을 제공한다.

부모는 통증관리 프로그램의 중요한 구성요소이다. 아동과 함께 지낼 수 있는 선택권을 주거나 아동이 머물지 않기로 선택하면 다른 사람이 아동을 지지할 것이라고 알려주어야 한다. 아동이 통증을 관리하는 데 도움이 되는 간단하고 구체적인 방법을 제공해 준다. 많은 비약물적인 기술은 부모가 할 수 있으며, 부모가 기술을 보여주고 사용하도록 권장하면 아동이 더 잘 반응할 수 있다. 처치 동안 아동을 지도할 뿐만 아니라 결정에 참여하도록 부모들을 초대한다. 부모를 준비시키고 가장 적절한 통증관리 접근법과 전략을 설명한다. 예상되는 통증의 유형과 양 및 통증관리 접근방식과 관련된 잠재적인 합병증에 대해 논의한다. 부모에게 아이가 고통스러운 상황에 어떻게 반응할 것이라고 예측하는지 물어본다. 마지막으로 이러한 상황에서 부모가 코치 역할을 할 때 기술과 전략을 제공한다.

부모들은 자녀를 돕고 싶어 하고, 어떤 부모들은 통증 발생 시의 행동요령을 지시하기도 하지만, 통증과 스트레스, 부모의 중재에 대한 아동의 반응은 매우 편차가 크다. 어떤 아동은 부모의 관심전환요법으로 통증이 완화되는 것처럼 보이지만, 어떤 아동은 더 고통스러워 하기도 한다. 간호사는 이러한 반응에 주의를 기울이고 통증완화의 효과성을 보장하기 위해 필요한 지원과 교육을 제공해야 한다.

약물적 관리

약물적 중재는 통증 경감을 위해 투약을 하는 것이다. 투약은 다양한 방법으로 할 수 있다. 방법의 선택은 투여되는 약물 또는 아동의 상태, 통증의 위치, 강도, 종류 등 아동의 통증에 영향을 미칠 수 있는 모든 요소들에 의해 결정된다. 연구에 따르면, 아동의 통증 지각을 줄이기 위해서는 적절한 진통제를 사용할 필요가 있는 것으로 나타났다.

통증관리에 사용되는 약물

진통제는 일반적으로 비마약성 진통제와 마약성 진통제로 분류할 수 있으며, 마취제도 사용할 수 있다. 불안을 경감시키거나 국소 마취제가 효과가 없을 때 진정제와 최면제와 같은 약물을 이용할 수도 있다.

비마약성 진통제

비마약성 진통제(nonopioid analgesics)로는 acetaminophen(아세트아미노펜)과 ibuprofen(이부프로펜), ketorolac(케토로락), naproxen(나프록센), indomethacin(인도메타신)과 같은 비스테로이드성 항염제(NSAIDs)가 있다(약물지침 14.1). 이러한 약물들은 경미하거나 중등도의 통증을 치료하기 위해 사용되나, 종종 관절염, 관절·뼈·근육 통증, 두통, 치통, 생리통 같은 경우에도 사용될 수 있다. Acetaminophen은 가장 잘 알려진 비마약성 진통제이고, ibuprofen은 일반적으로 아동의 해열제로 사용된다.

TAKE NOTE!

Aspirin은 레이증후군을 일으킬 위험이 크기 때문에 유아나 아동의 진통제나 해열제로 사용해서는 안 된다.

세계보건기구(WHO)에 따르면, 진통제 사다리에서 acetaminophen과 NSAIDs는 통증치료를 위한 일차 선택약물이다(Hauer & Jones, 2019; WHO, 2012). 비마약성 물질들은 일반적으로 경구나 직장으로 투여되나 수술 후 통증과 같은 급성기 통증에는 정맥 내로 지속적으로 주입하거나 일회 용량으로 주입할 수 있다. 근육주사를 통한 투여는 통증을 유발할 수 있기 때문에 권장되지 않는다.

Acetaminophen은 비교적 안전한 약물이며 NSAID와 동일한 위장관계 또는 항혈소판 효과가 없다. 따라서 암, 출혈 또는 응고장애가 있어 항응고제를 복용 중인 아동에게 유용하다. Acetaminophen의 오용 및 과다복용으로 인해 간독성이 발생할 수 있다. NSAIDs는 항염증효과로 인해 근골격계 손상 및 류마티스질환과 같은 염증성 질환에서 통증을 줄이는 데 더 효과적일 수 있다. NSAID와 관련된 부작용은 드물지만 위장 자극, 혈액응고문제 및 신장기능장애를 포함한다. 비마약성 진통제는 비교적 안전하고 다른 약물과의 비호환성이 거의 없으며 중추신경계를 억제하지 않는다.

마약성 진통제

마약성 진통제(opioid analgesics)는 일반적으로 중

약물지침 14.1 통증관리에 사용되는 일반적인 약물

약물	작용/적응증	간호수행
Acetaminophen(Tylenol)	• 사이클로옥시게나아제의 중추신경 억제 가능성 • 시상하부 열 조절 중추에 직접 작용 • 약한 통증부터 중증 통증, 열, 관절염, 근골격계 통증, 두통	• 경구, 직장 혹은 정맥 투여 • 1일 최대 용량 ≤ 75mg/kg/일, ≤ 5회 분할 용량(4,000mg/일 초과하지 않음) • 24시간 동안 5회 용량 또는 60mg/kg/일 정맥주사를 초과하지 않음 • 부모에게 처방전 없이 살 수 있는 약물(OTC)의 약전을 주의 깊게 살펴보게 함. 어떤 약물은 acetaminophen을 포함하고 있는 경우가 있어서 함께 복용 시 과다복용이 될 수 있음

(계속)

약물지침 14.1 통증관리에 사용되는 일반적인 약물

약물	작용/적응증	간호수행
Ibuprofen(Motrin, Advil)	• 프로스타글란딘 합성 억제 • 약한 통증부터 중증 통증, 열, 염증성 질환의 치료	• 경구 투여 • 위장관장애가 발생하면 음식과 함께 식후에 제공 • 쉽게 멍이 들거나 잇몸에서 피가 나거나 혈뇨나 잠혈이 있는지 관찰 • 오심, 구토, 위장장애, 설사 또는 변비, 현기증 또는 졸음 관찰 • 부모가 OTC의 약전을 자세히 읽도록 권고. 어떤 약물은 ibuprofen이나 다른 NASIDs 약물을 포함할 수 있고, 만약 함께 투여된다면 과용될 수 있음
기타 NSAIDs • Ketorolac(Toradol) • Diclofenac(Voltaren) • Indomethacin(Indocin) • Naproxen(Naprosyn, Aleve)	• 프로스타글란딘 합성 억제 • 중증에서 심한 통증	• 경구용 약물로 위장관계 자극이 있다면 음식과 함께 주거나 식후에 제공 • 두통, 어지러움, 오심, 구토, 변비, 설사 증상 관찰 • 멍, 코피, 잇몸 출혈 혹은 소변이나 대변 잠혈 혹은 현성출혈 같은 출혈의 증상과 징후를 사정 • Naproxen: 혼합 상품으로 사용 가능(부모에게 OCT 약전을 자세하게 읽어볼 것을 권장) • Indomethacin: IV로 투여할 때, 핍뇨나 무뇨가 있는지 보고 • Diclofenac: 직장 투여 가능
아편제 • Morphine, fentanyl (Sublimaze, Duragesic) • Hydromorphone(Dilaudid) • Oxycodone(OxyCotin) • Methadone	• 마약성 효현제는 μ-수용체부위에 주로 작용(morphine, fentanyl, hydromorphone, oxycodone, methadone) • 중증~심한 급성과 만성 통증 • Morphine: 다루기 힘든 통증, 수술 전 안정 • Fentanyl: 골수 흡인, 골절 정복, 봉합 같은 단기치료 절차와 관련된 통증	• 호흡기계 상태를 자주 사정하고, 환기율이 감소하거나 호흡양상이 변화 시 알림. 호흡기계 억제가 있을 때 사용 가능하도록 naloxone을 준비해 둠(특히 morphine, fentanyl, hydromorphone) • 진정, 어지러움, 기면 혹은 혼수가 나타나는지 관찰 • 부모와 아동에게 아동이 잠이 오거나 나른하거나 몽롱함이 있음을 교육함 • 아동이 다치는 것을 예방하기 위해 안전한 방법 도입 • 연동운동의 감소가 있는지 장음 사정. 복부 팽만 여부 관찰 • 변비의 위험을 줄이기 위해 적절한 섬유소섭취와 대변 연화제 섭취 권장 • 소변배출량을 관찰하고 변화가 있을 시 알림 • Morphine: 특히 얼굴에 가려움을 유발할 수 있음 • Fentanyl: 빠른 IV 주입으로 인한 흉벽 강직 관찰 • Oxycodone은 Tylox, Roxiset 및 Percocet과 같은 브랜드 제품의 아편제 성분임
혼합된 마약성 효현제-길항제 • Pentazocine(Talwin) • Butorphanol(Stadol) • Nalbuphine(Nubain)	• Pentazocine: μ-수용체부위에 길항제로 작용, k-수용체부위에 효현제로 작용. Butorphanol: k-수용체부위와 친화성이 높고, σ-수용체 친화성이 적음. Nalbuphine: k-수용체 부분 효현제, μ-수용체의 길항제 • 중증~심한 통증 • 편두통 완화(butorphanol) • 수술 전 진통제(nalbuphine)	• 아동의 진정 관찰. 아동과 부모에게 약물 주입 시 졸리거나 몽롱할 수 있음을 교육 • 아동이 다치는 것을 예방하기 위해 안전한 방법을 도입 • Pentazocine, butorphanol: 발한, 어지러움이 있는지 관찰. 빈맥이나 고혈압을 사정 • Butorphanol은 편두통이 있을 때 비강 내로 투여 가능

【출처】 Wolters Kluwer Clinical Drug Information. (2019). *Lexicomp online*. Retrieved March 13, 2019, from https://online.lexi.com/lco/action/home

증도의 통증이나 심각한 통증이 있을 때 적용된다. 마약성 진통제는 작용제(약물이 수용체부위에서 신경전달물질로 작용할 때)나 길항제(약물이 수용체부위에서 작용을 차단할 때)로 분류된다. 작용제(agonist)로 작용하는 마약성 물질로는 morphine(모르핀), fentanyl(펜타닐), hydromorphone(하이드로모르폰), oxycodone(옥시코돈), hydrocodone(하이드로코돈)이 있다. 효현제와 길항제 작용이 혼합된 아편제에는 pentazocine(펜타조신), butorphanol(부토파놀), nalbuphine(날부핀)(약물지침 14.1)이 있다. 마약성 진통제는 경구, 직장, 근육내, 정맥내로 투여할 수 있다. 그리고 fentanyl 같은 물질은 경피적으로나 경점막으로 투여할 수도 있다. Morphine은 '절대적 기준(gold standard)'으로 간주되며 모든 아편유사제 작용제 중에서 가장 일반적으로 사용된다. 그것은 다른 모든 마약성 진통제와 비교되는 약물이며 심한 통증에 대해 선택되는 약물이다(Hauer & Jones, 2019; WHO, 2012).

> ***TAKE NOTE!***
> 2017년 FDA는 신진대사의 유전적 다양성과 관련된 심각한 안전성 문제로 인해 12세 미만 아동에게 codein 또는 tramadol 사용을 금지하였다(일부 아동은 대사가 불량한 반면 다른 아동은 과도한 신진대사를 나타냄. Fortenberry, Crowder, & So, 2019; Hauer & Jones, 2019).

Morphine 같은 아편제들은 많은 부작용이 있고, 주로 중추신경계 억제 작용을 일으킨다.

> ***TAKE NOTE!***
> 비경구나 경막위로 마약성 진통제를 투여할 때, 아편제의 부작용으로 호흡기계 억제 증상이 나타날 수 있으므로 항상 naloxone (Narcan)을 준비해두어야 한다.

아편제는 화학수용체 유발구역(chemoreceptor trigger zone, CTZ)을 자극하여 오심과 구토를 유발한다. 게다가 아편제를 반복적으로 투여하면 **약물 내성**(drug tolerance, 이전과 같은 통증 경감 작용을 얻기 위해서는 증가된 용량의 약물이 필요함)과 **신체적 의존**(physical dependence, 금단증상을 예방하기 위해서 지속적인 투약이 필요함)을 유발하는 것으로 알려져 있다.

> ***TAKE NOTE!***
> 약물 내성은 통증을 관리하기 위해 증량이 필요할 때 발생한다. 신체적 의존은 약물을 지속적으로 사용한 후 7일 이내에 발생할 수 있다. 금단증상은 약물을 갑자기 중단했을 때 발생한다(Bowden & Greenberg, 2016).

혼합된 작용제-길항제는 효현제에 비해 호흡기계 억제 작용이 덜하다. 하지만 NSAIDs처럼 이 그룹의 약물도 천장효과가 있어서 약물용량을 증가시켜도 통증완화가 제대로 되지 않아 심한 통증치료에 사용이 제한된다(Tobias, 2017).

> ***TAKE NOTE!***
> 아동의 통증 경감을 위해 작용제인 meperidine(Demerol)은 중추신경계에 대한 독성 때문에 아동의 통증완화를 위한 일차 선택 약제로 권장되지 않는다(Tobias, 2017; WHO, 2012).

보조약물

보조약물(adjuvant drugs)은 더욱 효과적인 통증관리를 위해 단독으로 사용하거나 마약성 혹은 비마약성 약물과 병용하여 사용하는 약물이다. 보조약물은 통증이 진단되었을 때 일차적으로 적용된다. 이러한 물질들은 진통제로 분류되지 않고 진통제 효과 보조나 부작용 치료에 쓰인다. Diazepam(디아제팜)과 midazolam(미다졸람) 같은 벤조디아제핀계는 불안완화를 돕는다. Midazolam은 또한 기억상실을 유도한다. Carbamazepine 같은 항경련제와 amitriptyline이나 nortriptyline 같은 삼환우울계 약물이 신경성 통증 치료에 쓰이기도 한다.

국소 마취제

국소 마취제(local anesthetics)는 흔히 치료과정에서의 통각을 줄이기 위해 사용된다. 국소 마취제는 전신 부작용은 최소화하면서 통증을 성공적으로 조절할 수 있다. 그러나 lidocaine(리도카인)과 같은 국소 마취제는 주사를 해야 하기 때문에 전통적으로 아동에게는 사용되지 않는다. 기술의 발전으로 국소 연고와 국소 마취제 투여를 위한 이온 주입법 같은 개선된 방법이 개발되어 비외상성 간호를 향상시켰다.

약물 투여방법

통증관리를 위해 투여되는 어떤 약물은 투약시기가 중요하다. 투약시기의 결정은 통증의 종류에 따라 달라진다. 지속적인 통증조절을 위해서는 규칙적인 간격으로 투약하는 것이 추천된다(Hauer & Jones, 2019; WHO, 2012). PRN 투약은 지속적인 통증이 있는 대상자에게는 권장되지 않는 방법이다. 필요에 따른 투약은 아동의 통증 경험을 지속시켜 결과적으로 경감효과를 얻기 위해 더 많은 용량을 필요로 하게 된다. 이것은 아동에게 독성효과와 과다투약의 위험성을 가져온다.

예측할 수 있는 통증이나 치료과정과 같이 일시적인 통증이 예상될 때에는 통증이 발생할 시간과 진통제의 최고 효과가 나타날 시간을 맞추어 미리 투약을 실시한다.

아동에게 진통제를 투여하는 방법은 다양하다. 추천되는 방법으로는 경구, 직장, 정맥내, 국소 혹은 국소 신경차단방법이 있다. 경막외 투약과 중등도 진정 방법도 사용될 수 있다.

경구를 통한 방법

구강 경로를 통한 방법은 간편하고 쉽고 편리하기 때문에 가장 선호되는 방법이다. 약물은 알약, 캡슐, 정제, 시럽, 혹은 현탁액이 투여될 수 있다. 경구 투약으로 계획대로 투여했을 때 상대적으로 약물의 혈액 농도가 일정하다. 효과는 일반적으로 투약 한두 시간 후에 나타난다.

직장을 통한 방법

직장을 통한 방법은 아동에게 연하곤란이 있거나 오심, 구토와 같은 이유로 아동이 약물을 구강으로 섭취하지 못할 때 이용할 수 있다. 몇 가지 진통제는 좌약 형태로도 이용 가능하다. 직장 투약은 흡수 속도가 일정하지 않고, 아동에게 좌약의 삽입으로 인한 불편감과 당혹감을 유발할 수 있다(Bowden & Greenberg, 2016).

정맥내 방법

정맥내 진통제 투여는 응급상황이거나 통증이 심각해서 빠른 안정이 필요할 때 선택되는 방법이다. 정맥내 투여 시, 약물은 일반적으로 5분 내에 효과가 나타난다. 정맥내 투약은 일회 주사 혹은 지속적인 주입으로 이루어진다. 지속적인 주입은 혈중 농도의 유지가 용이하여 약물의 통증 경감 효과가 강화되기 때문에 일회성 주사보다 선호된다. 일반적으로 morphine, hydromorphone, fentanyl과 같은 아편제는 반감기가 짧고 중독의 위험이 적기 때문에 많이 사용된다.

자가조절진통제

자가조절진통제(patient-controlled analgesia, PCA)는 카테터를 통해 진통제를 일정한 속도로 정맥내, 경막외 혹은 피하를 통해 주입하는 컴퓨터화된 펌프이다. 진통제는 지속적으로 주입할 수도 있고, 지속적인 주입에 환자-조절 용량을 추가하거나 환자-조절 투여방법만 단독으로 사용할 수도 있다. 일반적으로 아동이 버튼을 누르면 정해진 용량이 투여된다. 펌프는 시간 간격과 미리 조절한 투여량에 따라 주입된다. 만약 아동이 설정된 시간이 지나기 전에 버튼을 누른다고 해도 추가 용량의 약물은 주입되지 않는다. 소량의 아편제를 자주 투여함으로써 과도한 진정효과 없이 아동의 통증이 경감될 수 있다. 아동은 또한 통증에 대해 통제감을 가질 수 있게 된다.

안전투약연구소(ISMP)와 합동위원회에서는 영아와 어린 아동은 PCA 사용이 적합하지 않다고 하였다(ISMP, 2016). PCA를 올바르게 사용하도록 하기 위해 아동을 개별적으로 사정하고 아동의 발달수준과 심리적 요소들을 사정할 필요가 있다. 아동은 이 장치를 작동시킬 수 있을 만큼의 힘과 손의 조작능력, 지적능력이 있어야 한다.

PCA는 수술 후 통증과 외상, 암, 겸상적혈구빈혈과 관련된 통증조절에 사용되어 왔다. 또한 급성기 치료 환경이나 가정에서도 사용될 수 있다. 가장 일반적으로 morphine, hydromorphone, fentanyl이 PCA 약물로 이용된다. 용량은 아동의 반응을 토대로 하여 결정된다. 주입 용량은 아동의 연령, 사용된 아편제, 통증의 종류에 따라 결정된다.

과도한 진정, 호흡 억제, 심지어 사망과 같은 심각한 부작용은 권한을 부여 받지 않은 가족, 보호자 또는 임상의가 PCA 투여량을 '대리'로 투여할 때 발생할 수 있다(Cooney et al., 2013; ISMP, 2016). ISMP는 PCA 사용이 가능한 모든 상황에서 사용에 대한 특별한 기준을 세울 것을 권장하고 있다(Cooney et al., 2013; ISMP, 2016). 특히 아동이 PCA를 투여 받을 때에는 적절한 교육과 지시가 필수적이다. 아동의 통증이 무시되거나 과도한 투약이 이루어지고 있지 않는지를 확인하는 철저한 사정이 필요하다. PCA 사용의 안정성을 확인하기 위해, 모든 기관은 적절한 방법으로 의료인을 교육해야 한다.

국소 마취제 사용

국소 마취제는 정맥천사, 주사, 상처 회복, 요추천자, 매립형 중심정맥관의 접근과 관련된 통증을 완화시키기 위해 사용할 수 있다. 국소 마취제는 특정 신경을 차단하거나 무디게 하여 신체의 일부분을 부분적으로 마취한다. 국소 마취제라고 불리는 약물로는 크림, 이온삼투에 의해 전달되는 약제, 냉각스프레이, 피부 냉각제, 주사할 수 있는 국소 제제 등이 있다.

국소 제제(topical forms). 효과적이고 통증을 없애주는 국소 마취제로 흔히 EMILA를 사용한다[국소 마취제 공정 혼합물(lidocaine과 prilocaine)]. 이는 2~4mm 두께로 발랐을 때 마취효과가 나타나고, 정맥설개술, 정맥관 삽입술, 근육주사의 통증을 24시간 동안 경감시켜 준다. 그러나 피부 표면에 치료 절차를 적용할 때에는 60~90분간 폐쇄 드레싱을 적용하여야 하고, 더 깊은 부위까지 더 침습적인 설자가 있을 때는 2~3시간까지 적용해두어야 한다(글상자 14.1). EMLA는 재태기간 37주 이상의 영아부터 사용이 허가되었다(Wolters Kluwer Clinical Drug Information, 2019). 최대 용량과 최대 적용범위는 아동의 체중에 근거하여 결정된다. 부모는 가정에서 치료를 위해 EMLA를 적용하는 방법을 교육받을 수 있다(그림 14.9). EMLA는 비싸고 약물의 효과가 나타나는 데에 시간이 필요하기 때문에 잘 사용하지 않는다. 새로운 EMLA 적용

글상자 14.1 EMLA 적용

아래의 지침을 따라 EMLA를 적용한다.

- 약물사용의 목적을 아동과 부모에게 설명하고, 이것이 통증을 경감시켜줄 것이라고 강조한다.
- 치료 절차가 계획된 시간을 확인한다. 발뒤꿈치 천자나 정맥천자 같은 표피에 처치를 하는 경우에는 60분 전에, 요추천자나 골수흡인 같은 더 깊은 곳에 대한 처치 시에는 2~3시간 전에 크림을 적용하도록 계획한다.
- 처치할 부위 피부 위에 크림을 누껍게 바르고, 크림이 적용될 부위가 손상되지 않게 한다. 피부에 바른 후에는 크림을 문지르지 않는다.
- 처치부위를 테가덤이나 OP-site 같은 투명 드레싱으로 덮어서 폐쇄시킨다. 대안적인 방법으로, 플라스틱 필름 랩이나 테이프로 드레싱 끝부분을 보호한다.
- 아동에게 드레싱을 한 후에 그 부분에 손을 대지 않도록 지시한다. 필요하다면, 보호장치나 느슨하게 적용한 거즈나 탄력 밴드로 폐쇄드레싱을 보호한다.
- 필요한 시간이 지나면, 폐쇄드레싱을 제거하고 피부에서 크림을 닦아낸다. 약물이 조직에 잘 스며들었음을 나타내는 피부 색깔에 변화(발열이나 발적)가 있는지 확인한다.
- 살짝 두드리거나 긁어보아서 그 부위에 감각이 없어졌는지 확인한다. 아동에게 마취효과에 대해서도 설명해준다. 감각이 있다면, 크림을 다시 바른다.
- 아동을 처치에 준비시킨다. 처치 후 아동의 통증을 사정하고 불안과 공포로 인한 통증과 구별하여 평가한다.

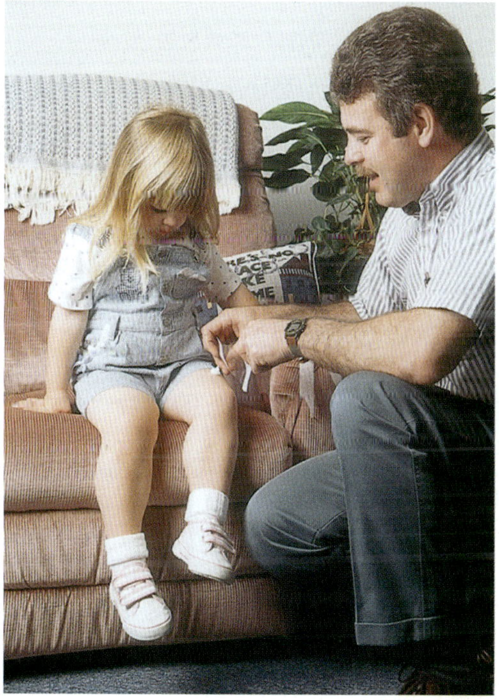

그림 14.9 가정에서 치료 준비를 위해 EMLA 크림을 아동에게 적용하고 있는 부모

법으로 다른 약물 배합과 열-활성 시스템(synera)을 위한 전달 패치를 통해 lidocaine과 prilocaine의 전달을 강화시킬 수 있다. Synera는 3세 이상의 아동에게 이용하고, 치료 20~30분 전에 적용하면 된다(Wolters Kluwer Clinical Drug Information, 2019).

> **TAKE NOTE!**
>
> EMLA는 메트헤모글로빈혈증과 관련이 있기 때문에 3개월 이하의 아동과 예민한 사람에게는 주의해서 사용해야 한다(Wolters Kluwer Clinical Drug Information, 2019). 선천성 혹은 특발성 메트헤모글로빈혈증이 있는 아동에게는 사용해서는 안 된다(Wolters Kluwer Clinical Drug Information, 2019). 또한 sulfonamides, phenytoin, phenobarbital, acetaminophen 같은 메트헤모글로빈 유발물질을 투여받고 있는 12개월 이하의 영아에게도 주의해서 사용해야 한다(Wolters Kluwer Clinical Drug Information, 2019). 이러한 물질을 EMLA와 혼합해서 사용하는 것은 아동에게 청색증과 저산소증을 유발할 수 있는 메트헤모글로빈혈증 위험을 증가시킨다.

TAC(tetracaine, epinephrine, cocaine)와 LET(lidocaine, epinephrine, tetracaine)는 또 다른 종류의 국소 마취제이다. 이러한 국소 마취제는 보통 봉합이 필요한 열상에 사용된다. 약물은 특정 부위에 코튼볼이나 면봉을 이용해 감각이 없어질 때까지 20~30분간 상처부위에 직접 적용한다. 이러한 약물에 민감성이 있다고 알려진 아동에게는 사용해서는 안 된다.

Lidocaine은 경피적 전달을 위해 리포솜에 분산된다(리포솜 lidocaine). ELA-MAX라 불리는 처방전 없이 살 수 있는 LMX4(lidocaine 4%)은 폐쇄드레싱을 하지 않아도 되고 피부에 마사지한다. 국소에 적용된 마취제는 15~30분에 효과가 나타나고 60분간 지속된다. 이러한 약물은 최근의 연구에서 EMLA의 효과와 같으면서 작용시간이 빠른 장점이 있다는 것이 밝혀졌다(Hsu, 2018).

주사바늘이 없는 파우더 lidocaine(Zingo or J-Tip)은 다른 종류의 국소 진통제로, 3~18세 아동에게 사용할 수 있다. 이것은 일회용이며, 1~3분 안에 진통효과를 가져오는 일회용 시스템으로 되어 있다.

국소 마취제의 다른 선택사항으로는 이온도입법이 있다. 이온도입 lidocaine(Numby Stuff)은 짧은 기간(대략 10~25분)에 더 큰 마취효과를 제공하며 손상이 없는 피부 위에 적용한다. 약물 주입 동안 약간 저린 감각이 느껴질 수 있으며 높은 전류로 인해 저린 감각이 증가하면 알리도록 한다. 작은 배터리로부터의 약한 전류가 흐르는 발전기나 두 개의 이온영동 약물 전달 전극이 약물 분자(2% 염산리도카인에피네프린 주사 1 : 100,000)를 피부로 밀어 넣는다. 이런 종류의 국소 마취는 알레르기나 이런 약물에 민감한 과거력이 있는 아동, 인공심박동기 같은 전기에 민감한 장치를 가지고 있는 아동, 혹은 피부가 손상되거나 조직손상이 있는 아동에게는 권장되지 않는다. 시술과 관련된 불편함과 물집 및 화상 유사 반응을 포함한 국소 피부 반응으로 인해 이 마취제의 사용이 제한적이다(Hsu, 2018).

Vapocoolant 스프레이는 피부에 적용할 수 있지만 효과는 스프레이 시간에 크게 의존하며 불편함을 유발할 수 있고(Hsu, 2018), 진통시간은 약 1~2분으로 매우 짧기 때문에 시술이 완료되기까지 시간이 충분하지 않을 수 있다.

> **TAKE NOTE!**
>
> Lidocaine-prilocaine 제품을 다른 국소 마취제(예: 리포솜 lidocaine, 가열된 lidocaine)와 비교한 연구에서는 작용 개시시간이 더 짧으면서도 동등하거나 더 나은 통증완화를 보여 주었다.

주사용 제제(injectable forms). 주사용 lidocaine이나 procaine은 치료할 부위 주변에 치료를 시작하기 대략 5~10분 전에 피하나 피내로 투여될 수 있다. 이런 형태의 진통제의 흔한 문제로는 피하주사와 lidocaine 투여로 인한 화끈한 느낌과 피부가 창백해지는 것이 있다.

> **TAKE NOTE!**
>
> Lidocaine 주사부위에 발생하는 화끈한 느낌은 lidocaine과 중탄산나트륨을 10 : 1로 사용하여 lidocaine을 중탄산나트륨으로 완충시킴으로써 줄일 수 있다(1%나 2% lidocaine 1mL와 8.4%의 중탄산나트륨 0.1mL). 그 후에 0.1mL 이하의 중탄산나트륨을 정맥천자부위에 피내로 주사한다. 마취작용은 거의 즉시 일어난다. 용액은 냉장 보관되지 않았을 때 대략 1주일 정도 사용 가능하다.

경막외 마취

경막외 마취(epidural analgesia)를 위해 카테터를 요추

(L3)와 흉추(T3) 사이의 경막외 공간에 삽입한다. 일반적으로 fentanyl 혹은 morphine을 뇌척수액과 경막을 지나 척수에 주입하면, 척수후각에 위치한 아편제 수용체와 결합하게 된다. 약물은 일시 주입(1회 일시 주입 혹은 간헐적으로 예정된 대로 주입), 지속적 주입 혹은 PCA로 주입될 수 있다. Morphine, fentanyl, hydromorphone 같은 아편제는 bupivacaine(부피바카인) 같은 지속형 국소 마취제와 병용하여 사용된다.

경막외 마취는 일반적으로 수술 후에 사용되며, 하지에 대략 12~14시간의 마취효과를 제공한다. 이런 종류의 마취제를 소량의 약물과 함께 사용하는 것은 진정효과를 덜 일으키고, 결과적으로 아동이 수술 후 간호활동에 더 활발하게 참여할 수 있게 해준다. 이런 종류의 마취제는 국소적인 강렬한 통증, 체성 통증, 내장성 통증을 잘 조절하기 때문에 상복부 혹은 하복부 수술을 한 아동에게 효과적이다.

경막외 마취를 할 때, 호흡기계 억제, 소양증, 오심, 구토, 요로폐쇄 증상을 예방하기 위해 마약성 진통제는 추가적으로 투여하지 않는다.

TAKE NOTE!

호흡기계 억제는 경막외 마취에서는 드물게 나타나지만, 항상 나타날 가능성이 있다. 호흡기계 억제는 투약이 시작된 후 몇 시간의 기간을 거쳐 점진적으로 나타나므로, 조기발견과 신속한 중재를 위한 시간을 제공한다.

경막외 카테터 삽입과 경막외 마취는 삽입부위 감염, 경막외 혈종, 지주막염, 신경염, 뇌척수액 누출로 인한 척추성 두통(드물게), 호흡기계 억제를 유발할 수 있기 때문에 꾸준한 사정이 필요하다. 사정에서 맥박, 호흡수, 진정 깊이는 1~2시간마다, 혈압, 통증수준, 운동기능은 매 2~4시간마다 사정해야 한다. 오심과 구토, 소양증 같은 부작용 사정과 카테터 삽입부위와 연결선, 폐쇄드레싱이 온전한지 확인하는 것은 모두 중요한 간호중재이다. 차가운 물이나 알코올 패드를 이용하여 아동의 양측 신체를 2~3cm 간격으로 접촉하여 아동의 감각수준을 자주 사정하는 것도 중요하다. 아동의 온도 변화 감각수준은 마취수준을 나타낸다(그림 14.10).

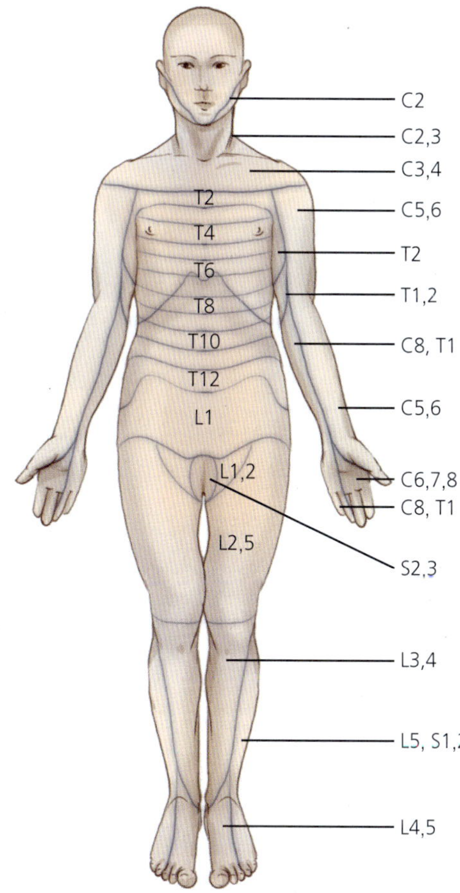

그림 14.10 마취의 수준은 T4, 아동의 유두연결선 이상이 되어서는 안 된다.

중등도(의식이 있는) 진정

중등도 진정(moderate sedation)은 의식이 있는 진정으로 분류되기는 하지만, '의식이 있는'이라는 용어는 오해의 소지가 있기 때문에 대체되었다(Hsu & Cravero, 2018). 중등도 진정은 의학적으로 의식상태를 억제하면서 기도 개방성이나 신체 혹은 음성 자극에 대한 반응과 같은 보호반사는 유지시킨다.

아동의 진정은 종종 절차나 진단 연구를 완료하기 위해 행동을 통제하는 것을 돕기 위해 투여되기 때문에 성인과 다르다[Coté, Wilson, AAP, & American Academy of Pediatric Dentistry(AAPD), 2016]. 적절한 진정제를 투여하려면 특정 프로토콜을 준수해야 하며, AAP, AAPD, 미국 마취과의사협회 및 미국 응급의학과를 포함한 많은 규제기관들은 환자 안전과 결과를 개선하기 위한 표준과 지침을 발표하였다. Morphine, fentanyl, midazolam, ketamine(케타민), chloral hydrate(클로랄 하이드레이트), diazepam, pentobarbital(펜토바르비탈), 아산화질소 또는 propofol(프로포폴)과 같은 다양한 약물들로 인해 진정된 상태가 된다. 사용되는 약물은 예상되는 통증 및 불편함의 정도, 필요한 운동 제한의 정도, 연령, 협력 능력 및 병력과 같은 개별 요인에 따라 다르다.

중등도 진정은 고통스럽거나 스트레스를 유발하는 절차 시에 사용된다. 예를 들어, 중등도 진정은 무섭거나 침습적 절차가 예정되어 있고, 극심한 불안감과 불안 행동을 나타내는 유아와 학령전기 아동에게 억제대의 적용 대신 이용할 수 있다. 아래의 상황은 다른 적응증의 예이다.

- 아동이 높은 스트레스 반응을 경험하고 있다는 근거(예: 도주 시도, 진정하지 못하고 울거나 뒹구는 것)
- 아동이 두렵고 자신에게 접촉하는 것이 싫다고 말하는 것
- 열상 봉합이나 CT처럼 부동자세를 취해야 하는데 할 수 없을 때
- 고통스럽고 공포심을 불러 일으키는 모든 처치 시

진정을 위한 약물 투약 경로는 비외상성 간호지침을 따라야 한다. 구강, 국소 혹은 기존의 정맥내 경로가 이용된다. 연구에 따르면, 소아 환자는 의도된 진정 수준에서 의도하지 않은 더 깊은 진정수준으로 넘어가는 경우가 많다. 따라서 중등도 진정제를 투여하는 직원은 강력한 소생술 및 고급 아동 생명 유지 기술을 갖춘 특수 훈련을 받아야 하며 응급장비 및 약물을 쉽게 사용할 수 있어야 한다(Coté et al., 2016).

약물적 통증관리에서 간호사의 역할

간호사는 통증 경감 약물을 제공하는 데 있어 중요한 역할을 담당한다. 어떤 약물이든지 간에 간호사는 약물 투약의 원칙—정확한 약물, 정확한 용량, 정확한 경로, 정확한 시간, 정확한 환자—을 지킬 책임이 있다. 또한 간호사는 3가지 추가적인 원칙—아동과 부모가 교육받을 권리, 아동이 약물을 거부할 권리, 올바른 기록—도 고려해야 한다. 간호사는 통증 경감을 위해 사용하는 약물에 관한 폭넓은 지식을 가지고 있어야 한다. 이러한 지식에는 약물의 약동학(흡수, 분포, 대사, 배설)과 약력학(부작용을 포함한 작용 메커니즘)에 대한 정보가 포함된다.

약물적 통증중재에서는 사정이 중요하다. 통증의 초기사정은 통증완화법 선택의 기초가 된다. 아동의 연령, 통증 강도, 생리적 상태, 이전의 통증 경험 같은 마취제 선택에 영향을 미치는 요소 또한 고려되어야 한다. 간호사는 아동과 가족에게 옹호자 역할을 해야 하고 상황에 맞는 가장 적합한 약물이 무엇인지 확인해야 한다.

약물이 투여되는 동안에 계속해서 사정이 이루어진다. 의식수준, 활력징후, 산소포화도, 소변배출량 변화와 같은 신체증상을 관찰하면 약물의 부작용을 확인할 수 있다. 약물을 정맥내 혹은 경막외로 주입하거나 중정도의 진정을 할 때에는 더욱 면밀한 관찰이 필요하다. 예를 들어, 만약 아동이 중정도의 진정상태라면 다음의 중재를 고려해야 한다.

- 응급장비들이 이용 가능한지 확인
- 기도 개방성 유지
- 아동의 의식수준과 민감성을 관찰
- 아동의 활력징후 사정(특히 맥박, 혈압, 호흡수)
- 산소포화도 수준 관찰

특별히 훈련받은 의료인은 진정제가 투여되는 동안에 미리 지정된 활동을 수행한다. 이후에도 간호사는 계속해서 아동의 상태를 관찰할 책임이 있다.

부작용이 나타나는지 아동을 면밀히 관찰한다. 표 14.8은 이러한 부작용이 있을 때 이용 가능한 중재법을 나타내고 있다. 아편제 투여로 인한 이차적 반응인 호흡기계 억제 증상이 나타나는지 주의를 기울인다. 아동에게 호흡기계 억제가 나타나면 바로 사용할 수 있도록 naloxone(Narcan) 같은 아편제 길항제와 benzodiazepine 길항제 플루마제닐

표 14.8 일반적인 아편제 부작용에 대한 중재

부작용	간호중재
변비	• 금기가 아니라면 수분섭취를 장려한다. • 가능하면 과일을 포함한 고섬유 음식을 섭취하게 한다. • 가능하면 보행을 포함한 활동을 장려한다. • 배변 연화제 처방을 받는다. • 처방된 완하제를 투여한다.
소양증	• 냉습포나 로션을 적용한다. • 처방된 항히스타민제를 투여한다.
오심과 구토	• 아동과 부모에게 이러한 증상이 1~2일이 지나면 가라 앉는다고 알려준다. • 소량의 식사를 자주 제공한다. • 처방된 진토제를 투여한다. • 진통제 변경 가능성에 대해 의사 또는 간호사에게 보고한다.

[flumazenil(Romazicon)]을 미리 준비해둔다.

신체상태에 대한 사정뿐만 아니라 약물이 투여되기 전과 후의 아동과 부모의 감정상태도 사정한다. 예를 들어, 불안과 공포가 높다면 국소 마취제를 피내로 주사하기보다는 국소 도포와 같은 투여방법으로 바꿀 필요가 있다. 비약물적인 방법을 사용하면 불안을 낮추고 결과적으로 통증 경감 효과를 증진시킬 수 있다.

또한 간호사는 아동과 부모가 적절하게 약물을 사용할 준비가 되어 있는지 확인할 책임이 있다. 아동과 부모에게 약물이 왜 사용되는지, 기대되는 효과는 무엇이고, 어떤 부작용이 생길 수 있는지 등에 대해 아동의 인지수준에 맞추어 교육해야 한다. 아동과 부모에게 질문할 수 있는 기회를 제공하고, 정서적 지지와 사용지침을 제공한다. 설명이나 시각적 보조물을 제공하여 아동과 부모가 정확하게 알아야 할 것을 알 수 있게 한다. 아동이 투약과 관련된 공포와 불안을 표현하도록 놀이의 활용을 권장한다.

치료 절차와 관련된 통증관리

아동에게 가장 흔한 통증의 원인 중 하나는 치료 절차와 관련된 통증이다. 피내 주사, 발뒤꿈치 천자, 정맥천자 혹은 요추천자, 골수흡인 등은 최소화되어야 한다. 아동에게 통증은 실제적인 것이며, 고통스러운 치료 절차로 인해 아동은 극심한 스트레스를 경험한다. 치료 절차의 강도, 기간, 의료인의 치료 수행능력 등은 통증에 영향을 미친다.

치료 절차와 관련된 통증을 관리하는 간호사의 역할

간호사는 행동적, 약물적 접근을 이용하여 치료 절차의 통증과 고통을 상당히 줄일 수 있다. 비외상성 간호의 원칙을 지키고 다음을 따른다.

- 국소 EMLA, 이온삼투 lidocaine, 냉각스프레이, 완충장치가 있는 lidocaine을 피부의 처치부위나 혈관천자부위에 사용한다.
- 약물적인 방법과 병행하여 비약물적인 통증완화전략도 사용한다.
- 아동과 부모가 치료 절차에 대해 미리 알고 준비가 될 때까지 모든 장치는 눈앞에서 치워둔다.
- 아동을 보호하기 위해 치료적 포옹을 적용한다.
- 가능한 한 최대한 작은 게이지의 바늘을 사용하거나 자동 란셋 장치를 사용하여 피부를 천자한다.
- 여러 개 혹은 반복적인 혈액 샘플이 필요하다면 간헐적인 주입장치를 사용하거나 말초삽입 중심카테터(PICC)를 사용한다. 가능하다면 한 번의 샘플로 여러 가지 검사를 할 수 있도록 조정한다.
- 검사에 필요한 혈액의 양이 많아 신생아의 발뒤꿈치 천자 후 많이 짜야 한다면 뒤꿈치 천자 대신에 정맥천자를 선택한다.
- 신생아에게 발뒤꿈치 천자를 하기 전과 후에 캥거루케어(피부와 피부를 접촉)를 한다.
- 자당 용액과 함께 노리개젖꼭지를 제공하고, 가능하다면 치료 절차 전에 모유수유를 몇 분간 제공한다.

TAKE NOTE!

치료 절차의 고통, 아동의 발달연령과 성격을 토대로 개별화된 중재를 개발한다. 행동-인지적 접근과 약물적 중재를 이용한다. 예를 들어, 통증을 유발하는 치료 절차 동안에 학령기 아동의 통증과 관련된 불안을 완화하기 위해 나이에 맞는 방법으로 격려하거나 대처를 돕는다. 아동에게 고통 없는 경험을 제공하기 위해 첫 치료 시에는 특히 적절한 진통제를 제공한다.

치료 절차와 연관된 통증을 겪는 아동간호에는 부모에 대한 간호도 포함된다. 적절한 발달적 접근을 통해 이들이 치료적 절차에 준비할 수 있도록 하고, 환경적으로도 편안함을 제공한다. 아동의 사생활을 보호해야 하고, 불빛은 시술에 적절한 밝기여야 하지만 아동에게 불편감을 유발할 정도로 밝아서는 안 된다.

아동의 방에서 행해지는 고통스러운 절차는 병실이나 침대를 통증 혹은 공포와 연관시키게 할 수 있다. 많은 병원은 치료 절차가 이루어지는 특별한 치료실이 있다. 이러한 치료실은 일반적으로 아동의 신경을 분산시키는 데 도움을 주는 활동, 장난감, 장식물들이 많이 있다. 치료실의 이용이 불가능하거나 상황이나 절차에 부적절한 경우도 있다.

금기가 아니라면, 치료 전·중·후에 아동에게 편안함을 제공하도록 부모가 옆에 있을 것을 장려한다. 또한 통증완화를 최대화하고 불안 감소를 돕기 위해 아동과 부모가 비약물적 방법을 이용하도록 장려한다. 예를 들어, 아동을 무릎에 앉히거나 포옹하고, 장난감이나 상호작용하는 책, 풍선 불기 같이 유아와 학령전기 아동의 주의를 분산시키는 유용한 비약물적 방법을 이용할 수 있다.

놀이치료는 아동이 고통스러운 절차를 준비할 때 유용할 수 있다. 상황이나 절차가 허락된다면 아동이 통증관리와 관련된 간호를 직접 결정하도록 권장한다. 고통스러운 처치과정에 참여하는 것을 돕고, 치료 이전에 편안함을 제공하기 위해 진통제를 제공한다.

형준이가 옷을 갈아입기 전·중·후에 어떤 중재가 도움이 될 것인가?

만성통증관리

일반적으로 아동의 통증은 급성인 경우가 많지만, 만성통증도 아동의 중요한 문제이다.

만성통증은 일반적으로 약 3개월로 정의되는 예상 치유시간을 초과하여 지속되는 반복적인 통증이다 (Liossi & Howard, 2016). 만성통증은 생물학적, 심리적, 사회문화적 요인의 복잡한 상호작용의 결과이다 (Liossi & Howard, 2016). 만성통증이 있는 아동과 그 가족은 통증과 장애로 인한 경제적 부담을 포함하여 상당한 신체적, 정서적, 사회적 결과를 경험한다(Liossi & Howard, 2016). 만성통증이 있는 아동은 우울증, 자살 충동, 학교생활에 문제가 생길 위험이 증가하며 아동기의 만성통증 경험은 성인기의 만성통증에 영향을 줄 수 있다(Liossi & Howard, 2016).

만성통증관리에서 간호사의 역할

아동의 만성통증관리에서 간호사의 역할은 치료 절차와 관련된 통증이나 급성통증을 경험하는 아동을 관리하는 것과 유사하다. 아동의 통증을 사정하는 것이 중요하고 과거력도 사정에 포함시켜야 한다. 질문은 통증의 발생, 강도, 기간, 위치, 완화시키거나 악화시키는 요인에 초점을 맞추어야 한다. 또한 수면, 놀이, 식사, 등교, 또래와 가족들, 친구와의 상호작용과 같은 통증이 아동의 일상생활에 미치는 영향에 대해 확인하는 것도 중요하다.

또한 통증이 아동과 부모의 스트레스에 미치는 영향을 확인할 필요가 있다. 아동과 부모의 절망, 불안, 우울의 감정에 대해서도 다루어야 하며, 무엇이 통증을 유발했는지, 어떻게 통증을 관리했는지에 대해서도 질문한다. 가정에서 사용한 통증 해결방법이나 대안요법에 대해서도 질문한다.

이전의 신체검진 내용을 검토하여 근원적인 문제의 실마리를 찾아본다. 아동의 전반적인 외모, 걸음걸이, 자세를 관찰한다. 특히 통증과 관련하여 아동의 인지수준과 정서적 반응을 사정한다. 신경계 검사를 실시하고 근육경련, 통증 유발점, 가벼운 접촉에 대한 민감성 증가가 있는지 관찰한다. 만성통증으로 인한 비정상적 신체자세는 근육이나 근막에 이차적 통증을 유발할 수 있다. 검사로 인한 불안감 때문에 근육긴장과 통증이 발생할 수 있다.

다양한 비약물적·약물적 전략들이 만성통증을 관리하는 데 이용될 수 있다. 약물을 이용할 때에는 경구용 약물이 선호된다. 통증완화나 수면 혹은 등교와 같이 통증으로 인해 영향을 받는 영역에 대해서는 다양한 전략을 혼합하여 사용할 수 있다. 통증관리전략과 함께 아동과 가족에 대한 교육이 가장 중요하다. 아동의 통증이 효과적으로 조절되지 않는다면 아동을 통증 치료실에 의뢰하는 것이 필요할 수도 있다.

주요 개념

- 통증은 매우 주관적인 경험으로 모든 연령의 사람에게 영향을 미친다. 또한 많은 사람들이 경험하는 보편적인 현상으로 다섯 번째 활력징후로 불리고 있다.
- 아동은 자신의 통증을 말로 설명하는 능력이 부족하기 때문에 통증관리는 아동의 간호계획에서 중요한 요소이다. 돌봄제공자와 의료인은 통증에 대해 오해를 갖고 있는 경우가 많다. 통증을 제대로 관리해주지 않으면 아동에게 심각한 신체적 · 정서적인 문제를 초래할 수 있다.
- 통증은 기간에 따라 급성과 만성으로, 원인에 따라 체성 혹은 신경성으로, 위치에 따라 표재성 혹은 내장성으로 분류된다.
- 아동의 통증 인식에 영향을 미치는 요인으로는 연령, 성별, 인지수준, 기질, 이전의 통증 경험, 가족과 문화적 배경 등이 있다. 상황적 요소로는 행동적, 인지적, 정서적 요인이 있다.
- 미숙아를 포함한 영아도 통증을 느낀다. 행동적 · 신체적 지표를 통증사정에 이용하기도 한다. 유아는 통증에 대해 강한 감정적 흥분과 신체적 저항이나 분노로 반응한다. 학령전기 아동은 통증을 잘못된 행동이나 나쁜 생각에 대한 처벌로 생각할 수 있다. 학령기 아동은 통증의 종류, 위치, 강도에 대해 말할 수 있지만, 용감해 보이려고 하거나 더 큰 고통을 피하기 위해 통증을 부정할 수도 있다. 청소년은 그들의 신체상과 통제감 상실에 대한 두려움을 가지고 있고, 종종 아기처럼 보이기 싫어 의젓한 척 하거나 많은 질문을 할 수 있다.
- 아동의 통증을 사정할 때에는 주관적 정보와 객관적 정보 모두를 수집해야 한다. 간호사는 아동의 발달단계에 맞추어 사정하고 아동의 인지수준에 맞게 적합한 질문을 해야 한다, 부모에게 건강력을 질문하는 것도 중요하다.
- 자가보고식 통증사정척도는 아동의 통증수준을 수량화시켜준다. 예로는 얼굴 통증 평가 척도, Oucher 통증 평가 척도, 포커칩 도구, 시각적 상사 척도와 숫자 척도, 청소년 아동 통증 도구가 있다.
- 다양한 발달단계에 적합한 다양한 통증사정도구가 개발되어 있다. 그러나 아동은 통증이 있을 때 퇴행을 나타낼 수 있기 때문에 단순한 도구가 좋다. 지속적으로 같은 도구를 사용하는 것을 통해 적절한 비교를 가능하게 하고, 효과적인 중재를 계획하고 실행하게 할 수 있다.
- 아동의 통증사정을 위한 신체검진으로는 주로 관찰과 검사를 사용하며 통증의 지표가 되는 신체와 행동의 변화를 확인할 수 있다. 청진은 또한 활력징후의 변화, 특히 심장박동이나 혈압사정에 사용된다. 미숙아 통증 프로파일(PIPP), 신생아 영아 통증 척도, Riley 영아 통증 척도, 어린 아동을 위한 통증 관찰 척도, 수술 후 신생아 통증 사정을 위한 CRIES 척도, 어린 아동의 수술 후 통증을 위한 r-FLACC 행동 척도는 아동이 통증이 있음을 나타내는 특정 매개 변수와 변화를 측정한다.
- 비약물적 통증관리전략을 사용하는 목표는 아동의 통증에 대한 대처를 돕고 상황에 대한 통제감을 주기 위함이다. 이러한 전략은 행동-인지적인 것(예: 휴식, 주의 분산, 상상, 생체회환, 생각 멈추기, 긍정적인 자기 말하기)과 통증자극이 뇌로 전달되는 것을 방해하는 데 초점을 맞춘 생체물리학적인 것(예: 냉온 적용, 마사지나 압박)으로 분류할 수 있다.
- 간호사는 아동과 가족에게 이용 가능한 비약물적 통증중재들을 교육하고, 가장 적절하고 효과적인 방법의 선택을 돕고, 아동과 부모가 통증이 발생하기 전이나 심해지기 전에 통증경감방법을 사용하도록 하는 것이다.
- 약물적 중재는 통증완화를 위한 약물 투여를 말하며, 대부분 마약성 혹은 비마약성 진통제이다. 투여방법의 선택은 투여되는 약물; 아동의 상태; 통증의 종류, 강도, 위치; 아동의 통증에 영향을 미치는 요인들에 의해 결정된다. 선호하는 진통제 투여방법으로는 경구, 식장, 정맥내, 혹은 국소 신경절 차단 경로, 경막외 투여, 중정도의 진정이 있다.
- Acetaminophen과 ibuprofen, ketorolac, naproxen 같은 NSAIDs를 포함한 비마약성 진통제가 약한 통증부터 중증도 통증에까지 사용되고, indomethacin, diclofenac, piroxicam은 잘 사용되지 않는다.
- Morphine은 모든 마약성 효현제의 '절대적 기준'이 되며 일반적으로 심한 통증에서 선택되는 약물이다(Hauer & Jones, 2019; WHO, 2012).
- 국소 마취제는 흔히 치료과정 동안의 통각의 상실을 위해 사용한다. 국소 마취제는 전신적인 부작용의 위험을 최소화하면서 성공적인 통증완화의 효과를 가진다. EMLA[국소 마취제의 혼합물(lidocaine과 prilocaine)]는 효과가 매우 좋고, 국소적인 통각 상실을 위해 일차적으로 선택되는 약물이다. 2~4mm 깊이일 때 마취효과를 가지며, 사혈, 정맥관 삽입술, 근육주사의 통증을 주사 후 24시간 동안 경감시켜 준다.
- 경막외 마취는 경막외 공간으로 카테터를 삽입하여 일시 주입(일시 주입이나 간헐적으로 계획된 대로), 지속적인 주입 혹은 PCA로 약물을 주입할 수 있다. 일반적으로 morphine, fentanyl, hydromorphone 같은 아편제를 bupivacaine같은 장기 작용 국소 마취제와 함께 사용한다.
- 중등도 진정은 의학적으로 의식상태는 억압하고 보호반사는 유지시켜 아동의 기도개방능력과 신체적, 언어적 자극에 대한 반응을 유지하게 한다.
- 통증완화를 위해 약물을 사용할 때, 간호사는 약물 투약의 5가지 원칙을 준수하고 통증 경감에 사용되는 약물에 대한 해박한 지식과 약물의 약동학(흡수, 분포, 대사, 배설), 약력학(부작용을 포함한 작용의 매커니즘)에 대해 알고 있어야 한다.
- 비외상성 간호 지침의 원칙에 따라 특히 치료 절차와 관련된 통증완화를 위한 간호중재를 한다.

참고문헌

American Academy of Pediatrics and the American Pain Society. (2001). Policy statement: The assessment and management of acute pain in infants, children, and adolescents. *Pediatrics, 108*(3), 793–797. Retrieved March 18, 2019, from http://pediatrics.aappublications.org/content/108/3/793.full

American Academy of Pediatrics (AAP), Committee on Fetus and Newborn and Section on Anesthesiology and Pain Medicine. (2016). Policy statement. Prevention and management of procedural pain in the Neonate: An update. *Pediatrics, 137*(2). doi: 10.1542/peds.2015-4271

American Pain Society. (1995). *Pain: The fifth vital sign*. Los Angeles, CA: Author.

Anand, K. J. S. (2018a). Assessment of neonatal pain. In M. S. Kim (Ed.), *UpToDate*. Retrieved March 5, 2019, from https://www.uptodate.com/contents/assessment-of-neonatal-pain?search=pediatric%20pain%20management&topicRef=6254&source=see_link

Anand, K. J. S. (2018b). Prevention and treatment of neonatal pain. In M. S. Kim (Ed.), *UpToDate*. Retrieved March 5, 2019, from https://www.uptodate.com/contents/preventionand-treatment-of-neonatal-pain?search=sucking%20and%20sucrose&source=search_result&selectedTitle=2~150&usage_type=default&display_rank=2#H1056045666

Baker, C. M., & Wong, D. L. (1987). Q.U.E.S.T.: A process of pain assessment in children. *Orthopaedic Nursing, 6*(1), 11–21.

Bautista, C. (2019). Chapter 14: Somatosensory function, pain, headache, and temperature regulation. In T. L. Norris (Ed.), *Porth's pathophysiology: Concepts of altered health states* (10th ed., pp. 387–426). Philadelphia, PA: Wolters Kluwer Health.

Beltramini, A., Milojevic, K., & Pateron, D. (2017). Pain assessment in newborns, infants, and children. *Pediatric Annals, 46*(10), e387–e395. doi: 10.3928/19382359-20170921-03

Beyer, J. E., Denyes, M. J., & Villarruel, A. M. (1992). The creation, validation, and continuing development of the Oucher: A measure of pain intensity in children. *Journal of Pediatric Nursing, 7*(5), 335–346.

Boelen-van der Loo, W. J., Scheffer, E., de Haan, R. J., & de Groot, C. J. (1999). Clinimetric evaluation of the pain observation scale for young children in children aged between 1 and 4 years after ear, nose, and throat surgery. *Journal of Developmental and Behavioral Pediatrics, 20*(4), 222–227.

Boles, J. (2018). The powerful practice of distraction. *Pediatric Nursing, 44*(5), 247–249. Retrieved March 18, 2019, from https://www.medscape.com/viewarticle/905443_4

Bowden, V. R., & Greenberg, C. S. (2016). *Pediatric nursing procedures* (4th ed.). Philadelphia, PA: Wolters Kluwer.

Cooney, M. F., Czarnecki, M., Dunwoody, C., Eksterowicz, N., Merkel, S., Oakes, L., & Wuhrman, E. (2013). American Society for Pain Management Nursing position statement with clinical practice guidelines: Authorized agent controlled analgesia. *Pain Management Nursing, 14*(3), 176–181. doi: 10.1016/j.pmn.2013.07.003

Coté, C. J., Wilson, S., American Academy of Pediatrics (AAP), & American Academy of Pediatric Dentistry (AAPD). (2016). Guidelines for monitoring and management of pediatric patients before, during, and after sedation for diagnostic and therapeutic procedures: Update 2016. *Pediatrics, 138*(1), pii: e20161212. doi: 10.1542/peds.2016-1212

Crandall, M., & Savedra, M. (2005). Multidimensional assessment using the adolescent pediatric pain tool: A case report. *Journal for Specialists in Pediatric Nursing, 10*(3), 115–123.

Finley, G. A., Franck, L. S., Grunau, R. E., & von Baeyer, C. L. (2005). Why children's pain matters. *International Association for the Study of Pain. Pain: Clinical Updates, 13*(4), 1–6. Retrieved March 18, 2019, from https://www.iasp-pain.org/PublicationsNews/NewsletterIssue.aspx?ItemNumber=2122

Fortenberry, M., Crowder, J., & So, T. (2019). The Use of Codeine and Tramadol in the Pediatric Population-What is the verdict now? *Journal of Pediatric Health Care, 33*(1), 117–124.

Hauer, J., & Jones, B. L. (2019). Evaluation and management of pain in children. In C. Armsby (Ed.), *UpToDate*. Retrieved March 5, 2019, from https://www.uptodate.com/contents/evaluationand-management-of-pain-in-children?search=pediatric%20pain%20management&source=search_result&selectedTitle=1~150&usage_type=default&display_rank=1#H5

Herdman, T. H., & Kamitsuru, S. (2018). *NANDA International nursing diagnoses: Definitions & classification 2018–2020* (11th ed.). New York: Thieme Publishers.

Hester, N. K. (1979). The preoperational child's reaction to immunization. *Nursing Research, 28*(4), 250–255.

Hockenberry, M. J., & Wilson, D. (2009). *Wong's essentials of pediatric nursing* (8th ed., p. 162). St. Louis, MO: Elsevier Mosby.

Horton, R. E., Pillai Riddell, R., Flora, D., Moran, G., & Pederson, D. (2015). Distress regulation in infancy: Attachment and temperament in the context of acute pain. *Journal of Developmental and Behavioral Pediatrics, 36*, 35–44. doi: 10.1097/DBP.0000000000000119

Hsu, D. C. (2018). Clinical use of topical anesthetics in children. In J. F. Wiley II (Ed.), *UpToDate*. Retrieved March 14, 2019, from https://www.uptodate.com/contents/clinical-use-of-topicalanesthetics-in-children?search=Topical%20anesthetics%20in%20children.&source=search_result&selectedTitle=1~150&usage_type=default&display_rank=1

Hsu, D. C., & Cravero, J. P. (2018). Procedural sedation in children outside of the operating room. In J. F. Wiley II (Ed.), *UpToDate*. Retrieved March 12, 2019, from https://www.uptodate.com/contents/procedural-sedation-in-children-outside-ofthe-operating-room?sectionName=Nonpharmacologic%20interventions&search=Procedural%20sedation%20in%-20children%20outside%20of%20the%20operating%20room.&topicRef=85542&anchor=H1684879&source=see_link#H1684879

Institute for Safe Medication Practices (ISMP). (2016). *Recent PCA by proxy event suggests reassessment of practices that may have fallen by the wayside. NurseAdviseERR. Educating the Healthcare Community About Safe Medication Practices.* Retrieved March 14, 2019, from https://www.ismp.org/sites/default/files/attachments/2018-03/NurseAdviseERR201610.pdf

International Association for the Study of Pain. (2017). *IASP terminology*. Retrieved March 4, 2019, from https://www.iasppain.org/Education/Content.aspx?ItemNumber=1698#Pain

Krechel, S. W., & Bildner, J. (1995). CRIES: A new neonatal postoperative pain measurement score. Initial testing of validity and reliability. *Paediatric Anaesthesia, 5*, 53–61.

Lawrence, J., Alcock, D., McGrath, P., Kay, J., MacMurray, S. B., & Dulberg, C. (1993). The development of a tool to assess neonatal pain. *Neonatal Network, 12*(6), 59–66. Liossi, C., & Howard, R. F. (2016). Pediatric chronic pain: Biopsychosocial assessment and formulation. *Pediatrics, 138*(5), e20160331. doi: 10.1542/peds.2016-0331

Liu, Y., Huang, X., Luo, B., & Peng, W. (2017). Effects of combined oral sucrose and nonnutritive sucking (NNS) on procedural pain of NICU newborns, 2001 to 2016: A PRISMAcompliant systematic review and meta-analysis. *Medicine, 96*(6), e6108. doi: 10.1097/MD.0000000000006108

Manworren, R. C., & Hynan, L. S. (2003). Clinical validation of FLACC: Preverbal patient pain scale. *Pediatric Nursing, 29*(2), 140–146.

Martin, S., & Cohen, L. L. (2012). Psychological approaches to pediatric pain relief. In A. M. Columbus (Ed.), *Advances in psychology research* (Vol. *89*, pp. 115–130). New York: Nova Science Publishers.

McCaffery, M. (1968). *Nursing practice theories related to cognition, bodily pain and main environment interactions*. Los Angeles, CA:

University of California Los Angeles.

McGrath, P. A. (2005). Children—not simply "little adults." In H. Merskey, J. D. Loeser, & R. Dubner (Eds.), *The paths of pain 1975–2005* (pp. 433–446). Seattle, WA: IASP Press.

Merkel, S. I., Voepel-Lewis, T., Shayevitz, J. R., & Malviya, S. (1997). The FLACC: A behavioral scale for scoring postoperative pain in young children. *Pediatric Nursing, 23*(3), 293–297.

National Database of Nursing Quality Indicators (NDNQI). (n.d.). *NDNQI nursing-sensitive indicators*. Retrieved March 12, 2019, from https://nursingandndnqi.weebly.com/ndnqi-indicators.html

Schade, J. G., Joyce, B. A., Gerkensmeyer, J., & Keck, J. F. (1996). Comparison of three preverbal scales for postoperative pain assessment in a diverse pediatric sample. *Journal of Pain and Symptom Management, 12*(6), 348–359.

Sekulic, S., Gebauer-Bukurov, K., Cvijanovic, M., Kopitovic, A., Ilic, D., Petrovic, D., ... Topalidou, A. (2016). Appearance of fetal pain could be associated with maturation of the mesodiencephalic structures. *Journal of Pain Research, 9*, 1031–1038. doi:10.2147/JPR.S117959

The Hospital for Sick Children. (2005). *Myths vs facts of children's pain*. Retrieved March 6, 2019, from https://s3.amazonaws.com/rdcms-iasp/files/production/public/Content/ContentFolders/GlobalYearAgainstPain2/20052006PaininChildren/pdfist.pdf

Thirion, J., O'Riordan, M. A., & Stormorken, A. (2015). *Commentary revisiting the pieces of hurt pain assessment tool—do the pieces matter? Pediatric Pain Letter, 17*(1), 1–4. Retrieved March 7, 2019, from http://childpain.org/ppl/issues/v17n1_2015/v17n1_thirion.pdf

Tobias, J. D. (2017). Chapter 54: Managing acute pain in children. In T. K. McInerny, H. M. Adam, D. E. Campbell, J. M. Foy, & D. M. Kamat (Eds.), *American Academy of Pediatrics textbook of pediatric care* (2nd ed.). Elk Grove Village, IL: American Academy of Pediatrics.

Twycross, A. (2017). Guidelines, strategies and tools for pain assessment in children. *Nursing Times, 113*(5), 18–21. Retrieved March 7, 2019, from https://www.nursingtimes.net/clinical-archive/pain-management/guidelines-strategiesand-tools-for-pain-assessment-in-children/7017349.article

Witt, N., Coynor, S., Edwards, C., & Bradshaw, H. (2016). A guide to pain assessment and management in the neonate. *Current Emergency and Hospital Medicine Reports, 4*, 1–10. doi: 10.1007/s40138-016-0089-y

Wolters Kluwer Clinical Drug Information. (2019). *Lexicomp online*. Retrieved March 13, 2019, from https://online.lexi.com/lco/action/home

World Health Organization (WHO). (2012). *WHO guidelines on the pharmacological treatment of persisting pain in children with medical illnesses*. Retrieved March 5, 2019, from http://whqlibdoc.who.int/publications/2012/9789241548120_Guidelines.pdf?ua=1

Zagni, E., Simoni, L., & Colombo, D. (2016). Sex and gender differences in central nervous system-related disorders. *Neuroscience Journal*, 2016, 2827090. doi: 10.1155/2016/2827090

임상적 판단능력

객관식 문제

1. 간호사는 수술 전날인 3세 아동의 통증사정을 준비하고 있다. 간호사가 사용할 수 있는 가장 적절한 통증사정방법은 무엇인가?
   a. FACES 통증 평가 척도와 포커칩 도구
   b. FACES 통증 평가 척도, 아동 관찰과 부모의 보고
   c. 단어-그래픽 평가 척도를 사용하여 부모에게 아동의 통증 정도를 물어본다.
   d. 시각적 상사 척도

2. 아동의 적절한 통증경감을 위한 전략을 세울 때 어떠한 요인이 통증에 영향을 미칠 수 있을 것인가?
   a. 성별
   b. 인지수준
   c. 이전의 통증 경험
   d. 예상 가능한 불안

3. 수영 유망주인 한 청소년이 응급실에 와서 국소화된 어깨 통증을 호소하고 있다. 그는 "나는 정말로 열심히 오랫동안 연습해왔고 이번 주말 경기를 준비하고 있어요."라고 말했다. 어깨를 만졌을 때 압통이 있다. 청소년이 겪고 있는 통증의 종류는 무엇인가?
   a. 피부의 통증
   b. 심부 체성 통증
   c. 내장 통증
   d. 신경성 통증

4. 아동의 부모에게 통증관리를 위해 사용할 수 있는 기분전환방법에 대해 교육한 후에 추가 교육이 필요하다는 것을 알 수 있는 진술은 무엇인가?
   a. "우리는 아이가 손에 집중하게 하고 각각의 손가락을 천천히 세게 할 거예요."
   b. "우리는 아이가 좋아하는 이야기책을 읽어줄 거예요."
   c. "우리는 아이에게 이번 여름에 해변에 있는 것을 상상을 하게 할 거예요."
   d. "아이가 비디오 게임을 하는 것을 좋아하니까 집에 가서 게임기를 가져올 거예요."

5. 4p.m.에 골수흡인이 계획되어 있는 아동이 있다. 간호사는 언제 처치부위에 EMLA 크림을 적용해야 할 것인가?
   a. 1:30p.m.
   b. 3:00p.m.
   c. 3:30p.m.
   d. 4:00p.m.

비판적 사고 연습

1. 간호사는 12세 소녀에게 통증이 있는지를 물었다. 그녀는 통증을 부정했지만 왼쪽으로 누워서 배를 잡고 무릎을 구부리고 있었다. 아동이 자신의 통증을 부정하게 한 내재된 요인은 무엇인가? 간호사는 이 아동의 통증사정을 위해 어떻게 해야 할 것인가?
2. 간호사는 자고 있는 6세 아동의 방에 들어갔다. 그의 엄마가 "아이가 자고 있으니 아프지 않을 거예요."라고 말한다면 간호사는 어떻게 반응해야 할 것인가?
3. Ibuprofen을 투여 중인 아동의 통증이 증가되고 있다. Ibuprofen의 용량을 증가시켰지만 적절한 통증완화의 효과가 더 이상 나타나지 않았다. 무엇이 일어나고 있는 것인가? 다음 번에는 어떻게 해야 할 것인가?

학습활동

1. 아동 병동에서 일하고 있는 간호사에게 아동의 통증관리에 대한 그들의 경험에 대해 인터뷰하시오. 그들에게 아동의 통증을 어떻게 사정했는지, 아동의 통증관리를 돕기 위해 그들이 주로 사용하는 방법을 물으시오.

2. 통증이 있는 만성질병을 앓고 있는 아동의 부모를 인터뷰하시오. 부모에게 그들의 아동의 통증수준을 사정하는 방법과 통증관리를 위해 아동을 도울 수 있는 방법이 무엇인지 물으시오.

3. 중등도 진정법을 사용할 때 작용, 기간, 일차효과, 해독제 면에서 fentanyl과 midazolam을 비교하고 대조하시오.

4. Morphine으로 경막외 마취 중인 아동이 있다. 간호사는 발생할 수 있는 부작용으로 어떤 것을 주의해야 하는가? 모두 선택하시오.
 a. 호흡기계 억제
 b. 소양증
 c. 변비
 d. 구토
 e. 기억상실
 f. 혈종

용량 계산 문제

환아는 비약물적 중재를 수행한 후 발로 차고, 장난감을 가지고 놀지 않으며, 때때로 울고 있다. 아동에게 morphine sulfate 1 mg/3~4 hr 처방되었다. Morphine sulfate의 안전한 용량 범위는 0.1~0.2 mg/kg/3~4 hr이다. Morphine sulfate은 1 mg/mL로 공급된다.

1. 이것은 안전한 용량인가?
2. 이 약물을 어떻게 투여할 것이며 투여 후 무엇을 평가할 것인가?

통합: 사례연구

수술 후 7개월 된 영아를 돌보고 있다. 아동의 체중은 8 kg, 키는 67 cm이다. 사정하는 동안 현재 활력징후는 체온 37.1℃, 맥박 150회, 호흡 32회이다. 아동의 행동은 안절부절못함, 침대주위에서 많이 움직임, 엄마가 노래 부를 때 엄마를 바라보는 것 등이 있다.

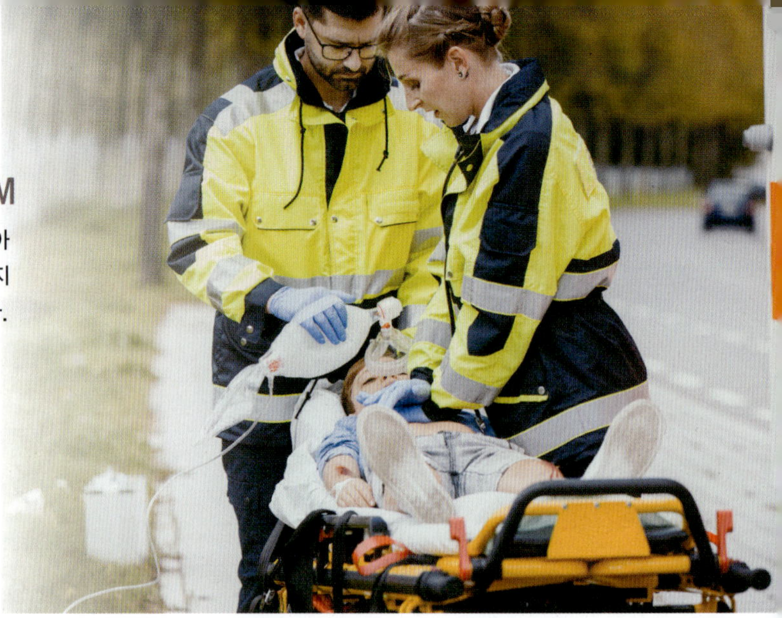

WORDS OF WISDOM

간호사는 응급상황에 놓인 아동을 돕기 위해 반드시 관련 지식과 기술을 갖고 있어야 한다.

15 응급간호

Nursing Care During a Pediatric Emergency

학습목표

이 장을 학습한 후 학생들은 다음을 수행할 수 있다.

1. 영아와 아동에서 발생 가능한 응급상황의 원인이 되는 다양한 요인들을 확인한다.
2. 소아 응급상황에서 흔히 사용되는 치료와 약물들을 논의한다.
3. 응급상황에 있는 아동의 건강력을 상황에 맞는 특수한 방법으로 수집한다.
4. 신속하게 심폐 사정을 수행한다.
5. 소아 응급 시 흔히 사용되는 임상 및 진단검사들에 관해 논의한다.
6. 호흡 정지, 쇼크, 심정지, 익수, 중독, 외상과 같은 소아 응급상황의 종합적인 관리에 미국심장협회(The American Heart Association)와 소아전문소생술(Pediatric Advanced Life Support)의 원칙을 적용한다.
7. 소아 응급상황에서 아동을 위해 개별화된 간호계획을 계획한다.

8세의 예지는 소아병동에 입원하고 있었다. 예지의 어머니가 간호사에게 병실로 콜을 하며 "예지가 숨쉬기 어려워하고 있어요!"라고 말한다.

주요 용어

- 과환기(hyperventilation)
- 기관내 삽관(intubation)
- 무수축(asystole)
- 빈맥(tachycardia)
- 빈호흡(tachypnea)
- 서맥(bradycardia)
- 심장율동전환(cardioversion)
- 압력손상(barotrauma)
- 저탄산혈증(hypocapnia)
- 저환기(hypoventilation)
- 제세동(defibrillation)
- 주기성 호흡(periodic breathing)

아동은 다양한 응급상황에서 특히 취약하다. 이러한 상황은 빠르고 효과적으로 치료하지 않으면 생명을 위협한다. 아동의 발달수준으로 인해 그들은 성인과 비교하여 익수(near drowning), 중독, 외상적 부상의 위험이 훨씬 더 크다. 소아 심폐 정지의 대부분은 호흡부전이나 쇼크가 원인이다. 자료에서는 소생술을 필요로 하는 심폐 정지 아동은 거의 예후가 좋지 않다고 시사한다. 이러한 이유들로 미국심장협회(The American Heart Association, AHA)는 생명을 위협하는 상황에서 나타날 수 있는 두 가지 구별되는—하나는 성인에게 하나는 아동에게 적용되는—생존사슬의 고리(chain of survival)를 기술하였다.

성인의 생존사슬의 고리는 다음과 같다.

- 응급의료체계(emergency medical system, EMS)의 활성화
- 신속한 심폐소생술(cardiopulmonary resuscitation, CPR)
- 신속한 제세동(defibrillation)
- 효과적인 전문소생술
- 심정지 후 통합치료

이와 대조적으로, 소아의 생존의 고리는 다음과 같다.

- 심정지와 손상의 예방
- 신속한 심폐소생술
- 응급의료체계에 대한 접근성
- 효과적인 소아 전문소생술[pediatric advanced life support(PALS)]
- 심정지 후 통합치료(van der Jagt, 2017)

아동을 위협하는 특별한 위험을 고려하여 미국심장협회(AHA)는 소아 전문소생술(pediatric advanced life support, PALS)의 구체적인 가이드라인을 개발하였다. 소아 전문소생술 과정은 아동의 응급상황에서 전문적인 간호를 할 수 있도록 의료전문가들에게 제공된다. 이 장은 소아 응급관리 시 간호사의 역할의 논의에서 소아 전문소생술의 원칙을 강조한다.

TAKE NOTE!
소아 기본소생술 가이드라인에 영아는 0~12개월, 아동은 1세부터 사춘기까지로 정의한다. 이 시기 아동은 소아 전문소생술 가이드라인에 따라 관리되어야 한다(AHA, 2016).

일반적 치료

여러 가지 약물과 그 밖의 의학적 치료가 소아 응급상황에서 사용된다. 비록 몇몇 응급 부서나 소아과 병동은 소아 응급상황에서 정규 처방이 있을 수 있으나, 아동이 병원에 있을 때 이들 치료의 대부분은 의사의 처방을 필요로 할 것이다. 소아 응급상황에서 사용되는 가장 일반적인 의학적 치료와 약물은 일반적 치료 15.1과 약물지침 15.1에 열거되어 있다. 간호사는 이러한 절차와 약물, 작용방법, 간호에서의 적용에 대해 잘 알아야 한다.

TAKE NOTE!
아동의 특정한 응급 약물들은 기관내 튜브(기도를 유지하고 인공적 호흡을 가능하게 하기 위해 기도 안으로 삽입된 튜브)를 통해 투약할 수 있다. 어떤 약물이 기관 경로를 통해 투여될 수 있는지 기억하기 위해 연상 기호 LEAN(lidocaine, epinephrine, atropine, naloxone)을 사용한다. 이 경로로 투여되는 약물은 투여 후 약물이 전달되는 것을 확실히 하기 위해 멸균 생리식염수 투여와 양압환기가 뒤따라야 한다(van der Jagt, 2017).

NP 간호과정 개요

간호사는 다양한 환경에서 소아응급에 시변할 수 있다. 소아 병원의 외상팀의 구성원으로서 간호사는 익수나 외상으로 고통받는 아동의 안정화(stabilization)에 참여할 수 있다. 응급 부서의 간호사는 추락, 사고, 운동 등으로 부상을 입은 아동을 마주할 수 있다. 병원 단위에서 천식 아동은 호흡곤란을 겪거나 호흡을 중지할 수 있다. 환경에 관계없이 또는 어떻게 응급상황이 발생했는지에 관계없이 소아 응급관리의 원칙은 같다.

응급상황에 있는 아동의 간호는 간호과정의 모든 요소를 포함한다: 사정, 간호진단, 계획, 중재, 평가. 응급상황에서 간호사는 신속하게 행동해야 한다. 사

일반적 치료 15.1

치료	설명	적응증	간호수행
흡인(suctioning) (구인두, 비인두, 기관, 기관절개관)	• 망울주입기나 흡인 카테터를 통한 분비물 제거	• 기도 개방에 영향을 미치는 과도한 기도 분비물	• 주의를 기울이며 연령, 기관내 튜브 또는 기관절개관 크기에 권장되는 시간까지만 흡인하며 기침이나 구역질이 발생하면 흡인을 멈춘다.
산소(oxygen)	• 마스크, 비강 캐뉼라, 산소 후드 또는 텐트를 통한, 또는 기관내 튜브/코-기관튜브를 통한 산소의 보충	• 저산소혈증, 호흡곤란, 쇼크, 외상	• 색깔, 호흡을 위한 노력, 호흡수, (맥박산소측정을 통해) 산소포화도, 의식수준을 통하여 반응을 모니터링한다.
백-밸브-마스크 환기(bag-valve-mask ventilation)	• 백-밸브-마스크 환기, 용수 환기(manual ventilation)를 통한 환기 공급	• 무호흡, 자발적 호흡을 동반하는 비효과적 환기와 산소화, 과도하게 느린 호흡수	• 환기와 함께 충분한 흉곽 상승이 이루어지는지 확인한다. • 압력손상(barotrauma)을 방지하기 위해 과환기 또는 지나치게 bagging하지 않도록 한다. • 아동의 얼굴에 적절한 사이즈의 마스크로 밀착을 유지한다. • 산소 공급 배관이 100% 산소에 연결되었는지 확인한다.
기관내 삽관 (intubation)	• 인공적 환기를 제공하기 위해 기관 안으로 관의 삽입	• 무호흡, 기도유지 불능, 장기적인 보조환기가 필요	• 기관내 튜브를 삽입한 즉시 bagging과 함께 호흡음의 적절성을 판단한다. 대칭적인 흉부 상승을 사정한다. • 튜브를 제자리에 단단히 테이핑하고 튜브 위의 숫자 표시를 주의한다. • 사용 가능할 시 인공호흡기에 연결한다.
바늘 흉관삽관술 (needle thoracotomy)	• 공기 제거를 위해 늑골과 흉막강 사이에 바늘 삽입	• 긴장성 기흉	• 바늘이 공기 공간에 도달했을 때 공기가 세차게 빠져나갈 것이다. • 호흡음과 호흡을 위한 노력, 맥박산소측정을 모니터링한다.
정맥수액요법 (IV fluid therapy)	• 수화를 제공 또는 관류를 향상시키기 위해서 결정질용액 또는 콜로이드 용액의 투여	• 호흡곤란, 쇼크, 외상, 심장장애와 같은 관류상태의 변화	• IV 카테터의 개방성을 확인한다. • 만약 쇼크에 빠진 어린 아동에게 말초 IV가 빠르게 이루어질 수 없을 경우 골강내 경로를 사용한다. • 각각의 IV bolus 후, IV수액의 지속적 주입 동안 빈번하게 호흡과 순환상태를 재사정한다.
혈액제제 수혈 (blood product transfusion)	• 전혈, 농축적혈구, 혈소판, 혈장을 정맥내 투여	• 외상, 출혈	• 기관의 수혈 프로토콜을 따른다. • 혈액형과 혈액 라벨을 두 명의 간호사가 더블 체크한다. • 활력징후를 모니터링하고 수혈에 대한 부작용을 확인하기 위해 아동을 자주 사정한다. • 만약 부작용이 의심된다면, 즉시 수혈을 중단하고 생리식염수를 IV로 주입하며, 아동을 재사정하고 의사에게 보고한다.
경추 고정 (cervical stabilization)	• 경추의 부동자세의 유지	• 외상, 익수	• 기도를 개방하기 위해 머리가 기울어지지 않도록 하며 턱 밀어올리기를 한다. • 의사나 방사선 전문의에 의해 경추방사선 사진에 이상이 없다고 진단되기 전까지 경추 안정화를 유지한다.
제세동과 동시성 심장율동전환 (defibrillation and synchronized cardioversion)	• 심장의 전기적 리듬을 바꾸기 위한 전류 공급	• 제세동: 심실세동과 무맥성 심실빈맥 • 동시성 심장율동전환: 심실상빈맥, 맥박이 있는 심실빈맥	• 맥박이 없는 아동에서 제세동기가 준비되는 동안 CPR은 계속 시행한다. • 충분한 산소화를 확인한다. • 필요하다면 제세동 전에 lidocaine이나 epinephrine을 투여한다. • 만약 시간이 허락한다면 아동에게 진정제를 투여한다.

약물지침 15.1 소아 응급상황에 사용되는 일반적인 약물

약물	작용/적응증	간호수행
Adenosin (항부정맥제, antiarrhythmic)	• 방실결절(AV node)을 통한 전도를 느리게 하여 정상 동성 리듬을 되찾게 한다. • 심실상빈맥(supraventricular tachycardia, SVT)	• 신생아의 경우 0.05~0.1mg/kg, 0.1~0.2mg/kg 용량 범위로 IV 투여한다. • 매우 빠르게 투여한 뒤(1~2초), 신속하고 충분하게 생리식염수로 플러싱한다. • 각각의 용량을 0.05~0.1mg/kg씩 증가하여 매 1~2분마다 반복한다(최대 용량 0.3mg/kg). • 숨참, 호흡곤란, 천식의 악화를 모니터링한다.
Amiodarone (항부정맥제, antiarrhythmic)	• 활동 전위의 재분극을 연장시켜 심박수를 느리게 한다. • 심실빈맥, 심실세동	• 5mg/kg의 용량으로 20~60분간 IV 또는 IO로 투여한다. • Procainamide와 함께 사용하는 것을 피한다.
Atropine (항콜린제, anticholinergic)	• 심장 박출량을 증가시키고, 분비물을 감소시키고, 세로토닌과 히스타민을 억제한다. • 동성서맥, 심장무수축, 무맥성 전기활동(PEA)	• 0.02mg/kg 용량으로 IV, IO, ET 경로로 투여한다(최대 용량 아동 0.5mg, 청소년 0.1mg). • 필요시 5분마다 반복한다. • IV나 IO 경로로 30초 이상 희석시키지 않고 준다. • ET 경로로 투여 시 3~5mL 생리식염수에 희석한다. 투여 후 양압 환기를 5회 실시한다. • Sodium bicarbonate와 섞지 않는다(함께 쓸 수 없음).
Dobutamine (합성 카테콜라민, synthetic catecholamine)	• 주로 β-1 수용체에 작용하는 β-아드레날린성 제제; 심근 수축력과 심방동을 증가시킨다. • 쇼크의 지속되는 단기관리(저혈량성, 심인성 쇼크)	• 2~20mcg/kg/분의 용량으로 지속성 주입을 통해 IV나 IO 경로로 투여한다. 심실 부정맥의 발생을 모니터링한다. • 심박출량과 혈압에 기초하여 적정 주입 속도를 예상한다. • 혈관외 유출의 위험 때문에 가능하다면 중심정맥관을 통해 투여한다. • 가급적 ICU 환경에서 아동을 면밀하게 관찰한다.
Dopamine (수축촉진제, inotropic)	• 심장 박출량, BP, 신관류를 증가한다(β-아드레날린 촉진제). • 서맥, 저혈압, 낮은 심박출량	• 2~20mcg/kg/분의 용량으로 지속적 주입을 통해 IV나 IO 경로로 투여한다. • 투약 전에 아동이 충분히 수액소생(fluid resuscitation)을 받았는지를 확인한다. • 혈관외 유출의 위험 때문에, 가능하다면 중심정맥관으로 투여한다. • 가급적 ICU 환경에서 아동을 면밀하게 관찰한다. • 심실 부정맥을 사정한다.
Epinephrine (혈압상승제, inotropic)	• α-와 β-아드레날린 수용체를 자극시켜 심박수와 전신 혈관 저항을 증가시킨다. • 서맥, 아나필락시스	• 0.01mg/kg의 용량(1 : 10000 용액에서 0.1mL/kg)을 IV 또는 IO 경로로 투여하거나 ET 경로로 0.1mg/kg(1 : 1000 용액에서 0.1mL/kg)으로 투여한다. • CPR 중에 3~5분마다 반복 투여한다. • 심실 부정맥을 모니터링한다. • 고용량은 신생아에게서 빈맥을 일으킬 수 있다. • 혈관외 유출과 그 다음의 조직 괴사의 위험 때문에, 가능하다면 중심정맥관을 통해 투여한다 • 또한 IV 또는 흡입을 통해 기관지확장제로서 사용될 수 있다(racemic epinephrine)
Glucose (포도당)	• 혈당 수치를 증가시킨다. • 저혈당	• 1~2mL/kg의 용량으로(D50%) IV 또는 IO 경로로 투여한다. 최대 용량은 2~4mL/kg이다. • 말초 IV라인으로 투여할 때, D25%를 만들기 위해 멸균증류수로 1 : 1로 희석한다. IV 부위의 침윤과 조직으로의 유출을 모니터링한다. • 혈당 수치를 면밀하게 모니터링한다.
Lidocaine (항부정맥제, antidysrhythmic)	• 심장조직의 전도의 자동성을 감소시킨다. • 심실 부정맥	• 1mg/kg 용량으로 IV 또는 IO 경로로 투여한다. IV 용량의 2배 용량을 3~5mL 생리식염수에 희석하여 ET 경로로 투여한 뒤 양압 환기를 한다. 최대 용량은 5mg/kg 또는 100mg/1회이다. • ECG를 지속적으로 모니터링한다.

(계속)

약물지침 15.1 소아 응급상황에 사용되는 일반적인 약물

약물	작용/적응증	간호수행
		• 완전 심장 블록에는 사용을 금한다. • 보통보다 많은 용량일 시, 저혈압이나 발작을 모니터링한다.
Naloxone (마약성 수용체 길항제, opioid receptor antagonist)	• 마약성 제제에 길항작용을 한다. • 마약성 효과와 관계된 호흡억제의 길항	• 5살 미만 또는 <20kg의 아동에게는 0.01~0.1mg/kg의 용량으로, 5살 이상 또는 >20kg의 아동에게는 2mg의 용량으로 IV, IO, SQ, ET 경로로 투여한다. 약물 작용의 발현은 2~5분 내에 시작된다. • 필요하다면 1회 용량을 반복할 수 있다. 마약성 효과는 naloxone의 치료효과보다 오래간다.

AV, atrioventricular; ET, endotracheal; IO, intraosseous; SQ, subcutaneous.

【출처】 American Heart Association. (2016). *Pediatric advanced life support provider manual.* Dallas, TX: Author; de Caen, A. R., Berg, M. D., Chameides, L., Gooden, C. K., Hickey, R. W., Scott, H. F., … Samson, R. A. (2015). Part 12: Pediatric advanced life support—2015 American Heart Association guidelines update for cardiopulmonary resuscitation and emergency cardiovascular care. Circulation, 132(18), S526–S542; and Wolters Kluwer Clinical Drug Information. (2019). *Lexi-comp online.* Retrieved July 26, 2019, from http://online.lexi.com/lco/action/doc/retrieve/docid/pdh_f/129550.

정에서 이상이 밝혀졌을 때 즉시 중재하는 것이 중요하다. 응급을 나타내는 아동을 평가할 때, 항상 AHA의 가이드라인을 기본소생술로 따르도록 한다. 이는 아동의 다음 항목들을 평가하는 것을 포함한다.

- Airway(기도)
- Breathing(호흡)
- Circulation(순환)

아동의 기도, 호흡, 순환을 평가한 후, 필요하다면 구조호흡 또는 심폐소생술을 포함하는 간호를 제공한다. 일단 아동의 심폐상태가 안정화되거나 아동이 소생되었으면, 응급의 원인에 따라 사정과 관리가 달라질 것이다.

A 사정

응급을 나타내는 아동의 사정에는 건강력, 신체검진, 임상 및 진단검사가 포함된다. 하지만 만약 아동이 중증이라면 처음의 병력은 초점이 집중되고 매우 간단해야 한다. 간호사는 즉시 빠르게 심폐사정을 진행할 필요가 있다. 일단 아동이 안정되고 나면 더 포괄적인 병력을 획득한다. 임상검사는 중요하지만, 절대 심폐 안정과 혈류역학적 안정보다 우선해서는 안 된다.

건강력

아동을 평가하고 생명을 구하는 중재를 제공하는 동시에 건강력을 신속하게 얻는다. 처음에는 간단한 병력이 필요하며, 아동이 안정되고 난 후에 더욱 철저한 병력조사가 이어진다. 부모나 양육자는 아동의 주호소에 대해 정보를 제공할 것이다. 양육자가 말한 그대로를 사용하여 정보를 기록한다. 예를 들어, 양육자는 "그녀가 자전거로 언덕을 내려가다가 제어력을 잃었어요."라고 말할 수 있다. 이 간단한 말은 응급상황에 대해 더욱 심층적인 정보를 얻기 위한 지침을 제공한다.

아동의 간호에 영향을 미칠 수 있는 중요한 과거력에 대해 묻는다. 예를 들어, 의학적으로 취약하거나 조산으로 태어난 아동 또는 중요한 유전자 관련 질병(예: 겸상적혈구빈혈)을 가지고 있는 아동은 간호를 계획하고 수행할 때 특별한 고려를 필요로 할 수 있다.

임상적 추론 시 주의점!

사고로 다친 아동을 돌볼 때 간호사는 항상 사정이 간호과정의 첫 번째 단계라는 것을 기억해야 한다. 따라서 초기질문은 사고가 어떻게 발생했는지에 관한 것이다. 그런 다음 간호사는 약물알레르기 및 만성질환과 같은 다른 질문을 계속할 수 있다.

신체검진

응급상황에서 간호사는 반드시 빠르게 심폐사정을 수행하고 변화가 발견되면 즉시 중재해야 한다. 나머지 신체검사는 그 후에 실시한다.

신속한 심폐사정

간단한 병력을 구할 때 신속한 심폐사정을 시작한다. 대부분의 소아 심폐정지는 주로 기도와 호흡과 관련되어 있으며 보통 심장은 이차적이다. 아동이 강하고 충분하게 맥박이 뛴다면 호흡 지지만 필요하다. 항상 사정과 중재를 그 다음에 수행한다. 대부분의 상황에서 아동의 기도가 적절히 유지되고 호흡이 보조된다면 아동은 가슴압박을 필요로 하는 심정지가 나타나지 않을 것이다.

기도 평가와 관리. 첫 번째로 기도를 평가한다. 기도의 개방성을 사정한다. 공기 흐름을 원활하게 증진하는 방법으로 기도의 위치를 조성한다. 만약 분비물이 기도를 막고 있다면 이를 제거하기 위해 기도를 흡인한다. 만약 아동이 의식이 없거나 방금 손상을 입었다면, 머리 젖히기-턱 들어올리기 방법을 사용하여 기도를 개방한다. 아동의 턱의 뼈 융기에 손가락끝을 놓고 기도를 개방하기 위해 턱을 들어올린다. 동시에 한 손을 이마에 놓고 아동의 머리를 뒤로 젖힌다(그림 15.1). 기도가 유지될 수 없다면 적절한 공기 흐름을 위해 기도의 위치를 재조정한다. 아동에게 즉시 산소를 100%로 공급하고 산소포화도 수치를 측정하기 위해 맥박산소측정기를 적용한다.

> **TAKE NOTE!**
> 만약 경추손상의 가능성이 있다면 머리 젖히기-턱 들어올리기(head tilt-chin lift) 방법을 사용하지 않는다. 기도를 열기 위해서 턱 밀어올리기(jaw-thrust) 방법만을 사용한다[외상(trauma) 부분 참조].

호흡 평가와 관리. 기도를 확보한 다음, 호흡의 징후를 찾는다. 자발적인 호흡을 '보고, 듣고, 느끼기' 위해 머리를 돌려서 당신의 귀를 아동의 입술 위에 놓는다. 아동의 가슴이 상승하는지를 보고, 공기가 나가는 소리를 듣고, 아동의 코나 입으로 빠져 나오는 공기를 느낀다면 이에 주목한다. 만약 아동이 호흡하는 중이라면, 호흡의 질을 평가한다: 환기가 효과적인가, 또는 아동이 산소 부족으로 비효과적으로 헐떡거리고 있는가? 호흡수를 측정한다. 아동의 피부색을 관찰한다. 호흡의 깊이, 흉부 상승, 폐 전체 공기 흐름의 적절성, 우발음의 존재를 기록한다. 호흡을 위한 노력의 증가와 보조근의 사용을 평가한다.

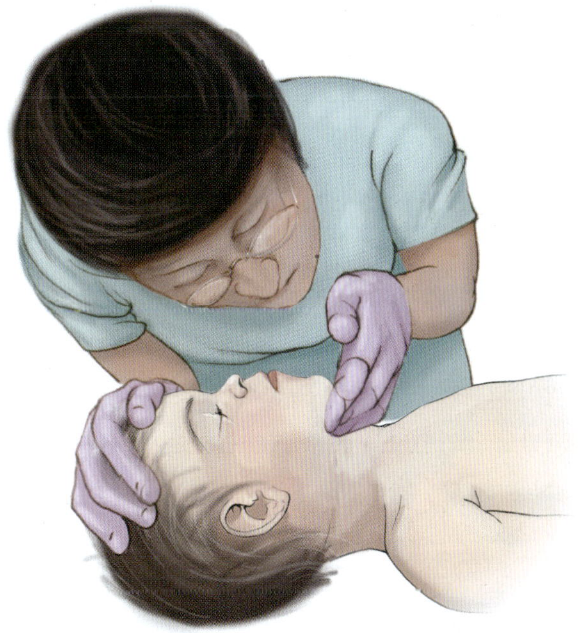

그림 15.1 아동의 머리 젖히기-턱 들어올리기

호흡곤란의 징후가 보이면, 즉시 아동에게 100%의 산소를 공급하고 산소포화도 수치를 측정하기 위해 맥박산소측정기를 적용한다. 만약 아동이 얕게 호흡하고 호흡노력이 적다면, 공기 흐름의 개선을 촉진시키기 위해 기도의 위치를 조정한다.

100% 산소를 투여하고 있는 아동이 위치를 바꾸어도 나아지지 않는다면, 백-밸브-마스크(bag-valve mask, BVM) 장치로 환기 보조를 시작한다. 지속되는 BVM 환기의 요구는 **기관내 삽관**(intubation)을 필요로 할 수 있다[호흡을 보조하기 위해 기관내(ET) 튜브와 같은 호흡 튜브를 아동의 기도 내로 삽입하는 과정]. BVM과 기도 삽관을 사용하여 환기를 보조하는 것에 관한 정보는 호흡 정지에 대한 부분을 참조한다.

순환의 평가와 관리. 다음으로, 순환을 평가한다. 이 단계에서는 심박동수, 맥박, 관류, 피부색과 온도, 혈압, 심장리듬, 의식수준을 평가한다. 직접 청진 또는 중심맥박의 촉진을 통해 심박동수를 알아낸다. 요골맥박과 상완맥박은 특히 영아와 어린 아동에게서 촉진하기가 더 어렵다. 쇼크를 동반 또는 심정지와 같이 관류가 좋지 않다면, 아동은 맥박이 약하거나 맥박이 없을 수 있다. 어린 영아의 경우 상완동맥에 맥박이 있는지 확인한다. 아동과 청소년의 경우 경동맥 맥박을 평가한다.

임상적 추론 시 주의점!

항상 심장의 청진 또는 중심맥박의 촉진을 통해 심박동수의 존재를 평가한다. 아동이 심박동수가 있는지 알아내는 데 심장모니터(cardiac monitor)를 절대 사용하지 않는다. 심장리듬의 존재는 신체 관류능력을 평가하는 신뢰할 수 있는 방법이 아니다. 어떤 상황에서는 리듬은 계속되지만 맥박이 없다(무맥성 전기활동).

만약 아동에게 맥박이 없다면, 가슴압박을 시작한다. 심폐소생술 수행에 관한 정보는 아래를 참조한다. 충분한 압박횟수와 깊이를 포함한 고품질의 가슴압박은 필수적이다(Atkins et al., 2015). 만약 맥박이 있다면 맥박의 질에 주목한다: 거의 촉지되지 않거나 약한가? 강하거나 튀어오르는가? 중심맥박과 말초맥박의 강도와 질을 비교한다. 모세혈관 재충전 시간을 사정한다.

피부의 온도와 색깔에 주목하여 아동의 관류를 평가한다. 색깔이 분홍색인가? 만져봤을 때 따뜻한가? 아동의 피부는 만졌을 때 차가울 수 있다. 그리고 창백하고, 얼룩덜룩하고, 청색증으로 보일 수 있다. 쇼크의 발생이나 심혈관 문제로 아동의 상태가 악화되고 있을 때, 피부 온도의 경계구분선에 주목한다. 이런 상황에서 신체의 말단부분은 근위부보다 더 차가움을 느낄 것이다. 혈압을 측정하고 심장리듬을 평가하기 위해 아동에게 심장모니터를 부착한다. 아동의 의식수준을 기록한다. 만약 순환이 감소했다면, 아동은 뇌혈류가 감소하여 의식수준의 변화가 나타날 것이다.

순환이나 관류에 이상이 있다면 수액요법이 필수적이다. 직경이 큰 정맥라인을 즉시 확보하여 등장성 수액을 빠르게 투여한다. 20 mL/kg의 생리식염수(normal saline, NS) 또는 lactated Ringer's(LR)을 IV bolus로 공급한다(영아가 1개월 미만이라면, 10 mL/kg으로 투여한다). 변화된 관류로 아동의 말초정맥라인이 확보되지 않는다면(3번의 시도 또는 90초 이내에) 수액 투여를 위한 골강내 바늘 삽입을 보조한다. 중심정맥 또는 혈관절개가 사용될 수 있지만, 이러한 방법들은 시간이 너무 많이 걸린다.

호흡문제를 가지고 있던 8세의 예지를 기억하는가? 추가로 필요한 병력 및 신체사정 정보는 무엇인가?

추가적인 신체검사 요소들

아동의 기도, 호흡, 순환을 사정하고 안정화하는 데 더하여 철저한 신체검사와 통증사정을 수행한다.

신경학적 평가. 나이든 아동의 경우 의식수준을 빨리 사정한다. 아동이 자신의 이름을 말할 수 있는지 물어본다. 아동에게 무슨 일이 일어났었는지 물어본다. 오늘이 무슨 요일인지 아동이 아는가? 자신이 어디에 있는지 아동이 알고 있는가?

아동이 영아라면 환경에 대한 아동의 관심과 부모에 대한 반응을 평가한다. 환경에 관심이 없고 자신의 부모를 알아보지 못하는 것처럼 보이는 아동은 근심의 원인이다. 그에 반해서, 손가락을 빠는 것과 사정 동안 간호사와 눈맞춤 하기를 좋아하는 아동은 안심이 된다.

TAKE NOTE!

연상기호 AVPU를 사용하여 의식수준을 빠르게 결정한다.

A: 경고(Alert)
V: 음성에 반응(Responsive to Voice)
P: 통증에 반응(Responds to Pain)
U: 응답하지 않음(Unresponsive)

아동의 머리를 평가한다. 영아나 어린 아동의 머리가 정상인지(부드럽고 평평함), 함몰되었는지, 팽창되어 있는지 알아보기 위해 대천문을 촉진한다. 함몰된 대천문은 탈수나 혈액손실로 인한 체액결핍과 관련이 있다. 대천문이 팽창되어 있다면 이것이 불룩 튀어나와 있거나 긴장되었는지 주의한다. 이는 두개내압의 증가를 나타낼 수 있다. 다음으로 눈을 사정한다. 눈을 뜨고 있는가, 감고 있는가? 만약 감고 있다면 음성이나 통증에 의해 자발적으로 뜰 수 있는가? 아동이 간호사의 움직임에 초점을 맞추고 눈으로 따라가는가? 동공의 대칭성과 반응성을 평가한다. 느릿느릿한 동공반응은 두개내압 상승으로 발생할 수 있다.

아동의 얼굴을 평가한다. 아동이 웃거나 우는가? 아동이 우스꽝스러움에 웃음으로 반응하는가? 어린 영아가 힘차게 우는가? 얼굴 움직임이 대칭적인가? 아동에게서 정상 또는 정상에 가까운 신경학적 검사 결과는 안심이 되는 징후이다. 한편, 환경적인 자극에 둔화된 또는 무언의 반응은 근심의 원인이다.

다음으로 팔다리의 자발적인 움직임을 평가한다. 어린 영아는 걸을 수 없다. 그러므로 그들의 팔이나 다리의 움직일 수 있는 능력을 사정하고 아동의 팔다리의 긴장성을 전반적으로 평가한다. 아동이 힘차게 그리고 동일하게 팔과 다리를 움직이는가? 근긴장도가 정상인가, 그렇지 않으면 영아가 늘어지거나 이완되어 있는가? 그보다 나이 많은 아동을 평가할 때에는 아동이 혼자 보행할 수 있는지, 보조하에 보행할 수 있는지, 또는 걸을 수 없는지 주목한다. 아동이 팔을 사용할 수 있는지 주목한다. 외상의 경우, 아동은 척주교정판에 부동상태로 도착했을 수 있다. 이러한 시나리오에서는 아동이 앙와위로 있는 동안 사정결과를 좌우 양측으로 비교하면서 아동의 운동 반응성과 각각의 팔다리의 감각을 평가한다. 아동에게 당신이 각각의 팔다리를 만지는 것이 느껴지는지 물어본다. 아동에게 당신의 손가락을 세게 잡아보라고 말하고 발가락을 꼼지락거려보라고 한다. 이는 대뇌의 통합성과 관류, 소뇌의 건강, 척수의 통합성에 관한 정보를 제공한다.

The Pediatric Glasgow Coma Scale 또한 아동의 신경학적 상태를 평가하기 위해 사용된다.

TAKE NOTE!

반응이 없는 동공은 두개내압 상승의 즉각적인 감소를 필요로 하는 불길한 징후이다.

피부와 팔다리 평가. 아동의 옷을 벗기고 피부의 멍, 병변, 발진이 있는지 철저하게 검사한다. 아동이 발진이 있다면, 그 크기와 모양, 색깔, 배열과 위치에 주목한다. 발진부위에 손가락으로 압력을 가할 때 창백해지는지 확인한다. 몸통, 복부, 팔다리의 찰과상이나 변화가 있는지 검사한다.

임상적 추론 시 주의점!

창백해지지 않는 발진은 점상출혈이나 자색반으로 분류될 수 있다. 이러한 유형의 발진은 수막알균혈증과 같은 심각한 상태와 관련이 있을 수 있다. 사정결과를 의사나 전문간호사에게 즉시 보고한다.

통증사정. 응급상황에서 아동은 손상이나 질병의 직접적인 결과로 통증이 있을 수 있고, 소생술, 정맥라인, 약물 투여와 같은 생명을 살리는 중재가 추가적인 통증을 야기할 수 있다. 빛, 소음, 환자운반차나 침대의 움직임, 추위와 더위로 인해 심해질 수 있다. 간호사는 아동의 통증을 최소화하는 데 중요한 역할을 하고 있으며, 통증의 최소화는 아동의 향후 고통을 감소시킬 수 있다. 아동이 깨어 있거나 말을 할 수 있다면 아동의 통증수준을 알아보기 위해 연령에 적절한 통증사정도구를 사용한다(Alotaibi, Higgins, Day, & Chan, 2018). 아동이 진정제를 맞았거나 의식이 없다면 행동적인 지표뿐만이 아닌 생리적인 지표를 사용하는 표준화된 척도로 통증을 사정한다.

임상 및 진단검사

소아응급에서 다양한 임상 및 진단검사가 처방될 수 있다. 임상검사는 응급상황의 원인이나 치료할 필요가 있는 추가적인 문제를 구별하는 것을 도울 수 있다. 대부분의 응급 부서에서 얻을 수 있는 표준 임상검사는 다음을 포함한다.

- 동맥혈가스(arterial blood gases, ABGs), 첫 번째

로 검사하고 그 후 변화의 사정을 위해 연속적으로 검사한다.

- 전해질과 혈당 수치
- 전혈구검사(complete blood count, CBC)
- 혈액 배양
- 요분석(urinalysis)

섭취가 의심된다면, 독성학 패널검사를 할 수 있다. 패혈증이 의심된다면, 적혈구 침강속도(erythrocyte sedimentation rate, ESR), C반응단백질(C-reactive protein, CRP), 소변과 척수액 배양검사를 할 수 있다. 소아 외상 환자는 아밀라아제, 간효소, 혈액형과 교차적합검사와 같은 추가적인 임상검사를 수행할 수 있다.

진단검사는 방사선학적 검사, 전산화단층촬영(CT) 스캔, 자기공명영상(MRI)을 포함할 수 있다. 방사선학적 진단검사의 장점 중 하나는 이 검사들이 비침습적이라는 것이다. CT와 MRI의 단점은 검사 전에 아동을 진정시켜야 한다는 점이다. 임상 및 진단검사 15.1은 소아 응급상황에서 가장 일반적으로 사용되는 검사에 대한 설명이다.

ND 간호진단

철저한 사정과 초기의 아동의 안정을 끝낸 후에, 간호사는 다음과 같은 간호진단을 내릴 수 있다.

- 비효과적 기도 청결
- 비효과적 호흡양상
- 가스교환장애
- 체액 부족
- 심박출량 감소
- 비효과적 말초조직 관류
- 두려움
- 가족과정 손상
- 지식 부족

예지의 사정을 끝낸 후에, 간호사는 다음과 같이 기록하였다: 개방된 기도, 불안해하지만 짧은 문장으로 말할 수 있음, 팔다리의 차가운 피부. 이러한 사정결과를 토대로 예지에 대한 간호진단을 우선순위를 고려하여 3가지 기술해 보시오.

I 심폐소생술

맥박을 확인한다. 아동에게서 경동맥이나 대퇴동맥 맥박은 가장 촉지하기 쉽다. 영아의 경우 대퇴부 맥박을 확인한다. 조심스럽게 맥박의 징후를 사정하

임상 및 진단검사 15.1

검사명	설명	적응증	간호수행
흉부 방사선촬영 (chest radiograph)	• 심장과 폐의 구조를 평가하기 위해 사용되는 방사선촬영	• 확인하기 위함 – 감염(예: 폐렴) – 이물질 – 손상 – 기관내 튜브 삽입 – 중심정맥관 삽입 – 기흉 • 흉관 삽입 후 폐의 재평가	• 흉부 방사선촬영은 소생술 동안 빠르게 얻을 수 있다. 보통 응급부서 안에서 사용 가능하다. • 가능하다면 아동이 가만히 누워 있도록 보조한다.
전산화단층촬영 (computed tomography, CT)	• 고방사선(흉부 x-ray의 약 100~150배에 상당하는)과 특정한 신체 영역을 대상으로 하는 컴퓨터 처리의 사용	• 조직과 골격부위의 빠른 평가 • 내부 출혈의 평가에 뛰어난 검사	• 아동이 검사를 위해 바깥으로 이송된다는 것을 예상한다. • 지속적인 관찰과 관리를 제공하기 위해 아동과 동행한다(특히 아동의 상태가 불안정한 경우).

(계속)

임상 및 진단검사 15.1

검사명	설명	적응증	간호수행
자기공명영상 (magnetic resonance imaging, MRI)	• 동적 자기장에 대한 수소 양성자의 반응의 통합	• 척수와 뇌척수액 공간의 평가에 뛰어난 검사. 응급상황에서는 덜 유용함	• 처방된 진정제를 투여한다. • 아동이 가만히 있도록 보조한다. MRI는 CT보다 오랜 기간 동안 아동이 가만히 있는 것을 필요로 한다. • 의식이 있는 아동이 기계의 크게 쾅쾅대는 소음과 관계된 두려움에 대처하도록 도와준다.
동맥혈가스 (arterial blood gases, ABGs)	• 혈액 pH와 동맥혈의 산소와 이산화탄소 수치의 평가	• 호흡의 질의 평가와 산-염기 균형의 평가	• 상태 변화를 사정하기 위한 연속적인 ABGs를 예상한다. • 절대 혈액가스검사를 기다리는 동안 소생 노력을 지체하지 않는다.
혈청 전해질 (serum electrolytes)	• 혈액 속의 나트륨, 칼륨, 염소와 같은 전해질 수치의 평가	• 기준선의 판단과 탈수가 고장성인지 등장성인지 판단하는 데 유용함	• 검체의 용혈은 거짓으로 상승된 칼슘 수치로 이어질 수 있다.
포도당 (glucose)	• 혈액에서 포도당 수치의 평가	• 저혈당증의 경우일 때 보충의 필요성 판단에 유용함	• 침상에서 빠른 혈당검사를 사용하거나 혈청 검체를 얻는다. • 상승된 혈당 수치는 스트레스나 corticosteroids의 사용과 연관되었을 수 있다.
독성학 검사패널 [toxicology panel (혈액 그리고/또는 소변)]	• 흔하게 복용되는 (불법적인) 약물과 가장 흔히 남용되는 기분에 영향을 주는 약물의 확인	• 약물 남용, 과용, 중독	• 기관에 따라 다른 표준 독성학 검사 • 기관의 정책을 따른다. 특별한 취급이나 검체의 라벨링이 필요로 할 수 있다. • 과량투여나 중독을 알아내기 가장 좋은 혈액검체를 사용한다.
전혈구검사 (complete blood count, CBC)	• 헤모글로빈과 헤마토크릿, 백혈구 수, 혈소판 수의 평가	• 빈혈, 감염, 혈소판감소증이 의심되는 모든 상태 • 실혈이 의심되는 외상	• 정상 수치와 그것이 연령과 성별에 따라 어떻게 다른지 알고 있어야 한다. • 헤모글로빈과 헤마토크릿은 저혈량증의 경우 혈액 농축에 따라 이차적으로 상승될 수 있다.
혈액형과 교차적합검사 (blood type and cross-match)	• 항체의 존재와 ABO 혈액형의 확인 • 교차적합검사는 RBC를 함유하는 혈액제제에서 수혈 부작용을 방지하기 위해 수행된다.	• 외상 환자 또는 실혈이 의심되는 사람의 수혈에 대한 준비	• 용혈을 방지하기 위해 검체를 조심스럽게 다룬다. • 검체 유청과 라벨이 알맞게 사인되고 날짜가 기입되어 있는지 확인한다. • 기관에서 필요로 한다면 검체 수집시간에 '혈액형과 Rh(type and cross)' 또는 '혈액 밴드(blood band)'를 아동에게 적용한다. • 대부분의 혈액형과 교차적합검사의 검체는 48~72시간의 기한을 가지고 있다.
요검사 (urinalysis)	• 소변의 색깔, pH, 비중, 냄새의 평가 • 단백질, 포도당, 케톤, 혈액, 백혈구 에스테라제, RBCs, WBCs, 세균, 결정, 요원주(casts)의 사정	• 열, 배뇨곤란, 옆구리 통증, 긴급뇨, 혈뇨 또는 외상을 겪은 아동의 요로에 대한 정보를 제공하기 위함	• 많은 약물들은 소변 색깔에 영향을 줄 수 있다. 아동이 이러한 약물을 복용하고 있다면 검사실에 통지한다. • 아동이나 청소년이 생리 중이라면 검사실에 통지하고 검사실 양식에 기록한다. • 즉각적으로 처리되지 않는 검체는 냉장고에 보관한다. • 검체는 카테터 삽입, 중간뇨 샘플, 소변백으로 얻을 수 있다.

RBCs, red blood cells; WBCs, white blood cells

【출처】 Corbett, J. A., & Banks, A. D. (2019). *Laboratory tests and diagnostic procedures with nursing diagnoses* (9th ed.). Upper Saddle River, NJ: Pearson Education Inc.

되 맥박을 확인하는 데 10초 이상 소요하지 않도록 한다. 맥박이 없거나 심박동수가 분당 60회 이하라면, 가슴압박을 시작한다.

기도를 가장 먼저 평가하고 중재한다. 도움을 요청하고 누군가에게 자동제세동기(automatic external defibrillator, AED)를 가져오도록 요청한다. 기도를 개방하고 호흡을 사정한다. 만약 아동이 호흡하고 있지 않다면 구조호흡을 실시한다.

TAKE NOTE!

병원 밖에서 아동에게 심정지가 발생하고 갑작스럽게 쓰러지는 것을 목격한 경우, 먼저 119나 지역의 응급번호로 도움을 요청한 후 AED를 가져오고, CPR을 준비한다(Atkins et al., 2015).

표 15.1은 미국심장협회의 가장 최근의 호흡과 가슴압박의 비율에 대한 권고를 보여준다. 이들 권고는 적절하게 수행된 가슴압박의 중요성을 강조한다. 가이드라인의 몇 가지 개념은 다음과 같다.

- 구조자는 반드시 충분한 속도와 깊이로 가슴압박을 실시해야 한다.
- 흉부 반동(chest-recoil)이 되도록 한다.
- 흉부 압박의 중단을 최소화한다.
- 영아 심폐소생술에서 2인 CPR은 양손 감싼 두 엄지손가락으로 가슴압박을 실시한다.
- 2인 CPR에서 가슴압박하고 있는 의료인은 계속적으로 압박을 줌으로써 환기의 중지는 발생하지 않아야 한다(Atkins et al., 2015).

제세동 및 동시성 심장율동전환

어떤 사례들에서 아동의 생명을 위협하는 비정상적인 심장리듬 또는 약물치료에 반응하지 않거나 혈역학적 불안정을 초래하는 부정맥이 있다. 이러한 사례들에서는 제세동이나 동시성 심장율동전환(synchronized cardioversion)과 같은 전기적 치료가 필요할 수 있다.

제세동(defibrillation)은 심실세동과 같이 생명을 위협하는 비정상적인 심장리듬을 종료시키기 위해서 심근의 세포를 탈분극시키는 전기 에너지의 사용이다. 제세동은 산소화, 심폐소생술, 약물과 함께 사용된다. 고품질의 심폐소생술과 결합된 산소가 풍부한 상황에서 제세동의 효과는 증가한다.

심장에 전류를 가하는 또 다른 방법인 **심장율동전환**(cardioversion)은 심전도의 R파에 발생하여 전달된다. 심장율동전환은 아동이 심실상 빈맥(supraventricular tachycardia, SVT) 또는 맥박이 있는 심실빈맥일 때 사용된다. 심장율동전환은 또한 약물과 함께 사용할 때 효과가 증가한다.

기본적인 제세동기는 성인과 소아 크기의 패드를 갖추고 있다. 스위치로 기계를 켜고 조절장치는 에너지의 양(J)을 선택하기 위해 사용된다. 일반적으로 처음의 에너지 양은 2J/kg이다. 제세동을 위해 4J/kg까지 증가할 수 있다. 심장율동전환의 에너지는 0.5~1J/kg로 전달된다.

제세동기가 응급치료환경에서 사용될 때 코드 팀의 리더는 제세동기 사용의 책임을 맡을 것이다. 그

표 15.1 가슴압박과 인공호흡의 비율

연령	1인 CPR	2인 CPR
영아	• 30회의 압박 후 2회의 인공호흡 • 손 위치: 유두선에서 한 손가락 넓이 아래에 위치한 두 손가락	• 15회의 압박 후 2회의 인공호흡 • 손 위치: 유두선 위치의 가슴을 둘러싸고 있는 두 개의 엄지손가락
아동	• 30회의 압박 후 2회의 인공호흡 • 손 위치: 유두선의 흉골 위를 누르고 있는 하나 혹은 두 손바닥 끝(heel of hand)(큰 아동에서는 성인 위치)	• 15회의 압박 후 2회의 인공호흡 • 손 위치: 유두선의 흉골 위를 누르고 있는 하나 혹은 두 손바닥 끝(heel of hand)(큰 아동에서는 성인 위치)

【출처】 Atkins, D. L., Berger, S., Duff, J. P., Gonzales, J. C., Hunt, E. A., Joyner, B. L., … Schexnayder, S. M. (2015). Part 11: Pediatric basic life support and cardiopulmonary resuscitation quality. *Circulation, 132*(18), S519–S525.

는 아동만 제세동기로부터 에너지를 전달받는 것을 확실히 할 책임이 있다. 코드 팀 리더는 돌발적인 충격을 방지하기 위해 모든 인원들과 다른 장비가 침대에서 확실히 물러날 수 있도록 아동에게 충격을 전달하기 전에 4까지 숫자를 셀 것이다.

자동 제세동기

갑작스럽게 병원 밖에서 쓰러진 사례에서는 부정맥이 흔한 원인이다. 미국심장협회(AHA)는 아동에게서의 AED 사용에 대한 권고를 개정하였다(Atkins et al., 2015). AED는 수동 제세동의 대안이다. AED 장치는 가슴에 붙이는 전극으로 구성되어 있다. 이들 전극은 심장리듬을 모니터링하고 전류를 전달하는 데 사용된다. AED는 공항, 스포츠 시설, 사업체와 같은 다양한 장소에서 쉽게 사용할 수 있다. 전통적으로 AED는 성인의 사용을 위해 고안되었지만, 더 작은 크기의 패드와 에너지 전달을 바꿀 수 있는 기능을 갖춘 최신의 AED는 이제 훨씬 더 쉽게 사용 가능하다. 미국심장협회는 맥박이 없고 갑작스러운 1세 이상의 심정지 아동에게 AED를 사용해야 한다고 권고하였다(Atkins et al., 2015).

AED는 사람들이 병원에 오기 전 환경에서 사용하도록 고안되었다. AED의 전원이 켜지면 기계는 비전문가와 의료인 모두에게 전극의 정확한 장착과 에너지의 관리를 위해 안내를 제공하는 음성 명령을 사용한다. AED는 주기적으로 환자의 심장리듬을 평가하고 사용자에게 맥박의 확인, 심폐소생술의 지속, 심상충격을 가하는 것에 대하여 지시한다. 아동을 간호하는 간호사는 AED를 작동할 수 있어야 하고 비전형적인 설정하에서 사용하는 것에 준비가 되어 있어야 한다.

TAKE NOTE!

현재 미국소아과학회(AAP)에서는 학교에서 갑자기 심정지가 발생할 경우를 대비해 모든 중등학교에 자동제세동기(AED)를 배치할 것을 권장한다(Fuch, 2018).

약물 용량과 장비 크기 결정

많은 소아 급성 치료기관에서는 아동이 입원했을 때 코드 참조지를 준비한다. 이 참조지는 아동의 약물 용량과 장비 크기를 결정하기 위해 아동의 실제 체중을 사용한다. 참조지는 아동의 침대 옆의 클립보드에 놓아 두거나 침상 머리맡의 벽에 테이프로 붙여 둔다. 아동의 차트에 추가적인 복사본을 둔다.

외래에서는 일반적으로 아동의 키를 기초로 하여 아동의 체중을 예측하기 위해 Broselow 테이프를 사용한다(그림 15.2). 약물 용량과 장비 크기 등이 테이프 위에 위치하고 있다. 투약의 가장 정확한 계산은 아동의 체중을 기초로 하는 것이지만, 체중의 예측을 위한 Broselow 테이프의 사용은 25 kg 미만의 아동에게서 성공적인 것으로 나타났다(Jones, 2019).

통증관리

아동의 상태와 통증 정도에 따라 통증관리 중재를 개별화한다. 의식이 있는 아동에게는 비약리적인 방법들을 약물과 함께 사용할 수 있다. 처치를 위해 비

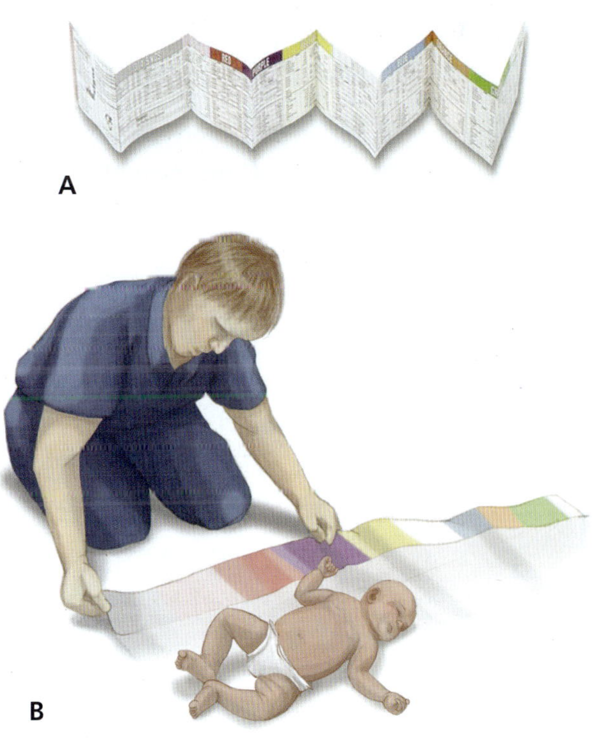

그림 15.2 **A.** Broselow 테이프, **B.** 약물 용량과 기관내 튜브 크기를 알아내기 위해 아동의 키를 Broselow 테이프로 측정한다.

외상적인 간호를 제공하고 아동의 상태가 허락하는 범위에서 통증을 관리하기 위해 적극적으로 약물치료를 사용한다.

안정 확보

아동이 소생된 후, 간호사는 아동의 안정화와 이송에 중요한 역할을 한다. 중재에 대한 아동의 반응을 계속 사정하고 수행된 중재를 철저하게 기록한다. 이송을 기다리는 동안 아동을 지속적으로 관찰한다. 수신기관에 보낼 소생 기록, 간호일지, 임상검사 결과와 같은 관련 서류들을 복사하고 모아둔다. 모든 라인들이 단단히 테이핑되고 혈관 주입부위가 드레싱되어 있고 삽입 날짜와 시간 라벨이 붙여져 있는지 확인한다. 가능한 한 빨리 아동의 가족들을 불러 아동과 시간을 보낼 수 있도록 한다. IV라인, 장비의 모니터링, 그 밖의 의학적 장비와 장치들에 대해 설명하고, 가족들이 아동에게 이야기하고 접촉하는 것을 격려한다.

아동과 가족의 지지 및 교육 제공

호흡곤란, 산소 부족 그리고 응급상황의 경험은 모든 연령의 대상자에게 무서운 것이다. 응급상황 중에 일어나는 생명을 구하는 중재는 특히 아동에게 겁을 주고 혼란을 줄 수 있다. 영아와 어린 아동들은 이들 중재에 관한 설명을 이해하지 못하며 나이든 아동과 청소년들은 통제의 상실에 대해 겁을 먹고 화가 날 수 있다. 아동을 보살핀 사람은 두려움, 분노, 죄책감, 슬픔을 느낄 수 있다. 그들은 아동이 죽을 수도 있다는 가능성에 대해 염려할 수 있다.

아동의 소생술은 가끔 비전문가가 목격하기에는 당혹스럽고 무서운 사건이다. 그러므로 전통적으로 가족 구성원들은 아동의 심폐소생술 중에는 배제되었다. 그러나 최근에는 소아 심폐소생술 중에 가족 구성원들이 있는 것을 허용하는 추세이다. 연구결과에 따르면 소생하는 동안 가족이 함께 하는 것이 가족의 대처에 도움이 될 수 있다(O'Connell & Fritzeen, 2017).

소생술의 매우 기술적인 중재가 이루어질 때의 신속함, 생명을 위협하는 사건과 관련된 공포를 고려하면, 간호사는 가족에게 공감적인 지지와 함께 이해하기 쉽게 설명을 제공하는 중요한 역할을 한다. 간호사는 생명을 구하는 중재들이 제공되고 있는 급성기 동안 간단한 설명을 해 주어야 한다. 이러한 유형의 설명의 예는 다음을 포함한다.

- 맥박산소측정기 센서를 적용할 때: "아동의 산소 수치를 확인하기 위해 이 빛을 비출 것입니다. 이것은 아프지 않습니다."
- 아동에게 심장모니터를 연결할 때: "끈적거리는 패치를 아동에게 붙여서 연결하여 아동의 심박동수를 화면에서 모니터링할 수 있도록 할 것입니다."
- 삽관이나 환기를 준비할 때: "아동이 지금 당장은 스스로 호흡할 수 없기 때문에 이 튜브로 아동에게 몇몇 추가적인 도움을 제공할 것입니다. 이 튜브는 아동의 호흡 통로를 통과할 것이며 이 기계는 아동이 호흡할 수 있도록 보조할 것입니다."(근거기반 실무 15.1)

간호사는 공감과 지지를 제공하는 데 중요한 역할을 한다. 예를 들어, "그는 괜찮을 거예요."와 같이 거짓으로 안심시키지 않는다. 결과는 절대 확실하지 않다. 그 대신, 공감하여 의사소통한다. 예를 들어, "이건 당신에게 매우 힘들 거예요. 우리는 당신의 아이를 돕기 위해 우리가 할 수 있는 모든 것을 하고 있는 중이에요."라고 말한다. 불안감을 없애 주는 태도로 정직하게 대답한다. 가족의 다양성을 존중하고 그들의 강점과 약점을 관찰한다. 가족과의 모든 상호작용에서 아동의 응급상황이 부모의 방치로 인한 것이더라도 비심판적이어야 한다.

부모는 아동이 첨단기술 환경에 있을 때 흔히 무력감을 느낀다. 갑자기 장비와 모니터링 장치에 압도되어 더 이상 자신이 그들의 아동을 돌보는 데 가장 능숙한 사람이 아니게 된다. 아동의 부모를 의료팀에 통합시킨다. 부모는 아동에게 병원 경험을 훨씬 평범한 것으로 만들 수 있는 방법들을 제안한다. 예를

근거기반실무 15.1 소아 응급진료의 질

아동과 청소년은 특히 부상 및 감염으로 인한 응급치료를 요하는 주요 집단이다. 긴급상황에서는 신속한 중재가 필요하지만 아동과 부모를 존중하고 지원하는 것도 중요하다.

연구

Janhunen, Kankkunen 및 Kvist(2019)는 4개 응급실에서 아동(7~15세)과 부모 98명을 대상으로 조사 연구를 수행하였다. 연구자들은 응급실에서의 진료의 질에 대한 아동과 보호자의 인식을 비교하기 위해 설문조사를 활용하였다.

연구결과

전반적으로 아동과 보호자는 응급실에서 받은 치료에 만족하였다. 흥미롭게도, 보호자와 비교 시 아동은 간호사의 전문성, 간호사와 개인적으로 대화할 수 있는 능력, 자신의 간호계획에 참여할 수 있는 능력에 대한 만족도가 가장 낮았다. 중요한 것은 아동과 보호자 모두 통증과 두려움 완화 항목을 가장 낮게 평가하였다.

간호 적용

이것은 소규모 연구였지만, 간호의 두 가지 중요한 구성요소인 존중과 통증/두려움 완화를 강조한다. 가능하면 간호사는 상황이 허용하는 한 아동과 개인적으로 대화하고 간호계획에 아동을 참여시키는 것을 고려해야 한다. 어떤 경우에도 간호사는 응급상황에 처한 아동의 두려움을 완화하고 아동의 통증을 사전에 평가하고 관리하는 데 주의를 기울여야 한다.

【출처】 Janhunen, K., Kankkunen, P., & Kvist, T. (2019). Quality of pediatric emergency are as assessed by children and their parents. *Journal of Nursing Care Quality, 34*(2), 180–184.

들어, 아버지가 딸에게 이야기를 읽어 주도록 하거나 어머니가 아이의 손을 잡고 있도록 권장하는 것이 아이와 부모 둘 다에게 치료적이다. 이 극적인 변화와 이것이 어떻게 부모에게 영향을 미치는지에 대해 알고 있도록 한다. 아동의 치료에 있어서 부모가 환영받는 일원이라고 느끼도록 한다.

스트레스를 감소시키기 위하여 아동에게 친숙한 안락한 대상(comfort object)을 제공한다. 삽관을 한 아동이 깨어 있고 안정되었다면 아동이 의사소통하는 것을 도와준다. 어떤 아동들은 "네"에는 한 손가락을 들고 "아니오"에는 두 손가락을 들 수 있다. 아동이 글을 쓸 수 있는 나이라면 연필과 종이를 제공한다. 놀이는 아동에게 필수적이다. 아동이 움직일 수 없을지라도 놀이는 여전히 가능하다. 침대 옆에 인형이나 책을 두는 것은 전혀 일반적인 것이 아닌 무서운 상황에서 좀더 평범한 경험을 제공하는 것이다. 10대 아동은 헤드폰을 통해 음악을 듣는 것을 좋아할 수 있다. 혼수상태의 아동조차도 이야기를 듣고 익숙한 음악을 들을 수 있도록 해야 한다.

비록 결과가 심각할지라도 간호사는 중요한 지지를 아동과 가족에게 할 수 있다. 울고 있는 어머니를 끌어안아주든 삽관을 한 아동에게 까꿍놀이를 하든 간호사는 두려운 경험 동안 차이를 만들어낼 수 있는 사람이다.

비외상성 간호

의식이 있는 아동의 경우 소생 후 단계에서 보호자의 근접성을 확보하여 안전을 제공하고 아동을 안정시키는 데 도움을 준다.

응급 시 아동의 간호관리

간호사는 응급상황의 시작단계를 확인하여 심정지로의 악화를 예방하기 위해 빠르고 적절하게 중재하는 데 능숙해야 한다. 아동의 가장 흔한 응급상황의 사정과 관리는 아래에서 논의된다. 다루고 있는 주제들은 호흡 정지, 쇼크, 부정맥과 심정지, 익수, 중독, 외상적 손상을 포함한다.

호흡 정지

호흡 응급은 아동에게 호흡부전과 최종적인 심정지로 이어질 수 있다. 영아와 어린 아동은 청소년이나 성인보다 호흡 응급의 위험이 더 크다. 왜냐하면 그들은 기도가 작고 충분히 발달하지 않은 면역체계를 가지고 있으며, 이는 심각한 호흡기질환의 악화를 방지할 능력을 감소시키기 때문이다. 어린 아동들은 보통 신체의 조정이 부족하여 음식이나 작은 물체에 기도가 폐색되기 쉬우며, 이 또한 심정지를 초래할 수 있다. 영아돌연사증후군(sudden infant death syndrome, SIDS)은 어린 아동에게서 심정지의 주된 요인이다. 따라서 이는 신생아기 이후 사망률의 주된 원인 중 하나이다(Graham & Peoples, 2019). 그러므로 간호사는 소아 호흡부전의 징후를 파악하는 데 숙련되어야 하고 심정지로의 진행을 예방할 수 있어야 한다. 표 15.2는 소아 호흡 정지

표 15.2 아동의 호흡 정지의 원인

문제	원인
상기도 (upper airway)	• 화상 • 크루프 • 후두개염 • 이물질 흡인 • 역류 • 교살(strangulation) 또는 유사 교살(near strangulation) • 기관연화증 • 혈관륜
하기도 (lower airway)	• 천식 • 세기관지염 • 화상 • 이물질 흡인 • 백일해 감염 • 폐렴 • 기흉 • 역류
비호흡성 기원 (nonrespiratory origins)	• 패혈성 쇼크 • HIV
신경학적 (neurologic)	• CNS 감염 • 기앵-바레 증후군(Guillain-Barré syndrome) • 회색질척수염(poliomyelitis) • 발작 • 수면 무호흡 • 척수 외상 • 영아돌연사
만성질환 (chronic illness)	• 중증 미숙의 합병증 • 낭성섬유증 • 골수이식 • 호중구감소증
대사성/내분비 장애 (metabolic/endocrinedisorders)	• 당뇨병 케톤산증 • 미토콘드리아질환
심장질환 (cardiac conditions)	• 부정맥 • 선천심장병 • 후천심장병
외상적/의도적/비의도적 손상 (traumatic/unintentional/intentional injury)	• 질식 • 아동학대/흔들린 아이 증후군(shaken baby syndrome) • 익사 • 감전사 • 독성섭취 • 차량 관련 외상

【출처】 Bachur, R. G., & Shaw, K. N. (Eds.). (2016). *Fleisher and Ludwig's textbook of pediatric emergency medicine* (7th ed.). Philadelphia, PA: Wolters Kluwer.

의 보편적인 원인들 중 몇몇을 나열하고 있다.

A 간호사정

아동에게 심각한 호흡문제가 있다면, 호흡중재를 제공하는 동시에 짧은 병력을 얻는다. 병력을 얻기 위하여 다음의 질문들을 참고로 이용한다.

- 언제 증상이 시작되었고 언제 증상이 발생합니까?
- 증상이 갑작스럽게 시작되었습니까(이물질 흡인에서처럼)?
- 어떻게 증상이 진행되었습니까?
- 기침이 끊임없습니까, 간헐적입니까, 아니면 야간이나 운동 시 악화됩니까?
- 협착음이 있었습니까? [협착음은 흡기 시 들리고 기관의 부종(크루프에서처럼) 또는 기도의 이물질과 관련이 있을 수 있다]
- 천명음이 있습니까? 그렇다면, 천명음이 흡기 시 있습니까, 호기 시 있습니까, 아니면 둘 다입니까?
- 무엇이 증상을 완화시키고 무엇이 증상을 악화시킵니까?
- 우유병으로 마시는 것이 증상을 유발합니까? (위식도 역류-유도성 흡인에서처럼)
- 아동이 증상 때문에 복용하고 있는 약이 있습니까? 아동이나 직계가족 중 누군가가 천식과 같은 만성 호흡기 질환의 병력이 있습니까?
- 아동이 최근까지 필요한 예방접종을 완료했습니까?
- 아동이 미숙아로 태어났습니까? 만약 그렇다면, 아동이 기계적 환기를 필요로 했었습니까? 얼마나 오래 적용했습니까?
- 아동이 태어나서 첫 며칠 동안 호흡기문제가 있었습니까?
- 아동이 언제 마지막으로 식사했습니까? (이 질문은 중요하다. 왜냐하면 최근의 식사는 호흡 정지가 발생하면 아동의 흡인 위험을 증가시키기 때문이다. 입안에 음식이 남아 있으면 기관 삽관 중 흡인 위험을 증가시킬 수 있다)

아동이 의사소통할 수 있다면 아동이 어떻게 느끼는지 물어본다. 아동이 숨이 가쁜가? 아동의 가슴에 통증을 느끼는가? 아동이 말하는 동안 관찰한다. 호흡곤란이 있는 아동은 짧은 문장으로 말하며 단어 사이에 헐떡임이 있을 것이다.

신체검진

응급상황에서 신체검진은 시진, 관찰, 청진으로 제한된다. 먼저 신속하게 호흡상태를 살핀다. 아동이 호흡하고 있는지 알아본다.

시진과 관찰

기도가 개방되어 있고 유지할 수 있는지 혹은 유지할 수 없는지 확인한다. 개방된 기도를 가진 아동은 폐쇄의 징후 없이 호흡하고 있다. 유지 가능한 기도는 아동에 의해 독립적으로, 또는 영아의 목 아래에 수건을 말아 놓거나 비강관(nasal trumpet)의 삽입과 같은 중재로 기도개방을 유지한다. 기도개방을 유지할 수 없다면 기관내 삽관과 같은 더욱 적극적인 중재가 수행되지 않는다면 계속 개방되어 있지 않는다.

아동의 자세를 관찰한다. 아동이 후두개염처럼 앉아서 앞으로 몸을 구부려서 침을 흘리고 있는가? 아동의 얼굴을 관찰한다. 아동이 불안해 보이는가, 편안해 보이는가? 호흡곤란이 있는 아동은 보통 불안해 보인다. 코와 입을 살핀다. 콧구멍이 개방되어 있는가? 눈에 띄는 코막힘이나 코에서 나오는 점액이 있는가? 코벌렁임이나 입으로 숨쉬는 것을 주목한다. 머리 까딱거림을 관찰한다. 호기성 후두음(grunting)이나 흡기성 협착음(stridor)에 귀를 기울인다. 아동의 피부색을 주목한다. 아동이 창백, 얼룩덜룩, 거무스름, 청색증인 것처럼 보이는가? 아동은 좋지 않은 산소 공급, 저체온, 스트레스에 반응하여 얼룩덜룩해 보일 수 있다. 심각한 호흡문제가 있는 아동은 거무스름해 보일 수 있다. 입 주변과 몸통 위의 청색증을 찾는다. 청색증은 말기의 흔한 징조로 심각한 호흡곤란의 징후이다. 중심청색증은 호흡이나 심장문제와 보다 더 관련이 있을 것이다. 반면에 말초청색증은 순환 변화와 더욱 관련이 있을 것이다.

TAKE NOTE!
면밀하게 입 주변의 색깔을 검사한다. 구강주위 창백은 산소부족의 징후이다.

호흡수에 주목하면서 호흡의 양상과 질을 평가한다. **빈호흡**(tachypnea, 증가된 호흡수)은 호흡곤란 아동에게서 흔히 볼 수 있다. 하지만 중증 환아는 그렁거리며 정상이거나 정상보다 낮은 호흡수를 보일 수 있다. **저환기**(hypoventilation, 호흡수와 깊이의 감소)는 중증 아동과 마약 제제로 인한 이차적 중추성 호흡억제 아동에게서 볼 수 있다. 아동이 어린 영아(2개월보다 어린) 또는 미숙아라면, 주기성 호흡이 발생할 수 있다. **주기성 호흡**(periodic breathing)은 가끔 짧은 정지(짧은 무호흡 기간)를 동반하는 규칙적인 호흡이다. 무호흡성 정지 후에 영아는 짧은 기간 동안 빠르게 숨쉴 것이며(분당 60회의 호흡까지), 그러고 나서 정상적인 호흡을 재개할 것이다. 일반적으로 주기성 호흡을 하고 있는 영아는 분홍색으로 보이고 정상적인 심박동수를 가지고 있다. 목 보조근의 사용이나 흉부 견축(chest retraction)을 관찰한다. 이때 견축의 정도, 심각성을 판단한다.

청진

청진기의 다이아프램으로 폐를 청진한다. 기관부위의 호흡음은 더 고음이며 소포성이다. 반면 폐 주변 영역의 기관지음으로 알려진 호흡음은 더 저음인 경향이 있다. 아동에게 입을 열고 심호흡을 하도록 지시한다. 어린 아동이 강하게 숨을 내쉬도록 격려하기 위해 아동이 펜라이트를 '끄도록'(양초와 같이) 지시하거나 휴지를 '후' 불도록 지시한다. 아동이 평소보다 더욱 빠르게 숨을 쉬지 않고[**과환기**(hyperventilation, 호흡수와 깊이의 증가)를 방지하기 위해], 입으로 소음을 생성하는 것을 피하도록 격려한다.

TAKE NOTE!
상기도 막힘이 심하면 흔히 하기도의 사정에 지장을 준다. 왜냐하면 소리가 흉부 전체로 쉽게 전달되기 때문이다. 청진기로 코 위를 들음으로써 상기도와 하기도 잡음을 구별한다. 간호사는 이 기법을 사용하여 잡음이 코에서 나는지 기관지에서 나는지 알아낼 수 있을 것이다.

아동의 흉부를 체계적으로 청진한다. 흉곽 앞, 겨드랑이, 흉곽 뒤 부위를 왼쪽과 오른쪽을 비교하면서 청진한다. 호흡음의 감소나 부재에 주의한다. 이는 기관지폐쇄(점막 감염에서와 같이) 또는 공기 걸림(천식 아동에서처럼)의 결과일 수 있다. 편측 호흡음의 부재는 이물질 흡인과 기흉과 관련이 있다.

TAKE NOTE!
때때로 아동의 호흡상태는 너무 심각하게 위태로워서 공기 이동이 거의 없거나 완전히 없을 수 있다. 이는 심각한 천식 악화 중에 흔히 발생한다. 공기 이동이 최소한이거나 없는 것은 즉각적인 중재를 필요로 한다.

수포음, 천명음, 건성 수포음과 같은 우발적인 호흡음의 존재와 위치를 기록한다. 흉막마찰음의 존재를 상세히 기록한다(저음의, 삐걱거리는 소리). 이는 흉막의 감염으로 발생하는 소리이다.

촉진

흉부에 이상이 있는지 촉진한다. 상태가 경미한 협조적인 나이든 아동에게는 촉각진탕음(tactile fremitus)을 사정한다. 아동이 'ninety-nine'이라고 말하는 동안, 손바닥을 사용하여 청진 및 타진과 똑같은 방식으로 폐부위를 촉진한다. 이 방법으로 끌어낸 진동의 증가는 폐렴과 같은 경화시키는 질병과 관련이 있다.

타진

흉부의 늑골 사이 공간을 청진과 동일한 방식으로 타진한다. 정상적으로 공기로 채워진 폐는 공명음을 나타낸다. 과공명음의 존재를 기록한다. 이는 기흉과 같은 급성문제 또는 천식과 같은 만성질환을 나타낼 수 있다. 이와 대조적으로 폐렴의 경우와 같이 체액, 감염성 병원체, 혈액세포로 경화된 폐엽 위로의 타진음은 둔탁음을 나타낼 것이다.

임상 및 진단검사

호흡상태가 염려된다면 계속적으로 맥박산소측정기를 사용한다. 산소포화도 수치가 95% 아래일 경우 주의하고 보고한다.

추가적인 검사들은 다음을 알 수 있다.

- 동맥 또는 모세혈관 혈액가스: 저산소혈증, 고탄산혈증, pH 변화
- 흉부 방사선촬영: 정상적인 해부학적 구조의 변화 또는 폐 확장 또는 폐렴, 종양, 이물질의 증거
- 금속 탐지기: 동전의 증거(Gilger & Jain, 2019)

> ***TAKE NOTE!***
>
> 청색증을 초래하는 심장질환을 가진 아동은 보통 산소포화도의 기준선이 비교적 낮다. 왜냐하면 산화된 혈액과 그렇지 않은 혈액이 혼합되기 때문이다.

I 간호관리

소아 응급치료와 소아 전문소생술(PALS)의 기본적인 원칙은 심폐 정지의 방지이다(van der Jagt, 2017). 그러므로 간호사는 반드시 호흡곤란의 징후가 있는 아동을 빠르게 사정하고 적절하게 관리해야 한다. 호흡곤란 아동의 간호관리는 기도를 개방하고, 산소를 공급하고, 상태의 변화를 모니터링하고, 어떤 경우에는 환기를 보조하는 것을 포함한다. 이러한 생명을 구하는 방법들을 제공하고 아동의 경과를 모니터링하는 것에 더하여, 아동과 가족에게 지지와 교육을 제공한다.

기도개방 유지

아동이 호흡곤란의 징후를 보일 때 아동이 부모와 함께 있도록 하는 것이 안전할 것인지 아니면 아동이 진찰대나 입원침대 위에 있어야 하는지에 관해 빠르게 결정을 내린다. 예를 들어, 크루프의 경우에 아동은 보통 부모의 무릎의 편안함 속에 있는 동안 더욱 편안하게 호흡하고 협착음을 덜 나타낼 것이다. 호흡곤란이 있는 많은 아동들은 흔히 똑바로 앉아 있을 때 가장 편안하다. 왜냐하면 이 자세는 적절하게 횡격막이 움직이도록 함으로써 호흡을 위한 노력을 감소시키는 것을 돕기 때문이다. 이와 대조적으로, 의식수준이 감소하고

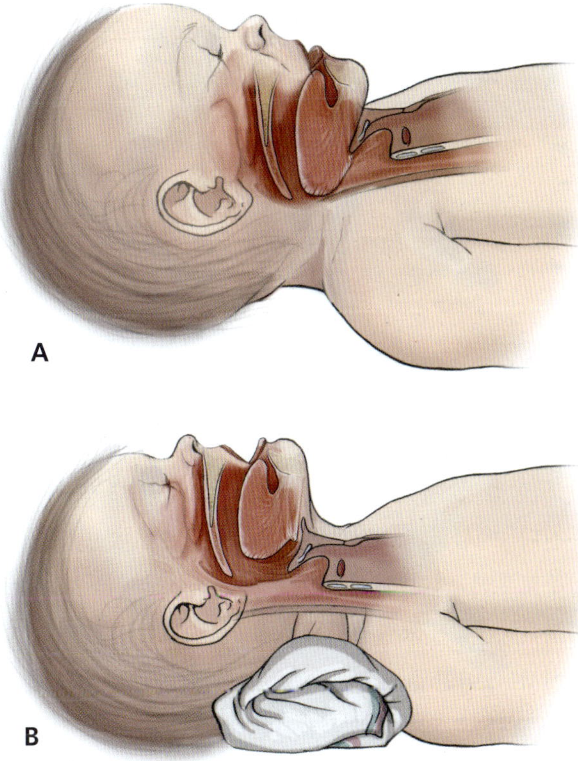

그림 15.3 **A.** 영아와 어린 아동의 돌출된 후두(occiput)는 목의 굴곡을 조장하여 기도폐쇄를 일으킬 수 있다. **B.** 타월을 말아 어깨나 목 아래에 놓는 것은 기도를 중립 또는 '흡입' 위치로 둠으로써 영아나 어린 아동의 기도를 개방하는 데 도움이 된다.

있는 아동은 기도의 위치 선정을 용이하게 하기 위해 앙와위를 취할 필요가 있을 것이다.

영아는 어깨나 목 아래에 작은 타월을 접어 둠으로써 효과를 얻을 수 있다(그림 15.3). 목이 굴곡이나 과신전을 하면 아동의 기도를 완전히 막을 수 있다. 1세 이상의 아동에게서 기도를 개방하는 최적의 방법은 미국심장협회(AHA)의 권고에 따라 목을 과신전하는 것이다(Atkins et al., 2015). 경추손상이 의심되지 않는다면, 머리 젖히기-턱 밀어올리기(head tilt-chin lift) 기술을 사용하여 기도를 개방한다. 아동이 머리나 목의 외상이 있고 경추의 불안정이 우려된다면 세 손가락을 아동의 하악에 놓고 턱을 위쪽과 바깥쪽을 향해서 들어올림으로써 턱 들어올리기 수기(jaw-thrust maneuver)를 사용한다(그림 15.4). 둘 중 어떤 경우라도 절대 기도를 개방하기 위해 손을 목 아래에 두지 않는다.

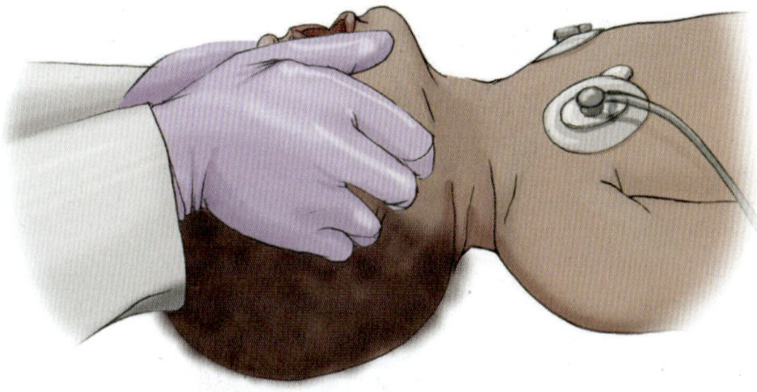

그림 15.4 기도를 개방하기 위한 턱 밀어올리기

흔히 간호사는 독립적으로 기도를 유지할 수는 없지만 도움을 통해 기도를 유지할 수 있을 급성환아와 마주친다. 예를 들어, 때로는 기도를 개방하고 혀를 기관 입구로부터 멀리 떨어뜨리는 것만으로도 기도 개방을 회복하는 데 필요한 모든 것이 될 수 있다. 특수한 상태에서는 비인두 또는 구인두 기도가 기도 유지를 위해 필요할 수 있다. 비교 15.1은 이러한 기도 유지의 종류들에 관해 추가적인 정보를 제공한다.

백-밸브-마스크를 사용하여 환기를 보조하기

호흡곤란 아동은 환기가 좋지 않거나, 저환기되어 있거나, 피로해지거나, 무호흡이 될 수 있다. 이러한 경우 아동은 BVM 환기를 통하여 환기 보조를 필요로 할 수 있다. BVM 환기, 기관내 삽관(환기를 목적으로 기관에 튜브 삽입), 마취백 또는 유동 팽창 환기시스템의 사용, 후두 마스크 기도에 대한 추가 정보는 표 15.3을 참조한다.

BVM 환기는 효과적으로 스스로 환기하고 산소를 공급할 수 없는 아동의 관리에 사용된다. 이 기술은 보충적인 산소만을 사용하는 것보다 환기를 확보하는 데 훨씬 효율적인 방법이다. 게다가 이 방법으로 아동을 소생시키는 것은 더 고농도의 산소를 제공하고 간호사를 구강 분비물에의 노출로부터 보호하기 때문에 구강 대 구강(mouth-to-mouth) 소생술보다 뛰어나다(Atkins et al., 2015). 그러나 이 기술은 적절한 훈련과 연습을 필요로 한다. 알맞은 절차는 기도의 적절한 개방과 뒤이은 BVM로의 호흡 공급을 포함한다.

BVM를 사용한 환기는 한 명 또는 두 명의 구조자에 의해 수행될 것이다. 먼저 영아나 아동에게 잘 맞는 적절한 크기의 백과 안면 마스크를 선택한다. 자동 팽창 백은 보통 신생아, 영아, 아동, 성인 크기를 이용 가능하다. 그에 상응하는 마스크도 사용 가능하다. 아동의 얼굴에 적절히 잘 맞는 안면 마스크를 선택하고 코와 입 위로 밀착시키고 눈은 제외시켜서 눈에 가해지는 압력을 방지한다(그림 15.5).

비교 15.1 구인두 기도 대 비인두 기도

구인두 기도(의식이 없는 아동에게만 사용)	• 환기를 가능하게 하도록 중앙에 공기 통로가 있는 단순한 플라스틱 곡선 몸체로 구성된다. • 의식이 없는 아동이 혀와 같은 상기도폐쇄로 인해 기도 개방을 유지하는 데 어려움이 있을 때 사용한다. • 구강 흡인이 가능하다. • 끝을 아래로 하여 아동의 뺨 옆에 대어 봄으로써 기도의 정확한 크기를 결정한다. 기도가 너무 크다면 아동의 하악각을 넘어갈 것이다. 이는 삽입했을 때 성문 입구를 막을 수 있다. • 구강 구조의 손상 위험을 줄일 수 있도록 아동에게 가장 잘 맞는 기도를 선택한다.
비인두 기도(의식이 있는 아동과 구역반사가 손상되지 않은 아동에게 사용할 수 있음)	• 코로 삽입되는 유연한 곡선의 관으로 구성된다. • 신경학적 손상이 인두의 긴장도 상실을 야기했을 때나 의식손상이 있는 아동에게서 혀 폐쇄나 구개문제 때문에 기도를 유지하는 데 어려움이 있을 때 사용한다. • 비인두 흡인이 가능하다. • 이 기도를 선택할 때, 기도의 직경이 너무 커서 코 내부 조직에 지나친 압력을 가하지 않도록 하는 것을 유념한다. 기도를 재는 데 두 가지 일반적인 방법이 있다: (a) 아동의 코 끝에서 귀의 이주(tragus)까지의 길이를 잰다. (b) 아동의 새끼손가락을 살핀다. 이는 보통 비인두 기도 직경과 근사치이다. • 점막의 자극, 비중격 종창, 아데노이드의 열상을 모니터링한다. • 출혈성 질환이나 두개 기저 골절의 병력이 있는 아동에게는 이 유형의 기도를 사용하지 않는다. • 이 기도의 작은 직경은 쉽게 분비물과 혈액으로 막힐 수 있다.

표 15.3 기도와 환기방법

방법	설명	코멘트
마취 백(anesthesia bag) 또는 유량-팽창 환기 시스템(flow-inflating ventilation system)	저장백, 오버플로우 포트, 신선한 가스 유입 포트로 구성된 작고 접을 수 있는 백	• 산소 흐름의 조절과 배출구 제어 밸브의 조절이 필요함 • 호기말양압(PEEP) 또는 지속기도양압(CPAP)을 공급하는 데 유용함 • 이 장치를 적절하게 작동하기 위해 충분한 훈련과 상당한 기술이 필요함 • 고탄산혈증과 압력손상이 부적절한 사용으로 발생할 수 있음 • 회복실(PCAU)과 신생아집중치료실에서 더욱 흔히 사용됨
백-밸브-마스크 장치 또는 수동식 소생기(bag-valve-mask device or manual resuscitator)	소생술과 환기를 위해 산소 공급원을 필요로 하지 않는 자동 팽창 산소 전달 백. 이 백은 더 높은 수치의 산소를 공급하기 위해 산소에 연결할 수 있음. 아동이 호기할 때 호기된, 탈산화된 기체가 빠져나가도록 비재호흡 밸브가 닫힘	• 심각한 호흡곤란 아동이나 호흡 정지 아동에게 산소를 공급하는 데 효과적임 • 구강 대 구강(mouth-to-mouth) 소생술보다 더 효율적인 방법. 전염성 질병에 대한 구조자의 노출을 감소시킴 • 대부분의 의료인들은 이 방법으로 소생술을 수행하는 것을 훈련받을 수 있음 • 장시간 동안 아동을 환기하는 데 사용했을 때 구조자를 지치게 할 수도 있음
후두 마스크 기도(laryngeal mask airway)	밀봉을 형성하는 팽창성 실리콘 마스크와 후두경을 사용하지 않고 기도에 삽입되는 고무 연결 관	• 이 기도는 인두로 삽입되어 저항을 만날 때까지 진행됨. 풍선 커프는 그 다음에 팽창됨 • 기관내 튜브보다 삽입하기 쉬움 • 보통 백-밸브-마스크 환기로 이익을 얻을 수 있지만 삽관을 필요로 하지는 않는 의식이 없는 아동에게 사용됨 • 아동의 편안함의 향상
기관 삽관(endotracheal intubation)	기도가 다른 방법(예: nasal trumpet 또는 백-밸브-마스크 환기)을 사용하여 효과적으로 유지될 수 없을 때 기관 내로 삽입되어 기도를 유지하는 플라스틱 관	• 삽입을 위해 필수적으로 숙련된 의료전문가가 수행 • 간호사는 삽관 절차 동안 필요한 보조자의 역할을 함

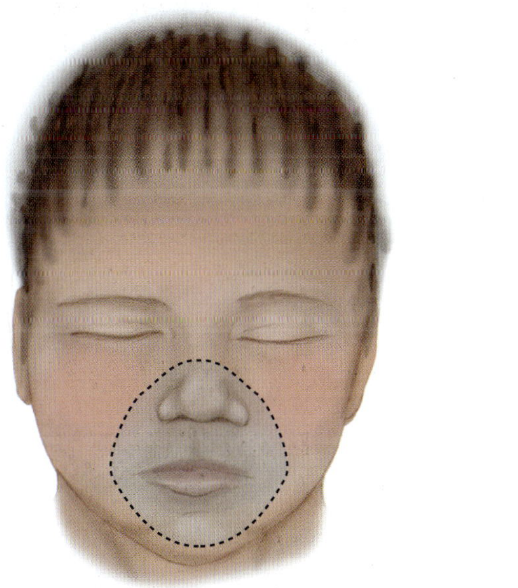

그림 15.5 마스크는 턱과 콧등을 가로질러 코와 입 위를 밀폐해야 한다.

TAKE NOTE!

안면 마스크는 깨끗해서 간호사가 아동의 입술색을 보고 소생술 동안 구토를 확인할 수 있다.

BVM을 배관을 통해서 산소 공급원과 연결하여 산소를 켠다. 소생술 중에는 유량을 10L/분 가까이로 설정한다. 성인만큼 큰 청소년들은, 백 용량의 증가를 보충하기 위해 유량을 15L/분이나 그 이상으로 설정한다. 산소가 배관을 통해 백으로 흐르고 있는 것을 확실하게 점검한다. 자동 팽창 백은 안면 마스크 밖으로 산소가 자유롭게 흐르도록 하지 않는다. 백의 수동 펌핑이 필요하다. 하지만 백에는 산소가 자유롭게 흐르도록 하는 골이 진 플라스틱 꼬리 부분이 있다. 그러므로 백을 통한 산소의 흐름을 알아보기 위해 꼬리 부분을 살핀다.

기도를 적절하게 개방한 다음 마스크를 아동의 얼굴 위에 놓는다. 구조자 한 명이 환기를 제공할 때[흔히 '배깅(bagging)'으로 불림], 반드시 한 손으로 마스크를 아동의 얼굴 위에 밀폐를 형성하도록 해야 한다. 그리고 다른 손으로 BVM을 다룬다. 마스크 밀착을 제공하는 손은 동시에 기도를 개방해야 한다. 일반적으로 마스크를 아동의 얼굴 위로 붙드는 데 왼손 엄지와 검지를 사용한다. 마스크로 밀폐를 잘 유지하고 있는 동안 하악각 위쪽으로 압력을 주며 동시에 아동의 입 아래 있는 마스크 위로는 입을 벌리도록 하기 위해 아래쪽으로 압력을 준다(그림 15.6). 네 번째와 다섯 번째 손가락으로 목 위로 압력을 주지 않도록 조심한다.

충분한 인력이 있다면, 더욱 바람직한 상황은 한 사람이 아동의 머리 뒤에 서서 기도의 개방을 유지하고 얼굴 위로 양쪽에 손을 하나씩(보통 엄지와 검지) 사용하여 마스크의 밀폐를 제공하는 것이다. 두 번째 구조자는 아동의 한쪽 편에 서서 환기시키기 위해 양손으로 백을 압착한다. 아동이 환기하기가 더욱 어렵다면,

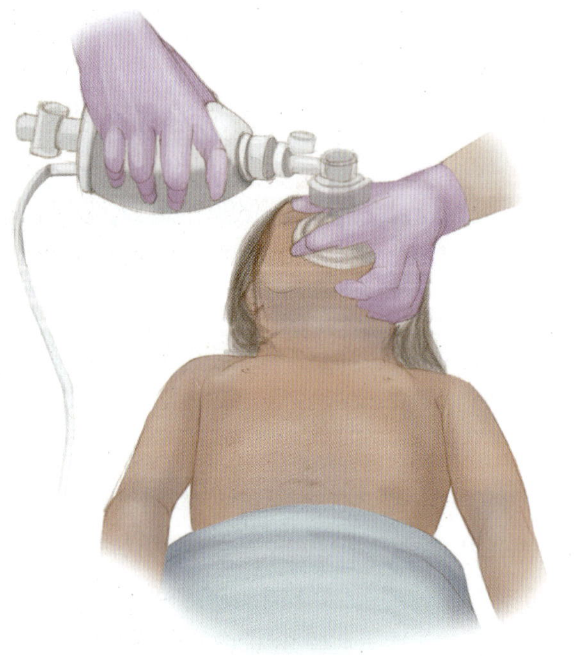

그림 15.6 1인 구조자 기술을 사용하여 기도를 유지하고 마스크를 밀폐시키기 위한 적절한 손 위치

2인 구조자 방법이 1인 구조자 방법보다 환기를 더 잘 공급할 수 있다. 또한 2인 구조자 방법은 마스크를 잡고 있는 구조자가 밀폐를 유지하기 위해 양손을 사용할 수 있기 때문에 가능한 최대한 마스크 밀폐를 할 수 있다.

안면 마스크의 적절한 위치는 매우 중요하다. 그리고 소생술 전체에 걸쳐 밀폐가 잘 유지되어야만 한다. 또한 환기 동안 가슴 상승을 야기하는 데 필수적인 힘과 일회 호흡량만을 사용하며 그 이상 사용하지 않는다. 적절한 가슴 상승이 관찰되지 않는다면 기도개방을 다시 시도한다. 환기를 증진시키는 개방성을 획득하기 위해 기도의 위치를 몇 회 정도 조절하는 것은 필수적일 것이다.

영아와 아동에게 권장되는 양만큼 호흡을 전달하기 위해 백을 압착한다. 처음에 두 번 구조호흡을 실시하고 가슴의 상승을 관찰한다. 구조호흡은 폐를 과팽창시켜서는 안 된다. 호흡은 1초 이상 전달되어야 한다. 먼저 2회의 구조호흡이 이루어진 뒤, 3~5초마다 1회 또는 약 12~20회/분의 속도로 구조호흡을 실시한다. 각각의 호흡은 꾸준히 1회-흡기와 1회-호기의 비율로 전달해야 한다. 이는 흡기적 환기를 전달하는 시간이 호기에 허용되는 시간과 동일하다는 것을 의미한다. 영아나 아동을 환기시킬 때 자발적인 호흡노력에 맞추며, 대항하여 환기시키지 않는다. 즉, 아동이 숨을 밖으로 내쉬고 있다면, 동시에 공기를 가하려고 시도하지 않는다.

환기의 효과성 모니터링

소생술 동안 소생 노력에 대한 아동의 반응을 다음에 주목하여 지속적으로 평가한다.

- 가슴 상승의 적절성
- 복부 팽만의 부재 또는 거의 존재하지 않음
- 심박동수와 맥박산소측정기 수치의 향상
- 피부색 개선
- 강화된 맥박과 함께 모세혈관 충전시간이 3초 미만

만일 아동의 상태가 악화되고 맥박이 촉지되지 않는

다면, 즉시 가슴압박을 시작해야 한다. 그 밖에 자발적인 호흡을 평가하기 위해 주기적으로 짧게 환기를 멈춘다.

백-밸브-마스크와 관련된 합병증 예방

소생술 동안 의료인은 보통 높은 에너지수준, 구조자가 신속하게 행동할 때 소생 노력을 용이하게 하는 정상적인 생리적 반응을 보인다. 하지만 이 고조된 상태는 영아나 아동을 환기시키는 동안 지나친 열심으로 이어질 수 있다. 의료인들은 무심코 아동을 너무 빠르게 너무 많은 일회 호흡량으로 환기시켜 과도한 환기량과 기도 압력의 증가를 초래할 수 있다. 이러한 좋지 않은 기술은 다음을 야기하며 아동에게 해로울 수 있다.

- 심박출량 감소(흉강내압의 증가와 심장 전부하의 증가로 인한)
- 공기걸림(air trapping)
- 압력손상(barotrauma, 압력의 변화에 기인한 외상)
- 공기 누출(이는 아동에게 전달되는 산소를 감소시킴)

이와 같이 간호사는 배깅(bagging) 동안 그들의 기술을 반드시 유념하여 아동에게 권장된 호흡수를 초과하지 않고, 과도한 일회 호흡량을 공급하지 않아야 한다. 세심히 조정되고 일관된 방식으로 가슴 상승을 야기하기 충분한 양만을 아동에게 환기시킨다.

기관내 삽관을 사용하여 환기를 보조하기

기관내 삽관은 영아나 아동의 기도가 유지 가능하지 않거나 장기간 동안 인공적 환기를 요구할 때 필요하다(표 15.3 참조). 영아와 아동의 삽관은 고도의 기술을 요구하여 가장 자격이 있고 경험이 많은 사람에 의해 수행되어야 하는 절차이다. 아동은 급성상황에서 비강보다는 가장 일반적으로 입으로 삽관된다.

간호사는 보통 삽관 절차(간호 절차 15.1) 동안 의사를 보조하는 삽관 팀의 필수적인 일원이다. 간호사는 장비를 설치하고 삽관 약물을 준비하고 투약하며, 또는 구강 분비물을 흡인하고 기관내 튜브를 고정하기 위한 테이프를 준비하는 것을 보조한다. 완전 정지 아동의 경우 간호사는 다른 팀 구성원들이 아동의 기도를 중재하는 동안 흉부압박을 계속해서 수행할 책임이 있을 것이다.

장비 설치하기

장비의 적절한 설치와 준비는 필수적이다(표 15.4). 사용되는 기관 튜브의 사이즈는 아동의 몸집에 달려있다. 기관 튜브의 사이즈를 계산하기 위해 아동의 연령을 4로 나누고 4를 더한다. 결과값은 기관 튜브의 사이즈를 밀리미터로 나타낼 것이다. 예를 들어, 아동이 2세라면 적절한 크기의 튜브는 4.5[(2/4)+4=4.5]가 될 것이다. 항상 그보다 한 사이즈 작은 튜브 또한 준

간호 절차 15.1 기관내 삽관 보조하기

1. 장비와 물품을 준비한다.
2. 약물을 준비한다(연속적으로 이루어지는 신속한 삽관을 위해).
3. 심장모니터의 음량 크기를 높여서 팀 구성원들이 아동의 심박동수의 QRS 표시 소리를 쉽게 들을 수 있고 시술 중의 서맥에 주의할 수 있도록 한다.
4. 흡인기를 켠다. 당신이 흡인카테터를 연결하기 전에 배관 위로 손을 올려서 흡인기가 잘 작동하는지 확인한다.
5. 팀이 삽관하는 것을 준비하는 동안 백-밸브-마스크(BVM)와 100% 산소로 아동을 계속해서 환기시킨다.
6. 경추손상이 의심되지 않을 때, 2세 이상의 아동에게 기도를 개방하는 것을 용이하게 하기 위해 아동의 머리 아래로 작은 베개를 놓아 둔다. 이 과정은 2세 미만의 아동에게는 후두(occiput) 돌출로 인해 불필요하다.
7. 삽관을 보조할 때, 아동의 머리 옆에 서서 필요에 따라 BVM 환기를 제공하고 튜브를 테이프로 고정시키는 것을 보조하면서, 구강 분비물의 흡인을 보조하도록 준비한다.
8. 처음 삽관 시도 전과 이후의 각각의 삽관 시도 후에, BVM 환기방법을 사용하여 100% 산소의 흡입을 몇 차례 공급한다(최적 몇 분 동안).
9. 진정을 위해 예비투약과 투약을 시행한다.
10. 마비 약물을 투여한다.
11. 아동을 삽관하고 있는 의료인이 성대를 시각화하기 위해 후두경을 사용하여 권고된 삽관 절차를 따르는지 관찰한다.

표 15.4 기관내 삽관을 위한 장비와 물품

후두경 날 (laryngoscope blades)	• 직선 날(Miller)이 보통 영아나 어린 아동에게 사용된다. 곡선-날 후두경(Macintosh)은 나이 많은 아동과 청소년에게 사용될 수 있다. 후두경 날은 기관을 시각화하기 위해 작은 전구가 부착되어 있다. 전구는 밝고 단단하게 부착되어 있어야 한다.
기관내 튜브 (endotracheal tubes)	• 세 가지 사이즈가 손쉽게 이용 가능. 예상된 크기, 그보다 작은 크기, 그보다 큰 크기 • 스타일렛(stylet)은 튜브를 아동의 성대로 안내하기 위해 사용될 수 있다(그 다음에 스타일렛은 삽관 절차 이후 제거된다).
산소(oxygen)	• 100%의 산소는 백-밸브-마스크를 이용하여 삽관 전과 비성공적인 삽관 시도 후에 공급된다.
흡인 (suction)	• 적절하게 작동하는 고정 또는 이동 흡인기와 적절한 사이즈의 흡인카테터(기관내 튜브에 들어맞는)가 준비되어야 한다. 포장을 개방하여 무균의 끝부분을 포장 안에 남겨 두고, 반대편 끝을 흡인 배관과 연결한다. 기도의 시각화를 방해하는 방대한 분비물이 입안에 존재한다면 Yankauer 흡인카테터(큰 카테터) 또한 사용 가능해야 한다.
모니터 (monitors)	• 맥박산소측정기와 음성으로 QRS complex를 나타내는 심장모니터가 제자리에 있어야 한다. • CO_2 배출 측정 장치는 삽관 후 증가된 CO_2 수치를 탐지하는 데 필요하다.
비위관 [nasogastric(NG) tube]	• 비위관을 넣는 것은 복부 팽만을 완화시키는 데 도움이 될 것이다. 수동으로 환기되는 아동들은 공기 일부가 위 안으로 들어가기 때문에 일반적으로 약간의 복부 팽만을 가지고 있다.
개인적 보호장비 (personal protective equipment)	• 보통 장갑, 고글, 마스크 정도가 의료인들을 보호하는 데 필수적이다. 출혈이 엄청날 경우에는 의료인들은 가운 또한 착용해야 한다.
테이프 외 (tape, etc.)	• 테이프는 튜브를 고정하기 위해 준비되어야 한다. Benzoin, 끈적한 물질은 보통 테이프의 고정을 향상시키기 위해 테이프 아래에 적용된다. 여러 번 삽관을 한 아동에게는 보호 장벽(기관절개부위 주위 피부를 보호하기 위해 사용됨)을 피부를 보호하기 위해 테이프 아래로 적용할 수 있다. 거즈 패드는 기관내 튜브를 테이핑하는 것을 방해할 수 있는 과도한 분비물을 제거하는 데 사용 가능하다.

비해두어, 이 아동에게는 4.0과 4.5 사이즈의 기관 튜브를 가져다 둔다.

약물 투여하기

몇몇 약물들은 보통 아동의 기관내 삽관을 용이하게 하기 위해 투여된다. 아동에게 기관내 튜브를 통과시키기 전에 예비 투약하는 것은 다음과 같다.

- 통증과 불안의 감소(비외상성 치료의 개념과 일치)
- 기관내 튜브를 기도 아래로 통과시키는 영향을 최소화[**서맥**(bradycardia)(심박동수의 감소)을 초래하는 미주신경 자극]
- 저산소증 예방
- 두개내압의 감소
- 기도 외상과 위 내용물 흡인의 방지

삽관 절차 동안 약물의 사용은 급속연속기관삽관(rapid sequence intubation)으로 알려져 있다(표 15.5). 일반적으로, 이들 약물들은 응급실이나 집중치료실(ICU)과 같은 통제된 환경에서 사용된다. 급속연속기관삽관은 심정지가 있지 않은 아동에게만 시행된다. 삽관이 특히 어려울 것으로 예상된다면, 마비성 약물은 사용되지 않아야 한다.

간호사는 반드시 다양한 약물 분류(class)의 차이점, 장점, 단점, 부작용을 알고 있어야 한다. 간호사는 또한 진정을 일으키는 약물들과 진통을 일으키는 약물들을 구별할 수 있어야 한다. 마비와 진정상태의 아동은 심각한 통증을 겪고 있을 수 있다. 급성환아의 통증조절 요구는 다른 무엇보다 중요하고 아무리 강조해도 지나치지 않다. 진정제와 마비제의 결과로 움직이지 못하는 아동을 통증이 없는 아동이라고 오해하지 않는다.

표 15.5 급속연속기관삽관을 위한 약물

약물	바람직한 효과	원하지 않는 효과
항콜린제(anticholinergic): atropine	• 호흡성 분비물을 감소시키고 삽관의 미주신경 영향을 경감시켜, 서맥의 위험을 감소시킴	• 너무 낮은(<0.1mg) 용량은 역설적인 서맥을 유발할 수 있음. 어린 영아는 atropine의 서맥성 효과가 발생하기 더욱 쉬우므로 어린 영아에게서 atropine의 사용은 일반적으로 금기
진정제(sedatives): barbiturates-thiopental (단기 작용 바르비투르염)	• 매우 빠른 발현과 짧은 작용 지속시간을 가지고 있음. 두개내압과 산소요구를 감소시킴	• 이 약물의 저혈압성 효과는 탈수 아동에게서 더욱 심함 • 마약성 제제와 결합하여 투여되었을 때, 호흡억제효과가 증가함
진정제(sedatives): benzodiazepines-midazolam	• Thiopental보다 발현이 약간 느리지만 이는 부작용이 더 작은 것과 관련이 있음 • 또한 기억상실증을 초래함 • 용량이 높거나 낮게 적정될 수 있음(저용량에서 의식이 있는 진정을 야기함. 고용량에서는 미취를 유도할 수 있음)	• 마약 제제와 함께 투여되었을 때, 호흡억제효과가 증가함
마취제(anesthetic agent): ketamine	• 진정, 기억상실, 진통효과의 발현이 빠름 • 해리될 수 있음(아동이 깨어있으나 의식이 없는 것) • 혈압을 개선시키고 기관지 확장을 야기할 수 있음(천식지속상태의 아동에게 도움이 됨)	• Ketamine은 두개내압과 안압 상승을 야기할 수 있음. 그러므로 두부외상이니 안구손상이 있는 아동은 이 약물을 투여받지 않아야 함 • Ketamine의 교감효과 때문에, ketamine 사용으로 인해 고혈압이 발생할 수 있음 • Ketamine은 분비물 증가를 초래하는 경향이 있으므로 보통 이 부작용에 대응하기 위해 atropine의 동시 사용이 필요함 • 환각을 야기할 수 있으므로 정신과적 문제가 있는 아동에게는 사용이 금지됨
마취제(anesthetic agent): lidocaine	• 고용량에서 두개내압이 감소할 수 있음. 혈량 저하의 관리에 사용되었을 때 이점이 있음. 왜냐하면 이 약물은 저혈압을 야기할 가능성이 더 적기 때문임	• Lidocaine은 고용량에서 부정적인 심장효과(서맥, 저혈압, 심장리듬장애)를 야기할 수 있음 • CNS 억제와 발작과 관련이 있을 수 있음
마약성 진통제(narcotic analgesic): fentanyl citrate	• 다른 아편유사제보다 부작용(예: 가려움증)을 더 적게 유발하는 고도로 농축된 아편유사제 • 또한 저혈압성 효과를 더 적게 발휘함	• 변비와 요정체(아편유사제에 흔한)가 발생할 수 있음 • 호흡억제, 두개내압 증가, 저혈압의 위험이 증가함 • 이 약물에서 흉벽 경직이 흔하며 환기곤란을 초래할 수 있음
마비성 또는 신경근육 차단제(paralyzing or neuromuscular blocking agents): Rocuromium, succinylcholine, vecuronium	• 삽관 절차 동안의 단기 마비에 사용됨. ICU에서 움직임이 해로운 아동에게 연장된 마비를 위해 사용될 수 있음. 예를 들어, 후두개염 아동은 기도가 매우 불안정하며 후두개의 크기가 감소할 때까지 삽관된 상태를 유지해야만 함. 어떤 호흡기 질환에서는 자발적인 호흡노력이 아동의 환기를 방해할 수 있어서 장기적인 마비가 바람직함	• Succinycholine(탈분극성 신경근차단제)은 상대적으로 작용발현시간이 빨라 기관내 삽관을 위한 진정유도와 근육이완 시 주로 사용됨. 그러나 부작용(서맥, 고칼륨혈증, 고혈압, 두개내압 증가, 안압 증가)의 위험이 높아 여러 임상상황에서 금기시하고 있음. 최근에는 rocuronium 및 vecuronium(비탈분극성 신경근차단제)이 succinycholine 부적응증 시에 사용이 권장되고 있음

【출처】 de Caen, A. R., Berg, M. D., Chameides, L., Gooden, C. K., Hickey, R. W., Scott, H. F., … Samson, R. A. (2015). Part 12: Pediatric advanced life support—2015 American Heart Association guidelines update for cardiopulmonary resuscitation and emergency cardiovascular care. *Circulation, 132*(18), S526–S542; Wolters Kluwer Clinical Drug Information. (2019). *Lexi-comp online.* Retrieved July 26, 2019, from http://online.lexi.com/lco/action/doc/retrieve/docid/pdh_f/129550.

TAKE NOTE!

기관내 튜브를 삽입하기 위한 시도는 각각 20~30초 이상 계속되어서는 안 된다. 각각의 시도 후에 아동은 BVM 방법으로 100%의 산소를 여러 차례 환기해야 한다(AHA, 2016).

정확한 튜브 위치를 확보하고 유지하기

일단 기관내 튜브가 삽입되면 알맞은 위치에 있는지 사정하기 위해 대칭적인 가슴 상승을 관찰하고 양측 폐의 동일한 호흡음을 청진한다. 기관내 튜브 내부에 수증기의 존재를 점검한다. 이는 튜브가 기관 안에 있다는 것을 나타낸다. 의도치 않은 식도 삽관을 배제하기 위해 환기하는 동안 복부를 청진한다: 복부에 호흡음이 없어야 한다. 맥박산소측정기를 통해 산소포화도 수치의 향상을 주시한다.

기관내 튜브의 위치가 확인되었으면, 지워지지 않는 펜으로 기관내 튜브의 아동의 입술 위치에 숫자를 기록한다. 기관내 튜브의 알맞은 위치를 확인하기 위하여 흉부 방사선촬영을 시행한다.

위치가 확인되고 나면 기관내 튜브는 인공호흡기에 연결된다. 인공호흡기는 지속적인 인공환기와 산소 공급을 제공할 것이다. CO_2 배출 모니터링이 적절한 환기의 표시를 제공하기 때문에 추천된다(글상자 15.1). CO_2 배출 모니터가 사용되고 있다면, CO_2 배출은 노란색으로 표시되어야 한다.

간호사는 다음의 항목을 수행함으로써 기관내 튜브가 제자리에 단단히 테이핑을 유지하는 것을 확인하는 데 중요한 역할을 한다.

- 아동이 기관내 튜브를 빼는 것을 방지하기 위해 꼭 필요하다면 부드러운 손목 억제대를 사용한다.
- 진정제와/또는 마비성 약물을 투여한다.
- 방사선촬영을 위한 아동의 이동, 리넨 교체, 그 밖의 절차를 수행하는 데 있어 주의를 기울인다.

글상자 15.1 CO_2 배출 모니터링 또는 호기말 이산화탄소($ETCO_2$) 모니터링

- 관 내의 CO_2를 감지하기 위해 아동의 호흡 회로에 연결되는 장치. 관 내의 CO_2는 6회의 환기 후에 확인해야 한다.
- 장치는 보통 색깔로 코드화되어 있다. 기관 삽관의 경우, 장치에 나타난 색깔이 보라색에서 갈색에서 노란색으로 바뀌는지 관찰한다.
- 호기말 CO_2 장치의 색상은 기관내 튜브 배치와 일치한다.
- 보라색 = CO_2가 거의 또는 전혀 감지되지 않음, <3mmHg
- 갈색 = 3~15mmHg 호기 CO_2
- 노란색 = >15 mmHg 호기 CO_2(Krauss, Falk, & Ladde, 2018)
- 참고: 호기말 CO_2 비색 장치는 때때로 호기된 이산화탄소의 존재를 감지하지 못할 수 있으므로 계속해서 튜브 배치, 대칭 흉부 상승 및 양측 호흡 소리의 시각화에 의존한다(AHA, 2016).

삽관된 아동을 모니터링하기

위에서 지적한 바와 같이 삽관된 아동의 산소 공급과 환기의 적절성을 알아보기 위해 지속적으로 자주 모니터링한다. 아동이 삽관되었으면, 공급되고 있는 환기보조의 결과로 산소포화도와 활력징후의 향상을 나타내어야 한다. 아동이 좋지 않은 산소화의 징후를 보이기 시작했다면 신속하게 사정을 수행한다. 폐 양측에 동일하게 공기가 들어가는지 폐를 청진하고 심박동수를 확인한다. 호흡음이 동일한가? 심박동수가 연령에 정상인가? 빠르게 장비의 점검을 수행하고 관의 분리나 꼬임이 있는지 찾아본다. 맥박산소측정기를 통해 산소포화도 수치를 확인하며 호기말 CO_2 색깔(글상자 15.1)을 평가한다. 삽관한 아동의 상태가 악화되었을 때 문제해결을 위해 PALS 연상기호 'DOPE'를 사용한다.

- D = 변위(displacement). 기관내 튜브는 기관으로부터 벗어나 있다.
- O = 폐쇄(obstruction). 기관내 튜브는 막혀 있다(예: 점액질 덩어리로 인해).
- P = 기흉(pneumothorax). 보통 기흉은 아동의 갑작스러운 변화를 야기한다. 기흉의 징후는 호흡음의 감소, 기흉 쪽의 흉부 확장의 감소를 포함한다. 가슴 위로 피하기종이 발견될 수 있다. 긴장성 기흉의 경우에서 심박동수와 혈압의 갑작스러운 하락이 있을 수 있다.
- E = 장비 고장(equipment failure). 앞에 논의된 것보다 상대적으로 간단한, 산소 공급의 연결 분리와 같은 문제는 아동의 악화를 유발할 수 있다. 호흡 회로가 새거나 전원 상실과 같은 것은 장비 고장의 원인일 수 있는 다른 유형들이다(van der Jagt, 2017).

모든 장비가 알맞게 연결되고 기능적인 것을 확실히 한다. 분비물로 인한 폐쇄가 의심된다면, 기관내 튜브를 흡인한다. 기관내 튜브가 기관으로부터 벗어나 있고 이것이 아직 아동의 입 안에 있다면 튜브를 제거하고 BVM 환기를 시작한다. 기흉의 경우에는 바늘 흉관 삽관술을 보조하기 위해 준비한다.

삽관된 아동 이송 준비하기

아동이 제자리에 단단히 고정된 기관내 튜브와 함께 상태가 안정되었다면, 아동의 이송을 준비한다. 아동은 환자운반차에 의해 급성 치료기관의 집중치료실로 이동되거나 환자 수송기나 수송차에 의해 급성 환아의 치료를 전문으로 하는 다른 기관으로 이동될 것이다. 모든 관들이 단단히 테이핑되어 있는지 확인한다. 이송 동안 휴대용 산소를 사용하고 BVM으로 수동으로 환기한다. 이송하는 간호사로서, 모든 임상적 결과들이 획득되고 이송받는 간호사에게 제공되었는지 확인한다. 아동이 다른 기관으로 갈 것이라면, 소생술의 상세한 요약을 작성하거나 간호사나 의사의 경과 기록의 복사본을 제공한다. 기관의 지침에 따라 알맞은 이송 서류를 완성한다.

아동이 구급차에 의해 이송될 것이라면, 부모는 아동과 동행할 수 없을 것이다. 이런 경우에는 가능한 한 이동방법을 찾아 보고 이송기관으로 가는 방법을 가르쳐 줌으로써 부모를 도와준다.

쇼크

쇼크(shock)는 조직의 대사 요구를 충족시키기 위한 혈류와 산소 운반을 할 수 없는 것으로 정의될 수 있다(van der Jagt, 2017). 쇼크가 치료되지 않은 채로 있는다면, 심정지가 발생할 것이다. 쇼크는 보상성 쇼크와 비보상성 쇼크로 분류될 수 있는 다양한 임상적 문제에 기인한다. 보상성 쇼크는 혈압의 감소 없이 관류 저하가 존재할 때 발생한다. 비보상성 쇼크에서는 불충분한 관류가 혈압의 저하를 수반한다. 비보상성 쇼크를 중재하지 않고 놔둔다면, 심정지와 사망에 이르게 된다. 소아 전문소생술(PALS)의 원칙은 비보상성 쇼크 방지를 목표로 보상성 쇼크 아동의 조기 평가와 중재를 강조한다(de Caen et al., 2015). 일단 쇼크 아동이 저혈압이 되면, 장기의 관류가 급격하게 악화되고 매우 심각한 임상적인 시나리오가 뒤따른다.

병태생리

쇼크는 극적인 호흡 또는 혈역학적 문제의 결과이다. 손상된 심박출량, 손상된 전신혈관저항(SVR) 또는 양자의 결합이 쇼크를 야기한다. 심박출량(CO)은 심박동수(HR)와 심실의 일회 박출량(SV)를 곱한 것이다 (CO = HR × SV). 일회 박출량은 일회의 박동 시 심장으로부터 박출되는 혈액의 양이다. 일회 박출량은 좌심실의 충만압, 심실 충만의 저항, 심근 수축력과 관련이 있다. 좌심실의 충만압은 전부하로도 알려져 있다. 그리고 심실 충만의 저항은 일반적으로 후부하로 지칭된다. 어린 아동과 영아는 나이 많은 아동과 성인에 비해 상대적으로 일회 박출량이 적다. 그러므로 그들의 심박출량이 일회 박출량이 아닌 심박동수에 달려 있다는 점에서 영아와 어린 아동은 성인과 다르다. 임상적으로 영아와 아동의 순환문제와 보상성 쇼크의 경우 심박동수는 증가한다. 이것의 예외는 신생아에게서 나타난다. 이들은 빈맥보다는 서맥을 나타낼 수 있다.

전신혈관저항(SVR) 또는 후부하는 심장의 심실 박출을 저해하는 것이다. SVR의 증가는 심실 압력이 증가하지 않는다면 혈류량의 감소를 초래할 것이다. 혈관저항의 증가는 쇼크에서 흔한 문제이다. 쇼크와 관련된 SVR 증가 아동에게서, 심실이 압력을 증가시킴으로써 보상할 수 없다면 심박출량이 부족할 것이다. 심부전에서 아동의 심장은 증가된 후부하를 보상하는 능력이 손상되어 있을 것이다.

변화된 미세순환계 상태는 모든 유형의 쇼크에서 흔하다. 혈류량 감소에 대응하여 보상기전이 활성화된다. 교감신경계 반응은 큰 혈관 조임근과 세동맥의 뚜렷한 수축을 초래한다. 이 압박은 급격하게 모세혈관 혈류의 손상을 초래한다. 혈액은 덜 중요한 신체체계, 피부와 신장과 같은 기관으로부터 생명유지기관(심장과 뇌)으로 이동한다.

보상성 쇼크 동안 신체는 생명유지기관으로 어느 정도의 혈류량을 유지할 수 있다. 말초혈관수축에서 감소된 혈류량에 대한 신체의 보상성 반응은 보통 정상 또는 정상에 가까운 혈압을 유지할 수 있다. 쇼크가 지속되면서 모세혈관계는 세포 조직 파편에 의해 폐쇄되고 혈소판과 백혈구 세포가 응집된다. 모세혈관 울혈의 결과로 인해 내피손상이 발생한다. 모세혈관의 혈류량 저하는 무산소 대사를 초래한다. 젖산이 축적되고, 이는 산증으로 이어질 수 있다. 게다가 패혈성 쇼크 아동은 세균성 독소에의 노출로 인해 뚜렷한 내피손상을 입게 된다.

모세혈관 폐쇄와 극적으로 손상된 혈류량의 누적된 결과는 조직 허혈이다. 조직 허혈이 진행되면서, 아동은 생명유지기관으로의 관류 변화의 징후를 보일 것이다. 예를 들어, 뇌로의 혈류가 감소되면서 아동은 의식수준의 변화를 보일 것이다. 신장으로의 혈류의 변화는 소변배출량의 감소 또는 상실(핍뇨)을 초래할 것이다. 흔히 심박동수는 쇼크의 초기 단계에서는 상승할 것이고, 관류 저하의 결과로 심장이 위태롭게 되면 아동은 서맥을 나타낼 것이다. 아동은 쇼크의 초기 시기에서 호흡수의 증가를 보일 것이다. 빈호흡은 패혈성 쇼크에서도 마찬가지로 나타난다. 아동은 패혈성 쇼크와 관련된 산증에 대한 반응으로 이산화탄소를 날려보내기 위한 노력으로 뚜렷한 과다환기를 보일 수 있다.

쇼크의 유형

쇼크의 가장 흔한 유형은 저혈량성, 패혈성, 심장성, 분배성 쇼크이다. 저혈량성 쇼크는 아동에게서 가장 흔한 유형의 쇼크로 불충분한 혈관 용적의 결과로 인해 전신 관류가 감소했을 때 발생한다(Peterson & Lee, 2019). 아동에게서는 흔히 체액 상실과 관련해서 발생하는 저혈량성 쇼크가 나타난다. 예를 들어, 저혈량성 쇼크는 구토와 설사를 야기하는 위장염, 이뇨제와 같은 약물 투여, 열사병과 함께 발생할 수 있다. 아동의 혈량 저하의 다른 원인은 (중증 손상으로 인한 것과 같은) 혈액 상실과 (화상으로 인한 것과 같은) 체액의 제3지대(third spacing)를 포함한다.

패혈성 쇼크는 SVR의 감소와 함께 심박출량이 상승되는 전신 염증성 반응과 관련된다. 이는 따뜻한 쇼크(warm shock)로 알려져 있다. 아동에게서 더욱 일반적인 패혈성 쇼크는 심박출량의 감소와 SVR의 상승을 야기한다. 이는 차가운 쇼크(cold shock)로 알려져 있다.

심장성 쇼크는 비효과적인 심장의 펌프와 그에 따른 일회 박출량의 감소로 발생한다. 구조적 심장질환과 그에 따른 부정맥이 있는 아동은 심인성 쇼크의 위험이 있다(Peterson & Lee, 2019).

분배성 쇼크는 SVR의 상실의 결과이다. 신경성 손상과 관련된 쇼크와 아나필락시스와 함께 상대적인 혈량 저하가 발생한다. 상대적인 혈량 저하에서 혈관구획이 전신혈관 확장으로 인해 팽창한다. 상대적으로 큰 혈관계통에서의 이 결과는 실제적인 체액 상실이 없음에도 불구하고 심박출량을 유지하기 위해 더 많은 체액을 필요로 한다.

끝으로 독성 약물 섭취 또한 쇼크로 이어질 수 있다.

A 간호사정

쇼크 아동의 간호사정에는 건강력, 신체검진, 임상 및 진단검사가 포함된다. 간호사정은 소생술이 신속히 처리될 수 있도록 신속하고 정확하게 수행되어야 한다.

건강력

쇼크에서 건강력은 아동의 외양을 기초로 한다. 쇼크 아동은 중환이고 응급중재를 필요로 한다. 그러므로 병력은 생명을 구하는 중재를 제공하면서 획득된다. 아동에게 언제 처음으로 증상이 나타났는지와 지금까지 받아온 치료를 알아본다. 체액손실의 원인에 관해 묻는다.

- 구토
- 설사
- 구강섭취 감소
- 혈액손실

아동이 언제 마지막으로 소변을 보았는지 묻는다. 행동상의 변화나 기면과 같은 관련된 증상들을 조사한다. 아동이 열이나 발진, 두통을 호소하였는가? 또는 비슷한 증상을 가진 사람에 노출된 적이 있었는가? 탁아소에 다니는지와 최근에 가족이 해외로 여행간 적이 있는지에 관해 물어본다. 아동이 선천성 심장결손이나 그 밖의 심장질환의 병력이 있는지 또는 아동이 심각한 알레르기가 있는지 알아본다. 부모에게 우발적인 약물이나 다른 물질의 섭취에 관해 물어보고, 나이가 많은 아동이나 청소년의 경우 불법 물질 사용의 가능성에 대해 물어본다.

신체검진

성공적인 쇼크관리의 핵심은 징후와 증상의 조기 인식이다. 활력징후를 측정하고 변화에 주목한다. 비록 아동의 쇼크를 평가하는 신뢰할 수 있는 방법은 아니지만 혈압을 측정한다. 아동은 보상성 쇼크에서 심폐정지를 겪을 때까지 조직 관류를 희생시키면서 정상 또는 정상보다 약간 낮은 혈압을 유지하는 경향이 있다. 따라서 순환기 평가의 다른 요소들보다 아동을 사정할 때 훨씬 더 가치 있을 것이다.

TAKE NOTE!

서맥은 신생아에게서 심각한 징후이고 호흡과 순환의 위태로움 그리고/또는 대응하기 힘든 패혈증과 함께 발생할 수 있다(Wycoff et al., 2015).

다른 응급상황과 마찬가지로 중심맥박이 있는지 확인한다. 기도가 개방되어 있는가? 그렇다면 아동이 숨을 쉬고 있는지 알아본다. 쇼크 아동은 흔히 그렁거림, 헐떡임, 코 벌렁임, 빈맥, 호흡노력의 증가와 같은 호흡곤란의 징후를 나타낸다. 공기의 유입과 공기 흐름의 석설성을 알아보기 위해 호흡음을 청진한다. 아동이 호흡곤란의 징후를 보인다면, 이 장의 앞부분에서 설명한 대로 기도와 호흡 문제를 먼저 관리한다.

피부색을 사정한다. 피부 온도를 촉진하고 맥박의 질을 알아본다. 특별한 경우를 제외하고, 분배성 쇼크와 같은 쇼크 아동은 사지가 어둡고 차가우며 모세혈관 충전시간이 지연될 것이다. 경계 구분선이 존재한다면 이를 주의한다. 이것은 차가운 온도가 시작되는 원위부 사지의 지점을 나타낸다(사지의 근위부는 계속해서 따뜻할 것이다). 분배성 쇼크에서 처음의 사정결과는 충만하고 도약하는 맥박과 따뜻하고, 적혈구성 피부를 나타낼 것이다. 말초맥박은 중심맥박보다 더 약할 것이다.

아동의 수화상태를 평가하고 피부긴장도를 검사한다. 탄력성의 감소는 보통 후기징후이지만 저혈량성 상태와 관련이 있다. 아동의 얼굴을 관찰한다. 보상성 쇼크에서 아동은 깨어 있지만 둔화되어 있고 곤란의 징후를 보일 수 있다. 비보상성 쇼크에서 아동은 눈을 감고 오직 음성이나 다른 자극에만 반응할 수 있다. 소변배출량을 알아본다. 쇼크 아동에게서 소변배출량은 감소할 것이다.

기도, 호흡, 순환에 대한 초기 생명구조관리를 평가하고 제공한 후에, 아동의 신체 전체의 다른 장애를 평가한다. 비록 손상이 내부 혈액상실(예: 대퇴골절)을 초래할 수 있음에도 불구하고, 손상들은 계속되는 혈액상실에 대한 주요한 근거가 된다. 사지의 기형, 종창, 붉어짐, 또는 통증을 찾아본다. 이는 내부 혈액상실을 시사할 수 있다. 또한 개방된 상처나 출혈이 진행 중인 부위를 검사한다. 복부손상 아동은 또한 내부적으로 엄청난 양의 혈액이 손실될 수 있다. 복부의 붉음, 피부의 변색, 또는 팽창을 검사한다. 모든 사분면의 장음을 청진한다.

임상 및 진단검사

아동을 소생시키는 중에 임상검사와 방사선촬영이 처방되고 획득될 수 있다. 하지만 어떤 진단검사도 호흡 지지, 혈관 확보, 수액 투여의 우선권을 대체해서는 안 된다. 임상검사 결과는 계속되는 관리를 안내할 것이다. 쇼크 아동의 진단과 사정 시 처방될 수 있는 임상 및 진단검사는 다음과 같다.

- 혈당 수치: 보통 빠른 결과를 얻기 위해 침상에서 혈당측정기를 사용하여 수행함
- 전해질: 전해질 이상을 평가하기 위함
- 전혈구검사(CBC): 바이러스성 또는 세균성 감염(패혈성 쇼크)을 사정하고 빈혈이나 혈소판 이상을 평

가하기 위함
- 혈액배양: 패혈증을 평가하기 위함. 1~2일 뒤에 초기 검사 결과를 얻을 수 있을 수 있음
- C반응단백질: 감염을 평가하기 위함
- 동맥혈가스: 산소와 이산화탄소 수치를 사정하고 산-염기 균형에 관한 정보를 획득하기 위함
- 독성학 검사 패널(섭취가 의심되는 경우)
- 요추천자: 수막염의 뇌척수액을 평가하기 위함
- 요검사: 포도당, 케톤, 단백질을 평가하기 위함. 탈수 상태에서 농도(비중)이 증가함
- 방사선촬영: 심장 크기를 평가하기 위함. 폐렴이나 폐부종(심장성 쇼크와 함께 있는)을 평가하기 위함

I 간호관리

아동의 쇼크 징후는 긴급한 대응을 필요로 한다.

아동의 ABCs를 관리하기

항상 기도와 호흡을 관리하고 평가하며 맥박을 점검한다. 아동이 맥박이 없으면 심폐소생술을 시작한다. 쇼크의 징후와 증상을 나타내는 모든 아동에게 마스크를 통해 100%의 산소를 공급해야 한다. 아동이 호흡노력이 저하되거나 무호흡상태라면, BVM나 기관내 삽관을 통해 100%의 산소를 투여한다. 계속되는 모니터링의 일부로서 심장과 무호흡 모니터링을 실시하고 맥박산소측정기를 통해 산소포화도 수치를 사정한다.

혈관 주입로 확보하기

기도와 호흡이 다루어지고 나면, 쇼크의 간호관리는 혈관 접근을 확보하고 체액량을 회복시키는 데 초점을 맞춘다. 쇼크의 징후가 있는 아동은 충분한 양의 등장성 정맥 수액을 빠르게 주입해야 한다. 하지만 중증 환아에게서 혈관 접근을 확보하는 것은 어려울 수 있다. 비보상성 쇼크 아동과 같이 상태가 현저하게 악화되고 있는 아동에게서 혈관 확보는 가능한 가장 빠른 경로를 사용하여 획득해야 한다.

중증 환아의 중재를 위해 사용 가능한 다양한 유형의 혈관 접근은 다음을 포함한다.

- 말초정맥 주입경로: 많은 양의 수액을 공급하기 위해 직경이 큰 카테터가 사용된다. 이 경로는 중대한 혈관문제가 있는 아동에게는 적용 가능하지 않을 수 있다.
- 중심정맥 주입경로: 중심정맥관은 경정맥으로 삽입되어 상대정맥까지 도달할 수 있다. 대퇴 경로는 심폐소생술이 진행되는 동안 중심정맥 접근을 획득하는 데 가장 좋다. 왜냐하면 삽입 절차가 기도와 심장압박을 포함하는 생명 구조 중재를 방해하지 않을 것이기 때문이다. 쇄골하정맥, 쇄골밑에 위치하고 있는 중심정맥접근의 대체경로이다.
- 복재정맥: 복재정맥(발목에서 찾을 수 있는)은 외과적 절개를 사용하여 획득되는 정맥 접근의 선택 가능한 대체경로이다.
- 골강내 주입경로(intraosseous access): 골강내 경로, 골수에 캐뉼라를 삽입하여 획득되는 비보상성 쇼크나 심정지의 경우에 정맥 주입경로를 빠르게 확보할 수 없을 때 추천된다. 경골 앞부분이 선호되는 위치이다. 특수 골내용 바늘이 사용된다(일반적으로 나이 많은 아동에게는 15게이지 바늘, 어린 아동에게는 18게이지 바늘). 바늘은 성장판으로부터 약간 떨어져서 고정된 비틀기 동작을 사용하여 삽입된다. IV부위를 사용하여 투여할 수 있는 어떤 약물이나 수액도 이 경로를 사용하여 투여될 수 있다. 대안적인 위치는 대퇴, 장골능선(iliac crest), 흉골, 경골 원위부를 포함한다.

체액량 회복

링거젖산용액(Ringer's lactate)이나 생리식염수(선택된 등장성 수액)와 같은 등장성 수액을 정맥으로 빠르게 투여한다. 처방된 수액 20 mL/kg을 bolus로 투여하고, 가능한 한 빠르게 용액을 주입한다. 일반적으로 직경이 큰 syringe, 3-way stopcock에 부착된 35~60 mL syringe가 아동의 빠른 수액 전달에 선호되는 방법이다. 중력을 사용하여 수액을 주입하는 것은 너무 느리다. 수액 볼루스는 필요시 두 번까지 반복될 수 있다(총 세 번).

TAKE NOTE!

쇼크에서 포도당 용액은 삼투압성 이뇨, 저칼륨혈증, 고혈당, 허혈성 뇌손상의 악화와 같은 합병증의 위험 때문에 사용이 금지된다(AHA, 2016).

임상적 추론 시 주의점!

오로지 아동의 순환상태에만 초점을 맞추어서는 안 된다. 호흡 악화의 징후나 증상을 간과할 수 있다.

패혈성 쇼크 아동은 모세혈관 투과성 증가의 결과로서 보통 더 많은 양의 수액을 필요로 할 것이다. 외상으로 인한 쇼크 아동은 결정질 등장성 용액에 대한 반응이 불충분할 때, 보통 혈액과 같은 콜로이드 용액을 투여받을 것이다. 각각의 수액 볼루스 후에 수액 투여에 대한 아동의 긍정적 반응의 징후를 재사정한다.

소변배출량의 정확하고 빈번한 측정이 가능하도록 유치도뇨관을 삽입한다.

호전의 지표는 다음을 포함한다.

- 호전된 심혈관상태: 중심맥박과 말초맥박의 세기가 강해졌다. 사지의 차가움의 경계 구분선이 줄어들고 있고 모세혈관 충만시간이 향상되었다(시간이 감소했다). 혈압이 개선되었다.
- 호전된 정신상태: 아동의 각성도가 향상되었다. 예를 들어, 아동이 눈을 뜨고 있고 직원을 바라보고 있다. 아동이 어리다면 아동은 정맥 주사선을 잡아당길지도 모른다.
- 소변배출량의 개선: 이는 처음에 알아차릴 수 없을 것이지만 그 뒤의 몇 시간 동안 주목되어야 한다. 목표는 1~2 mL/kg/hr이다.

수액 소생술의 과정은 수액을 투여하기, 아동을 사정하고 재사정하기, 결과를 상세히 기록하기가 포함된다. 쇼크 아동은 쇼크 중재의 처음 몇 시간 동안 100~200 mL/kg 정도의 소생 수액을 필요로 할 수 있다. 대부분의 쇼크 아동은 이 많은 양의 수액을 필요로 하고 견딜 수 있다. 계속되는 재사정으로 아동이 폐부종의 형태로 체액의 과부하를 겪기 시작하는지 알 수 있을 것이다(드물지만 심장질환이 이전부터 존재하거나 중증 만성폐질환 아동에게서 발생할 수 있다)(AHA, 2016; van der Jagt, 2017).

약물 투여

어떤 상황에서는 패혈성 쇼크나 분배성 쇼크와 같이 수액만으로는 충분히 아동의 상태를 개선할 수 없고 보조약물이 처방될 수 있다. 혈관에 작용하는 약물들이 단독이나 병용으로 심박출량을 향상시키고, SVR을 증가시키거나 감소시키기 위해 사용될 수 있다. 약물의 선택은 아동의 심장과 혈관 상태에 의해 좌우된다. 예를 들어, dobutamine(도부타민)은 중대한 β 아드레날린성 효과가 있는 약물이다. 따라서 심장의 수축력을 향상시킬 수 있다. 심근에 영향을 주는 epinephrine(에피네프린) 또한 강력한 혈관수축제이다. Dopamine(도파민)은 저용량에서 심장에 영향을 주지만 용량 증가에 따라 갈수록 더 혈관계통에 영향을 준다. 이들 약물들은 부하 용량으로 투여되고, 지속적 주입이 뒤따라야 할 것이다. 혈관에 작용하는 약물들이 투여될 때, 심박동수, 혈압, 관류, 소변배출량의 향상을 모니터링한다. 추가정보는 약물지침 15.1을 참조한다.

부정맥과 심정지

심정지가 일차성 심장사건이 가장 흔한 원인인 성인과는 다르게 아동은 일반적으로 건강한 심장을 가지고 있고, 이에 따라 일차성 심정지를 거의 경험하지 않는다. 가장 흔하게 호흡 그리고/또는 순환의 점진적인 악화로부터 심정지를 경험한다(Peterson & Lee, 2019). 특히, 호흡 응급이나 쇼크를 겪고 있는 아동은 악화되어 결국 심정지가 나타날 수 있다. 그러므로 이러한 상황에 있는 아동을 중재하기 위한 치료의 기준은 성인을 위한 기준과는 상당히 다르다.

이전 부분에서 논의되었던 바와 같이, 간호사는 아동의 호흡 변화와 쇼크를 평가하고 중재하는 데 능숙해야 한다. 중증 환아에게서 일차적인 호흡의 위태로움 또는 쇼크가 확인되고 치료되었다면, 이차적인 심정지는 예방될 수 있다는 증거들이 제시되고 있다.

하지만 드문 예외들이 존재한다. 예를 들어, 전해질 이상이나 독성 약물 섭취가 심혈관계에 일차적인 손상을 입혀 점진적인 진행보다는 갑작스러운 심정지로 이어질 수 있다. 아동의 일차적이고 갑작스러운 심정지의 위험성은 다음을 포함한다.

- 중증 일차성 선천적 또는 후천적 심장결손의 병력
- 지속 QT 증후군과 같은 잠재적으로 치명적인 부정맥
- 비대성 또는 위축성 심근병증
- '심장 진탕증'으로 알려져 있는, 외상성 심장손상 또는 가슴의 심한 강타(예: 높은 속도의 공에 가슴을 맞았을 때)

병태생리

AHA(2016)는 소아 심장문제를 서술하기 위해 사용되는 명명법을 단순화하고 심장리듬장애의 세 가지 주요 범주를 수립하였다.

- 느림(slow): 서맥(bradyarrhythmia)
- 빠름(fast): 빈맥(tachyarrhythmia)
- 결여(absent): 무맥성 심혈관허탈

서맥

서맥(bradyarrhythmias)은 연령에 정상적인 심박동수보다 상당히 느린 심박동수이다. 아동의 서맥은 가장 흔히 동성서맥이다. 즉, 심박동수 저하와 관련된 심장결절의 이상은 없다. 동성서맥에서 P파와 QRS복합체는 ECG상에서 정상으로 나타난다. 심박동수가 일시적인 감소 후 되돌아오는 것은 아동이 수면 중일 때와 같이 정상일 수 있다. 또한 미주신경자극과 관련되어 심박동수가 잠시 감소할 수 있다. 예를 들어 어린 영아의 식도 아래로 구위관을 통과시키는 것은 일시적인 서맥을 유발할 수 있다. 아동 심박동수의 정상적인 감소는 자극이 있든 없든 회복되어야 하며 일반적으로 관류 변화의 징후와 연관되어 있지 않다.

드물게 아동은 심장이상과 심장블록의 결과로서 서맥이 나타난다. 심장블록과 관련된 서맥이 있는 영아는 수유가 잘 되지 않고 빈호흡을 보일 수 있다. 반면 나이 많은 아동은 피로, 어지러움, 실신을 나타낼 수 있다. 비교 15.2는 아동의 동성서맥과 심장블록의 원인을 비교한다.

이와 대조적으로 중증의 생명을 위협할 수 있는 서맥성 부정맥이 있는 아동은 관류 변화의 징후와 함께 60 bpm 이하의 심박동수를 보인다. 아동의 심각한 서맥의 가장 흔한 원인은 호흡문제, 저산소증, 쇼크이다. 지속된 서맥은 흔히 심정지와 관련이 있다. 이것은 불길한 징후이며 심각하게 다루어져야 한다.

빈맥

아동은 일반적으로 성인보다 심박동수가 빠르며 열, 두려움, 통증은 아동의 심박동수를 상당히 증가시키는 흔한 요인이다. 이러한 정상적인 심박동수의 증가는 동성**빈맥**(tachycardia)으로 알려져 있다. 그러나 열이 감소되고 아동이 편안해지거나 또는 통증이 조절되면 심박동수는 정상 범위로 돌아온다. 저산소증과 혈량 저하는 아동 빈맥의 병리적인 원인이다. 이들 원인들로 인해 동성빈맥이 있는 아동에게서 초점이 되는 것은 근본 원인에 관한 것이다. 동성리듬을 심박동수의 감소를 겨냥한 약물 또는 제세동 장치로 치료하는 것은 부적절하고 위험하다.

심장문제와 관련된 아동의 빈맥성 부정맥은 동성빈맥과 다르게 존재하는 독특한 특성이 있다. 이러한 빈맥성 부정맥의 예는 심실상 빈맥과 심실빈맥을 포함한다. 심실상 빈맥은 심박동수가 극도로 빠르고 리듬이 매우 불규칙한, 흔히 '심박수 간 변이성이 없음

비교 15.2 동성서맥 대 심장블록의 원인

	동성서맥	심장블록
원인	• 병적: digoxin과 같은 약물, 저산소증, 저체온, 두부손상 • 정상: 건강한 운동선수	• 선천적: 심장 기형과 관련됨 • 후천적: 심내막염, 류마티스열, 가와사키병

비교 15.3 심실상 빈맥과 동성빈맥의 구별

	심실상 빈맥	동성빈맥
속도(bpm)	• 영아 > 220, 아동 > 180	• 영아 < 220, 아동 < 180
리듬	• 갑작스런 시작과 종결	• 심박수 간 변이성
P파	• 평평해짐	• 존재, 정상
QRS	• 좁음(< 0.08초)	• 정상
병력	• 보통 중요한 병력 없음	• 열, 체액 상실, 저산소증, 통증, 두려움

(no beat-to-beat variability)'으로 묘사되는 심장전도문제이다. 비교 15.3은 심실상 빈맥과 동성빈맥 간의 차이를 설명한다. 심실상 빈맥(supraventricular tachycardia, SVT)의 가장 흔한 원인은 심장 전도계의 재진입문제이다. 흔히 Wolff-Parkinson-White 증후군과 같은 유전적 심장전도문제의 결과이다. 카페인이나 theophylline(테오필린)과 같은 약물과도 관련이 있을 수 있다. 아동은 보통 심실상 빈맥과 관련된 특징적으로 더 빠른 심박동수를 단기간 동안 견딜 수 있다. 그러나 심혈관계의 증가된 요구는 보통 아동을 혹사시켜 심실상 빈맥이 확인되지 않은 채 장기간 계속된다면 울혈성 심부전의 징후를 초래한다.

심실빈맥(ventricular tachycardia)은 심박동수의 상승과 넓은 QRS(0.08초 이상)를 포함하는 리듬이다. 이것은 하나 또는 양 심실의 비정상적이고 빠른 활동의 결과이다. 심실빈맥은 아동에게서 드문 부정맥이며 보통 선천적 또는 후천적 심장 이상과 관련이 있다. 덧붙여, QT 연장증후군은 심실빈맥과 아동의 갑작스러운 죽음을 초래할 수 있는 전도 이상이다. 드물게 약물과 독소섭취, 산증, 저칼슘혈증, 칼륨 이상, 저산소혈증은 아동의 심실빈맥의 발생과 관련이 있어 왔다.

허탈리듬(무맥성 리듬)

PALS에 의해 정의된 바에 따르면, 허탈리듬(collapsed rhythms)은 촉지 가능한 맥박의 상실과 관류의 징후가 없는 심정지를 일으키는 리듬이다(AHA, 2016). 일반적으로 아동에게서 가장 흔한 무맥성 정지리듬은 무수축 또는 무맥성 전기활동(pulseless electrical activity, PEA)이다. 무수축(asystole)은 흔히 ECG상에서 '일직선'으로 지칭되는, 심장의 전기적 활동이 없을 때 발생한다. PEA 아동은 ECG상에 감지할 수 있는 리듬이 있으나 촉지할 수 있는 맥박이 없다. PEA는 저산소혈증, 혈량 감소, 저체온, 전해질 불균형, 심장 압전, 독소섭취, 긴장성 기흉, 혈전색전증에 의해 발생할 수 있다. 심실빈맥 또한 맥박이 없을 수 있다. 한때 아동에게 드문 것으로 여겨졌던 심실세동은 심실이 효과적으로 펌프질하지 않는 심각한 심장질환에서 발생한다. 심실세동은 심실빈맥으로부터 발생할 수 있다. 심실세동(VF)은 변동이 심하고, 진폭이 큰 파형(coarse VF) 또는 식별할 수 없는 심장리듬과 함께 더 가늘고, 진폭이 낮은 파형(fine VF)의 특징이 있다. 어떠한 경우라도 심박출량은 불충분하다.

A 간호사정

심장 응급 아동의 간호사정에는 건강력, 신체검진, 임상 및 진단검사가 포함된다. 간호사정은 반드시 빠르고 정확하게 수행되어, 필요하다면 소생술이 시작될 수 있어야 한다.

건강력

동시에 아동을 사정하고 생명을 구하는 중재를 제공하면서 심장 응급 아동의 건강력을 간단하게 얻는다. 질문할 주요 영역은 다음을 포함한다.

- 심장문제, 천식, 염색체 이상, 성장지연의 병력
- 실신, 어지러움, 심계항진, 심장이 마구 뜀, 흉통, 기침, 천명음, 호흡노력의 증가와 같은 증상

- 놀이나 수유의 활동 내구성: 아동이 놀이 중에 숨이 가쁘며, 새파래지고, 쪼그리고 앉는가? 아동이 놀이 친구에 뒤처지지 않는가? 영아가 수유로 인해 지치는가?
- 질병 초래, 열, 설명되지 않는 관절 통증, 섭취한 약물
- 심장사건이나 흉부의 손상이 발생하기 전 스포츠 참여
- 심장문제, 심장질환으로 인한 갑작스러운 사망, 어린 나이의 심장마비, 염색체 이상의 가족력
- 현장에서 수행된 치료 조치: 심폐소생술이 시작되었는가? 자동제세동기(AED)가 사용되었는가?

신체검진

빠르게 아동의 상태를 확인한다. 확실하게 곤란상태인 아동 또는 곧 정지상태가 될 아동은 반드시 긴급한 생명 구조 중재를 받아야 한다. 생명 구조 중재를 제공하는 동시에 짧게 사정을 수행한다.

시진과 관찰

아동의 기도 개방성과 호흡의 효율성을 사정한다. 입 주위 창백 또는 거무스름함 또는 중심창백, 반점 형성, 거무스름함 또는 청색증에 유의하여 아동의 피부색을 관찰한다. 호흡노력 증가, 그렁거림, 고개 까닥거림, 무호흡에 유의한다. 만성 폐 또는 심장 질환과 관련이 있을 수 있는 술통 모양 가슴을 검사한다. 명치의 들어올림(lifts or heaves)이 있는지 심낭을 관찰한다. 발한, 불안한 모습, 기형적 특징을 주목한다[다운증후군 아동의 50%는 선천적 심장결손 또한 가지고 있다(Marion & Levy, 2019)]. 경정맥 팽창이 있는지 알아본다. 만성적인 조직 저산소혈증을 나타내는 곤봉형 손가락을 검사한다.

청진

수포음 또는 천명음에 주의하여 호흡음을 청진한다. 심박동수를 청진한다. 아동에게 적절한 맥박이 없다면, 심폐소생술을 시작한다. 아동이 강하고, 관류하는 맥박이 있다면 심장사정을 계속하여 완료한다. 먼저 청진기의 다이아프램으로 청진하고, 그 다음에 벨로 청진한다. 모든 청진부위를 평가한다. 이때 먼저 우측 두 번째 늑간(대동맥 판막)을 듣고, 그 다음에 좌측 두 번째 늑간(폐동맥 판막), 다음에 좌측 흉골연 하부(삼첨판 부위)로 이동한다. 마지막으로 쇄골중앙선의 다섯 번째 늑간 위(승모판 부위)를 청진한다. 심박동수와 리듬을 평가한다. 과잉심음이나 잡음을 청진한다. 심잡음의 질, 강도, 위치를 주의하고 서술한다.

> **TAKE NOTE!**
> 심잡음은 대부분 수축기에 들리며, 양성이거나 병리와 연관되었을 수 있다.

타진과 촉진

늑간을 타진하고 심장의 크기를 확인한다. 최대박동점(PMI)을 찾기 위해 심장을 촉진하고 관련된 떨림을 평가한다. 손가락 아래로 펄럭임처럼 느껴지는 떨림은 심장 병리와 연관되어 있다. 맥박의 질을 촉진하고 주의한다. 양방향으로 각각의 맥박을 평가하고 결여되어 있는지, 희미한지, 정상인지, 도약하는지 주목한다. 신체의 양방향의 맥박의 질을 비교하고 상체와 하체의 맥박의 질도 비교한다. 피부 온도를 확인하고 모세혈관 충전시간을 평가한다.

임상 및 진단검사

사용되는 주요 진단검사는 ECG이다. ECG 판독에 따라 부정맥을 식별한다(그림 15.7).

I 간호관리

100% 산소를 공급한다. 심장 모니터링을 시작하고 맥박산소측정기를 통해 산소포화도 수치를 사정한다. 아동의 미리 인쇄된 코드 약물 시트를 입수하거나 아동의 키를 재어 기관내 튜브 사이즈나 약물 용량을 추정할 수 있는 Broselow 테이프를 아동에게 적절한 것으로 사용한다.

> **TAKE NOTE!**
> 모니터의 리듬에 주의를 기울이되, 계속적으로 아동의 맥박을 감시한다. 아동이 맥박이 없거나 60 bpm보다 맥박이 낮다면, 모니터 판독을 무시하고 가슴압박을 수행한다(AHA, 2016).

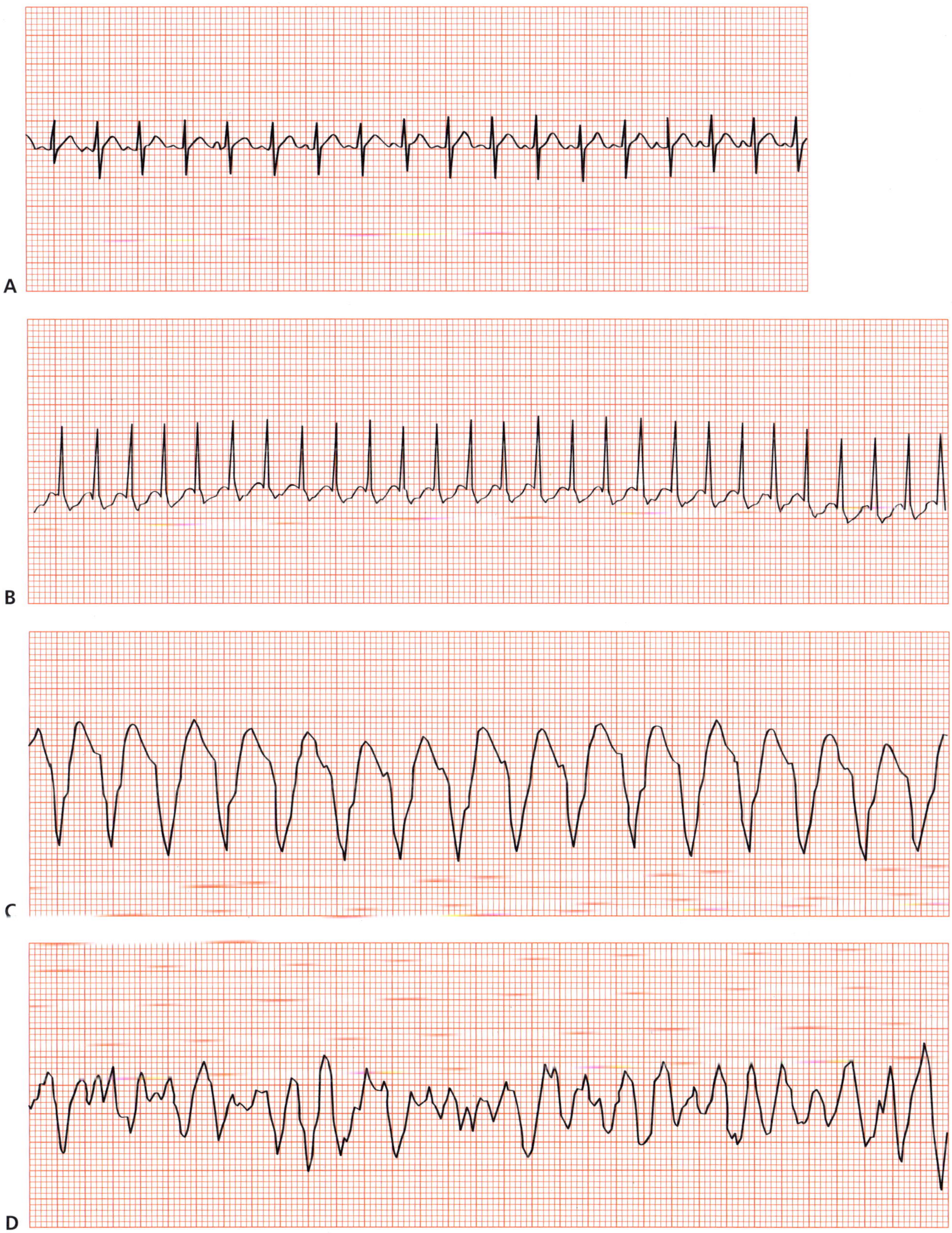

그림 15.7 부정맥. **A.** 동성빈맥: 정상 QRS와 P파, 가벼운 심박수 간 변이성, **B.** 심실상 빈맥: 220을 초과하는 심박동수, 비정상적 P파, 심박수 간 변이성이 없음에 주목, **C.** 심실빈맥: 빠르고 규칙적인 리듬, P파가 없는 넓은 QRS, **D.** 거친 심실세동: 혼돈상태의 전기적 활동

서맥성 부정맥 관리

동성서맥의 관리는 느린 심박동수의 근본 원인을 개선하는 것에 초점이 맞춰져 있다. 저산소증이 지속된 서맥의 가장 흔한 원인이기 때문에 산소투여와 환기가 필수적이다. 신생아는 특히 저산소혈증과 관련해 서맥이 나타나기 쉽다. 충분한 산소투여와 환기로 서맥이 개선되는지 알아보기 위해 아동을 계속해서 재사정한다. 서맥이 지속된다면, 처방된 epinephrine 그리고/또는 atropine을 투여한다. Epinephrine은 지속적인 서맥 치료용으로 선택되는 약물이다.

저체온, 두부손상, 독소섭취와 같은 서맥의 다른 원인들은 근본 문제를 다룸으로써 중재한다. 저체온 아동을 보온하는 것은 정상 동성리듬을 회복시킬 수 있다. 두부손상을 입은 아동은 심장과 상관없이 서맥이 있을 수 있다. 그리고 두부손상의 성공적인 관리를 통해 서맥은 해결될 것이다. 서맥의 원인이 독소섭취인 아동은 독소의 해독제가 필수적이다.

빈맥성 부정맥 관리

빈맥성 부정맥은 심실상 빈맥(안정 또는 불안정)과 맥박이 있는 심실빈맥을 포함한다. 아동이 심실빈맥 또는 심실상 빈맥을 겪고 있는지 알아보기 위해 ECG를 판독한다. 임상적으로, 심실상 빈맥 아동이 응급중재를 필요로 하는 징후를 보이고 있는지, 아니면 안정되어 있는지 알아본다. 보상성 심실상 빈맥에서 아동은 의식이 있고 편안하게 호흡하며, 관류가 잘되어 보인다. 의식, 호흡상태, 관류의 변화와 같은 위태로움의 징후를 보이는 아동은 비보상성 심실상 빈맥으로 여겨진다. 비보상성 심실상 빈맥은 긴급한 중재를 필요로 한다. 맥박이 있는 심실빈맥 아동은 관류가 저하되어 있을 것이며 역시 즉각적인 중재를 필요로 한다. 빈맥성 부정맥의 평가와 접근은 표 15.6에서 논의된다.

TAKE NOTE!

Adenosine은 작용 시작이 빠르고 반감기가 극도로 짧다. 약물을 매우 빠르게 투여하고 충분한 양의 IV 플러싱을 한다. 그렇지 않으면, 이 약물은 비효과적일 것이다(de Caen et al., 2015).

허탈성 리듬 관리하기

모든 소아 응급상황에서와 마찬가지로 ABCs를 지지한다. 기도를 중재하고 산소를 제공하고 수액을 공급한다. 또한 아동이 맥박이 없거나 심박동수가 60 bpm 미만이라면 가슴압박을 시작한다. 어떤 아동은 약물과/또는 제세동 또는 동시성 심장율동전환을 필요로 할 수 있다. 무맥성 리듬은 심실빈맥, 심실세동, 무수축, PEA를 포함한다. ECG상의 특징과 이들 리듬의 관리는 표 15.7에 요약되어 있다. 또한 부정맥의 근본 원

표 15.6 빠른부정맥(tachyarrhythmia) 관리

빠른부정맥	징후와 증상	관리
보상성 심실상 빈맥 (compensated SVT)	• 빈맥, 심박동수 > 220 • 비정상적 P파 • 의식이 있는, 관류가 잘되는 아동 • 나이 많은 아동에게서 두통과 어지러움 호소 가능성	• 얼굴에 얼음을 올리거나 막힌 빨대를 부는 것과 같은 미주신경자극법 • 미주신경자극법이 실패한다면 adenosine 투여
비보상성 심실상 빈맥 (uncompensated SVT)	• 빈맥, 심박동수 > 220 • 비정상적 P파 • 쇼크 징후: 의식수준 변화, 관류 저하, 약한 맥박	• Adenosine 투여 또는 동시성 심장율동전환
심실빈맥 (ventricular tachycardia)	• 정상에서 200 bpm까지 범위의 심박동수 • 넓은 QRS • P파 없음 • 맥박 존재, 관류 저하	• 동시성 심장율동전환 • Amiodarone IV • 근본 원인의 치료

【출처】 de Caen, A. R., Berg, M. D., Chameides, L., Gooden, C. K., Hickey, R. W., Scott, H. F., … Samson, R. A. (2015). Part 12: Pediatric advanced life support—2015 American Heart Association guidelines update for cardiopulmonary resuscitation and emergency cardiovascular care. *Circulation, 132*(18), S526–S542.

표 15.7 무맥성 리듬의 ECG 특징과 관리

무맥성 부정맥	ECG 특징	관리
심실빈맥 (ventricular tachycardia)	• 넓은 QRS, P파 없음	• 심폐소생술 • 제세동 • Epinephrine, amiodarone, lidocaine, magnesium도 가능 • 근본 원인의 치료
심실세동 (ventricular fibrillation)	• 혼돈상태의 심실 활동 • P파 없음, QRS 있음, T파 없음	• 심폐소생술 • 제세동 • Epinephrine, amiodarone, lidocaine, magnesium도 가능 • 근본 원인의 치료
무수축 (asystole)	• 평평한 선	• 리드 위치 확인 • 맥박이 없을 시 심폐소생술 • Epinephrine
무맥성 전기활동 (pulseless electrical activity)	• 심실성 빈맥이나 심실세동과 일치하지 않는 전기적 활동	• 리드 위치 확인 • 맥박이 없을 시 심폐소생술 • 근본 원인의 치료 • Epinephrine

【출처】 de Caen, A. R., Berg, M. D., Chameides, L., Gooden, C. K., Hickey, R. W., Scott, H. F., … Samson, R. A. (2015). Part 12: Pediatric advanced life support—2015 American Heart Association guidelines update for cardiopulmonary resuscitation and emergency cardiovascular care. *Circulation, 132*(18), S526–S542.

인이 알려진 경우 이를 치료한다.

미국심장협회(AHA)는 부정맥과 함께 맥박이 없는 사람에게서 가슴압박의 중요성을 강조한다(de Caen et al., 2015). 제세동 전에 가슴압박을 하고 후에도 즉시 가슴압박을 시행한다. 처방된 epinephrine, lidocaine(리도카인), amiodarone(아미다론)과 같은 약물을 투여한다. 과거에는 제세동을 필요로 하는 사람에게 연이어 3회의 충격을 주는 것이 권장되었지만, 최근의 연구결과는 한 번만 제세동을 시행하고 5주기의 심폐소생술을 시행해야 함을 보여줬다. 제세동이 가장 효과적이기 위해서 가슴압박을 최소한으로 중단하며 효과적으로 수행해야 한다(de Caen et al., 2015).

약물 용량 계산 15.1

- 아동의 체중: 25 kg
- 약물 처방: epinephrine 100 mg IV STAT
- 소아 용량 핸드북에 따르면, 초기 투여의 경우 권장 용량은 용량 당 0.01 mg/kg(1:10,000 용액의 0.1 mL/kg)이다.
- 처방된 용량은 안전한가?

익수

물은 아동과 청소년에게 재미와 운동의 큰 원천이 될 수 있지만, 익수(submersion injury)는 미국과 전 세계에서 아동과 청소년의 두 번째로 많은 예방 가능한 사망 원인이다(WHO, 2018). 따뜻한 날씨에 수영장은 더욱 일반적이고 익사는 젊은 사람의 죽음의 주요 원인이 된다. 대부분의 익사는 예방할 수 있으며 WHO(2018)는 "어른들의 감독 과실이 익사의 가장 중요한 기여 원인 중 하나이다."라고 언급한다.

익수의 생존과 신경학적 결과는 조기의 적절한 소생술에 달려 있다. 최근에는 적절한 소생 노력과 치료로 아동이 더 나은 신경학적 결과를 보여주고 있다(Chandy & Weinhouse, 2019).

병태생리

일반적으로 물에 빠진 아동은 호흡하려고 허우적거리면서 결과적으로 물을 흡인할 것이다. 상대적으로 적은 양의 물의 흡인은 산소 공급 저하와 이산화탄소의 정체를 초래한다. 폐포의 표면활성제는 익수 사건

동안 격감되어 폐부종이 흔히 발생한다. 저산소혈증은 모세혈관 투과성 증가와 그에 따른 혈량 저하를 초래한다. 적은 양의 물이 흡인되었더라도 익수 사건 후 24~48시간 내에 폐부종을 초래할 수 있다(Chandy & Weinhouse, 2019).

익수 생존자는 저산소혈증 상태 동안 신관류의 변화 때문에 신장 합병증의 위험 또한 있다.

A 간호사정

익수 생존자의 간호사정은 결정적이며 빠르고 정확하게 시행해야 한다.

건강력

생명을 구하는 중재를 제공하면서 병력을 빠르게 얻는다. 사건의 상황에 관해 묻는다.

- 어디에서 사건이 발생했습니까? 아동이 호수, 강, 바다 또는 수영장에 있었습니까? 아동이 변기, 양동이 또는 욕조에 빠졌습니까?
- 누군가가 아동이 물에 들어가는 것을 목격하였습니까?
- 물이 오염되어 있었을 것 같습니까?
- 익수와 관련하여 다이빙이나 자동차 사고와 같은 정상 참작이 가능한 정황이 있었습니까?
- 대략적인 침수의 기간은 얼마입니까? 아동이 구조되었을 때 의식이 있었습니까, 아니면 의식이 없었습니까?
- 현장에서 무엇이 행해졌습니까? 심폐소생술이 시작되었습니까? 그렇다면, 언제입니까?
- 경추손상이 의심된다면, 경추가 고정되었었습니까?
- 자동제세동기가 사용되었습니까?
- 아동이 마지막으로 먹은 것은 언제입니까? (발생 가능한 삽관을 준비하기 위해)

신체검진

기도 개방성과 호흡을 평가한다. 양측의 모든 폐에서 거침(coarseness)이나 수포음과 같은 폐부종의 징후를 청진한다. 심박동수, 맥박, 관류를 평가한다. 모니터상의 심장리듬에 주의하고 부정맥의 증거를 보고한다. 아동의 신경학적 상태를 평가한다. 동공반응을 알아보기 위해 펜라이트를 사용한다. 신경학적 상태의 추가적인 평가를 위해 소아 혼수 척도를 사용한다. 아동이 자발적으로 또는 자극에 의해 눈을 뜨고 있는가? 아니면 전혀 눈을 뜨지 않는가? 자발적인 움직임이 있는가? 어린 아동이 울고 있는가? 나이든 아동이 말을 할 수 있는가? 흔히 익수와 함께 저체온이 발생하기 때문에 아동의 체온을 측정한다.

임상 및 진단검사

임상 및 진단검사 결과를 기다리는 동안 아래에 다뤄진 것과 같은 소생 노력을 계속한다. 임상 및 진단검사는 일반적으로 다음을 포함한다.

- 동맥혈가스: 저산소혈증, 산증
- ECG: 심장 부정맥
- 흉부 방사선 촬영: 폐부종, 침윤물
- 혈청 전해질: 쇼크의 발생과 관련된 불균형

I 간호관리

침수 관련 저산소증이 아동의 뇌에 끼치는 잠재적인 파괴적인 영향 때문에 물에서 아동을 건져낸 즉시 기도 중재가 시작되어야 한다. 매초가 중요하다. 익수 사건의 처음 중재는 항상 ABCs에 초점이 맞춰져 있어야 한다. 보통 소생 노력이 아동이 급성 치료기관에 도착하기 전에 시작된다.

경추손상이 의심된다면(다이빙 사고), 손으로 또는 경추 고정장치를 이용하여 고정을 실시한다. 목 손상이 의심되는 경우와 같이 방사선촬영과 임상적인 평가를 통해 경추의 손상이 배제되기 전까지 경추 고정장치를 제거하지 않는다. 기도 개방성을 확보하기 위해 기도를 흡인한다. 아동은 오염된 물이나 구토로부터 입자들을 흡인했을 수 있다. 이것은 익수와 관련된 상대적으로 흔한 합병증이다. 큰 직경의 흡인카테터[예: 양카우어(Yankauer)]는 상기도를 청결히 하는 효과적인 도구이다. 보충적인 100%의 산소 투여한다. 호흡노력이 저하되어 있거나 없는 아동은 아마도 삽관을 필요로 할 것이다. 위를 감압하기 위해 비위관을 삽입하고

위 내용물의 흡인을 방지한다. 맥박이 존재하지 않는다면 가슴압박을 시작한다.

보통 아동은 어느 정도의 저체온을 보이고 보온을 필요로 한다. 일반적으로 심부 체온은 천천히 상승되어야 한다. 익수 피해자를 너무 빨리 가온하는 것은 해로운 영향을 미치기 때문이다. 젖은 옷을 벗기고 아동을 건조시키며, 따뜻한 담요로 아동을 덮어 준다. 처방된 대로 따뜻한 정맥수액 주입과 그 밖의 가온방법을 사용한다.

생각해보기!

아버지는 "우리 아이가 거의 익사할 뻔했다는 사실이 믿기지 않아요. 나는 그릴에 있는 햄버거를 확인하기 위해 몇 분 동안 몸을 돌렸어요. 너무 끔찍해요. 다시는 그녀를 수영장 근처에 보내지 않을 거예요."

- **생각하기:** 이 아버지에 대한 당신의 반응은 무엇인가? 어떻게 그를 가장 잘 지원하고 그의 감정을 이겨내도록 도울 수 있을까?

중독

소아 중독 피해자의 응급치료는 빠른 간호사정과 즉각적인 중재로 구성된다.

TAKE NOTE!

보통 건강한 아동인 경우(특히 어린 아동), 알려진 원인 없이 갑작스럽게 상태가 악화되었다면 독극물 섭취를 의심한다.

A 간호사정

중독 피해자의 간호사정에는 건강력, 신체검진, 임상 및 진단검사가 포함된다.

건강력

부모 또는 양육자로부터 또는 나이 많은 아동 또는 십대의 경우 아동으로부터 건강력을 수집한다. 중독의 대략적인 시간과 독소의 종류에 관해 묻는다. 독소를 섭취하였는가, 흡입하였는가, 피부에 발랐는가? 알약섭취의 경우에 양육자가 약병을 가지고 있는가? 아동이 오심, 구토, 식욕부진 복통, 또는 지남력장애, 불명확한 언어, 보행의 변화와 같은 신경학적 변화를 경험하였는가? 증상의 진행을 알아본다. 부모나 양육자가 국가 독극물 관리센터 상담전화(National poison control center hotline)에 연락하였는가? 어떤 치료가 제공되었는가? 나이 많은 아동이나 십대의 경우, 우울증이나 자살 위협의 병력에 대하여 묻는다.

신체검진

약물이나 화학물질의 섭취는 폭넓은 범위의 임상증상을 초래할 수 있다. 다음과 같이 특정한 섭취와 함께 발생할 수 있는 변화들에 유의하여 철저한 신체검진을 수행한다.

- 고혈압 또는 저혈압
- 고체온 또는 저체온
- 호흡 억제 또는 과다환기
- 축동(동공수축) 또는 산동(동공확대)

아동의 정신상태, 피부 습도와 피부색, 장음에 특별한 주의를 기울인다(Velez, Shepherd,& Goto, 2019).

임상 및 진단검사

의심되는 독극물은 임상 및 진단검사를 해야 한다. 여러 가지 혈액검사가 수행될 수 있다.

- 화학검사 패널: 저혈당 또는 대사성 산증을 발견하고 신기능을 사정하기 위함
- ECG: 부정맥 또는 전도 지연을 확인하기 위함
- 간기능검사: 간손상을 사정하기 위함
- 소변과 혈액 독성학 선별검사(제한된 수의 약물에 사용 가능함. 기관마다 서로 다를 수 있음)
- 물질섭취로 알려지거나 매우 의심되는 경우 특정 약물 수치 검사

I 간호관리

중독이 발생했을 때, 아동의 ABCs에 우선권을 둔다. 이 장의 앞부분에서 논의한 대로 변화를 관리한다. 활력징후를 자주 모니터링하고 지지적 치료를 제공한다. 몇몇 특정한 해독제가 약물이나 다른 독소에 사용 가능하다. Ipecac은 의료환경에서 구토를 유발하기 위해 거의 사용되지 않고 더 이상 가정에서의 사용이 권장되지 않는다. 위 세척, 활성탄(장에서 화학물질과 결합하

는)을 적용하거나 폴리에틸렌글리콜 전해질 용액으로 장 전체를 세척할 수 있다. 가끔 혈류의 독소 수치를 낮추기 위해 투석이 요구된다. 중재는 섭취한 원인 약물이나 물질에 기초를 둔다. 예를 들어, 활성탄은 많은 약물의 흡수를 방지하는 데 효과적인 방법이지만 철분 과다복용의 경우에는 효과적이지 않다.

아편제나 다른 마약 섭취가 의심된다면 호흡억제나 의식수준 변화의 길항작용을 위해 naloxone(날록손)을 투여한다. 발작의 치료와 체온조절 변화의 치료 또한 필요하다.

중독의 구체적인 치료는 독소가 확인되고 독극물 관리가 질문되었을 때 결정될 것이다. 많은 독소들이 매우 늦은 효과를 나타내기 때문에 중독된 아동을 계속해서 사정한다.

> **TAKE NOTE!**
> 토근(Ipecac) 시럽은 우발적 섭취 후 구토를 유도하기 위해 더이상 가정에서의 사용이 권장되지 않는다(AAP, 2019).

외상

아동과 청소년의 죽음의 주된 원인은 뜻하지 않은 부상이다(CDC, 2019). 자동차 사고는 모든 아동 연령층에서 사망의 상위 원인이 되고 있다(CDC, 2019). 아동의 외상(trauma)은 보행자 사고, 스포츠·자전거 손상, 화기 사용으로부터도 발생한다. 다양한 연령의 아동은 환경적 노출뿐만이 아닌 그들의 발달수준 때문에 여러 가지 유형의 손상이 발생하기 쉽다. 어린 아동은 그들의 안전을 증진하는 것을 그들의 양육자들에게 의존하고 있다. 어린 아동은 또한 위험한 상황을 인식할 수 있도록 발달상으로 성숙하지 않았다. 소아 손상이 매우 흔하기 때문에 간호사는 소아 외상 환자의 사정과 중재에 능숙해져야만 한다.

A 간호사정

외상 조사는 아동을 사정하면서 생명 구조 조치들이 실시되는 동안에 짧은 건강력을 포함한다.

건강력

언제 손상이 발생했는지 물어보면서 건강력을 시작한다. 아동이 자동차와 관련된 손상을 입었다면 얼마나 빨리 자동차가 달리고 있었는지 묻는다. 아동이 자동차 안에서 적절하게 안전띠를 하고 있었는지 알아본다. 아동이 자전거, 스케이트 보드, 인라인 스케이트를 타고 있었다면 아동이 헬멧, 무릎 보호대, 손목 보호대를 착용하고 있었는가? 어떤 중재들이 현장에서 수행되었는지 알아본다. 아동이 경추를 보호하기 위해 척추 교정판에 고정되었는가? 아동이 출혈 중이라면, 아동을 이송한 사람에게 혈액손실량 추정치를 물어본다.

아동이 추락하였다면, 추락이 목격되었는지와 아동이 떨어진 높이를 물어본다. 아동이 콘크리트와 같은 딱딱한 표면 위로 떨어졌는가? 아동이 어떻게 착지했는가: 머리나 등 위로 떨어졌는가, 아니면 아동이 손으로 자신을 감쌌는가? 어린 아동과 남아는 머리가 손상될 위험이 더 높다. 아동이 현장에서 의식을 잃었는가? 추락 후 아동이 어떤 종류의 행동을 보였는가? 추락 이후 아동이 두통을 호소하거나 구토를 하고 있었는가?

추락에 대하여 상세한 병력을 얻는 동안 아동의 발달단계에 관해 생각한다. 예를 들어, 걸음마를 하는 유아가 계단 아래로 떨어지는 것이 타당해 보이는가? 이와 대조적으로, 2개월 아동이 추락으로부터 대퇴가 골절되는 것의 가능성이 얼마나 되는가? 아동학대의 가능성을 유념한다. 보고된 상황을 비판적으로 평가하고 병력과 아동의 발달단계, 손상의 유형이 일치하는지 알아본다. 또한 아동이 입은 손상의 유형과 양육자로부터 얻은 병력을 평가한다. 예를 들어, 상당한 높이로부터 추락한 아동은 보통 골격 골절을 입는다. 하지만 상당한 높이로부터 떨어진 것으로 인해 복부나 흉부 손상은 거의 발생하지 않는다.

신체검진

외상성 손상 아동의 신체검진은 ABCs(일차 조사)의 평가로 먼저 접근해야 한다. 기도의 개방성을 사정하고 호흡의 효과성을 확립한다. 아동의 호흡노력, 호흡음, 피부색을 검사한다. 다음으로 순환을 평가한다. 맥박의 수와 질을 주목한다. 출혈이 발생했으면 아동의 순환은 위태로워질 수 있다.

아동의 ABCs를 사정하고 중재한 뒤 이차 조사로 진행한다. 장애(disability, D)를 사정한다. 빠르게 중요한 신경학적 기능을 사정한다. 의식수준, 동공반응, 청각과 통증 자극에의 언어와 운동 반응을 알아본다. 아동이 어린 영아라면 대천문을 촉진한다: 충만하고 팽창된 천문은 두개내압 증가를 암시한다. 외상을 입은 아동의 신경학적 상태는 완전하게 정상에서부터 혼수상태까지 범위에 이를 것이다.

TAKE NOTE!

비대칭적인 동공 또는 고정되고 확대된 동공은 신경외과적 응급으로 여겨진다. 즉시 이 결과를 보고한다.

ABCs와 D(장애) 다음의 것은 E(노출, exposure)이다. 아동의 신체 전체의 무딘 손상 또는 관통상이 등 손상징후를 관찰하기 위해 아동을 노출시킨다. 아동의 신체를 체계적이고 철저하게 검사해야 한다. 열상이나 찰과상뿐만 아니라, 진행 중인 출혈이나 사지의 변형에도 주목한다. 움직임을 관찰하고 움직일 수 없음의 호소 또는 움직임에 따른 통증을 확인한다. 복부의 붉음, 피부 변색, 팽만을 검사한다. 모든 사분면에서 장음을 청진한다. 아동이 말을 할 수 있다면, 아동에게 복부에 통증이 있는지 물어본다. 아동이 그보다 어리다면, "배가 아야 하니?"라고 물어본다. 아동이 복부 통증을 보고한다면, 아동에세 아픈 시점을 가리키노록 요정한다. 복부를 감싸안고 있는 것을 주목한다. 이는 복부 통증의 표시이다. 장 손상의 가능성이 있다면, 오직 가벼운 촉진만이 허용된다. 항상 압통이 가장 적은 부위를 먼저 사정하고 더욱 민감한 부위를 나중에 사정한다.

임상 및 진단검사

다른 소아 응급에서와 같이 절대로 임상 또는 진단검사 결과를 기다리기 위해 생명 구조 조치를 지체해서는 안 된다. 정규 임상검사에 추가적으로, 소아 외상 환자의 임상 및 진단검사는 다음을 포함한다.

- 혈액형과 교차-적합검사: 혈액 제제를 투여하기 전에 아동의 혈액형을 사정하기 위함
- 프로트롬빈시간(PT)과 부분트롬보플라스틴시간(PTT): 응고장애를 평가하기 위함
- 아밀라아제와 리파아제: 췌장손상을 확인하기 위함
- 간기능검사(LFT): 간손상을 사정하기 위함
- 임신검사(사춘기 이상의 모든 여성에게)
- 머리, 복부, 사지의 CT 스캔, 초음파, MRI: 손상의 범위를 평가하기 위함

I 간호관리

소아 외상 환자의 간호관리는 먼저 ABCs에 초점을 맞추고 있다.

즉각적인 치료 제공

두부 또는 척추 손상이 의심된다면, 경추 고정과 함께 턱 들어올리기 방법(그림 15.4 참조)을 사용하여 기도를 개방한다. 기본소생술의 가이드라인은 턱 밀어올리기 방법(jaw-thrust)을 사용하여 기도가 개방될 수 없다면, 기도를 개방하는 것이 우선이기 때문에 머리 젖히기-턱 들어올리기(head tilt-chin lift) 방법을 사용하여 기도를 개방할 수 있다(Atkins et al., 2015). 머리와 목의 외상 환자는 손으로 고정되어야 한다.

TAKE NOTE!

영아와 어린 아동은 특별한 경추관리를 필요로 한다. 왜냐면 그들은 앙와위에서 후두 돌출로 인해 목이 굴곡되기 때문이다. 어린 아동의 최적의 척추 중립 자세를 유지하기 위해 머리부분이 파인 특수 소아 척추 고정판을 사용하거나, 아동의 몸통을 상승시키기 위해 접은 타월을 사용한다.

Yankauer와 같은 직경이 큰 흡인장치를 사용하여 막힌 기도를 청결하게 한다. 아동이 스스로 숨을 쉴 수 있다면, 가능한 최대 유량으로 산소를 투여한다(비재호흡 마스크 등을 통해). 아동이 스스로 호흡하지 않고 있다면, 이 장의 앞부분에 논의된 기본소생술로 중재한다(Atkins et al., 2015).

BVM 장치가 사용 가능하다면, 산소 공급원에 BVM 장치를 연결하고 아동을 환기시키기 위해 백을 사용한

다. 과호흡은 복부 팽창을 야기하므로 가슴 상승을 관찰하고 과호흡시키지 않도록 주의한다. 3초마다 1회 호흡의 속도로 호흡을 전달하고, 과환기하지 않는다. 예전에는 아동의 두부손상에 과환기를 사용하여 중재하였으나 **저탄산혈증**(hypocapnia)이 초래되었다(혈중의 이산화탄소 양 감소). 저탄산혈증의 생리적 효과는 결과적으로 조직 허혈을 야기하는 혈관수축의 유도이다. 이런 이유로, 최근에는 아동의 두부손상에 과환기를 사용하지 않는다. 이러한 지침의 유일한 예외는 급성 상황에서 아동이 뇌간 헤르니아의 가능성이 있는 징후를 보이고 있을 때 처음에 짧고 간단한 과환기가 사용될 수 있다.

아동의 강한 중심맥박을 사정한다. 아동이 맥박이 없다면, 즉시 심폐소생술을 실시한다. 관류가 위태로울 때에는 정맥수액 주입을 실시한다. 외상환자는 손상으로 인한 혈액손실 때문에 콜로이드나 혈액 제제를 필요로 할 가능성이 더욱 높다.

주요 개념

- 어린 아동의 좁은 기도와 미성숙한 호흡계와 면역계는 나이든 아동이나 성인보다 호흡곤란의 위험성을 더 크게 한다. 아동은 일반적으로 심장과 심혈관계가 건강하여 일차성 심정지가 거의 나타나지 않는다. 어린 아동이나 청소년들은 그들의 연령에 맞는 정상적인 발달로 인해 손상의 위험이 더 크다.
- 다양한 응급과 손상을 나타내는 아동은 반드시 긍정적인 결과를 성취할 수 있는 알맞고 시기 적절한 방식으로 평가되고 치료되어야 한다. 건강력은 생명 구조 조치들을 수행하는 동시에 빠르게 획득된다.
- 기도를 사정한 뒤 다음으로 호흡을 사정하고, 다음으로 순환을 사정한다. 이때 다음 사정으로 넘어가기 전에 변화에 대한 중재를 제공한다. 아동이 중재에 대해 빠르게 반응하고 마찬가지로 빠르게 악화되기 때문에 계속적으로 재사정한다.
- 호흡상태를 평가하는 데 맥박산소측정기와 호기말 이산화탄소 분압측정기(capnometry)가 유용한 도구일 수 있다. 아동의 임상적 상태가 즉각적인 조치를 필요로 한다면 임상검사 결과를 기다리는 동안 절대 중재를 지체하지 않는다.
- 아동과 응급상황에 관련된 가족에게 지지와 교육을 제공한다. 가족에게 왜 무슨 절차가 수행되어야 하는지 교육한다. 가족에게, 또한 아동에게 발달수준에서 이해하기 쉬운 용어로 기술적이고 의학적인 중재를 설명한다.
- 영아와 어린 아동에게서는 소량의 부종 또는 분비물로도 상당한 호흡노력을 초래할 수 있다.
- 아동은 성인보다 더욱 빠르게 탈수되며 혈량 저하와 관련된 관류의 변화를 경험한다.
- 호흡곤란 아동과 쇼크 아동은 보충적인 산소를 필요로 한다. 무호흡 아동이나 기도가 계속 유지될 수 없는 아동에게서 삽관이 필수적이다.
- 관류상태의 정확한 사정과 적절한 수액 주입은 아동의 쇼크의 예방과 치료에 대단히 중요하다.
- 흔하지 않지만, 아동의 생명을 위협하는 부정맥은 보통 심폐소생술과 함께 제세동 또는 동시성 심장율동전환으로 빠르게 치료되어야만 한다.
- 익수의 경우, 폐상태의 사정과 중재를 지속한다.
- 우발적으로 독극물을 섭취한 아동의 기도, 호흡, 순환을 유지하고, 위세척 또는 활성탄 투여를 준비한다.
- 소아 외상 환자의 기도, 호흡, 순환 문제의 중재에 더하여, 신경학적 상태의 변화와 출혈 또는 손상의 범위를 사정한다.

참고문헌

Alotaibi, K., Higgins, I., Day, J., & Chan, S. (2018). Paediatric pain management: Knowledge, attitudes, barriers, and facilitators among nurses—integrative review. *International Nursing Review, 65*(4), 524–533.

American Academy of Pediatrics (AAP). (2019). *Ipecac*. Retrieved July 26, 2019, from https://www.aap.org/en-us/about-theaap/aap-press-room/aap-press-room-media-center/Pages/Ipecac.aspx

American Heart Association. (2016). *Pediatric advanced life support provider manual*. Dallas, TX: Author.

Atkins, D. L., Berger, S., Duff, J. P., Gonzales, J. C., Hunt, E. A., Joyner, B. L., … Schexnayder, S. M. (2015). Part 11: Pediatric basic life support and cardiopulmonary resuscitation quality. *Circulation, 132*(18), S519–S525.

Bachur, R. G., & Shaw, K. N. (Eds.). (2016). *Fleisher and Ludwig's textbook of pediatric emergency medicine* (7th ed.). Philadelphia, PA: Wolters Kluwer.

Centers for Disease Control and Prevention (CDC). (2019). *Ten leading causes of death and injury*. Retrieved July 26, 2019, from https://www.cdc.gov/injury/wisqars/LeadingCauses.html

Centers for Disease Control and Prevention, & National Center for Injury Prevention and Control. (2015). *Tips to prevent poisonings*. Retrieved July 26, 2019, from https://www.cdc.gov/HomeandRecreationalSafety/Poisoning/preventiontips.htm

Chandy, D., & Weinhouse, G. L. (2019). *Drowning (submersion injuries)*. Retrieved from https://www.uptodate.com/contents/drowning-submersion-injuries

Corbett, J. A., & Banks, A. D. (2019). *Laboratory tests and diagnostic procedures with nursing diagnoses* (9th ed.). Upper Saddle River, NJ: Pearson Education Inc.

de Caen, A. R., Berg, M. D., Chameides, L., Gooden, C. K., Hickey, R. W., Scott, H. F., … Samson, R. A. (2015). Part 12: Pediatric advanced life support—2015 American Heart Association guidelines update for cardiopulmonary resuscitation and emergency cardiovascular care. *Circulation, 132*(18), S526–S542.

Fuch, S. M. (2018). *AAP policy says more people need access to life support training, AEDs*. Retrieved July 25, 2019, from https://www.aappublications.org/news/2018/05/23/lifesupport052318

Gilger, M. A., & Jain, A. K. (2019). *Foreign bodies of the esophagus and gastrointestinal tract in children*. Retrieved from http://www.uptodate.com/contents/foreign-bodies-ofthe-esophagus-and-gastrointestinal-tract-in-children

Graham, J., & Peoples, M. (2019). Nursing student knowledge and compliance with SIDS prevention strategies. *Infant, 15*(1), 29–32.

Herdman, T. H., & Kamitsuru, S. (2018). *NANDA International nursing diagnoses: Definitions & classification 2018–2020* (11th ed.). New York, NY: Thieme Publishers.

Janhunen, K., Kankkunen, P., & Kvist, T. (2019). Quality of pediatric emergency care as assessed by children and their parents. *Journal of Nursing Care Quality, 34*(2), 180–184.

Joint Commission. (2019). *2019 Hospital national patient safety goals*. Retrieved from https://www.jointcommission.org/assets/1/6/2019_HAP_NPSGs_final2.pdf

Jones, M. A. (2019). *Preparing an office practice for pediatric emergencies*. Retrieved from https://www.uptodate.com/contents/preparing-an-office-practice-for-pediatric-emergencies

Krauss, B., Falk, J. L., & Ladde, J. G. (2018). *Carbon dioxide monitoring (capnography)*. Retrieved from https://www.uptodate.com/contents/carbon-dioxide-monitoringcapnography

Marion, R. W., & Levy, P. A. (2019). Section 9: Human genetics and dysmorphology. In K. J. Marcdante & R. M. Kliegman (Eds.), *Nelson's essentials of pediatrics* (8th ed.). [Kindle version]. Retrieved from Amazon.com.

O'Connell, K., & Fritzeen, J. (2017). Family presence during trauma resuscitation: Family members' attitudes, behaviors, and experiences. *American Journal of Critical Care, 26*(3), 229–239.

Peterson, T. L., & Lee, K. J. (2019). Section 8: Acutely ill or injured child. In K. J. Marcdante, & R. M. Kliegman (Eds.), *Nelson's essentials of pediatrics* (8th ed.). [Kindle version]. Retrieved from Amazon.com.

U.S. Department of Health and Human Services. (2019). *Proposed objectives for inclusion in Healthy People 2030*. Retrieved July 26, 2019, from https://www.healthypeople.gov/sites/default/files/ObjectivesPublicComment508_1.17.19.pdf

van der Jagt, E. W. (2017). Appendix A: Pediatric cardiopulmonary resuscitation. In T. K. McInerny, H. M. Adam, D. E. Campbell, J. M. Foy, & D. M. Kamat (Eds.), *American Academy of Pediatrics textbook of pediatric care* (2nd ed.). Elk Grove Village, IL: American Academy of Pediatrics.

Velez, L. I., Shepherd, J. G., & Goto, C. S. (2019). *Approach to the child with occult toxic exposure*. Retrieved from http://www.uptodate.com/contents/approach-to-the-child-withoccult-toxic-exposure

Wolters Kluwer Clinical Drug Information. (2019). *Lexi-comp online*. Retrieved July 26, 2019, from http://online.lexi.com/lco/action/doc/retrieve/docid/pdh_f/129550

World Health Organization (WHO). (2018). *Drowning*. Retrieved July 26, 2019, from https://www.who.int/en/news-room/factsheets/detail/drowning

Wycoff, M. H., Aziz, K., Escobedo, M. B., Kapaida, V. S., Kattwinkel, J., Perlman, J. M., ... Zaichkin, J. G. (2015). Part 13: Neonatal resuscitation—2015 American Heart Association guidelines update for cardiopulmonary resuscitation and emergency cardiovascular care. *Circulation, 132*(18), S543–S560.

임상적 판단능력

객관식 문제

1. 반응이 없는 유아가 응급실로 이송되었다. 사정결과는 얼룩덜룩한 피부색, 분당 10회의 호흡수, 52bpm의 상완맥박을 나타내었다. 가장 우선되는 간호조치는 무엇인가?
   a. 제세동기를 준비하고 코드 약물을 준비한다.
   b. 100%의 산소를 백-밸브-마스크로 공급하고 흉부 압박을 시작한다.
   c. 흉부 압박을 시작하고 100%의 산소를 비재호흡 마스크를 통해 공급한다.
   d. 정맥수액 주입을 시작하고 epinephrine을 정맥으로 투여한다.

2. 호흡곤란이 있는 10살짜리 아동이 삽관을 필요로 한다. 간호사는 어떤 사이즈의 기관내 튜브를 준비해야 할 것인가?
   a. 9.5mm와 10.0mm
   b. 8.5mm와 9.0mm
   c. 6.0mm와 6.5mm
   d. 6.5mm와 7.0mm

3. 지난 며칠간의 구토, 설사, 열 병력이 있는 학령전기 아동이 응급실로 왔다. 그녀는 비재호흡 마스크를 통해 100%의 산소를 받고 있다. 활력징후는 체온이 40.8℃, 144bpm의 맥박, 분당 22회의 호흡, 혈압은 70/50mmHg이다. 그녀는 무기력하고 깨우기가 어려우며 말초맥박이 약하고 모세혈관 재충만 시간이 연장되어 있다. 가장 우선되는 간호중재는 무엇인가?
   a. 고열로 인해 acetaminophen을 직장으로 투여한다.
   b. 감염으로 인해 정맥으로 항생제를 투여한다.
   c. 아동의 기관내 삽관을 준비한다.
   d. 생리식염수 20mL/kg을 IV bolus로 투여한다.

4. 헬멧을 착용하지 않고 자전거를 타다 충돌한 12살짜리 아동의 사정결과가 다음을 나타낸다: 체온 37.3℃, 맥박 100bpm, 호흡이 용이하며 분당 24회의 호흡수, 혈압 102/70mmHg. 간호사에 의한 가장 우선되는 조치는 무엇인가?
   a. 분명한 손상을 관찰하는 동안 신경학적 상태를 평가한다.
   b. 생리식염수 20mL/kg을 IV 볼루스로 투여한다.
   c. 아동이 신경 쓰인다고 불평하면 목 고정장치를 제거한다.
   d. 통증을 사정하는 동안 장음을 청진한다.

5. 18개월 아동이 우발적인 독극물섭취 후 구급차를 통해 응급실로 이송되었다. 가장 우선되는 간호조치는 무엇인가?
   a. 아동의 활력징후를 측정한다.
   b. Ipecac 시럽을 구강으로 준다.
   c. 비위관을 삽입한다.
   d. IV라인을 잡는다.

용량 계산 문제

간호사는 증상이 있고 IV라인이 있는 SVT가 있는 유아를 돌보고 있다. 아동의 체중은 7.5kg이다. 약물처방은 다음과 같다: Adenosine 0.01mg/kg IV STAT followed by rapid flush. Adenosine은 6mg/2mL로 공급된다. 간호사는 몇 mL를 투여해야 하는가?

비판적 사고 연습

1. 학령기 아동이 평가를 위해 응급실로 왔다. 그는 실신할 것 같이 깜빡거리는 느낌을 겪어 왔고 오늘 학교에서 기절하였다. 심장 모니터에서 비정상적인 심장리듬이 관찰되었다. 현재는 아동이 안정되어 있다. 간호사가 아동의 건강력을 수집할 때 어떤 질문들이 가장 적절할 것인가? 어떤 객관적 사정결과를 간호사가 얻어야 하는가?
2. 차일이는 뜻하지 않게 약물을 섭취한 뒤 병원에 입원한 2살짜리 남아이다. 차일이를 병원으로 데려온 그의 어머니는 속상하여 울고 있다. 차일이의 연령과 발달단계가 어떻게 우발적인 섭취의 위험에 영향을 주었는가? 간호사는 어떻게 어머니의 고통에 반응해야 하는가? 중독 예방과 관련하여 차일이와 그의 가족들을 위한 퇴원교육계획을 개발하시오.
3. 호흡곤란을 주호소로 하는 7개월 영아가 급성 치료기관으로 왔다. 영아의 어머니는 아동의 감기가 악화되어 아동이 먹지 못할 것이라고 말한다. 간호사는 영아의 건강력에 관해 어떤 추가적인 질문을 해야 하는가? 어떻게 간호사가 영아의 기도를 적절하게 관리할 수 있을 것인가?

학습활동

1. 소아 응급실 또는 응급의료센터에서 하루를 보내고 중증도 분류(triage) 간호사의 역할을 상세히 작성하시오.

2. 실습 시 소아 응급 의학용어를 관찰하거나 병원의 소아 코드(code)를 관찰하고, 아동에게 수행된 조치들을 유사한 응급상황에서 성인에게 수행될 수 있는 조치들과 비교하고 대조하시오.

3. 손상 예방과 관련된 교육기획(project)을 개발하고 이것을 지역의 초등학교, 중학교, 고등학교에 제출하시오. 교육이 아동의 발달수준에 맞추어 적합하도록 하시오.

4. 응급상황을 겪은 아동의 부모에게 응급상항 동안과 후에 어떻게 느꼈는지에 관해 인터뷰하고 반 학생들에게 인터뷰 정보를 발표하시오.

5. 응급 아동에게 치료를 제공할 때, 간호사는 다음의 사정을 수행하고, 이것을 적절한 순서대로 재배열하시오.
   a. 동공 반응
   b. 기침 또는 가래의 존재
   c. 심박동수와 모세혈관 재충만
   d. 멍이나 찰과상의 존재
   e. 호흡노력

통합: 사례연구

2세 여아인 태빈이는 가족 수영장에서 익수된 후 구급차에 의해 응급실로 긴급히 후송되었다. 태빈이는 현장에서 소생되었고 현재는 자발적으로 호흡하고 있다. 기면상태이며 가끔 기침한다. 당신은 어떤 건강력 정보를 부모나 양육자로부터 얻을 것인가? 어떤 즉각적인 중재가 필수적인가? 이 가족에게 무엇을 교육하는 것이 꼭 필요할 것인가?

UNIT

IV

신생아와 고위험 신생아

The Newborn and High risk Newborn

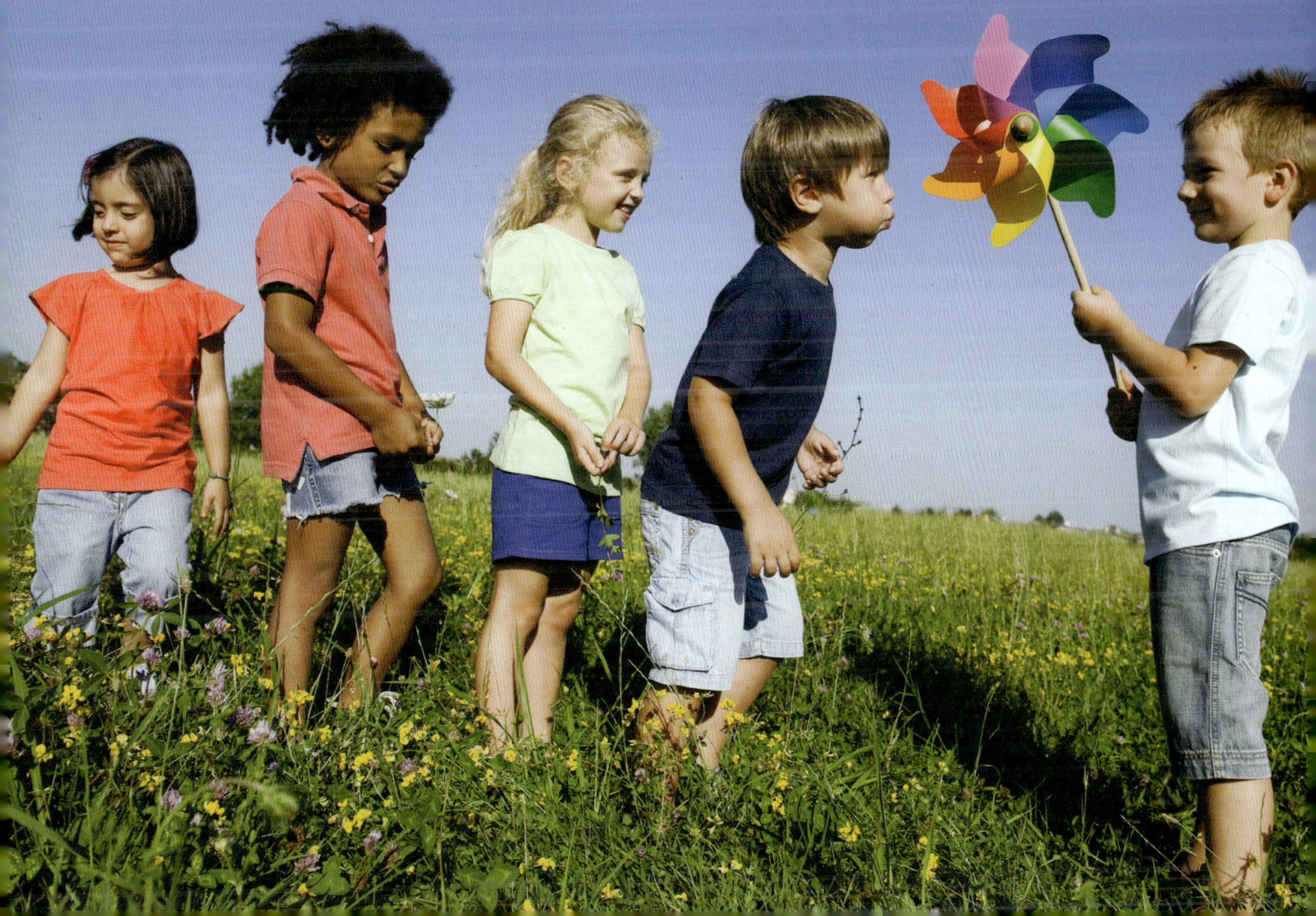

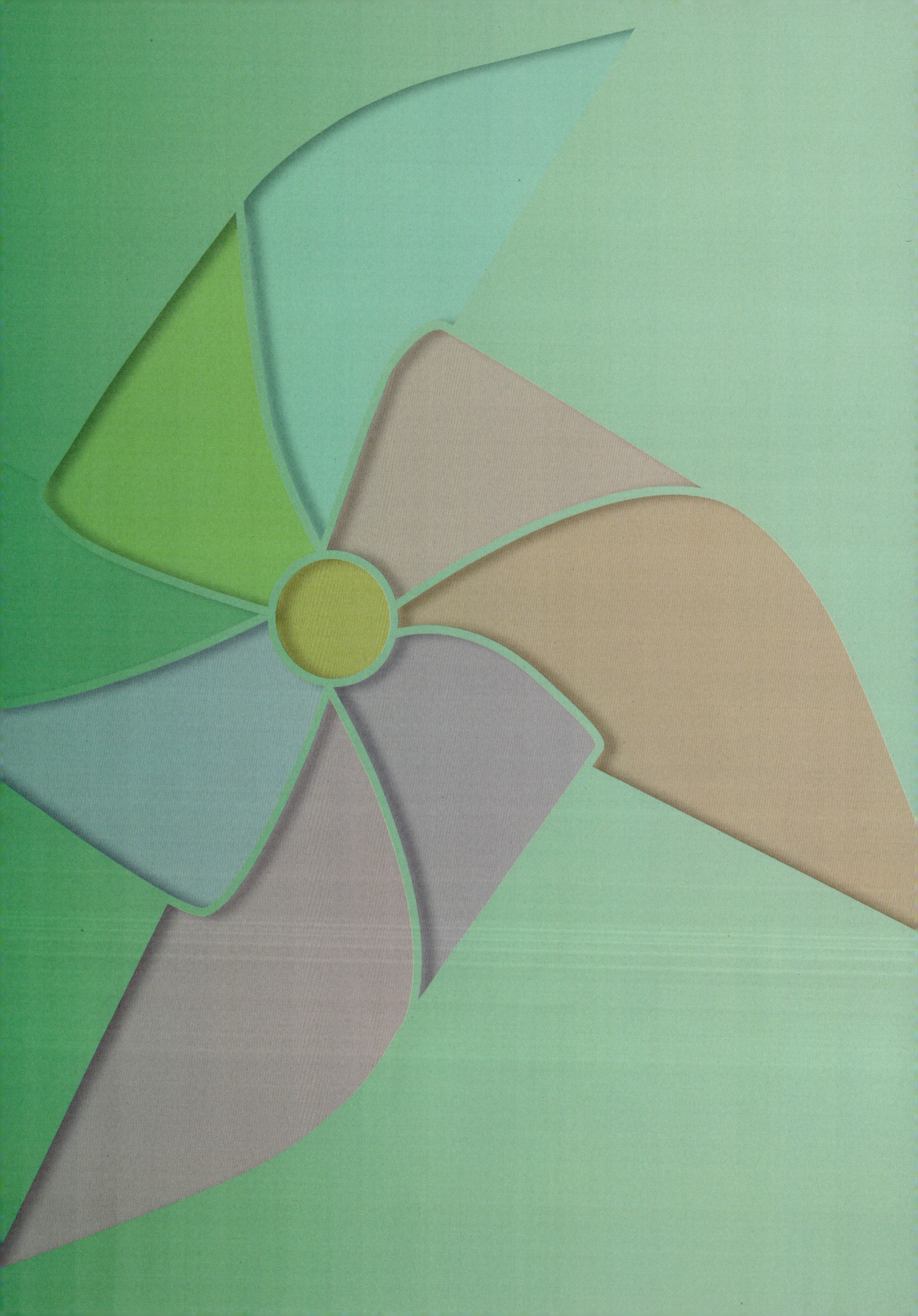

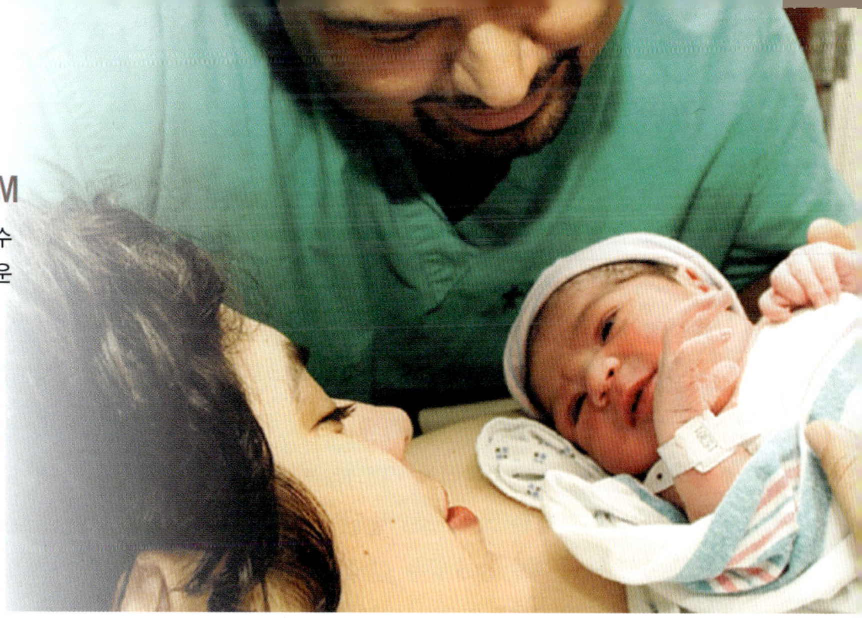

WORDS OF WISDOM

신생아는 외양으로 판단할 수 없다. 오히려 그 안에 놀라운 내면에 주목해야 한다.

16 신생아의 이행

Newborn Transitioning

학습목표

이 장을 학습한 후 학생들은 다음을 수행할 수 있다.

1. 신생아의 주요 생리적 변화와 특성을 설명한다.
2. 자궁외 생활의 이행기 동안 신생아가 경험하는 일차적인 변화를 확인한다.
3. 신생아 호흡의 시작에 영향을 미치는 요인을 설명한다.
4. 태아 순환에서 신생아 순환으로 이행하는 과정에서 발생하는 심혈관 변화를 비교한다.
5. 출생 후 신생아를 열손실에 취약하게 만들 수 있는 특성을 설명한다.

22세의 초산모 정 씨가 3.18kg의 여아를 분만한 지 1주일이 되었다. 간호사는 정 씨와 아기를 사정한 후에 질문이나 문제가 있는지 물었다. 산모의 눈에 눈물이 가득 차더니 아기가 앞을 볼 수 없는 것 같다며 걱정하였다.

주요 용어

- 계면활성제(surfactant)
- 반사(reflex)
- 신생아기(neonatal period)
- 주기적 호흡(periodic breathig)
- 중성온도환경(neutral thermal environment)
- 체온조절(thermoregulation)
- 태변(meconium)
- 한랭스트레스(cold stress)
- 황달(jaundice)

신생아기는 새로운 환경에 생리적·행동적으로 적응을 시작해야 하는 시기로, 생후 첫 24시간 동안 가장 불안정할 수 있다(King et al., 2019). **신생아기**(neonatal period)는 생후 첫 28일까지로 정의되고, 생리적 변화가 가장 극적이고 빠른 시기이다. 이 시기 동안 나타나는 적응에 대한 이해는 신생아 지지를 위한 기초가 된다. 비정상을 인지하는 것은 조기발견과 즉각적인 중재를 위해 중요하다. 이 장에서는 신생아의 주요 생리적 변화를 기술하고 있다. 또한 신생아 출생 직후와 초기의 사정 및 중재에 관한 정보를 제공한다.

생리적 변화

신생아의 출생 직후 몇 시간은 자궁 내에서 자궁외 삶으로 전환되는 시기이다. 이 시기에 신생아는 많은 적응상황을 경험하며, 대부분 동시에 발생한다. 신생아의 순환, 호흡, 체온도 이때 안정되므로 신생아상태를 면밀히 관찰하는 것은 필수적이다.

출생 즉시 혈액순환 변화와 함께 호흡기의 가스교환이 일어나야 자궁외 생활을 유지할 수 있다. 이 시기 동안에 신생아는 항상성을 획득하기 위해 노력하면서 주요 장기의 복합적인 변화가 나타난다. 이행은 보통 생후 첫 6~10시간 내에 일어나지만, 초기 대부분의 적응은 몇 주가 소요된다.

순환기능

태아기 동안 심장은 주요 신체부위로의 적절한 순환을 위해 특수한 고유 구조를 가지고 있다. 제대정맥은 산화된 혈액을 태반에서 태아로 운반한다. 정맥관을 통해 제대정맥의 혈액은 대부분이 간을 우회하여 대정맥으로 운반되며, 보다 빠르게 심장으로 산화된 혈액이 전달된다. 난원공을 통해 우심실로 들어가는 혈액의 절반 이상을 바로 좌심방으로 가도록 하여 폐순환 회로를 우회한다. 동맥관은 폐동맥과 대동맥을 연결하며, 이 역시 폐순환을 우회한다. 산화가 아니라 폐 내 순환을 목적으로 소량의 혈액만이 폐순환계를 통과한다. 태아는 산소와 영양 공급, 노폐물 제거를 태반에 의존한다. 출생 시 순환기계는 태아 순환에서 신생아 순환으로, 태반의 가스교환에서 폐의 가스교환으로 이행되어야 한다. 태아에서 출생 후 순환으로 성공적으로 이행하기 위해서는 폐혈류 증가, 태반만출, 난원공, 정맥관 및 동맥관의 폐쇄가 이루어져야 한다. 이러한 변화를 위해 우심실과 좌심실의 박출량이 균형을 이루어야 한다(Elshazzly & Caban, 2019). 진통과 출산의 물리적 수축력, 가벼운 질식, 제대압박과 자궁수축으로 인한 뇌압 상승, 출생 즉시 발생하는 한랭스트레스 등은 자궁외 생활로의 이행에 중요한 카테콜라민 분비를 증가시킨다. 에피네프린과 노르에피네프린의 증가는 심박출량과 심장수축력 증가, 계면활성제 분비, 폐액 제거 등을 자극한다(Blackburn, 2018).

혈액순환의 변화

혈액순환의 변화는 출생 시 태반이 만출될 때 즉각적으로 일어난다(그림 16.1). 제대를 결찰할 때 첫 호흡이 일어나고 폐기능을 시작한다. 결과적으로 전신혈관 저항이 증가하고 하대정맥을 경유하여 심장으로 돌아오는 혈액이 감소한다. 이런 변화와 동시에 폐혈관 저항이 빠르게 감소하고 폐혈류는 증가한다(Blackburn, 2018). 난원공이 폐혈관 저항의 감소와 함께 기능적으로 닫히면서 우심장의 압력이 감소한다. 제대 결찰 후에 전신혈압이 증가하고 좌심장 압력을 증가시킨다. 태아기에 필수적이었던 동맥관, 정맥관 및 제대혈관은 더 이상 필요하지 않으므로 수개월에 걸쳐 태아 혈관은 비기능적인 인대가 된다. 출생 전에 난원공은 하대정맥에서 우심방으로 들어 오는 대부분의 산화된 혈액을 좌심실로 가게 한다. 신생아가 첫 호흡을 하면서 폐에 공기가 들어가고 폐혈류의 증가와 좌심장으로의 폐정맥 귀환을 촉진시킨다. 결과적으로 좌심방의 압력이 우심방보다 높아지고 높은 좌심방 압력은 난원공을 닫히게 하므로 우심실에서 나온 혈액이 모두 폐로 흐르게 한다. 태아단락(shunt)의 폐쇄로 산화된 혈액은 비산화된 혈액과 분리된다. 그 다음으로 조직의 산화는 지속적으로 혈압과 폐혈류를 증가시킨다. 난원공은 출생과 동시에 좌심방 압력이 증가하고 우심방 압력이 감소하면서 기능적으로 폐쇄되지만 영

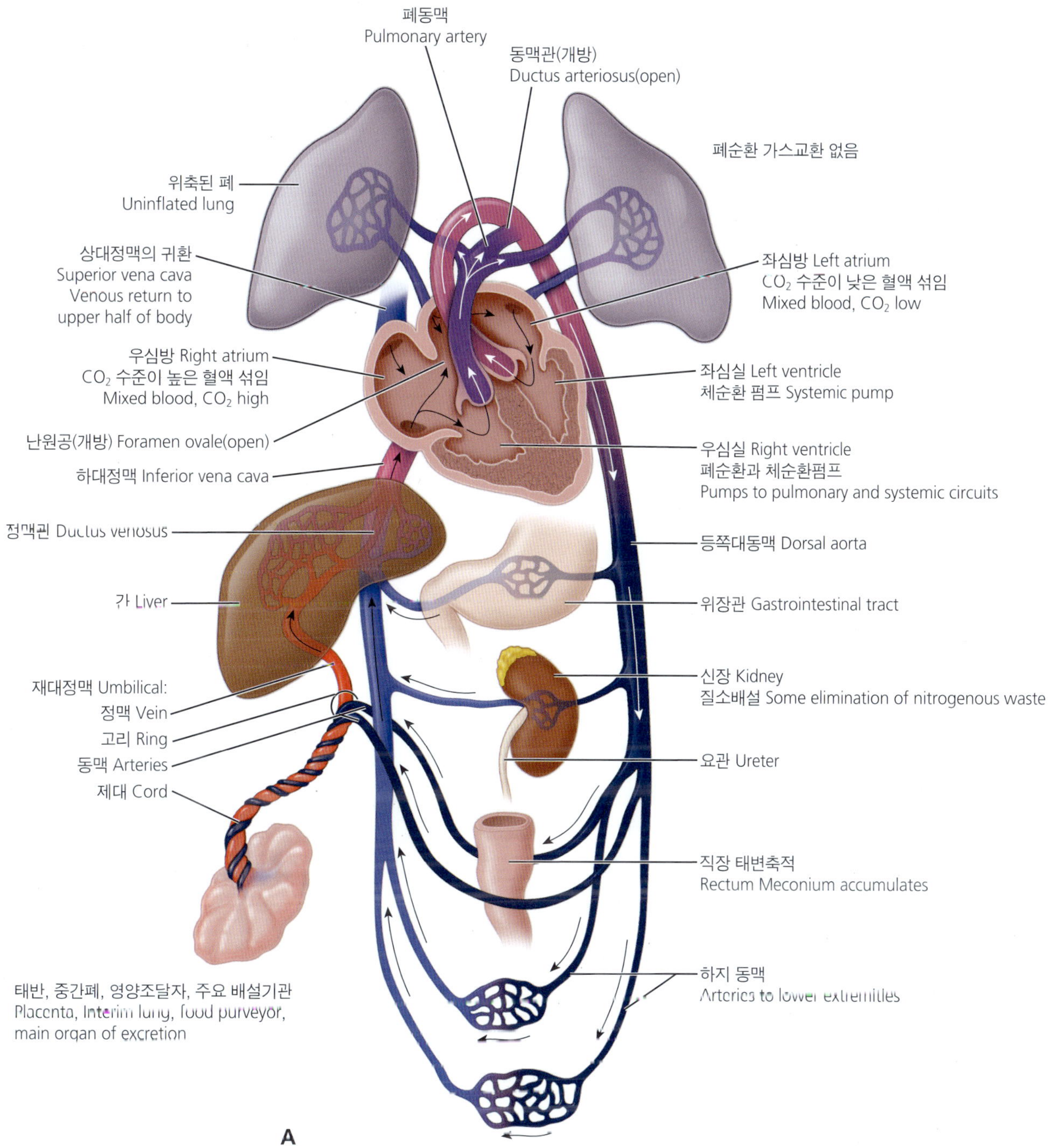

그림 16.1 신생아 순환기능의 변화. **A.** 출생 전 순환과 **B.** 출생 후 (폐)순환 사이 산소화의 차이를 주목할 것 (계속)

구적인 해부학적 폐쇄는 실제로 몇 주에 걸쳐서 일어난다. 태아기 동안 동맥관은 대동맥과 폐동맥 사이에 위치하며, 혈액(우에서 좌로)을 하행대동맥으로 분리시켜 폐순환을 우회하면서 폐를 보호한다. 동맥관개존은 프로스타글란딘(prostaglandin E2, PGE2) 생산에 의해 지속된다(Blackburn, 2018). 정맥관은 출생 후 몇 시간 이내에 기능적으로 폐쇄된다. 산소는 동맥관폐쇄를 조절하는 가장 중요한 요인으로, 동맥관은 출생 시 폐의 가스교환과 함께 대동맥 혈액의 높은 산소농도에 의해 폐쇄된다. 출생 시 폐혈관 저항이 감소하여 폐혈류가 증가하고 폐에서 산소교환이 일어나며, 2차적으로는 제대 결찰을 통해 산소분압이 증가된다. 정맥관

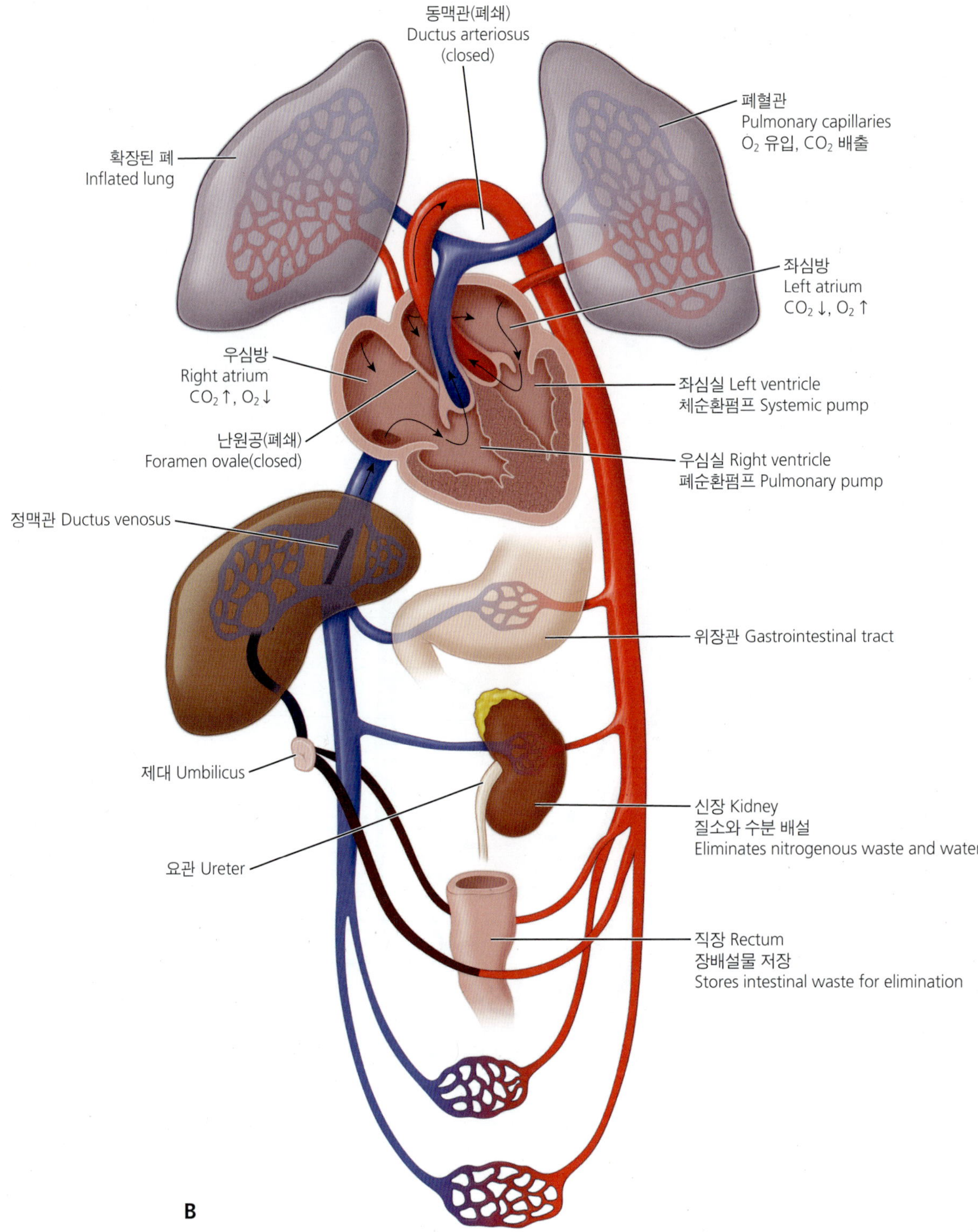

그림 16.1 신생아 순환기능의 변화. **A.** 출생 전 순환과 **B.** 출생 후 (폐)순환 사이 산소화의 차이를 주목할 것

은 자궁내에서 혈액을 좌측 제대정맥에서 하대정맥으로 흐르게 한다. 출생 시 간의 활성화로 태아기 구조가 더 이상 필요하지 않기 때문에 출생 후 수일 내에 정맥관은 닫힌다. 간은 배출된 태반의 기능을 하게 되고 정맥관은 출생 후 인대가 된다. 2개의 제대동맥과 1개의 제대정맥은 출생 시 태반 만출로 좁아지기 시작하면서 혈류가 멈추고 인대가 된다. 3개의 제대혈관 폐쇄는 하대정맥과 상대정맥을 통과한 비산화 혈액을 심장으로

글상자 16.1 신생아 순환

- 출산 시 제대를 결찰하고 혈액저장소인 태반을 제거한다.
- 첫 호흡은 폐의 산소분압을 증가시키고 폐혈관 저항을 감소시킨다.
- 폐혈류와 좌심방의 압력이 증가한다.
- 난원공을 폐쇄하게 하는 우심방의 압력이 감소한다(폐혈관의 저항 감소와 좌심방의 압력이 증가함에 따라 출산 몇 분 이내 폐쇄).
- 첫 호흡 후 산소 농도와 전신혈관 저항이 증가한다.
- 제대정맥의 혈류가 감소함에 따라 대정맥 복귀가 감소한다. 제대정맥은 수축하고, 기능적으로 폐쇄되어 인대가 된다.
- 정맥관폐쇄(인대가 됨)는 대동맥 압력을 증가시키며, 이는 출산 후 10~15분 이내 동맥관을 닫히게 한다.

복귀시키며, 신생아 순환으로 이행을 돕는다. 산화되지 않은 혈액은 우심방에서 우심실로 들어가고 폐동맥에서 폐혈관으로 들어간다. 산화된 혈액은 폐정맥을 통해 좌심방에서 좌심실로 들어가 대동맥을 통해 전신순환을 한다(Blackburn, 2018). 글상자 16.1은 태아 순환에서 신생아 순환으로의 이행과정을 요약한 것이다.

심박동

출생 후 첫 몇 분 동안 신생아의 심박동은 신생아 산소포화도 측정과 신체사정을 통해 발견된다. 조기발견과 치료를 위해 신체사정 시 비정상적인 결과를 확인하는 간호사의 능력은 중요하다.

심박동과 혈압은 신생아의 행동에 따라 변하는 경향이 있다. 깨어 있거나 움직임 혹은 울음 같은 행동이 증가하면 심박동과 혈압이 증가한다. 반면에 컨디션이 좋지 않은 신생아는 생리적 변화가 뚜렷하게 나타난다. 빈맥은 혈액량 부족, 심폐질환, 약물의 금단현상, 갑상선항진증 등으로 인해 나타날 수 있다. 서맥은 무호흡, 저산소증이 있을 때 나타난다.

TAKE NOTE!

출생 시 심혈관계의 역학적인 변화로 신생아기 동안 일시적인 기능성 심잡음이 나타날 수 있다(Ungerleider et al., 2019).

혈액량

신생아의 혈액량(blood volume)은 출생 시 태반으로 이동하는 혈액량에 의해 결정되며, 만삭아는 80~85mL/kg 정도이다(Blackburn, 2018). 혈액량은 제대 결찰 시 결정되며, 최근 연구에 따르면 제대 결찰 지연이 신생아의 심폐기계 적응을 증진시키고, 빈혈을 예방하며, 산소 전달 및 적혈구 흐름을 증가시키는 등 생리학적 이점이 있다(Zhao et al., 2019). 제대 결찰 지연 시 조산아의 경우 혈액량의 50%, 만삭아의 경우 혈액량의 30%가 증가하며, 출생 24~48시간 후에는 대뇌 산소와 헤모글로빈 수치가 증가하고, 4~6개월에는 혈액내 철분이 증가한다(Rana et al., 2019; WHO, 2019). 제대혈은 재생능력이 있고, 신체 내에서 다른 형태의 세포로 성장할 수 있기 때문에 '자연적인 첫 번째 줄기세포이식'이라고도 한다(Atala et al., 2019).

미국소아과학회(AAP, 2017)와 미국산부인과학회(ACOG, 2018)에서는 이러한 이유로 조산아에 대한 제대 결찰의 지연을 지지하고 있지만, 만삭아에 대한 추가연구가 제안되고 있다. WHO(2019)는 모든 출산에서 제대 결찰을 지연하도록 권장하고 있고, 최근 발표된 Cochrane Review에서는 만삭아의 제대 결찰 지연 시 출생 4~6개월 후 적혈구와 헤모글로빈 수치, 철분 수치가 증가함을 보고한 바 있다. 반면에 제대 결찰 지연 신생아에게서 출생 3~6개월 후에 철분결핍이 2배 증가함을 보고한 연구도 있다(Sloan, 2017). 그러므로 현재 제대 결찰 지연에 대한 일관된 합의는 없다.

혈액성분

태아는 성인보다 적혈구가 많고 성인의 적혈구보다 산소에 대한 친화력이 더 크다. 이로 인해 각 세포는 더 많은 산소를 운반할 수 있다(Sloan, 2017). 적혈구의 수명은 성인이 120일인 데 비해 신생아는 80~100일이다. 혈색소는 신생아 적혈구량의 감소로 초기에는 감소한다(신생아의 생리적 빈혈). 백혈구증가증은 출생 후 초기에 분만외상의 결과로 인해 나타난다. 신생아의 혈소판 수와 응집력은 성인과 동일하다. 신생아의 혈액학적 수치는 혈액채취부위(모세혈관 혈액이 정맥혈에 비해 혈색소나 적혈구용적률이 더 높음), 태반수혈(지연된 제대 결찰과 정상 혈장이 혈관외 공간으로 이동하여 혈색소와 적혈구용적률이 높음), 재태연령

(재태연령이 높을수록 적혈구와 혈색소가 증가함) 등에 의해 영향을 받는다(Blackburn, 2018).

호흡기능

출생 시 첫 호흡은 폐압(transpulmonary pressure)의 증가로 횡격막이 하강하면서 일어난다. 정상 분만에서 나타나는 과탄산증, 저산소증, 산독증 등은 첫 호흡을 자극시킨다. 공기의 흡입과 폐 확장은 일회 호흡량(폐로 들어가는 공기의 양)을 증가시킨다. 폐의 **계면활성제**(surfactant)는 호기말 폐포 허탈과 폐용적 감소를 예방하기 위해 신생아 폐의 표면장력을 감소시키는 지질단백질이다. 계면활성제는 폐포를 감싸 표면장력을 감소시키고, 폐포를 확장시키기 위해 압력을 낮춘다. 정상 폐기능은 계면활성제에 의해 좌우되는데, 계면활성제는 호기말 표면장력을 감소시키고(무기폐 예방) 폐 확장 중 표면장력을 증가시킨다. 따라서 계면활성제는 폐를 안정화시킨다. 신생아의 첫 호흡 시 계면활성제와 함께 폐의 가스교환을 이루기 위한 표면장력을 극복해야 한다. 신생아의 흉벽은 연골 함량이 높고, 근육이 잘 발달되지 않았기 때문에 늘어져 있으므로 호흡을 위한 부속근 사용은 효율적이지 않다. 신생아의 가장 필수적인 적응은 액체로 가득 찬 자궁내 환경에서 공기로 가득 찬 자궁외 환경으로 적응하는 것이다. 태아기 동안의 폐는 양수로 채워져 있고, 출생 후에는 양수가 제거되어 공기로 채워져야 한다. 산도를 통해 빠져 나오면서 흉곽에 주어지는 간헐적인 압력은 폐내 체액을 제거시키고 폐의 모세혈관과 림프계는 남은 체액을 제거시킨다. 체액의 제거가 너무 느리거나 불완전하면 일과성 빈호흡(60회/분 이상)이 일어난다. 제왕절개 분만이나 신생아가 진정상태일 경우 흉곽압박이 감소되고 호흡노력이 감소될 수 있다.

신생아의 호흡은 얕고 불규칙적이며, 15초 이하의 짧은 무호흡과 함께 분당 30~60회에 이른다. 신생아의 호흡수는 활동에 따라 달라지며 활동 시 평균 호흡수가 증가한다. 호흡곤란의 징후는 청색증, 빈호흡, 호기 시 후두음(expiratory grunting), 흉골견축, 비강확장 등이 있다. 호흡은 힘들지 않아야 하고 흉곽의 움직임이 대칭적이어야 한다. 일부 경우에서 **주기적 호흡**(periodic breathing)이 일어날 수 있는데, 주기적 호흡은 피부색이나 심박동의 변화 없이 5~10초간 지속되는 호흡의 중단을 의미한다(Norwitz et al., 2019). 주기적 호흡은 출생 후 첫 며칠간 나타날 수 있고 자세한 감시가 필요하다.

> ***TAKE NOTE!***
> 청색증과 심박동 변화가 동반되며 15초 이상 지속되는 무호흡은 추가검사가 요구된다(King et al., 2019).

체온조절기능

신생아 생존의 가장 중요한 요소 중 하나는 자궁외 환경에 적응하기 위해 안정적인 체온을 유지하는 것으로, 평균 체온은 36.6~37.6℃이다. 신생아는 자가 체온조절을 통해 체온을 유지할 수 있지만 **체온조절**(thermoregulation)기능은 미숙하다. 정상 체온을 유지하면서 산소소모와 대사율을 최소화하는 중성온도환경은 성인의 경우 26~28℃인 데 비해 신생아는 32~34℃이므로 신생아는 주위환경의 온도를 성인보다 높여주어야 한다.

대사율이나 산소소모의 증가 없이 체온을 유지할 수 있는 환경을 **중성온도환경**(neutral thermal environment)이라 한다. 중성온도환경 내에서 산소소모율과 대사율은 최소이며, 내부의 체온이 유지된다. 이는 성장과 안정을 촉진하고 열(에너지)과 수분 손실을 최소화한다. 신생아는 떨림이나 다른 기전을 통해 체열을 유지하기 어렵기 때문에 중성온도환경을 유지하기 위해서는 높은 환경온도가 필요하다. 환경온도가 낮아지면 신생아의 산소소모가 증가되며, 산소요구가 증가하면 호흡수가 증가(빈호흡)하여 결과적으로 신생아의 대사율이 증가한다. 신생아의 1차적인 열생산방법은 비떨림성 열생산으로, 이는 추위에 노출되었을 때 갈색지방을 분해하여 산화하는 반응이다. 갈색지방은 신생아에게만 발견되는 특별한 종류의 혈관지방이며 교감신경에 의해 활성화될 때 화학에너지를 직접 열로 변환시키는 조직이다. 온도가 낮아지면 체온조절중추인 간뇌의 시상하부에서 뇌하수체전엽을 자극한다. 자극받은 뇌하수체는 교감신경, 대뇌피로, 근육, 갑상선 등에 신호를 보내 체온을 올리려 한다. 자극받은 교감신경은 노르에피네프린의 분비를 촉진시켜 말초혈관을 수축시키고 갈색지방에서 트리글리세라이드를 지방산으로 산화시켜 열을 생산한다. 갈색지방은 임신 3기 동안 생산되고 출생 후 3~5주에 사라진다. 이는 격렬한 대사작용으로 많은 양의 열을 생산하는데, 견갑골과 액와 사이, 목덜미, 종격동, 신상과 부신 주위에 분포한다. 신생아 체중의 약 6%를 차지한다(Blackburn, 2018)(그림 16.2).

개념 숙달

한랭스트레스가 신생아의 갈색지방에 미치는 영향

추운 환경에 노출되면 노르에피네프린(norepinephrine)의 분비가 촉진되고, 트리글리세라이드를 지방산으로 산화시키는 갈색지방이 자극받게 된다.

모든 신생아는 출생과정에서 젖은 몸이 노출되는 순간부터 체온을 유지하기 위해 노력한다. 낮은 습도와 에어컨이 작동하는 분만실 환경에서는 양수가 빠르게 증발하여 신생아의 체온이 낮아진다. 자궁내 체온(37.5℃)에서 나온 지 몇 분 이내에 체온이 1.5~3℃ 정도 낮아질 수 있다. 열의 이동은 환경온도, 공기의 속도, 물의 증발력, 습도 등에 의해 좌우된다. 환경과 신생아 간의 열교환은 환경과 신체 간의 열교환과 동일한 기전이다. 열손실의 4가지 기전은 전도(3%), 대류(34%), 증발(24%), 복사(39%) 등이다(그림 16.3). 열손실의 예방은 간호관리의 핵심이다.

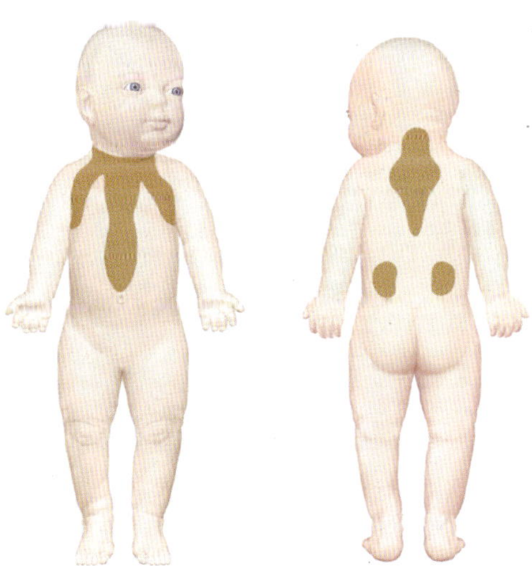

그림 16.2 신생아의 갈색지방부위

신생아는 4가지 기전을 통해 열손실 및 한랭스트레스를 경험할 수 있다. **한랭스트레스**(cold stress)는 적정체온을 유지하기 위한 보상기전(비떨림성 열생산, 빈호흡 등)으로 인해 과도하게 열이 손실되는 과정이다(Gleason & Juul, 2018). 한랭스트레스는 상당히 심각한 결과를 초래할 수 있으며, 체온이 감소하면서 신생아는 활동 감소, 기면상태, 저긴장, 허약한 상태를 보일 수 있다. 신생아는 특히 첫 생후 12시간 동안 한랭스트레스의 위험이 있다. 조산아는 한랭스트레스에 더 취약하며, 저장지방의 부족, 혈관운동반응의 미숙, 저체온에 대처하는 능력의 부족으로 인해 정상 신생아보다 더 심각한 상황을 초래할 수 있다. 신생아가 한랭스트레스에서 회복하지 못하면 저장된 갈색지방의 고갈, 산소요구 증가, 호흡곤란, 저혈당증, 대사성산독증, 황달, 저산소증, 계면활성제 생산 감소 등이 발생한다(King et al., 2019).

TAKE NOTE!

간호사는 신생아의 체온조절 요구를 알고 있어야 하며, 가능한 신생아의 요구가 충족되도록 해야 한다. 신생아의 체온을 안정적으로 유지하기 위해 예방적 간호가 중요하다.

간기능

간은 탄수화물, 단백질, 지질, 미량의 원소, 비타민 대사에 관여하는 합성, 분해, 조절 경로에 필수적인 역할을 한다. 신생아의 간은 태아기 동안 태반이 담당했던 기능을 한다. 출생 시에는 비활성상태였던 대부분의 기능들이 일반적으로 3개월에 완전히 활성화된다. 또한 간기능에는 혈액응고, 철분 저장, 탄수화물 대사, 빌리루빈 결합 등이 있으며, 글리코겐(당원) 저장은 에너지를 제공하지만 한랭스트레스나 호흡곤란의 경우와 같이 대사요구가 증가되면 고갈될 수도 있다.

철분 저장

출생 후 적혈구가 파괴되고 새로운 적혈구가 생산될

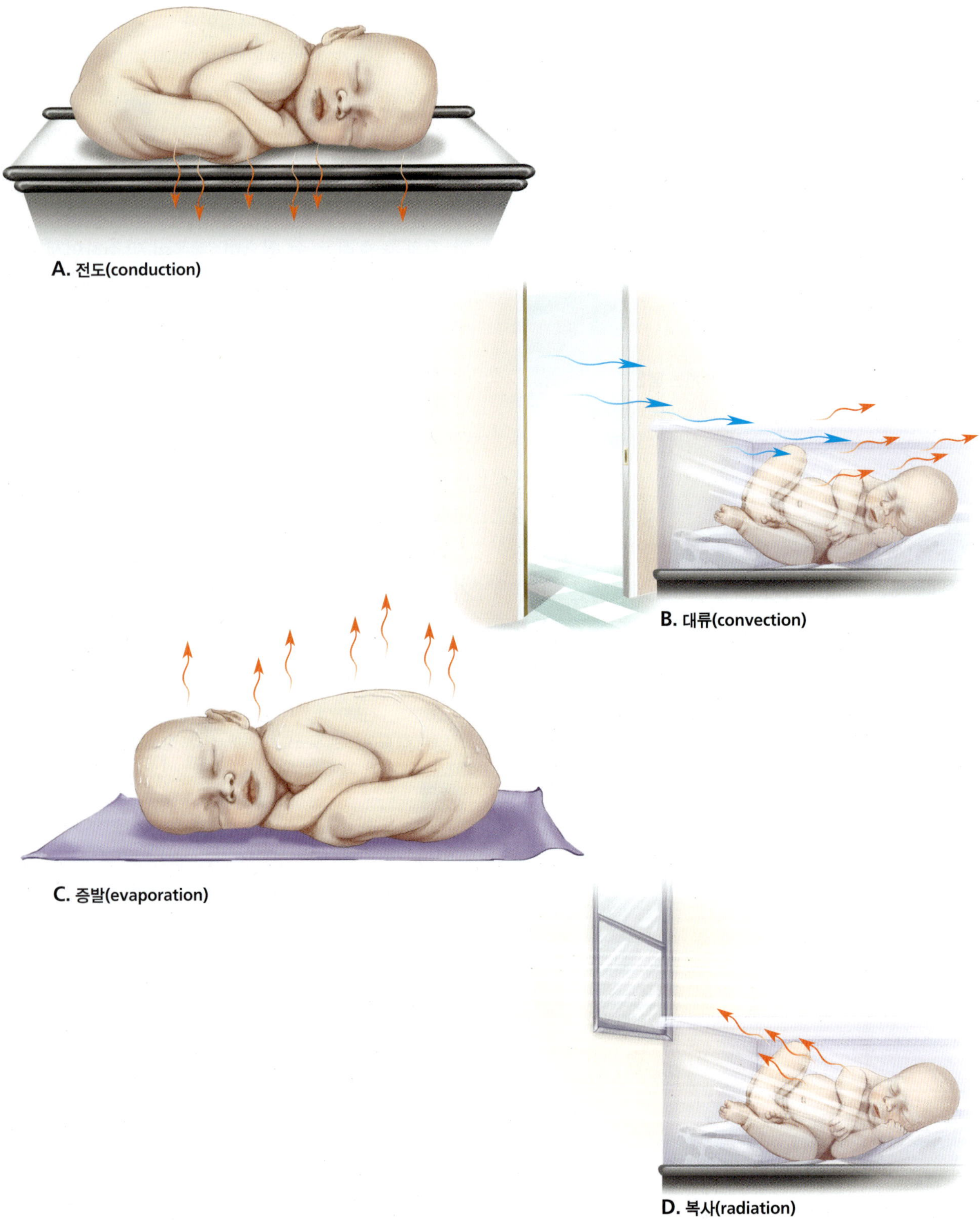

그림 16.3 열손실의 4가지 기전. **A.** 전도, **B.** 대류, **C.** 증발, **D.** 복사

때까지 모체로부터 받은 철분은 간에 저장되고 분비된다. 신생아의 철분은 총적혈구량과 재태기간에 의해 결정되고, 임신 동안 산모의 철분섭취가 적절했다면 생후 6개월 동안 사용할 수 있는 충분한 철분이 신생아의 간에 저장되어 있다.

탄수화물 대사

포도당은 뇌 대사에 필수적인 영양소이다. 출생 시 태반이 만출되면 모체의 포도당 공급이 중단되므로 신생아 초기에는 혈당치가 감소한다. 신생아는 혈당 농도를 조절하고 주기적인 수유계획에 따라 적응해야 한다. 일반적으로 신생아의 혈당수준은 모체 혈당수준의 70~80%이다. 저혈당은 신생아의 가장 흔한 문제 중 하나이며, 포도당의 항상성을 유지하는 것은 태아에서 신생아로의 이행과정에서 중요한 생리적 과정이다. 생후 첫 24~48시간 동안 자궁 내에서 자궁외 생활로, 즉 정상 신생아기로 전환할 때 혈당은 대부분 감소한다(Blackburn, 2018).

포도당은 출생 후 주요 에너지원으로 출생 후 신생아의 에너지 요구가 증가하면서 첫 24시간 동안 간에 저장된 글리코겐은 포도당으로 전환된다. 조기 모유수유나 인공수유를 시작하면 신생아의 혈당수준이 안정된다. 건강한 신생아에서는 규칙적으로 침습적인 혈당 측정을 할 필요는 없으며 고위험 신생아를 대상으로 선택적 선별검사가 더 적절할 수 있다(Levy-Khademi et al., 2019).

빌리루빈 결합

간은 빌리루빈 결합의 기능도 있으며, 적혈구가 파괴될 때 담즙색소는 생신된다. 자궁 내에서는 태반과 모체의 간이 혈중 빌리루빈을 세서하지만, 출생 제대 결찰 이후에는 신생아 스스로 이 기능을 해야 한다.

정상적으로 빌리루빈은 혈장 내에서 순환하고 간세포에 의해 처리되어 담즙으로 분비되는 수용성 색소가 된다. 결합빌리루빈은 담즙의 성분으로서 간세포에서 분비한다. 신생아 빌리루빈의 대부분은 적혈구의 용혈에서 기인한다.

자궁외 생활을 유지하기 위해 보다 적은 적혈구가 필요하므로 용혈은 출생 후 나타나는 정상적인 현상이다. 수명을 다한 적혈구(약 80일 후)가 파괴되면 혈색소 내의 heme이 빌리루빈(색소)으로 전환된다. 빌리루빈은 간접빌리루빈이라 불리는 지용성 비결합상태로 분비된다. 망상내피계와 간 내에서 효소, 단백질, 다른 세포가 비결합형 간접빌리루빈을 결합형 직접빌리루빈으로 변환한다. 결합형 직접빌리루빈은 수용성이며 담도로 분비된 후 담즙에 섞여 담낭에 있다가 위장관으로 들어가 대변으로 배설되고 신장에서도 소량 배출된다.

신생아는 대략 8~10 mg/kg/일 정도의 빌리루빈을 생산한다. 이는 성인의 두 배가 넘는 생산량으로 이는 상대적인 다혈구혈증과 적혈구 생산의 증가 때문이다. 이러한 빌리루빈 생산량은 일반적으로 생후 10~14일 이내에 성인수준으로 감소한다(Martin & Rosenfeld, 2019).

또한 간의 대사는 상대적으로 미성숙하여 필요한 만큼 빨리 빌리루빈을 결합할 수 없다.

간세포가 빌리루빈 분해와 배출을 제대로 하지 못하면 혈중 빌리루빈이 증가되어 황달을 일으킬 수 있다(Blackburn, 2018). 빌리루빈은 몸에 해롭기 때문에 반드시 배출해야 한다. 총빌리루빈은 직접(결합)빌리루빈과 간접(비결합)빌리루빈을 합한 양이다. 간접빌리루빈이 피부와 점막에 침착되면 피부, 공막, 점막의 황색화로 인해 **황달(jaundice)**이 나타난다. 모든 정상 신생아의 절반 이상이 혈중 빌리루빈이 증가로 황달이 발생한다. 건강한 신생아도 생후 첫 주 동안 혈중 빌리루빈 농도가 극도로 상승할 수 있고 영구적이고 파괴적인 뇌손상인 핵황달이 유발될 수 있다(Martin & Rosenfeld, 2019).

황달의 대표적인 위험요인으로는 모체-태아 혈액형 부적합, 조산, 출생 시 질식, 부적절한 모유수유, 약물[diazepam(디아제팜, Valium), oxytocin(옥시토신, Pitocin), sulfisoxazole/erythromycin(설피속사졸/에리트로마이신, Pediazole), chloramphenicol(클로람페니콜, Chloromycetin) 등], 임신성 당뇨, 불규칙한 수유, 남아, 두혈종과 피부 타박상 같은 출생 시 외상, 다혈구혈증, 형제의 고빌리루빈혈증 기왕력, TORCH(톡소플라즈마증, 기타 바이러스, 풍진, 거대세포바이러스, 단순포진)와 같은 자궁내 감염, 인종(아시아계 미국인 혹은 미국 원주민 등)이 있다(Pace et al., 2019).

신생아 황달의 원인은 빌리루빈 축적 기전에 따라 3가지로 분류한다.

1. 빌리루빈 과잉생산: 혈액형 부적합(Rh 혹은 ABO), 약물, 출생 시 외상, 다혈구혈증, 지연된 제대 결찰, 부적절한 모유수유
2. 빌리루빈 결합의 감소: 생리적 황달, 갑상선저하증, 부적절한 모유수유
3. 빌리루빈 배출장애: 담도폐쇄, 패혈증, 간염, 염색체 이상[터너증후군, 에드워드증후군(18번 삼염색체), 다운증후군(21번 삼염색체)], 약물[aspirin(아스피린), acetaminophen(아세트아미노펜), 설파제, 알코올, 스테로이드, 항생제](Nagtalon-Ramos, 2014)

위장관계 적응

신생아는 출생 후 즉시 섭취한 음식을 삼키고 소화하며, 대사하고 흡수하는 능력을 보인다. 출생 시 위내 산도(pH)는 양수의 산도를 반영하여 약산성을 띤다. 수유에 따라 원래 무균상태의 장은 빠르게 변화한다. 장음은 출생 후 바로 정상적으로 들리지만, 첫째날은 활동성이 낮다.

점막벽 보호

자궁내 환경은 무균적이지만 출생 직후부터 환경과 직접접촉하는 모든 상피표면(피부, 호흡기, 위장관, 비뇨생식기)은 미생물이 정착한다. 위장관의 중요한 적응은 장관 내에 존재하는 유해물질(세균, 독소, 항원)의 침입을 예방하기 위한 점막 벽의 발달에 있다. 세균 증식은 구강섭취에 의하며, 출생 후 24시간 이내에 비타민 K 생산을 위해 필요하다(Gleason & Jual, 2018). 출산 후 모체의 환경, 구강과 피부의 미생물이 신생아에게 뽀뽀하고 돌보는 행동 등을 통해 전달된다. 또한 항문을 통해 세대 간의 미생물 전파가 이루어진다. 만약 병리적 환경에서 유해물질이 점막상피 방어벽을 통과하는 경우, 유해물질로 인해 감염과 알레르기 반응이 일어난다(Resnik et al., 2019).

> **TAKE NOTE!**
> 모유는 신생아의 불완전한 위장관 방어체계를 보호하는 수동적 방어기제이다. 모유에는 항체, 백혈구, 세균 증식을 방해하고 유해한 침입을 예방할 수 있는 물질이 포함되어 있다.

위와 소화

태반을 통한 영양소와 에너지 공급에서 출생 후 구강섭취를 통한 영양과 에너지 공급으로 신생아는 신속히 적응해야 한다. 출생 시 위의 생리적 용적은 해부학적 용적보다는 상당히 적다. 출생 4일째 생리적 용적은 급격히 증가하고, 첫 4일째 이후 해부학적 용적과 생리적 용적이 비슷해진다. 출생 후 첫 24시간 동안 위 용적은 증가하지 않으나, 1~2일 이후 위 용적이 증가하기 시작한다(Kellerman & Rakel, 2019). 이는 생후 첫날 신생아의 인공수유(약 25~60 mL) 공급이 어렵고, 이것도 대부분 바로 역류되는 이유이다. 신생아의 위벽은 유즙을 저장하기 위해 늘어나기보다는 여분의 유즙을 배출시킬 정도로 단단하다. 인공수유를 하는 경우, 적은 양으로 자주 수유하는 것은 건강한 식습관을 조성하게 한다. 신생아에게 많은 양의 수유를 하면 과다섭취로 이어질 수 있다. 수유량이 너무 많으면 이것이 표준량이 되어, 이로 인해 아동기의 건강하지 못한 식습관과 성인기 비만으로 이어질 수 있다. 조기비만은 평생 체중과 싸워야 하며, 많은 합병증의 위험요인이 된다(Bagchi, 2019; Martin & Rosenfeld, 2019).

분문괄약근과 위장의 신경조절이 미숙하여 조화롭지 않은 연동운동과 잦은 역류를 일으킬 수 있다. 식도괄약근의 미숙과 하부식도 연동운동의 부재도 위 내용물의 역류를 일으킨다. 역류를 최소화하기 위해 과식과 자극을 피하게 한다. 대부분의 소화효소는 출생 시 이용 가능하며, 신생아는 단순 탄수화물과 단백질을 소화할 수 있다. 그러나 신생아는 출생 시 아밀라아제와 리파아제 수준이 낮기 때문에 복합 탄수화물과 지방의 소화능력은 제한된다. 결과적으로 신생아는 많은 양의 지방을 배출하고 지방변을 배설한다.

적절한 소화와 흡수는 신생아의 성장발달에 필수적이다. 정상 신생아는 출생 후 첫 주 이내에 불충분한 열량섭취, 세포내 수분의 세포외 이동, 불감성 수분손실의 결과로 출생 시 체중에서 5~10% 정도가 감소한다. 체중 증가를 위해 신생아는 출생 시부터 6개월까지 1일 108kcal/kg의 섭취가 필요하다. 초기영양의 역할과 중요성을 이해하는 것은 성장발달에 필수적이며, 이는 이후 건강과 연계되어 미래 세대에게 잠재적인 건강상 이득을 줄 수 있다(Koletzko et al., 2019).

장 배설

신생아 배변의 빈도, 경도, 형태는 매우 광범위하다. 대변양상의 변화는 신생아의 첫 태변에서부터 시작한다. **대변**(meconium)은 양수, 점막세포, 장 분비물, 혈액 등으로 구성된다. 태변은 암녹색으로 끈적끈적하며, 보통 12~24시간 내에 배출된다. 첫 태변은 무균이지만 수유를 통한 세균의 섭취로 빠르게 변화한다. 수유를 시작한 후에 이행성 대변이 나타나는데, 이행성 대변은 녹갈색에서 황갈색이며 태변보다는 묽고 알맹이가 관찰된다. 모유수유를 하면 대변은 씨앗 형태의 엷은 겨자색처럼 보일 수 있고 조제유를 먹이면 황갈색의 단단한 변을 배출한다. 배변활동은 다양하게 나타난다.

> **TAKE NOTE!**
> 조기수유를 한 신생아는 일찍 배변을 하며, 이는 빌리루빈을 감소시킨다(Pace et al., 2019).

모유수유와 인공수유에 따라 대변의 특징은 다르다. 모유수유의 대변은 황금색으로 묽고 점액질부터 반숙 같은 경도를 보이며 전형적으로 신 냄새가 난다. 인공수유의 대변은 수유된 분유의 형태에 따라 다양한데, 노란색, 황록색 혹은 녹색으로 묽거나 반죽 같은 정도에서 형태가 있는 변으로 다양하게 나타날 수 있으며 불쾌한 냄새가 난다.

신장계 변화

임신 34주까지 100만 개의 네프론이 완성된다. 출생 시 사구체와 네프론은 기능적으로 미숙하여 사구체여과율이 감소하고 소변 농축력은 낮다. 신생아는 소변 농축력과 사구체여과율의 감소로 탈수와 수분 과부하에 민감해진다(Blackburn, 2018). 신생아의 신장은 미숙하지만 일상적 기능을 할 수 있으며, 배설과 산염기 균형을 유지할 수 있다. 그러나 예기치 않은 수분, 전해질 및 산염기 불균형이 있을 때는 체액의 항상성을 유지할 수 없다. 신생아의 몸은 75%가 수분이고 다른 어느 시기보다 수분의 비율이 가장 높다. 신생아의 대부분은 출생 후 즉시 배뇨하고, 이는 적절한 신장 기능을 의미한다. 신생아의 신장은 소변을 만들 수 있지만 신장이 성숙되는 약 3개월까지 농축능력은 떨어진다. 이때까지 신생아는 자주 배뇨하며, 비중은 낮다(1.001~1.020). 대부분의 신생아는 1일당 평균 6~8회 배뇨하고, 이는 적절한 수분섭취를 의미한다(Martin & Rosenfeld, 2019).

신장피질은 출생 시 충분히 발달되지 않은 상태이며, 생후 12~18개월이 되어야 완전히 성숙해진다. 사구체여과율은 정상 성인의 30% 수준이며, 생후 10일경에는 성인의 50% 수준에 이르고, 생후 1년이 지나면 성인의 수준에 도달한다(Oh et al., 2019). 신장의 낮은 사구체여과율과 배설 및 보존능력의 제한은 신생아의 염분 배출, 수분조절, 약물 배설능력에 영향을 준다.

> **TAKE NOTE!**
> 신생아는 수액 과부담의 가능성이 높기 때문에 신생아에게 정맥요법을 적용할 때 이 점에 유의해야 한다.

면역계 적용

면역계는 신생아의 생존을 위한 필수요소이며, 유해한 환경으로부터 효과적으로 반응한다. 신생아의 면역계는 소화기능에서 먼저 시작되나 신생아 초기에는 대부분의 면역반응이 적절히 기능하지 못한다. 출생 후 약 6개월까지 모유의 항체가 특정 감염으로부터 보호기능을 한다. 면역글로불린 G(IgG)는 태반에서 태아로 이동한다. 모유수유 중인 신생아는 IgE, IgA, IgM, IgG 등을 포함하여 모유를 통해 항체를 받는다(Abbas et al., 2020).

자궁내 환경은 일반적으로 미생물로부터 태아를 보

호하나 출생 이후에는 외부세계에 안전하게 적응하기 위한 숙주의 방어능력과 적대적인 유기체들 사이에서 균형을 이루어야 한다.

면역계 반응에는 방어(미생물 침입으로부터의 보호), 항상성(수명이 끝난 숙주세포의 제거), 감시(숙주세포의 인지 및 제거) 등의 3가지 목적이 있다. 신생아의 면역계 반응은 병원체나 외부 이물질을 인지하고 이에 대항하는 반응기전을 활성화시키고 제거하는 것이다.

모든 면역반응은 초기에 백혈구를 포함한다. 면역계의 반응은 자연면역과 능동면역으로 구분할 수 있으며, 이 기전은 상호관련이 있고 상호의존적이다.

자연면역

자연면역은 태어날 때부터 갖고 있는 면역기전으로 이전에 노출되지 않은 미생물이나 항원에 효과적으로 작용하는 비특이적 생체방어반응이다. 신생아의 자연면역계는 물리적 방어벽(피부와 점막 등), 화학적 방어벽(위산과 소화효소 등), 그 외 비병원성 유기체로 형성되어 있다. 자연면역은 가장 기본적인 숙주방어반응으로 식세포가 미생물을 소화하고 파괴한다.

능동면역

능동면역은 2가지 주요 과정을 거친다: (1) 특정 침입물질(항원)에 대한 항체 혹은 면역글로불린의 발달, (2) 외부 침입체의 파괴를 위해 활성화된 림프구의 형성. 능동면역은 외부 유기체나 독소의 첫 침입 후에 발생한다.

면역력은 IgG, IgA, IgM와 같은 면역글로불린에 달려 있다. 신생아가 질병과 관련된 미세유기체에 대항하기 위해서는 이 3가지 면역글로불린이 중요하다. 신생아는 생후 몇 개월 동안 감염에 매우 취약하다. IgG는 주요 면역글로불린으로 가장 풍부하고, 순환 항체의 약 80%를 차지한다(Abbas et al., 2020). 혈청과 간질액에서 발견된다. IgG는 태반을 통과하는 유일한 면역글로불린으로 재태기간 약 20~22주경에 능동수송을 통해 태반을 통과하며, 세균, 세균 독소, 바이러스에 대한 항체를 생산한다. IgA는 두 번째로 많은 면역글로불린이다. IgA는 태반을 통과하지 않고 아동기 동안 최고수준에 도달한다. IgA는 위장관, 기도, 눈물, 타액, 초유, 모유 등에서 주로 발견되며 바이러스와 세균으로부터 점막을 보호한다. IgM은 혈액과 림프액에서 발견되며, 감염 시 첫 번째로 반응하는 면역글로불린으로 태반을 통과하지 않으므로 선천성 자궁내 감염이 없는 한 출생 시에는 일반적으로 낮은 수준이다. IgM은 혈액감염으로부터 1차적으로 보호하며, 신생아나 자궁내 감염 시 형성되는 주요 항체이다.

TAKE NOTE!

IgA의 주 공급원은 모유이므로 모유수유는 인공수유에 비해 중요한 면역학적 이점이 있다(Meyer et al., 2019).

피부계 적응

신생아의 피부는 자궁내 환경에서 자궁외 환경으로의 이행에 중요하다. 신생아의 피부는 매우 큰 기관으로, 성인의 피부는 체중의 약 3%인 데 비해 신생아의 피부는 체중의 약 13%를 차지한다. 피부는 민감하고 연약하며, 성인과 비교할 때 피부의 pH, 지질 함량이 낮고, 수분 함량이 높다(Blackburn, 2018). 피부의 가장 중요한 기능은 신체와 환경 사이의 보호벽을 제공하는 것이다. 피부는 수분손실을 제한하고, 유해한 물질의 흡수를 예방하며, 체온을 보호하고, 지방을 저장하고, 물리적 외상으로부터 신체를 보호한다. 외피는 임신 중기부터 발달하기 시작해서 재태기간 32주경에 완전히 형성된다. 신생아 외피의 두께와 지방 구성은 성인의 외피와 비슷하지만 출생 시 피부발달은 불완전한 상태이다(King et al., 2019). 기본 구조는 성인과 같아도 신생아가 미숙할수록 피부기능도 미숙하다. 신생아는 성인에 비해 적은 소섬유로 진피와 외피를 연결한다. 신생아는 반창고, 손 조작 등으로 인한 피부손상의 위험성이 성인에 비해 더 크다. 목욕 등 피부간호를 제공하는 동안 신생아를 부적절하게 다루면 손상이 쉽고, 치유가 잘 되지 않으며, 정상적인 성숙과정을 방해한다.

신생아의 외모는 매우 다양하다. 많은 변화는 일시적이며, 신생아가 경험하는 생리적 적응을 반영한다.

피부색, 재태연령, 인종, 체온, 울음 여부에 따라 달라진다. 피부색은 환경과 건강상태에 따라 변화한다. 출생 시 신생아의 피부는 암적색과 보라색 사이이다. 신생아가 호흡을 시작하면서 피부색이 붉게 변하는데, 이 붉은색은 생후 첫날에 연해지기 시작한다.

신경계 적응

신경계는 미숙하고 대뇌피질의 안성을 위해 지속적으로 발달한다. 신경계는 뇌와 척수, 12개의 뇌신경과 많은 척수신경으로 구성된다. 신경발달은 두미(머리-발끝, cephalocaudal)와 근위-원위(proximaldistal)양상을 따른다. 수초(myelin)는 일찍 발달하여 자극의 전달과정에 관여하므로 신생아의 청각, 미각, 후각은 잘 발달되어 있다. 신생아의 감각능력은 다음과 같다.

- 청각: 출생 시 잘 발달되어 있고 소리 나는 쪽으로 몸을 돌리며 소음에 반응한다.
- 미각: 생후 72시간경에 단맛과 신맛을 구분할 수 있다.
- 후각: 엄마의 모유와 다른 산모의 모유를 구분할 수 있다.
- 촉각: 촉각 자극에 반응하며 통증을 느낄 수 있다.
- 시각: 출생 시 불완전하다. 시력의 성숙은 영양과 시각적 자극에 달려 있다. 20/140의 시력으로 오직 가까운 물체(8~10인치 거리)에 초점을 맞출 수 있다. 신생아의 시력은 중앙선에서 물체를 따라가거나 90인치 이상 따라갈 수 있다. 출산 시에 시각이 가장 덜 발달해 있다. 눈을 고정하고 물체 따라가며 보는 것은 중추신경계가 정상임을 의미한다(King et al., 2015).

> 딸이 앞을 보지 못하는 것 같다고 걱정하던 조산모를 기억하는가? 딸의 행동에 대해서 무엇을 생각하고 있는지 예상하는가?

선천적 반사

신생아의 선천적 반사는 중추신경계의 성숙, 생존력, 자궁외 생활에 대한 적응의 지표이다.

반사의 존재와 강도는 신경학적 발달과 기능의 중요한 지표이다. **반사(reflex)**는 감각자극에 대한 불수의적 근육반응이며 신경계에 내재되어 있어 의식적 사고가 개입할 수 없다. 신생아의 신경계 신체사정은 주요 반사(구역, 바빈스키, 모로)와 부가적 반사(손가락 쥐기, 발가락 쥐기, 파악, 빨기, 걷기, 머리 들기, 긴장목) 등을 포함한다.

간호사는 각 반사를 사정할 때 체계적으로 진행하고 그 결과를 기록한다(Jarvis & Eckhardt, 2020). 어떤 반사는 성인이 되어서도 남아 있지만, 많은 신생아기 반사는 성숙되면서 사라진다. 반사궁은 뇌신경과 운동계의 기능을 반영하면서 척추와 뇌간 수준에서 끝난다. 신생아가 눈을 깜빡이고 사지를 움직이며, 양육자의 얼굴에 초점을 맞추고 소리를 향해 몸을 돌리며, 빨고 삼키며, 환경에 대해 반응하는 것은 신생아의 신경학적 능력의 표시이다. 중추신경계의 선천적인 결함은 명백하지 않으나 긴장도, 자세 혹은 행동에서 비정상으로 드러날 수 있다(Webster et al., 2018). 출생과정에서의 신경계 손상(출생 시 외상, 주산기 저산소증)은 정상 성장발달과 신생아의 기능을 지연시킬 수 있다. 문제를 조기발견해야 조기에 중재할 수 있으며, 원인을 규명하고 장기적인 합병증이나 영구적인 후유증을 감소시킬 수 있다. 신생아 반사는 신경학적 기능과 발달을 평가하기 위해 사정한다.

신생아의 반사소실이나 비정상 반사, 정상적으로 소실될 시기를 지나 지속되는 반사, 혹은 아동과 성인에서의 영아 반사 새출현은 신경학적 병리상태를 의미한다.

> 간호사는 보호자에게 모든 신생아는 어느 정도 근시를 갖고 태어나며, 일반적으로 만 2세가 되어야 정상 시력을 갖는다고 설명하였다. 이때 간호사가 보호자와 함께 성장발달에 대해 더 토의할 수 있는 내용은 무엇인가?

주요 개념

- 신생아기는 생후 첫 28일까지로 정의된다. 신생아는 출생 후 자궁외 생활에 적응하면서 많은 생리적 변화를 경험한다.
- 출생 시 심폐기계는 태아 순환에서 신생아 순환으로, 태반의 가스교환에서 폐의 가스교환으로 전환되어야 한다.
- 출생 후 신생아의 가장 중요한 적응 중의 하나는 태반순환에서 폐순환 환경으로의 적응이다.
- 성인의 적혈구 수명이 120일인 데 비해 신생아의 적혈구 수명은 80~100일이다. 적혈구 수명의 차이는 여러 가지 적응문제를 유발할 수 있다.
- 체온조절은 열손실과 열생산 사이의 균형을 유지하는 것이다. 체온조절은 신생아의 이행 및 생존과 밀접한 관련이 있는 중요한 생리적 기능이다.
- 신생아의 주요 열생산방법은 추위에 대한 반응으로 산화되는 갈색지방(지방조직) 안에서 진행되는 비떨림성 열생산이다. 갈색지방은 신생아에게만 발견되는 특별한 종류의 혈관지방이다.
- 신생아의 열손실은 전도, 대류, 증발, 복사 등의 결과이다.
- 면역반응의 3가지 목적은 방어(유기체 침입으로부터의 보호), 항상성(수명이 다한 숙주세포 제거), 감시(외부 침입세포의 인지와 제거)이다.
- 신생아의 선천적 반사는 중추신경계의 성숙, 생존력, 자궁외 환경의 적응을 나타내는 지표이다.

참고문헌

Abbas, A. K., Lichtman, A. H., & Pillai, S. (2020). *Basic immunology: Functions and disorders of the immune system* (6th ed.). Elsevier.

American Academy of Pediatrics (AAP). (2017). *Delayed cord clamping in preterm infants: Is time to become standard practice?* Retrieved June 16, 2020, from https://www.aap.org/en-us/about-the-aap/Committees-Councils-Sections/Neonatal-Perinatal-Medicine/Neonatologist/Pages/delayedcord-clamping.aspx

American College of Obstetricians and Gynecologists (ACOG). (2018). *Committee Opinion # 684: Delayed umbilical cord clamping after birth*. Retrieved June 16, 2020, from https://www.acog.org/Clinical-Guidance-and-Publications/Committee-Opinions/Committee-on-Obstetric-Practice/Delayed-Umbilical-Cord-Clamping-After-Birth

Atala, A., Lanza, R., Mikos, A. G., & Nerem, R. (2019). *Principles of regenerative medicine* (3rd ed.). Academic Press Elsevier.

Bagchi, D. (2019). *Global perspectives on childhood obesity: Current status, consequences and prevention* (2nd ed.). Academic Press Elsevier.

Blackburn, S. T. (2018). *Maternal, fetal, neonatal physiology: A clinical perspective* (5th ed.). Elsevier.

Elshazzly, M., & Caban, O. (2019). *Physiology, newborn*. StatPearls. Retrieved May 26, 2020, from https://www.ncbi.nlm.nih.gov/books/NBK499951/

Gleason, C. A., & Juul, S. E. (2018). *Avery's diseases of the newborn* (10th ed.). Elsevier.

Jarvis, C., & Eckhardt, A. (2020). *Physical exam and health assessment* (8th ed.). Elsevier.

Kellerman, R. D., & Rakel, D. P. (2019). *Conn's current therapy 2019*. Elsevier.

King, T. L., Brucker, M. C., Osborne, K., & Jevitt, C. M. (2019). *Varney's midwifery* (6th ed.). Jones & Bartlett Learning.

Koletzko, B., Godfrey, K. M., Poston, L., Szajewska, H., Van Goudoever, J. B., de Waard, M., … Zalewski, B. M. (2019). Nutrition during pregnancy, lactation, and early childhood and its implications for maternal and long-term child health: The early nutrition project recommendations. *Annals of Nutrition & Metabolism, 74*(2), 93–106. https://doi.org/10.1159/000496471

Levy-Khademi, F., Perry, A., Klinger, G., Herscovici, T., Kasirer, Y., & Bromiker, R. (2019). Normal point of care glucose values after birth in the well-baby nursery. *American Journal of Perinatology, 36*(2), 219–224.

Martin, G. I., & Rosenfeld, W. (2019). *Common problems in the newborn nursery: An evidence and case-based guide*. Springer Publishers.

Meyer, K. M., Prince, A. L., & Aagaard, K. M. (2019). Maternal IgA targets commensal microbiota in breast milk and the maternal and infant gut microbiomes. *American Journal of Obstetrics & Gynecology, 220*(1), S604-S605. https://doi.org/10.1016/j.ajog.2018.11.962

Norwitz, E., Zelop, C., Miller, D., & Keefe, D. (2019). *Evidence-based obstetrics and gynecology*. Wiley Blackwell.

Oh, W., Baum, M., & Polin, R. A. (2019). *Nephrology and fluid/electrolyte physiology: Neonatology questions and controversies* (3rd ed.). Elsevier.

Pace, E. J., Brown, C. M., & DeGeorge, K. C. (2019). Neonatal hyperbilirubinemia: An evidence-based approach. *Journal of Family Practice, 68*(1), e4–e11.

Rana, N., Malqvist, M., Subedi, K., & Andersson, O. (2019). Effect of cord clamping of term babies on neurodevelopment at 12 months: A randomized controlled trial. *Neonatology, 115*(1), 36–42. https://doi.org/10.1159/000491994

Resnik, R., Lockwood, C. J., Moore, T. R., Greene, M. F., Copel, J. A., & Silver, R. M. (2019). *Creasy & Resnik's maternal-fetal medicine: Principles & practice*. Elsevier.

Sloan, M. (2017). *New Cochrane Review: Delayed cord clamping likely beneficial for healthy term newborns*. https://www.scienceandsensibility.org/blog/new-cochrane-reviewdelayed-cord-clamping-likely-beneficial-for-healthy-termnewborns

Ungerleider, R. M., McMillan, K. N., Jacobs, J. P., Meliones, J. N., & Cooper, D. S. (2019). *Critical heart disease in infants and children* (3rd ed.). Elsevier.

Webster, S., Morris, G., & Kevelighan, E. (2018). *Essential human development*. John Wiley & Sons.

World Health Organization (WHO). (2019). *Optimal timing of cord clamping for the prevention of iron deficiency anemia in infants*. Retrieved June 16, 2020, from https://www.who.int/elena/titles/cord_clamping/en/

임상적 판단능력

객관식 문제

1. 간호사는 3일 된 신생아에게서 황달이 시작되는 것을 관찰하였다. 이 상태를 어떻게 설명할 수 있는가?
   a. 모유수유로 인한 생리적 황달
   b. 혈액부적합으로 인한 용혈성질환
   c. 고농도 산소에 노출
   d. 너무 많은 당분이 포함된 과다수유

2. 간호학생을 대상으로 열조절과 증발에 의한 열손실을 예방하기 위한 방법을 교육한 후에 이 교육이 성공적임을 의미하는 간호학생의 행동은 무엇인가?
   a. 신생아를 보육기로 이동시킴
   b. 방안이 온도를 따뜻하게 유지함
   c. 신생아를 따뜻한 표면 위에 둠
   d. 출생 후 즉시 신생아를 닦아줌

3. 출생 후 좌심장의 압력이 증가함으로써 닫히게 되는 태아 구조는 무엇인가?
   a. 난원공
   b. 동맥관
   c. 정맥관
   d. 제대정맥

4. 다음 중 신생아의 정상적인 호흡양상은 무엇인가?
   a. 깊고 규칙적인 호흡, 호흡수 20회/분
   b. 흉골 견축을 동반한 복식호흡, 호흡수 70회/분
   c. 40초간의 무호흡과 청색증을 동반한 얕은 호흡
   d. 짧은 무호흡을 동반한 얕은 호흡, 호흡수 36회/분

5. 출생 후 6시간 된 신생아를 사정할 때, 간호사는 장음을 청진하였고 태변 배출을 기록하였다. 이 결과가 의미하는 것은 무엇인가?
   a. 비정상적인 위장관이며 보고해야 함
   b. 즉각적인 수술이 필요한 장의 기형이 있음
   c. 장폐색 없는 항문 개방과 정상 연동운동
   d. 흡수장애증후군으로 인한 지방변

6. 간호학생은 신생아실 간호사에게 신생아실에 온 신생아를 바로 목욕시키지 않는 이유에 대해 질문하였다. 이 질문에 대해 간호사는 어떤 위험 때문이라고 설명하는가?
   a. 황달
   b. 감염
   c. 저체온증
   d. 빈혈

7. 신생아의 적혈구가 성인보다 훨씬 더 빨리 파괴되어 나타나는 결과는 무엇인가?
   a. 빈혈
   b. 멍
   c. 무호흡
   d. 황달

8. 간호사는 출생 후 2시간 동안 신생아의 신체사정을 수행하였다. 다음 중 의사에게 의뢰가 필요한 경우를 모두 고르시오.
   a. 호흡수 50회/분
   b. 10초 이상 지속되는 간헐적인 무호흡
   c. 모로반사 없음
   d. 왼쪽 귀에서 발견된 피부 태크
   e. 코와 얼굴에 나타난 흰색 피부융기
   f. 코를 눌렀을 때 노란색 피부가 희미해짐

비판적 사고 연습

1. 당신은 간호관리자로서 지난 몇 주간 신생아실 신규간호사 오리엔테이션을 하였다. 신규간호사의 간호수행은 대부분 적절하였지만, 오늘 신규간호사가 신생아를 감싸지 않은 채로 목욕을 시키고, 깔개 없이 체중계에 신생아를 눕혀 체중을 측정하였고, 이동카트 옆의 창고 문을 열어둔 채로 놔두고, 신생아실 창밖의 가족에게 아기를 보여준 후 모자와 담요를 벗긴 채 신생아를 놔두는 모습을 관찰하였다.
   a. 이 행동에서 당신이 생각한 것은 무엇인가?
   b. 체온조절에 관한 원칙 중 어떠한 것을 보완해야 하는가?
   c. 당신의 교육이 효과적이었는지에 대해 어떻게 평가할 것인가?

2. 출생 후 이루어지는 신생아의 가장 중요한 적응에는 호흡 안정화, 심혈관 적응, 체온조절 등이 있다. 주요 간호는 자궁외 생활로의 적응을 사정하고 지지하는 것이다. 신생아 적응을 돕기 위한 적절한 간호중재를 기술하시오.
   a. 호흡 적응 ______________________________
   b. 감염 예방을 포함한 안전 ____________________
   c. 체온조절 ______________________________

학습활동

1. 신생아실에 입원한 신생아 1명을 선택하여 활력징후(체온, 맥박, 호흡)를 측정하고, 몇 시간 후에 활력징후를 반복 측정하여 변화된 값을 비교하시오. 이 이행단계에서 예측할 수 있는 활력징후 변화에 대하여 토의하시오.
2. 신생아의 가장 흔한 열손실 기전은 _____ 이다.
3. 신생아는 근육활동과 열 발생에 의한 떨림, 갈색지방 등 3가지 방법으로 열을 생산한다. 이 중 가장 효과적인 것은 무엇인가?

통합: 사례연구

3일 전 20세 산모는 첫째 아기를 분만하였고 간호사가 가정방문을 하였을 때 산모는 웃지 않았다. 간호사는 2일 전 퇴원한 이후 일어난 일에 대해 질문하였다. 산모는 유방이 부어 있고 뜨거우며 만질 때 매우 아프다고 말하였다. 산모는 모유수유가 아기에게 가장 좋은 것으로 알고 있지만 통증 때문에 모유수유를 계속할지 확신이 없다고 한다. 아기는 기저귀만 찬 채 울면서 찬 식탁 위에 누워 있다. 간호사가 산모의 유방을 사정할 때 유방은 많이 부어 있고 촉진 시 발적이나 만져지는 덩어리는 없다. 간호사가 유방을 사정할 때 산모는 입술을 깨물면서 울고 있었다. 양쪽 유두에서 유즙이 흐르고 있고 체온은 37.7℃이다. 아기의 체중은 2,580 g으로 사지말단은 청색증이 있으며 차가웠다. 출생 후 아기의 체중이 100 g 감소하였고 아기는 배고파하는 것처럼 보였다. 간호사는 엄마에게 모유수유를 하도록 요청하였고 아기가 부어 있는 유방을 물기 어려워하는 것을 발견하였다. 신생아는 유두를 물었을 때 매우 적극적으로 빨지는 못하였다.

WOW
WORDS OF WISDOM

말보다 몸짓과 행동으로 더욱 강한 메시지를 전달할 수 있다.

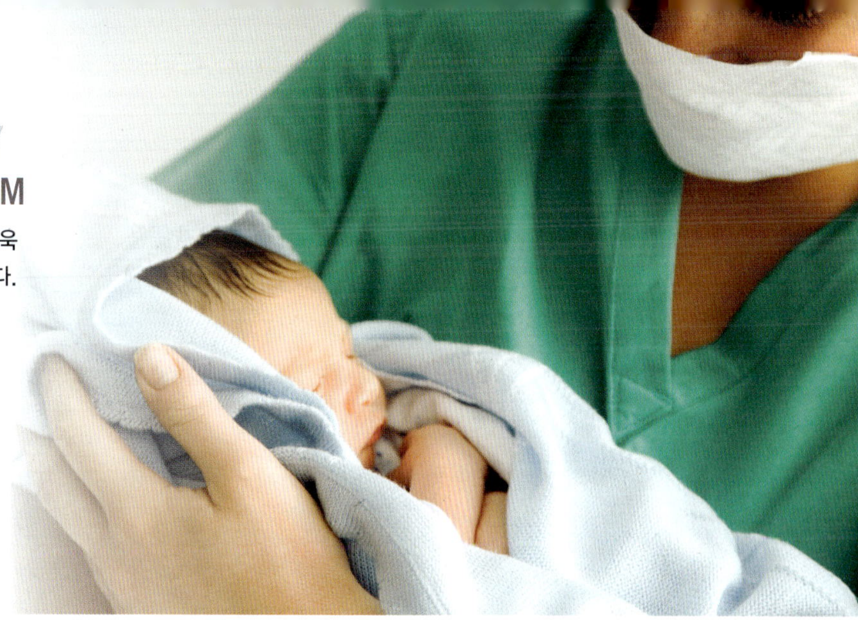

17 신생아 간호

Nursing Management of the Newborn

학습목표

이 장을 학습한 후 학생들은 다음을 수행할 수 있다.

1. 신생아의 생리적 기능과 특성에 대해 설명할 수 있다.
2. 신생아에게 요구되는 간호사정을 수행한다.
3. 신생아에게 필요한 신체계측 및 신체사정을 설명한다.
4. 신생아에게 나타나는 문제와 적절한 간호중재를 설명한다.
5. 신생아 대사이상검사 등 선별검사의 중요성을 설명한다.
6. 신생아기에 일반적으로 적용되는 간호중재를 설명한다.
7. 신생아의 영양학적 요구를 충족시키기 위한 간호사의 역할을 논의한다.
8. 퇴원계획을 비롯해 신생아를 돌보는 가족에게 필요한 교육을 설명한다.

주요 용어

- 가성월경(pseudomenstruation)
- 광선요법(phototherapy)
- 두혈종(cephalhematoma)
- 말단청색증(acrocyanosis)
- 몽고반점(mongolian spots)
- 미립종(milia)
- 산류(caput succedaneum)
- 신생아 안염(ophthalmia neonatorum)
- 아프가 점수(Apgar score)
- 엡스타인 진주(Epstein's pearls)
- 예방접종(immunizations)
- 재태연령(gestational age)
- 주형(molding)
- 태지(vernix caseosa)
- 할리퀸징후(harlequin sign)

20세에 처음 엄마가 된 치 씨가 퇴원한 지 3일 후에 산부인과에 전화를 걸었다. 그리고 자신의 아기가 "피부가 노랗고 젖을 잘 먹지 않는다."라고 말하면서 무엇이 문제인지 도무지 알 수 없다고 호소하였다.

신생아의 출생과 더불어 모든 부모는 새로운 가족을 돌보는 데 필요한 여러 과제와 새로운 역할에 직면할 것이다. 간호사는 정상 신생아의 특징과 성장발달을 촉진시킬 수 있는 방법을 부모에게 가르쳐 주어야 하며, 신생아관리에 있어 중요한 역할모델이다. 이 장에서는 신생아의 출생 직후와 신생아 초기의 사정 및 중재에 관한 정보를 제공한다.

출생 직후 신생아

신생아의 출생 직후 몇 시간은 자궁내에서 자궁외 삶으로 전환되는 시기이다. 이 시기에 신생아는 다양한 적응과 이행을 경험하며, 대부분 동시에 발생한다. 신생아의 체온, 호흡, 순환도 이때 안정되므로, 신생아 상태를 면밀히 관찰하는 것은 필수적이다. 적응을 어렵게 할 수 있는 기형, 분만 시 외상, 장애는 검사를 통해 감지할 수 있으며 이 시기에 발견되는 문제는 평생 영향을 미칠 수 있다.

신생아 사정

신생아 최초 사정은 소생술이나 즉각적인 중재의 필요 여부를 결정하기 위해 출생 장소에서 이루어진다. 최근 신생아의 생리적 상태를 빠르고 정확하게 사정하기 위한 도구로 RAPP(respiratory activity, perfusion, and position) 사정법이 개발되었다. RAPP 사정은 신생아의 안정상태를 신속하게 평가할 수 있는 지표이다(Tappero & Honeyfield, 2019). 두 번째 사정은 신생아가 신생아실에 입실한 첫 2~4시간 이내에 실시되고, 세 번째 사정은 병원 정책에 따라 퇴원 전 실시된다. 이러한 사정의 목적은 신생아의 정상 유무, 명백한 신체 이상을 확인하기 위함이다(Jnah & Trembath, 2019). 최초 사정 시 문제를 암시하는 징후는 다음과 같다.

1. 비강 확장, 2. 흉부 함몰, 3. 호기성 잡음, 4. 호흡곤란, 5. 전신성 청색증, 6. 비정상적 호흡음(수포음, 잡음, 천명), 7. 비정상적 호흡수(빈호흡: 1분당 60회 이상, 서호흡: 1분당 25회 이하), 8. 이완된 신체자세, 9. 창백한 피부, 10. 무호흡, 11. 비정상적 심박수(빈맥: 160회 이상, 서맥: 100회 이하), 12. 비정상적 신생아 크기(재태연령에 비해 작거나 큼)

위의 증상 중 어느 하나라도 관찰된다면 의학적 중재가 필요하다.

아프가 점수

마취과 의사 Virginia Apgar가 1952년에 개발한 **아프가 점수**(Apgar score)는 신생아 출생 1분과 5분 후에 각각 측정하며 전 세계적으로 사용된다. 5분 아프가 점수가 7점 이하이면 10분 후에 추가로 시행한다. 1분 아프가 점수는 신생아가 자궁 밖의 생활에 최초로 적응하는 정도를 사정한 것이고, 5분 아프가 점수는 신생아의 전반적인 중추신경계 상태를 더 명확히 알려주는 지표가 된다. 아프가 점수는 신생아의 상태를 다음의 다섯 가지 항목으로 점수화하여 사정하며, 심박수가 가장 중요한 진단 및 예후 지표로 알려져 있다(Simon & Hashmi, 2020).

- **A**: appearance(color, 피부색)
- **P**: pulse(심박수, 맥박수)
- **G**: grimace(response to stimulation, 반사, 자극에 대한 반응)
- **A**: activity(muscle tone, 근긴장도)
- **R**: respiration(호흡)

각 항목의 점수 분포는 0~2점으로 0점은 무반응 또는 미미한 반응을 뜻하며 2점은 정상 반응을 의미한다(표 17.1). 정상 신생아의 점수는 8~10점 사이로 점수가 높을수록 신생아상태가 좋음을 의미한다. 아프가 점수가 8점 이상이면 정상적인 호흡을 돕고 체온을 유지해 주는 것 외에 더 필요한 중재는 없다. 4~7점 사이는 자궁외 생활로의 적응에 중간 정도의 어려움이 있음을 의미하며, 0~3점은 심각한 어려움이 있음을 의미한다. 아프가 점수는 감염, 신생아의 성숙도, 산모의 나이, 선천성 기형, 생리적 미성숙, 근신경계 질환 존재 유무에 영향을 받는다(Tiemeier & McCormick, 2019). 신생아의 생리적 기능이 저하되면 먼저 피부의 분홍빛이 사라지고 호흡에 대한 노력, 근긴장도, 자극에 대한

표 17.1 아프가 점수

항목(사정기술)	0점	1점	2점
피부색(출생 후 체간과 사지의 전반적인 색깔 시진)(appearance/color)	청색증 혹은 창백	몸통은 분홍색이고 사지는 청색(말단청색증)	전신이 분홍색을 보임
심박수(1분간 심첨맥박 청진)(pulse)	없음	느림(100회/분 미만)	100회/분 이상
반사, 자극에 대한 반응(비강 흡인 또는 발바닥 긁기)(grimace/response to stimulation)	무반응	자극을 주면 찡그림	재채기, 기침, 힘찬 울음
근긴장도(사지를 잡아당겼을 때 굴곡과 저항 정도를 관찰)(actrivity muscle tone)	기운이 없고 늘어짐	굴곡이 약함, 이완 시 제한된 저항	강한 굴곡, 이완 시 강한 저항
호흡(신생아의 울음 관찰, 호흡수와 깊이 청진)(respiration)	무호흡	느림, 불규칙, 얕음	규칙적 호흡(30~60회/분), 강한 울음

【출처】 Cunningham, F. G., Leveno, K. J., Bloom, S. L., Dashe, J. S., Hoffman, B. L., Casey, B. M., & Spong, C. Y. (2018). *William's obstetrics* (25th ed.). McGraw-Hill Education; Gowen, C. W. (2019). Assessment of the mother, fetus, and newborn. In K. Marcdante & R. M. Kliegman (Eds.), *Nelson essentials of pediatrics* (8th ed.). Elsevier.

반응, 심박수가 감소된다(Lindsay et al., 2018).

TAKE NOTE!

아프가 점수는 출생 1분과 5분 후에 측정된다. 다만 아프가 점수는 출산과정에서 사정되어야 하는 항목에 초점을 맞추고 있다.

재태연령 사정: 성숙도 사정

신생아의 재태연령(성숙도)을 결정하기 위해 신체적 징후와 신경학적 특징을 사정한다. 일반적으로 재태연령은 Ballard 사정도구(The New Ballard Score)를 이용해 확인한다(그림 17.1). 이 도구는 20~44주 신생아의 신체 성숙도와 근신경계 성숙도를 사정하여 **재태연령**(gestational age)을 평가한다. 각 항목에 대해 극히 미숙한 상태는 −2~−1점을, 과숙한 상태는 4~5점을 부여한 후, 모든 항목의 점수를 합산하여 재태연령을 정한다. 신체 성숙도 체크는 출생 후 첫 2시간 동안에 실시한다. 신체 성숙도는 재태연령에 따른 신체적 특성을 평가하는 것으로 신체적으로 성숙한 신생아가 그렇지 못한 신생아보다 높은 점수를 받는다. 신체 성숙도 평가 항목은 다음과 같다.

- 피부: 피부가 끈적이고 투명한 부드러운 상태에서부터 다양한 형태로 허물이 벗겨지고 갈라지는 상태나 심한 갈라짐과 주름이 있는 상태까지 다양하다.
- 솜털: 몸에 난 부드럽고 보송보송한 털은 조산아에게는 보이지 않고, 성숙해지면서 나타나다가 재태기간이 길어질수록 다시 사라진다.
- 발바닥 주름: 재태기간에 따라 주름이 전혀 없거나 발바닥 전체에 있다(주름이 많을수록 신체 성숙도가 높다).
- 유방: 유방과 유륜의 두께와 크기로 사정하며, 감지할 수 없는 상태부터 봉긋 올라온 정도까지이다.
- 눈/귀: 눈꺼풀이 붙은 정도와 떨어진 정도를 사정하며, 귀는 연골강도로 성숙도를 판단한다(연골이 단단할수록 더 성숙한 것이다).
- 생식기: 남아는 고환하강과 음낭이 보이면(음낭은 표면이 매끄러운 상태부터 주름이 깊게 있는 상태까지) 성숙한 것으로 판단하며, 여아는 음핵과 음순이 발현과 크기로 성숙도를 판단한다(납작한 음순에 돌출된 음핵은 미성숙함을 의미하며, 음핵이 음순으로 싸여 있으면 성숙한 것이다).

근신경계 성숙도 사정은 보통 출생 후 24시간 내 시행되며 6가지 항목에 대해 평가한다.

- 자세: 신생아를 앙와위로 눕힌 자세에서 팔·다리의 굴곡 정도를 관찰한다. 오그린 자세일수록 더 성숙한 것이다. 예를 들어, 팔·다리가 펴져 있으면 0점이고, 완전히 굴곡되어 있으면 4점이다.
- 손목 굴곡 각도: 손이 손목 쪽으로 굴곡되어 있는 정도를 측정한다. 90° 이상에서 0°까지의 각도를 점수

근신경계 성숙도

근신경 성숙도	점수 -1	0	1	2	3	4	5	점수기록
자세								
손목 굴곡 각도	>90°	90°	60°	45°	30°	0°		
팔 반동		180°	140°–180°	110°–140°	90°–110°	<90°		
슬와 각도	180°	160°	140°	120°	100°	90°	<90°	
스카프 징후								
귀에 발뒤꿈치 대기								
전체 근신경계 성숙도 점수								

SCORE
근신경계 성숙도 ___
신체 성숙도 ___
전체 ___

성숙도

점수	주
–10	20
–5	22
0	24
5	26
10	28
15	30
20	32
25	34
30	36
35	38
40	40
45	42
50	44

신체 성숙도

신체 성숙도	점수 -1	0	1	2	3	4	5	점수기록
피부	끈적임 손상받기 쉬움 투명함	젤리 같음 불그스름한 색 반투명	매끄러움 분홍색 정맥이 잘 보임	허물 벗겨짐 발진 정맥이 약간 보임	갈라짐 창백 정맥이 거의 보이지 않음	양피지 같고 깊게 갈라짐 정맥이 보이지 않음	가죽 같이 거칠고 갈라짐 주름이 있음	
솜털	없음	적음	많음	듬성듬성 있음 점차 줄어듦	벗겨진 부위가 있음	거의 없음		
발바닥 주름	뒤꿈치에서 발가락까지 거리 40~50mm: -1 <40mm: -2	>50mm 주름(발금) 없음	창백한 붉은 점	전방에 가로 로 된 주름만	전방 2/3에 주름	발바닥 전체 주름		
유방	미미함 (없음)	거의 인지 안 됨	편평한 유륜 유두 없음	점상 유륜 (융기됨) 유두 1~2mm	융기된 유륜 유두 3~4mm	완전한 유륜 유두 5~10mm		
눈/귀	눈꺼풀이 약하게 닫힘: -1 꽉 닫힘: -2	눈꺼풀 열림 귓바퀴가 편평하고 접힌 상태	귓바퀴가 약간 만곡, 접혔다가 펴지는 속도가 느림	귓바퀴가 잘 만곡됨, 부드 러우나 접힌 부위가 잘 회복됨	귓바퀴가 뚜렷이 잘 형성, 바로 회복됨	연골이 두껍고 단단한 귀		
생식기(남아)	음낭이 편평하고 부드러움	음낭에 고환 없음(비어 있음) 고환 주름이 거의 없음	서혜관에 고환이 있고 주름이 약하게 있음	고환이 음낭 으로 하강 주름이 약간 있음	고환 완전히 하강 음낭 주름 많음	고환이 늘어져 있고 주름이 깊고 많음		
생식기(여아)	돌출된 음핵 편평한 음순	음핵 돌출 작은 소음순	음핵 돌출 소음순이 커져 있음	대음순과 소음순의 크기 동일	대음순 커져 있고, 소음순 은 작게 보임	대음순이 음핵과 소음순 덮음		
전체 신체 성숙도 점수								

그림 17.1 재태연령 사정. 뉴 발라드(The New Ballard Score)(2014).
【출처】 http://www.ballardscore.com

화하여 측정하며 각도가 작을수록 성숙도는 높다. 예를 들어, 90° 이상 각도는 −1점이며 0°는 4점이다.

- 팔 반동: 팔을 폈다 놓았을 때 반작용을 통해 얼마나 굴곡상태로 되돌아가는지를 측정한다. 팔이 굴곡상태로 돌아가지 않는 경우 0점이며 굴곡 정도가 90° 미만인 경우 4점이다.
- 슬와 각도: 고관절을 완전히 굴곡한 상태에서 무릎을 폈을 때, 무릎관절 아래에 생기는 각도를 측정하여 90° 미만인 경우 5점으로 성숙함을 의미하고 180°는 1점이다.
- 스카프 징후: 팔꿈치가 가슴 위를 가로질러 이동하는 정도를 측정한다. 팔꿈치가 가슴 중앙선을 넘지 않으면 성숙한 것으로 4점이고, 팔꿈치가 반대편 어깨에 닿거나 그 근처에 이르면 미성숙한 것으로 1점이다.
- 귀에 발뒤꿈치 대기: 엉덩이 굴곡성을 평가하는 것으로 발뒤꿈치를 귀쪽으로 가져가 둘 사이의 거리와 무릎의 굴곡상태를 측정한다. 발뒤꿈치와 귀와의 거리가 멀고 무릎이 굴곡될수록 성숙도는 높으며, 거리가 가깝고 무릎이 신전될수록 미성숙한 것이다. 발뒤꿈치 귀닿기 사정은 스카프 징후와 동일한 방식으로 점수를 부여한다.

평가가 끝나면 신체 성숙도(6개 항목)와 근신경계 성숙도(6개 항목)의 총 12개 항목 점수를 합산하여 재태연령을 결정한다. 조산아일수록 점수가 낮고, 성숙아와 과숙아일수록 높다.

대개 다음과 같이 재태연령에 따라 신생아를 구분하기도 한다.

- 조산아 또는 미숙아: 출생체중과 상관없이 임신 37주 이전에 출생
- 만삭아: 임신 38~42주 사이에 출생
- 만삭 후 출생지연아: 임신 42주 이후에 출생
- 과숙아(postmature): 임신 42주 이후에 출생

다음과 같이 재태연령과 출생 시 체중을 고려하여 신생아를 분류하기도 한다.

- 부당경량아(small for gestational age, SGA): 재태연령 대비 과소체중, 성장곡선상 10% 미만의 체중(< 2.5 kg)
- 적정체중아(appropriate for gestational age, AGA): 재태연령 대비 적정체중, 성장곡선상 10~90% 체중(2.5~4.08 kg)
- 부당중량아(large for gestational age, LGA): 재태연령 대비 과체중, 성장곡선상 90% 이상의 체중(> 4.08 kg)

TAKE NOTE!

재태연령 사정이 중요한 이유는 이를 통해 미숙아와 과숙아 및 성장 이상과 관련된 문제를 예측할 수 있기 때문이다.

신체계측: 키와 체중

신생아의 키와 체중은 출생 후 즉시 측정한다. 줄자나 키(신장)계측기, 신체계측기를 이용하여 신생아의 머리에서 발꿈치까지를 측정한다(그림 17.2). 신생아는 출생 후 굴곡자세로 있으므로 신생아를 바로 눕힌 자세로 다리를 완전히 펴고 키를 측정한다. 신생아의 평균 키는 보통 48~53 cm이며 출생 시 형성된 주형이 키 측정에 영향을 미칠 수 있다(Chiocca, 2020). 체중은 디지털 체중계를 이용하여 측정하며 평균 체중은 2,700~4,000 g 정도이다(그림 17.3). 출생 시 체중이 성장곡선의 3% 이하이거나 97% 이상이면 정상 범주 밖이므로 추가 검사가 필요하다. 신생아의 체중은 3~4일 후에 출생 시 체중보다 약 10% 정도 감소할 수

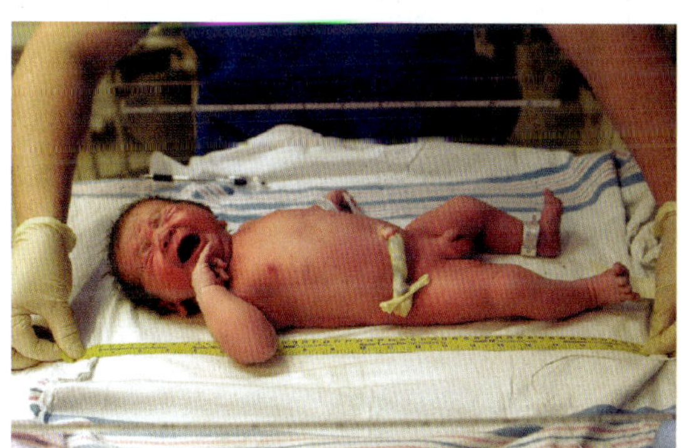

그림 17.2 신생아 키 측정

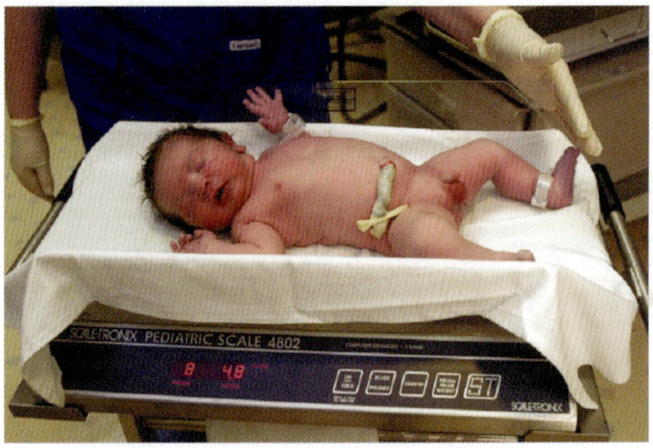

그림 17.3 신생아 체중 측정

있는데, 이는 태변과 세포외액의 배출 및 제한된 식이로 인한 것이다. 이와 관련된 체중감소는 대개 10일 후 다시 증가한다(King et al., 2019). 신생아는 재태연령에 상관없이 출생 시 체중을 기준으로 다음과 같이 분류할 수 있다[American College of Obstetricians and Gynecologists(ACOG), 2019].

- 저체중: < 2,500 g
- 극소저체중: < 1,500 g
- 초극소저체중: < 1,000g

신생아 간호관리

신생아 사정

최초 신생아 신체검사는 출생 후 24시간 내 시행한다. 출생 후 30분이 경과한 신생아는 자궁 내에서 자궁 밖의 생활로 정상적 적응이 충분히 되지 않았기 때문에 활력징후 및 호흡, 신경, 위장, 피부, 심혈관계에 변수가 있을 수 있다. 그러므로 포괄적인 검사는 신생아의 적응이 충분히 이루어진 이후에 수행되어야 한다. 검사는 침습성과 유독성이 가장 적은 검사부터 시작한다(예: 심장과 폐의 청진). 그 다음 신생아에게 자극을 주는 검사를 한다(예: 모로반사). 신생아 안위에 대한 많은 정보는 시진으로 쉽게 얻을 수 있는데, 첫 관찰을 통해 건강한 신생아와 그렇지 않은 신생아를 구별하고 만삭아와 조산아를 구별할 수 있다. 신생아 신체검사에는 피부색, 자세, 의식수준, 머리 크기, 전반적인 행동상태, 호흡상태, 성별, 기타 명백한 선천성 이상이 포함된다. 전반적인 모습을 확인한 다음 특이점이 없는지 체계적으로 검사한다.

> 병원에 전화를 걸어 자신의 신생아가 "피부가 노랗다"라고 말한 최 씨를 기억하는가? 아기에 대해 어떤 정보가 추가적으로 더 필요한가? 아기 피부가 노랗게 된 이유는 무엇인가?

신체계측

출생 직후 성별을 확인한 후 바로 신생아의 키와 체중, 머리둘레, 가슴둘레 등을 측정하여 기록한다. 복부 팽만을 유발하는 병리적 요인이 의심되지 않는다면 보통 복부둘레는 측정하지 않는다. 이러한 초기 측정결과에 근거하여 신생아 발달상태를 평가한다. 이 측정결과는 성장곡선에 기입하고 정상적인 기준과 비교하여 분석한다.

키

출생 시 평균 키는 50 cm(45~55 cm)이다. 편평한 곳에 따뜻한 담요를 깔고 신생아를 눕힌 다음, 무릎을 편 상태에서 신생아 머리에서 발바닥까지 줄자로 측정하여 기록한다(그림 17.2).

체중

출생 시 평균 체중은 3,400 g(2,500~4,000 g)이다. 신생아 체중은 출생 후 즉시 측정하고, 이후 매일 기록한다. 신생아는 태어난 지 3~4일 후 체액의 이동으로 출생 시 체중의 10%가 감소했다가 점차 증가한다. 체중계에 아기를 눕히기 전 0점을 맞춘 후, 체중계 위에 따뜻한 보호 천이나 종이를 깔아 전도에 의한 열손실을 막는다. 이때 천을 댄 후 체중계 눈금을 다시 0으로 맞춰야 한다. 그 다음 신생아를 체중계 중앙에 내려놓는다. 안전을 위해 신생아 가까이 손을 유지한다(그림 17.3). 체중은 인종, 유전적 요인, 산모의 나이, 산모의 영양상태, 부모의 체격, 태반관류 등에 의해 영향을 받는다(Tappero & Honeyfield, 2019). 체중은 재태연령과 상관관계가 있다. 정상 체중보다 체중이 많은 신생아는 부당중량아거나 당뇨병 산모의 아기(infant of a diabetic mother, IDM)일 수 있으며, 체중이 정상 이하인 신생아는 부당경량아거나 조산아 또는 유전적 문제가 있을 가능성이 있다. 신생아의 체중에 이상이 있는 경우 그 원인을 확인하고 신생아 합병증을 관찰해야 한다.

머리둘레

신생아의 평균 머리둘레는 32~37cm이다(Martin & Rosenfeld, 2019). 머리는 가장 넓은 직경의 둘레를 측정한다(전후두경). 신생아 머리에 줄자를 감아서 잰 후 기록한다(그림 17.4A). 머리둘레는 대략 신생아 키의 3/4 정도가 되거나 신생아 키의 절반에 10cm를 더한 값이어야 한다. 머리가 작으면 풍진, 톡소플라즈마증(toxoplasmosis) 또는 부당경량아로 출생한 소두증(microencephaly)일 수 있다. 반면 머리가 큰 것은 수두증(hydrocephalus), 두개내압(intracranial pressure) 상승을 암시할 수 있다. 이 경우 모두 기록하고 추가검사를 위해 보고해야 한다.

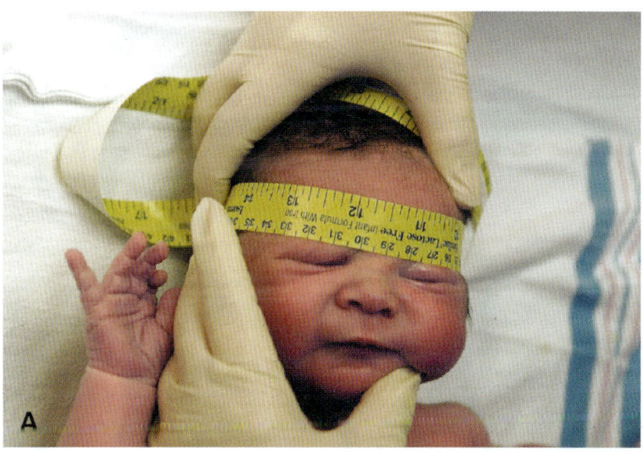

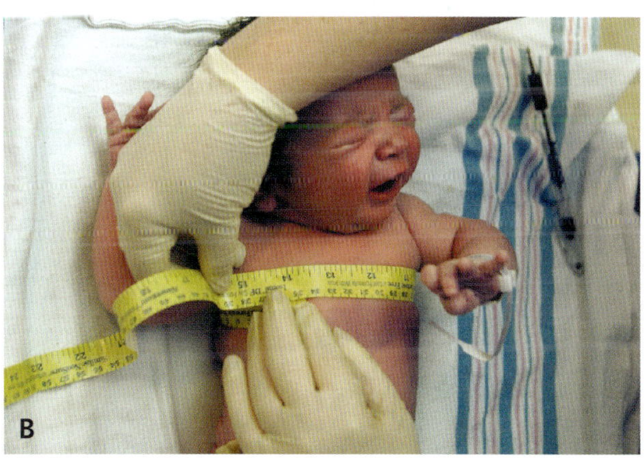

그림 17.4 A. 머리둘레 측정, B. 가슴둘레 측정

> **TAKE NOTE!**
> 출생하면서 머리 모양이 달라진 경우에는 추후 머리둘레를 재측정한다.

가슴둘레

평균 가슴둘레는 30~36cm이다. 가슴둘레는 일반적으로 머리둘레보다 약 1~2cm 작다(Chiocca, 2020). 줄자가 신생아 유두선 바로 아래를 지나도록 하여 느슨하게 잰다(그림 17.4B).

> **TAKE NOTE!**
> 머리둘레와 가슴둘레는 보통 1세쯤 동일해진다.

활력징후

신생아 활력징후는 출생 후 2시간 동안 안정될 때까지 30분마다 측정하다가 안정되면 4~8시간마다 체크한다(Jain & Suresh, 2019). 활력징후는 병원 정책에 따라 출생 후 1~4시간 이내에 측정한다. 활력징후는 신생아의 다양한 합병증을 식별하고 건강상태를 확인하는 데 사용된다.

신생아 액와 체온의 정상 범위는 36.5~37.5℃이다. 직장 체온은 천공의 위험 때문에 측정하지 않는다(Martin & Rosenfeld, 2019). 체온계는 제조사의 지침과 병원의 프로토콜에 따라 액와 정중앙에 놓고 측정한다.

체온은 액와 중간에 꽂힌 전자체온기 탐침으로 재거나, 방사보온기 아래 눕힐 때는 복부에 부착된 전자체온기 탐침으로 잰다. 체온이 안정될 때까지 매 30분마다 체온을 측정한다. 체온이 정상보다 더 높으면 천이나 담요를 걷어 환경을 조절한다. 반대로 체온이 낮으면 방사보온기 온도를 확인하거나 따뜻한 담요를 덮어준다. 환경을 조절해도 아기의 체온이 변하지 않을 때는 이상징후를 보고한다.

맥박은 심첨맥박(apical pulse)을 측정하여 4번째 늑간 사이에 청진기를 대고 측정한다. 1분 동안 속도, 리듬, 잡음 등을 확인한다. 신생아의 정상 심박수는 100~160회로 신생아의 움직임 여부, 수면상태에 따라

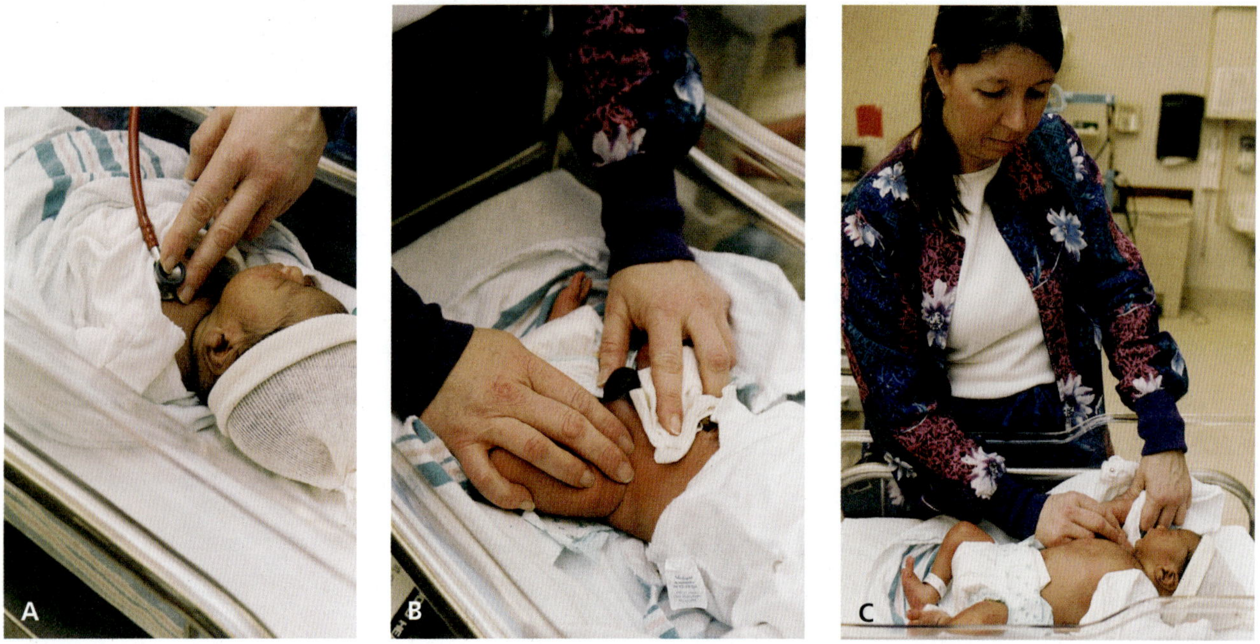

그림 17.5 신생아 활력징후 측정. A. 심첨맥박, B. 대퇴맥박, C. 상완맥박

차이가 있다. 동성부정맥(sinus arrhythmia)은 정상적인 소견이다. 심장에 청진상 잡음이 있다고 반드시 선천심장병을 의미하지는 않지만, 지속된다면 정밀검사를 받아야 한다. 심첨맥박뿐 아니라 대퇴, 상완 맥박을 촉진할 수 있다(그림 17.5). 이상증상이 보이면 측정한 후 보고한다.

호흡은 1분 동안 흉부의 움직임을 관찰하여 사정한다. 호흡은 대칭적이고 약간 불규칙적이며 얕고, 분당 30~60회 정도이다. 신생아는 주로 횡격막 호흡을 하지만 호흡은 복부의 움직임과 동시에 발생한다. 그 외 빈호흡, 서호흡, 그렁거림, 가쁜 호흡, 20초 이상 지속되는 무호흡, 비정상적인 호흡음(건성수포음, 수포음) 또는 흉골함몰과 같은 이상증상을 살핀다. 출생 직후 비정상적 증상이 나타날 수 있으나 이러한 증상이 지속되면 보고해야 한다.

혈압은 임상적 특이 증상을 보이거나 아프가 점수가 낮은 경우를 제외하고는 일반적으로 측정하지 않는다. 혈압을 측정할 때는 자동 진동측정기(oscillometry)를 사용한다. 수축기혈압의 정상 범주는 50~75 mmHg이고 이완기혈압은 30~45 mmHg이다(Soghier, 2017). 신생아 활력징후의 정상치는 표 17.2에 제시되었다.

표 17.2 신생아 활력징후

신생아 활력징후	정상치
체온	36.5~37.5℃
심박수(맥박)	100~160회/분(울면 180회까지 증가)
호흡	움직이지 않을 때 분당 30~60회/분 (울면 증가)
혈압	수축기 50~75 mmHg, 이완기 30~45 mmHg

【출처】 Gowen, C. W. (2019). Assessment of the mother, fetus, and newborn. In K. Marcdante & R. M. Kliegman (Eds.), *Nelson essentials of pediatrics* (8th ed.). Elsevier; Martin, G. I., & Rosenfeld, W. (2019). *Common problems in the newborn nursery: An evidence and case-based guide.* Springer.

신체사정

피부

신생아 피부의 구조는 성인과 비슷하지만, 많은 기능들이 아직 완전히 발달되지 않은 상태이다. 색, 피부결, 탄력성, 통합성과 같은 피부의 전반적인 외양을 관찰한다. 신생아 피부는 매끄럽고 유연하다.

피부상태와 색

피부탄력성은 가슴이나 복부의 피부를 꼬집어 얼마나 빨리 원위치로 되돌아오는지 확인하여 평가한다.

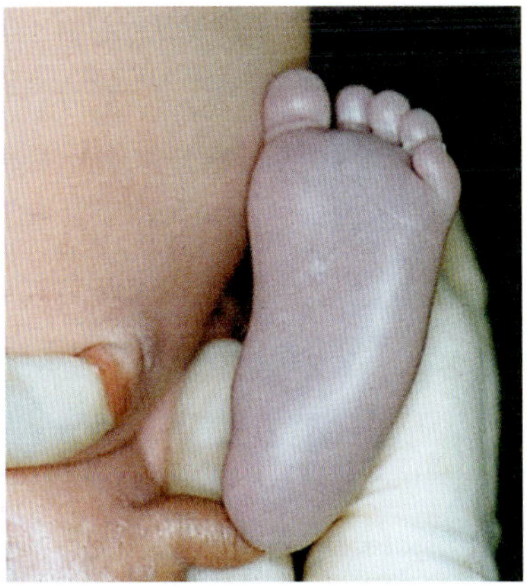

그림 17.6 말단청색증. 주로 출생 후 신생아의 손과 발에 잠시 나타난다.

촉촉한 피부를 가진 신생아의 경우 피부가 즉시 정상 위치로 돌아온다. 꼬집힌 후에 그 모양을 그대로 유지하는 피부는 건성을 의미한다. 어깨와 얼굴 옆 및 등 상부에 약간의 솜털이 관찰될 수 있다. 피부가 갈라지거나 벗겨진 상태가 보이기도 한다. 피부는 접촉에 손상되지 않고 따뜻하게 유지되어야 한다. 신생아 피부는 특히 손발이 얼룩덜룩해 보인다. 손가락과 손, 발가락과 발이 푸르스름하거나 조금 붉게 변색되는 청색증과 냉증을 **말단청색증**(acrocyanosis)이라 부른다(그림 17.6). 이는 추위에 노출된 반응으로 생후 몇 주 동안 신생아에게서 관찰되는데, 이것은 정상적인 현상이며 간헐적으로 나타난다.

신생아 피부변이

피부관찰 시 발진, 반상출혈이나 점상출혈, 모반이나 색소침착을 확인한다. 피부 병변은 선천적이거나 일시적일 수 있다. 그 원인은 감염의 결과이거나 출산과정 때문에 생기기도 한다. 피부병변이 있다면 부위, 분포양식, 유형, 색을 관찰한다. 멍은 분만 동안 진공흡인기와 같은 기구 사용 때문에 생길 수 있다. 점상출혈은 출생과정에서 피부에 압박이 가해진 결과일 수 있다. 볼과 귀 주위에 겸자 자국이 관찰되기도 한다. 진통 동안 태아 두피용 전극 모니터링이 사용된 경우라면 작은 천자 자국이 있을 수 있다.

흔한 피부변이로는 태지, 모세혈관성 모반 또는 연어반, 미립종, 몽고반점, 중독성 홍반, 할리퀸징후, 화염상 모반, 혈관성 모반 또는 딸기 혈관종이 있다(그림 17.7).

태지(vernix caseosa)는 피지선으로부터 분비되는 태아 피부를 보호하는 두꺼운 백색물질로 생후 2~3일 동안 피부가 접힌 부분과 머리에서 발견된다. 피부에 흡수되므로 제거할 필요는 없다.

모세혈관성 모반(stork bites) 또는 연어반(salmon patches)은 피부 표면에 혈관부위가 드러나는 것으로 목 뒤쪽, 눈꺼풀, 눈과 윗입술 사이에 나타난다(그림 17.7A). 모세혈관성 모반은 미성숙한 혈관이 집중되어 생기며, 신생아가 울 때 잘 보인다. 이것은 정상으로, 대부분 옅어지며 1년 이내에 완전히 사라진다.

미립종(milia)은 피지선이 막혀서 나타나며 흰색 또는 옅은 황색을 띤다. 흔히 코에 나타나고 2~4주 이내에 저절로 없어진다. 또한 턱과 이마에도 생길 수 있다(그림 17.7B). 미립종이 신생아 입과 잇몸에 발생하는 경우를 **엡스타인 진주**(Epstein's pearls)라 한다. 대략 신생아의 80%에서 나타난다. 대부분은 생후 몇 주 이내에 자연적으로 사라지기 때문에 치료가 필요하지는 않다(Schmitt, 2020).

몽고반점(mongolian spots)은 푸르스름하거나 자줏빛 얼룩으로 등 아래와 엉덩이 부위에 단독으로 나타나거나 다리와 어깨에 나타날 수도 있다(그림 17.7C). 아프리카계 미국인, 아시아계, 히스패닉계, 인도계 신생아에게 생기는 경향이 있지만 어두운 피부색을 가진 모든 인종의 신생아에게서 발생할 수 있다. 반점은 색소세포의 군집 때문에 발생하며 보통 생후 4년 이내에 사라진다. 몽고반점을 외상으로 인한 타박상과 혼동하여서는 안 된다(Nguyen & Maguiness, 2019).

중독성 홍반(신생아 발진; erythema toxicum)은 신생아 70%에게서 생후 1주 동안 많이 보이는 일시적인 특발성 발진이다. 벼룩 물린 자국과 유사한 작은 구진이나 농포로 이루어져 있다. 중독성 홍반은 종종 포도알균 농포로 오인된다. 이 발진은 얼굴, 가슴, 등에 흔히 나타난다(그림 17.7D). 중독성 홍반의 주된 특징 중 하나는 패턴이 없다는 것이다. 면역체계가 성숙되

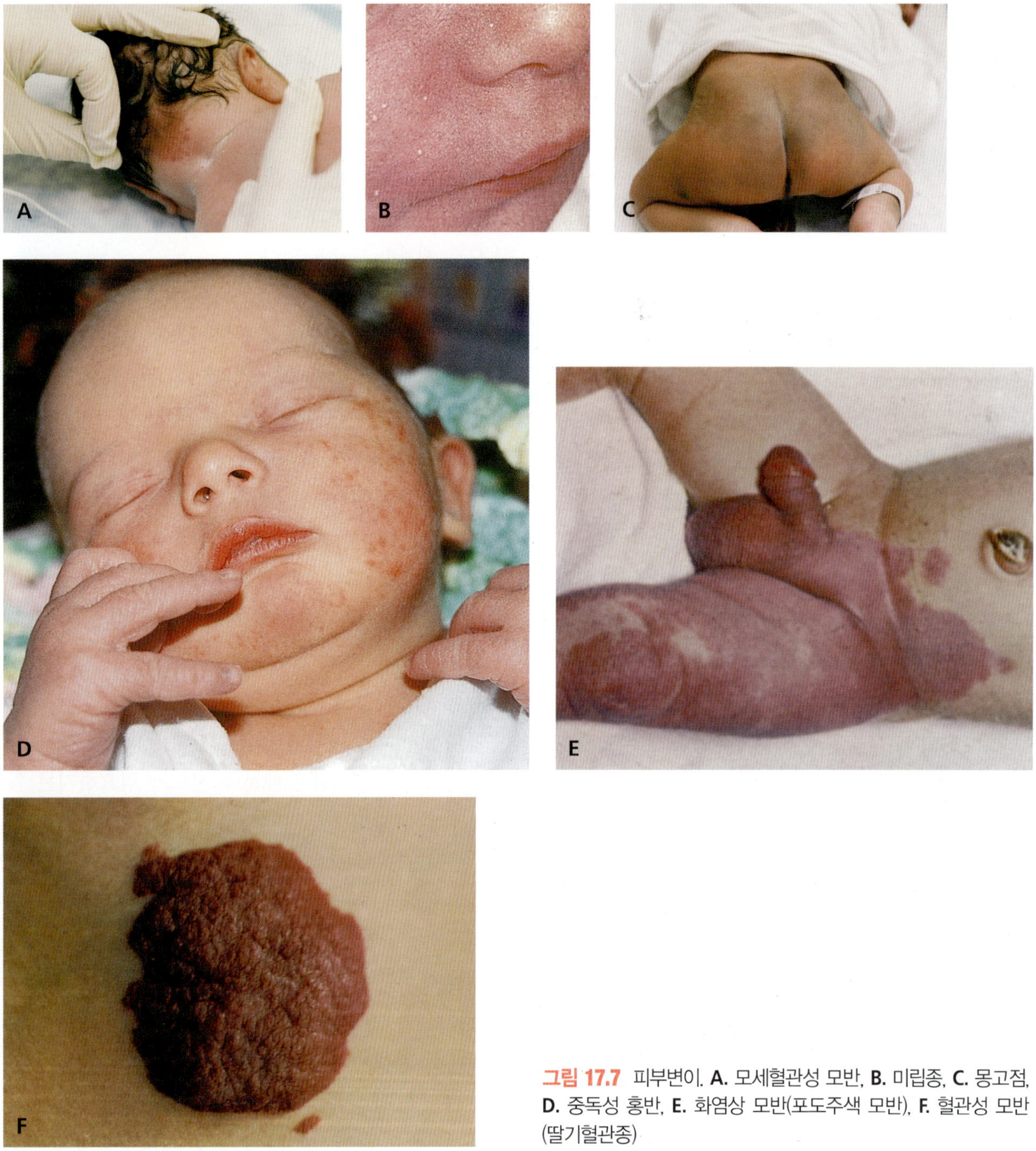

그림 17.7 피부변이. **A.** 모세혈관성 모반, **B.** 미립종, **C.** 몽고점, **D.** 중독성 홍반, **E.** 화염상 모반(포도주색 모반), **F.** 혈관성 모반(딸기혈관종)

면서 환경에 반응하는 호산구 때문에 생긴다(Gibbs & Seago, 2018). 특정 치료는 필요하지 않고 며칠 후 없어진다.

할리퀸징후(harlequin sign)란 신체 한쪽 혈관만 확장되는 증상으로, 중앙에 뚜렷한 경계선이 있어 비의존성 부위는 창백하고 의존성 부위는 붉은색을 띤다. 혈류의 자기조절작용이 미숙해서 발생하며, 저체중아의 자세가 바뀔 때 흔히 관찰된다(Mathes & Lalor, 2019). 일시적인 현상으로 최대 20분 정도 지속되며, 특별한 중재는 필요하지 않다.

화염상 모반(nevus flammeus)은 포도주색 모반(port wine stain)이라고도 부르며, 보통 신생아 얼굴이나 다른 신체부위에 생기는 모세혈관종(capillary angioma)이다(그림 17.7E). 이는 모세혈관이 충혈되고 팽창된 것으로, 모양이나 크기는 다양하다. 부위나 면적은 커지지 않지만 영구적이며 열어지지 않는다. 신체의 어느 곳에나 발생할 수 있지만 대다수는 두경부에 위치한다. 원인은 구조적 기형, 뼈나 근육의 과증식, 특정 암과 관련이 있을 수 있다. 따라서 정기적으로 눈검사, 신경계 검사, 사지측정검사를 해야 한다. 색소 레이저 수술로 병변을 없애기도 하며 치료 적정 시기는 1세 이전이다(van Raath et al., 2019).

혈관성 모반(nevus vasculosus)은 딸기반점 또는 딸기혈관종이라고도 하며, 피부와 피하층에 생기는 모세혈관종이다. 피부 표면보다 솟아 있고 거칠며 짙은 빨간색에 뚜렷한 경계가 생긴다(그림 17.7F). 출생 몇 주 이내에 머리부위에서 흔히 발견되고 크기와 수가 증가할 수 있다. 일반적으로 혈관종은 신생아의 약 10%에서 발견된다. 이는 첫 몇 주 이내 발견하지 못할 수도 있지만 몇 개월 후에 빠르게 퍼질 수 있다. 체중 1,500g 이하인 조산아에서 흔히 관찰되며 치료 없이 3세쯤 사라진다(Tappero & Honeyfield, 2019).

신생아 피부 변화와 관련된 간호관리의 가장 중요한 측면은 부모에게 정확한 정보를 제공하는 것이다. 대다수의 피부병변은 치료적 중재를 필요로 하지 않지만, 만약 다음과 같은 경우에는 치료가 필요하다: 시각적 변화, 기도 또는 외이도 폐쇄, 광범위한 증식, 심한 얼굴 변형, 재발성 출혈, 감염, 궤양화, 또는 부모의 과도한 걱정.

머리

머리 크기는 연령, 성별, 인종에 따라 다양하며, 일반적으로 신체 크기와 상관이 있다. 머리는 둥글고 대칭적이어야 한다. 출생 시 선천성 기형의 90%가 머리와 목에 나타나므로 무엇보다 신중한 평가가 필요하다(Jain & Suresh, 2019).

신생아 두개골 접합부에는 두 개의 천문이 있다. 대천문은 다이아몬드 모양으로 12~18개월쯤 닫히며, 지름이 4~6cm에 이른다. 소천문은 삼각 모양으로 대천문보다 작고(0.5~1cm 사이) 6~12주 후에 닫힌다. 천문은 촉진 시 부드럽고 편평하며 열려 있는지 확인해야 한다. 그 다음 두개골을 촉진한다. 천문부위를 제외하고 주형(molding)부위와 봉합선부위는 촉감이 매끄럽고 결합된 느낌이어야 한다. 또한 머리와 대천문, 소천문 크기를 사정하고 평균치와 비교한다.

머리 크기와 모양 변이

신생아의 머리에서 **주형**(molding), **산류**(caput succedaneum), **두혈종**(cephalhematoma)은 흔히 발견된다.

주형은 질 분만 시 태아 머리가 산모의 산도를 두정위로 통과하면서 모양이 길어진 것이다(그림 17.8). 이 현상은 후두돌출과 시상봉합선이 겹쳐서 생기며 출생 1주 내로 저절로 흡수된다.

산류는 국소성 두피부종으로 출생 시 압력 때문에 발생하며, 진통이 길어진 경우 흔히 관찰된다. 임상적으로 산류는 봉합선을 가로질러 희미하게 경계를 이루는 연조직의 부종(swelling)이다(그림 17.9A). 부종은 치료 없이도 약 3일 후면 서서히 가라앉는다. 진공흡인으로 출생한 신생아는 보통 흡인기가 닿은 부위에 산류가 있다.

두혈종은 두개골과 골막(periosteum) 사이의 국소적인 삼출물로 한쪽 두개골에 국한된다. 분만진통이

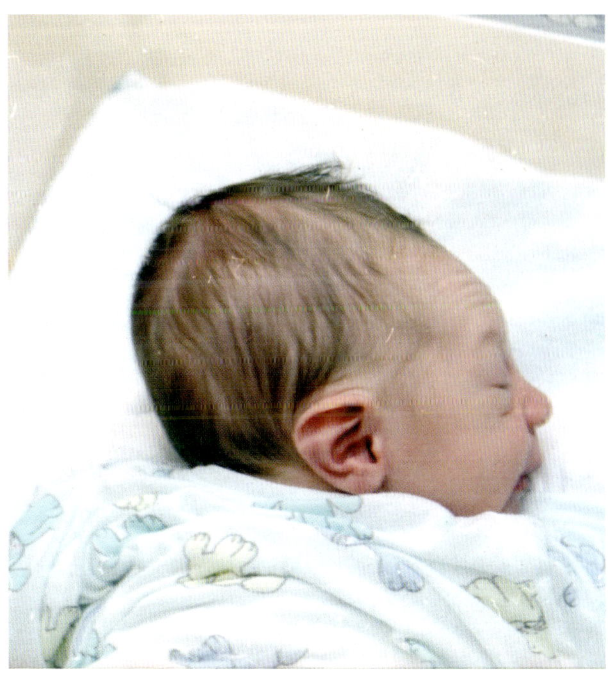

그림 17.8 주형(molding)

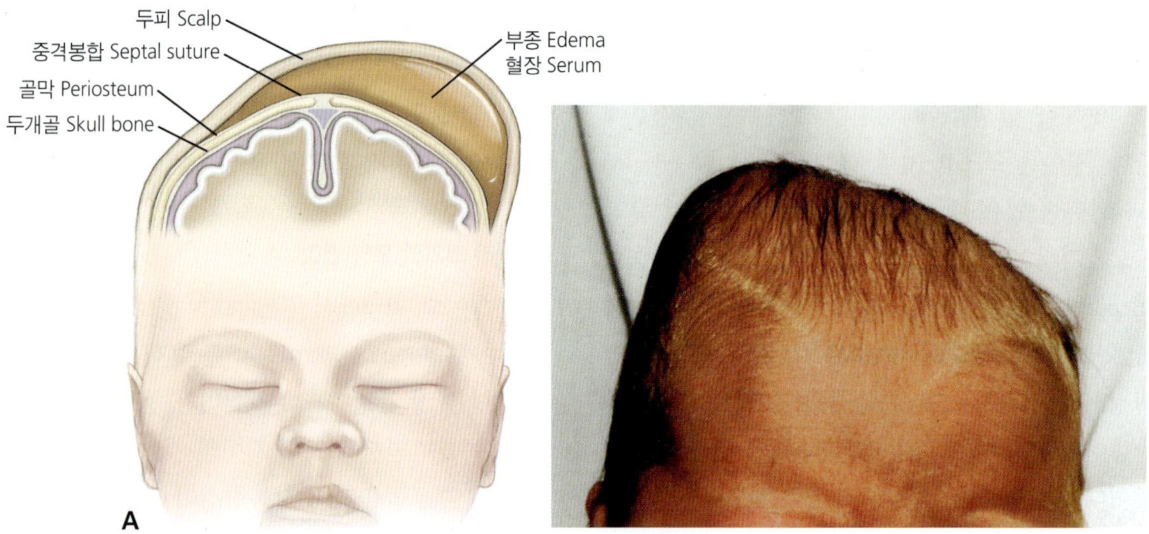

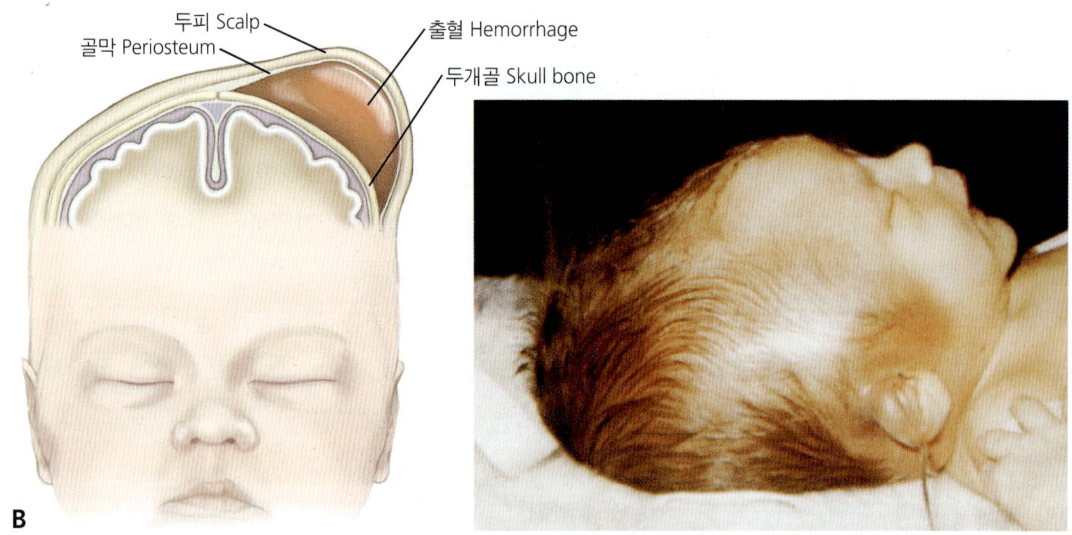

그림 17.9 **A.** 산류, **B.** 두혈종

지연되거나 겸자분만이나 진공흡인과정에서 머리에 가해지는 압력과 혈관파열이 그 원인이다. 두피의 색에 변화가 없는 종창이 특징이며, 종창은 봉합선 위로 나타나지 않고 부종부위보다 더 단단하다(그림 17.9B). 감염의 위험이 증가될 수 있고 흡인의 필요 없이 저절로 흡수될 수 있다. 혈종 안의 적혈구가 파괴되어 과빌리루빈혈증이 발생할 수 있다. 두개혈종은 흔히 출생 2~3일째 나타나고 몇 주 또는 몇 개월 사이에 사라진다. 큰 두개혈종은 빌리루빈 수치 증가와 그에 따른 황달로 이어질 수 있다(Martin & Rosenfeld, 2019).

머리나 천문 크기의 이상

머리나 천문 크기의 흔한 이상증상은 다음과 같다.

- 소두증(microcepahaly): 머리둘레가 평균보다 2 표준편차 이상 작거나 재태연령에 비해 성장곡선 백분위 10 이하에 속하며 뇌가 발달하지 못해 발생한다. 뉴런 생산량이 감소되어 뇌량이 감소하고 두개골 크기가 감소한다. 미국에서는 매년 800~5,000명당 한 명 정도 발생한다(CDC, 2020). 연령과 성별에 따른 평균치의 3 표준편차 이상 작거나 심각한 소두증 아동은 더 많은 외형적인 기형과 심각한 발달장애

가 나타난다. 소두증 환아는 간질, 뇌성마비, 지적장애, 시각장애와 청각장애를 나타낼 수 있다. 우성유전이나 열성유전 때문일 수 있고 거대세포바이러스(cytomegalovirus) 감염, 풍진, 톡소플라즈마증, 13, 18, 21번 염색체 이상 및 태아알코올증후군과 관련이 있다(Kerr et al., 2019; Woods & Parker, 2019).

- 대두증(macrocephaly): 머리둘레가 정상의 백분위 90 이상으로 보통 수두증(hydrocephalus)과 연관성이 있다(Nguyen & Thomson, 2019). 이것은 가끔 가족력(우성유전)이 있으며, 대두증만 나타날 수도 있고 수두증 및 골격장애(연골무형성증, achondroplasia)를 포함한 다른 이상이 함께 있을 수 있다.
- 커다란 전문: 내천문 지름이 6cm 이상이거나 소천문 지름이 1cm 이상인 경우로 영양 부족, 수두증, 선천성 갑상선서하증(congenital hypothyroidism), 13, 18, 21번 염색체 이상 및 불완전 골 생성(osteogenesis imperfecta)과 같은 다양한 골격장애와 관련 가능성이 있다.
- 작은 천문 혹은 천문폐쇄: 대천문과 소천문 직경이 정상보다 더 작거나 출생 시 천문이 닫힌 상태로, 소뇌증 또는 미숙한 골격유착(synostosis)과 연관이 있다(Sawh-Martinez & Steinbacher, 2019).

얼굴

신생아 얼굴의 통통함과 대칭성을 관찰한다. 신생아 볼은 통통해야 하며, 아기가 울거나 편안할 때 얼굴은 대칭이어야 한다. 겸자분만의 경우 겸자의 입력으로 인해 아기의 볼과 측두엽 쪽에 멍자국이나 붉게 된 부분이 발견될 수 있다. 또한 겸자 사용으로 인해 안면신경마비가 발생할 가능성이 있으며 미비 여부는 생후 1~2일에 분명해진다. 이러한 경우 일반적으로 영향 받은 쪽의 눈을 감을 수 없고 입술을 움직일 수 없어 비대칭적인 모습을 하게 된다. 안면신경마비 아기는 유두 주위를 입으로 감싸서 빨기가 어렵기 때문에 마비된 쪽의 입으로 모유나 분유가 흐르게 된다. 완전히 회복되는데 몇 주에서 몇 개월 소요되지만 대부분은 며칠 내로 자연히 회복된다.

코

코의 크기, 대칭성, 자세, 병변 등을 시진한다. 신생아의 코는 작고 좁고 정중앙선상에 위치해야 하며, 콧구멍은 개방되어 있고, 코 중격은 완전해야 한다. 양쪽 콧구멍의 크기는 같아야 하며 개방되어 있어야 한다. 약간의 점액이 있을 수 있지만 분비물이 흐르지 않아야 한다. 신생아는 주로 코로 숨 쉬고, 필요시 재채기를 하기도 하며, 코 안의 양수와 점액이 제거되면 냄새를 맡을 수도 있다(Salandy et al., 2019).

입

신생아의 입, 입술, 내부 구조를 시진한다. 입술은 완전하며, 정중선을 중심으로 대칭적으로 위치하고 움직여야 한다. 입술에는 어떠한 병소도 없어야 하는데, 분홍색이면서 촉촉한지, 갈라진 곳은 없는지 시진한다. 신생아 입술에 검진자가 손가락을 살짝 넣었을 때 입술은 음압을 형성하며 검진자의 손가락을 감싸야 한다. 입술에 나타날 수 있는 이상으로는 구순열과 태아알코올증후군 관련된 얇은 윗입술이 있다.

입안을 사정 시 턱뼈의 배열, 완전한 연구개와 경구개, 뺨 안쪽의 흡철판(sucking pad), 정중선에 위치한 목젖, 자유롭게 움직이는 혀를 확인하고, 구개반사, 연하반사 및 흡철반사가 잘 기능하는지 본다. 구강 내 점막은 분홍빛이며 침이 약간 있는 촉촉한 상태여야 한다.

정상적인 변화로는 엡스타인 진주(Epstein's pearls), 조발치아(출생 시 치아를 갖고 태어난 경우), 아구창 등이 있다. 엡스타인 진주는 작고 하얀 표피성의 낭이 잇몸과 경구개에 생긴 것으로 몇 주 내로 사라지며, 조발치아는 치아가 갑자기 빠져 흡인되는 경우가 있으므로 제거해야 한다. 아구창은 출생 시 칸디다성 질환(*Candida albicans*)에 노출된 경우 발생하며 입안에 하얀색 반점이 발견되고 면봉으로 제거되지 않는다.

눈

눈의 외형적 구조를 시진한다. 눈썹, 속눈썹, 결막,

공막, 홍채, 동공에 대하여 위치, 크기, 색깔, 움직임 등을 본다. 출산 동안의 압력으로 눈꺼풀에 나타난 두드러진 부종이나 결막 아래 출혈이 있을 수 있다. 눈은 깨끗해야 하며 대칭이어야 한다. 사물을 눈 가까이에 가져다 대어 깜박반사(blink reflex) 여부를 검사한다. 동공반사를 통해 신생아의 양쪽 동공은 같고 둥글며 빛에 동시에 반응하는지 여부도 검사한다. 또한 시력검사를 위해 응시 여부를 확인하는데, 신생아가 중앙선에 있는 물체를 따라가면서 볼 수 있는지 여부를 관찰한다. 처음 몇 주 동안에는 움직임이 조화롭지 않을 수도 있다. 많은 신생아에게 과도기적 사시나 안구진탕이 나타날 수 있는데, 이는 근육의 조절작용이 미숙하기 때문이며 생후 첫 3~6개월까지는 정상이다.

눈의 내부 구조를 검진한다. 망막검사에서 양쪽 눈에 적색반응(망막이 적색으로 보이는 것)이 나타날 수 있다. 적색반사는 정상적인 것으로, 탁함과 불규칙함을 나타내는 것은 아니다. 출생 후 예방적으로 점적한 안약에 의해 화학적 결막염이 발생하기도 한다. 양쪽 눈에 무균성 분비물을 동반한 부종이 있는 경우 대개 치료 없이도 48시간 이내에 사라진다.

귀

귀의 크기, 모양, 피부상태, 위치, 연골의 정도, 이도의 개방성 등을 시진한다. 귀는 부드럽고 유연해야 하고, 접었다가 폈을 때 빠르게 복구되어야 한다. 귀는 눈의 안외각 위치에 놓여 있어야 한다. 귀가 낮게 자리잡은 경우, 13, 18번 염색체 이상이나 유전적 장애, 신장과 같은 내부 장기의 기형과 관련이 있다.

신생아의 이도는 양수와 태지로 가득 차 있어 고막이 잘 보이지 않기 때문에 검이경 검진은 대체로 하지 않는다.

신생아 청력검사는 미국의 많은 주에서 법적으로 요구되고 있다. 청력손상은 미국에서 가장 흔한 선천성 결함 중 하나로, 신생아 1,000명당 약 1.7명에서 청력손상이 있다(CDC, 2019d). 장애의 확인과 중재가 지연되었을 때 아이의 인지적·언어적·행동적·정서적 장애에 영향을 미칠 수 있다. 출생 시 선별검사를 통해 청력장애 발견이 빨라지고, 조기에 개입하여 중재하는 비율이 증가하였다.

청력손상의 원인은 전도성, 감각성, 중추성이다. 거대세포바이러스 감염과 신생아 중환자실에 입원하는 조산아의 경우 선천성 청력손실의 고위험군이다.

일반적으로 청력을 검사하기 위해 소음과 대화에 대한 신생아의 반응을 관찰한다. 신생아는 전형적으로 소리 나는 쪽으로 고개를 향하며, 큰 소리에 깜짝 놀란다.

목

목 움직임과 머리를 지지하는 능력 등을 살펴본다. 신생아의 목은 너무 짧아서 일반적으로 없는 것처럼 보일 수 있고 주름이 있다. 목은 여러 방향으로 자유롭게 움직여야 하며, 몸의 정중선에 위치해야 한다. 신생아는 쉽게 머리를 가누고 고개를 들 수 있어야 한다. 목의 움직임이 제한적이거나 머리를 조절할 능력이 없다면 보고해야 한다.

또한 쇄골(collarbone)을 시진하여 쇄골이 일직선으로 완전한지 관찰한다. 쇄골은 출생 시 잘 부러지는 뼈로, 특히 난산을 경험한 거대아의 경우 발생 가능성이 높으며, 질식 분만, 비정상적 태아 위치, 모체 비만 시에도 발생할 수 있다. 골절된 쇄골은 대부분 비대칭으로 보이며, 손상받은 쪽 팔의 움직임이 적거나 없고, 움직일 때 통증과 압통을 확인할 수 있다. 쇄골 골절의 주요 위험인자는 일반적으로 흡입 분만 및 출생 시 신생아의 과체중이다(Martin & Rosenfeld, 2019). 쇄골이 골절된 신생아는 통증이 있고 골절된 쪽의 팔을 움직일 수 없어 팔꿈치를 90° 이상 굴곡시키거나 팔을 60° 이상 외전시키지 못한다. 이에 대한 치료는 쇄골을 고정시키고 통증을 줄여주는 것이다.

흉곽

흉곽의 크기, 모양, 대칭성을 시진한다. 신생아의 흉부는 둥그렇고 대칭적이며 두위보다 2~3cm 작다. 검상돌기는 분만 시 더욱 두드러져 있고 지방이 쌓여 있을 때는 잘 보이지 않는다. 유두는 커져 있고 흰색의 분비물이 분비될 수 있다. 이 분비물은 여아나 남아 모두에게서 분비될 수 있으며, 자궁 내에서 높은 농도의 에스트로겐에 노출된 결과로 유두확대와 더불어 나타나며 몇 주 후에 사라진다. 일부 신생아는 한 쌍보다 더 많은 유두를 가지고 있는 경우도 있다. 이를 보조유두(supernumerary nipple)라고 한다. 이는 작게 융기되어 있고 착색되어 있으며, 양 유두를 이은 선보다 5~6 cm 아래에 위치한다. 보조유두는 일측성이거나 양측성일 수 있고 유륜과 유두 모두 가지고 있는 경우가 흔하며 선조직은 없다. 일부 연구에서는 신장계나 요로생식기계와 연관이 있는 것으로 보고되지만 또 다른 연구에서는 연관이 없는 것으로 보고되고 있어 이를 제거할 충분한 근거는 없다(Grewal & Lindholm, 2019).

신생아의 흉곽은 전후경과 좌우경의 비율이 거의 같은 술통 모양이며 좌우 대칭적이다. 양쪽 폐에서 호흡음이 동일하게 들리는지 확인한다. 출생 직후 폐에서 양수가 빠져나가면서 흡기 시 미세한 악설음이 들릴 수 있다(Chiocca, 2020). 호흡음의 감소는 무기폐, 삼출물, 미약한 호흡을 의미한다.

신생아가 조용하거나 잘 때 심음을 들어야 한다. 제1심음과 제2심음은 출생 시 강하다. 심첨부위(point of maximum impulse, PMI)의 심음은 4번째 늑간과 좌측 쇄골중앙선과 만나는 위치에서 들을 수 있으며, 이 위치를 벗어난 경우 폐흉곽의 긴장이나 심장비대를 의미할 수도 있다. 심잡음은 보통 난원공이 닫히는 출생 후 처음 몇 시간 동안 들린다. 신생아기의 심잡음이 반드시 심장질환을 나타내는 것은 아니지만 지속될 경우 심장질환 여부를 확인하기 위해 검사를 받아야 한다(King et al., 2019).

복부

복부의 모양과 움직임을 시진한다. 전형적으로 신생아의 복부는 근육의 미숙으로 앞으로 돌출되어 있으나 팽만하지는 않다. 복부의 움직임은 대칭적이며 호흡과 함께 동시에 움직이는데, 이는 신생아가 복식호흡을 하기 때문이다. 복부를 청진한 후 복부의 단단함, 덩어리, 압통을 확인하기 위하여 복부를 촉진한다. 복부의 4분면이 모두 검진되도록 시계 방향으로 청진과 촉진을 한다. 간, 신장, 그 밖의 종양을 찾아낼 수 있도록 부드럽게 촉진한다. 간은 정상적으로 쇄골중앙선과 늑골 하단부로부터 1~3 cm 아래에서 만져진다. 신장은 제대 수준의 높이 또는 이보다 1~2 cm 위쪽에서 한 쌍으로 있다. 복부의 사분면 모두에서 장음을 들을 수 있고, 촉진 시 덩어리나 압통이 없어야 한다. 장음이 없거나 고조된 경우 장폐색을 의미할 수 있고, 복부 팽만은 복수, 장폐색, 감염, 종양, 장기의 비대를 의미할 수 있다.

제대를 시진하여 2개의 동맥과 1개의 정맥이 맞는지 확인한다. 제대정맥은 제대동맥보다 더 크다. 한 개의 동맥이 있는 경우 신장이나 위장관 기형과 관련이 있다. 제대부위를 시진하여 출혈, 감염, 염증, 발적, 부종, 화농성 삼출물 또는 출혈, 배꼽 주위의 홍반, 과립종 혹은 그 밖의 비정상적인 복부내 기관의 연결이 있는지 확인한다. 제대감염은 태내감염이나 불량한 위생상태로 인해 흔하게 발생할 수 있다. 과거에는 황색포도알균과 같은 그람양성균 감염이었지만, 오늘날에는 그람음성균과 황색포도알균 감염이다. 제대감염은 인접한 조직으로 전파되어 복막염, 간정맥혈전증 및 간농양을 일으킬 수 있어 즉각적인 평가 및 검사가 필요하다(Painter & Feldman, 2019).

생식기

남아

음경과 음낭을 시진한다. 포경된 남아의 귀두는 매끈하고 개구부는 음경 끝 중심부에 위치하며, 포경수술이 다 나을 때까지 발적이 나타나기도 한다. 포경되지 않은 남아의 경우 포피가 귀두를 덮고 있어야 한다. 요노 개구부가 귀두 끝에서 정중선에 위치하는지 확인한다. 음경의 배쪽 표면에 개구부가 있다면 요도하열, 음경의 등쪽에 개구부가 있다면 요도상열이라고 한다. 음낭의 크기, 대칭성, 색깔, 주름, 고환의 위치를 시진한다. 음낭은 대개 상대적으로 커져 있고 음낭 전체에 주름이 있으며 팽윤, 부종, 탈색이 있어서는 안 된다(그림 17.10A).

음낭 안에 위치한 고환을 촉진한다. 정상 신생아의

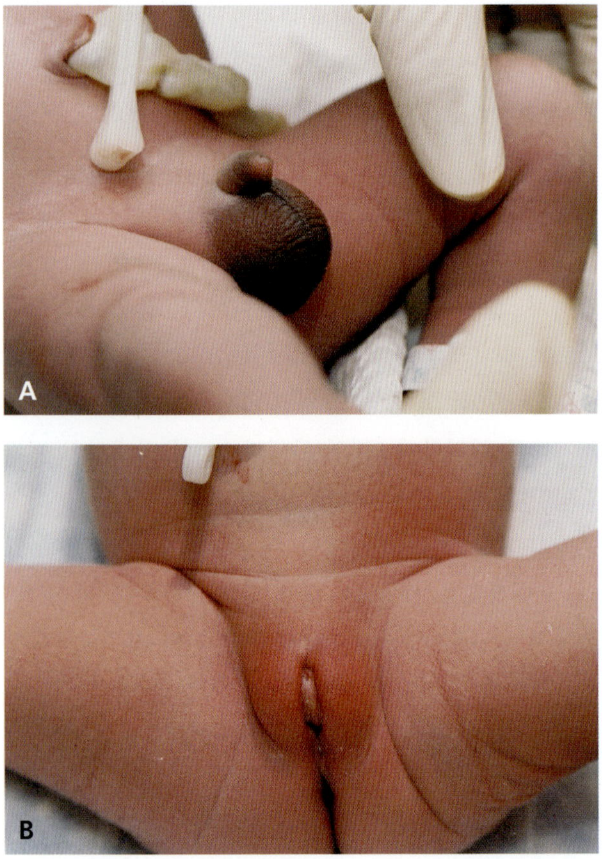

그림 17.10 신생아의 생식기. A. 남아, B. 여아

경우 고환은 단단하고 매끈하며, 양쪽 음낭의 고환이 같은 크기여야 한다. 반면 미숙아는 고환이 서혜관에서 촉진될 수 있으며, 이를 잠복고환이라 한다. 한쪽 혹은 양쪽에서 나타날 수 있다. 고환이 음낭 안에서 만져지지 않는다면 정밀검사가 필요하다.

여아

여아의 경우 외음부를 시진한다. 요도구는 음핵 아래 정중선에 위치해야 한다(King et al., 2019). 여아의 생식기는 울혈되어 있으며 대음순과 소음순 모두 부어 있다. 모체의 에스트로겐과 프로게스테론의 영향 때문에 대음순은 크고 소음순을 덮고 있으며, 혈액과 점액이 섞인 질 분비물이 있을 수 있다(그림 17.10B). 이 분비물은 **가성월경**(pseudomenstruation)이라고 하며, 치료는 필요하지 않다고 부모에게 설명해 주어야 한다.

여아에서 음순이 팽윤된 것은 서혜부 탈장이나 남녀성기 불분명일 가능성이 있다. 또 대변이 질에서 발견되는 경우 직장-질 누공, 처녀막 폐쇄를 의미하는 것일 수도 있다.

남녀 공통

남녀 모두 항문의 위치와 개방 여부를 확인한다. 태변이 배출된다면 개방되어 있는 것이다. 태변이 나오지 않는다면 윤활제를 묻힌 체온계를 삽입해 보거나 손가락 검진을 통해 개방성을 확인한다. 치열이나 누공, 출생 후 24시간 이내에 태변이 배출되지 않은 경우 비정상 소견으로 간주한다.

사지와 등

상지

상지의 외형과 움직임을 시진한다. 손을 시진하여 손가락 모양, 개수, 위치와 손바닥의 손금을 살펴본다. 신생아의 손과 팔은 대칭적이며 정상적인 관절운동범위로 움직여야 한다. 사지의 자발적인 운동과 각 손가락이 다섯 개인지 확인하여 다지증(polydactyly)이나 합지증(syndactyly) 등이 있는지 살핀다. 대부분 신생아는 3개의 손금이 있으며, 손금이 하나인 경우(유인원선, simian line)는 다운증후군과 관련이 있다.

견갑이 선진부인 채로 난산이 진행된 경우 상완신경총 손상이 발생할 수 있다. 분만 동안 상완신경의 손상으로 에르프마비(Erb's palsy)가 초래될 수 있다. 하지 상완신경총 손상으로 초래되는 마비는 클룸프케마비(Klumpke palsy)라고 한다. 상완신경총 마비와 관련된 산과적 요인은 거대아, 둔위, 견갑난산, 이상분만, 질분만 등이다. 산과적인 상완신경총 마비는 과도한 견인으로 초래되고 상완신경총에 가해지는 압력은 다양한 정도의 신경손상을 일으킨다. 손상받은 팔은 몸옆에 나란히 붙어 있으며, 외전되고 늘어져 있고 손목은 내전되어 있다. 상완신경총 마비로 영향받은 팔은 모로반사가 나타나지 않는다. 최근까지도 분만 시 손상을 유발하는 분만압력에 대한 연구가 지속적으로 수행되고 있으나 상완신경총 손상은 지난 10년간 비교해 보면 변화가 거의 없다(DeFrancesco et al., 2019).

하지

상지와 같은 방법으로 하지를 사정한다. 하지의 양쪽 길이는 같으며, 피부의 주름은 대칭적이다. 골반의 외전과 굴곡은 부드러워야 한다. 내반족(clubfoot: 발바닥이 안쪽을 향해 위치)을 확인하기 위해 발을 시진한다. 이것은 자궁내 부적절한 자세로 인해 이차적으로 일어나는 것으로 위치 또는 구조의 이상일 수도 있다. 일반적으로 빌딜싱 고관절 이형성승(developmental dysplasia of hip)으로 알려진 선천성 고관절 위치 이상을 확인하기 위하여 오토라니법과 바로우법(Ortolani and Barlow maneuvers)을 수행한다. 간호 절차 17.1에서는 이 검사의 수행단계를 보여주고 있다.

등

아기가 엎드린 상태에서 등을 시진한다. 척추는 곧고 납작하게 보이며 쉽게 구부러져야 한다. 척추 정중선에 모발이 나 있거나 움푹 파여 있는지, 또는 척추를 따라 낭포나 덩어리가 있는지 확인한다. 표 17.3은 신생아의 건강사정을 요약한 것이다.

신경학적 상태

신생아의 각성, 자세, 근긴장도, 반사를 사정한다.

신생아의 각성, 자세, 근긴장도

신생아는 깨어 있어야 하며 기면상태가 지속되면 안 된다. 정상적으로 신생아의 자세는 엉덩이가 외전되어 있고, 부분적으로 구부러져 있으며, 무릎도 굴곡되어

간호 절차 17.1 오토라니법과 바로우법

목적: 선천성 발달성 고관절 이형성증을 검사하기 위함

오토라니법

탈구된 골두를 골반의 제 위치에 집어넣을 때 이상마찰음을 확인하는 방법

1. 신생아를 앙와위로 눕히고 고관절과 슬관절을 90° 굴곡한다.
2. 대퇴의 안쪽을 잡고 외전시키면서 내측으로 밀어올린다(약 180° 정도까지 외전).

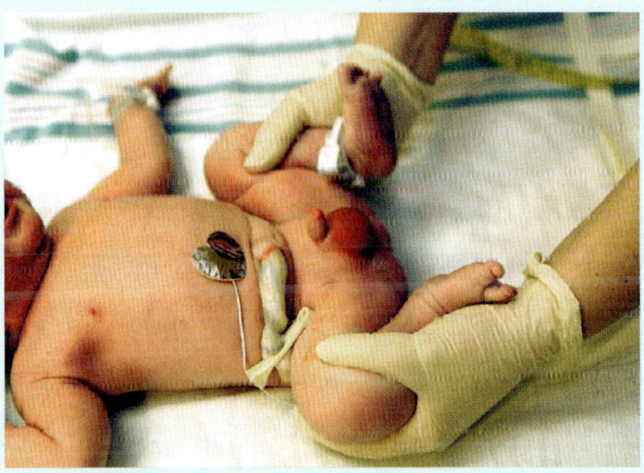

3. 이 과정 중에 뚝(cluck) 또는 딱(click) 하는 소리가 나지 않아야 정상이나 이런 소리가 들리면 대퇴골두(femur head)가 관골구(acetabulum)로 재진입하면서 나는 소리로, 선천성 발달성 고관절 이형성증을 의미한다.

바로우법

탈구를 유도하여 탈구성 관절을 진단하는 검사법

1. 아기를 앙와위로 눕혀 놓은 채 고관절과 슬관절을 벌린 상태에서 90° 굴곡시킨다.
2. 대퇴를 모으면서 대퇴골두를 밀어낼 때 관골구로부터 대퇴골두가 미끄러져 빠져 나오는 것을 느끼거나 뚝(click) 하는 소리가 들리면 고관절이 탈구가 있음을 의미한다.

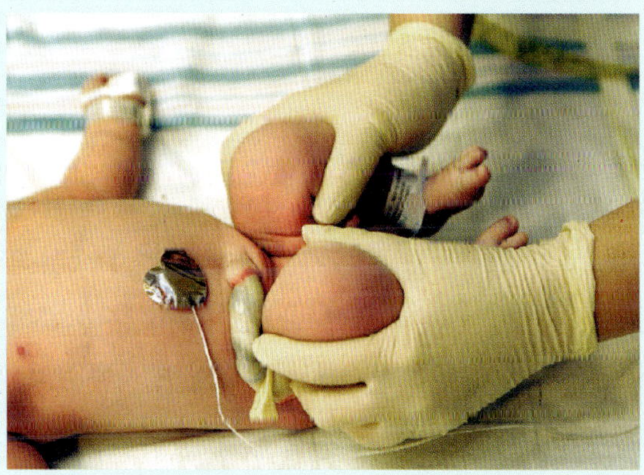

【출처】 Chiocca, E. M. (2020). *Advanced pediatric assessment* (3rd ed.). Springer Publishing Company; Tamai, J., & McCarthy, J. J. (2020). Developmental dysplasia of the hip. *eMedicine*. Retrieved February 6, 2020, from https://emedicine.medscape.com/article/1248135-overview

표 17.3 신생아 신체계측 및 사정

사정	정상 소견	이상소견 및 흔히 나타나는 문제
신체계측	• 키 45~55cm • 체중 2,500~4,000g • 머리둘레 32~37cm • 가슴둘레 30~36cm	• 부당경량아, 부당중량아, 미숙아, 과숙아
활력징후	• 체온 36.5~37.5℃ • 심첨맥박 100~160회/분 • 호흡 30~60회/분	
신체사정 • 피부	• 매끈하고 유연하며 피부긴장도 및 수분 정도 양호함, 따뜻함	• 황달, 말단청색증(acrocyanosis), 미립종, 몽고반점, 모세혈관성 모반 등
• 머리	• 나이, 성별, 인종에 따라 다양	• 소두증, 대두증, 천문비대, 천문폐쇄 등
• 얼굴 –코 –입 –목 –눈 –귀	• 통통한 뺨, 얼굴 모양 대칭 • 정중선에 위치, 개방, 냄새 맡는 능력 • 정중선에 위치, 대칭적, 연구개와 경구개의 완전함 • 짧고 주름이 있으며 자유롭게 움직임, 머리를 정중선에 위치하도록 지지함 • 깨끗하며 대칭적, 귀와 같은 라인 • 부드럽고, 유연	• 안면신경마비 • 코의 기형, 코막힘 • 엡스타인 진주, 조발치아, 아구창 • 움직임의 제한, 쇄골골절 • 화학적 결막염, 결막하 출혈 • 낮은 위치, 청력손실
• 흉곽	• 둥글고 대칭적, 머리보다 더 작음	• 유두비대, 흰색분비물
• 복부	• 불룩한 윤곽, 부드러움, 제대혈관 3개	• 복부 팽만, 제대혈관 2개
• 생식기	• 남아: 매끈한 귀두, 음경의 중심에 위치한 요도개구부 • 여아: 모체의 에스트로겐의 영향으로 생식기 부종	• 남아: 부종이 있는 음낭 • 여아: 질 분비물
• 사지와 등	• 사지는 대칭적이며 자유롭게 움직임	• 선천성 발달성 고관절 탈구, 척추에 털이 있거나 움푹 들어감

【출처】 Martin, G. I., & Rosenfeld, W. (2019). *Common problems in the newborn nursery: An evidence and case-based guide.* Springer; Chiocca, E. M. (2020). *Advanced pediatric assessment* (3rd ed.). Springer Publishing Company.

있다. 팔은 내전되어 팔꿈치가 안으로 구부러져 있고, 엄지손가락을 다른 손가락들이 덮은 채로 주먹을 꽉 쥐고 있는 경우가 많다. 근긴장도를 사정하기 위하여 한 손으로 아기의 가슴 아래를 받치고 목의 근육이 어떻게 머리를 지지하는지 관찰한다. 목의 신전근(neck extensor)은 쉽게 지지할 수 있어야 한다. 아기를 눕혔다가 앉힐 때에 약간만 목을 떨구는 것이 정상이다.

신생아의 반사

신생아의 신경학적 기능과 발달을 평가하기 위하여 신생아 반사를 사정한다. 아기가 반사가 없거나 또는 반사가 사라질 시기에도 반사가 지속적으로 남아 있을 때, 또는 성인이 된 후 반사가 다시 나타나는 경우 신경학적 병리 현상일 수 있다. 신생아기에 주로 사정하는 반사로는 빨기반사(sucking reflex), 모로반사(moro reflex), 보행반사(stepping reflex), 긴장성 목반사(tonic reflex), 근원반사(rooting reflex), 바빈스키반사(Babinski reflex), 파악반사(palmar grasp reflex) 등이 있다(표 17.4).

빨기반사는 신생아의 입 주위를 부드럽게 자극하면 빠는 움직임을 보이는 것이다. 장갑 낀 손가락을 아기의 입에 넣으면 빠는 동작이 유발된다(그림 17.11A).

모로반사는 놀람반사라고도 하며, 신생아를 놀라게 했을 때 유발된다. 강한 자극이 유발될 때 아기는 손

표 17.4 신생아 반사: 발현시기와 소실시기

반사	발현시기	소실시기
모로반사	신생아	3~6개월
보행반사	출생 시	1~2개월
긴장성 목반사	신생아	3~4개월
포유반사	출생 시	4~6개월
바빈스키반사	신생아	12개월
파악반사	신생아	3~4개월
눈깜박반사	신생아	어른까지 지속
구토반사	신생아	어른까지 지속
기침반사	신생아	어른까지 지속

가락을 펴면서 팔은 마치 껴안듯이 바깥쪽으로 벌렸다 끌어안는 모양으로 움직이고 무릎은 굽히는 것이다(그림 17.11B).

보행반사는 아기를 세우고 발바닥이 바닥에 닿게 하면 아기는 발바닥을 내딛으며 걷는 듯한 동작을 보인다(그림 17.11C).

긴장성 목반사는 펜싱선수의 서 있는 모습과 닮아 펜싱반사라고도 한다. 아기를 앙와위로 눕히고 아기의 머리를 한쪽으로 돌리면 머리를 향하는 쪽의 팔은 몸에서 떨어지도록 쭉 뻗으며 얼굴로부터 멀어진 반대쪽 팔은 구부리고 주먹은 단단하게 쥔다. 얼굴을 반대로 돌리면 자세도 반대로 바뀌게 된다(그림 17.11D).

포유반사는 신생아 뺨 주위에 자극이 닿으면 입을 그쪽으로 향하며 빠는 듯 입을 움직이는 동작을 한다(그림 17.11E).

바빈스키반사는 출생 시 나타났다가 생후 1년 정도면 사라진다. 발뒤꿈치에서 발가락 쪽으로 가볍게 긁으면 엄지발가락은 뒤로 젖히고 나머지 발가락은 부채처럼 펴진다. 반응이 감소되어 있는 경우 신경학적 문제를 의미하기 때문에 추후 검사가 필요하다(그림 17.11F).

신생아는 두 가지 형태의 파악반사를 보이는데, 손과 발의 파악반사이다. 신생아가 손을 펴고 있을 때 검진자의 손가락을 놓으면 아기는 손가락을 감싸고, 검진자가 손가락을 빼내려 하면 아기는 검진자의 손가락을 더욱 꽉 쥐는 반사이다. 신생아는 잡는 힘이 매우 강해서 양손을 잡고 있다면 바닥으로부터 아기를 들어 올릴 수도 있다. 신생아의 잡는 힘은 양쪽이 같아야 한다(그림 17.11G). 발바닥의 경우 검진자의 손가락을 아기의 발가락 아래에 놓으면 아기의 발가락은 손가락 주위를 감싸며 구부러진다(그림 17.11H).

눈깜박반사, 재채기반사, 구토반사, 기침반사는 모두 보호반사이다. 물건이나 빛이 눈 주위로 가까이 올 때 눈깜박반사가, 자극이 있는 어떤 것을 삼켰거나 흡인할 때 구토반사와 기침반사가, 비점막이 자극받을 때 재채기반사가 유발된다.

신생아 간호

간호사는 출생 직후 신생아의 호흡유지, 체온유지, 출혈 예방 간호와 눈간호, 목욕과 피부간호, 배설 및 기저귀관리, 제대간호, 영양 공급, 생리적 황달, 감염 예방, 안전관리, 신생아 선별검사, 수면, 애착증진, 퇴원교육 등의 간호중재로 신생아가 자궁외 생활로 잘 이행할 수 있도록 돕는 데 초점을 둔다.

호흡유지

신생아가 태어나면 바로 입과 코의 분비물을 흡인하여 제거한다(그림 17.12). 우선 망울주입기(bulb syringe)로 구강내 분비물을 제거한 후 코의 분비물을 흡인한다. 이런 방식의 흡인으로 분비물이 폐로 들어가는 것을 막을 수 있다. 최근 연구결과에 따르면, 수건을 사용하여 신생아의 입 및 코 분비물을 제거하는 것도 신생아를 안정시키는 데 효과적인 것으로 보고되고 있다. 정기적으로 신생아의 입과 기도를 흡인하는 것은 필요하지 않다.

TAKE NOTE!

신생아가 갑자기 사레들리거나 코가 막힐 경우를 대비해 망울주입기를 항상 신생아 근처에 둔다. 생명을 구할 수 있다.

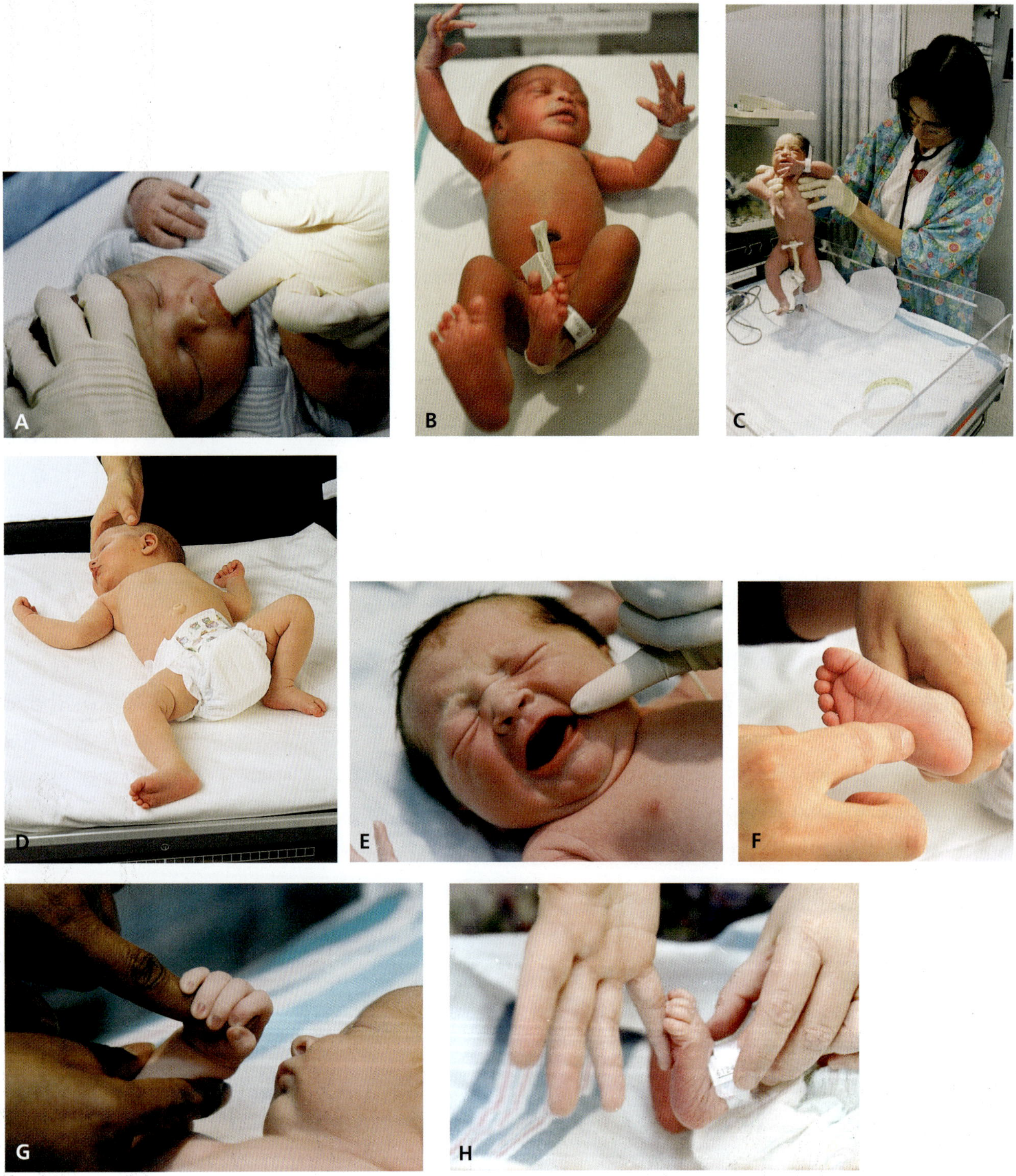

그림 17.11 신생아 반사. **A.** 빨기반사, **B.** 모로반사, **C.** 보행반사, **D.** 긴장성 목반사, **E.** 포유반사, **F.** 바빈스키반사, **G.** 파악반사(손), **H.** 파악반사(발바닥)

체온유지

신생아의 체온은 환경에 의존하며 체온유지는 신생아 생존의 가장 중요한 요소이다.

체온조절(thermoregulation)은 열손실과 열생산 간의 균형을 유지하는 과정으로, 신생아의 적응 및 생존과 밀접한 관련이 있는 중요한 생리적 기능이다. 성인

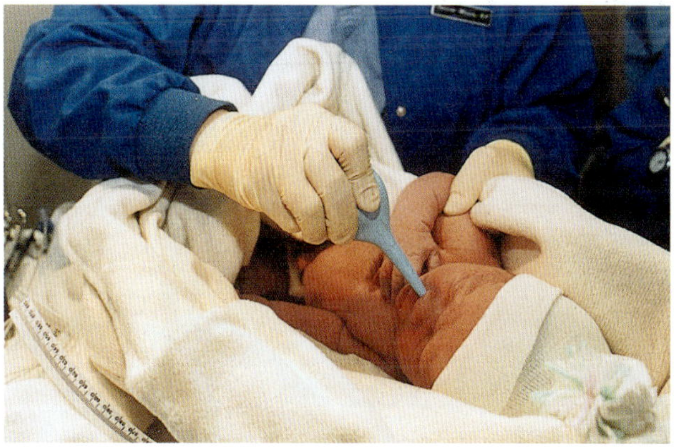

그림 17.12 신생아의 입과 코 안의 점액을 제거하기 위해 망울주입기로 흡인하고 있다. 머리를 낮추고 옆으로 눕힌 자세가 배출을 용이하게 한다. 간호는 방사보온기 아래에서 수행하도록 한다.
【출처】 Caroline Brown, RNC, MS, DEd.

에 비해 신생아는 저온 및 고온 환경 모두에 취약하다. 간호사는 신생아의 체온을 안정적으로 유지하기 위해 적절한 환경을 제공해야 한다.

신생아는 출생 후 몇 시간 동안은 스스로 체온을 조절하지 못한다. 그러므로 출생 직후 신생아의 체온은 자주 측정해야 한다. 출생 후 첫 2시간 동안이나 또는 체온이 안정될 때까지 30분마다 측정하고 그 후부터 퇴원 전까지는 8시간마다 측정하거나 병원의 프로토콜에 따른다(King et al., 2019). 전자체온계를 신생아에게 부착해서 측정한 체온을 기록하는 경우 탐침(probe)을 신생아의 복부(흔히 우상복부의 4분의 1 지점)에 테이프로 고정하고, 다른 한쪽은 방사보온기 조절판에 연결한다. 적정체온을 방사보온기의 경보체계에 설정하여 신생아 체온이 설정된 범주 이하로 떨어지는 경우 경보가 울리게 한다. 탐침 연결이 잘 되어 있는지 주기적으로 점검한다. 신생아의 열손실을 최소화하여 저체온증을 예방하는 간호를 수행한다. 신생아 체온을 확인하는 방법으로 액와 체온을 이용할 수도 있다. 체온계를 신생아의 겨드랑이에 놓고 팔을 가슴 위에 올려 체온계가 고정될 수 있도록 한다. 체온유지에 도움이 되는 간호중재는 다음과 같다.

- 증발을 통한 열손실을 막기 위해 출생 직후 신생아를 닦는다.
- 따뜻한 담요로 신생아를 감싸서 대류에 의한 열손실을 줄인다.
- 신생아의 피부를 산모의 피부와 접촉하게 하여 신생아가 안정될 수 있도록 한다.
- 신생아의 체중을 측정할 때 체중계 위에 따뜻한 천을 사용한다.
- 신생아를 검진하거나 간호하기 전에 청진기와 손을 따뜻하게 한다.
- 대류를 통한 열손실을 막기 위해 신생아를 통풍구 근처에 두지 않는다.
- 신생아 체온이 안정될 때까지 첫 목욕을 늦춰 증발에 의한 열손실을 예방한다.
- 복사를 통한 열손실이 일어나지 않도록 신생아를 차가운 외벽 근처에 두지 않는다.
- 출생 후 머리가 완전히 마른 다음에는 모자를 씌운다.
- 체온조절이 되는 방사보온기 아래 신생아를 둔다(그림 17.13).

열손실

신생아는 열손실을 일으키는 여러 가지 특징이 있다.

- 피부 표면에 가까운 혈관과 얇은 피부
- 불수의적 열생산을 위해 몸을 떠는 능력의 부족
- 포도당, 글리코겐, 지방 등 대사물질의 저장 부족
- 열을 생산하기 위한 수의근 활동이나 움직임의 제한
- 체중에 비해 큰 체표면적
- 단열효과가 있는 피하지방 부족
- 자세를 변화시켜 열을 보존하는 능력 미숙(태아자세)
- 온기를 유지하는 옷이나 담요에 적응하는 능력 부재
- 너무 춥거나 덥다는 의사전달능력의 부재

출혈 예방 간호와 눈간호

출생 직후 신생아에게 보통 2가지 약 처방이 이루어지는데, 비타민 K와 erythromycin(에리트로마이신) 또는 tetracycline(테트라사이클린)이라는 안연고이다(약물지침 17.1).

출혈 예방 간호: 비타민 K

비타민 K는 지용성 비타민 중 하나로 간에서 혈액응

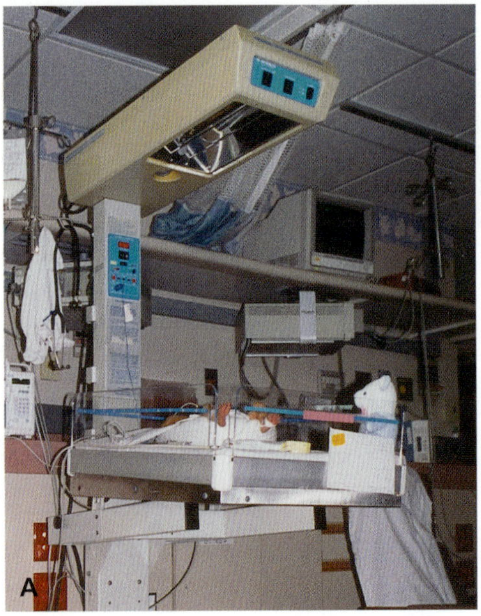

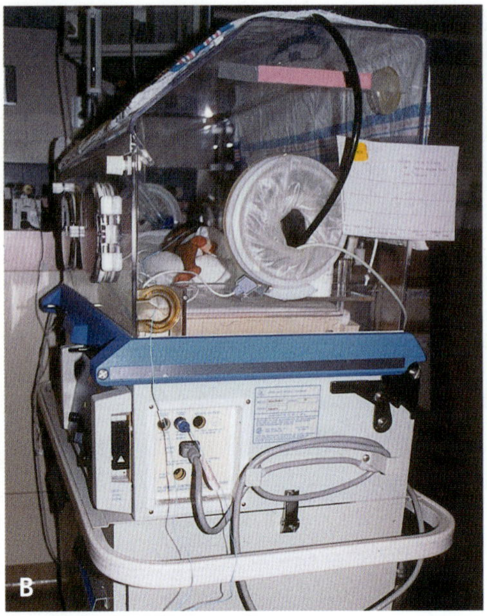

그림 17.13 체온조절 유지. **A.** 방사보온기, **B.** 보육기

약물지침 17.1 신생아 약물

약물	작용/적응증	간호수행
비타민 K (phytonadione)	• 비타민 K(간에서 응고요소 II, VII, IX, X를 충분히 생산하기 위해 필요함)는 장내세균총에 의해 합성되지만 신생아의 위장관은 무균적이기 때문에 생후 첫 주에는 부족하다.	• 생후 1~2시간 이내에 투여한다. • 외측광근 바깥쪽 중간 1/3 지점에 90° 각도로 근육주사를 한다. • 25G 바늘로 바늘 길이의 5/8 정도를 주사한다. • 다리를 꽉 잡고 서서히 주사한다. • 투여 후 주사부위 출혈을 살핀다.
Erythromycin 0.5% 또는 tetracycline 1%	• 정균작용과 살균작용을 하여 임질균과 클라미디아 트라코마티스 결막염을 예방한다. • 신생아 안염을 예방한다.	• 1~2일 동안 결막염 여부를 잘 관찰한다. • 소독장갑을 끼고, 검지와 엄지로 눈 위아래를 잡고 눈을 뜨게 한다. • 튜브를 천천히 짜서 약물을 안구의 내안각에서 외안각까지 결막낭에 주입한다. • 튜브 끝이 눈에 닿아서는 안 된다. • 눈을 감도록 하여 약이 스며들게 한다. • 1분 후 새어 나온 연고는 닦아둔다.

【출처】 King, T. L., Brucker, M. C., Osborne, K., & Jevitt, C. M. (2019). *Varney's midwifery* (6th ed.). Jones & Bartlett Learning; Skidmore-Roth, L. (2019). *Mosby's 2019 nursing drug reference* (32nd ed.). Mosby Elsevier.

고인자의 합성에 관여한다. 즉 프로트롬빈(prothrombin) 합성을 높여 혈액응고를 촉진시킨다. 일반적으로 장 박테리아는 적절한 양의 비타민 K를 생산한다. 그러나 신생아의 장은 무균상태이므로 첫 수유를 통해 미생물이 들어오기 전까지는 장에서 비타민 K가 생산되지 않는다. 신생아가 출혈을 방지할 만큼 충분한 비타민 K를 생산하려면 약 1주 정도 걸린다. 따라서 출생 시 보충하지 않으면, 신생아는 비타민 K 결핍증과 출혈의 위험이 있다. 출혈 예방에 대한 비타민 K의 효과는 이미 입증되었고, 1960년대 초 미국소아과학회(American Academy of Pediatrics, AAP)가 권장한 이후부터 표준간호가 되었다. AAP는 모든 신생아에게 출생 즉시 0.5~1mg의 비타민 K를 근육내 1회 투여하도록 권장하고 있다(그림 17.14).

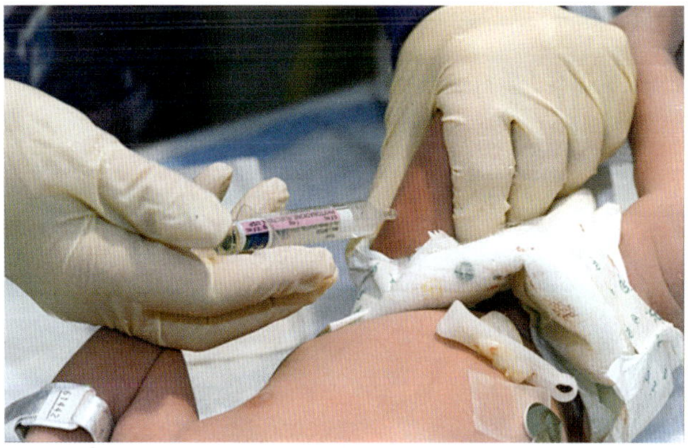

그림 17.14 신생아에게 비타민 K를 근육주사하고 있다.

눈간호

분만방법에 상관없이 모든 신생아에게 출생 1~2시간 내에 눈간호를 실시한다. 이는 신생아 실명을 유발할 수도 있는 **신생아 안염**(ophthalmia neonatorum)을 예방하기 위함이다(USPSTF, 2019). 신생아 안염은 생후 첫 10일 이내 발생하는 초급성 화농성 결막염(hyperacute purulent conjunctivitis)으로 분만 시 임질 및 클라미디아에 감염된 모체의 질 분비물 접촉으로 감염된다(USPSTF, 2019). 증상은 화농성 분비물과 눈의 부종 및 충혈이다. 감염을 예방하기 위해 erythromycin 0.5%나 tetracycline 1% 안연고를 1회 투여한다.

> *TAKE NOTE!*
> 신생아 안염은 클라미디아 또는 임질로 인한 결막염의 심각한 형태로, 잠재적으로 신생아의 실명을 유발할 수도 있다.

피부간호

간호사는 아기를 나룰 때 표순예방조지를 지켜야 하며, 신생아 목욕 및 개인위생 시기와 절차에 관한 병원 정책을 따라야 한다.

신생아에게 일차적으로는 감염 예방과 미용적 이유로 목욕을 시키지만, 신생아를 씻기는 본래의 이유는 신체사정을 실시하고 아기에게 저체온 영향을 줄이기 위한 목적도 있다. 그러나 최근 연구에서는 체온손실을 줄이기 위해 간호사가 신생아의 초기 목욕을 시킬 필요는 없으며, 오히려 부모가 직접 아기를 목욕시키도록 하고 간호사는 이를 도와주어야 한다고 하고 있다. 또한 출생 후 24시간 이후 목욕을 시키는 것이 신생아의 체온을 보존하는 데 더 효과적이라는 연구결과도 있다(Gozen et al., 2019).

간호 절차 17.2에는 신생아 목욕의 절차를 보여준다. 모체의 혈액이 아기에게 노출되었을 가능성이 있으므로 장갑을 끼고 목욕을 시키며, 목욕시간을 짧게 하여 증발로 인한 열손실로부터 보호한다.

목욕 후 아기의 체온저하를 막기 위해 방사보온기에 올려놓고 담요로 싸준다. 한 시간 이내로 아기의 체온을 측정하여 정상 범위에 있는지 살펴본다. 만약 체온이 낮다면 아기를 다시 방사보온기에 놓는다.

첫 통목욕 후, 신생아는 신생아실에서 더 이상 통목욕을 받지 않을 수 있다. 기저귀를 갈 때마다 기저귀 닿는 부위를 닦고, 모유수유나 분유수유로 인해 신생아의 목 주름에 우유가 흐른 경우 닦아준다. 맑은 물과 순한 비누는 기저귀 닿는 부위를 닦는 데 적합하다. 로션, 베이비오일, 파우더의 사용은 아기의 피부를 자극하고 발진을 유발하기 때문에 권장하지 않는다. 파우더는 흡인 시 호흡기 문제를 일으킬 수 있기 때문에 사용하지 말아야 한다. 만약 부모가 오일과 로션을 사용하기 원한다면 아기로부터 떨어져서 손에 소량만 덜어서 로션을 따뜻하게 한 다음 아기에게 약간 부족할 정도로만 바르게 해야 한다.

목욕을 시키기 전에 필요한 물품을 다 갖춰놓고 시작하도록 교육한다. 부드럽고 깨끗한 수건, 눈 닦을 면봉 2개, 순한 비누와 샴푸, 타월과 담요, 따뜻한 물이 담긴 욕조나 대야, 깨끗한 기저귀, 갈아입을 옷을 준비한다. 생후 1년 동안 잦은 목욕은 아기피부를 건조하게 만들기 때문에 일주일에 2~3회 정도 권장된다. 제대가 탈락되는 생후 2주 정도까지는 아기를 욕조에 완전히 담그는 통목욕은 시키지 않아야 하고 스펀지 목욕이 권장된다. 만약 아기가 포경수술을 했다면 회복될 동안(1~2주)에는 순한 비누와 물로 음경을 닦고 음경의 끝부분에 바셀린 로션을 소량 발라 기저귀와 음경피부가 달라붙지 않게 한다. 기저귀를 느슨하게 하고 음경에 자극과 압력이 가지 않도록 옆으로 또는 앙와위로 눕힌다.

간호 절차 17.2 신생아 목욕

모체의 혈액이 아기에게 노출되었을 가능성이 있으므로 장갑을 끼고 목욕을 시키며, 목욕시간을 짧게 해서 아기를 증발로 인한 열손실로부터 보호한다.

1. 교차감염을 예방하기 위하여 가장 깨끗한 부분(눈)부터 가장 지저분한 부분(기저귀)의 순서로 목욕을 시킨다. 얼굴과 눈에는 깨끗하고 따뜻한 물을 사용하고 몸을 씻길 때는 순한 비누를 사용한다.

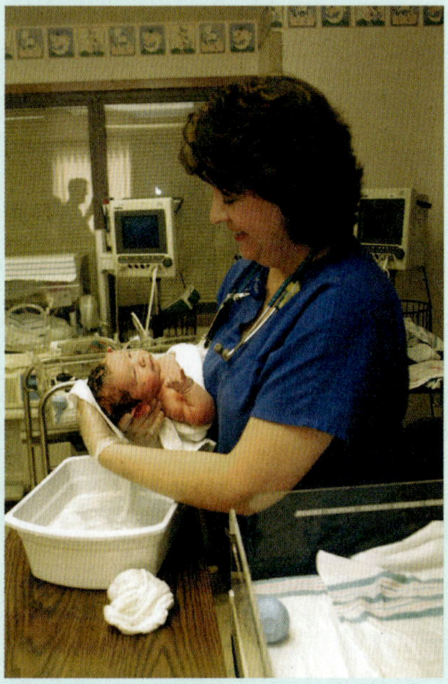

2. 순한 비누와 샴푸를 이용하여 흐르는 물에 머리를 감겨서 두피를 철저히 헹궈준다. 두개의 천문부위도 씻는다. 부모가 아기의 천문을 거칠게 씻겨서 아기의 뇌를 손상시킬까봐 이 부위를 만지는 것을 두려워한다면, 이 부위는 뇌를 보호하기 위한 단단한 막이 있음을 알려주고 안심시킨다. 만약 샴푸 후에 대천문부위를 잘 헹구지 않는다면 cradle cap(아기머리 딱지, 두피 위에 검은색 딱지)으로 진행될 수 있다. 감염 예방을 위해 귀에 물이 들어가지 않도록 한다.

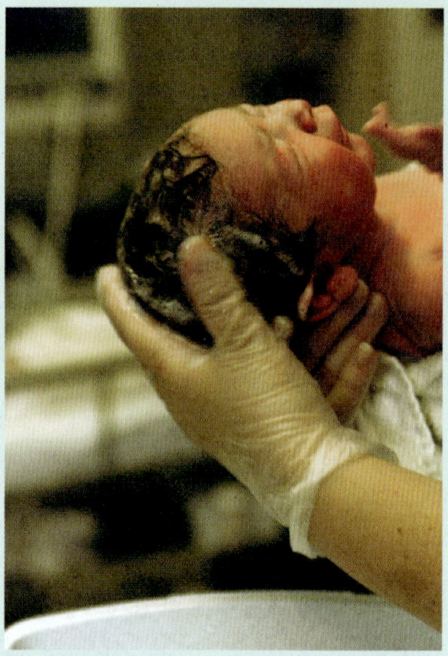

3. 우유 찌꺼기가 목의 주름 사이에 쌓이면서 발진이 생기거나 냄새가 날 수도 있으므로 매 수유 후 얼굴과 목을 닦아주도록 부모를 교육한다.

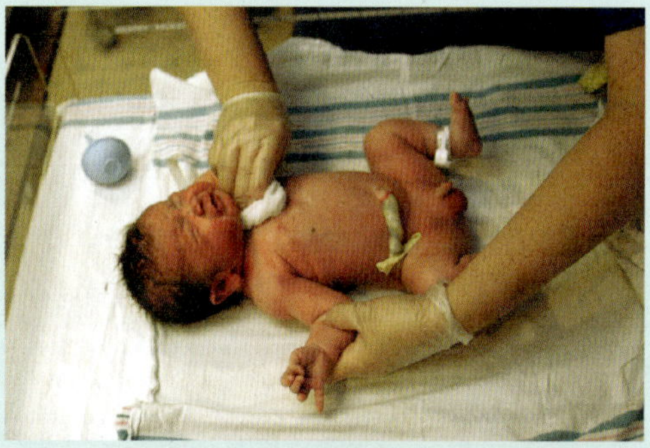

4. 이어서 기저귀 영역인 몸통을 씻겨내린다.

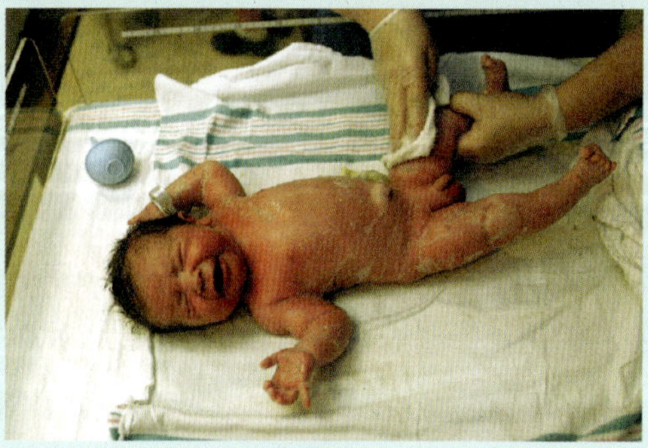

그 밖에 신생아 목욕을 위한 지침은 교육지침 17.1에 기술하였다.

교육지침 17.1 신생아 목욕시키기

- 따뜻한 방에 아기를 목욕시키기에 편리한 높이의 신생아 목욕대를 설치한다.
- 목욕에 앞서 필요한 물품을 모두 손에 닿는 가까운 곳에 둔다.
- 목욕하는 동안 아기를 절대로 혼자 내버려 두지 않는다.
- 아기 옷과 기저귀를 벗긴다.
- 움직이거나 자세를 바꾸어 줄 때 항상 신생아의 머리와 목을 지지한다.
- 보온과 편안감을 위해 신생아의 밑에 항상 담요나 타월을 깔아준다.
- 가장 깨끗한 부위에서부터 가장 더러운 부위로 목욕시킨다.
  - 깨끗한 물로 눈을 닦는다. 면 수건을 사용하여 눈의 내안각에서 외안각 쪽으로 닦으며 수건은 각 눈마다 다른 부분을 이용한다.
  - 귀를 포함한 얼굴의 나머지 부분을 닦는다.
  - 아기 샴푸를 이용하여 머리를 부드럽게 감기고 물로 헹구어 준다.
  - 몸의 주름진 부분에 주의를 기울여 꼼꼼하게 닦아준다.
  - 사지, 몸통, 등을 닦는다.
  - 마지막으로 비누와 물을 사용하여 기저귀 접촉부위를 닦는다.
  - 말려주면서 발진을 관찰한다.
- 깨끗한 기저귀를 채워준다.

배설양상 확인과 기저귀관리

신생아의 배설양상은 개인에 따라 다르다. 대개 소변은 밝은 호박색이며, 하루에 기저귀를 6~12개 교환할 때 적절하게 수분 공급이 된 것으로 판단한다. 대변은 별다른 문제 없이도 색깔, 질감, 빈도가 바뀔 수 있다. 태변은 생후 48시간 이내에 배출되며, 끈적거리는 짙은 녹색이나. 수유를 시작한 지 3일이 지나면 이행변(transitional stool)으로 변한다(가늘고 갈색이나 녹색을 띠며 대변보다는 덜 끈적임). 그러나 변의 특성은 아기의 수유상태에 따라 달라진다. 모유수유를 하는 아기는 전형적으로 겨자색의 부드러운 변을 본다. 반면 분유를 먹는 아기는 치약 같은 부드러운 굳기의 노란색에서 갈색 양상의 변을 본다. 아기가 만족할 만큼 충분히 수유하는 것이 정상이며 장 움직임의 작은 변화는 크게 문제되지 않는다.

수유 후 기저귀 교환이 필요한지 자주 점검해봐야 하며, 기저귀 교환 시 감염전파 예방을 위하여 표준주의지침을 잘 지켜야 한다. 간호사는 배꼽이 자극되지 않고 건조되기 쉽도록 하기 위해 기저귀 끝을 아기의 배꼽 아래에 위치하도록 부모에게 알려준다.

부모에게 기저귀 교환방법, 피부자극을 예방하는 방법, 탯줄 관리방법 등을 알려주고, 파우더 등은 피부를 자극하므로 사용하지 않도록 교육한다. 남아의 경우, 배꼽에 근접한 기저귀 상단이 소변에 젖지 않도록 음경을 아래로 향하게 한다.

기저귀 종류와 선택은 부모가 충분한 정보를 가지고 판단하도록 한다. 어떤 종류의 기저귀든지 하루에 10개 이상, 일주일에 70개 이상이 필요하다. 기저귀와 관련하여 다음과 같은 정보를 알려준다.

- 기저귀를 채우기 전 새 기저귀, 물티슈, 연고 등 모든 물품을 손이 닿는 곳에 두도록 한다.
- 아기를 기저귀 교환대에 눕힌 다음 기저귀를 갈아준다.
- 아기의 생식기를 닦는 데에는 물이나 순한 비누, 물티슈를 사용한다. 여아의 경우 비뇨기계 감염을 예방하기 위하여 생식기부위를 앞에서 뒤쪽으로 닦아준다.
- 기저귀 교환 전후에 꼼꼼하게 손을 닦는다. 기저귀를 교체하는 동안 부모는 피부자극이나 발진 여부를 자세히 살펴야 한다.

기저귀 발진을 예방하고 치료할 수 있는 방법은 다음과 같다.

- 기저귀를 자주 갈아준다. 특히 변을 보았을 때는 바로 갈아준다.
- 필요시 비타민 A와 D 연고 또는 Desitin(데시틴) 연고와 같이 보호막을 형성하는 크림을 순한 비누나 물로 닦은 다음 발라준다.
- 기저귀를 세탁할 때에는 염료나 향기가 없는 세제를 사용한다.
- 코팅 처리된 팬츠는 팬츠 안에 습기가 차므로 입히지 않는다.

TAKE NOTE!

3일 이상 지속된 발진은 곰팡이일 수 있고, 추가적인 치료를 받아야 할 수도 있다는 것을 부모에게 알려준다.

제대간호

제대는 출생 후 몇 시간 안에 건조되기 시작하고, 2~3일 안에 까맣게 쪼그라들고, 7~10일 지나면 떨어져나간다. 이러한 이행과정 동안 제대부위의 출혈이나 감염의 징후를 자주 사정해야 한다. 만약 제대집게가 느슨해졌을 때 출혈이 있다면 비정상 소견이다. 제대에서는 아무런 배액이 되지 않는 것이 정상이다. 배액이 있다면 감염을 의심할 수 있고, 즉시 치료해야 한다. 제대 절단부위의 상행성 감염을 예방하기 위하여 기관의 정책에 따라 기저귀 교환 시 적절한 제품(예: triple dye, 알코올, 항박테리아 제제)을 쓸 수 있다. 제품을 사용할 때는 여러 아기가 함께 사용하는 경우 교차감염의 위험이 있기 때문에 아기마다 따로 사용하도록 한다. 제대집게는 출생 후 24시간이 지난 후에 제거한다. 만약 가정에서 제대가 건조되지 않고 축축할 때에는 가정간호센터에 의뢰하거나 병원에 방문한다. 합병증을 예방하기 위하여 부모에게 집에서 제대부위를 어떻게 다루어야 하는지 교육한다(교육지침 17.2).

교육지침 17.2 제대간호

- 제대의 절단부로부터 출혈, 발적, 배액, 악취 등을 관찰한다. 발견된다면 1차 건강관리자에게 즉시 보고해야 한다.
- 제대가 완전히 떨어져 나가고 아물 때까지 통목욕을 시키지 않는다.
- 제대절단부를 가능하면 하루 종일 가능한 한 많이 공기에 노출시킨다.
- 기저귀는 제대의 아랫부분에 오도록 접어 기저귀로부터 감염을 예방하고 공기에 잘 건조되도록 한다.
- 제대 절단부위를 관찰하고 색깔이 노란색에서 갈색 또는 검은색으로 변하는지 본다. 이것은 정상이다.
- 절대로 제대를 잡아당기거나 느슨하게 하려고 하지 않는다. 제대는 자연스럽게 떨어져야 한다.

영양 공급 간호

처음 1년 동안 영아의 생리적 변화는 수유 유형과 방법에 영향을 미친다. 이들 변화는 아래와 같다.

- 위의 용적은 출생 시 90 mL로 제한된다. 위가 비는 시간은 짧고(2~3시간) 연동운동은 빠르다. 그러므로 처음에는 조금씩 자주 수유하는 것이 필요하며 성장에 따라 양을 늘린다.
- 면역체계는 출생 시 미숙해서 신생아는 처음 4~6개월 동안은 식품알레르기의 위험이 매우 크다. 이 시기 이전에 고형식이를 제공하면 알레르기의 위험이 증가한다.
- 지방과 전분의 소화를 돕는 췌장효소와 담즙은 3~6개월 동안 제한적으로 분비된다. 영아는 이 시기 이전에 곡물을 소화할 수 없다.
- 신장기능은 미숙하며 4~6주까지는 소변을 농축할 수 없다. 과도한 단백질과 무기질 섭취는 신장기능에 부담을 줄 수 있고 탈수가 일어날 수 있다.
- 출생 시 미숙한 근육조절은 수유 동안 머리와 목의 조절, 손과 눈의 협응, 삼키기 · 앉기 · 잡기 · 씹기 능력 등이 증가됨에 따라 변화된다. 4~6개월이 되면 출생 시 반사가 사라지고, 목을 가눌 수 있어 앉아서 먹을 수 있으며 스푼을 이용해 식사할 수 있게 된다(Konek & Becker, 2020).

신생아의 영양요구량

신생아가 성장함에 따라 에너지와 영양요구량이 변화한다. 영아기 동안 체중당 에너지 · 단백질 · 비타민 · 무기질 요구량은 인생의 다른 어떤 시기보다 높다. 이 시기 동안은 급격한 성장과 발달을 위해 많은 영양이 필요하다. 일반적으로 영아의 출생 시 체중은 4~6개월이 되면 2배가 되고, 1년이 되면 3배가 된다(Webster et al., 2018). 신생아의 에너지요구량은 110~120 cal/kg이다. 모유나 조제분유는 약 70 cal/100 g을 함유하고 있으며, 영아의 에너지요구량은 하루 동안 섭취한 수유로 충족될 수 있다. 대부분 만삭아는 만약 산모가 모유수유를 선택하지 않았다면 70 cal/100 g이 함유되어 있는 기본적인 조제분유가 필요하다. 영양학적인 측면에서 대체 가능하기 때문에 하나의 제품만을 권장하지는 않는다. 신생아와 영아의 수분요구량은 매일 100~150 mL/kg이다. 이러한 요구량은 모유수유와 조제분유로 충족될 수 있다. 부가적인 수분보충은 필요하지 않다. 적절한 탄수화물, 단백질, 지방, 비타민 등은 모유수유와 조제분유수유로 충족된다. AAP는 조제분유수유 영아에게 철분을 보충할 것을 권하고 있는 데, 모든 형태의 조제분유는 철분 함량이 낮기 때문이다. 이것은 출생 시부터 철분이 보강된 조제분유를 공급함으로써 해결될 수 있다. 모유수유 영아는 처음 6개월 동안은 철분이 비축되기 때문에 필요하지 않고, 6개월 이후 철분이 풍부한 음식이나 부가적인 철분 공급이 필요하다. AAP(2018)는 또한 모든 영아 비타민 D 결핍과 구루병 예방을 위해 처음 2개월 동안 매일 비타민 D 400IU 보충할 것을 권하고 있다. AAP는 또한 6개월 이후에 불소화된 물을 먹지 않는 영아에게는 불소 공급을 권하고 있다(AAP, 2020). 최근 AAP는 모든 임신부와 수유부에게 요오드가 함유된 소금을 사용하고, 매일 150μg의 요오드를 보충할 것을 권고하였다. 요오드 결핍은 태아기 및 신생아기의 신경인지발달에 영향을 줄 수 있다(AAP, 2020b).

수유방법 선택 지지하기

건강 관련 전문단체들은 엄마와 아기 모두에게 건강상의 이점이 있기 때문에 모유수유를 권한다. 간호사는 모유수유를 권장하고 옹호해야 하며, 모유수유하는 가족을 지원해야 한다. 부모는 대체로 영아가 태어나기 전에 수유방법에 대해 결정한다. 산전교실과 분만교실에서는 모유수유와 인공수유에 대한 정보를 제공하며, 부모에게 어떤 방법이 가장 좋은지 결정하도록 돕는다. 사회경제적 상태, 개인적인 선호도, 영양학적 제한, 사회지지 결여, 자기효능감 부족, 직업, 교육수준, 이용 가능한 사회적 지지, 임신, 분만, 초기 산욕기간 동안 제공된 간호중재의 범위, 배우자의 지지 등 다양한 요소가 그들의 결정에 영향을 미칠 수 있다(American Pregnancy Association, 2019). 간호사는 부모의 수유방법 선택에 도움을 줄 수 있는 근거기반 정보를 제공해야 한다. 어떤 방법을 선택하든지 간호사는 부모를 지지하고 존중해 주어야 한다.

신생아 수유

신생아 사정결과 정상이고 수유욕구가 있다면 언제든지 수유를 시작할 수 있다. 신생아는 수유를 시작하기 전에 빨고 삼키는 능력을 사정해야 한다. 수유를 시작하기 전에 망울주입기로 비강과 구강의 분비물을 흡인해야 한다. 장음을 청진하고, 복부 팽만을 확인하며, 항문 개방성을 관찰한 후 정상이면 신생아 수유를 시작할 수 있다. 신생아가 원할 때마다 수유하도록 교육한다. 처음 며칠간은 낮에 2~4시간마다 신생아에게 수유하고, 밤에도 신생아가 깨어날 때 수유할 것을 격려한다. 간호사는 부모에게 일반적으로 신생아가 배고파하고 원할 때마다 먹여야 함을 교육한다. 신생아가 배고픈 신호는 울거나, 손가락이나 주먹을 자신의 입으로 가져가거나, 입 주위에 손가락을 대었을 때 따라오거나, 무언가를 빨 때이다. 신생아마다 수유욕구와 선호도는 다르지만 일반적으로 모유수유아는 2~3시간마다 양쪽 유방에서 10~20분 동안 수유를 한다. 산모가 계획한 일정한 시간대로 수유하지 말고, 신생아가 배고픈 신호가 있을 때 수유하도록 한다. 인공수유 신생아는 3~4시간마다 수유하며, 30분 이내에 수유를 마친다. 인공수유 영아는 처음 60~120cc를 수유하지만 2주 이내에 2배로 늘어난다(Schlenker & Gilbert, 2015). 신생아가 만족스럽게 먹는다면 하루 6~10번 기저귀를 갈게 되고 여러 차례 대변을 배출하며, 잘 자고 체중 증가가 잘 이루어질 것이다. 신생아는 수유 중 공기를 삼키게 되는데, 이로 인해 불편감을 느끼고 보채게 될 수 있다. 수유 중에 자주 트림을 시켜주면 이러한 불편감을 예방할 수 있다. 트림 시 요령은 다음과 같다.

- 산모의 어깨 위로 신생아의 머리를 세워서 잡는다(그림 17.15A).
- 신생아의 등을 부드럽게 문지르는 동안 머리와 목을 지지한다(그림 17.15B).
- 신생아를 산모의 무릎에 앉히고 가슴과 머리를 지지한다. 다른 손으로 신생아의 등을 부드럽게 문지른다.
- 신생아의 등이 보이도록 신생아를 부모의 무릎 위에 올려놓는다.
- 부모의 팔꿈치로 신생아의 머리를 지지하고 등을 부드럽게 문지른다.

신생아에게 영양을 공급하기 위해 더 자주 수유시간

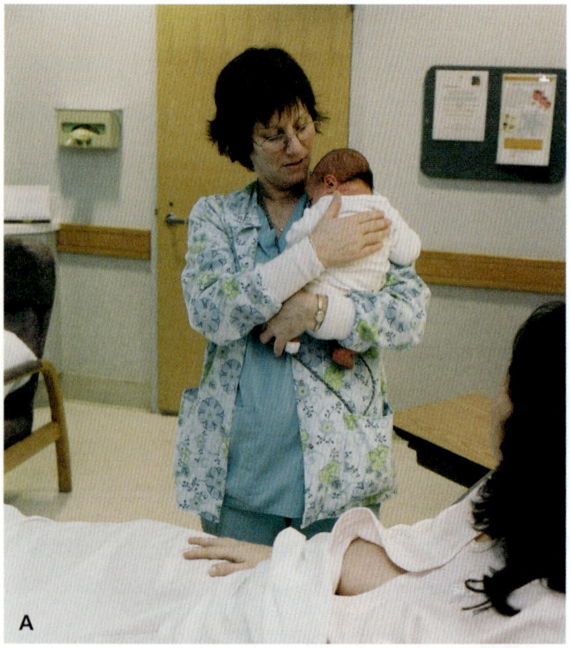

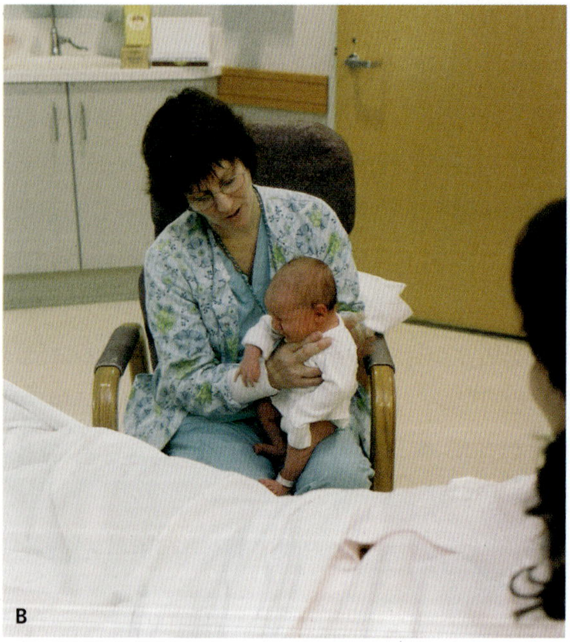

그림 17.15 간호사가 신생아를 어깨 위로 똑바로 안고(**A**), 수직으로 앉혀서 목과 턱을 지지하는 것(**B**)을 시범 보이고 있다.

을 갖도록 부모를 격려한다. 수유시간은 또한 친밀감의 기회이기도 하다. 수유는 신생아의 신체적 안녕과 함께 정서적 만족도를 높여준다. 부모에게 수유 동안 신생아와의 친밀감과 안정감을 높이기 위해 눈맞춤을 유지하고, 편안하게 가까이 안으면서 부드럽게 이야기하도록 격려한다.

- 간호사는 모유수유 중인 어머니를 지원할 수 있어야 한다. 젖물리기(latch-on)가 효과적이도록 신생아의 자세를 돕는다. 산모의 머리 밑에 베개나 담요를 말아서 놓아주거나, 산모를 한쪽으로 돌리고 산모의 바로 옆에 신생아를 놓아준다. 처음 수유 동안에는 지지와 도움을 주기 위해 산모와 신생아를 사정한다. 이러한 사정을 위해 LATCH 도구가 자주 사용된다(D'Souza et al., 2018). LATCH 도구는 개별적인 모유수유 활동에 대한 정보를 수집할 수 있는 체계적인 방법을 제공하는 모유수유 도표이다. 모유수유의 5개 요소를 각각 0, 1, 2점으로 점수화하였다. 각 사정 영역의 첫 자를 인용하여 'L'은 신생아가 젖을 잘 물고 있는지, 'A'는 젖을 삼키는 소리 정도, 'T'는 유두상태, 'C'는 어머니의 안위수준, 'H'는 영아를 안고 있는 수유자세를 유지하기 위한 산모의 요구도를 말한다. 이 도구는 아프가 점수와 유사하고 점수는 동일한 방법으로 관리한다. LATCH 도구에 따라 간호사는 산모와 신생아측 요인을 사정할 수 있고, 중재가 요구되는 영역을 확인하고, 간호와 교육을 제공한다(표 17.5).

TAKE NOTE!

상체를 똑바로 하고 수유하는 것은 신생아의 위 속에 공기가 쌓이는 것을 완화시켜 주기 위해서이다.

생리적 황달

생리적 황달(physiologic jaundice)은 신생아에게 매우 흔하다. 대다수의 경우 출생 후 3일 내에 피부색, 점막, 공막이 노랗게 된다. 미국에서 한 해 동안 신생아의 65% 정도가 생리적 황달을 경험한다(King et al., 2019). 황달은 가시적으로 나타나는 고빌리루빈혈증으로, 피부나 점막에 비결합빌리루빈이 침착됨으로써 나타나는 현상이다.

생리적 황달은 빌리루빈 생산과 배설의 불균형과 이 과정에 영향을 미치는 다양한 요인으로 인해 초래된다. 빌리루빈은 적혈구 파괴로 인한 혈색소의 파괴산물로, 물에 용해되는 결합빌리루빈으로 전환되어 담도를 통해 장으로 배설된다. 그러나 신생아는 순환 적혈구의 농도가 높고 적혈구의 수명이 80일로 성인보다 짧아

표 17.5 LATCH 점수도구

지표	0점	1점	2점
L: 젖물리기(latch)	영아가 잠들었거나, 젖물기를 유지하지 못함	영아의 입이 유두를 잡고 빨기. 빨기를 유지하기 위해 신생아를 자극해야 함	유두를 물고, 혀가 아래로 처지며 규칙적으로 빨기
A: 삼키는 소리(audiable swallowing)	없음	자극을 주면 2~3번 삼킴	24시간 전후 지속적, 간헐적으로 삼킴
T: 유두상태(type of nipple)	함몰유두(유방조직 안쪽으로 들어감)	편평유두(돌출되지 않음)	자극에 의해 밖으로 돌출
C: 유두의 편안함/어머니의 안위수준(comfort of nipple)	울혈, 열상, 출혈, 심하게 불편함	충만감, 발적, 작은 수포, 멍, 불편감	부드럽고, 통증 없음
H: 유지(자세) [hold(positioning)]	수유 동안 간호사가 영아를 유방에 밀착시켜야 함	최소한의 도움. 자세를 도와주면 산모 스스로 함	간호사의 도움이 필요 없음

【출처】 D'Souza, G. L., D'Souza, S. R. B., Kamath, P., & Lewis, L. E. (2018). Nurse-led early initiation of breastfeeding on the LATCH scoring system. *Indian Journal of Public Health Research & Development, 9*(1), 417–421. https://doi.org/10.5958/0976-5506.2018.00077.3; King, T. L., Brucker, M. C., Osborne, K., & Jevitt, C. M. (2019). *Varney's midwifery* (6th ed.). Jones & Bartlett Learning.

빌리루빈 생산이 성인보다 2배 정도 많다. 또한 비결합빌리루빈을 결합빌리루빈으로 전환시키는 간의 능력이 저하되어 있다(Pace et al., 2019). 정상적으로 간은 혈액으로부터 빌리루빈을 제거하고 그것을 배출되기 쉬운 형태로 바꾸어 주지만, 적혈구가 빠른 속도로 파괴될 때 신생아의 간에서 빌리루빈 제거가 이를 따라잡기 어려워진다. 이러한 이유로 빌리루빈은 혈액에 쌓이게 되고, 피부는 노란빛을 띠게 되는 것이다. 또한 이는 급성 신경학적 증상(핵황달)으로 이환되기 쉽다.

신생아 고빌리루빈혈증 예방 및 관리지침

미국소아과학회(American Academy of Pediatrics, AAP)는 신생이 고빌리루빈혈증의 예방 및 중재에 대한 지침을 다음과 같이 제시하였다.

- 신생아에게 충분한 수분 공급과 배변을 통한 빌리루빈의 원할한 배설을 위해 모유수유를 적극적으로 권장한다.
- 처음 며칠 동안은 하루에 최소 8~12회 모유수유를 할 것을 권장한다.
- 탈수증세가 없는 모유수유아에게 정기적으로 물이나 포도당을 공급하는 것은 피하도록 한다.
- 모든 신생아는 황달을 모니터링하기 위해 지침에 따라 정기적으로 사정한다. 황달은 적어도 8~12시간마다 신생아 활력징후 측정 시 사정해야 한다.
- 재태연령 35주 이상인 모든 신생아는 퇴원 전 일반적인 검사를 시행한다.
- 위험평가를 기반으로 문제가 있을 경우 조기에 집중적인 조치를 제공한다.
- 고위험군은 조기 및 집중 추후 관리를 한다.
- 필요시 광선요법 또는 교환수혈 치료로 핵황달을 예방한다(Kapadia & Brion, 2017).

생리적 황달 여부를 사정하기 위하여 검진자의 손가락 끝으로 아기의 코, 흉골, 이마 등을 부드럽게 눌러본다. 만약 황달이 있다면 모세혈관이 충혈되기 전에 노란색이 나타날 것이다. 황달사정은 조명이 적절한 방이나 햇빛이 드는 창가에서 실시한다. 황달은 일반적으로 얼굴에서 시작되고 몸통과 사지로 진행된다(Blackburn, 2018).

부모가 황달의 위험을 감소시킬 수 있는 방법은 매일 잠깐씩 자연광에 노출시켜 피부에 침착된 빌리루빈을 산화시키고, 소변과 대변으로 빌리루빈 배설을 촉진시키기 위해 모유수유를 실시하고, 배설을 방해하는 당음료를 피하는 것이다.

만약 비결합빌리루빈의 혈중농도가 증가하거나 수분을 충분히 공급했는데도 정상 수준으로 회복되지 않는다면 **광선요법**(phototherapy)을 적용한다. 만삭아에게 광선요법을 시작하는 의학적 기준은 첫 48시간 이내 빌리루빈 혈중농도 12~15 mg/dL일 때이다(Pace et al., 2019). 광선요법은 신생아를 자외선에 노출시켜 비결합빌리루빈이 대변이나 소변을 통해 배출될 수 있도록 전환시킨다. 광선요법은 고빌리루빈혈증의 대표적인 치료법으로 교환수혈의 필요성을 감소시킨다.

> **TAKE NOTE!**
>
> 신생아를 햇빛에 노출시킨 것이 광선요법의 시초라고 할 수 있다. 1956년 영국 Essex의 책임간호사였던 J. Ward 수녀가 황달이 있는 신생아에게 햇빛을 쬐어주었을 때 피부의 노란색이 개선되었음을 발견하였다. 이러한 관찰은 신생아 황달치료의 모든 것을 바꾸어 놓았다(Sawyer et al., 2018).

광선치료는 비결합빌리루빈을 색깔 없는 복합물로 파괴하여 혈액의 빌리루빈수준을 감소시키고, 담즙으로 배출시킨다. 광선치료의 목적은 증가된 빌리루빈 수준을 낮추고, 비결합빌리루빈이 뇌로 침입하는 핵황달을 예방하는 것이다. 핵황달은 치료하지 않으면 뇌손상을 초래하고 사망에 이르게 한다.

효과적인 광선요법을 위하여 빛은 가능한 한 피부의 많은 부위에 투과되어야 한다. 그러므로 아기의 옷을 벗기고 최대한 노출하되, 자주 자세를 변경해 주어야 한다. 광선치료의 부작용은 잦은 설사, 불감성 수분손실 증가, 이행성 발진, 신생아의 눈을 충분히 가려주지 않았을 때 나타나는 잠재적 망막손상 등이며 이를 확인해야 한다.

황달로 인해 광선치료를 받는 경우 간호사는 다음과 같은 내용을 기억해야 한다.

- 아기의 체온, 수분, 전해질 균형을 잘 관찰한다.
- 대변의 빈도, 특성, 경도를 기록한다.
- 수화상태(체중, 소변비중과 소변량)를 사정한다.
- 광선치료에 피부를 최대한 노출하기 위해 자주 체위를 변경해준다.
- 피부통합성을 관찰한다.
- 광선치료와 관련한 각막손상을 예방하기 위한 눈 보호대를 제공한다.
- 부모-신생아 분리를 예방하기 위해 부모를 간호에 참여하도록 격려한다.

> 가정방문간호사는 신생아가 퇴원한 최 씨의 집을 방문하였다. 가정간호사가 아기의 흉골부위를 손가락으로 눌렀을 때 황달이 약간 있음을 알게 되었다. 최 씨는 자신의 아기가 이틀 전과 비교하여 수유를 훨씬 잘하고 있다고 말했다. 아기의 황달을 감소시키기 위해서 산모에게 어떤 방법을 제안하여야 하는가? 생리적 황달에 관련된 어떤 교육이 필요한가?

감염 예방 간호

감염 예방을 위한 방법은 다음과 같다.

- 감염물에 노출을 최소화한다.
- 간호를 제공하기 전과 후에 손을 잘 씻도록 한다.
- 몸이 아픈 직원이나 방문객이 아기를 만지거나 방문하는 것을 제한한다.
- 다른 신생아와 용품을 나눠 사용하지 않도록 한다.
- 제대절단부위에 감염징후가 있는지 감시한다.
- 분만 직후 처방된 안약을 점적함으로써 예방적 눈간호를 제공한다.
- 부모에게 가정에서 할 수 있는 감염 예방방법을 교육한다. 교육내용으로는 기저귀 교환 전후 손 씻기, 충분히 수분 공급하기, 사람이 너무 많은 곳에 아기를 데리고 가지 말기, 감염의 초기징후(열, 콧물, 식욕부진, 기면상태, 힘들게 숨을 쉼, 녹색 묽은 변, 배꼽이나 눈에서 분비물) 등을 관찰하기, **예방접종**(immunizations)을 위한 소아과 방문 등이 있다.

신생아실 안전관리

신생아 유괴는 직원 식별 명찰패용, 교육, CCTV, 출입통제 및 태깅시스템(tagging system) 등으로 예방할 수 있다. 모든 신생아와 가족의 안전을 보장하기 위해 모든 사람이 책임감을 갖는 것이 중요하다. 신생아 이름표나 신분확인 팔찌에는 이름, 성별, 출생날짜와 시간, 신분확인 번호가 적혀 있다. 신생아 이름표나 신분확인 팔찌는 신생아의 안전을 위해 제공되며, 산모와 신생아가 분만장소를 떠나기 전에 채워지도록 해야 한다. 간호사는 병동에서 신생아에게 시술을 하기 전에 신생아 이름표나 신분확인 팔찌를 반드시 체크해야 한다(NCMEC, 2015). 일부 시설에서는 신생아가 해당 병동의 특정 지점을 벗어나서 촬영되거나 해당 장소에서 없어지면 벨이 울리는 전자장치를 사용하기도 한다. 산모의 지문, 이름, 출생날짜와 시간이 기록된 양식을 사용하여 신생아의 발 지문을 찍어 보관해 두기도 한다(Goyal, Nagar, & Kumar, 2014). 많은 나라에서 신생아의 발 지문 서류를 없애고 대신 출생 시 제대혈을 채집하고 보관하여 필요시 DNA 검사를 하거나, 얼굴 사진을 찍어서 필요시 안면 생체인식 프로그램을 이용하기도 한다(Otsuka, 2014). 신생아 유괴 예방은 병원 내 CCTV, 경보장치와 함께 예방지침에 대한 교육 등을 강화함으로써 더욱 효과적이다. 비록 병원에서의 신생아 유괴는 드물지만, 간호사는 산모와 신생아의 안전과 보안을 최우선 순위에 두어야 한다.

신생아 선별검사

신생아 선별검사(screening tests)는 21세기 가장 성공적인 공중보건 프로그램 중 하나이다. 신생아 선별검사의 목적은 치료하지 않으면 치명적일 심각한 질환이나 합병증의 위험을 조기에 발견하는 데 있다. 퇴원 전 실시하는 선별검사는 몇 가지 유전질환, 출생 시 대사이상, 청력이상 등이다. 조기발견과 조기치료는 심각한 합병증을 예방할 수 있고, 치료받지 못한 경우 발생할 수 있는 잠재적인 부정적 영향을 최소화한다.

가장 일반적인 선천성 대사이상 선별검사는 페닐케톤뇨증(phenylketonuria, PKU), 선천성 갑상선저하증(hypothyroidism), 갈락토오스혈증(galactosemia), 겸상적혈구질환(sickle cell disease)이다(표 17.6).

몇 가지 검사는 검사시기가 결과의 정확성에 영향을 줄 수 있다. 예를 들면, 페닐케톤뇨증 검사는 페닐알라

표 17.6 주요 신생아 선천성 대사이상 선별검사

질병명	설명	임상적 양상/치료되지 않았을 때의 영향	치료	선별검사 시기
페닐케톤뇨증 (phenylketonuria)	• 상염색체 열성유전: 페닐알라닌이 티롭신으로 대사되는 데 필요한 효소 중 하나가 부족(모든 음식에서 발견되는 필수 아미노산)	• 안절부절못함, 단백질 음식섭취 시 구토, 피부나 몸에 진흙 냄새 나는 분비물 • 치료하지 않으면 정신·신체활동 지연, 발작, 소두증, 성장발달 지연	• 평생 동안 저페닐알라닌 식이(저단백)와 혈액수준 감시, Phenex, Lofenac라는 특수분유 섭취	• 단백질섭취 후 24~48시간 후 검사수행
선천성 갑상선저하증 (congenital hypothyroidism)	• 정상 뇌발달과 열량대사, 발달에 필수적인 갑상선호르몬 부족, 모체의 갑상선저하증으로부터 발생할 수도 있음	• 출생 시 체중이 2,000 g 이하 혹은 4,000 g 이상의 신생아에서 위험 증가, 수유문제 • 1세 이내로 치료하지 않으면 성장과 호흡문제, 불가역적 뇌손상과 정신지체	• 평생 동안 갑상선호르몬제제 보충	• 생후 4~6일 사이에 T4, TSH검사
갈락토오스혈증 (galactosemia)	• 유당 갈락토오스를 포도당으로 변화시켜 주는 효소 부족	• 체중 증가 불량, 구토, 황달, 기분변화, 시력의 상실, 발작, 정신지체 • 만약 치료하지 않으면 갈락토오스가 축적되어 뇌, 눈, 간이 영구적으로 손상되어 결국 사망	• 식이에서 우유를 제거하고 두유로 대체	• 퇴원 시 검사, 1달 후 추후 검사
겸상적혈구빈혈 (sickle cell anemia)	• 열성유전질환 • 헤모글로빈 구조의 기형, 대개 아프리카계 미국인에서 흔함	• 감염, 성장제한 • 혈관폐쇄 위기에 대한 위험성 증가	• 수분 공급, 혈액 희석, 휴식, 전해질 보충, 통증관리, 혈액 보충, 항생제	다른 신생아 대사이상검사와 함께 실시

【출처】 Blackburn, S. T. (2018). *Maternal, fetal, neonatal physiology: A clinical perspective* (5th ed.). Elsevier; Jain, L. & Suresh, G. K. (2019). *Clinical guidelines in neonatology*. McGraw-Hill Education; and Korenev, S., Lemonde, H., Cleary, M., & Chakrapani, A. (2019). Newborn screening for inborn errors of metabolism. *Pediatrics and Child Health, 29*(3), 105–110. https://doi.org/10.1016/j.paed.2019.01.002

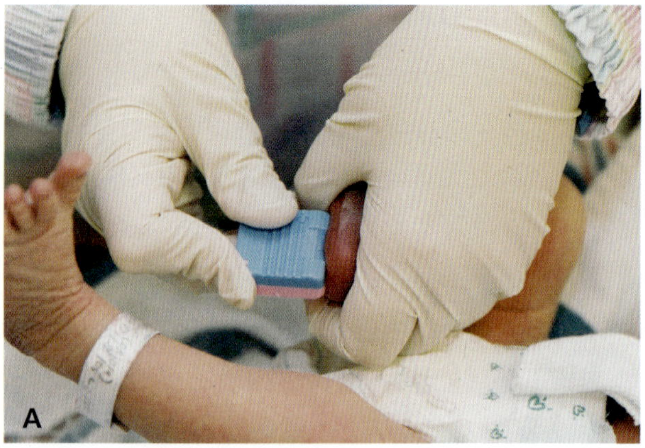
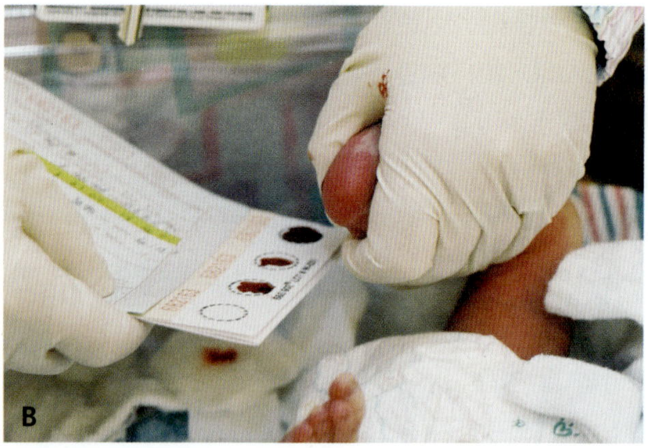

그림 17.16 신생아 선천성 대사이상 선별검사. **A.** 아기의 발뒤꿈치에서 채혈, **B.** 검사물을 선별검사 카드에 묻힘

닌 수준을 확인하기 위해 아기가 모유나 분유를 충분히 소화시킬 필요가 있기 때문에 생후 24시간 이전에 실시해서는 안 된다.

선천성 대사이상 선별검사는 아기의 발뒤꿈치에서 몇 방울의 혈액을 채취하여 시행된다(그림 17.16). 대부분 퇴원 직전에 수행하며, 생후 24시간 이내에 퇴원하는 신생아는 외래에서 일주일 이내에 재검사할 필요가 있다.

부모에게 신생아 선별검사 내용과 조기발견의 중요성에 대해 교육한다. 간호사는 검사시기와 결과에 영향을 미칠 수 있는 조건을 숙지하여 적절한 시기에 만족스러운 검사물을 얻을 수 있도록 하며, 결과가 잘못 나오는 것을 최소화하도록 노력해야 한다.

수면 증진

신생아 초기에는 충분하게 자는 것이 필요하다. 대개 신생아는 하루에 15시간 이상 잔다. 아기는 한 번 자면 2~4시간 정도 자며, 밤 동안 깨지 않고 쭉 잠을 자지 못하는데, 이는 영아의 위 용적은 너무 작아 중간에 영양 공급이 필요하기 때문이다.

부모는 아기를 앙와위로 눕혀 재워야 한다. 질식을 예방하기 위하여 푹신한 침구, 누비이불, 양털, 솜으로 채운 베개 등은 사용하지 않아야 한다. 부모에게 어른 침대에서 신생아와 함께 자는 것은 안전하지 않다는 것을 알려주어야 한다(Moon, 2020). 아기가 침대에서 뒤엉켜 있거나 베개 아래, 또는 침대와 벽 사이의 틈에서 질식할 수 있다. 부모가 갑작스럽게 아기를 깔고 자는 경우도 있을 수 있다. 아기가 잠자기에 가장 안전한 장소는 아기침대이다. 신생아가 부모와 함께 침대를 같이 사용하는 것은 다음과 같은 장점과 단점이 있다.

- 장점: 모유수유 기술 증진, 모아 애착증진, 피부접촉 증진
- 단점: 영아돌연사증후군(SIDS) 위험 증가, 신생아를 부모가 덮칠 경우 사망 위험 증가, 영아의 수면 방해, 기도폐쇄로 인한 질식 위험, 성인 침대는 영아에게 안전하지 않은 설계임(Emond, 2019).

부모에게 다음과 같은 안전하지 않은 상황을 피하도록 교육한다. 즉 아기를 엎드려 재우는 것, 인증되지 않은 아기침대를 사용하는 것, 아기침대의 난간을 느슨하게 해놓는 것, 아기를 침대의 난간에 놓는 것, 아기침대에 담요나 베개를 놓아두는 것, 담배연기, 알코올 및 불법약물에 노출, 방안의 온도가 너무 높은 것 등이다(CDC, 2019d).

신생아를 재우는 기술은 부모 교육에서 중요한 부분이다.

미국 국립아동보건 및 인간발달연구소(National Institute of Child Health and Human Development, NICHD)의 안전한 수면 캠페인에 따르면, 영아돌연사증후군(SIDS)을 줄이기 위해 다음과 같은 사항을 권장한다.

- 낮잠을 포함한 모든 수면 시 아기를 항상 똑바로 눕

혀 재운다.

- 같은 방, 보호자가 자는 곳 옆에 아기를 재운다.
- 부드러운 물체, 장난감, 담요가 없는 단단한 표면의 침구에 아기를 재운다(Doering et al., 2019).

TAKE NOTE!

모든 신생아는 자신의 수면양상과 주기를 발달시켜야 한다. 밤 동안 깨지 않고 계속 자는 것은 몇 개월이 지난 후에야 가능하다. 신생아는 종종 낮과 밤 시간이 바뀌어서 낮에 더 많이 자고 밤에 덜 자는 경향이 있다.

부모-신생아 애착증진 간호

아기 양육과 관련해 시범을 보이고 교육에 부모를 참여시키면서, 부모와 아기의 상호작용을 격려하고 강화시킨다.

- 부모는 아기에게 “안녕”이라고 말하고 자신을 소개하노록 한다.
- 아기를 다루거나 안을 때 부모의 허락을 구한다. 이것은 부모가 자신의 아이에게 책임이 있음을 깨닫게 하고 그들의 역할을 상기시켜 준다.
- 아기를 달래기 위해 부모의 부드러운 목소리가 효과 있음을 보여준다.
- 가장 스트레스가 덜한 방법으로 아기를 돌보도록 한다.
- 아기를 부드럽게 깨우는 방법을 시범 보인다.
- 아기 돌보는 방법에 대해 부모에게 알려주고, 왜 그렇게 하는지, 가정에서 돌볼 때 어떻게 해야 하는지 발해 준다.
- 간호사는 부모의 행동을 관찰하면서 부모가 자신이 아기를 돌볼 수 있는 기회를 주고, 그들의 노력을 칭찬해 준다.
- 아기의 의사소통 단서를 해석하도록 도와준다.
- 부모와 상호작용하는 아기의 행동을 알려준다(예: 부모가 말할 때 부모의 목소리에 놀라는 것, 안전하게 안아줄 때 조용히 있는 것 등).

유대(bonding)는 부모가 자신의 자녀를 안고 손가락으로 부드럽게 쓰다듬을 때 시작된다. 부모가 아기를 수유하거나 안을 때, 피부 대 피부로 접촉할 기회를 제공하도록 한다. 많은 신생아들은 부드러운 마사지에 긍정적으로 반응한다. 만일 필요하다면 관련된 책이나 동영상을 추천해 준다.

신생아의 울음은 그들의 불편함을 알릴 수 있는 유일한 의사소통방법으로, 왜 우는지 파악하는 것이 중요하다. 기저귀가 젖었는지, 방안의 온도가 너무 춥거나 덥지는 않은지, 기저귀 발진이나 옷이 너무 꼭 끼어 몸이 불편한지 등을 확인한다. 아기가 울 때 부모가 아기를 달랠 수 있는 방법은 다음과 같다.

- 수유 시 공기를 덜 삼키도록 하거나 수유 후 트림을 시킨다.
- 아기의 등을 부드럽게 문지르고 아기에게 부드럽게 말한다.
- 아기와 눈을 맞추면서 말한다.
- 아기를 유모차에 태워 산책하면서 신선한 공기를 마시도록 한다.
- 아기를 옆으로 돌려 눕히거나 반대로 돌려 눕혀 자세를 바꾸어 준다.
- 노래하고 시를 읊고 동요를 불러 주거나 아기에게 책을 읽어주는 등의 노력을 한다.
- 아기의 머리맡에 음악이 나오면서 움직이는 장난감을 놓아둔다.
- 아기를 안거나 걷거나 두드려 주는 등 아기와 신체적 접촉을 많이 한다.

퇴원교육

신생아의 퇴원을 준비하는 것은 간호사의 필수업무이다. 간호사는 부모의 기본지식, 학습요구를 사정하고 적절한 퇴원교육을 해야 한다.

- 부모가 알고자 원하는 것은 무엇이고 무엇을 배우기를 원하는지 확인한다.
- 부모에게 교육할 내용이 일상적인 가정 상황과 관련이 있음을 확인시킨다.
- 부모의 책임감을 증진시키도록 한다.
- 신생아간호와 관련된 가족의 문화적 신념과 관행을 존중한다. 예를 들어, 신생아의 배꼽에 뱃대끈(bellyband)을 두거나(라틴 아메리카계 또는 아프리

카계 미국인), 신생아의 이름을 늦게 짓거나(아시아계 미국인이나 라틴 아메리카계), 모유수유를 미루거나(아메리카 원주민은 초유를 '나쁜' 것으로 간주함) 하는 것 등이 있다(Douglas et al., 2018).

병원에 있는 동안 수유와 신생아간호에 관한 실제적인 교육과 지지가 이루어져야 한다. 초산모가 퇴원할 때 간호사의 주의 깊은 지지와 지도가 갑자기 중단되어서는 안 된다. 그들에게 병원의 전화번호를 알려주어 도움을 요청할 수 있도록 해 준다. 전화를 통한 새로운 정보와 지원은 성공적인 부모가 되는 것을 도와줄 것이다.

추후 간호에 대한 확인

신생아는 퇴원 후 2~4일 이내에 첫 번째 건강검진과 신생아 대사이상 선별검사와 같은 부가적인 검사가 필요하다. 첫 번째 방문 이후 건강관리를 위해 국내에서는 생후 14일부터 71개월(만 6세 미만)까지의 영유아를 대상으로 건강검진을 시행하고 있다(14일, 4개월, 9개월, 18개월, 30개월, 42개월, 54개월, 66개월에).

정기적인 건강관리 방문은 부모에게 질문할 기회를 제공하고, 신생아의 성장과 발달에 대한 정보를 제공할 수 있다. 추후 방문을 격려하는 한편 신생아에게 질병과 관련된 징후가 있을 때 언제든 건강관리자를 찾도록 조언한다. 또한 처방전 없이 살 수 있는 상비약을 알려준다. 다음은 부모에게 알려주는 질병과 관련된 징후이다.

- 체온 38.3℃ 이상
- 단순 구토가 아닌, 정도가 심하고 지속적인 구토
- 수유 거부
- 2회 이상 녹색의 묽은 대변
- 기저귀가 거의 젖지 않거나 정상 패턴과는 다른 장운동의 변화
- 기면 혹은 과도한 수면
- 지나친 울음이나 극도의 찡그림
- 복부 팽만
- 호흡 불편감이나 호흡곤란

주요 개념

- 자궁 내에서 자궁외 생활로의 이행은 분만 후 처음 몇 시간 동안 일어난다. 이때는 신생아의 체온, 호흡, 심혈관 역동이 안정화되는 시기이다.
- 신생아의 장은 출생 후 무균상태이다. 신생아가 비타민 K 결핍을 예방할 수 있는 충분한 양의 비타민 K를 생산하는 데는 1주일 정도 걸린다.
- 모든 신생아에게 신생아 안염을 예방하기 위해 분만 후 1~2시간 이내에 눈에 erythromycin이나 tetracyclin 안약을 주입한다.
- 간호사는 수분증발을 통한 체온상실을 예방하기 위해 출생 직후 신생아를 건조시키고, 미리 따뜻하게 해둔 담요로 싸주며, 머리에 모자를 씌우고, 체온조절 방사보온기(warmer)에 신생아를 둔다.
- 전형적인 신생아 검진항목에는 피부색깔, 자세, 각성상태, 머리둘레 사정, 전반적인 행동양상, 호흡상태, 생식기, 선천적 기형 등이 있다.
- 재태연령 사정은 SGA/LGA와 같은 비정상적인 성장, 미숙/과숙과 관련된 잠재적인 문제를 예견하고 성장과 관련된 요소를 확인하도록 한다.
- 신생아의 이행기가 지나고 안정된 다음, 간호사는 활력징후, 체중, 제대간호, 목욕 및 위생간호, 선천성 대사이상 선별검사 등을 비롯하여 집으로 퇴원하기 전 다양한 과제를 지속적으로 사정하고 수행해야 한다.
- 부모 교육의 주제로는 안전한 환경관리, 신생아 특징 이해, 수유, 목욕, 제대간호, 수면과 배설 양상, 자동차에서 신생아 카시트 사용, 안기 자세, 추후 관리 등이 있다.
- AAP와 American Dietetic Association에서는 처음 6개월간 완전 모유수유를 권장하며, 첫 돌이 될 때까지 다른 음식과 함께 모유수유를 지속하도록 권장한다.
- 모유수유를 선택하지 않은 부모는 조제분유의 종류, 준비, 저장, 도구, 수유자세, 영아에게 얼마나 먹이는지를 알 필요가 있다.
- 신생아와 관련된 일반적인 문제는 일시적 빈호흡, 생리적 황달, 저혈당증 등이 있다.
- 신생아 일시적 빈호흡은 출생 후 견축, 호기 시 끙끙거리는 호흡, 청색증과 함께 발생하며, 저용량의 산소를 투여함으로써 완화된다.
- 생리적 황달은 신생아에게 매우 흔히 발생하는데, 출생 후 3일 이내에 주로 피부, 점막, 공막에 황달이 나타난다. 황달치료를 위해 광선요법을 받는 신생아의 체온, 수분, 전해질 균형, 피부통합성을 잘 관찰하고 눈을 보호하며 간호에 부모를 참여시켜야 한다.
- 저혈당증이 있는 신생아는 저혈당증의 증상과 징후를 잘 관찰해야 한다. 산전 병력, 신체검진, 체온, 재태연령에 근거한 고위험 신생아 규명 등이 필요하다.
- 예방접종 스케줄은 부모와 함께 검토해야 하며, 영아의 건강을 유지하기 위해 지속적인 추후 검진의 중요성을 강조하여야 한다.

참고문헌

American Academy of Pediatrics (AAP). (2016). *Vitamin D: On the double*. https://www.healthychildren.org/English/healthyliving/nutrition/Pages/Vitamin-D-On-the-Double.aspx

American Academy of Pediatrics (AAP). (2018). *Choosing an infant formula*. https://www.healthychildren.org/English/ages-stages/baby/formula-feeding/Pages/Choosing-an-Infant-Formula.aspx

American Academy of Pediatrics (AAP). (2019). *Where we stand: Administration of vitamin K*. https://www.healthychildren.org/English/agesstages/prenatal/delivery-beyond/Pages/Where-We-Stand-Administration-of-Vitamin-K.aspx

American Academy of Pediatrics (AAP). (2020a). *Early hearing detection and intervention*. https://www.aap.org/en-us/advocacy-and-policy/aap-health-initiatives/PEHDIC/Pages/Early-Hearing-Detection-and-Intervention.aspx

American Academy of Pediatrics (AAP). (2020b). *Recommendations for preventive pediatric health care*. https://www.aap.org/en-us/documents/periodicity_schedule.pdf

American College of Obstetricians & Gynecologists (ACOG). (2019). ACOG practice bulletin No. 204: Fetal growth restriction. *Obstetrics & Gynecology, 133*(2), 97–109. https://doi.org/10.1097/AOG.0000000000003070

American Pregnancy Association. (2019). *Breastfeeding vs bottle feeding*. Retrieved March 16, 2020, from https://americanpregnancy.org/breastfeeding/breastfeeding-andbottle-feeding/

Blackburn, S. T. (2018). *Maternal, fetal, neonatal physiology: A clinical perspective* (5th ed.). Elsevier.

Bryant, J., & Thistle, J. (2019). Anatomy, colostrum. *Stat Pearls*. Retrieved June 11, 2020, from https://www.ncbi.nlm.nih.gov/books/NBK513256/

Centers for Disease Control and Prevention (CDC). (2018). *Infant formula preparation and storage*. Retrieved March 16, 2020, from https://www.cdc.gov/nutrition/InfantandToddler Nutrition/formula-feeding/infant-formula-preparation-andstorage.html

Centers for Disease Control and Prevention (CDC). (2019a). *Breastfeeding report card: United States 2018*. https://www.cdc.gov/breastfeeding/data/reportcard.htm

Centers for Disease Control and Prevention (CDC). (2019b). *Breastfeeding–Why it matters*. https://www.cdc.gov/breastfeeding/about-breastfeeding/why-it-matters.html

Centers for Disease Control and Prevention (CDC). (2019c). *Choosing an infant formula*. https://www.cdc.gov/nutrition/InfantandToddlerNutrition/formula-feeding/choosing-aninfant-formula.html

Centers for Disease Control and Prevention (CDC). (2019d). *Helping babies sleep safely*. https://www.cdc.gov/features/babysafesleep/index.html

Centers for Disease Control and Prevention (CDC). (2019e). *Infants–safety in the home and community*. https://www.cdc.gov/parents/infants/safety.html

Centers for Disease Control and Prevention (CDC). (2019f). *When, what, and how to introduce solid foods*. https://www.cdc.gov/nutrition/InfantandToddlerNutrition/foods-anddrinks/when-to-introduce-solid-foods.html

Centers for Disease Control and Prevention (CDC). (2020). *Facts about microcephaly*. https://www.cdc.gov/ncbddd/birthdefects/microcephaly.html

Centers for Disease Control and Prevention (CDC). (2020). *Hearing loss in children*. https://www.cdc.gov/ncbddd/hearingloss/index.html

Chiocca, E. M. (2020). *Advanced pediatric assessment* (3rd ed.). Springer Publishing Company.

Cunningham, F. G., Leveno, K. J., Bloom, S. L., Dashe, J. S., Hoffman, B. L., Casey, B. M., & Spong, C. Y. (2018). *William's obstetrics* (25th ed.). McGraw-Hill Education.

DeFrancesco, C. J., Shah, D. K., Rogers, B. H., & Shah, A. S. (2019). The epidemiology of brachial plexus birth palsy in the United states: Declining incidence and evolving risk factors. *Journal of Pediatric Orthopedics, 39*(2), 134–140. https://doi.org/10.1097/BPO.0000000000001089

Doering, J. J., Ward, T. C. W., Strook, S., & Campbell, J. K. (2019). A comparison of infant sleep safety guidelines in nine industrialized countries. *Journal of Community Health, 44*(1), 81–87. https://doi.org/10.1007/s10900-018-0556-3

Douglas, M., Pacquiao, D., & Purnell, L. (Eds.), (2018). *Global applications of culturally competent health care: Guidelines for practice*. Springer International Publishing.

D'Souza, G. L., D'Souza, S. R. B., Kamath, P. & Lewis, L. E. (2018). Nurse-led early initiation of breastfeeding on the LATCH scoring system. *Indian Journal of Public Health Research & Development, 9*(1), 417–421. https://doi.org/10.5958/0976-5506.2018.00077.3

Emond, A. (2019). *Health for all children* (5th ed.). Oxford University Press.

Gibbs, N. F., & Seago, M. E. (2018). Erythema toxicum neonatorium. *eMedicine*. Retrieved June 11, 2020, from https://emedicine.medscape.com/article/1110731-overview

Gowen, C. W. (2019). Assessment of the mother, fetus, and newborn. In K. Marcdante, & R. M. Kliegman (Eds.), *Nelson essentials of pediatrics* (8th ed.). Elsevier.

Gozen, D., Caka, S. Y., Besirik, S. A., & Perk, Y. (2019). First bathing time of newborn infants after birth: A comparative analysis. *Journal for Specialists in Pediatric Nursing, 24*(2), e12239. https://doi.org/10.1111/jspn.12239

Grewal, H., & Lindholm, E. (2019). Pediatric breast disorders. *eMedicine*. Retrieved June 11, 2020, from https://emedicine.medscape.com/article/935410-overview

Hale, T. W. (2019). *Hale's medications & mother's milk*. Springer Publishing Company.

Jain, L., & Suresh, G. K. (2019). *Clinical guidelines in neonatology*. McGraw-Hill Education.

Jefferson, U. T., & Bibb, D. (2019). A breastfeeding algorithm to guide bedside health care practice for term newborns. *Nursing for Women's Health, 23*(1), 49–58. https://doi.org/10.1016/j.nwh.2018.11.003

Jnah, A. J., & Trembath, A. N. (Eds.). (2019). *Fetal and neonatal physiology for the advanced practice nurse*. Springer Publishing Company.

Kapadia, V. S., & Brion, L. P. (2017). Chapter 99: Neonatal jaundice. In T. K. McInerny, H. M. Adam, D. E. Campbell, J. M. Foy, & D. M. Kamat (Eds.), *American Academy of Pediatrics textbook of pediatric care* (2nd ed.). American Academy of Pediatrics.

Kerr, S. M., Van Bennekom, C. M., & Mitchell, A. A. (2019). Risk factors for congenital microcephaly in the pre-Zika era. *Birth Defects Research, 111*, 96–118. https://doi.org/10.1002/bdr2.1443

King, T. L., Brucker, M. C., Osborne, K., & Jevitt, C. M. (2019). *Varney's midwifery* (6th ed.). Jones & Bartlett Learning.

Konek, S., & Becker, P. (2020). *Samour & King's pediatric nutrition in clinical care* (5th ed.). Jones & Bartlett Learning.

Korenev, S., Lemonde, H., Cleary, M., & Chakrapani, A. (2019). Newborn screening for inborn errors of metabolism. *Pediatrics and Child Health, 29*(3), 105–110. https://doi.org/10.1016/j.paed.2019.01.002

La Leche League International. (2020a). *Breastfeeding with sore nipples*. Retrieved March 16, 2020, from https://www.llli.org/breastfeeding-info/breastfeeding-sore-nipples/

La Leche League International. (2020b). *Storing human milk*. Retrieved March 16, 2020, from https://www.llli.org/breastfeeding-info/storingmilk/

Lindsay, P., Bagness, C., & Peate, I. (Eds.). (2018). *Midwifery skills at a glance*. John Wiley & Sons.

Martin, G. I., & Rosenfeld, W. (2019). *Common problems in the newborn nursery: An evidence and case-based guide*. Springer.

Marx, M., Costa, N., Lepage, B., Taoui, S., Molinier, L., Deguine, O., & Fraysse, B. (2019). Cochlear implantation as a treatment for single-sided deafness and asymmetric hearing loss: A Randomized controlled evaluation of cost-utility. *BMC Ear, Nose and Throat Disorders, 19*(1), 1. https://doi.org/10.1186/s12901-019-0066-7

Mathes, E., & Lalor, L. (2019). Skin lesions in the newborn and infant. *UpToDate*. Retrieved June 11, 2020, from https://www.uptodate.com/contents/skin-lesions-in-the-newborn-and-infant

Moon, R. Y. (2020). *How to keep your sleeping baby safe: AAP policy explained*. Retrieved March 16, 2020, from https://www.healthychildren.org/English/ages-stages/baby/sleep/Pages/A-Parents-Guide-to-Safe-Sleep.aspx

National Center for Missing & Exploited Children (NCMEC). (2020). *Infant abductions*. Retrieved March 16, 2020, from http://www.missingkids.com/theissues/infantabductions

National Institute of Child Health and Human Development (NICHD). (n.d.). *About SIDS and safe infant sleep*. Retrieved March 16, 2020, from https://safetosleep.nichd.nih.gov/safesleepbasics/about

Nguyen, N., & Maguiness, S. M. (2019). *Baby birthmarks and rashes*. Retrieved March 11, 2019, from https://www.healthychildren.org/English/ages-stages/baby/bathing-skincare/Pages/Your-Newborns-Skin-Birthmarks-and-Rashes.aspx

Nguyen, K., & Thomson, A. (2019). The child with a large head. *Paediatrics and Child Health, 29*(5), 235–239. https://doi.org/10.1016/j.paed.2019.02.007

Pace, E. J., Brown, C. M., & De George, K. C. (2019). Neonatal hyperbilirubinemia: An evidence-based approach. *The Journal of Family Practice, 68*(1), 4–11.

Painter, K., & Feldman, J. (2019). Omphalitis. *StatPearls*. Retrieved June 11, 2020, from https://www.ncbi.nlm.nih.gov/books/NBK513338/

Salandy, S., Rai, R., Gutierrez, S., Ishak, B., & Tubbs, R. S. (2019). Neurological exam of the infant: A comprehensive review. *Clinical Anatomy, 32*, 770–777. https://doi.org/10.1002/ca.23352

Sawyer, T. L., Chiles, D. P., & Lindley, L. J. (2018). Phototherapy for jaundice. *eMedicine*. Retrieved June 11, 2020, from https://emedicine.medscape.com/article/1894477-overview

Schmitt, B. (2020). Newborn rashes and birthmarks. Retrieved March 16, 2020, from https://www.healthychildren.org/English/tips-tools/symptom-checker/Pages/symptomviewer.aspx?symptom=Newborn%20Rashes%20and%20Birthmarks

Sen, S., & Kilic, A. (2019). Maternal breastfeeding attitudes: Pregnant women and factors which affect the breastfeeding. *Asian Journal of Pregnancy and Childbirth, 2*(1), 1–7. http://www.journalajpcb.com/index.php/AJPCB/article/view/30091

Simon, L., & Hashmi, M. (2020). Apgar score. *StatPearls*. Retrieved June 11, 2020, from https://knowledge.statpearls.com/chapter/0/17763?utm_source=pubmed

Skidmore-Roth, L. (2019). *Mosby's 2019 nursing drug reference* (32nd ed.). Mosby Elsevier.

Soghier, L. (2017). Appendix C: Formulas and reference range values. In T. K. McInerny, H. M. Adam, D. E. Campbell, J. M. Foy, & D. M. Kamat (Eds.), *American Academy of Pediatrics textbook of pediatric care* (2nd ed.). American Academy of Pediatrics.

Tamai, J., & McCarthy, J. J. (2020). Developmental dysplasia of the hip. *eMedicine*. Retrieved June 11, 2020, from https://emedicine.medscape.com/article/1248135-overview

Tappero, E. P., & Honeyfield, M. E. (2019). *Physical assessment of the newborn: A comprehensive approach to the art of physical examination* (6th ed.). Springer Publishing Company.

Tiemeier, H., & McCormick, M. C. (2019). The Apgar paradox. *European Journal of Epidemiology, 34*(2), 103–104.

U.S. Department of Health and Human Services (USDHHS). (2020). *Proposed objectives for inclusion in Healthy People 2030*. Retrieved March 16, 2020, from https://www.healthypeople.gov/sites/default/files/ObjectivesPublicComment508.pdf

U. S. Preventive Services Task Force (USPSTF). (2019). *Final recommendation statement: Ocular prophylaxis for gonococcal ophthalmia neonatorium: Preventive medication*. Retrieved June 16, 2020, from https://www.uspreventiveservicestaskforce.org/Page/Document/RecommendationStatementFinal/ocularprophylaxis-for-gonococcal-ophthalmia-neonatorum-preventivemedication1

van Raath, M. I., Chohan, S., Wolkerstorfer, A., van der Horst, C. M., Storm, G., & Heger, M. (2019). Port wine stain treatment outcomes have not improved over the past three decades. *Journal of European Academy of Dermatology and Venereology, 33*(7), 1369–1377. https://doi.org/10.1111/jdv.15599

Webster, S., Morris, G., & Kevelighan, E. (2018). *Essential human development*. John Wiley & Sons.

Woods, G., & Parker, A. (2019). Microcephaly: A clinical genetics approach. *UpToDate*. Retrieved June 11, 2020, from https://www.uptodate.com/contents/microcephaly-aclinical-genetics-approach

World Health Organization (WHO). (2020a). *Deafness and hearing loss*. Retrieved June 16, 2020, from https://www.who.int/en/news-room/fact-sheets/detail/deafness-and-hearingloss

World Health Organization (WHO). (2020b). *Immunizations, vaccines and biologicals*. Retrieved June 16, 2020, from https://www.who.int/immunization/en/

임상적 판단능력

객관식 문제

1. 출생 시 신생아 사정결과가 다음과 같다. 심박동 140회/분, 큰 울음소리, 사지의 약간 굴곡, 망울주입기(bulb syringe)를 콧구멍에 넣을 때 울음, 사지는 청색증이며 몸은 핑크빛이다. 신생아의 아프가 점수는 몇 점인가?
   a. 5점
   b. 6점
   c. 7점
   d. 8점

2. 간호사가 신생아의 부모에게 광선요법에 대해 설명하고 있다. 간호사는 광선요법의 목적을 무엇이라고 설명해야 하는가?
   a. 계면활성제 수준을 증가시키기 위해서
   b. 신생아의 체온을 안정시키기 위해서
   c. Rh 음성 항체를 파괴하기 위해서
   d. 피부의 빌리루빈을 산화하기 위해서

3. 간호사가 출생 후 신생아의 근육에 비타민 K를 주입하는 이유는 무엇을 증진시키기 위해서인가?
   a. 빌리루빈 결합
   b. 혈액응고
   c. 난원공 폐쇄
   d. 복합 단백질의 소화

4. 모든 신생아의 양쪽 눈에 예방약을 주입하는 것은 다음의 어느 것을 예방하기 위해서인가?
   a. 임균과 클라미디아
   b. 아구창과 장내세균
   c. 포도알균과 매독
   d. B형간염과 헤르페스

5. AAP는 모든 신생아가 잠잘 때 똑바로 누울 것을 추천하는데, 이는 무엇을 방지하기 위해서인가?
   a. 호흡곤란증후군
   b. Bottle mouth 증후군
   c. 영아돌연사증후군
   d. GI 역류증후군

6. 다음 예방접종 중 신생아가 병원에서 퇴원 전에 투여받는 예방접종은 무엇인가?
   a. 폐렴알균
   b. 수두
   c. A형간염
   d. B형간염

7. 신생아가 48시간 안에 단백질을 소화할 수 있는지 확인해야 하는 상황은 무엇인가?
   a. 갑상선저하증(hypothyroidism)
   b. 낭성섬유종(cystic fibrosis)
   c. 페닐케톤뇨증(phenylketouria)
   d. 겸상세포질환(sickle cell disease)

8. 신생아 머리를 사정한 후 기록한 다음 간호기록지의 내용 중 비정상 결과를 나타내는 것은 무엇인가?
   a. 두개골 사이에서 두개의 부드러운 부분
   b. 두피 연조직의 부종
   c. 머리둘레 32 cm, 가슴둘레 34 cm
   d. 봉합선 겹침이 동반된 비대칭적 머리 모양

9. 다음 중 신생아에서 정상으로 간주되는 결과는 어느 것인가?
   a. 출생 후 24시간 이내 태변 배출
   b. 호흡수 80회/분
   c. 출생 후 10시간이 지났을 때 노란색의 피부톤
   d. 제대부위에서의 출혈

비판적 사고 연습

1. 첫 아기를 분만한 산모가 간호사를 불러 자신의 딸에 대해 이야기하였다. 이 부인은 아기의 머리가 '바나나'처럼 보이며 머리는 말랑말랑하고 코 전체에 '하얀 반점'이 있다고 말하였다. 게다가 아기의 엉덩이에는 '커다랗고 푸른 멍'이 있다고 하였다. 그녀는 아기에게 어떤 문제가 있는지와 그것을 해결할 수 있는 방법은 무엇인지 알기를 원했다.
   a. 간호사는 산모의 질문에 어떻게 반응하여야 하는가?
   b. 이 시기에 어떤 부가적인 신생아 관련 교육이 필요한가?
   c. 딸의 외모에 대해 산모에게 어떤 재확신을 줄 수 있는가?

2. 금요일 밤 12시 30분에 한 여성이 응급실을 통해 병원에 들어왔다. 그녀는 하얀 유니폼과 lab 가운을 입고 있었으며 목에 청진기를 걸고 있었다. 그녀는 자신이 이전 교대근무를 한 사람이며, 확인할 것이 있어 다시 돌아온 신입간호사라고 하였다. 그녀는 신생아가 있는 신생아 병실로 들어가서 아기침대를 열고 신생아를 안고 복도로 내려가서 비상구를 통해 달아났다. 방범카메라는 작동하지 않았다. 신생아는 오전 2시까지 찾을 수 없었다.
   a. 신생아 유괴는 가족과 병원에 어떤 영향을 주는가?
   b. 어떤 안전망이 허술하였는가?
   c. 병원은 어떻게 신생아 유괴를 예방할 수 있는가?

학습활동

1. 신생아실에 입원한 신생아의 활력징후(체온, 맥박, 호흡) 자료를 수집하시오. 이 절차를 반복하고 이후 변화와 비교하시오. 이행기 동안 예상되는 활력징후 변화에 대해 논의하시오.
2. 병실에서 초산모에게 가장 깨끗한 부위에서 더러운 부위의 순서로 목욕하는 원칙을 사용하여 신생아 목욕을 시범 보이시오. 시범에 대한 산모의 반응과 산모의 질문에 대해 집담회에서 토론하시오.

통합: 사례연구

25세의 이 씨와 남편은 임신 37주에 첫 아이를 출산하고 이틀 후 아들과 함께 퇴원하였다. 그날 저녁 이 씨는 아들에게 모유를 먹이다가 아들의 눈이 약간 노랗게 된 것을 발견하였는데, 다음날은 더욱 진해졌다. 이 씨는 가정보건간호사에게 전화를 걸어 아이의 상태를 평가하기 위해 집으로 방문해줄 것을 요청하였다.

3일 된 신생아를 검사하였을 때, 간호사는 신생아의 머리에 약간의 멍이 있고 눈에 띄는 부위를 눌렀을 때 피부에 노란색 색조가 있다고 지적하였다. 간호사가 이 씨에게 모유수유에 대해서 질문했을 때, 이 씨는 아들이 때때로 젖먹는 것에 관심이 없어 보여서 대신 잠을 재웠다고 말했다.

WORDS OF WISDOM

연약하거나 아픈 신생아를 만져볼 수 있도록 하는 것은 부모가 신생아를 돌보는데 도움이 된다.

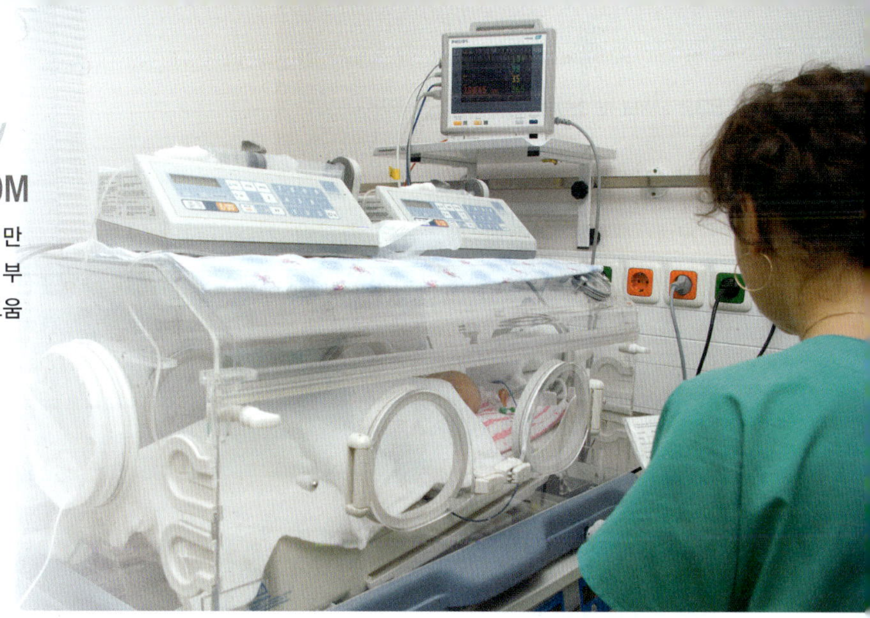

18

고위험 신생아와 가족의 간호: 특수요구가 있는 신생아의 간호

Nursing Management of Newborn at Risk: Nursing Care of the Newbron with Special Needs

주요 용어

- 과숙아(postmature nowborn, postterm newborn)
- 극소저체중출생아 (very low birth weight infant, VLBW)
- 만삭아(fullterm newborn)
- 미숙아(premature newborn)
- 재태기간에 비해 작은 체중아 (small for gestational age, SGA)
- 재태기간에 비해 큰 체중아 (large for gestational age, LGA)
- 저체중출생아 (low birth weight infant, LBW)
- 적정체중아 (appropriate for gestational age, AGA)
- 조산아(preterm newborn)
- 초극소저체중출생아 (extremely low birth weight infant, ELBW)

학습목표

이 장을 학습한 후 학생들은 다음을 수행할 수 있다.

1. 고위험 신생아의 생리적 기능과 특성을 이해한다.
2. 고위험 신생아 관련요인 및 합병증을 이해한다.
3. 고위험 신생아의 신체 각 기관을 사정한다.
4. 고위험 신생아를 대상으로 간호를 수행한다: 체온유지, 호흡유지, 영양유지, 감염 예방, 적절한 자극, 통증조절, 광선요법, 교환수혈, 성장발달 증진.
5. 고위험 신생아의 부모역할 증진을 위한 교육과 퇴원준비교육을 수행한다.

윤희 엄마는 7개월에 윤희를 출산하였다. 윤희 부모는 왜 조산을 하게 되었는지 이해할 수 없다고 하였다. NICU에서 여러 장비와 연결되어 있고 관(tubo)이 삽입되어 있는 윤희를 보는 순간 윤희 부모는 어떤 감정을 경험할까?

모든 가정은 건강한 신생아의 출산을 기대하지만 일부는 이러한 기대를 충족시키지 못한다. 대부분의 신생아는 임신 38~42주 사이에 체중 2.7~4kg 정도로 태어나지만 재태기간이나 체중에 따라 특별한 관리가 필요한 경우가 있다. 출생 시 재태기간은 신생아가 신체적, 신경학적 또는 발달장애를 경험할 위험과 반비례한다. 매년 전 세계적으로 약 1,500만 명의 신생아가 조산으로 태어나는데, 이는 전체 신생아의 10분의 1 이상에 해당한다. 이들 대부분은 생존을 위해 특별한 돌봄을 필요로 하며, 평생 장애를 갖고 살아갈 수도 있다(March of Dimes, 2012). 조산과 저체중아 출산율의 감소는 중요한 과제이나 여전히 영아의 10%가 조산, 8.3%가 저체중으로 태어나고 있다(Martin et al., 2019).

출생 체중이나 재태기간으로 인해 특별한 돌봄이 필요한 신생아를 구별하기 위해서는 다음과 같은 요인을 확인해볼 수 있다.

- 산모의 극단적인 영양상태(영양실조, 과체중, 비만)
- 낮은 사회경제적 지위
- 산모 연령(어리거나 고령)
- 미혼
- 산전관리 부족
- 흡연 또는 간접흡연에 노출
- 불법 약물 사용
- 감염(특히 성병, 세균성 질염, 요로감염)
- 치주질환
- 자궁 이상
- 이전의 조산 경험
- 다태임신
- 조기양막파수
- 산모의 심리적 스트레스
- 철결핍빈혈
- 전치 태반 또는 태반 조기박리
- 산모의 질병(예: 고혈압, 당뇨병, HIV, 자가면역질환)
- 직업적 위험, 장시간 작업 또는 육체적 노동

(Cunningham et al., 2018; Resnik et al., 2019)

신생아의 질병 이환율과 사망률은 의학 및 기술의 발전으로 크게 개선되었지만 고위험 신생아를 제대로 사정하고 즉각적인 중재를 제공하는 것은 여전히 중요한 문제이다. 이 장에서는 고위험 신생아의 특성을 이해하고 고위험 신생아에게 수행해야 할 간호와 부모 교육에 대해 살펴보고자 한다.

고위험 신생아는 재태기간이나 체중에 관계없이 출생 후 28일 내에 자궁 밖의 생활에 적응하기 어려운 신생아를 말한다. 일반적으로 재태기간 37주 미만, 출생 시 체중 2.5kg 이하, 기타 병리적 문제가 있는 경우 등이다.

출생 시 체중과 재태기간에 따른 분류

태아의 성장은 모체의 영양, 유전, 태반기능, 환경, 기타 여러 요인에 의해 영향을 받는다. 신생아는 출생 시 체중과 재태기간에 따라 다음과 같이 분류할 수 있다.

적정체중아(appropriate for gestational age, AGA)는 특정 재태기간에 대해 백분위 10~90 범위에 속하는 체중을 가진 신생아를 말한다. AGA에 속하는 신생아는 다른 그룹보다 이환율과 사망률이 낮다.

재태기간에 비해 작은 체중아(small for gestational age, SGA)는 자궁에서 기대보다 덜 성장하였기 때문에 만삭 시 체중이 일반적으로 2,500g 미만이다. 재태기간에 비해 백분위 10 미만의 체중을 갖는 경우에도 SGA로 분류한다(King et al., 2019).

재태기간에 비해 큰 체중아(large for gestational age, LGA)는 출생 체중이 백분위 90 이상이거나 임신기간 동안 과성장으로 인해 만삭 시 체중이 4,000g 이상인 신생아를 말한다(Jordan et al., 2019).

출생 시 체중에 따른 분류는 다음과 같다.

- **저체중출생아**(low birth weight, LBW): 2,500g 미만(그림 18.1)
- **극소저체중출생아**(very low birth weight, VLBW): 1,500g 미만
- **초극소저체중출생아**(extremely very low birth weight, EVLBW): 1,000g 미만(Brady et al., 2020)

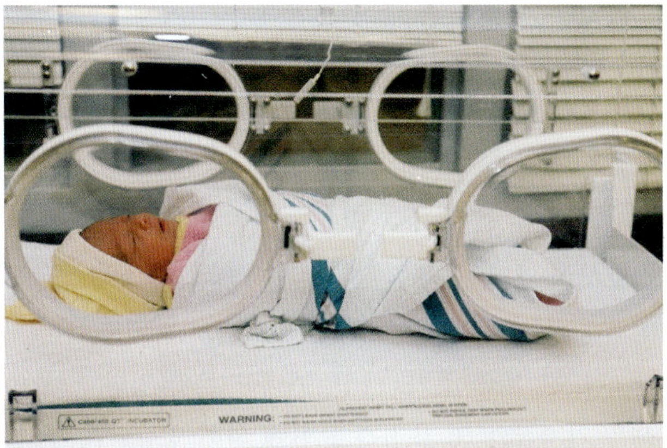

그림 18.1 보육기 안에 있는 저체중출생아

재태기간에 비해 작은 체중아

고위험 신생아의 원인은 모체관련, 태아관련, 태반관련 요인으로 분류할 수 있으며 즉각적인 사정과 중재 여부에 따라 상태가 호전될 수도 있고 일생 동안 장애를 갖고 살아갈 수도 있다.

간호사정

재태기간에 비해 작은 체중아(SGA)는 백분위 10 이하 혹은 체중의 평균에서 2 표준편차 이하인 신생아를 말한다. 저체중출생아는 재태기간에 관계없이 출생 시 체중 2,500 g 미만인 신생아를 의미하며, 1,500 g 미만인 경우 극소저체중출생아, 1,000 g 미만인 경우 초극소저체중출생아라고 한다. 모체의 영향요인으로는 흡연, 약물복용, 알코올섭취, 자가면역질환, 자간전증, 빈혈, 자궁내 바이러스감염, 만성질환, 고혈압, 다태임신 또는 유전질환 등이 있다. 재태기간에 비해 작은체중아는 신생아 신체검진 시 다음과 같은 문제를 관찰할 수 있다.

- 신체에 비해 머리가 불균형하게 큼(비대칭)
- 힘 없는 사시
- 피하지방 부족
- 복부함몰(오목배)
- 전반적 영양결핍상태(푸석푸석하고 건조한 피부)
- 근긴장도 저하
- 가는 탯줄
- 불안정한 체온
- 저혈당

또한 재태기간에 비해 작은 체중아는 선천적 기형, 신경학적 손상 또는 감염 등의 문제가 있을 수 있으며, 신생아의 상태에 따라 소생술이 필요할 수도 있다.

간호관리

재태기간에 비해 작은 체중아를 위한 간호중재로 키, 체중 및 두위 측정과 기록, 혈당, 활력징후 모니터링 등이 포함된다. 특히 호흡곤란징후에 주의해야 하며, 저체온과 산증을 예방하기 위해 중성온도환경을 유지해야 한다. '따라잡기성장'을 위해 대사요구량 증가에 따른 적절한 영양 공급도 필요하다. 금기사항이 없는 한 조기에 경구 수유를 시작하도록 한다. 출생 시 신생아의 포도당 수치는 모체의 약 70%이며 저혈당증이 지속될 경우 뇌손상을 유발할 수 있다(Sperling, 2020). 경구 수유가 허용되지 않는 경우 포도당수준을 40 mg/dL 이상으로 유지하기 위해 10% 포도당을 정맥 주입해야 할 수 있다. 신생아의 체중을 매일 측정하고, 빨기 및 삼키는 능력을 모니터링해야 하며, 대사요구량을 줄이기 위해 적절한 휴식을 취하도록 해야 한다.

적혈구증가증은 잠재적으로 심각한 장애를 초래할 수 있다. 재태기간에 비해 작은 체중아, 당뇨병 산모의 신생아, 다태아 등은 적혈구증가증의 위험요인이므로 생후 2, 12, 24시간에 검사를 시행한다(Kenner et al., 2020). 적혈구증가증의 임상징후(호흡곤란, 청색증, 섭취곤란, 저혈당, 초조, 황달, 붉어진 피부색, 발작 및 혼수)를 관찰하고 모니터링해야 하며 증상이 있는 경우 부분교환수혈이 필요할 수 있다. 재태기간에 비해 작은 체중아는 성장장애의 가능성이 있으므로 생후 첫 1년 동안 키, 체중, 두위 측정 및 수유 패턴에 대한 모니터링이 필요하다.

재태기간에 비해 큰 체중아

재태기간에 비해 큰 체중아(LGA)는 체중이 성장곡선의 백분위 90 이상이거나 평균 체중에서 2 표준편차 이상인 신생아를 말하며, 대부분 체중이 4,000~4,500 g

글상자 18.1 SGA 출생관련 요인

모체관련 요인
- 만성고혈압
- 당뇨
- 자가면역질환
- 저산소증
- 흡연 또는 간접흡연에 노출
- 치주질환
- 산모연령
- 부적절한 산전관리
- 열악한 생활조건
- 낮은 사회경제적 수준
- 학대 및 폭력
- 약물 남용(헤로인, 코카인 등)
- 겸상적혈구빈혈
- 자간전증
- 직업적 위험에 노출
- 만성신장질환
- 영양상태(영양실조 혹은 비만)
- 극심한 스트레스
- 감염

태아관련 요인
- 13번, 18번, 21번 삼염색체
- 터너증후군
- 만성태아감염[거대세포바이러스(CMV), 풍진, 매독, 톡소플라스마증]
- 선천적 기형(심장, 횡격막 탈장, 기관식도누공)
- 방사선 노출
- 다태 임신

태반관련 요인
- 만성박리
- 표면적 감소, 경색
- 태반 무게 감소
- 전치 태반
- 태반기능부전

【출처】 Cunningham, F. G., Leveno, K. J., Bloom, S. L., Dashe, J. S., Hoffman, B. L., Casey, B. M., & Spong, C. Y. (2018). *William's obstetrics* (25th ed.). McGraw-Hill Education; Fanaroff, A. A., & Fanaroff, J. M. (2019). *Klaus and Fanaroff's care of the high risk neonate* (7th ed.). Elsevier.

이다. 재태기간에 비해 크게 출생하는 경우 산모와 신생아 모두에게 좋지 않은 결과를 초래할 수 있다(Fanaroff & Fanaroff, 2019). 자연 분만이 어려울 수 있으며 출생시 손상이 더 증가할 수 있다. 또한 상완골 골절, 쇄골 골절 및 안면마비가 흔히 발생한다.

TAKE NOTE!

LGA 출생은 모체의 당뇨병과 관련이 있다. 그러나 태반기능의 부전으로 인한 태아성장제한으로 SGA가 될 수도 있다(Potter & Kicklighter, 2016).

간호사정

재태기간에 비해 큰 체중아는 모체의 과체중, 임신기간 과도한 체중 증가, 다산, 거대아 분만 경험, 당뇨와 같은 기저질환 및 유전적 요인에 의해 영향받을 수 있다(Kenner et al., 2020). 또한 재태기간에 비해 큰 체중아는 운동능력이 부족하고 행동을 조절하는 데 어려움이 있다(Mandy, 2019b). 재태기간에 비해 큰 체중아는 산류, 두혈종, 쇄골 골절, 안면마비와 같은 출생시 손상이 발생할 수 있으므로 확인해야 한다. 또한 신경학적 검사를 실시하고, 간에 저장된 글리코겐 조기 고갈과 관련된 저혈당의 위험 여부를 확인해야 한다. 임상징후는 무관심, 졸음, 약한 울음, 불안정한 체온, 초조, 발작, 빈호흡, 무호흡, 서맥, 청색증, 창백, 빨기반사 저조, 근육긴장 저하 및 혼수 등이다. 적혈구증가증 및 고빌리루빈혈증과 같은 문제도 사정해야 한다.

간호관리

신생아의 저혈당은 일반적으로 혈당이 35~45 mg/dL 미만인 경우로 정의된다. 미국소아과학회(AAP)는 생후 첫 4시간 동안 혈당이 40 mg/dL 미만, 생후 4~24시간에 45 mg/dL 미만인 경우 중재를 권장한다(Abramowski & Hamdan, 2020). 일부 신생아에서는 무증상일 수 있어 재태기간에 비해 큰 체중아의 저혈당 검사는 필수적이다.

무증상 저혈당증은 모유나 분유 수유를 제공하여 중재할 수 있다. 그러나 증상이 있는 저혈당증의 경우에는 수유를 더 자주 하거나 포도당을 구강 점막에 도포해야 하며 저혈당이 지속되면 포도당 정맥 주입이 필요할 수 있다. 저혈당은 신경발달의 저해를 초래할 수 있으므로 적극적인 검사와 치료가 권장된다(Martin & Rosenfeld, 2019). 영양섭취량 평가를 위해 섭취량과 배설량 및 체중을 매일 측정해야 한다.

적혈구증가증 및 고빌리루빈혈증은 미세 및 대근육 운동 지연, 언어 지연 및 신경학적 후유증을 초래할 수 있으므로(Martin et al., 2020) 체액량을 늘리거나 부분 교환수혈이 필요할 수 있다.

재태기간에 따른 분류

출생체중에 관계없이 재태기간 38~42주에 출생한 신생아는 **만삭아**(full term newborn), 42주 이후 출생 시 **과숙아**(postmature newborn, postterm newborn), 37주 이전 출생 시 **미숙아**(premature newborn) 혹은 **조산아**(preterm newborn)로 분류한다(Cunningham et al., 2018). 34~37주 신생아는 후기 미숙아로 분류하며, 미숙아의 75%를 차지한다(Brady et al. 2020).

- 만삭아: 재태기간 38~42주에 출생
- 과숙아: 42주 이후 출생
- 미숙아 혹은 조산아: 37주 이전 출생
- 후기 미숙아: 34~37주에 출생

재태연령은 신생아를 위한 적절한 관리를 계획하는 데 도움이 되며 잠재적 문제에 관한 중요한 정보를 제공한다.

> **TAKE NOTE!**
> 미숙아와 과숙아는 재태연령 스펙트럼의 양쪽 끝에 있으며 크기와 모양이 매우 다르지만 둘 다 건강상 위험이 높고 특별한 관리가 필요하다.

과숙아

과숙아는 출생 시 체중에 관계없이 재태연령이 42주 이상인 아기를 말하며, 전체 임신의 약 3% 정도를 차지한다(Martin et al., 2019). 과숙아는 만삭아에 비해 태아 및 신생아 사망률과 이환율이 높다(King et al., 2019). 과숙아의 원인은 잘 알려져 있지 않으나 어느 한쪽 부모가 크거나 다산, 당뇨병 산모일 경우 발생 빈도가 높은 것으로 알려져 있다. 과숙아는 태반기능부전과 태변흡인증후군으로 자궁내 저산소증 가능성이 높다. 또한 42주 이후에는 태반의 영양 공급능력이 상실되므로 과숙아는 출생 시 허약한 모습을 보이며, 건조하고 갈라진 피부, 태지와 솜털이 없고, 자궁 내에서 태지를 흡인한 경우 녹색 피부를 보이기도 한다.

간호사정

과숙아를 사정할 때 태반기능부전과 관련된 합병증 평가, 출생 시 손상 여부에 대한 평가, 체온유지가 중요하다. 과숙아는 일반적으로 다음과 같은 특징을 보인다.

- 건조하고 갈라지며 벗겨진 피부, 주름이 많음
- 태지 및 솜털이 없음
- 길고 가는 사지
- 피하조직 감소
- 발바닥 전체를 덮는 주름
- 두피에 풍성한 모발
- 가는 탯줄
- 길게 자란 손톱
- 태변으로 착색된 피부와 손톱(Kenner et al., 2020)

양막파열 시 양수, 태변으로 착색된 탯줄과 손톱으로 태변흡인 가능성을 평가한다. 또한 주산기 질식(태반 노화 또는 양수과소증으로 인해 발생), 저혈당, 저체온증, 적혈구증가증과 같은 다른 합병증도 확인해야 한다.

간호관리

과숙아의 출생은 산모와 가족에게 스트레스가 될 수 있다. 과숙아는 질식, 저혈당 및 호흡곤란 등이 발생할 수 있으며 주산기 질식의 위험이 높으므로 소생술이 필요할 수 있다. 신생아소생술을 즉각 지원할 수 있도록 준비되어 있어야 하며, 소생술 후 상태에 따라 지속적인 평가, 모니터링 및 신생아 집중치료실(NICU)로 이송할 수 있다.

안정화되면 혈당 수치를 모니터링하고 유지해야 하며, 체온과 호흡을 안정적으로 유지하도록 해야 한다. 적혈구 파괴로 인한 고빌리루빈혈증의 원인이 되는 다혈구증가증 여부를 관찰해야 하며, 혈전증 예방을 위해 적절한 수분 공급이 필요할 수 있다. 신경발달지연 예방을 위해 즉각적인 치료가 필요한 징후에 주의해야 한다(Martin & Rosenfeld, 2019).

미숙아

미숙아는 출생체중에 관계없이 재태기간 37주 이전에 출생한 신생아를 의미하며 세계보건기구(WHO)는 임신 28주 이전에 태어난 신생아를 전기 미숙아, 28~32주 미만 신생아를 미숙아, 32~37주 미만 신생아를 후기 미숙아로 정의하고 있다. 의학과 주산기 관리의 향상으로 미숙아의 생존율은 향상되었으나 조산율은 빠르게 증가하고 있다. 매년 전 세계적으로 신생아 10명 중 1명꼴로 약 1,500만 명의 신생아가 임신 37주 이전에 태어난다. 조산은 영아 사망의 두 번째 주요 원인이며, 고위험 신생아의 대부분을 차지하고 있다(WHO, 2020b).

조산의 원인은 알려져 있지 않다(Cunningham et al., 2018). 미숙아의 생존율이 증가하였음에도 불구하고 미숙아는 뇌성마비, 지적장애, 뇌실내출혈, 선천성기형, 만성폐질환, 신경발달장애의 위험이 여전히 높다(March of Dimes, 2012). 또한 호흡곤란증후군, 심실내출혈, 기관지폐형성이상, 미숙아망막병, 고빌리루빈혈증, 빈혈, 괴사소장대장염, 저혈당, 감염 또는 패혈증, 성장 및 발달 지연, 정신병 등의 합병증 위험이 높다(Fanaroff & Fanaroff, 2019).

이 장의 시작부분에 소개된 윤희는 재태연령 7개월에 태어났다. 윤희에게 어떤 문제가 있을 것으로 예상하는가?

미숙아의 생리적 기능과 특성

미숙아는 자궁 내에서 충분히 발달하지 못했기 때문에 모든 신체기관이 미성숙하여 자궁외 생활로 이행하는 데 어려움이 있다(Martin et al., 2020).

호흡기계

호흡기계는 가장 늦게 성숙하는 신체기관 중 하나이다. 따라서 미숙아는 호흡기 합병증의 위험이 크다. 미숙아의 호흡능력과 자궁외 생활 적응을 저해하는 요인은 다음과 같다.

- 계면활성제 결핍
- 흉벽의 불안정
- 호흡기계의 미성숙
- 늑골이 연하고 늑간과 횡격막 근육이 약해 흡기 시 폐포확장 어려움
- 약한 기침반사와 구역반사로 흡인의 위험 증가

심혈관계

태아 순환은 제대를 자르는 순간 아기의 첫 울음과 함께 신생아 순환으로 전환된다. 산소농도 증가에 대한 반응으로 동맥혈의 산소분압이 올라가면서 동맥관이 수축하고 출생 후 첫 12~24시간 내에 기능적으로 폐쇄된다. 동맥관은 대개 출생 후 2주 내에 섬유화과정을 거쳐 완전 폐쇄된다. 그러나 미숙아의 경우 산소 수치가 낮게 유지되면 태아 순환 패턴이 지속되어 혈류가 폐를 우회할 수 있으며, 선천성기형(동맥관개존증 및 난원공 개방) 발생이 증가한다. 동맥관이 늦게 닫히는 경우 동맥관을 통한 좌우단락으로 심부전이 발생할 수 있고, 심잡음이 발생한다. 이외 피부색, 체온, 모세혈관 재충전시간, 말초맥박의 강도 등의 문제를 관찰할 수 있다. 또한 뇌혈관이 약하기 때문에 파열로 인한 두개내출혈을 일으킬 수 있다(Fanaroff & Fanaroff, 2019).

위장관계

미숙아는 빨기반사와 연하반사가 완전하지 않아 구강섭취가 어렵다. 또한 위가 작고 공복시간이 길며 장근육층 발달이 약해 쉽게 과팽창, 허혈, 손상이 발생할 수 있다. 또한 소화효소가 제대로 분비되지 않으므로 우유와 지방소화가 어렵다. 구역반사가 발달되지 않았고 식도하부괄약근이 약해 위식도역류와 흡인이 자주 발생한다.

미숙아는 스트레스가 많아 정상 신생아보다 에너지 요구량이 더 높다. 비경구적 영양 공급은 필요하지만 적절한 구성 및 열량에 대해서는 근거가 분명한 점이 있다(Brady et al., 2020). 위장관의 움직임이 활발하지 않아 복부 팽만과 대변횟수의 감소를 보이며, 괴사소장대장염이 발생하기도 한다. 이러한 장염의 위험을 줄이기 위해 가능한 모유수유가 권장된다(Boquien,

2018). 또한 장기간 금식으로 인해 성장지연 및 발달문제를 초래할 수 있다.

비뇨기계

미숙아는 소변 농축 능력이 저하되어 있으며 세포외액의 비율이 높고 체표면적이 넓어 쉽게 탈수에 빠진다. 사구체여과율이 낮아 약물배설이 제한적이므로 소량의 약물도 체내에 축적되고 독성을 유발하게 된다. 미숙아의 산-염기 및 전해질 균형을 면밀히 모니터링하는 것은 대사성 산증을 확인하는 데 중요하다.

면역계

미숙아의 면역계는 매우 미성숙하여 감염에 대한 감수성이 높다. IgG는 임신 34주 이후 태반을 통과하여 아기에게 면역기능을 제공하므로 조기에 출생한 미숙아는 IgG가 결핍될 수 있다. 또한 미숙아의 장기 입원과 잦은 침습적 처치, 얇은 피부, 연약한 혈관은 감염의 위험을 증가시킨다. 따라서 감염을 미리 예측하고 예방하는 것이 치료보다 중요하다(Fanaroff & Fanaroff, 2019).

중추신경계

미숙아는 중추신경계 손상에 취약하고 손상 시 성인이 될 때까지 장애가 지속될 가능성이 높다. 모든 신생아와 마찬가지로 미숙아는 체온 조절과 유지에 어려움을 겪는다. 미숙아는 체중 대비 체표면적 비율이 높고 피하지방이 부족하여 피부를 통한 열손실이 많다. 열생산에 필요한 갈색지방의 성숙과 분포가 제한적이고, 열보존을 위한 근육의 긴장도와 굴곡이 부족하며 체온조절중추는 미숙하다(Kenner et al., 2020). 따라서 체온유지를 위해 중성온도환경을 유지하여 산소소모량을 최소로 해야 하며, 산소소모량을 증가시키는 한랭 스트레스를 예방하는 것이 중요하다(Fanaroff & Fanaroff, 2019).

> ***TAKE NOTE!***
> 포도당은 신체기능 유지 및 뇌와 중추신경계의 발달에 필요하다.

A 간호사정

신생아에게 즉각적 처치를 필요로 하는 문제가 있는지 파악하기 위해서는 심폐기능, 신경계 기능의 사정이 필요하다. 출생 시 아프가 점수 측정과 선천성 기형 유무, 신생아 스트레스의 징후들을 관찰한다. 출생 시 호흡곤란이 있는 신생아는 신생아 집중치료실로 이송하기 전 심폐소생술을 적용할 수 있으므로 분만 시 심폐소생술에 필요한 기구가 미리 준비되어 있어야 한다.

미숙아의 신체적 특징은 다음과 같다(그림 18.2).

- 체중 2.5kg 미만
- 야윈 외모
- 가슴둘레보다 불균형하게 큰 머리둘레
- 근긴장도 및 굴곡 저하
- 넓고 부드러운 천문
- 스폰지 같은 두개골 뼈
- 귀 연골 발달 미숙 및 제대로 형성되지 않은 귓바퀴
- 얼굴과 등 부위 솜털
- 피하지방 저조
- 발바닥과 손바닥에 주름이 거의 없음
- 얇고 투명한 피부
- 잠복고환/고환의 미하강
- 음낭 주름이 적음
- 음핵 및 소음순 돌출
- 유방과 유두의 윤곽 불명확
- 태지 많음(Kenner et al., 2020)

미숙아를 간호하기 위해서는 심박동수, 호흡, 체온 및 산소포화도 등을 지속적으로 모니터링해야 하며 철저하고 체계적인 신체사정이 필요하다. 수유패턴, 활동, 피부색, 산소포화도, 활력징후 등의 미세한 변화가 잠재적인 문제를 암시하기도 하며, 사소한 문제라도 적절히 교정되지 않으면 이상증상뿐 아니라 수 분 이내 사망할 수도 있다. 그러므로 지속적이고 체계적인 사정을 통해 필요한 중재를 즉각적으로 수행해야 한다. 20초 이상 지속되는 무호흡 여부, 산소포화도를 모니터링하여야 하며 호흡곤란의 징후를 기록하고 보고해야 한다. 또한 동맥관개존증 가능성을 나타내는 심잡

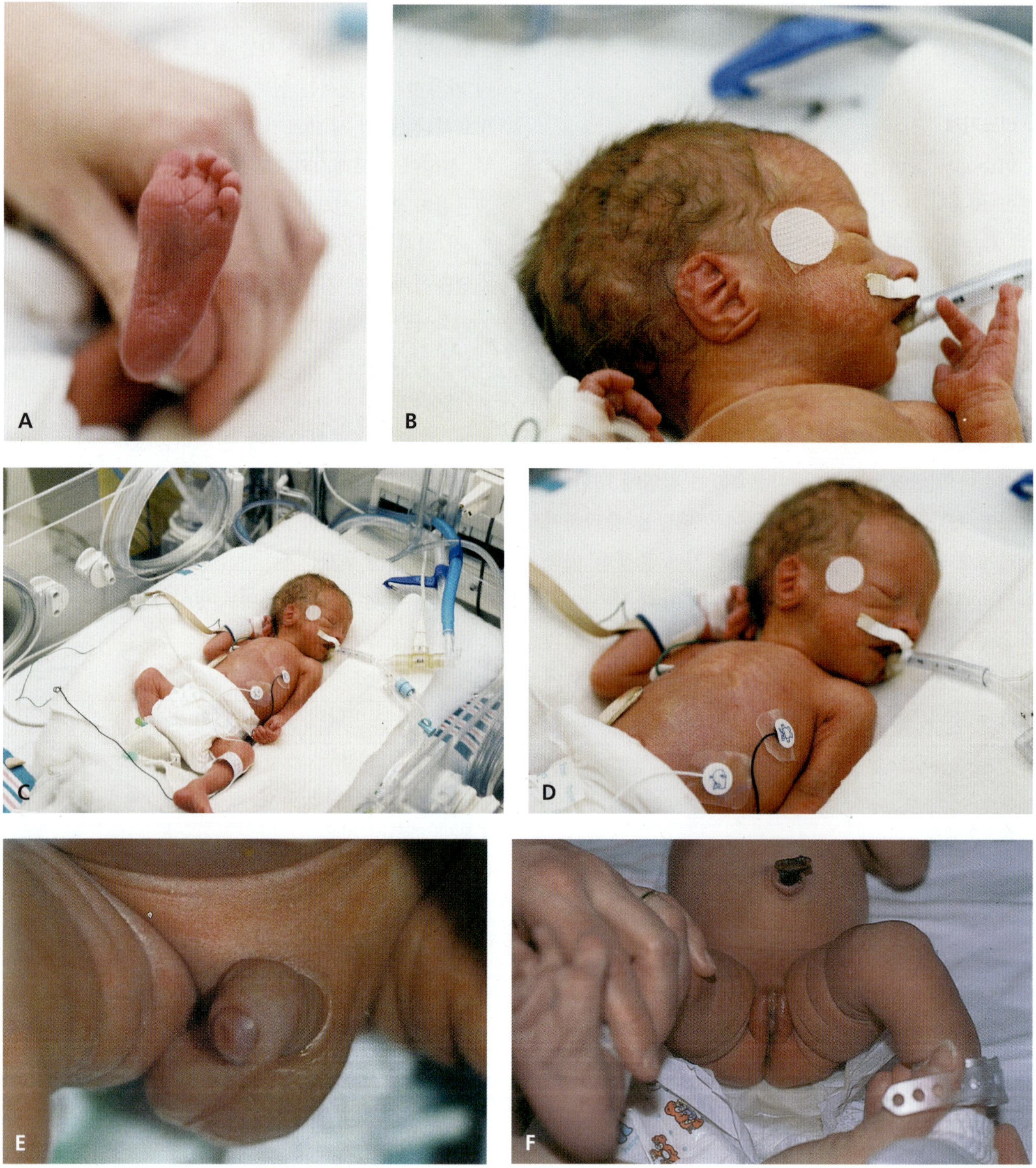

그림 18.2 미숙아의 특징. **A.** 발바닥 주름이 거의 없음, **B.** 부드럽고 유연한 귀 연골, 헝클어진 모발, 붙어 있는 눈꺼풀, **C.** 근긴장도 저하에 따른 이완된 자세, **D.** 유방과 유두 부분이 거의 보이지 않음, **E.** 음낭 주름이 적음, **F.** 음순과 음핵 돌출

음에 주의하면서 폐와 심장을 청진해야 한다. 미숙아의 못함을 관찰하여 신경학적 상태를 평가한다. 안절부절, 근긴장 저하, 약한 울음 또는 빨기 노력에 대해 기록하고 비정상적인 증상 발견 시 보고해야 한다. 적혈구증가증의 징후에 대해 모니터링하고, 저혈당증 여부, 혈청빌리루빈 농도 등을 관찰해야 한다. 뿐만 아니라 가족을 중재하기 위해 가족의 강점과 대처기전을 확인해야 한다.

I 간호관리

미숙아의 출생과 입원은 신생아와 가족에게 정신적 문제, 행동문제, 불안 및 우울장애, 장기적인 신경학적 후유증 등의 위기를 초래하는 것으로 알려져 있다. 미숙아의 신생아 집중치료실 입원은 부모에게 스트레스를 줄 수 있다. 간호사는 위기에 처한 부모를 식별하여 초기에 스트레스를 줄이기 위한 중재를 제공할 수 있다(Ionio et al., 2019).

체온유지 간호

신생아의 체온조절을 위해 적절한 환경과 열생산 및 열손실의 균형을 유지하는 것이 중요하다. 신생아는 추워지면 갈색지방을 대사하고 산소소비를 증가시켜 혈관수축과 열생산을 통해 체온을 보존하려고 한다. 에너지소비의 증가는 신생아의 체중 증가를 방해한다. 안정된 신생아는 엄마의 가슴에 안겨('캥거루케어') 저체온증을 예방할 수 있으나 안정되지 않은 것으로 간주되는 미숙아는 따뜻한 수건으로 말린 후 방사보온기 아래 놓아 둘 수 있다.

일반적으로 신생아는 자신의 갈색지방을 대사하여 열을 생산하지만 미숙아는 갈색지방이 충분하지 않다. 또한 근긴장도가 감소되어 구부린 자세를 취하지 못하며 체중에 비해 체표면적이 넓어 신체에서 환경으로의 열전달이 증가된다. 체온조절이 안 되면 손, 발, 입, 혀에 청색증이 나타나고 호흡이 얕거나 느리며 호흡곤란의 징후가 있다. 무기력하고 저긴장상태로 잘 먹지 않으며, 약한 울음소리를 내거나 체온유지에 소비되는 에너지로 인해 저혈당증이 발생할 수 있다.

호흡유지 간호

계면활성제 성분 중 인지질은 표면장력을 저하시켜 폐포의 안정성을 유지해 호기 시 폐포의 허탈을 방지하며 정상적인 팽창을 유지시킬 수 있다. 출생과정에서 질식이 있는 경우 신생아는 지속적인 호흡이 어려울 수 있으며, 태아저산소증은 장기손상 및 뇌손상으로 이어질 수 있다(Blackburn, 2018).

미숙아의 경우 계면활성제가 부족하고 폐조직 발달이 불충분하여 호흡장애를 초래하기 쉽고 저산소혈증과 저산소증, 산증(pH 감소) 및 이산화탄소 증가 등이 발생할 수 있다. 이러한 상태는 신생아 순환으로의 전환을 어렵게 하고 태아 순환 패턴이 지속되도록 할 수 있다(Martin, 2019). 저산소증이 발생하면, 심박동수가 떨어지고 청색증, 체온 저하, 혈압 감소, 호흡 변화(무호흡, 빈호흡, 불규칙)가 자주 발생하고 저긴장성 및 무반응상태가 된다. 이러한 증상은 모든 신생아에게 발생할 수 있지만 미숙아에서 발생할 위험이 더 높다.

산소 공급

미숙아는 대부분 산소 공급과 보조적 환기요법을 필요로 하지만 미숙아에게 필요한 적정 산소농도는 아직 명확히 알려지지 않았다. 고농도 산소의 사용은 미숙아망막병(retinopathy of prematurity, ROP) 및 호흡기 합병증의 발병과 관련이 있다(Martin & Deakins, 2020). 따라서 산소요법은 신중하게 사용해야 하며, 신생아의 상태, 재태연령 및 출생 후 연령에 적합한 수준이어야 한다.

미숙아의 호흡곤란은 일반적으로 계면활성제 결핍, 습성 폐증후군, 태변흡인, 폐렴, 저체온증 또는 빈혈로 인해 발생한다. 호흡곤란의 원인에 관계없이 치료 원칙은 동일하다(그림 18.3).

- 에너지를 보존하고 한랭 스트레스를 예방하기 위해 신생아를 가급적 따뜻하게 유지한다
- 자극은 종종 산소요구량을 증가시키므로 자극을 가능한 적게 한다.
- 저혈당 예방을 위해 포도당 정맥주사 또는 위관영양 등으로 에너지를 공급한다.
- 필요시 산소 후드나 산소마스크로 치료한다.
- 임상적 증상뿐만 아니라 산소포화도, ABGA 및 흉부 X선 검사 결과 등을 통해 호흡상태를 모니터링한다.
- 산소포화도 측정을 통해 치료수정의 필요성을 평가한다.
- 기도 개방을 유지하고 필요에 따라 흡인한다.
- 자극을 줄이고 휴식을 취할 수 있도록 한다.
- 중성온도환경을 유지해 준다.

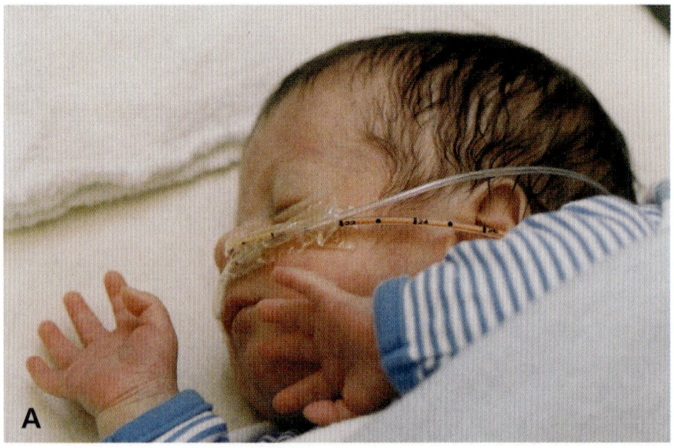

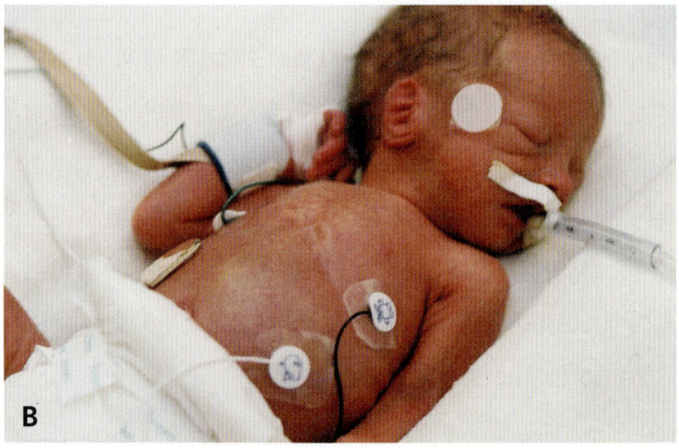

그림 18.3 **A.** 비강 캐뉼라를 통해 산소 공급을 받고 있는 미숙아. **B.** 기계 환기를 받고 있는 미숙아

- 계면활성제를 투여할 수도 있다.
- 가족에게 미숙아의 상태에 대한 보고와 정서적 지지를 제공한다.

미숙아의 청색증이 악화되거나 산소포화도가 떨어지면 처방에 따라 추가적인 산소 공급을 준비한다. ABGA 결과를 주기적으로 평가하고, 호흡상태의 악화 또는 변화를 기록한다. 처방에 따라 계면활성제를 투여하고, 치료 전반에 걸쳐 감염 위험을 줄이기 위해 엄격한 무균과 세심한 손 위생을 유지한다(Kenner et al., 2020).

영양유지 간호

미숙아의 영양요구는 정상 신생아보다 높다. 수유방법과 양은 재태기간에 따라 결정되며, 영양소를 소화하고 흡수하는 능력이 장내에 없기 때문에 주로 비경구적인 방법으로 영양을 공급받는다. 미숙아는 효과적으로 빨지 못하며, 연하와 흡철의 협응이 잘 안 된다. 지나치게 피로하거나 불안정하고 청색증이 나타나는 경우 에너지를 보존하기 위해 위관영양을 수행할 수 있으며, 종종 위관영양은 미숙아에게 제공하는 가장 안전한 영양 공급방법이 될 수 있다(그림 18.4).

심각한 합병증 없이 임신 34주 이후에 태어난 대부분의 신생아는 경구 수유가 가능하며 출생 후 가능한 빨리 수유를 시작해야 한다. 34주 이전에 태어난 미숙아는 일반적으로 생후 24시간 이내에 비경구적으로 영양 공급을 시작한다. 이후 성숙도와 임상상태에 따라 영양을 공급한다.

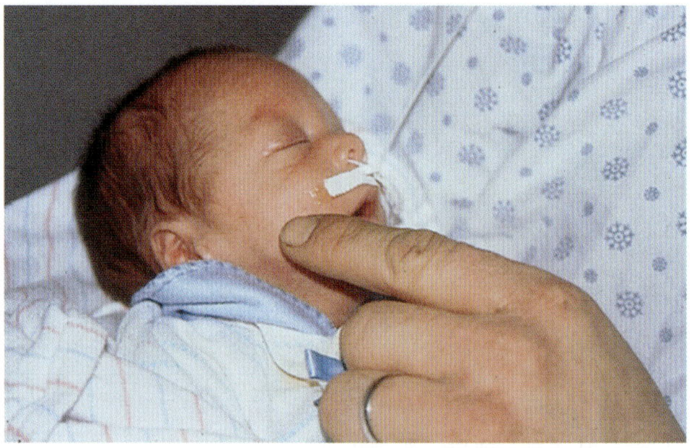

그림 18.4 비위관 삽입을 통한 영양 공급
【출처】 Caroline Brown, RNC, MS, DEd.

> ***TAKE NOTE!***
> 미숙아의 수분전해질 균형상태를 평가할 때 천문을 촉진한다. 함몰된 천문은 탈수를 암시하고, 불룩한 천문은 과수분을 암시한다.

감염 예방

감염은 질병 이환율 및 사망률의 가장 흔한 원인이다(Pammi, 2020). 신생아의 감염원은 자궁내감염, 분만중 감염, 병원환경 또는 직원으로부터 산후감염 등 세 가지로 나눌 수 있다(Kenner et al., 2020). 미숙아는 모체의 항체가 없기 때문에 감염 위험이 높고, 스스로 항체를 생산하는 능력이 제한적이며, 감염에 취약한 피부 등을 갖고 있다. B군 사슬알균은 신생아 패혈증의 가장 흔한 원인으로 알려져 있다(Puopolo et al., 2018).

미숙아인 윤희를 보기 위해 신생아 집중치료실에 처음 들어갔을 때 충격받은 윤희 부모를 기억하는가? 그들의 불안과 두려움을 줄이기 위해 어떤 정보를 제공해야 하는가?

적절한 자극

과도한 자극은 미숙아의 성장발달에 부적절하다. 신생아 집중치료실의 조명, 모니터링 경보음, 지속적인 알람 등의 소음은 신생아의 청각손상, 생리적 반응, 피로, 불안정을 초래한다. 따라서 사소한 처치라도 해로운 자극이 될 수 있으므로 가능하면 휴식을 방해하지 않으면서 간호해야 한다.

최근 연구결과에 따르면 수유, 기저귀 교환, 안아주는 것, 마사지 등의 자극을 받은 미숙아가 그렇지 않은 미숙아에 비해 체중과 수유능력이 더 빨리 증가하며 상호작용이 촉진되는 것으로 나타났다(Mohamed et al., 2018). 그러나 과도한 자극은 산소 공급을 감소시키고 스트레스를 유발하여 부정적인 영향을 미칠 수 있다. 신생아 집중치료실의 조명, 소음, 경보음 등 과도한 자극과 스트레스는 심박동 및 호흡을 감소시키고 무호흡 또는 서맥을 발생시킬 수 있다(Fanaroff & Fanaroff, 2019).

미숙아에게 제공할 수 있는 적절한 자극에는 캥거루 케어(피부 대 피부 접촉), 부드러운 노래 또는 음악, 안아주기, 아기의 피부 쓰다듬기, 부드러운 마사지 등이 있다(그림 18.6).

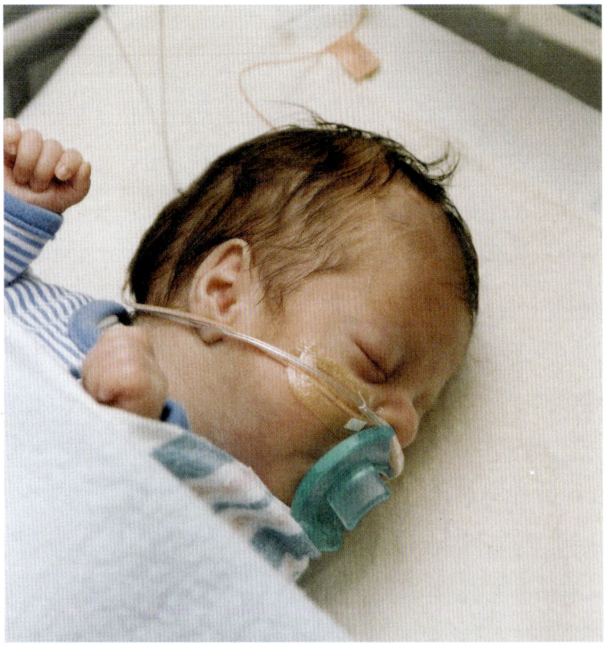

그림 18.5 노리개젖꼭지를 빨고 있는 미숙아

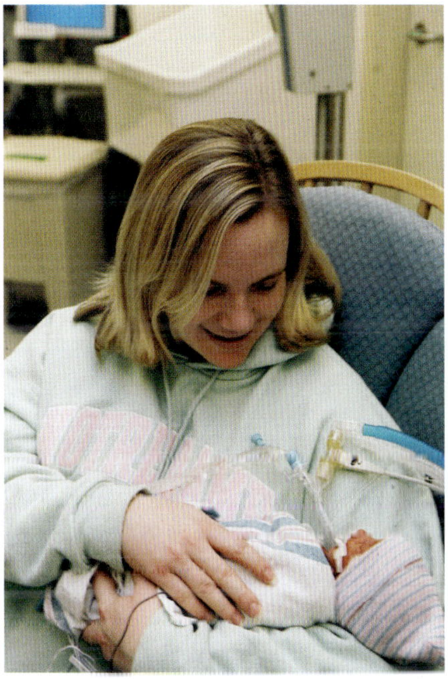

그림 18.6 미숙아를 안고 있는 엄마

임신 7개월에 미숙아를 낳은 윤희 부모를 생각해 보자. 윤희 부모는 퇴원할 예정이지만 미숙아 윤희는 당분간 신생아 집중치료실에 있을 예정이다. 분리에도 불구하고 애착을 용이하게 하려면 어떤 중재가 필요할까?

통증조절

미숙아도 통증을 느끼고 특정 징후와 증상을 통해 표현할 수 있다는 것은 잘 알려져 있다. 통증 조절 및 예방은 윤리적 및 임상적 이유로 필수적이며 신생아도 성인과 동일한 수준의 통증 평가 및 관리가 필요하다. 신생아의 일반적인 통증지표는 표정, 울음, 움직임과 산소포화도 및 호흡수 등 생리학적 변화를 포함한다(Eriksson & Campbell-Yeo, 2019).

치료되지 않은 통증은 질병이환율 및 신생아 집중치료실 입원일수를 증가시키고 심리사회적 발달을 저해할 수 있다(Walker, 2019). 최근 연구결과에 따르면 침습적인 절차 동안 제공한 노리개젖꼭지나 경구 자당 투여가 신생아의 통증을 완화시키는 것으로 나타났다

(Bucsea & Riddell, 2019).

신생아의 통증평가 시 심박수와 산소포화도 외에 미숙아 통증프로파일(Premature Infant Pain Profile, PIPP), 신생아 수술 후 통증평가도구(CRIES) 및 신생아 통증척도(Neonatal Infant Pain Scale, NIPS) 등이 사용된다. 대부분은 얼굴 표정, 울음 패턴, 활력징후의 변화, 신체의 움직임에 기반한다(Eriksson & Campbell-Yeo, 2019). 통증은 '5번째 활력징후'로 간주되며 자주 평가해야 한다. 다음과 같은 경우 통증을 의심할 수 있다.

- 갑작스런 고음의 울음
- 이마가 주름지고 턱이 떨리는 얼굴 찡그림
- 근긴장도 증가
- 산소불포화 지수 증가
- 심박동수 증가
- 몸을 꿈틀거림, 발로 차기
- 사지 움츠러들기 및 몸부림치는 움직임
- 혈압, 맥박 및 호흡수 증가
- 칭얼거림과 보챔(Zeltzer et al., 2020)

통증 감소를 위한 비약물적 중재로는 노리개젖꼭지, 모유수유, 피부 대 피부 접촉, 달달한 용액 등이 포함된다. 그러나 신체적 반응을 감소시키기에 충분하지 않을 수 있다. 이런 경우 morphine(모르핀)이나 fentanyl(펜타닐)과 같은 마약성 진통제가 주로 사용된다. Acetaminophen(아세트아미노펜) 또는 비스테로이드성 항염증제(NSAID)는 경미한 통증에 효과적이다. Benzodiazepines(벤조디아제핀)은 침습적 절차 동안 진정제로 사용되며 아편유사제와 함께 사용할 수 있다. 국소 또는 국소 마취제(예: EMLA 크림)는 정맥천자, 요추천자 및 정맥카테터 삽입과 같은 절차 전에 사용할 수 있다(Fanaroff & Fanaroff, 2019). 그러나 신경학적 장애가 있는 미숙아에서 통증관리를 위한 약물 투여 시 부작용(호흡 저하 또는 저혈압)을 주의해야 한다.

광선요법

17장 신생아 간호관리 중 생리적 황달 부분을 참조한다.

교환수혈

고빌리루빈혈증의 위험이 있는 신생아를 확인하여 빌리루빈뇌증을 예방하고, 혈액 부적합증과 같은 용혈 과정을 막는 것은 중요하다. 교환수혈은 소량(보통 1회에 5~10 mL)의 혈액을 뽑고 적합한 혈액으로 대치하는 것으로, Rh 부적합증으로 생기는 태아수종(hydrops fetalis)과 심각한 고빌리루빈혈증을 치료하기 위한 표준화된 방법이다. 교환수혈은 감작된 적혈구를 제거하고, 빌리루빈뇌증을 예방하기 위해 혈청 빌리루빈 수치를 낮춰 주며, 빈혈을 교정하고 심부전을 예방한다. 만삭아의 경우에 교환수혈은 집중적인 광선요법에도 불구하고 혈청 빌리루빈 수치와 용혈이 빠르게 증가할 때 시행한다. 태아수종이나 심부전의 증상이 있는 경우 신선한 전혈을 사용하여 즉시 교환수혈을 한다. 교환수혈을 위해 사용될 혈액형이 결정되면 산모의 혈청과 교차비교(cross-match)해 본다. 교체할 혈액량은 보통 신생아 혈액량(약 85 mL/kg)의 두 배가 사용되지만, 500 mL 이내로 제한한다. 두 배의 혈액량을 교환수혈하면 신생아 혈액의 약 85%가 대치된다. 교환수혈에는 외과적 무균법이 필요하다. 카테터는 제대정맥으로 삽입되어 하대정맥으로 들어간다. 아동의 체중에 따라 5~10 mL의 혈액을 15~20초 이내에 뽑은 후에 공혈자의 혈액을 같은 양만큼 60~90초 동안 주입한다. 혈액응고를 예방하기 위해 혈액에 구연산(citrate phosphate dextrose adenine)이 함유된 경우에는 저칼슘혈증을 예방하기 위해 공혈자 혈액이 100 mL 주입될 때마다 calcium gluconate를 줄 수 있다.

황달을 조기에 확인하는 것, 용혈성질환의 가능성을 예측하는 것은 중요하다. 산전에 부적합증과 쿰즈검사(Coombs test)의 양성반응이 있다면 신생아 황달의 조기징후에 대해 더 주의를 기울여야 한다. ABO 부적합증과 쿰즈검사 양성인 35주 이후 출생한 신생아에게 교환수혈이 필요한 경우 간호사는 신생아와 가족을 준비시키고 교환수혈과정을 돕는다. 신생아는 시술 동안 금식해야 하므로 말초혈관을 통해 포도당과 전해질을 공급받는다. 간호사는 뽑은 혈액량과 주입된 혈액량, 시간, 교환수혈 총 누적혈액량을 모두 기록한다. 활력징후는 계속 평가하고, 혈액 제거와 주입 시 변화에 유의한다. 만약 심장과 호흡에 문제가 발생하면 교환수혈을 일시 중단하고, 신생아의 심폐기능이 안정되면 다시 시작한다. 교환수혈 시 나타나는 증상을 관찰하고 신생아의 혈당 수치와 체액 균형에 주의한다. 또한 교환수혈과정에서 신생아의 체온조절에 유의한다. 저체온은 산소와 포도당의 소비를 증가시켜 대사성 산증을 야기하여 신생아가 긴 수혈과정을 견디는 것을 방해할 뿐 아니라, 알부민과 빌리루빈이 결합하는 능력과 간효소의 작용을 방해해서 핵황달의 위험을 증가시킨다. 반대로 고체온은 공혈자의 적혈구를 손상시키며, 유리칼륨의 양을 상승시켜 심정지 가능성을 높일 수 있다. 교환수혈은 방사보온기에서 시행하거나 소독포로 덮어주어 방사열로부터 보호하고 피부가 충분하게 보온될 수 있게 한다. 또한 주입할 혈액도 따뜻하게 준비한다. 이때 특별히 고안된 기구를 이용하되, 전자레인지를 사용해서는 안 된다. 간호사는 수혈이 끝난 후에 제대부위의 출혈 유무를 관찰한다.

성장발달 증진

발달 증진을 위한 간호는 신생아의 신체적 성장발달과 정서적 안정을 돕기 위한 것으로 환경적 스트레스 감소, 에너지 보존, 환아와 부모 간의 상호작용을 통해 획득할 수 있다. 발달 증진을 위한 간호에는 신생아, 가족 및 의료제공자 간의 관계를 제고하고 환경을 관리하는 다양한 선택이 포함된다.

- 휴식을 돕고 신생아의 에너지를 보존하는 돌봄
- 자궁과 같은 환경 및 자세 제공
- 소음과 자극을 줄이는 환경 제공
- 피부 대 피부 접촉(캥거루케어)을 통한 적절한 자극 제공
- 잡는 물건 제공(안위제공)
- 신생아 돌봄계획 시 부모와 협력(Franck & O'Brien, 2019; Painter et al., 2019)

부모역할 증진 교육

부모는 신생아의 상태가 불안정하거나 생명을 위협하는 심각한 문제가 있을 때 아이의 생존 가능성이나 정상적인 성장발달 여부와 관련해 걱정, 불안, 두려움, 죄책감, 상실감, 슬픔 등을 경험하게 된다. 대부분의 부모는 고위험 신생아 출산에 대한 준비가 되어 있지 않으며 신생아의 상태로 인해 불안, 불확실성, 다양한 위기와 좌절을 경험한다. 이는 아이와의 애착을 방해할 수 있으며 정서적 고통으로 이어진다(Ding et al., 2019; Sabnis et al., 2019).

부모의 불안을 줄이기 위한 간호중재에는 다음이 포함된다.

- 부모와 함께 출생 이후 발생한 문제에 대해 검토
- 신생아 집중치료실에 있는 동안 부모에게 개별적인 지지 제공
- 간단한 진정 및 이완 기술(시각적 이미지, 호흡 등) 제공
- 신생아의 상태에 대한 설명
- 신생아 집중치료실에 있는 동안 신생아 돌봄에 부모의 참여 장려
- 부모의 불안을 스트레스에 대한 정상적인 반응으로 인정
- 과거에 성공적으로 사용했던 대처전략을 확인하고 사용할 것을 권장
- 공동 부모로서 아버지-자녀 관계를 구축하도록 지원
- 신생아 집중치료실 환경에 대한 설명 및 사용하고 있는 장비 설명
- 가족 및 지역사회 자원 확인(Noergaard et al., 2018)

퇴원 준비 교육

퇴원계획은 신생아의 회복을 의미하기도 하나 정확한 퇴원날짜는 예측할 수 없다. 퇴원계획의 목표는 성공적인 재택간호로의 전환이다. 퇴원 후 부모가 아이를 잘 돌볼 수 있도록 준비시키는 것이 필요하다. 퇴원 준비교육에는 의사, 간호사뿐 아니라 사회복지사, 작업치료사, 물리치료사, 언어치료사, 영양사, 가정간호사와 같은 기타 전문가가 필요에 따라 포함될 수 있다(Fanaroff & Fanaroff, 2019; Kenner et al., 2020).

간호과정 개요

18세인 단비 엄마는 첫 임신기간 동안 모든 일을 제대로 했다고 느꼈고 임신 32주에 미숙아를 낳을 것이라고는 전혀 예상하지 못했다. 단비는 태어날 때 호흡곤란과 저혈당이 있었고 체온이 불안정하였다. 또한 피부는 얇고 수유 시 약한 빨기반사를 보였다. 빈호흡(70회/분), 비강팽창 및 흉골견축을 동반한 호흡곤란, 혼수, 빈맥, 저혈당, 체온 36℃, 체중 2,146g, 키 45cm

간호진단

비효과적 호흡양상(관련요인: 빈호흡, 비강확장, 흉골견축 및/또는 산소포화도 < 87%)

목표/결과

신생아의 호흡상태는 분당 30~60회 이내, 허용 가능한 산소포화도 수준 유지, 호흡곤란 징후가 없거나 최소화된 수준을 유지한다.

중재

- 재태연령과 호흡곤란의 위험요소를 평가하여 비효과적 호흡패턴을 조기에 발견할 수 있도록 한다.
- 호흡상태가 계속 악화될 경우 즉각적인 개입을 위해 산소마스크나 흡인을 위한 준비를 한다.
- 호흡노력(횟수, 특성, 노력)을 지속적으로 평가한다.
- 추가 산소가 필요한 상황(보챔, 얕은 호흡, 빈호흡, 무호흡, 빈맥, 청색증, 긴장 저하, 노력 증가)을 관찰한다.
- 상기도폐쇄를 방지하기 위해 머리를 약간 높게 유지한다.

간호진단

비효과적 체온조절

목표/결과

신생아는 체온이 정상 범위(36.5~37.5℃)로 유지되고 한랭 스트레스의 징후가 없다.

중재

- 매시간 체온을 측정하거나 탐침이나 패치를 이용해 실시간 체온의 변화를 모니터링한다.
- 적절한 환경온도를 유지하기 위해 복사열 또는 절연체를 확인한다.
- 열손실 위험을 최소화하기 위해 증발, 전도, 대류 또는 복사를 통한 열손실 또는 열생산에 대한 환경을 평가한다.
- 한랭 스트레스를 예방하기 위해 목욕과 신생아 노출을 피한다.
- 신생아와 접촉하는 모든 담요와 장비를 따뜻하게 한다. 신생아의 머리에 따뜻한 모자를 씌우고 열손실을 최소화한다.
- 캥거루케어 등을 적용한다.
- 신생아의 적응을 촉진하기 위해 모자로 신생아를 따뜻하게 유지하고 담요를 이중으로 감싸고 자주 교체하여 건조하게 유지하는 것의 중요성을 포함하여 중성온도환경을 유지하는 방법에 대해 부모를 교육한다.
- 온기를 유지하고 열손실을 방지하는 방법에 대해 시범보인다.

주요 개념

- 출생체중 및 재태연령에 따라 신생아는 집중적인 간호가 필요할 수 있다.
- 체중에 따라 재태기간에 비해 작은 체중아, 적정체중아 및 재태기간에 비해 큰 체중아로 구분할 수 있으며 재태기간에 비해 작거나 큰 신생아는 특별한 관리가 필요할 수 있다.
- 재태기간에 비해 작은 체중아는 주산기 질식, 저체온, 저혈당, 적혈구증가증 및 태변흡인 등의 문제에 직면할 수 있다.
- 재태기간에 비해 큰 체중아의 위험요인에는 산모의 당뇨병, 포도당 불내성, 다산, 거대아 출산력, 산모 비만, 유전 등이 있다. 재태기간에 비해 큰 체중아는 출생시 손상, 저혈당, 고빌리루빈혈증에 따른 황달 등의 문제에 직면할 수 있다.
- 과숙아는 출생 후 저산소증, 저혈당증, 저체온증, 적혈구증가증, 태변흡인 등의 합병증이 발생할 수 있다.
- 조산은 생후 1개월 이내 사망의 주요 원인이며 영아사망의 두 번째 주요 원인이다.
- 미숙아는 장기가 미성숙하여 자궁 내에서 자궁 외로 이행을 방해받기 때문에 합병증의 위험이 있다.
- 신생아는 통증을 경험할 수 있지만 일관된 행동으로 통증을 확인하기는 어렵다.
- 간호사는 생존 가능성이 낮거나 위기상황에 있는 신생아의 부모와 가족을 지지하고, 부모의 경험을 이해하고 공감함으로써 도움을 줄 수 있다.
- 퇴원계획의 목표는 재택간호로의 성공적인 전환에 있다.

참고문헌

Abramowski, A., & Hamdan, A. H. (2020). *Neonatal hypoglycemia. StatPearls.* Retrieved January 16, 2020, from https://www.ncbi.nlm.nih.gov/books/NBK537105/

American Academy of Pediatrics (AAP) & American Heart Association (AHA). (2016). *Textbook of neonatal resuscitation* (7th ed.). American Academy of Pediatrics.

American College of Obstetricians and Gynecologists (ACOG). (2019). *Obstetric care consensus.* Retrieved June 16, 2020, from https://www.acog.org/clinical/clinical-guidance/obstetriccare-consensus/articles/2019/08/levels-of-maternal-care

Blackburn, S. T. (2018). *Maternal, fetal, neonatal physiology: A clinical perspective* (5th ed.). Elsevier.

Bon, C. A., Berzon, B., Schechter, J., & Sovari, A. A. (2018). Neonatal resuscitation guidelines. *eMedicine.* Retrieved September 18, 2018, from https://emedicine.medscape.com/article/1344081-overview#a13

Boquien, C. Y. (2018). Human milk: An ideal food for nutrition of preterm newborn. *Frontiers in Pediatrics, 6*, 295. https://doi.org/10.3389/fped.2018.00295

Brady, J. M., & Kamath-Rayne, B. D. (2020). Chapter 121 Neonatal resuscitation and delivery room emergencies. In R. M. Kliegman, J. St. Geme, N. J. Blum, S. S. Shah, R. C. Tasker, K. M. Wilson, & R. E. Behrman (Eds.), *Nelson textbook of pediatrics* (21st ed.). Elsevier.

Brady, J. M., Barnes-Davis, M. E., & Poindexter, B. B. (2020). Chapter 117: The high-risk infant. In R. M. Kliegman, J. St. Geme, N. J. Blum, S. S. Shah, R. C. Tasker, K. M. Wilson, & R. E. Behrman (Eds.), *Nelson textbook of pediatrics* (21st ed.). Elsevier.

Bucsea, O., & Riddell, R. P. (2019). Non-pharmacological pain management in the neonatal intensive care unit: Managing neonatal pain without drugs. *Seminars in Fetal and Neonatal Medicine, 24*(4), 101017. https://doi.org/10.1016/j.siny.2019.05.009

Centers for Disease Control and Prevention (CDC). (2019). *Reproductive health: Data and statistics.* Retrieved June 16, 2020, from https://www.cdc.gov/reproductivehealth/data_stats/index.htm

Cunningham, F. G., Leveno, K. J., Bloom, S. L., Dashe, J. S., Hoffman, B. L., Casey, B. M., & Spong, C. Y. (2018). *William's obstetrics* (25th ed.). McGraw-Hill Education.

Ding, X., Zhu, L., Zhang, R., Wang, L., Wang, T.-T., & Latour, J. M. (2019). Effects of family-centered care interventions on preterm infants and parents in neonatal intensive care units: A systematic review and meta-analysis of randomized controlled trials. *Australian Critical Care, 32*(1), 63–75. https://doi.org/10.1016/j.aucc.2018.10.007

Eriksson, M., & Campbell-Yeo, M. (2019) Assessment of pain in newborn infants. *Seminars in Fetal and Neonatal Medicine, 24*(4). https://doi.org/10.1016/j.siny.2019.04.003

Fanaroff, A. A., & Fanaroff, J. M. (2019). *Klaus and Fanaroff's care of the high risk neonate* (7th ed.). Elsevier.

Franck, L. S., & O'Brien, K. (2019). The evolution of familycentered care: From supporting parent-delivered interventions to a model of family integrated care. *Birth Defects Research, 111*(15), 1044–1059. https://doi.org/10.1002/bdr2.1521

Ionio, C., Mascheroni, E., Colombo, C., & Castoldi, F. (2019). Stress and feelings in mothers and fathers in NICU: Identifying risk factors for early interventions. *Primary Health Care Research & Development, 20*, e81. https://doi.org/10.1017/S1463423619000021

Jordan, R. G., Farley, C. L., & Grace, K. T. (2019). *Prenatal and postnatal care: A woman-centered approach* (2nd ed.). John Wiley & Sons, Inc.

Kenner, C., Altimier, L., & Boykova, M. V. (Eds.). (2020). *Comprehensive neonatal nursing care* (6th ed.). Springer Publishing Company.

King, T. L., Brucker, M. C., Osborne, K., & Jevitt, C. M. (2019). *Varney's midwifery* (6th ed.). Jones & Bartlett Learning.

Mandy, G. T. (2019a). Infants with fetal intrauterine growth restriction. *UpToDate.* Retrieved November 11, 2019, from https://www.uptodate.com/contents/infants-with-fetalintrauterine-growth-restriction

Mandy, G. T. (2019b). Large for gestational age newborn. *UpToDate.* Retrieved October 15, 2019, from https://www.uptodate.com/contents/large-for-gestational-age-newborn

March of Dimes. (2012). *Born too soon.* https://www.marchofdimes.org/materials/born-too-soon-global-actionreport-on-preterm-birth.pdf

Martin, R. (2019). Neonatal target oxygen levels for preterm infants. *UpToDate.* Retrieved June 17, 2019, from https://www.uptodate.com/contents/neonatal-target-oxygen-levelsfor-preterm-infants

Martin, R., & Deakins, K. M. (2020). Respiratory support, oxygen delivery, and oxygen monitoring in the newborn. *UpTo-Date.* Retrieved May 12, 2020, from https://www.uptodate.com/contents/respiratory-support-oxygen-delivery-andoxygen-monitoring-in-the-newborn

Martin, R. J., Fanaroff, A. A., & Walsh, M. C. (2020). *Fanaroff and Martin's neonatal-perinatal medicine* (11th ed.). Elsevier.

Martin, J. A., Hamilton, B. E., Osterman, M. J. K., Driscoll, A. K. (2019). Births: Final data for 2018. *National Vital Statistics Reports, 68*(13). https://www.cdc.gov/nchs/data/nvsr/nvsr68/nvsr68_13-508.pdf

Martin, G. I., & Rosenfeld, W. (2019). *Common problems in the new-*

born nursery: An evidence and case-based guide. Springer International Publishing.

Mohamed, E. K., Abdelazeim, F., Elshafey, M. A., & Nasef, N. (2018). Neurobehavioral response to multisensory stimulation program in high risk neonates. *Bulletin of Faculty of Physical Therapy, 23*(1), 22–29.

Noergaard, B., Ammentorp, J., Garne, E., Fenger-Gron, J., & Kofoed, P. E. (2018). Father's stress in the neonatal intensive care unit. *Advances in Neonatal Care, 18*(5), 413–422.

Painter, L., Lewis, S., & Hamilton, B. K. (2019). Improving neurodevelopmental outcomes in NICU patients. *Advances in Neonatal Care, 19*(3), 236–243. https://doi.org/10.1097/ANC.0000000000000583

Potter, C. F., & Kicklighter, S. D. (2016). Infant of a diabetic mother. *eMedicine*. Retrieved January 8, 2016, from https://emedicine.medscape.com/article/974230-overview

Puopolo, K. M., Benitz, W. E., Zaoutis, T. E.; Committee on Fetus and Newborn, & Committee on Infectious Diseases. (2018). Management of neonates born at ≤34 6/7 weeks' gestation with suspected or proven early-onset bacterial sepsis. *Pediatrics, 142*(6), e20182896. https://doi.org/10.1542/peds.2018-2896

Resnik, R., Lockwood, C. J., Moore, T. R., Greene, M. F., Copel, J. A., & Silver, R. M. (2019). *Creasy & Resnik's Maternal-fetal medicine: Principles and practice* (8th ed.). Elsevier.

Sabnis, A., Fojo, S., Nayak, S. S., Lopez, E., Tarn, D. M., & Zelter, L. (2019). Reducing parental trauma and stress in neonatal intensive care: Systematic review and meta-analysis of hospital interventions. *Journal of Perinatology, 39*(3), 375–386.

Sperling, M. A. (2020). Chapter 111 Hypoglycemia. In R. M. Kliegman, J. St. Geme, N. J. Blum, S. S. Shah, R. C. Tasker, K. M. Wilson, & R. E. Behrman (Eds.), *Nelson textbook of pediatrics* (21st ed., pp. 848–862). Elsevier.

U.S. Department of Health and Human Services (USDHHS). (2020). *Proposed objectives for inclusion in Healthy People 2030*. https://www.healthypeople.gov/sites/default/files/ObjectivesPublicComment508.pdf

Walker, S. M. (2019). Long-term effects of neonatal pain. *Seminars in Fetal and Neonatal Medicine, 24*(4), 101005. https://doi.org/10.1016/j.siny.2019.04.005

World Health Organization (WHO). (2020a). *Care of the preterm and low-birth-weight newborn*. Retrieved June 16, 2020, from https://www.who.int/maternal_child_adolescent/newborns/prematurity/en/

World Health Organization (WHO). (2020b). *Preterm birth*. Retrieved June 16, 2020, from https://www.who.int/en/newsroom/fact-sheets/detail/preterm-birth

Zeltzer, L. K., Krane, E. J., & Levy, R. L. (2020). Chapter 76 Pediatric pain management. In R. M. Kliegman, J. St. Geme, N. J. Blum, S. S. Shah, R. C. Tasker, K. M. Wilson, & R. E. Behrman (Eds.), *Nelson textbook of pediatrics* (21st ed., pp. 469–490). Elsevier.

임상적 판단능력

객관식 문제

1. 간호사는 신생아가 _____ 이후에 태어났을 경우 만삭아라고 기록한다.
   a. 재태연령 38주
   b. 재태연령 40주
   c. 재태연령 42주
   d. 재태연령 44주

2. SGA 및 LGA는 _____과 관련해 적혈구 수가 과도하게 많다.
   a. 저산소증
   b. 저혈당
   c. 저칼슘혈증
   d. 저체온증

3. 신생아는 자궁외 생존을 위해 피하 및 갈색 지방을 사용하기 때문에 간호사는 SGA의 무엇을 평가해볼 것인가?
   a. 고빌리루빈혈증
   b. 저체온증
   c. 적혈구증가증
   d. 저혈당

4. 조산아를 평가할 때 다음 소견 중 가장 우려되는 것은 무엇인가?
   a. 콧등의 미립종
   b. 얇고 투명한 피부
   c. 낮은 근긴장도
   d. 신잡음

5. 간호사는 재태연령과 출생체중이 다양한 여러 신생아를 돌보고 있다. 간호사는 신생아의 성장과 발달을 촉진하기 위해 신생아의 에너지를 줄이기 위한 간호계획에 무엇을 포함해야 하는가? 해당되는 모든 것들을 선택해보시오.
   a. 신생아를 최소한으로 다루도록 유지
   b. 중성온도환경 유지
   c. 환경자극 감소
   d. 초기 구강섭취 시작
   e. 유아용 침대에 보온기 사용

6. 신생아의 통증을 평가할 때 필요한 지식은 무엇인가?
   a. 신생아는 주로 외과적 절차 중 통증을 경험한다.
   b. 조산아는 통증의 위험이 적다.
   c. 통증사정은 포괄적이고 자주 시행되어야 한다.
   d. 신생아의 표정은 통증의 주요지표이다.

비판적 사고 연습

1. 신생아 분만 시 진공 흡입기를 이용하였다. 신생아의 APGAR 점수가 낮았고, 신생아실로 보내기 전에 소생술을 적용하였다. 간호사는 신생아 사정 시 불안, 떨림, 근긴장 저하, 혼수, 빠른 호흡을 확인하였다.
   a. 이러한 행동은 무엇을 나타내는가?
   b. 이 신생아가 고위험군일 수 있는 다른 조건들은 무엇인가?
   c. 신생아의 상태를 해결하기 위해 어떤 중재가 필요한가?

2. 자동차 사고로 인한 태반박리 후 35주에 미숙아가 태어났다. 아기는 인근 지역의료센터의 NICU로 이송되었다. 아기는 문 가까이에 있는 격리실에 놓여 있다. 잠시 후, 간호사가 아기를 만졌을 때 차갑고 무기력하며 약한 울음소리를 내고 체온이 36℃임을 확인했다.
   a. 무엇이 이 신생아의 저체온증에 기여하였는가?
   b. 어떤 메커니즘이 요인이었는가?
   c. 간호사가 시작할 적절한 중재는 무엇인가?

학습활동

1. 조산을 줄이기 위한 전략이나 정책을 확인하고 실행 가능한지 설명해 보시오.
2. 출생 후 SGA 및 LGA에게 나타나는 일반적인 대사장애는 _____이다.

통합: 사례연구

철수는 29주에 태어났고 조산으로 인해 호흡곤란과 저체온증의 위험이 높다. 부모는 철수의 상태에 대해 걱정이 많다. 철수는 신생아 집중치료실(NICU)에서 간호사들의 보살핌을 받고 있다.

WOW
WORDS OF WISDOM
자신에 대한 용기와 믿음은 다른 사람들에게 투영되어 인내할 수 있는 힘을 준다.

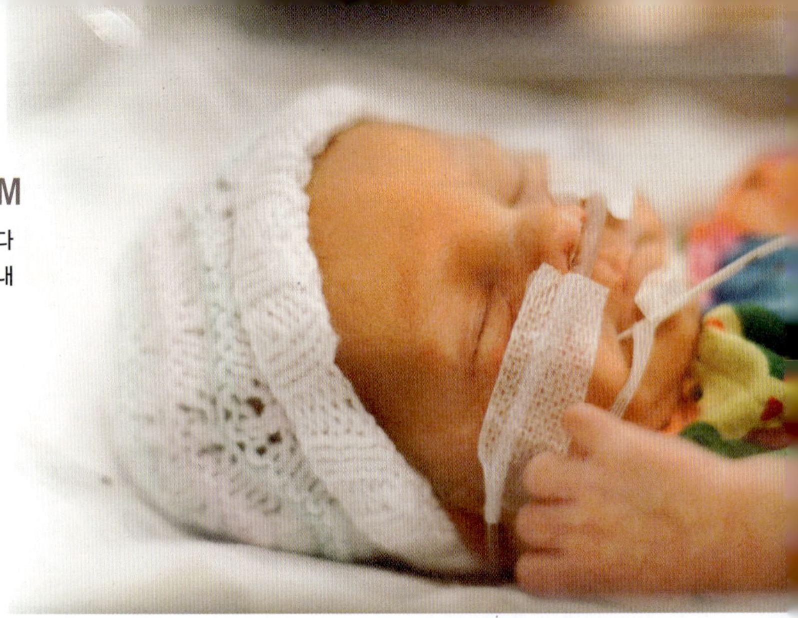

19

고위험 신생아와 가족의 간호: 후천성 및 선천성 장애

Nursing Management of the Newborn at Risk: Acquired and Congenital Newborn Conditions

학습목표

이 장을 학습한 후 학생들은 다음을 수행할 수 있다.

1. 신생아에게 영향을 미치는 가장 흔한 장애를 설명한다.
2. 출생시 손상(두부손상, 골절, 마비)이 있는 신생아에게 간호과정을 적용한다.
3. 용혈성질환이 있는 신생아에게 간호과정을 적용한다.
4. 저혈당증이 있는 신생아에게 간호과정을 적용한다.
5. 패혈증이 있는 신생아에게 간호과정을 적용한다.
6. 호흡기계 관련 장애(호흡곤란증후군, 무호흡, 태변흡인증후군, 기관지폐형성이상, 미숙아망막병)가 있는 신생아에게 간호과정을 적용한다.
7. 대사장애(갑상선저하증, 페닐케톤뇨, 갈락토오스혈증, 부신생식기증후군)가 있는 신생아에게 간호과정을 적용한다.
8. 신경계 장애(뇌실내출혈, 신생아발작, 이분척추, 수두증, 저산소성허혈뇌병증)가 있는 신생아에게 간호과정을 적용한다.
9. 근골격계 장애(발달성 고관절 이형성증, 만곡족, 사경)가 있는 신생아에게 간호과정을 적용한다.
10. 소화기계 장애(구순/구개열, 식도폐쇄와 기관식도루, 항문직장기형, 선천성유문협착증, 선천거대결장, 담도폐쇄, 복벽손상, 서혜부와 제대탈장, 괴사소장대장염)가 있는 신생아에게 간호과정을 적용한다.
11. 고위험 산모(당뇨병 있는 산모)의 신생아에게 필요한 간호과정을 적용한다.
12. 유전질환을 설명한다.

27세 산모가 진통과정 중에 있다. 입원 시 산모는 양막파열로 태변 섞인 양수가 나왔다. 지금 수행해야 하는 간호는 무엇인가? 간호계획 시 어떤 부분을 고려해야 하는가?

주요 용어

- 갑상선비대(goiter)
- 당뇨병 산모의 신생아 (infant of a diabetic mother)
- 신생아 패혈증(neonatal sepsis)
- 저산소성허혈뇌병증 (hypoxicischemic encephalopathy, HIE)
- 태변흡인증후군 (meconium aspiration syndrome)
- 트렌델렌버그 보행(Trendelenburg gait)
- 호흡곤란증후군 (respiratory distress syndrome)

지난 수십 년 동안 의학 및 과학기술의 발전으로 고위험 신생아의 생존율은 크게 향상되었지만 고위험 신생아 중 일부는 지속적으로 건강문제의 위험을 갖고 살아가며 일부는 신체적·발달적 문제의 위험에 노출되어 있다. 후천성 또는 선천성 장애는 영아사망의 주요 원인으로 후천성 또는 선천성 장애가 있는 신생아는 가장 취약한 인구집단 중 하나로 간주된다.

고위험 신생아의 건강과 안녕 유지를 위해 복합적인 돌봄을 제공하는 것은 가족에게도 중요한 영향을 미친다.

이 장에서는 신생아의 후천성 및 선천성 장애를 다룬다. 또한 간호사의 역할과 부모 교육 및 지지를 강조하고 있다.

신생아에게 영향을 미치는 흔한 장애

선천성 장애는 출생 시 구조적, 기능적 또는 대사적 이상으로 정의할 수 있다. 미국의 질병통제예방센터(CDC, 2020)에 따르면, 미국 전체 신생아 중 3%가 기형을 갖고 있다. 전 세계적으로 가장 흔한 심각한 결함은 선천심장병, 신경관결손 및 다운증후군이다(WHO, 2016). 유전적 요인과 관련된 선천성 장애는 구조적 기형(결함), 염색체 장애 및 선천대사이상 등이 포함된다. 대부분의 선천성 장애는 유전자, 유전자 산물, 기관 형성 시 사회적 및 환경적 요인 등을 포함하여 병인이 복잡하다. 일부 장애는 약리학적, 영양학적 또는 기타 중재로 예방하거나 치료할 수 있지만 전혀 치료할 수 없는 경우도 있다. 유전적, 환경적, 사회적, 문화적 요인의 복잡한 상호작용에 대한 심도 있는 이해는 삶 전체를 변화시킬 만한 심각한 결과를 예방할 수 있다.

후천성 장애는 일반적으로 출생 시 또는 출생 직후에 발생한다. 원인은 산모의 당뇨병, 모체요인과 관련된 감염, 약물 남용, 양막파열, 태아 스트레스 등이며 원인이 불분명한 경우도 있다.

후천성 장애는 유전적 또는 발달적 요인에 의해 유발되는 것이 아니라 출생 후 신체 외부의 환경적 영향에 의해 발생하는 장애이다. 후천성 장애의 예로는 저산소성허혈뇌병증(hypoxic ischemic encephalopathy, HIE), 호흡곤란증후군(respiratory distress syndrome, RDS), 태변흡인증후군(meconium aspiration syndrome, MAS), 신생아 지속성 폐동맥고혈압(persistent pulmonary hypertension of the newborn, PPHN), 뇌실내출혈(intraventricular hemorrhage, IVH), 괴사소장대장염(necrotizing enterocolitis, NEC), 미숙아망막병, 출생시 손상, 고빌리루빈혈증 및 신생아 패혈증 등이 있다.

유전체학과 유전의학분야는 인간 게놈 프로젝트를 토대로 현저히 발전하였다. 유전적 기초, 유전자와 환경의 상호작용에 대한 이해의 발전은 인간건강에 대한 새로운 통찰력을 제시하고 있다.

출생시 손상

출생시 손상은 분만과정 중에 신생아에게 발생한 외상이나 상해를 의미한다. 이는 분만으로 인한 압력, 분만 시 섭자나 진공흡인기 같은 기계적 힘에 의한 손상이 발생하고 혈액 순환장애와 기관의 기능장애를 동반하기도 한다. 분만으로 인한 출산의 압력으로 인해 손상, 부종, 출혈 또는 골절이 발생할 수 있다. 출생시 손상의 일반적인 유형은 표 19.1과 같다. 가장 흔한 손상은 두부손상, 골절 및 경추 신경총 손상이며 두개골 골절, 뇌출혈 또는 척수손상과 같은 심각한 손상이 발생할 수 있다(King et al., 2019; Smith & Grover, 2018).

미국의 경우 출생시 손상은 신생아 1,000명당 약 29명에서 발생하는 것으로 추정되며, 가장 흔한 출생시 손상은 두부손상, 골격손상 및 쇄골 골절이다(Kenner et al., 2020).

A 사정

출생시 외상 및 손상에 대한 관찰은 조기치료에 필수적이다. 손상 여부를 확인하기 위해 신체 및 신경학적 평가를 수행한다. 머리에 덩어리, 혹, 멍이 있는지 관찰한다. 부종이나 멍이 봉합선을 넘는지 확인한다. 안면마비가 있는지 눈과 얼굴을 평가하고 울고 있는 얼굴의 비대칭이나 영향을 받지 않은 쪽으로 입이 당겨지는 모습 등을 관찰한다. 신생아가 모든 사지를 자발적으로 움직이는지 확인하고 심부건 반사의 부재 또는

표 19.1 출생시 손상의 일반적인 유형

유형	개요	결과	치료
두부손상 (head trauma)	• 두혈종(cephalohematoma) 및 산류(caput succedaneum)와 같은 조직손상. 더 큰 외상은 두개골 골절을 일으킬 수 있음 • **두혈종**(두개골과 골막 사이의 혈관파열로 인한 골막하 혈액이 고인 상태)은 모든 출생의 2.5%에서 발생하며 일반적으로 출생 후 몇 시간 이내에 나타남 • **산류**는 분만 시 압력으로 인한 머리의 부종임 • 지주막하 출혈(두개내 외상의 가장 흔한 유형 중 하나)은 저산소증/허혈, 혈압 변화, 분만 중 머리에 가해지는 압력에 의한 것일 수 있음 • 경막하 출혈(혈종)은 오늘날 많이 감소하였음. 일반적으로 대뇌 반구 또는 소뇌를 덮고 있는 주요 정맥 또는 정맥동의 파열이 원인임 • 함몰된 두개골 골절(드문 경우)은 진공흡입기의 압력으로 인해 발생할 수 있음. 또한 자연분만 또는 제왕절개 중에 발생할 수 있으며 경막하 출혈, 지주막하 출혈 또는 뇌 외상을 유발하는 다른 두부 외상과 관련될 수 있음	• 두혈종은 봉합선을 넘지 않으나 산류는 봉합선을 넘어 분포함 • 산류의 부종은 봉합선을 가로질러 확장됨. 일반적으로 기형 모양 이외의 합병증은 일으키지 않음. 부종은 태어날 때 최대이며 급격히 감소함 • 지주막하 출혈 시 일부 RBC는 만삭 신생아의 뇌척수액에 나타날 수 있음. 신생아는 무호흡, 경련, 혼수 또는 신경학적 검사에서 비정상적인 소견을 보일 수 있음 • 경막하 출혈은 무증상일 수 있으며, 신생아는 경련, 머리 크기 증가, 의식수준 감소 또는 신경학적 검사에서 비정상적인 소견을 보일 수 있음. 근긴장도 저하, 낮은 모로반사 또는 광범위한 망막 출혈이 있을 수 있음 • 함몰된 두개골 골절이 관찰됨. 방사선검사로 확인이 필요함	• 두혈종은 치료 없이 2~3주에 걸쳐 점차적으로 해결된다. • 산류는 일반적으로 치료 없이 며칠 이내 해결된다. • 지주막하 출혈은 스트레스를 줄이기 위한 간호가 필요하다. • 경막하 혈종은 흡인이 필요하다. 혈종의 위치가 접근할 수 없고 흡입할 수 없는 부위에 있으면 생명을 위협할 수 있다. • 함몰된 두개골 골절은 일반적으로 신경외과 상담이 필요하다.
골절 (fractures)	• 둔위분만 또는 어깨 난산 중에 흔히 발생함 • 중쇄골 골절은 어깨 난산에 이차적으로 발생하는 가장 흔한 골절 유형 • 상완골이나 대퇴골의 긴 골절도 발생할 수 있음	• 쇄골 골절: 신생아는 과민반응을 보이며 자발적으로 또는 모로반사가 유발될 때 영향받은 쪽 팔을 움직이지 않음 • 대퇴골 또는 상완골 장골 골절: 다리 또는 팔의 제한된 움직임과 부종과 통증이 동반됨 • X선 검사로 골절을 확인함	• 쇄골 골절은 일반적으로 문제 없이 치유된다. 신생아의 소매를 옷에 고정하여 팔의 움직임을 제한할 수 있다. • 대퇴골 및 상완골 골절은 부목으로 치료한다. 치유 및 완전한 회복은 2~4주 정도 소요된다. • 부모에게 설명하고 안심시키는 것이 필요하다.
상완신경총 손상 (brachial plexus injury)	• 주로 큰 아기, 어깨 난산이 있는 아기 또는 둔위 분만(너무 큰 신생아로 인한 난산, 분만 시 과한 견인) • 스트레칭, 신경 내 출혈 또는 경추손상과 관련된 신경이나 뿌리의 파열로 인한 결과(상완신경총의 과도한 신전이나 압박) • 관련 외상성 손상에는 쇄골 또는 상완골 골절 또는 어깨 또는 경추의 아탈구가 포함됨 • 종류 – 에르프마비(Erb's palsy) – 클룸프케마비(Klumpke palsy)	• 에르프마비: 사지는 일반적으로 내전 및 내부 회전을 나타내며 어깨운동이 없음. 모로반사: 이두근반사 및 방사형 반사는 없지만 일반적으로 파악반사가 있음 • 클룸프케마비는 손과 손목의 쇠약으로 나타남. 파악반사가 없음	• 에르프마비는 일반적으로 첫 주 동안 과도한 움직임으로부터 어깨를 보호하기 위해 상완/흉부를 가로질러 상완을 고정시킴. 이후 구축을 예방하기 위해 매일 부드러운 수동적 관절가동범위운동을 수행함. 일반적으로 관련된 감각상실은 없으며 빠르게 회복됨 • 클룸프케마비의 치료 시 손을 중립 위치에 놓고 수동적 관절가동범위운동을 사용하는 것이 포함됨 • 지속적인 관찰이 필요할 수 있음

(계속)

표 19.1 출생시 손상의 일반적인 유형

유형	개요	결과	치료
뇌신경손상 (cranial nerve trauma)	• 안면 신경마비가 가장 흔함 • 분만 시 겸자나 진공흡입기로 인한 압력에 기인함 • 자궁내 신경의 압박으로 인해 발생할 수도 있음	• 울 때 얼굴의 비대칭. 손상받은 쪽이 손상받지 않은 쪽으로 당겨질 수 있음. 주름은 영향을 받지 않은 쪽이 더 깊음 • 마비된 쪽은 부드러울 수 있음. 영향 받은 쪽의 눈을 지속적으로 뜨고 있음	• 대부분의 영아는 첫 주에 회복되기 시작하지만 완전한 회복은 몇 개월이 걸릴 수 있다. 부모를 안심시킬 필요가 있다. • 대부분의 경우 치료는 필요하지 않으며 관찰만 한다. • 눈이 감기지 않는 경우 패치와 합성 눈물로 보호해야 할 수 있다. • 수유 시 유두 주위의 입술을 닫을 수 없기 때문에 부모는 신생아에게 수유하는 방법에 대한 지침이 필요하다.

【출처】 Cunningham, F. G., Leveno, K. J., Bloom, S. L., Dashe, J. S., Hoffman, B. L., Casey, B. M., & Spong, C. Y. (2018). *William's obstetrics* (25th ed.). McGraw-Hill Education; Kenner, C., Altimier, L., & Boykova, M. V. (Eds.). (2020). *Comprehensive neonatal nursing care* (6th ed.). Springer Publishing Company; and Martin, G. I., & Rosenfeld, W. (2019). *Common problems in the newborn nursery: An evidence and case-based guide.* Springer International Publishing.

감소, 사지의 비정상적인 움직임에 주의한다. 구조와 기능의 대칭성을 평가하고 기록한다.

I 중재

간호중재는 외상과 관련된 합병증을 해결하고 평가하며 부모에게 지지와 교육을 제공하는 것에 중점을 둔다. 일부 손상은 치료 없이 회복되며 무해함을 설명하고 부모를 안심시킨다. 또한 의학적 치료를 받아야 하는 상태에 대해서도 교육을 제공한다. 신생아가 사지를 움직일 수 없거나 비대칭적인 움직임을 보일 때 부모는 매우 걱정할 것이다. 부모에게 상황에 대한 객관적인 정보를 제공하고 손상이 해결될 때까지 추가 의료조치에 대한 정보를 제공한다. 부모가 신생아 치료에 대한 결정을 내리고 신생아를 돌볼 수 있도록 객관적인 정보 및 교육을 제공하는 것이 중요하다. 필요한 경우 지속적인 후속 조치와 관리를 위해 지역사회와 연계하는 것이 필요할 수도 있다.

용혈성질환

생후 24시간 이내에 발생하는 고빌리루빈혈증은 신생아 용혈성질환[erythroblastosis fetalis(태아적아구증)]의 가장 흔한 증상으로, 이는 비정상적으로 적혈구가 빠르게 파괴되는 것이다. 적혈구 파괴에 의해 발생하는 빈혈은 적혈구 조혈을 자극하고, 결과적으로 용혈되는 세포 수가 증가한다. 적혈구 파괴가 증가하는 주된 원인은 동종면역(주로 Rh)과 ABO 부적합증이다.

혈액 부적합증

혈구의 세포막은 응집원(agglutinogens)으로 알려진 다양한 항원(antigens)을 가지고 있는데, 이것이 신체에 이물질로 인식되면 응집(aggulation)을 일으킨다. 적혈구의 항원과 혈장에 있는 항체는 응집반응을 일으킨다. 즉, 한 혈액형의 혈장에 있는 항체(어떤 항체도 포함하지 않는 AB형은 예외)가 다른 혈액형의 항원과 반응하여 응집을 일으킨다. ABO 타입에서는 항체가 본래 존재하지만, Rh 타입에서는 Rh 항원에 노출되고 나서야 항체가 형성되어 동종면역(isoimmunization) 반응을 일으킨다.

Rh 부적합증(동종면역)

Rh 혈액형은 몇 가지 항원(D항원이 가장 흔함)으로 구성되지만, 간단히 Rh 양성(항원 존재)과 Rh 음성(항원 존재하지 않음)으로 분류된다. 태어날 때 Rh인자의 존재 여부가 혈액형을 결정한다. 일반적으로는 어머니와 태아의 Rh 혈액형이 동일할 때, 또는 어머니가

Rh 양성이고 자녀가 Rh 음성일 때는 문제가 생기지 않는다. 문제는 어머니가 Rh 음성이고 자녀가 Rh 양성일 때 발생한다.

모체와 태아의 순환이 분리되었다고 하더라도 태아의 적혈구와 세포-유리 DNA(cell-free DNA)가 임신기간 동안에 모체순환으로 유입될 수 있고, 대부분은 태아의 적혈구가 분만 시에 모체순환으로 들어가게 된다. 모체의 자연적인 방어기전은 항Rh항체(anti-Rh antigen)를 형성하여 이질적인 세포에 반응한다. 첫 번째 임신에서는 동종면역과정이 Rh 양성인 태아에게 영향을 주지 않는데, 그 이유는 Rh 항원에 대한 초기 감작이 진통 시작 전에는 거의 일어나지 않기 때문이다. 그러나 태반이 분리되는 동안 태아의 혈액이 모체의 순환으로 들어갈 위험이 증가되어 모체의 항체 생산이 자극된다.

이후 Rh 양성인 태아를 임신하면, 이전에 Rh 양성 혈액세포에 대해 형성된 모체의 항체가 태아의 순환으로 들어가 태아의 적혈구를 공격하고 파괴한다. 다태임신, 태반조기박리, 전치태반, 제왕절개 등은 출혈과 동족면역의 가능성을 증가시킨다. 자궁에서 시작된 용혈과정을 보상하기 위해 태아의 적혈구 조혈과정이 급속하게 진행된다. 그 결과 미성숙한 적혈구가 태아의 순환에서 나타나는데, 이것을 태아적아구증(erythroblastosis fetalis)이라고 한다.

Rh 양성 항원에 대한 모체의 감작은 매우 다양하다. 이전에 Rh 양성 혈액을 수혈받은 여성이라면 첫 임신 동안에도 감작이 일어날 수 있다. 감작된 산모의 약 10~15%의 신생아에서는 용혈반응이 일어나지 않는다. 또한 비록 Rh 양성 태아에 노출되었다 하더라도 Rh 음성 모체에서 항체 생성이 불가능할 수도 하다. 태아적아구증이 심각한 상태인 태아수종(hydrops fetalis)에서는 점진적인 용혈작용이 일어나 태아 저산소증, 심부전증, 전신부종(anasarca)과 심낭, 늑막강, 복강에 삼출액이 축적될 수 있다. 태아는 사산되거나 또는 심한 호흡곤란이 있을 수 있다. 모체의 Rh 면역글로불린(RhIG) 투여, 초음파를 통해 동종면역반응 조기발견, 태아의 교환수혈과 고용량 면역글로불린 투여 등으로 태아의 예후를 향상시킬 수 있다.

ABO 부적합증

용혈성질환은 태아의 주요 혈액형 항원이 산모의 항원과 다를 때 발생할 수 있다. 항체와 항원의 존재 유무가 응집반응을 결정한다. 일반적으로 수혈자의 혈액에 있는 항체는 공혈자의 적혈구와 응집을 일으킨다. 응집된 공혈자의 세포는 말초혈관에 걸려서 용혈반응이 일어나고, 많은 양의 빌리루빈이 방출된다. 신생아에서 가장 흔히 발생하는 혈액 부적합증은 O형인 어머니와 A형 또는 B형인 신생아 사이에서 일어난다. 항A 항체와 항B항체는 태반을 통과해 태아의 적혈구를 공격해 용혈반응을 일으킨다. 보통 용혈반응은 Rh 부적합증보다는 덜 심각하다. Rh반응과는 달리 ABO 부적합증은 첫 번째 임신에서 발생할 수 있다. 첫 번째 임신에서 용혈반응이 나타나는 경우, 다음 임신에서 용혈반응 위험은 증가한다.

임상양상

신생아 용혈성질환에 이환된 신생아에서 황달은 출생 후 바로(첫 24시간 동안) 나타나고, 간접빌리루빈의 혈청 수치가 빠르게 증가한다. 많은 수의 적혈구가 용혈되어 빈혈이 발생하고, 간의 미성숙으로 고빌리루빈혈증과 황달이 나타난다. 용혈성질환이 있는 대부분의 신생아는 출생 시에 황달이 없으나 간, 비장 비대, 수종(hydrops)이 나타난다. 심한 손상이 있는 경우 빈혈(창백이 뚜렷함)과 저혈량성 쇼크의 증상이 나타난다. 췌장세포의 과잉증식으로 저혈당이 발생할 수 있다.

진단평가

태아에게 발생하는 합병증 예방과 관리를 위해서 RhD 감작에 대한 조기진단이 중요하다. 첫 산전방문 시 모체의 간접쿰즈검사(indirect Coombs test)를 실시한다. 유전자검사를 통해서도 RhD 유전 형질 확인과 동종면역반응의 조기감별이 가능하다. 양수천자는 항체 선별검사에서 양성이 나온 산모의 태아 혈액형을 검사하기 위하여 시행된다. 양수천자로 유전자

증폭검사(polymerase chain reaction, PCR)를 시행하여 태아 혈액형과 모체에서 생성된 항체 및 태아의 헤모글로빈과 헤마토크릿을 측정할 수 있다. 초음파검사는 동종면역을 발견하는 데 부수적 검사이긴 하나 태반과 제대, 양수량의 변화뿐 아니라 태아수종의 존재 유무를 알 수 있기 때문에 중요하다. 도플러는 태아의 뇌혈류 속도를 측정하여 태아의 헤모글로빈과 빈혈을 알아보는 데 이용된다. Rh 부적합증으로 인한 태아적아구증은 모체순환에서 항Rh항체 역가의 상승을 평가하거나 양수의 농도(빌리루빈이 양수의 색을 변화시키기 때문에)를 검사함으로써 사정할 수 있다. 쿰즈검사(Coombs test)는 적혈구에 대한 항체를 검출하는 검사로, 부적합증의 과거력이 있다면 Rh 음성인 산모에게서 태어난 신생아의 제대혈액을 채취하여 시행한다.

치료관리

동종면역치료의 첫 번째 목적은 예방이다. 경미한 경우에는 보통 광선요법을 실시하고, 심한 경우에서는 교환수혈을 한다. 경미한 경우 광선요법으로 빌리루빈 수치가 조절되지만 용혈과정이 계속되면 생후 7~21일 사이 심한 빈혈의 주요 원인이 된다. ABO 부적합증을 가진 신생아의 빌리루빈 형성 감소를 위하여 면역글로불린(IVIG)을 투여하기도 한다.

저혈당증

자궁 내에서 자궁 외의 삶으로 전환하는 생후 24~48시간 동안 정상 신생아의 혈장 포도당 수치는 일반적으로 낮다. 저혈당증은 모든 신생아의 40%에서 발생한다. 저혈당증은 혈당이 30 mg/dL 이하이거나 농축혈장(plasma concentration) 40 mg/dL 이하로 정의된다(Thornton et al., 2015). 신생아의 혈당은 출생 직후 2~3시간 이내에 가장 저하되는데, 태반을 통한 모체의 혈당 공급이 차단되기 때문이다. 이행기간 동안 대부분의 신생아는 문제가 없으나 당뇨병 어머니, 조산아, 자궁내 성장지연(IUGR), 부적절한 칼로리섭취, 패혈증, 질식, 저체온증, 적혈구증가증, 글리코겐 저장장애, 내분비장애 등이 있는 신생아는 저혈당증의 위험이 높다(Adamkin, 2015). 대부분의 신생아는 일시적 저혈당증을 경험하더라도 증상이 없다. 증상이 있다면 비특이적이며 불안정, 무기력, 청색증, 무호흡, 경련, 고음이거나 약한 울음, 수유곤란 등이 나타난다. 만일 저혈당증이 장기간 지속되고 치료받지 않는다면 학습장애, 정신지체와 같은 심각하고 장기간에 걸친 비가역적인 신경학적 손상이 발생한다(Stanley et al., 2015). 따라서 고위험 신생아는 저혈당증 예방을 위해 조기에 모유수유나 인공수유를 시작한다. 수유에도 불구하고 저혈당증이 지속된다면 건강관리자에게 보고하여 정맥 내 포도당 주입 등을 처방 받는다.

패혈증

신생아 패혈증(neonatal sepsis)은 혈류의 박테리아감염으로 전신징후와 감염증상을 보인다. 임상증상은 대부분 애매하고 비특이적이다(Singh & Gray, 2019). 신생아는 면역체계가 미성숙하고 반응이 느리며 피부 장벽이 제대로 발달하지 않아 감염에 대한 감수성이 높다.

병태생리

패혈증은 각종 박테리아, 바이러스, 진균 및 기생충 감염에 이환된 것으로 미숙아의 경우 더욱 취약하다. 면역물질인 IgG를 모체로부터 전달받아 병원균에 수동적인 면역방어를 할 수 있다. 그러나 이러한 전달이 이루어지지 않은 채 조기에 출생한 미숙아의 경우 IgG의 농도가 낮다. 바이러스감염에 대항하는 IgA와 그람음성균에 대항하는 IgM 함유량도 낮아 쉽게 감염된다. 또한 신생아의 면역체계는 항체기능을 돕고 식균작용과 염증반응 활성화에 관여하는 보체의 양이 적고 백혈구의 식균작용을 돕는 혈청 내 옵소닌 작용의 감소, 비효과적이고 적은 양의 백혈구 등으로 방어기전이 취약하다.

신생아감염은 일반적으로 발병시기에 따라 출생 전 수직전파에 의한 자궁내감염, 72시간 이내 발병하는 경우 조기, 72시간 이후 발병하는 지연형으로 구분할 수 있다. 패혈증의 약 85%는 생후 2일 이내 발병하는 조기패혈증으로, 보통 폐렴과 수막염으로 나타난다(Huang & Brady, 2020). 주 병원체는 대장균, B군 사슬알균, 대장균, 그람음성 장내세균 등이다. 병원체는 제대 절단면, 피부, 눈, 코, 귀의 점막, 호흡기계, 신경계, 요로계, 위장계 등 내부 장기를 통해서 침범한다. 지연형 패혈증은 임산부의 생식기나 의료종사자, 돌보는 사람 등 주위 환경에 의해 발생하며 인간 면역결핍 바이러스(HIV) 및 거대세포바이러스(CMV)와 같은 감염은 모유수유나 가족 구성원, 의료제공자와의 직접적인 접촉을 통해 감염될 수 있다. 포도알균, 클렙시엘라, 장내세균, 대장균, 녹농균, 칸디다가 주 병원체이며 최근 VRE, MSRA 등 다제내성 그람양성균(VRE)이 문제가 되고 있다(Martin & Rosenfeld, 2019).

A 사정

전신감염의 경우 증상이 매우 애매하며 비특이적이어서 진단하기 어렵다. 대부분의 신생아에게서 나타나는 징후로 체온 불안정, 수유곤란, 호흡곤란, 무호흡 및 서맥, 위장문제, 산소요구량 증가, 혼수 또는 저혈압, 비정상적인 피부 발진, 지속적인 울음 등이 있다. 다른 질병과 혼동되기 쉬우며 감별진단 시 고려해야 할 사항들은 대사 및 선천적 기형을 포함하여 광범위하다(Edwards, 2019).

간호사정은 감염 위험이 있는 신생아를 조기에 식별하여 즉각적인 치료로 사망률과 질병이환율을 줄이는 데 중점을 둔다. 신생아 패혈증과 관련된 다양한 위험 요인을 파악하고 주의 깊게 관찰해야 하며 잠재적 감염원으로는 피부병변, 침습적 절차, 의료진이나 보호자 등에 대한 감염, 박테리아 군집화와 관련된 환경 등이 있다(Puopolo, 2019).

다른 질병과의 감별진단을 위해 임상검사와 방사선검사가 필요하다. 반복적인 혈액배양검사와 잠재적인 감염원인 제대, 비인두, 피부병변, 뇌척수액, 대변, 소변 등을 분석하여 원인균을 찾아낼 수 있다.

패혈증이 의심되는 경우 균배양검사를 실시하는데, 응급한 상황인 경우 검사결과가 나오기 전에 경험적으로 ampicillin(암피실린)이나 gentamycin(겐타마이신)과 같은 항생제를 사용할 수 있다.

I 중재

항생제 치료는 일반적으로 감염 병원체를 식별하기 전에 시작된다. 균배양검사 양성이면 원인균에 따라 적합한 항생제를 7~21일 동안 사용하고, 음성이면 72시간 이내에 중단한다. 즉각적이고 효과적인 항생제요법으로 사망률과 이환율은 크게 감소하였으나 주산기감염은 여전히 심각한 결과를 초래하는 문제로 남아 있다. 패혈증은 초기에 다른 질환과 감별이 어렵기 때문에 패혈증이 의심되는 경우 조기진단과 치료는 중요하다. 간호사는 신생아감염에 대한 더 나은 이해와 적절한 치료법 사용의 촉진으로 패혈증과 관련된 신생아 사망률을 낮출 수 있다. 간호사의 1차 질병 예방 및 가족 교육은 주산기감염 예방에 중요한 역할을 한다.

호흡기계 관련 장애

호흡곤란증후군

호흡곤란증후군(respiratory distress syndrome)은 폐의 발달이 완성되지 않은 미숙아에서 주로 발생하며 계면활성제의 생성과 분비가 부족하여 호흡곤란이 발생하는 질환이다. 당뇨병 산모의 신생아, 제왕절개를 통해 태어난 신생아, 주산기 질식이 있었던 신생아 등에서도 발생빈도가 높다(Smith & Grover, 2018).

병태생리

신생아의 폐에 계면활성제가 부족하면 가스교환이 원활하지 못하고 우–좌 단락과 저산소혈증이 발생한다. 상황이 지속되면 폐모세혈관에서 체액과 섬유소가 새어 나와 세기관지, 폐포관, 폐포 등에 유리막이 생긴다. 이러한 유리막은 가스교환을 더 감소시키며, 치료하지 않으면 호흡곤란증후군으로 진행되어 시소호흡, 호흡부전, 쇼크 등에 빠질 수 있다.

호흡곤란증후군의 합병증에는 공기누출증후군, 기관지폐형성이상, 동맥관개존증, 심부전, 심실내출혈, 미

표 19.2 환기요법

방법	설명	추가 정보
고빈도 인공호흡기 (high-frequency ventilators, HFV)	적어도 분당 120회의 호흡속도로 작은 1회 호흡량을 주는 인공호흡기 형태 중 하나	인공호흡기 압력에 의한 손상을 줄일 수 있음
산화질소(nitric oxide, NO)	폐포혈류의 증가를 돕고 폐혈관 확장을 일으킴	안전함. 장기적인 위험이 없음
체외막산소공급 (extracorporeal membrane oxygenation, ECMO)	카테터를 통해 혈액을 제거한 후, ECMO 기계에서 가열 및 산소화시켜 다시 체내로 넣어줌	출혈 위험이 높음

숙아망막병, 괴사소장대장염, 정맥내 카테터 사용으로 인한 합병증(감염, 혈전 형성), 발달지연 혹은 장애 등이 있다.

치료적 관리

분만 직후 계면활성제 투여는 호흡곤란증후군의 발생률과 중증도를 낮추는 데 도움이 된다. 호흡곤란증후군의 치료는 주로 기계적 환기요법을 통한 집중적인 호흡관리에 초점을 둔다. 적절한 산소화 유지를 위한 그 외 방법들로는 표 19.2와 같은 치료가 있다.

A 간호사정

호흡곤란증후군은 보통 출생 후 수시간 이내에 시작된다. 신생아에게 빈호흡, 견축, 코 벌렁거림, 끙끙대는 소리, 다양한 정도의 청색증 등과 같은 호흡곤란 증상이 있는지 살펴본다. 청진 시 약간의 수포음과 호흡음의 감소가 나타난다.

I 간호관리

계면활성제 투여 후 인공호흡기를 적용하고 있는 신생아를 주의 깊게 관찰한다. 적절한 폐 확장 여부를 확인한다. 호흡에 대한 중재 이외에도 정상 체온 유지, 감염 예방, 체액 및 전해질 균형 유지, 적절한 영양 공급(비경구적 혹은 위관 영양) 등을 확인한다. 호흡곤란증후군이 있는 신생아의 간호는 일반적으로 신생아 집중치료실에서 이루어진다.

무호흡

무호흡(apnea)은 15~20초 이상 호흡이 없는 것으로 정의되며, 서맥을 동반할 수 있다. 때때로 무호흡은 급성의 생명을 위협하는 사건(acute life-threatening event, ALTE) 형태로 나타난다. 이는 무호흡, 피부색 변화, 근긴장 변화, 기침, 구역질과 함께 복합적으로 나

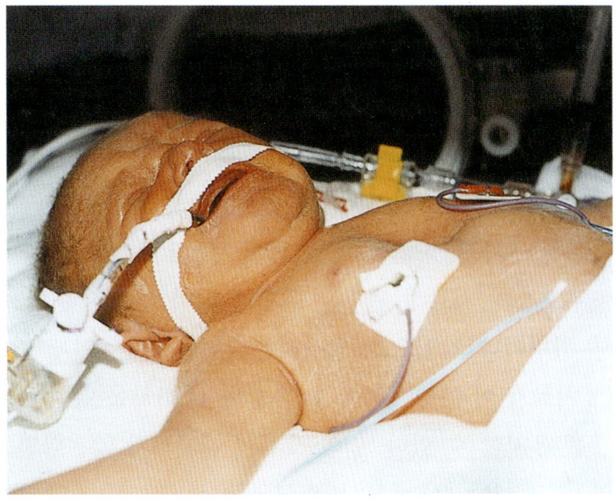

그림 19.1 흉골견축은 기계적 환기 및 기타 모니터링 장치와 같은 즉각적인 중재가 필요한 호흡곤란징후이다.
【출처】 Caroline Brown, RNC, MS, DEd.

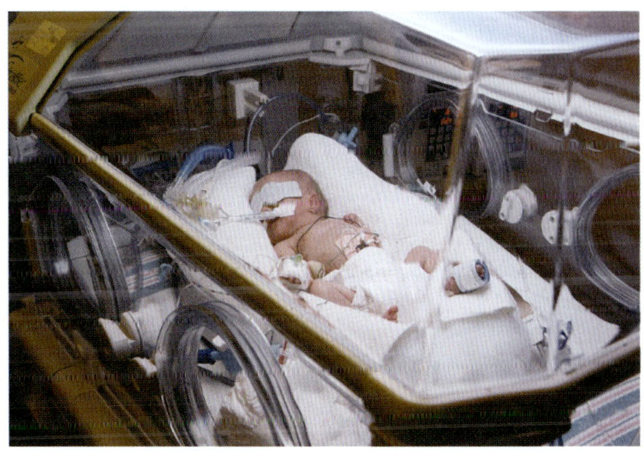

그림 19.2 기계환기를 받고 있는 호흡곤란증후군 신생아

타날 수 있다. 또한 무호흡은 호흡곤란의 결과로 나타나며, 모든 연령대에서 급성으로 나타날 수 있다.

신생아에게 나타나는 무호흡은 단독(다른 원인과 관계없이)으로 나타날 수 있고, 패혈증이나 호흡기감염과 같은 다른 질병과 함께 나타날 수 있다. 또한 무호흡은 저체온증, 저혈당증, 감염, 고빌리루빈혈증과 연관될 수 있다. 미숙아의 무호흡은 호흡기계의 미성숙으로 인해 2차적으로 발생한다.

무호흡이 영아돌연사증후군(sudden infant death syndrome, SIDS)의 선행요인은 아니다. 최근 연구에서 이를 입증하지 못했고 일반적으로 건강한 신생아에게서 영아돌연사증후군이 나타나는 것으로 보고된 바 있다(AAP, 2016). 글상자 19.1에는 영아돌연사증후군과 관련된 추가적 정보와 예방전략이 제시되어 있다.

무호흡의 치료적 관리는 원인에 따라 달라진다. 다른 질병이나 감염으로 발생하는 무호흡은 원인에 따라 치료가 이루어진다. 무호흡 발생 시 자극을 통해 호흡을 유지할 수 있다. 만약 호흡이 재개되지 않는다면, 인공호흡이나 백-밸브-마스크(bag-valve-mask)와 같이 수동식 소생기를 적용할 수 있다. 무호흡이 있는 신생아는 지속적으로 모니터링이 필요하며, 미숙아의 경우 카페인이나 theophylline(테오필린) 등을 투여하여 호흡을 자극할 수 있다(Smith & Grover, 2018).

글상자 19.1 영아돌연사증후군

정의

이전에 건강하던 1세 이하 영아의 갑작스런 죽음

예방법

- 모든 영아를 반듯이 누워 재운다.
- 딱딱한 침상을 제공하고 부드러운 침구, 과도한 이불이나 베개나 동물들과 함께 두지 않는다.
- 산전 흡연이나 영아가 간접흡연에 노출되지 않도록 한다.
- 산전 알코올 및 불법 약물 노출을 피한다.
- 영아는 처음 6개월 동안 부모와 분리된 침대에서 자도록 한다.
- 영아를 이불로 과도하게 싸거나 옷을 입히지 않도록 한다.
- 아동이 수용적이라면, 낮잠이나 밤에 잘 때 아동에게 노리개젖꼭지를 물도록 한다(AAP, 2016).

A 간호사정

부모에게 무호흡이 발생하기 이전의 신생아의 자세나 활동에 대해 물어본다. 신생아의 피부색이 변했는가? 신생아 스스로 호흡이 돌아왔는가? 보호자의 자극이 필요하였는가? 미숙아, 빈혈, 대사성 질환을 포함한 무호흡의 위험요인이 있는가? 등에 대해 알아본다.

무호흡은 심장 또는 신경계 장애, 호흡기계 감염, 패혈증, 아동학대, 중독과 관련하여 발생할 수 있다. 입원 중인 신생아에서는 호흡의 부재, 자세, 색깔, 구토와 같은 소견이 있는지 잘 관찰한다. 무호흡이 있는 신생아가 자극을 받지 못하고, 다시 호흡을 하지 않으면 맥박이 측정되지 않을 것이다.

I 간호관리

신생아가 무호흡 증상을 보이면, 부드럽게 자극하여 다시 숨을 쉬도록 한다. 만약 부드러운 자극이 효과가 없다면, 인공호흡이나 백-밸브-마스크 환기를 시작해야 한다. 신생아의 무호흡을 예방하려면 중성온도 환경을 유지해야 한다. 처방이 있는 경우 카페인 또는 theophylline 등을 투여하고, 이러한 약물의 사용에 대해 가족에게 교육한다.

재발성 무호흡과 급성생명위협사건을 겪은 신생아는 퇴원 시 가정용 무호흡 모니터를 사용할 수 있다(그림 19.3). 모니터 사용에 대한 교육, 의료진에게 알려야 하는 증상 등에 대해 교육하고, 신생아 심폐소생술(CPR)에 대해 훈련시킨다. 무호흡의 주요 증상이나 서맥 등

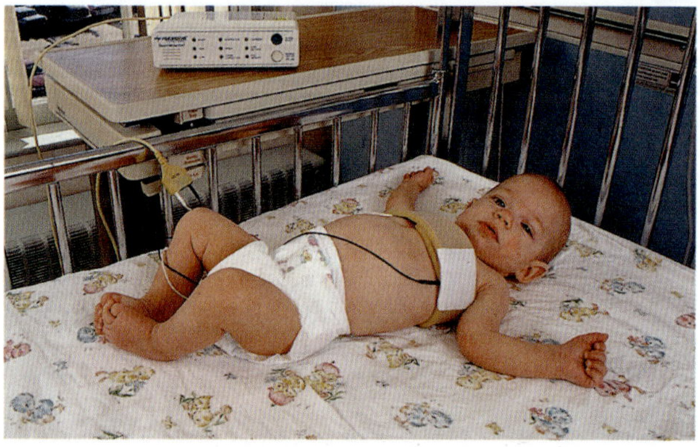

그림 19.3 가정용 무호흡 모니터는 부드러운 벨트를 사용하며 가슴의 적절한 위치에 고정해 둔다.

의 심각한 사건이 없다면 3개월 후에 무호흡 모니터를 제거할 수 있다. 모니터는 부모에게 정서적으로 안정을 제공하기도 하지만 자녀의 건강에 대한 불안을 증폭시킬 수도 있다. 가정에서 무호흡 모니터를 사용하는 경우 기계의 알람으로 인해 부모의 수면이 방해받을 수도 있다. 부모는 가정용 모니터와 관련된 두려움, 불안, 우울 증상을 나타내는 경우가 많다(AAP, 2019). 부모에게 질병의 특성뿐만 아니라 무호흡 발생 시 취해야 할 대처행동 등에 대한 적절한 교육을 제공하면 가족이 상황에 대한 통제력을 갖게 되어 불안을 줄일 수 있다.

태변흡인증후군

태변흡인증후군(meconium aspiration syndrome, MAS)은 만삭아 및 과숙아에서 나타나며 태변이 양수 내로 배출되고 태변이 기도 내로 흡인되면서 발생한다. 태변은 주로 물과 기타 위장관 분비물로 구성된 점성 짙은 녹색 물질로, 빠르면 임신 10~16주에 태아의 위장관에서 관찰될 수 있다(Ahlfeld, 2020). 출생 후 신생아의 첫 번째 대변으로 배출되며, 태변은 무균상태로 박테리아를 포함하지 않는다. 자궁내 배출을 촉진하는 요인으로는 태반기능부전, 산모 고혈압, 자간전증, 태아 저산소증, 일과성 제대압박, 양수과소증, 담배, 코카인 등의 약물 남용이 있다. 태변은 분만 전이나 분만 중 그리고 출생 후에 흡인될 수 있다. 태변은 임신 36주 이전의 양수에서는 거의 발견되지 않기 때문에 주로 만삭아 및 과숙아로 태어난 신생아에게 영향을 미친다(Blackburn, 2018).

태변흡인증후군은 신생아가 아직 자궁에 있거나 출생 후 첫 숨을 들이쉴 때 양수와 혼합된 태변 미립자를 폐로 흡인하면서 발생한다. 태변이 포함된 양수는 임신 36주 이후 출생의 약 10~15%에서 발생한다(Resnik et al., 2019). 흡인은 기도폐쇄, 계면활성제 기능장애, 저산소증 및 폐렴을 유발한다. 심한 태변흡인은 지속적인 폐고혈압과 사망으로 이어질 수 있다. 계면활성제와 산화질소가 사망률을 감소시킬 수 있으며 체외막산소공급(ECMO)이 필요할 수 있다.

병태생리

태변흡인증후군의 병태생리는 복잡하고, 흡인을 초래하는 시기는 여전히 논란의 여지가 있다. 태아는 저산소증으로 인해 호흡이 어려워지면 항문괄약근을 이완시켜 태변을 양수로 배출시킬 수 있다. 양수에 배출한 태변을 태아는 자궁 내에서 빨거나 삼킬 수 있고, 출생과정 중 첫 번째 호흡 시 공기가 폐로 유입되면서 태변을 흡인할 수 있다.

원인은 잘 알려져 있지 않지만 태변은 태아에게 해로울 수 있다. 태변은 항균 활성을 감소시키고 결과적으로 주산기 세균감염의 위험을 증가시킨다. 또한 태변은 태아 췌장의 효소를 함유하고 있기 때문에 매우 자극적이다. 폐로 흡인되면 태변이 세기관지를 차단하여 염증반응을 일으키고 계면활성제 생성을 감소시키며 가스교환이 손상되고 무기폐가 발생된다. 심각한 호흡곤란 후에 지속적인 폐고혈압, 혈액의 우좌단락, 동맥관개존증 등이 발생된다. 관리는 적절한 산소 공급, 환기, 지속성 폐고혈압 개선, 전신 순환 유지에 중점을 둔다(Calkovska et al., 2019).

A 사정

태변흡인의 요인에는 둔위분만, 진공흡입기를 이용한 출산, 종족(태평양 섬 주민, 호주 원주민, 아프리카계 미국인), 분만 중 발열, 낮은 APGAR 점수, 장시간 진통, 담배나 코카인 등의 약물 남용, 산모감염, 양막융모막염, 고혈압 또는 당뇨병 산모, 양수과소증, 태아 성장제한, 탯줄 탈출, 태반기능부전 등이 있다(Kenner et al., 2020).

양막파열 시 태변착색 유무를 평가한다. 녹색으로 착색된 양수는 양수에 태변이 있음을 시사하므로 즉시 보고해야 한다. 또한 출생 후 탯줄, 손톱, 피부의 착색 유무를 확인한다.

> ***TAKE NOTE!***
>
> 태변착색이 있는 신생아의 기관내 흡인은 현재 근거가 불충분하므로 권장되지 않는다. 고위험 신생아 관리 가이드라인에서 태변착색이 있는 경우 과도한 흡인 등의 자극은 권장되지 않고 있다(Edwards et al., 2019).

전후경이 증가된 술통 모양의 흉곽(만성폐쇄성폐질환이 있는 환자에게서 발견되는 것과 유사), 장기간의 빈호흡, 비익호흡, 흉곽의 함몰 여부를 관찰한다. 호기 시 끙끙거리는 소리, 청색증, 수포음, 잡음에 주의하면서 폐를 청진한다(Ahlfeld, 2020). 흉부 X선상 폐 전체에 고르지 않게 분포된 (드문드문 있는) 거품 같은 침윤, 무기폐부위, 폐의 과도환기를 확인할 수 있다. ABGA는 낮은 pH, 감소된 PaO_2 및 증가된 $PaCO_2$ 등 대사성 산증을 나타낼 것이다(Martin et al., 2020). 후두경은 태변착색을 직접 확인하는 데 필요하다.

I 중재

간호 시 적절한 조직 관류의 유지, 산소요구량과 에너지 소비의 최소화에 중점을 둔다. 태변흡인증후군을 예방하기 위해 신생아의 어깨가 분만되기 전에 인후두부를 부드럽게 닦아주거나 흡인할 수 있다. 과도한 자극을 예방하기 위해 반복적인 흡인과 자극은 제한된다. 연구결과에 근거해 태변착색이 있는 흡인은 더 이상 권장하지 않고 있다(AAP & AHA, 2016).

저체온증을 예방하기 위해 신생아는 복사 온열기 등을 사용하고 중성온도환경을 유지해 준다. 또한 저산소혈증과 산증을 유발하는 환경을 최소화한다.

산소요법을 시행하고 산소포화도 수준을 모니터링하여 치료에 대한 신생아의 반응을 평가하고 변화를 감지한다.

고빈도 인공호흡기를 사용하거나(Fanaroff & Fanaroff, 2020) 계면활성제, 기관지확장제, 스테로이드 등의 약물치료가 사용된다. ABGA 결과를 모니터링하고 산-염기 불균형을 교정하여 조직의 관류를 촉진하고 폐고혈압을 예방한다(Cunningham et al., 2018). 효과가 없으면 체외막산소공급의 사용을 준비한다.

기관지폐형성이상

기관지폐형성이상은 신생아가 호흡곤란증후군(respiratory distress syndrome, RDS)을 경험하거나 산소공급을 필요로 하는 신생아에게서 주로 진단된다. 미숙아에서 가장 흔히 볼 수 있는 만성호흡기질환으로, 폐의 미성숙, 급성폐손상, 압력에 의한 손상, 염증매개체 등 다양한 요인으로 인해 발생한다. 늘어난 상피조직, 대식세포와 다형핵 세포 침범, 기도 부종 등이 폐구조의 성장과 발달에 영향을 미친다. 섬모의 손실과 기도 내막의 박리는 폐의 정상적인 정화능력을 감소시킨다. 정상적인 폐포의 수가 1/3~1/2 정도까지 줄어든다. 저체중출생아, 백인종, 남아에게 만성폐질환의 위험이 증가한다. 합병증으로는 폐동맥고혈압, 폐성심, 울혈성 심부전, 심각한 세균성 혹은 바이러스성 폐렴 등이 있다.

치료로는 흡입용 항염증제가 사용되며, 천명음이 있을 경우 필요에 따라 속효성 기관지 확장제가 사용된다. 일부 신생아에서는 장기간의 추가적인 산소요법이 필요할 수 있다.

A 간호사정

기관지폐형성이상의 특징인 빈호흡과 호흡활동의 증가가 나타나는지 관찰한다. 활동 또는 경구 수유와 관련된 호흡곤란 수준을 확인한다. 또한 성장장애(failure to thrive)가 나타날 수 있으므로 성장지표를 관찰한다. 호흡음이 폐 저부에서 감소하는지 확인하고, 천명음이 나타나는지 확인한다. 체액 과부하가 발생하면 수포음이 들릴 수 있다.

I 간호관리

산소요법이 지속적으로 필요한 경우이면 부모에게 산소탱크, 비강캐뉼라 사용법, 산소측정기 사용, 네뷸라이저 사용법에 대해 교육한다. 필요시 고칼로리 식이의 사용에 대해서도 가족에게 교육한다. 처방이 있다면 수분제한이나 이뇨제에 대해서도 교육한다. 산소공급을 중단하기 전에 폐동맥고혈압이 해결되었는지 확인하기 위해 심초음파를 시행한다.

성장발달 단계에 적절하고 알맞은 활동을 하도록 격려한다. 산소에 의존하는 경우 산소 튜브의 길이로 대근육운동발달이나 주변환경 탐색이 어려울 수 있다.

부모에 대한 지지 또한 중요한 간호중재이다. 부모는 신생아 집중치료실에서 신생아와 함께 힘든 시간을 보낸 이후 집에서 신생아를 돌보는 일에 대해 힘들어 할 수 있다.

미숙아망막병

미숙아망막병(retinopathy of prematurity, ROP)은 조산아에서 망막 혈관이 빠르게 자라는 것이 특징인 장애이다. 태아 망막의 혈관화는 4개월에 시작되고 9개월 또는 태어난 직후까지 진행된다. 조산아는 망막 혈관화가 불완전한 상태로 태어나지만, 혈관이 발달되거나 발달되지 않은 망막 사이에 새로운 혈관이 계속해서 자란다. 위험요인에는 출생 시 저체중, 짧은 재태기간, 패혈증, 빛, 저체온증 등이 있다. 저산소증에서 초래되는 산소 분압의 변화, 성인의 혈액을 조산아에게 수혈하였을 때 나타나는 산소화 헤모글로빈 해리곡선 변화, 보충 산소의 투여기간 및 농도가 미숙아망막병에 중요한 영향을 미치는 것으로 알려져 있다.

조산아는 미숙아망막병이 회복되고 정상적인 혈관화가 이뤄질 때까지 여러 번 검사를 받아야 한다. 미숙아망막병이 계속해서 진행된다면, 시력상실을 예방하기 위해서 레이저수술이 필요할 수 있다. 미숙아망막병의 합병증에는 근시, 녹내장, 시력상실이 있다. 사시는 미숙아망막병이 해결된 후에도 발생할 수 있다. 굴절이상과 약시는 빠르면 3개월 이내에 교정될 수 있다. 생후 첫 1년간 안과검진을 자주 시행하여 교정 렌즈가 필요하면 최대한 빨리 처방되어야 한다. 교정 1년 후에도 조산아였던 영아는 계속해서 매년 안과검진을 받아 조기에 시각결손을 감지하고 치료받도록 해야 한다.

A 간호사정

정기적으로 시각결손 선별검사를 받도록 하고, 부모와 아이의 성장발달에 대해 논의한다. 비대칭적인 각막 빛 반사로 나타나는 사시 여부를 확인한다.

I 간호관리

미숙아망막병이 있는 경우 추후 관리를 잘 따르고 있는지 확인하는 데에 주로 초점을 둔다. 질병의 재발 또는 조산아의 재입원을 예방하는 것이 중요하다. 미숙아망막병이 치료되더라도 많은 아동에서 굴절 이상이 발병할 수 있다. 따라서 미숙아망막병이 치료되었더라도 적절한 추후 관리를 유지해야 한다.

대사장애

갑상선저하증

갑상선저하증(hypothyroidism)은 선천성과 후천성으로 나뉜다. 크레틴병이라고도 알려진 선천성 갑상선저하증은 일반적으로 갑상선의 기능저하가 태아기 발달 동안 영향을 미쳐 갑상선의 이형성 혹은 기능저하를 초래하는 것이다. 갑상선호르몬이 성장발달을 위한 신체의 대사요구를 충족시킬 만큼 분비되지 못해 갑상선호르몬[트리요오드사이로닌(T_3)과 티록신(T_4)] 농도가 낮다.

선천성 갑상선저하증은 신생아 2,000~4,000명당 1명의 빈도로 발생한다(LaFranchi, 2018a). 다양한 인종에서 나타날 수 있으나 아프리카계 미국인은 드물며, 남아보다 여아에서 더 흔하게 발생한다(Lafranchi, 2018a). 치료되지 않을 경우 지적장애, 단신, 성장장애, 성장발달지연 등이 나타날 수 있다(Lafranchi & Huang, 2016). 진단이 늦어질수록 장애가 더 커진다(LaFranchi, 2018a). 대부분의 신생아에서 증상이 거의 없으며, 대부분은 신생아 선별검사를 통해 발견된다.

병태생리

선천성 갑상선저하증은 유전자 변형, 상염색체 열성, 뇌하수체저하증, 중추신경계의 기능저하 등으로 인한 태아기 갑상선발달의 결함으로 초래된다. 모체의 복용약물, 과도한 요오드 노출(출산이나 처치 동안 요오드로 소독을 했거나 어머니가 과도한 요오드를 섭취한 경우) 시 일시적으로 나타날 수 있다(Lafranchi, 2018a).

후천성 갑상선저하증은 대부분 자가면역 만성 림프구성 갑상선염에서 기인한다(LaFranchi & Huang, 2016; Lafranchi, 2018c). 갑상선에 대항하는 항체 생성은 갑상선 감염, 침습, 파괴로 이어지며, 여아에서 더 자주 발생한다(Lafranchi, 2018c). 그 외 뇌하수체나 시상하부의 기능저하 혹은 갑상선호르몬 합성을 방해하는 lithium(리튬) 같은 약물이나 물질에의 노출, 갑상선 절제, 요오드 결핍 또는 과다 등이 원인이 될 수 있다(LaFranchi & Huang, 2016; Lafranchi, 2018c).

A 간호사정

갑상선저하증이 있는 아동의 간호사정에는 건강력, 신체검진, 임상 및 진단검사가 포함된다.

건강력

선천성 대사이상 선별검사 여부와 결과에 대해 확인한다. 모체의 요오드 노출 등 갑상선저하증으로 이어질 수 있는 증상 유무와 모체의 건강력을 수집한다. 추가적인 건강력 사정에는 추위에 대한 민감성, 변비, 식이문제, 기면 등이 포함될 수 있다.

활동과 행동 변화에 대해서도 사정한다. 증상은 점차적으로 나타날 수 있으며, 피로, 허약, 체중 증가, 추위에 대한 민감성, 변비, 건조한 피부 등에 대해 호소하는 것을 기록한다. 증상의 중증도는 호르몬 결핍이 지속된 시간과 정도에 따라 다르다. 성장이 지연되거나 제한이 있는지에 대해서는 키와 체중의 성장 속도로 확인할 수 있다.

신체검진

대부분의 생후 첫 달까지는 무증상이다. 시진과 관찰을 통해서 기면증, 긴장 감소, 활동저조, 무감동 등을 확인할 수 있다. 키와 체중의 측정으로 성장지연을 확인할 수 있고 소천문 폐쇄지연, 짧은 목과 사지, 헐떡거림, 비대한 혀, 감소된 흡입반사 등을 관찰할 수 있다(그림 19.4). 피부는 창백, 황달, 차고 건조할 수 있다. 서맥, 호흡곤란, 복부 팽만감 등을 확인할 수 있다.

후천성 갑상선저하증의 경우 **갑상선비대**(goiter)를 확인할 수 있으며, 심부건반사가 잘 일어나지 않고 얼굴, 눈, 손에 부종이 나타날 수 있다. 얇거나 거친 모발, 근육약화와 동반되는 근육비대, 성 조숙 혹은 지연 증상이 나타날 수 있다. 진단검사로 혈청 갑상선기능검사

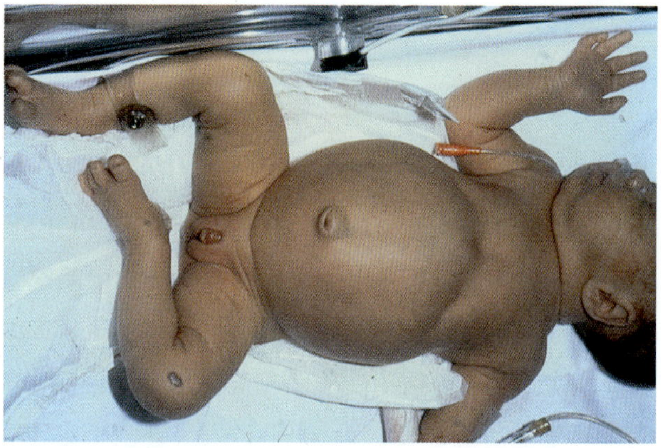

그림 19.4 선천성 갑상선저하증을 가진 신생아

(TSH, T_3, T_4), 혈청 갑상선 항체검사, MRI 등이 필요할 수 있다.

임상 및 진단검사

생후 2~4일 혹은 병원에서 퇴원하기 전에 갑상선호르몬 수치 검사를 수행하나(AAP, 2006, reaffirmed 2011; LaFranchi, 2018b), 갑상선자극호르몬(TSH)이 생후 1~2일 내에는 수치가 상승할 수 있기 때문에 결과가 부정확할 수 있다(AAP, 2006, reaffirmed 2011). T_4의 수치는 아동의 갑상선기능을 정확하게 반영하는데, T_4 수치가 낮다면 확인을 위해 검사가 한 번 더 이루어져야 하며 갑상선자극호르몬이 상승되었는지 확인한다. 갑상선스캔 또한 분비선이 없거나 혹은 다른 위치에 있는지 확인할 때 사용한다. 이외에 진단검사로는 혈청 T_3 수치, 방사성요오드의 흡수 정도, 초음파 등을 시행할 수 있다.

I 간호관리

갑상선저하증을 가진 신생아의 간호관리의 전반적인 목표는 지적장애나 성장지연 등의 합병증 없이 정상적인 성장을 보이는 것이다. 신생아의 반응을 토대로 간호계획을 세운다.

적절한 성장발달 증진

일정한 간격을 두고 성장발달을 측정하고 기록한다. 갑상선 수치는 목표 범위에 도달할 때까지는 2주 간

격으로 시행하고, 생후 1년간은 1~3개월, 3세까지는 2~3개월마다 측정한다. 진단을 확인하기 위해 3세경 약물을 중단해볼 수 있다(Lafranchi, 2018b). 활력징후의 변화, 체온조절, 활동수준 등 갑상선 저하증 혹은 항진증을 관찰한다. 적절한 휴식 시간을 제공하고 체온조절 요구를 충족시켜준다. 영아의 혀가 비정상적으로 크다면 수유능력을 관찰해보고, 기도에 이물질이 없도록 하며, 신생아의 자세를 측면으로 취해준다. 수분 제한이나 저염식이가 처방될 수 있다.

TAKE NOTE!

갑상선호르몬 과잉증상(빠른 맥박, 무호흡, 발열) 혹은 피로, 변비, 식욕 감소 등의 증상을 관찰한다.

가족 교육

갑상선저하증이 있는 대부분의 신생아가 무증상이기 때문에 진단은 예상치 못한 것일 수 있다. 가족에게 질병, 약물, 맥박 증가 등 부작용에 대해 교육한다.

L-티록신 투약 시 콩으로 만든 포뮬라, 섬유질, 철분 제제에 의해 영향을 받을 수 있다(AAP, 2006, reaffirmed 2011; LaFranchi, 2018b). 따라서 L-티록신을 투여하기 전에 영아가 먹고 있는 포뮬라를 주의깊게 평가한다. 티록신의 적절한 흡수를 위해 식사 전 30~60분에 투여되어야 한다. 가족은 갑상선 저하증 혹은 항진증의 증상과 징후에 대해 인식할 수 있어야 하고, 의사나 전문간호사에게 언제 보고해야 하는지를 알아야 한다. 만성 혹은 심각한 갑상선저하증을 가진 아동은 차분하지 못하고 불면, 동요 등이 부작용을 겪을 수 있다.

아동이 일생 동안 약물을 투약해야 함을 가족에게 알려준다. 갑상선호르몬의 부족은 성장지연이나 느린 성장으로 이어질 수 있다. 갑상선기능과 아동의 성장률을 평가하기 위해 혈액검사를 자주 해야 한다. 유전상담이 필요할 수 있음을 설명한다. 혈청 T_4 및 TSH를 자주 평가해야 하며, 약물 순응도가 낮거나 약물 용량 또는 치료요법이 변경될 경우 더 자주 모니터링해야 할 수 있다.

간호사는 치료와 관련된 경제적 문제를 해결할 수 있는 기관을 찾도록 도와준다. 아동이 인지장애, 성장지연, 지적능력 발달지연을 보일 시 가족에게 아동을 자극할 수 있는 프로그램에 대해 교육한다.

선천대사이상: 페닐케톤뇨와 갈락토오스혈증

선천대사이상(inborn errors of metabolism)은 유전장애 중 하나이다. 100,000명 중 1명 미만에서 발병하며 대부분은 상염색체 열성유전을 따른다. 이들은 탄수화물, 단백질, 지방의 이화작용 또는 합성의 이상을 초래하는 유전자 돌연변이에 의해 야기된다. 신체는 정상적인 방식으로 식품을 에너지로 전환할 수 없다. 대부분 대사경로의 차단을 초래하는 효소 또는 수송 단백질의 결핍 때문에 발생한다. 대사경로의 차단은 손상된 대사과정의 부산물을 축적하게 하거나 필수 산물의 결핍 또는 부재를 초래한다. 발현은 어느 때나 발생 가능하지만 대부분은 신생아기 또는 신생아기 직후에 징후를 나타낸다. 대부분 신생아기에 나타나는 선천성 대사이상은 즉시 치료가 시작되지 않는다면 치명적이다. 최근 선별검사 기술의 발달로 여러 가지 대사이상을 혈액 한 방울로 진단할 수 있게 되었다(Kemper, 2018). 검사결과 양성인 경우 진단을 확인하기 위한 추가적인 검사가 필요하다.

치료적 중재는 원인에 따라 다양하지만 식이관리는 필수적이다.

A 간호사정

각 질환에 따라 임상징후와 증상은 다양하다. 표 19.3은 아동에게서 흔한 선천성 대사이상인 페닐케톤뇨와 갈락토오스혈증에 관한 정보를 제공한다.

신생아 선별검사로 조기진단 및 중재 덕분에 선천대사이상으로 치료되지 않은 신생아를 보는 것은 드물다. 치료되지 않는다면 기면, 수유장애, 무호흡 또는 빈호흡, 재발성 구토, 의식수준 변화, 성장장애, 경련, 패혈증 외양(septic appearance), 발달지연을 보일 수도 있다. 또한 심비대, 발진, 백내장, 망막염, 시신경 위축, 각막 혼탁, 청력상실, 골격 이형성증, 대두증, 간비대, 황달, 간경화 등이 나타날 수 있다.

표 19.3 주요 선천대사이상

장애/설명	임상징후 및 증상	치료 및 중재
• 페닐케톤뇨(PKU): 특정 간효소의 결핍으로 필수 아미노산 페닐알라닌을 적절하게 처리하지 못하게 됨 • PKU가 출생 직후 발견되고 치료되지 않는다면 페닐알라닌 축적은 뇌손상으로 이어질 수 있음	• 출생 시 증상 없음. 대부분의 경우 증상이 있기 전에 신생아 선별검사로 인해 확인됨(PKU는 모든 주에서 선별됨) • 진단되지 않았을 때 신생아는 구토, 불안정, 습진 같은 발진, 쥐 오줌 냄새, 소뇌증, 경련 및 행동장애를 흔히 나타냄	• 저페닐알라닌 식이 • 페닐알라닌은 우유나 고기 같이 단백질을 포함하는 식품(모유나 분유 포함)에서 주로 발견됨 • www.pkunetwork.org: 아동 PKU 네트워크 • www.pkunews.org • 국가 PKU News
• 갈락토오스혈증: 갈락토오스, 유제품에서 흔히 발견되는 젖당의 분해 산물을 포도당으로 전환하기 위해 필요한 간효소의 결핍. 갈락토오스 축적은 주요 장기손상을 초래	• 출생 시 증상 없음. 진단되지 않았을 때 신생아는 황달, 설사, 구토를 나타내며 체중이 증가하지 않음. 치료되지 않았을 시 간질환, 실명, 중증 지적장애, 죽음을 초래할 수 있음	• 갈락토오스의 섭취는 환아에게서 패혈증을 야기할 수 있음. 그러므로 갈락토오스 섭취가 발생한 아동에게서 패혈증 정밀검사와 항생제가 필수적임 • 갈락토오스와 젖당을 제거한 식이가 유일한 치료법임. 그러므로 우유와 유제품은 평생 동안 배제되어야 함 • www.galactosemia.org: 갈락토오스혈증 아동 부모

【출처】 Rezvani, I., & Rezvani, G. A. (2016). Chapter 85: An approach to inborn errors of metabolism. In R. M. Kleigman, B. F. Stanton, J. W. St. Geme III, N. F. Schor, & R. E. Behrman (Eds.), *Nelson textbook of pediatrics* (20th ed., pp. 634–636). Philadelphia, PA: Saunders; Stanley, C. A. & Bennett, M. J. (2016). Chapter 86.1: Disorders of mitochondrial fatty acid β oxidation. In R. M. Kleigman, B. F. Stanton, J. W. St. Geme III, N. F. Schor, & R. E. Behrman (Eds.), *Nelson textbook of pediatrics* (20th ed., pp. 678–681). Philadelphia, PA: Saunders; Kishnani, P. S. & Chen, Y. T. (2016). Chapter 87.2: Defects in Galactose Metabolism. In R. M. Kleigman, B. F. Stanton, J. W. St. Geme III, N. F. Schor, & R. E. Behrman (Eds.), *Nelson textbook of pediatrics* (20th ed., pp. 726–727). Philadelphia, PA: Saunders; McGovern, M. & Desnick, R. J. (2016). Lipidoses (lysosomal storage disorders). In R. M. Kleigman, B. F. Stanton, J. W. St. Geme III, N. F. Schor, & R. E. Behrman (Eds.), *Nelson textbook of pediatrics* (20th ed., pp. 705–714). Philadelphia, PA: Saunders.

TAKE NOTE!

이전에 건강했던 신생아가 혼미 등의 증상을 보인다면 선천대사이상을 의심할 수 있다.

진단적 검사로는 다음을 확인할 수 있다.

- 포도당: 상승될 수 있다.
- 암모니아: 상승될 수 있다.
- 혈액가스: 중탄산염 저하와 pH 저하, 대사성 산증을 나타낼 수 있다(특히 암모니아 수치가 높을 때 호흡성 알칼리증이 나타날 수 있음).

TAKE NOTE!

선천대사이상이 의심된다면 검사결과가 나올 때까지 수유(feeding)는 중단한다.

선천대사이상은 조기진단이 중요하며, 이전에 진단받은 아동이 입원했을 때 간호사는 처방된 식이와 약물을 파악하여 입원기간에도 지속적으로 관리할 수 있어야 한다.

I 간호관리

식이요법이 주요 중재 중 하나이므로 처방된 식이를 따르고 있는지 확인한다. 아동의 적절한 성장을 위해 충분한 칼로리가 필요하기 때문에 전반적인 영양요구가 충족될 수 있도록 한다.

간호관리는 가족을 위한 교육과 지지간호에 초점을 둔다. 가족들은 아동의 질병과 관리에 대한 지식과 적절한 자원을 필요로 한다.

부신생식기증후군

부신생식기증후군은 상염색체 열성유전장애로, 부신피질호르몬의 생산에 필요한 효소가 결핍되어 나타나는 질환이며 주로 선천성으로 나타난다. 부신피질호르몬은 크게 당질코르티코이드와 무기질코르티코이드로 분류되며, 혈액내 코티솔과 알도스테론 양이 감소되면 뇌하수체에서 생성되는 부신피질자극호르몬의 분비가 증가하게 되고, 이는 남성호르몬인 안드로젠의 생산을 자극한다. 코티솔의 합성에 관여하는 여러 가지 효소 중 21-수산화효소(21-hydroxylase, 21-OH)

결핍에 의한 선천부신과다형성증(congenital adrenal hyperplasia, CAH)이 전체의 90% 이상을 차지한다(White, 2016b). 부신기능부전의 가장 흔한 유형으로 신생아 15,000~20,000명당 1명 빈도로 발병한다(White, 2016b). 생명을 위협하는 질병으로, 생후 즉각적인 진단과 치료가 필요하다(White, 2016b). 선천부신과다형성증의 합병증으로 저나트륨혈증, 고칼륨혈증, 저혈압, 쇼크, 저혈당(고환 종양 등)이 있을 수 있다.

병태생리

21-OH 효소 결핍은 부신 무기질코르티코이드와 글루코코르티코이드 생산을 차단하여 코티솔의 감소가 일어나며, 이는 부신을 자극하는 뇌하수체 전엽에 의해 증가된 부신피질자극호르몬(ACTH)의 생산으로 이어진다. ACTH의 과잉분비는 부신의 비대나 과형성으로 이어지고 안드로젠의 과잉생산으로 이어져 남성성이 조기 혹은 부적절하게 나타날 수 있다.

남아의 경우 안드로젠의 과잉 생산과 더불어 21-OH의 효소 결핍으로 성기가 약간 비대될 수 있고, 학령기에는 성인의 크기에 도달하고 음낭에 색소가 침착된다. 출생 후에는 뚜렷한 증상이 나타나지 않지만 2~3세에 사춘기가 시작된다. 여아의 경우 모호한 외음부 모양을 갖게 된다(White, 2016b). 음핵이 비대되고 음순은 주름지나 난소, 나팔관, 자궁 등 내부 생식기관은 정상이다.

출생 시에는 생식기가 정상이나 차츰 자라면서 성증발현(adrenarche, 이른 2차 성징), 음모 발달, 가속화된 성장 속도, 발달된 골연령, 골난판이 조기에 폐쇄되어 단신이 될 수 있고, 여드름, 다모증(hirsutism, 체모가 많이 자람)이 나타날 수 있다. 남아는 일반적으로 정상적인 생식력을 가지고 여아는 생식력이 낮을 수 있다. 알도스테론 결핍 또한 저나트륨혈증, 고칼륨혈증, 세포외액의 고갈로 인한 저혈압 등의 체액과 전해질 불균형으로 이어질 수 있다. 코티솔 결핍은 저혈당으로 이어진다.

치료적 관리

치료목표는 안드로젠의 부신 과잉분비를 중단시키는 동시에 정상적인 성장과 발달을 유지하는 것이다.

21-OH 결핍을 가진 대부분의 아동은 히드로코르티존과 무기질코르티코이드와 플루드로코르티손(플로리네프)을 평생 동안 섭취해야 한다. 신생아 및 영아는 나트륨보충이 필요할 수 있다. 생리적 용량을 복용하면 부작용은 없지만 약물용량이 증가한 경우 고혈압, 성장장애, 여드름 등이 이후 문제가 될 수 있다. 정상적인 성장발달을 위해 정기적 추적 관찰과 적정 용량의 약물 조절이 필요하다.

여아가 모호한 생식기의 모양을 띠고 있다면, 외부 생식기를 교정해야 한다. 음핵의 감소와 음순의 개대는 생후 2~6개월 내에 이루어지며, 사춘기에 추후 수술이 필요하나 아동이 충분히 나이들 때까지 수술을 지연해야 한다고 주장하는 연구도 있다(White, 2016b). 의료진은 중재시기 결정과 관련된 가족의 걱정과 불안을 이해하고 부모와 가족에게 심리사회적 지원도 제공해야 한다(Merke, 2018).

A 간호사정

부신생식기증후군이 있는 아동의 간호사정에는 건강력, 신체검진, 임상 및 진단검사가 포함된다.

건강력과 신체검진

건강력을 수집하고 비정상적인 생식기 모양을 기록한다. 생식기를 관찰하여, 남아에게 나타나는 큰 성기와 여아에게 나타나는 모호한 생식기를 기록한다(그림 19.5)(31장 참조).

임상 및 진단검사

부신생식기증후군, 21-OH 효소 결핍의 가장 흔한 유형은 신생아 선천대사이상 검사를 통해 확인할 수 있다. 방사선촬영으로 성숙한 골연령과 장골의 골단판 조기폐쇄도 확인할 수 있다.

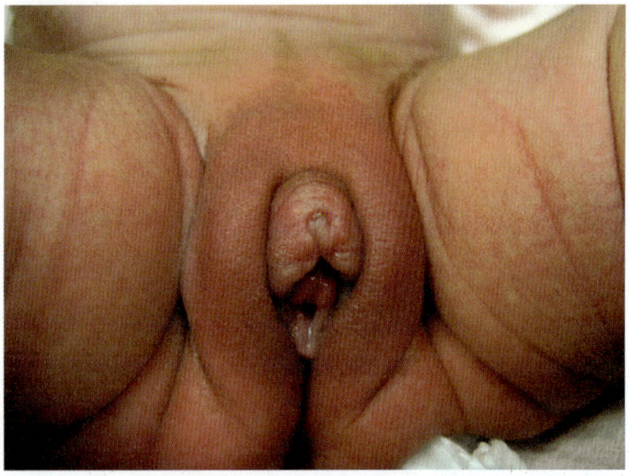

그림 19.5 신생아의 모호한 생식기

I 간호관리

내분비장애와 관련된 간호관리와 더불어, 선천부신과다형성증과 관련된 간호관리는 급성부신위기, 질병에 대한 부모 교육, 호르몬 보충의 중요성 교육, 가족에게 정서적 지지 제공 등에 중점을 둔다.

급성부신위기의 예방과 관찰

부신생식기증후군의 과거력이 있는 아동이 입원 시 생명에 치명적인 급성부신위기(acute adrenal crisis) 여부를 관찰하는 것이 중요하다. 급성부신위기의 증상과 징후에는 계속적인 구토, 탈수, 저나트륨혈증, 고칼륨혈증, 저혈압, 빈맥, 쇼크가 포함된다. 급성부신위기가 의심되거나 증상과 징후가 심각하다면, 전해질 불균형을 조절하기 위해 히드로코르티손과 같은 스테로이드제 정맥 주입과 수액요법으로 탈수와 쇼크를 예방한다.

임상적 추론 시 주의점!

갓 태어난 신생아의 부신위기는 잘 발견되지 않으며 수일에서 수 주 내에 구토, 무기력, 섭식곤란의 증상으로 나타난다.

가족에게 약물요법에 대한 교육

코르티손은 생명을 유지하는 데 필수적이며 아동은 평생 약물을 투약하여야 한다. 가족에게 히드로코르티손과 플루드로코르티손의 적절한 용량을 알려주어야 한다. 과다복용이나 과소복용 시 신장을 감소시킬 수 있다. 또한 낮은 호르몬 수치는 부신위기를 초래할 수 있다. 이러한 약물들은 보통 구강으로 복용하지만 예외적인 경우 근육주사로 투여한다. 아이가 구토하거나 구강으로 약을 복용할 수 없을 경우에 가족에게 히드로코르티손을 근육 내로 주사하는 법을 알려주어야 한다. 아이가 질병이 악화되거나 스트레스를 받거나 수술이 필요하다면, 추가적인 약물복용이 필요할 수도 있다.

가족에게 지지 제공

모호한 생식기를 가진 신생아의 가족이 편안하게 질문하고 감정을 표현할 수 있도록 한다. 가족에게 정서적 지지 제공과 의사결정에 필요한 객관적 정보를 제공하는 것이 필요하다.

신경계 장애

뇌실내출혈

뇌실에 출혈이 발생하는 뇌실내출혈(intraventricular hemorrhage)은 미숙아에게서 가장 흔한 신경계 장애이다(Carlo & Ambalavanan, 2016). 미숙아는 뇌실주위 모세혈관이 취약하고, 뇌혈관 발달이 미숙하며, 혈관층이 제대로 지지되지 않기 때문에 두개내출혈의 위험이 증가한다. 뇌실내출혈로 이어지는 모세혈관 파열의 원인은 다양하며, 전신 및 뇌혈류의 변동, 고혈압으로 인한 뇌혈류의 증가, 정맥 주입, 경련, 질분만으로 인한 뇌압 증가, 저산소증 및 호흡곤란 등이 포함된다. 신생아의 크기가 작을수록, 미숙아일수록 뇌실내출혈의 발생 위험이 높아진다.

뇌실내출혈의 합병증에는 수두증, 뇌실주위 백질연화증, 뇌성마비, 지적장애가 포함된다. 뇌실내출혈의 크기와 심각도는 1등급(경증)에서 4등급(중증)으로 분류된다. 뇌실내출혈이 경미한 경우 부작용을 겪지 않지만 심각한 뇌실내출혈이 있는 경우 신경학적 및 인지적 결함을 나타낼 가능성이 크다.

뇌실내출혈이 있는 신생아의 지지적 간호에는 심혈관, 호흡기 및 신경학적 지지뿐만 아니라 뇌실내출혈 발생과 관련된 근본 원인에 대한 치료도 포함된다. 경우에 따라서는 빈혈, 저혈압, 산증에 대한 교정이 필요할 수 있다. 수두증이 발생하면 단락을 삽입해야 할 수 있다.

A 간호사정

뇌실내출혈의 증상과 징후는 상당히 다양하며, 임상적인 징후가 나타나지 않을 수 있다. 미숙아와 저체중출생아와 같은 고위험 신생아는 면밀히 관찰해야 하며, 다음과 같은 증상이 발생할 수 있다.

- 무호흡
- 서맥
- 청색증
- 약한 빨기
- 경련
- 고음의 울음
- 불룩한 천문
- 빈혈

미숙아와 저체중출생아는 생후 10일 이내에 뇌실내출혈의 유무를 사정하기 위해 초음파검사를 실시할 수 있다. 또한 CT와 MRI와 같은 진단적 검사는 뇌실내출혈 유무를 확인하고 출혈의 정도와 크기에 대한 더 정확한 사정을 위해 수행될 수 있다.

I 간호관리

간호관리에는 두개내압 증가의 증상과 징후, 급격한 머리둘레 증가, 신경학적 변화, 발달지연에 대한 관찰을 포함한다. 또한 부모에게 교육과 지지를 제공한다.

신생아 발작(경련)

미성숙한 뇌는 발작을 일으키기 쉽고 대사성, 감염성, 구조적, 독성 질환이 나타날 가능성이 높다(Mikati & Hani, 2016). 신생아 발작(neonatal seizures)은 생후 첫 4주 이내에 발생하며, 첫 10일 이내 흔하게 나타난다. 신생아 발작은 저산소성 허혈뇌병증, 대사장애(저혈당 및 저칼슘혈증), 신생아감염(수막염 및 뇌염), 뇌경색 및 두개내출혈과 같은 질환과 관련이 있다. 예후는 발작의 근본적인 원인과 손상의 심각성에 달려 있다. 신생아 발작은 신경발달에 악영향을 미치고, 향후 인지, 행동장애 및 뇌전증을 일으킬 수 있다(Shellhaas, 2018b). 발작이 있는 신생아 중 약 20~30%가 뇌전증으로 이어지며(Shellhaas, 2018b), 불수의적이고 반복적인 근육의 수축현상 자체를 경련(convulsion)이라고 하는데, 발작 중에는 경련성 발작과 비경련성 발작이 있다.

치료적 관리

신생아 발작은 반복적인 발작활동이 뇌에 손상을 입힐 수 있기 때문에 적극적으로 치료해야 한다. 치료는 대사장애 교정, 중추신경계 감염 치료, 적절한 환기, 항발작제 투여 등 근본적인 원인을 해결하는 데 초점을 맞춘다. 페노바르비탈(phenobarbital)은 신생아 발작 초기 관리에서 자주 사용되지만 효능은 아직 불확실하다. 근본적인 원인을 치료하지 않으면 항경련제가 효과적이지 않을 수 있다(Shellhaas, 2017).

A 간호사정

신생아 발작은 임상적으로 인지하기 어려울 수 있고 뇌파가 정상일 수 있으며, 경우에 따라서 임상징후가 없고 뇌파만 변화가 있을 수도 있다(Mikati & Hani, 2016). 신생아 발작은 갑작스러운 무작위 동작, 무작위 빨기, 기침 또는 구역반사와 같은 비발작적 행동과 구별되어야 한다(Shellhaas, 2018a). 따라서 신생아의 발작에 대한 임상증상에 대한 인지가 매우 중요하다.

발작의 원인을 파악하기 위해 혈청 검사(예: 혈청 포도당, 전해질, 칼슘), 요추천자, 두개골 초음파, CT 및 MRI를 포함한 임상 및 진단검사가 도움이 될 수 있다. 뇌파검사 및 비디오 뇌파검사는 신생아 발작의 특성 확인 및 치료적 관리에 도움이 될 수 있다.

I 간호관리

간호관리는 신경학적 상태를 면밀히 관찰하고, 발작 중 손상을 예방하고, 부모와 가족에게 지지와 교육을 제공하는 데 초점을 둔다.

이분척추

이분척추(spina bifida occulta)는 신경관결손의 한 유형으로 수막과 척수의 이상에 따라 낭성이분척추와 잠재이분척추로 나눈다.

잠재이분척추는 폐쇄성 이분척추로 척수나 수막의 돌출이 없는 척추의 결함이다. 주요 결손이 육안으로 드러나 보이지 않고 주로 요천추부(L5, S1)에 발생한다(그림 19.6). 대부분 증상이 없고 신경학적 이상소견을 보이지 않으며 10~20% 정도에서만 증상이 나타나는 것으로 알려져 있다.

낭성이분척추는 결손부위에 주머니 같은 낭이 돌출되어 있으며, 수막류(meningocele)와 수막척수류(meningomyelocele)가 있다. 수막류는 척추후궁의 결손부위로 수막이 돌출되어 있는 형태로 척수의 결함은 없으므로 신경학적 후유증은 동반하지 않으나 변비나 방광기능부전이 나타날 수 있다. 수막척수류는 태생기에 신경관이 닫히지 않거나 너무 일찍 닫히면서 생기는 결손 중 하나로 돌출된 낭에 수막과 함께 신경조직이 돌출된 상태로 위치에 따라 수두증, 기형, 운동 및 감각장애, 마비 등이 나타난다.

A 간호사정

잠재이분척추는 대부분 증상이 없으며 어떠한 신경학적 증상도 보이지 않으나 눈에 띄는 보조개, 비정상적인 털 뭉치, 결손부위의 피부착색 등이 있을 수도 있다.

I 간호관리

간호는 가족을 교육하는 데에 초점이 맞추어져야 한다. 신경관결손은 신경조직의 건조, 손상, 감염을 예방하기 위해 가능한 빨리 결손부위를 봉합하는 수술이 필요하다. 조기봉합은 신경근의 과도한 이완이나 조직의 국소 감염 및 손상을 예방하여 추가적인 운동장애 합병증 발병을 줄일 수 있다. 이분척추는 장기간의 치료가 필요하므로 아동과 부모를 위한 지지적인 간호가 필요하다.

수막류

낭상척추파열보다 덜 심각한 형태인 수막류(meningocele)는 수막이 척추의 결손을 통해 탈출할 때 발생한다. 척수는 대개 정상이고 전형적으로 동반되는 신경학적 결손이 없다. 수막류의 치료는 병변부위의 외과적 교정을 포함한다(그림 19.6).

A 간호사정

분만 후 첫 사정으로 척수부위로부터 돌출된 눈으로 보이는 외부 낭을 확인할 수 있다. 이것은 대개 요추부위에 보이나 척수관을 따라 어디에도 있을 수 있다. 대부분은 피부로 덮여 있고 아동에게는 어떠한 위협도

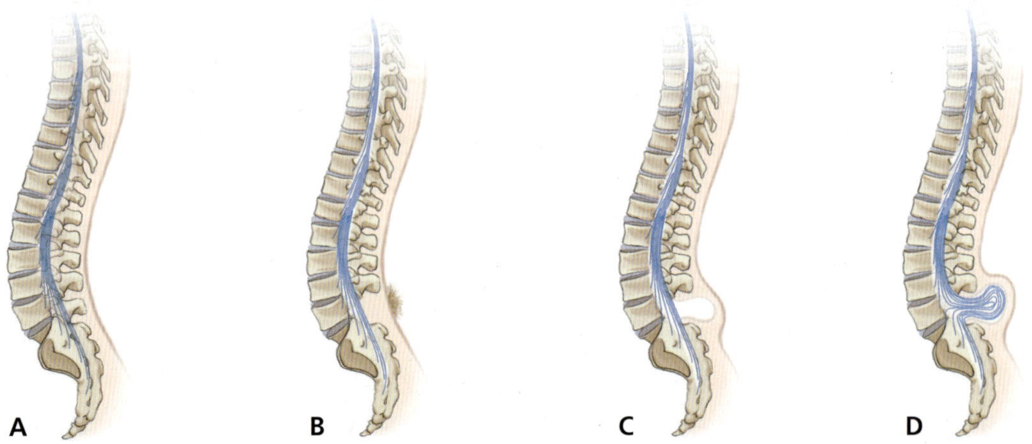

그림 19.6 **A.** 정상 척추, **B.** 잠재이분척추, **C.** 낭성이분척추(수막류), **D.** 낭성이분척추(수막척수류)

가하지 않는다. 그러나 낭을 덮고 있다는 것이 완전하다는 것을 확인하는 사정이 중요하다. 신경학적 상태를 조심스럽게 사정한다. 외과적 교정 전에 유아는 어떠한 신경학적 문제나 동반된 기형이 없다는 것을 확인하는 검사를 완전히 받을 필요가 있다. CT, MRI, 초음파 같은 진단적 검사가 수행될 수도 있다.

I 간호관리

만약 낭을 둘러싸는 피부가 온전하고 아동이 일반적인 신경학적 기능을 하고 있다면 외과적 교정은 미루어질 수도 있다(Kinsman & Johnston, 2016). 그러나 수막척수류가 있는 아동에게서는 감염을 예방하기 위한 즉각적인 중재를 확인하기 위해 뇌척수액(CSF)이 샌다는 어떠한 증거라도 즉각적으로 보고해야 한다. 낭의 파열을 막고 감염을 예방하며, 적절한 영양과 수화를 제공하기 위해 수막척수류가 있는 아동과 비슷하게 수술 전, 수술 후 간호를 제공한다. 병변의 크기를 크게 하는 원인이 될 수도 있는 변비나 방광기능 이상의 증상을 모니터링한다. 수두증은 수막류의 몇몇 경우에서 동반된다(Kinsman & Johnston, 2016). 그러므로 머리둘레를 모니터링하고 증가된 두개내압상승(ICP)의 증상과 징후를 관찰한다.

수막척수류

신경관결손의 가장 심각한 형태인 수막척수류(myelomeningocele)는 약 4,000명의 신생아 중 1명의 꼴로 발생한다(Kinsman & Johnston, 2016). 수막척수류는 일종의 이분척추인데, 임상적으로 '이분척추'라는 용어는 종종 수막척수류를 나타내기 위해 사용된다. 이것은 초음파로 자궁 내에서 진단이 될 수도 있다. 혹은 출생 시 시각적으로 명확하게 나타난다. 수막척수류가 있는 신생아는 뇌수막염, 저산소증, 혈종의 고위험군이다.

수막척수류에서 척수는 종종 결손의 끝에서 끝나고, 그 지점 이후에는 운동이나 감각의 기능을 상실하게 된다(그림 19.7). 그러므로 마비, 정형외과적 기형, 방광이나 장 실금과 같은 장기간의 합병증이 종종 수막척수류가 있는 아동에게서 발견된다. 만약 적절한 중재가 되지 않는다면 신경성 방광이나 잦은 카테터 삽입은 장기간 신장에 무리를 줄 수도 있는 요로계 감염, 신우신염, 수신증의 고위험군에 놓인다. II형 키아리(Chiari) 결손과 함께 수두증을 동반하는 것은 수막척수류가 있는 아동의 80%에서 관찰된다(Kinsman & Johnston, 2016). 부적절한 발달과 경추 아래쪽으로 부적절하게 위치한 뇌로 인해 뇌척수액 흐름이 막히게 되고 이것은 수두증을 초래한다. 기형이 척수에서 더 아래에 존재할수록 수두증 발달의 위험은 더 낮아진다(Kinsman & Johnston, 2016).

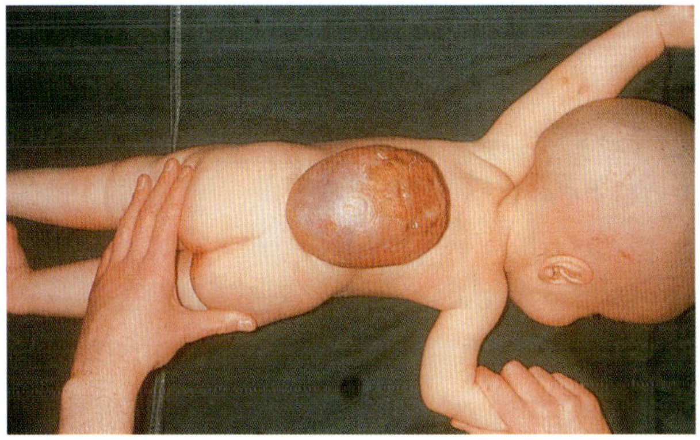

그림 19.7 보통 낭이 수막척수류의 기형을 둘러싸고 있고 출생 시 관찰된다.

수막척수류가 있는 아동은 대개 여러 번의 외과적 중재가 필요하다. 게다가 잦은 카테터 삽입으로 인하여 이 아이들은 라텍스 알레르기에도 고위험에 처한다(Kinsman & Johnston, 2016). 수막척수류가 있으면서도 생존한 70%의 아동은 정상 지능을 가진다(Kinsman & Johnston, 2016). 몇몇 아동에게는 병변의 수준에 따라 일어나는 것도 가능하다. 의학적 치료, 연구, 향상된 서비스의 발선으로 이 질병이 있는 아동의 기내수명은 증가하고 삶의 질이 향상되었다(McLone & Bowman, 2018; Wilson & Stewart, 2016).

병태생리

수막척수류의 원인은 알려지지 않았으나 모성 약물 사용, 영양 부족, 유전적 소인과 같은 위험요소는 다른 신경관결손과 비슷하다(Kinsman & Johnston, 2016).

수막척수류에서 신경관은 재태기간 4주에 닫히지 않는다. 그 결과 안에는 수막, 척수 몇몇 경우에는 신경까지 담은 외부의 낭 같은 돌출이 척추에 존재한다(그림 19.6). 수막척수류는 척추를 따라 어디에나 있을 수 있지만 75%는 요추천골부위에 가장 많이 생긴다(Kinsman & Johnston, 2016). 신경학적인 결손 정도는 위치와 병변의 크기에 따라 다르다(Kinsman & Johnston, 2016). 신경학적 결손의 증가는 수막척수류가 흉부부위까지 확장되었을 때 보인다.

치료적 관리

외과적 봉합은 출생 후, 특히 뇌척수액 유출이 있거나 낭이 파열될 것 같은 위험이 있다면 가능한 한 빨리 수행될 것이다. 조기 외과적 중재의 목표는 감염을 예방하고 출생 후 수막 낭이 확장되면서 신경근의 확장을 막을 수도 있는 그 이상의 기능의 상실을 최소화하는 것이다. 자궁 속에서 수막척수류를 교정하는 태아 수술이 미국에서 시행되고 있고 출생 후 수술에 비해 태아에게는 향상된 결과를 보여주는 첫 무작위 시도가 시행되었지만, 산모와 태아에게 위험이 아예 없는 것은 아니다(McLone & Bowman, 2018). 이 질병의 진행적 중재는 복잡하다. 중환자간호를 비롯해 신경과, 신경외과, 비뇨기과, 정형외과, 치료, 재활의학과의 전문가를 포함한 다학제간 접근이 필요하다. 이 질병의 만성적인 특징은 평생 동안의 관리가 필요하다.

A 간호사정

수막척수류 관련 사정내용은 다음과 같다.

건강력

고위험 분만이 확인되어야 한다. 아래와 같은 임신력과 과거력을 확인한다.

- 태아기 관리 부족
- 임신 전, 분만 전 엽산보충의 부족
- 이전의 신경관결손이 있는 아동의 출생력, 신경관결손의 가족력
- 모성의 항경련제[carbamazepine(카르마제핀), phenobarbital(페노바비탈)]와 같이 엽산을 길항화하는 특정한 약물 복용

수막척수류의 기록이 있는 아동은 많은 외과적 처치와 평생 동안의 관리가 필요하다. 병원을 방문할 목적이거나 입원을 목적으로 병원을 찾은 아동에게 건강력 조사 시 다음과 같은 질문이 포함되어야 한다.

- 현재 기동상태, 운동능력의 변화
- 비뇨기과적 기능과 식이요법
- 장기능과 식이요법
- 요로계 감염의 증상, 징후
- 단락이 있는 수두증의 기록
- 단락감염이나 기능 이상의 증상이나 징후
- 라텍스 민감성
- 체중 변화를 포함한 영양상태
- 신체적, 인지적 상태의 변화
- 가족에 의해 사용 가능하거나 사용되고 있는 자원의 형태

신체검진

출생 후 첫 사정으로 척수로부터 돌출된 눈에 보이는 외부 낭을 발견할 수 있다(그림 19.7) 아동의 일반적인 외양을 관찰하고 덮고 있는 낭이 온전한지 사정한다. 신경학적 상태를 사정하고 관련된 기형이 있는지 찾아본다. 사지 움직임과 항문반사를 사정하는데, 이것은 신경학적 문제의 수준을 판별하는 데 도움을 줄 것이다. 이완성 마비, 심부건반사의 부재, 촉감이나 통증자극에 대한 반응의 부재, 만곡족과 같은 골격 이상, 지속적인 점적형 배뇨, 이완된 항문괄약근이 발견될 수도 있다.

더 나이가 든 영아나 아동에게는 완전한 신체검진을 수행하고 기능적 사정에 초점을 둔다. 마비나 감각이상의 정도를 확인한다. 피부손상을 시진한다. 아동의 운동 가능 정도를 확인한다.

임상 및 진단검사

수막척수류는 재태기간 16~18주경에 초음파, AFP

증가를 확인하는 혈액검사, 양수분석으로 발견될 수도 있다. 수막척수류의 진단과 사정 시 처방될 수 있는 임상 및 진단검사는 다음과 같다.

- MRI
- CT
- 초음파
- 척수조영술

이러한 진단검사는 뇌와 척수의 침범을 평가하기 위해 수행된다.

간호관리

수막척수류가 있는 아동의 첫 간호관리는 수막낭의 외상을 예방하는 것과 결함의 외과적 중재 전에 감염을 예방하는 것이다.

감염 예방

수막낭의 존재와 관련된 감염 위험성과 파열의 잠재성은 수막척수류가 있는 신생아를 간호할 때의 쟁점이다. 외과적 중재가 발생하기 전까지 목표는 낭으로부터 뇌척수액의 유출이나 파열을 예방하는 것이다. 낭이 마르는 것을 막는 것은 중요한데, 이것은 낭에 외상이나 압력을 가하는 것을 막기 때문이다. 낭을 촉촉하게 유지하기 위해 유착되지 않고 멸균된 생리식염수에 적셔진 거즈나 항생제로 적셔진 거즈를 사용한다. 병변으로부터 깨끗한 액체가 배액되는 것은 즉시 보고해야 하는데, 이것은 낭에 구멍이 있음을 암시하고 유기체의 침입구를 제공하기 때문이다. 아동을 복와위로 눕히거나 낭에 압력이 가하지 않도록 옆으로 지지하여 눕혀야 한다. 낭에 너무 많은 압력을 가할 수도 있으므로 담요의 사용을 피하고 아동을 따뜻하게 하기 위해 보온기나 보육기 근처에 둔다. 방사열이 낭을 마르게 하여 부서지게 할 수도 있기 때문에 보온기나 보육기 안에 있는 동안은 아동에게 주의를 기울여야 한다.

병변이 감염되는 것을 막기 위해 병변이 대변과 소변에 닿지 않게 한다. 감염을 막기 위해 소변이나 대변이 낭으로부터 멀어지게 흐를 수 있게 하기 위한 자세를 취하게 한다(예: 복와위, 복부 아래에 접혀진 수건을 두기). 수막척수류 아래에 플라스틱 랩 조각을 두는 것은 대변이 병변에 접촉하는 것을 막는 방법 중 하나이다. 수술 후, 절개부위가 낫도록 하기 위해 아동을 복와위로 두거나 측와위로 눕힌다. 소변이나 대변이 흘러나와 병변에 접촉하는 것을 막기 위해 계속해서 예방책을 취한다.

소변 배출 증진

비록 몇몇 아동에게는 정상적인 방광조절이 있을지라도 수막척수류가 있는 아동은 종종 방광 실금을 가진다. 병변의 수준은 기능장애의 정도에 영향을 미친다. 수막척수류는 아동의 신경성 방광의 가장 흔한 원인 중 하나이다. 그러므로 수막척수류가 있는 각각의 아동은 아동 신장의학전문의에 의해 신기능을 반드시 평가받아야 한다.

장 배출 증진

수막척수류가 있는 아동은 또한 장 실금이 있을 수도 있다. 병변의 정도가 기능 이상에 영향을 미친다. 수막척수류가 있는 많은 아동들은 어느 정도의 장 조절을 가질 수 있다. 식이 수정과 함께 시간이 정해진 관장이나 좌약을 사용하는 장 훈련은 하루에 한 번 혹은 두 번 정해진 시간에 배변을 보는 것을 가능하게 한다. 비록 아동이 사회적인 문제와 자존감, 자아상 문제로 인해 나이가 들면서 장 실금 문제가 어려울 수도 있으나 이것은 요실금과 같은 수준의 건강상의 위험을 가지지는 않는다.

적절한 영양 증진

수술 전후 아동의 자세 제한과 관련한 신체 요구도보다 적은 영양의 위험성은 또 다른 간호문제이다. 가족이 가능한 한 정상적인 수유자세를 취하도록 돕는다. 수술 전에 파열의 위험이 너무 높아 아동을 안지 못하게 할 수도 있다. 그러므로 아동의 머리는 측면으로 돌려야 하고 수유를 촉진하기 위해 측위로 눕힐 수도 있다. 아동이 안겨 있다면 낭에 압력을 가하는 것을 피하기 위해서나 절개술 이후에 특별한 간호가 필요하다. 섭취를 돕기 위해 수유 중 아동에게 말을 걸거나 아동을 만짐으로써 가능한 한 아동과의 상호작용을 많이 하도록 격려한다. 만약 어머니가 아동에게 모유수유를 할 예정이었다면 가능한 한 그 목표를 성취할 수 있도록 돕는다. 만약 아동이 안길 수 있다면 어머니가 그 계획을 실행하도록 격려하거나 아동이 안길 수 있을 때까지 젖병을 통해 줄 수 있도록 모유를 짜서 병에 보관하도록 돕는다. 일반적이지 않은 자세로 아동에게 수유를 하는 것은 어려울 수 있으며 지지, 교육을 하고 필요시 부모나 가족들의 역할 모델이 되는 것이 간호사의 역할이다.

라텍스 알레르기 반응 예방

라텍스나 천연고무에 대한 민감성은 수막척수류가 있는 아동에게서 매우 흔한 반응이다. 그들은 외과적 처치와 방광 도뇨 중 라텍스 제품에 대한 여러 번의 노출과 관련하여 라텍스에 대한 알레르기가 있을 확률이 높다. 라텍스 알레르기를 예방하기 위해 수막척수류가 있는 아동에게 수행되는 모든 절차는 라텍스가 없는 환경에서 이루어져야 한다. 또한 이미 라텍스 알레르기가 있다고 알려진 아동은 제대로 확인이 되어야 하고 라텍스가 없는 환경에서 관리받아야 한다. 간호사는 아동이 라텍스에 직접 접촉하지 않도록 해야 하고 라텍스로 이루어진 제품이나 기구와의 접촉을 피해야 한다. 시설에 있는 기구 중 라텍스를 포함한 제품이나 기구, 라텍스가 없는 제품이나 기구에 대해 숙지하고 있어야 한다. 미국 식약청(FDA)은 현재 모든 의학적 기구가 라텍스를 포함하는지 아닌지 표시하도록 요구하지만(FDA, 2015), 소비자가 쓰는 물품의 경우는 아니다. 라텍스가 포함되지 않은 많은 제품들이 존재하고 각각의 병원은 의료진이 당장 이용할 수 있도록 그 리스트를 가지고 있어야만 한다.

라텍스 민감성에 높은 위험도가 있는 아동은 의학적 위험 표식을 해야만 한다. 라텍스 민감도에 대한 교육 프로그램과 이것을 예방하기 위한 방법은 고위험군의 아동을 돌보는 사람들인 교사, 보건교사, 친척, 보모, 모든 의료진에게 지시되어야 한다.

피부 통합성 유지

아동의 복위와 손상된 운동성에 관련된 피부 통합성의 변화와 위험도를 확인한다. 복위는 무릎과 팔꿈치에 지속적인 압박을 가하므로 아동이 소변이나 대변으로부터 깨끗하게 하는 것이 어려울 수도 있다. 낭에 가해지는 압박을 피하기 위해 수술 전에는 기저귀가 금지될 수도 있다. 그러므로 영아가 가능한 한 깨끗하고 마른 상태로 유지될 수 있도록 한다. 이것은 이미 존재할 수도 있는 지속적인 소변이나 대변의 흘림에 의해 더 어려워질 수도 있다. 기저귀부위에 패드를 두고 자주 갈아주는 것이 중요하다. 피부간호를 꼼꼼히 수행한다. 아동을 특별 간호 매트리스에 두도록 하고 마찰을 줄이기 위해 아동의 아래에 합성 양피를 둔다. 아동의 다리를 둘 때에 마비가 있을 수도 있으므로 특별히 관심을 기울인다. 다리 사이에 접힌 기저귀를 두는 것은 다리가 서로 비벼지면서 생기는 마찰과 압력을 줄이는 것을 도울 것이다.

아동 및 가족 지지와 교육

수막척수류는 신체의 다양한 부분에 영향을 주는 심각한 질병이고 다양한 정도의 결손을 만든다. 이것은 평생 동안 영향을 주는 질병이다. 의학적 진보와 기술 덕분에 수막척수류를 가지고 태어난 대부분의 아동은 정상적인 삶을 살도록 기대되지만 아동과 가족이 이 신체적 상태에 대처하며 살아야 하기 때문에 여전히 문제점은 있다. 이러한 상태가 아동과 가족에게 요구하는 것에 모두 부합하는 것은 어려울 것이다. 부모는 아동의 상태를 받아들이는 데에 시간이 필요할 수도 있으나 가능한 한 빨리 부모가 아동의 간호에 참여해야만 한다.

교육은 병원에서 즉시 시작해야 한다. 자세 취하기, 감염 예방하기, 수유, 청결 간헐적 도뇨로 소변 배출 증진하기, 라텍스알레르기 예방하기, 증가된 두개내압과 같은 합병증의 증상과 징후 확인하기 등이 교육내용에 포함된다. 이 상태의 만성적 특징 때문에 장기간의 계획은 병원에서 시작할 필요가 있다. 이러한 아이들은 여러 번의 외과적 시술과 입원이 필요하고 이것은 가족과 그들의 재정에 스트레스를 줄 수도 있다. 간호사는 질병과 치료, 치료계획에 대해 지속적인 교육을 제공하는 데 중요한 역할을 한다. 가족이 이 상태에 대해 점점 익숙해지기 때문에 그들은 곧 아동의 간호에 대해서는 전문가가 될 것이다. 가족의 변화하는 요구를 인식하고 존중해야 한다. 집중적으로 매일의 간호를 제공하는 것은 가족을 힘들게 할 수도 있으므로 지속적인 지지와 격려가 필요하다. 지역사회 지지그룹을 수막척수류가 있는 아동의 가족에게 추천하는 것이 적절하다.

생각해보기!

"우리 아기가 이분척추를 가지고 태어난다는 것을 알고 나는 너무 외로웠어요. 두렵고 슬프고 화도 나요. 어떻게 이런 일이 일어난 건지 알고 싶어요."

- 그녀의 걱정에 어떻게 대응할 것인가?
- 어떤 지역자원을 참조할 것인가?

수두증

수두증(hydrocephalus)은 선천적 혹은 후천적으로 뇌척수액의 생산 증가, 흡수장애, 뇌척수액 흐름의 폐쇄로 뇌척수액의 생산과 흡수 불균형으로 인해 발생한다. 신생아 1,000명당 0.5~0.8명의 빈도로 발생한다(Haridas & Tomita, 2018a). 뇌척수액이 뇌실체계에 축적되고 뇌실이 비대되면 두개내압의 증가가 발생한다.

선천성 수두증은 출생 시에 존재하며, 종종 태아의 발달 중 유전적 소인이나 환경적 영향 때문에 나타난다. 선천성 수두증의 원인에는 수막척수류나 다른 신경관결손 또는 자궁내 감염과 같이 비정상적인 자궁내 발달이 포함된다. 후천성 수두증은 어느 연령에서나 발생할 수 있고 손상이나 질병으로 인해 발생할 수도 있다. 외상, 뇌실내출혈, 신생물(예: 후두뇌종양), 감염(예: 수막염)이나 기형으로 인해 발생할 수 있다.

수두증 아동의 예후는 주로 원인과 진단 및 치료 전에 뇌손상 발생 여부에 따라 달라진다. 수두증 아동은 발달장애, 시각문제, 기억력장애, 지능저하 등의 위험이 증가한다. 장기적인 추적관찰과 다학제적 치료가 필요하다.

병태생리

뇌척수액은 주로 뇌실계에서 맥락총에서 생성되며 뇌실계의 순환 이후 거미막 융모에 의해 흡수된다. 수두증은 뇌실계의 폐색, 지주막 융모의 폐쇄 또는 기능부전이 있을 때 발생한다. 이는 뇌척수액의 흡수 또는 순환장애를 초래한다.

수두증은 뇌척수액의 흐름 여부에 따라 비교통성과 교통성으로 분류된다. 비교통성 수두증은 뇌실계 내에서 뇌척수액의 흐름이 차단될 때 발생한다. 이 유형은 교통성 수두증보다 더 흔하다(Haridas & Tomita, 2018a). 신경관결손, 신생아 수막염, 외상, 종양 등은 보통 이런 종류의 수두증을 유발한다. 비교통성 수두증의 가장 일반적인 원인 중 하나는 실비우스 수도관(중뇌의 제3뇌실과 제4뇌실 사이의 통로)의 협착이다(Haridas & Tomita, 2018a).

교통성 수두증은 뇌척수액이 뇌실에서 나온 후 흐름이 차단될 때 발생한다. 뇌척수액이 여전히 뇌실 사이를 흐를 수 있는 이러한 형태의 수두증은 대부분 뇌척수액의 흡수장애로 인해 발생한다. 예를 들어, 지주막하 출혈(가장 흔함), 수막염, 백혈병 침윤으로 인한 수두증 등이 있다(Kinsman & Johnston, 2016).

치료적 관리

수두증으로 인한 두개내압 증가로 인해 발생할 수 있는 뇌조직손상을 예방하기 위해 수두증은 조기에 발견하고 치료를 시작해야 한다. 구체적인 치료는 근본적인 병인에 따라 다르다. 치료의 목표는 수두증을 완화하고, 성장과 발달 지연과 같은 장애와 관련된 합병증을 관리하는 것이다. 대부분의 수두증은 외과적 두개외 난락 설치로 치료한다. 대개 뇌실복막강 단락(VP shunt)이 설치된다(그림 19.8). 아동이 성장함에 따라 단락은 교체되어야 한다. 따라서 아동은 일생 동안 여러 차례 단락 재수술을 받게 된다. 의료인과 부모는 단락을 교체해야 할 때나 합병증이 발생할 때를 알고 있어야 두개내압 증가로 인한 사망이나 장애 발생 가능성을 줄일 수 있다.

감염, 폐쇄, 아동 성장에 따른 재수술과 같은 합병증

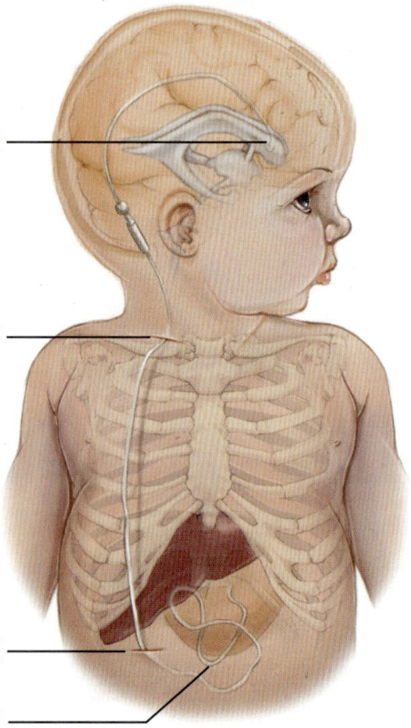

그림 19.8 수두증을 치료하기 위해 뇌실복막강 단락 카테터를 확장된 뇌실 내에 넣는다. 단락은 중추신경계 내의 뇌척수액의 흐름을 바꾸어 복막으로 향하게 한다. 복막조직에서 뇌척수액이 흡수되어 신체 순환으로 이어지게 한다.

도 주의해야 한다. 내시경적 제3뇌실루는 일부 아동에서 수두증을 치료하기 위한 단락술의 대안으로 사용될 수 있다. 제3뇌실의 얇은 바닥에 작은 천공이 만들어져 뇌실에서 지주막하 공간으로 뇌척수액이 빠져나갈 수 있다.

TAKE NOTE!

교통성 및 비교통성 수두증 치료를 위한 내시경적 제3뇌실루(ETV)와 기존 단락술을 비교하는 임상시험이 진행 중에 있다(Haridas & Tomita, 2018b).

A 간호사정

수두증 관련 사정내용은 다음과 같다.

건강력

임신력과 과거력을 확인한다.

- 자궁내 감염
- 두개내출혈을 동반한 미숙아
- 수막염
- 유행성 이하선염으로 인한 뇌염

현병력과 주호소를 파악한다. 진단받지 않은 아동의 건강력을 확인하는 과정에서 흔히 보고되는 증상과 징후는 다음과 같다.

- 과민함
- 기면
- 수유불량
- 구토
- (나이든 아동의 경우) 두통 호소
- 의식수준의 변동, 감소, 변화

수두증이 있는 아동은 종종 단락기능부전이나 기타 합병증으로 인해 병원에 입원한다. 건강력 조사 시 다음과 같은 질문이 포함되어야 한다.

- 신경학적 상태—의식수준의 변화나 감소, 성격의 변화
- 두통 호소
- 구토
- 시각장애
- 기타 신체적 또는 인지적 상태 변화

신체검진

수두증이 있는 아동의 신체검진은 시진과 관찰, 촉진, 타진을 포함해야 한다.

시진과 관찰

전반적인 외모와 정서를 관찰한다. 두개골의 크기에 특히 주의하고 비대칭을 확인한다. 의식수준과 운동기능을 확인한다. 의식수준의 변화나 감소, 하지의 과도한 반사와 경직, 경련이 관찰될 수 있다. 연령에 따라 증상이 달라지는데, 이는 주로 봉합선이 닫히지 않았기 때문에 영아의 두개골이 뇌척수액의 축적을 수용할 수 있기 때문이다. 영아에서 가장 명백한 징후는 머리둘레의 급격한 증가이다(그림 19.9). 큰 아동에게는 발달장애와 성격의 변화가 나타날 수 있다. 두개내압 증가와 관련된 증상 및 징후가 나타날 수 있다.

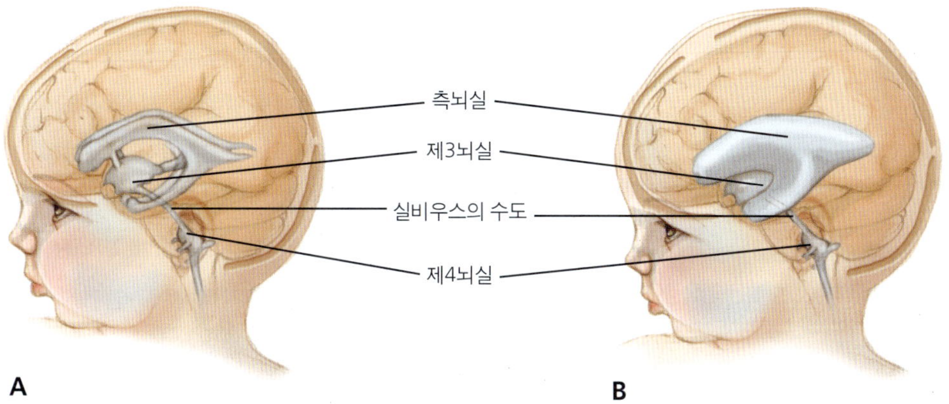

그림 19.9 **A.** 수두증이 없는 영아, **B.** 수두증이 있는 영아. 이마의 확장과 머리둘레 증가에 주의한다.

촉진

영아의 천문을 촉진하면 넓어지고, 불룩 튀어나온 천문을 발견할 수 있다. 천문에는 맥박이 없고, 팽팽하고 차 있는 느낌이 있다.

타진

두개골의 타진 시 마퀴인 징후(Macewen sign)를 발견할 수 있다. 타진 시 항아리 깨지는 소리가 나는 것을 말하며, 이는 봉합선의 분리를 의미할 수 있다.

임상 및 진단검사

수두증의 진단과 사정 시 처방될 수 있는 임상 및 진단검사는 다음과 같다.

- 두개골 x-ray 검사(봉합선의 분리가 나타날 수 있음)
- CT
- MRI

CT와 MRI는 수두증의 존재를 평가하는 데 사용되며 수두증의 원인을 규명하는 데 도움이 될 수 있다.

I 간호관리

수두증 아동의 간호관리는 뇌관류 유지, 신경학적 합병증 최소화, 적절한 영양유지, 성장발달 촉진, 아동 및 가족 지지와 교육에 중점을 둔다.

단락감염 및 기능부전

단락과 관련된 주요 합병증은 감염과 기능부전이다. 단락감염의 증상과 징후에는 활력징후의 상승, 영양부족, 구토, 반응 감소, 경련, 단락부위의 국소적 염증 등이 있다. 단락기능부전의 증상과 징후에는 구토, 졸림, 두통이 있다.

감염은 언제든지 발생할 수 있지만 설치 1~2개월 후에 가장 흔하다. 감염은 정맥내 항생제로 치료하며, 감염이 지속된다면 단락을 제거하고 뇌척수액이 무균상태가 될 때까지 외부 뇌실배액(external ventricular drainage, EVD)을 설치한다(글상자 19.2).

> **TAKE NOTE!**
> 아동의 EVD 시스템이 잠그지 않은 채로 일어나면 뇌척수액이 빠르게 배액되어 두개내압이 감소되고, 극심한 두통, 뇌실허탈, 경막하 혈종형성 및 신경학적 악화로 이어질 수 있다.

감염이 치료되면 새로운 단락이 설치된다. 수술부위는 대변이나 소변으로 감염되지 않도록 관리한다. 또한 난락 설치 후 외과적 절개부위에 감염의 증상과 징후, 뇌척수액 누출징후가 있는지 관찰한다.

단락의 기능부전은 꼬임, 막힘, 튜브의 분리 때문에 발생할 수 있다. 막힘은 가장 흔히 보고되는 합병증이다. 신경학적 결손이나 사망 가능성을 예방하기 위해서는 조기발견과 수술적 중재가 필수적이다.

글상자 19.2 외부 뇌실배액(EVD)장치의 간호관리

- 모든 연결부위가 안전한지 확인하고 EVD선에 이름표를 붙인다.
- 압력계의 점적 챔버가 아동에 대한 규정 높이로 설정되어 있는지 주기적으로 확인한다(예: 쇄골에 0).
- 아동이 움직이거나 움직일 것으로 예상되는 경우에는 클램프를 잠근다. 끝났을 때에는 다시 0점을 조정하고 클램프를 푼다.
- 매시간 뇌척수액의 양과 색을 정확하게 기록한다(뇌척수액은 일반적으로 투명하고 무색이며, 흐린 색은 감염을 의미한다). 배액량의 현저한 증가가 있다면(이전 양보다 10mL 이상 증가한 경우), 의사에게 알린다.
- 배액량이 거의 없거나 전혀 없는 경우, 튜브의 꼬임, 막힘 또는 클램프가 잠겨 있는지 확인한다. 뇌척수액이 튜브 안에서 오가고 있는지 확인한다. 막힘이 의심되는 경우, 신경외과에 즉시 알린다.
- 두개골로 들어가는 입구부위를 무균적으로 밀봉 드레싱한다. 더럽거나 밀봉되지 않았다면 드레싱을 교환해 준다.
- 주기적으로 뇌척수액 샘플을 채취하여 배양하고 분석한다.
- 아동은 배액으로 인한 감염 위험성이 증가하기 때문에 예방적 항생제를 복용할 수 있다.

아동 및 가족 지지와 교육

수두증은 심각한 만성질환이므로 평생 추적관찰과 정기적인 평가가 필요하다. 신경계 손상을 예방하기 위해 합병증을 조기에 발견하는 것이 필요하다. 아동은 성장하면서 수술과 입원이 필요할 것이며, 이는 가족과 재정에 부담을 줄 수 있다. 잠재적인 성장발달장애에 따라 현실적인 목표를 세우고, 아동이 발달과 교육적 잠재력을 성취할 수 있도록 돕는 가족의 지지가 중요하다.

저산소성허혈뇌병증

출생 시 신생아의 폐는 액체로 가득 차 있다. 출생 후 성공적인 호흡을 시작하려면 이 액체를 제거하고 공기로 교체해야 한다. 신생아는 일반적으로 따뜻한 공기, 건조, 기도 흡인 및 자극으로 호흡을 시작한다. 출생 후 적절하고 지속적인 호흡이 이루어지지 않으면 질식상태에 빠진다. 질식은 저산소혈증과 과탄산혈증을 초래하는 가스교환장애로 폐에 산소 공급이 지연되거나 중단될 때 발생한다. 질식을 경험한 신생아는 저산소성허혈뇌병증이 발생할 위험이 있다. **저산소성허혈뇌병증**(hypoxic ischemic encephalopathy, HIE)은 전신 저산소혈증 또는 뇌혈류 감소로 인한 급성 또는 아급성 뇌손상이 특징이다(Ahlfeld, 2020).

저산소성허혈뇌병증은 신생아 뇌손상, 이환율 및 사망률의 주요 원인으로 저산소성허혈뇌병증 아동의 약 30%가 신생아기에 사망하며 생존하더라도 50%는 영구적인 신경발달장애를 갖게 된다(Cunningham et al., 2018). 뇌성마비, 지적장애, 언어장애, 청력 또는 시각장애, 학습장애와 같은 장기적인 문제가 발생할 수 있다(Zanelli et al., 2018).

병태생리

질식은 산소 공급이 대사요구를 충족시키기에 불충분할 때 발생하며, 그 결과 저산소증, 고탄산혈증 및 대사성 산증이 발생한다. 산소 공급의 감소는 질식을 유발할 수 있다. 모체의 심장 또는 호흡기 질환, 빈혈 또는 기립성 저혈압이나 당뇨병, 태반기능부전, 태변흡입 등이 영향을 미칠 수 있다. 일시적으로는 보상기전을 사용해 저산소상태에 대처할 수 있지만 결국에는 뇌혈류량의 감소, 저혈압, 서맥 및 심폐정지로 이어진다.

저산소증이 발생하면 결과적으로 심박수가 떨어지고 청색증이 발생하며 저긴장상태가 되고 반응이 없다. 신생아 소생술은 출생 시 자발적으로 호흡하지 못하는 신생아의 호흡 시작을 돕기 위해 필요하다.

A 간호사정

저산소성허혈뇌병증은 조기에 식별하고 인식하는 것이 가장 중요하다. 주산기 위험요인과 병력은 다음과 같다.

- 외상: 조산, 다태 임신, 아두골반 불균형, 난산, 겸자분만으로 인한 중추 또는 말초 신경계 손상
- 자궁내 질식: 산모 저산소증, 당뇨병, 고혈압, 빈혈, 탯줄 압박, 태변 흡인, 태아 저산소증
- 패혈증: 감염된 양수, 감염된 산도 통과
- 기형: 안면 또는 상기도 기형, 신장 기형, 폐형성부전, 신경장애, 식도폐쇄, 신경관결손을 포함한 선천적 기형
- 저혈량성 쇼크: 태반 조기박리, 전치태반 또는 제대파열로 인한 이차적 태아출혈

- 약물: 태아에 영향을 줄 수 있는 분만 중 산모에게 투여되는 약물. 임신 중 수면제 사용, 산모의 옥시토신 과다투여, 진통제, 마취제, 마약(Fanaroff & Fanaroff, 2020)

출생 즉시 신생아를 평가한다. 창백하거나 청색증이 있는지 확인하고, 호흡을 평가한다. 무호흡, 빈호흡 등에 주의해야 한다. 심박수를 평가하고 서맥을 기록한다. 저체온증에 주의하면서 신생아의 체온을 평가한다. 1분과 5분에 아프가 점수를 평가한다. 5분에 7점보다 낮으면 10분에 평가를 반복한다. 초기 평가가 좋지 않으면 아프가 점수가 7점 이상이 될 때까지 소생술을 시작한다.

신생아 질식의 원인을 확인하기 위해 검사가 필요할 수 있다. 예를 들어, 흉부 x-ray는 호흡을 방해할 수 있는 구조적 이상을 식별할 수 있다. 혈액배양검사는 감염 여부를 식별할 수 있다. 혈액 독성학 검사는 신생아에서 산모에게 투여된 약물을 감지할 수 있다(Kenner et al., 2020).

저산소성허혈뇌병증 발병 위험이 있는 태아를 식별하기 위한 검사방법은 계속 개발되고 개선되고 있다.

간호관리

질식을 경험하는 신생아의 관리에는 즉각적인 소생술이 포함된다. 소생에 필요한 장비를 즉시 사용할 수 있도록 준비해둔다. 성공적인 신생아소생을 위해서는 효과적인 환기가 필수적이다. 신생아를 만지고 마른 수건으로 문지르는 것만으로도 호흡 개시를 자극할 수 있다. 신생아가 자극에 반응하지 않으면 적극적인 소생술이 필요하다. 신생아소생술 절차는 'C-A-B', 압박-기도유지-호흡으로 진행한다. 신생아의 맥박이 100회/분 이상, 건강한 울음소리 또는 호흡상태가 좋을 때까지 소생술을 계속한다. 이러한 징후는 뇌에 산소 공급이 적절함을 의미한다(Martin et al., 2020).

> **TAKE NOTE!**
>
> 미국소아과학회(AAP)와 미국심장협회(AHA)의 신생아소생술 프로그램에 따르면, 10분 동안 지속적이고 적절한 소생술을 실시한 후에도 심장박동이 감지되지 않으면 신생아소생에 대한 노력이 중단될 수 있다(AAP & AHA, 2016).

성공적으로 소생시킨 신생아는 지속적으로 관찰하고 평가한다. 신생아의 활력징후와 산소포화도를 면밀히 모니터링하여 변화를 관찰한다. 신생아의 대사 및 산소요구량을 증가시키는 저체온증을 예방하기 위해 중성온도환경을 유지한다. 혈당 수치를 확인하고 저혈당의 징후를 관찰한다. 이러한 상태는 신생아에게 더 많은 스트레스를 줄 수 있다.

보호자에게 소생술에 대해 설명하고 수행 중인 모든 절차, 사용 중인 장비 또는 제공된 약물에 대한 지속적인 설명을 제공한다. 치료적 저체온요법은 중등도에서 중증의 저산소성허혈뇌병증을 가진 신생아에게 적용될 수 있는 중재 중 하나이다. 산소와 혈류가 뇌 세포에 너무 빨리 공급될 때 발생하는 재관류손상으로 인한 추가 손상을 예방한다. 산소 결핍 후 빠른 산소 공급은 염증을 유발할 수 있다. 저체온요법은 뇌 세포를 안정화시키고 염증을 예방하거나 제한할 수 있다(Blackburn, 2018). 뇌병증이 있는 일부 신생아는 저체온요법의 이점을 얻을 수 있지만, 일부는 여전히 심각한 부작용을 일으킬 수 있다. 출생 후 첫 6시간 이내에 전신을 33.5°C로 하고 최대 72시간 동안 지속하면 저산소성허혈뇌병증의 진행을 늦출 수 있다(Schump, 2018). 저체온요법의 효과가 있을 만한 신생아를 식별하기 위해 특정 지표가 필요하다(Davies et al., 2019). 이 치료요법에 대한 결정은 관련 위험에 대한 부모의 이해와 협력하에 이루어져야 한다.

출생 초기의 위기와 입원 기간 동안 부모에게 신체적, 정서적 지원을 제공한다. 신생아가 안정되면 부모와 신생아가 유대감을 증진할 수 있도록 한다(그림 19.10). 신생아의 긍정적인 특성(피부색, 활동성, 건강한 울음)을 확인하고 신생아의 상태를 자주 모니터링한다. 신생아를 안고, 상호작용하고, 돌보는 기술을 제공하는 것은 부모의 불안을 줄이는 데 도움이 될 것이다(Resnik et al., 2019).

간호사는 저산소성허혈뇌병증이 있는 신생아를 위한 최적의 발달을 도모해야 한다. 치료적 관리는 항상 신

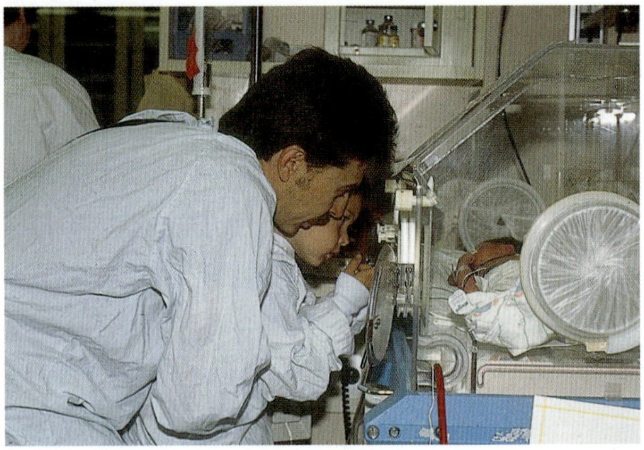

그림 19.10 신생아의 상태가 안정되면 부모와 신생아가 유대감을 증진할 수 있도록 한다.

생아의 건강상태와 재태기간에 적합해야 한다. 중재에 대한 근거와 이해는 신생아의 최적 발달을 촉진하는 데 도움이 될 것이다(Resnik et al., 2019).

근골격계 장애

발달성 고관절 이형성증

발달성 고관절 이형성증(developmental dysplasia of the hip, DDH)은 고관절의 탈구(dislocation), 아탈구(subluxation), 형성이상(dysplasia)을 총칭하는 용어이다. 발달성 고관절 이형성증은 그 정도에 따라 대퇴골두가 관골구 속에 들어 있지 않고 완전히 탈구된 상태, 관골구 안에 대퇴골두가 완전히 안착하지 않은 상태를 의미하는 부분적인 탈구, 관골구의 발육지연으로 관골구가 컵처럼 오목한 모양이 아니라 얕거나 비스듬한 모양이며, 대퇴골두는 관골 구속에 남아 있는 관골구형성장애로 분류할 수 있다. 일측성 또는 양측성으로 나타나며 아탈구나 탈구를 일으켰다가 다시 정복될 수 있다(그림 19.11).

병태생리

자궁내 성장기간 동안 대퇴골두가 관골구에 적절히 깊게 안착해야만 고관절은 정상적으로 발달할 수 있다. 아탈구나 주기적 또는 지속적인 탈구가 발생하면 고관절의 구조적 변화가 일어난다. 지속되는 고관절 이형성증은 고관절의 제한된 외전과 근육의 구축을 발생시킨다. 발달성 고관절 이형성증은 남아보다는 여아에서 흔하다. 이는 여아의 경우, 인대를 느슨하게 신전시키는 모체 호르몬에 대한 감수성이 높기 때문이다(Sankar et al., 2016). 태위(둔위)나 양수과소증 같은 역학적 요소, 유전적 요소 또한 발달성 고관절 이형성증을 일으키는 요인이 될 수 있다. 발달성 고관절 이형성증은 북미원주민이나 동유럽인에서 주로 발생한다(Sankar et al., 2016). 합병증으로는 대퇴골두의 무혈관성 괴사, 관절가동범위의 제한, 재발, 다리길이 차이로 인한 파행보행 관절염 등이 있다.

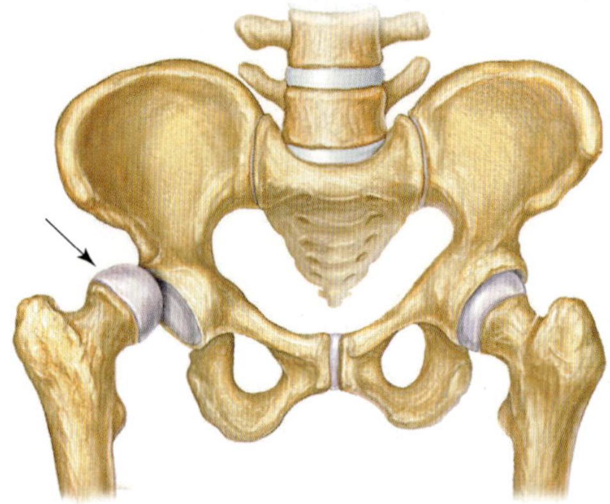

그림 19.11 발달성 고관절 이형성증

치료적 관리

치료적 관리의 목표는 대퇴골두와 관골구가 적절히 발달할 수 있도록 고관절을 정복시킨 채로 유지하는 것이다.

치료방법은 아동의 연령과 발달성 고관절 이형성증의 심각도에 따라 다양하다. 생후 6개월 미만의 영아는 파블릭 보장구(Pavlik harness)가 적용될 수 있다. 이는 고관절의 신전과 내전을 막고 고관절을 굴곡과 외전시킨 채 유지함으로써 고관절을 정복시키고 고정한다(Sankar et al., 2016).

6개월~2세의 아동에게는 흔히 폐쇄정복을 실시한다(Sankar et al., 2016). 초기에는 연관된 연조직 구조를 점진적으로 펴기 위해 피부견인이나 골격견인이 적용될 수 있다. 폐쇄정복은 전신마취 후, 고관절을 수동으로 조심스럽게 조작하여 관골구 쪽으로 다시 밀어 넣어줌으로써 이루어진다. 석고붕대로 12주간 고정함으로써 고관절의 정복을 유지시킬 수 있다. 석고붕대를 제거하고 난 후, 아동은 목욕시간을 제외하고 항상 외전부목을 착용해야 한다(Sankar et al., 2016). 그 후부터 관골구가 정상적으로 발달할 때까지는 자는 시간과 낮잠 자는 시간에 보조기를 착용해야 한다.

2세 이상의 아동이나 그 전 치료에 반응하지 않은 아동에게는 수술적 개방정복을 실시하고, 그 후 일정 기간 동안 석고붕대를 적용한다(Sankar et al., 2016). 골격이 완전히 성숙하는 연령까지 추후관리가 요구된다.

A 간호사정

발달성 고관절 이형성증이 있는 아동의 사정에는 건강력 수집, 시진, 관찰, 촉진이 포함된다.

건강력

다음과 같은 위험요인에 대한 건강력을 사정한다.

- 가족력
- 여아
- 양수과소증이나 둔위분만
- 북미 원주민이나 동유럽 인종
- 하지 기형, 중족골내전, 둔부 비대칭, 사경, 다른 선천적 근골격계 기형

신체검진

발달성 고관절 이형성증 아동의 신체검진은 시진, 관찰, 촉진을 포함한다. 발달성 고관절 이형성증은 발달성 과정이기 때문에, 적어도 첫 몇 개월 동안은 지속적인 선별검사가 요구된다.

시진과 관찰

편평한 곳에 눕히고 복위를 취했을 때 허벅지나 둔부 주름의 비대칭 여부를 확인한다. 다리길이 불일치로 관찰되는 영향받은 쪽의 짧아진 대퇴를 확인한다. 고관절 외전의 허약감 때문에 나이든 아동은 **트렌델렌버그 보행**(Trendelenburg gait)을 보일 수 있는데, 이는 걸을 때 골반 균형이 맞지 않아 골반이 올라가는 것으로 탈구된 쪽 다리로 섰을 때 반대편 골반이 아래로 처지며 영향 받은 쪽의 고관절이 올라간다(그림 19.12).

촉진

수동적 관절가동범위운동을 실시하면서 고관절의 제한된 외전에 주목한다. 골반이 고정된 상태에서 외전은 75°까지, 내전은 30°까지 가능하다. 바로우검사(Barlow' test)와 오토라니검사(Ortolani test)에서 대퇴골두가 탈구되고(바로우검사 양성) 다시 골관구로 들어가며 정복되는 과정(오토라니검사 양성)에서 나는 '딱' 하는 소리에 주목한다. 바로우와 오토라니 검사를 실시할 때 힘을 가할 필요가 없다(17장 참조).

> **TAKE NOTE!**
> 고관절의 굴곡이나 신전과 함께 '딸깍' 하는 소리가 발생할 수 있다. 발달성 고관절 이형성증 시 나는 소리와 본래의 외막에서 나는 '딱' 하는 소리를 혼동하지 않아야 한다.

임상 및 진단검사

고관절의 초음파검사는 대퇴골두와 관골구의 외부가 장자리를 시각화하여 보여준다. 고관절의 단순방사선 사진은 영아나 6개월 이상의 아동에게 사용될 수 있다.

I 간호관리

발달성 고관절 이형성증을 조기발견하여 조기에 보장구를 사용하는 것은 이형성증의 교정에 효과적이다. 사정기술과 이상소견을 발견하는 것은 매우 중요하다. 초기에는 파블릭 보장구(Pavlik harness)를 지속적으로 착용해야 한다(그림 19.13). 의료진은 아동의 적절한 발달을 위해 고관절이 잘 고정되도록 보장구를 조절한다. 부모에게 보장구의 사용법과 아동의 피부를 사정하는 방법을 교육한다. 조기에 치료가 시작된다면, 보장구 사용은 대개 3개월 동안 지속된다(교육지침 19.1). 보장구를 착용한 기간 중에도 모유수유는 가능하며, 변형된 수유자세가 필요하다.

생후 6개월이 지나서 진단받은 아동이나 보장구를 사용해도 나아지지 않는 아동의 경우 수술적 정복이

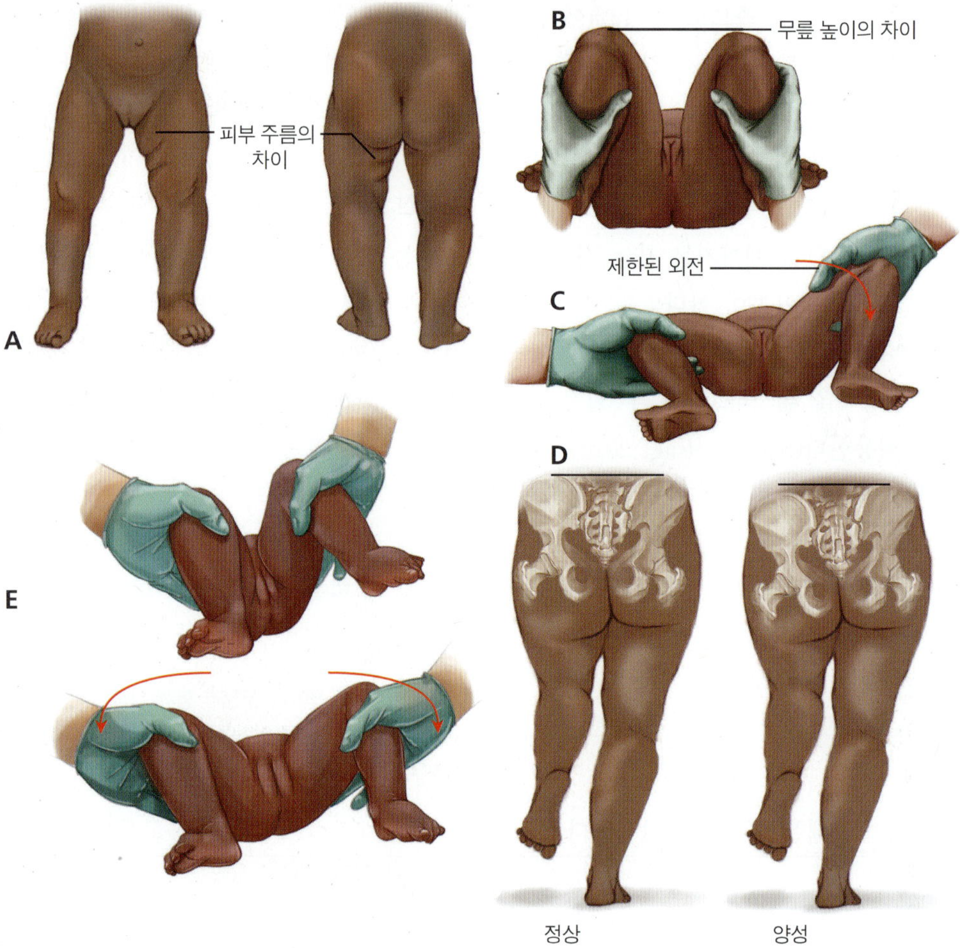

그림 19.12 발달성 고관절 이형성증 사정. **A.** 둔부와 허벅지 주름의 비대칭을 확인한다. **B.** 현저하게 짧아진 대퇴부와 관련된 무릎 높이의 차이를 사정한다. **C.** 고관절 외전의 제한을 관찰한다. **D.** 트렌델렌버그 징후 양성: 탈구된 쪽 다리로 섰을 때 반대(정상)편 골반이나 고관절이 내려가는 것을 관찰한다. **E.** 탈구된 고관절 쪽 대퇴를 외전시키고 눌렀을 때 탈구 시 나는 '딱' 하는 소리를 관찰한다(바로우검사).

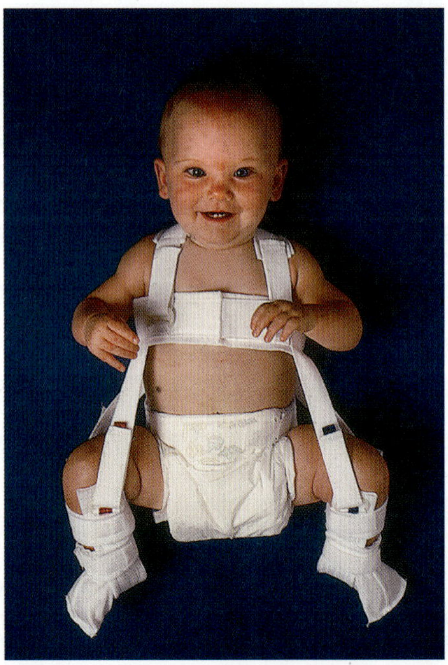

그림 19.13 파블릭 보장구는 발달성 고관절 이형성증 아동의 고관절이 정상적으로 성장하도록 무릎의 굴곡과 고관절의 외전을 유지시킨다.

교육지침 19.1 파블릭 보장구를 착용한 아동의 간호

- 의료진이 확인하기 전까지 끈을 무작위로 조절하지 않는다.
- 의료진이 보장구를 일정 기간 동안 벗어도 된다고 지시하기 전까지는 보장구를 항상 착용한다(보통 처음 1주 정도나 더 길어질 수도 있다).
- 보장구를 착용한 상태에서 기저귀를 교체한다.
- 등을 바닥에 대고 잠을 재운다.
- 특히 무릎 뒤쪽이나 기저귀 주위에 피부 주름, 발적, 과민증, 손상을 확인하고 이 부위는 항상 깨끗하고 물기가 없게 유지시킨다.
- 짧은 시간 동안 보장구를 벗는 것이 허용된다면, 그 시간 동안 목욕을 시킨다.
- 피부가 보장구에 의해 자극받는 것을 막기 위해 무릎까지 오는 긴 양말과 내의를 착용한다.
- 보장구의 적절한 착용을 위해 끈에 표시된 위치를 주의 깊게 관찰한다.
- 순한 세정제를 이용하여 손으로 보장구를 세척하고 공기 중에서 말린다.
- 아래의 경우에 의사에게 알린다.
  - 아동의 발이 부었거나 청색으로 보이는 경우
  - 보장구가 너무 작아보이는 경우
  - 피부가 벗겨졌거나 발진이 생긴 경우
  - 능동적으로 다리를 차지 못하는 경우

실시될 수 있다(Sankar et al., 2016). 수술 후에 석고붕대를 착용하고 그 다음으로 보조기나 교정기를 적용하는 것은 일반적이다. 수술 후 아동의 간호는 석고붕대를 적용한 아동의 간호와 유사하다. 통증관리와 출혈에 대한 관찰은 중요하며 가정에서의 석고붕대관리에 대해 교육한다.

만곡족

선천성 만곡족(congenital clubfoot)은 신생아 1,000명당 1명의 빈도로 발생하는 선천적 기형이다(Winell & Davidson, 2016). 만곡족에는 일반적으로 다음과 같은 변형들이 포함된다.

- 내반족(talipes varus): 안쪽 방향으로 구부러짐
- 외반족(talipes valgus): 바깥쪽으로 구부러짐
- 첨족(talipes equinus): 족저굴곡, 발뒤꿈치가 들려지며 서 있을 때 바닥에 닿지 않음
- 요족(cavus): 발등이 정상보다 높이 올라간 상태
- 회외를 동반하는 발 앞부분의 내전(forefoot adduction with supination): 발의 앞부분은 내전되고 약간 위쪽을 향한다.

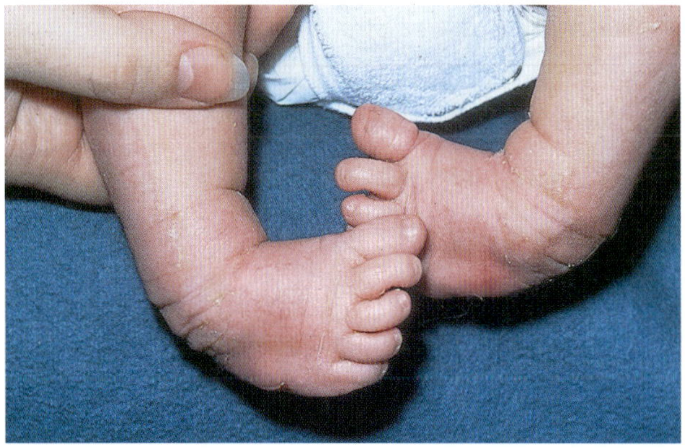

그림 19.14 양측성 선천성 만곡족 신생아의 발 뒤꿈치 내번, 발목 첨족, 발 앞부분 외전을 관찰한다.

발은 골프채의 머리부분과 비슷한 모양이다(그림 19.14). 양측성 만곡족은 전체 만곡족의 50% 정도에서 나타나며 여아보다 남아에게서 많이 발생한다(Winell & Davidson, 2016). 만곡족의 정확한 원인은 알려지지 않았다.

만곡족은 자세로 인한 만곡족, 신경성 만곡족, 증후군 만곡족, 특발성 만곡족의 4가지로 분류될 수 있다. 자세로 인한 만곡족은 단기간의 석고붕대로 교정이 된다. 신경성 만곡족은 수막척수류를 가진 아동에서 나타난다. 다른 증후군과 관련된 만곡족은 치료에 반응하지 않는 경우가 많다. 특발성 만곡족은 정상적인 아동에게 나타난다. 분류와 상관없이 치료를 위한 접근은 비슷하다.

치료적 관리

만곡족의 치료적 관리의 목표는 발의 기능을 회복하는 것이다. 치료는 출생 후 최대한 조기에 시작한다. 1~2주마다 정기적으로 석고붕대를 바꿔가면서 적용한다. 교정신발이나 교정기를 적용하기도 하며 연조직의 외과적 제거수술이 필요한 경우도 있다. 수술 후에는 석고붕대가 최대 12주간 적용되고, 그 후 교정기나 교정신발이 몇 년간 적용될 수 있다.

합병증으로는 남아있는 기형, 아래로 볼록한 모양의 발(rocker-bottom foot), 걸음걸이의 이상, 발 외측으

로 체중부하, 골단의 장애가 있다.

A 간호사정

간호사정 시 발의 기형과 관련된 가족력과 둔위분만 산과력에 주목한다. 쉬고 있을 때 발의 위치를 확인한다. 발을 정상적으로 신체의 중심선으로 움직일 수 없는지 주목하면서 능동적 관절가동범위운동을 수행한다. X선 결과로 뼈의 이상을 확인하고 치료경과를 기록한다.

I 간호관리

석고붕대를 적용 시 신경혈관계 사정과 석고붕대관리가 필요하다. 치료는 보통 신생아기에 시작되고, 가족은 아동에게 내려진 진단과 치료를 받아들이는 데 어려움을 겪을 수 있으므로 정서적 지지를 제공한다. 처방된 교정기나 보조기의 사용법과 석고붕대간호에 대해 가족에게 교육한다.

사경

사경(torticollis)은 흉쇄유돌근의 손상으로 발생하며, 목이 발병된 쪽으로 기울어지고 목운동이 제한되는 통증 없는 근육의 이상이다. 근육의 사경은 난산이나 자궁내 자세 이상으로 인해 나타날 수 있다.

단순한 사경의 경우 가벼운 스트레칭으로도 치료될 수 있다. 운동은 선천적 사경의 90% 이상에서 효과적이며 치료가 생후 3개월 이내에 시작되었다면 더욱 효과적이다(O'Toole & Spiegel, 2016). 물리치료나 사경 칼라(collar)와 같은 보조기도 처방될 수 있다. 수술은 흔하지 않지만 다른 방법들이 성공적이지 않은 경우, 학령전기 아동에게 시행될 수 있다. 목이 기울어진 쪽의 두개골이 지속적으로 압박을 받는다면 사두증(plagiocephaly)이 나타날 수 있다.

A 간호사정

머리가 기울어졌던(head tilt) 과거력과 반대의 방향으로 머리를 돌리지 않는지, 목이 기울었는지

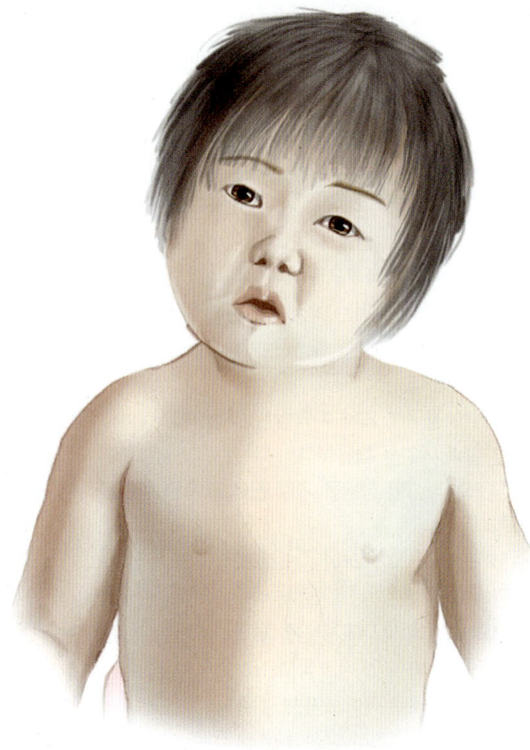

그림 19.15 사경이 있는 영아의 목이나 머리가 기울어진 것에 주목한다.

(wryneck)를 관찰한다(그림 19.15). 수동적 관절가동범위운동을 수행할 때 목의 제한된 움직임에 주목한다. 영향받은 쪽의 흉쇄유돌근에 덩어리가 있는지 유의하면서 목을 촉진한다. 머리를 검진하여 사두증의 증상이 있는지 확인한다. 사경의 8~20%는 고관절 이형성증이 동반되므로 고관절의 세심한 검사도 필요하다(O'Toole & Spiegel, 2016).

I 간호관리

부드러운 목 스트레칭 운동을 하루에 여러 번 수행하도록 부모에게 교육한다. 영향받은 쪽의 어깨를 움직이지 않은 채 손상받지 않은 쪽으로 머리를 향하게 하면서 좌우로 스트레칭을 시켜주는데, 이때 스트레칭시킨 부위를 부드럽게 10~30초간 잡아준다. 이러한 방법을 10~15회 반복한다. 사두증을 예방하기 위해 아기의 머리를 한쪽 방향으로만 돌리지 않는다.

소화기계 장애

구순/구개열

구순열과 구개열(cleft lip and palate, 그림 19.16)은 전 세계적으로 신생아 700명 중 1명의 빈도로 발생하는 가장 흔한 선천성 두개안면 기형이다. 단독 혹은 함께 발생하며 다른 기형과 동반되어 나타나고 구순열 또는 구개열이 있는 아동의 30%에서 유전질환을 갖고 있다(Wilkins-Haug, 2018). 구순열, 구개열과 관련된 가장 흔한 기형은 심장결손, 귀 형성이상, 골격 기형, 비뇨생식기계 이상이다.

구순/구개열의 합병증에는 수유곤란, 치열 변화, 지연되거나 변화된 언어발달, 중이염이 있다. 구순열이 있는 아기는 유두 주위를 입술로 온전하게 막지 못해 모유를 먹을 때 필요한 흡입력이 부족하고 또한 과도한 공기를 마시게 된다. 또한 구토, 질식, 코로 역류가 발생할 수 있고 과도한 수유시간, 불충분한 섭취, 피로로 아기가 충분히 자라지 못할 수 있다. 유치나 영구치가 안 나올 수도 있고, 기형이거나 비정상적으로 나올 수 있다. 구개열이 있는 아동은 언어발달의 지연뿐만 아니라 말할 때 비음(nasal quality)이 섞인다. 언어의 발달은 4세가 되면 분명해야 하는데, 그렇지 않다면 외과적 중재가 필요하다. 구개열은 중이에 액체가 쌓이게 하여(삼출성 중이염) 급성중이염의 원인이 될 수 있다. 장기간 지속되는 삼출성 중이염은 일시적 혹은 영구적 청력손실로 이어질 수 있다(Rozelle & Arneja, 2017).

병태생리

구순/구개열은 임신 초기에 발생한다. 입술을 형성하는 조직은 보통 임신 5~6주에 융합되며 구개는 임신 7~9주에 닫힌다. 그러므로 입술이나 구개 중 하나라도 융합되지 않는다면, 신생아는 구순열 또는 구개열을 가진 채 태어난다. 구순열 혹은 구개열은 각각 따로 발생하지만, 구순열이 있는 영아 중 50%가 구개열도 함께 있다(Rozelle & Arneja, 2017). 갈라짐은 편측성(왼쪽이 더 많이 영향을 받음) 혹은 양측성일 수 있다.

치료적 관리

구순열과 구개열이 있는 아동의 치료에는 일반적으로 간호사, 성형외과, 소아과, 이비인후과, 구강외과, 치과, 언어 재활치료사 등 전문가가 협력하여 관리해야 한다. 일반적으로 외과적 교정은 구순열의 경우 2~3개월, 구개열은 6~12개월 정도에 교정하는데, 조기치료는 아동의 얼굴을 정상적으로 회복시키고 부모와 아이와의 결속을 향상시킬 수 있다.

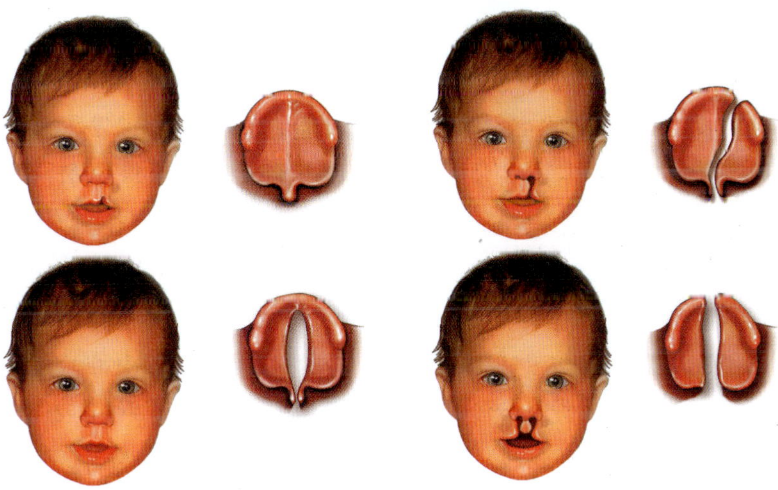

그림 19.16 구순열은 홍순(vermilion border)을 거쳐 콧구멍까지 이어질 수도 있으며 아주 작을 수도 있다. 구개열은 작은 구멍일 수 있고 구개 전체가 포함될 수 있다.

A 간호사정

구순과 구개열 관련 사정내용은 다음과 같다.

건강력

구순열과 구개열의 위험요인을 확인한다.

- 모체의 흡연
- 태아감염
- 고령 산모
- 임신 초기에 항경련제, 스테로이드, 기타 약물 사용

수유곤란, 호흡곤란, 언어발달, 중이염 여부에 대해 확인한다.

신체검진

구순열은 입술에만 나타나거나 콧구멍까지 뻗을 수 있다(그림 19.17). 구개열은 구강검진 시 확인할 수 있으며 장갑을 착용하고 손가락으로 촉진해 볼 수 있다.

I 간호관리

일반적으로 구순열과 구개열에 대한 간호중재는 다음과 같다.

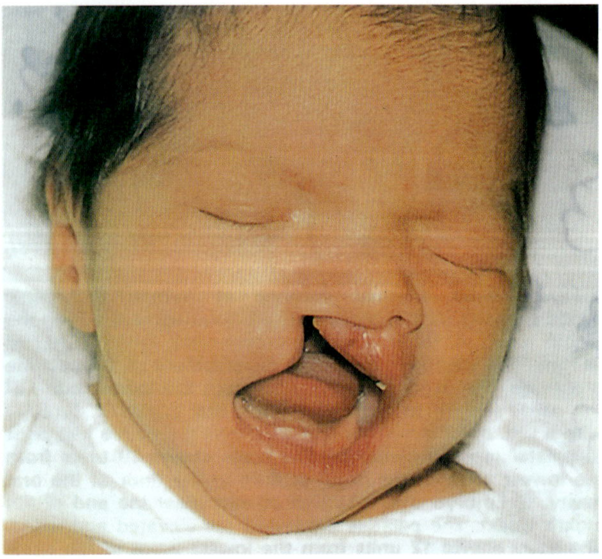

그림 19.17 구순열

봉합선의 손상 예방

봉합선 또는 수술부위의 손상을 예방하는 것이 중요하다. 아동이 안면 봉합선을 문지르지 않도록 하기 위해 앙와위나 측와위로 눕힌다. 손에 억제대를 적용할 수도 있다. 봉합선의 감염을 예방하고 Logan Bow(가늘고 굽어진 금속기구) 같은 입술 보호용 기구 혹은 butterfly adhesive(부착제)를 사용할 수 있다. 봉합을 손상시킬 수 있는 흡인카테터, 숟가락, 빨대, 노리개젖꼭지, 플라스틱 주사기 등은 입안에 넣지 않도록 한다.

봉합선에 긴장을 줄 수 있으므로 영아를 울리지 않아야 하며 필요시 통증을 위한 약물을 투여할 수 있다.

생각해보기!

간호사는 구순/구개열이 있고 건강검진을 위해 내원한 2주 된 아기를 간호하고 있다. 어머니는 "이렇게 생겼다는 게 믿기지 않아요. 항상 완벽한 아기를 원했는데 아기와 아무데도 갈 수 없을 것 같고, 다른 사람들이 아기를 괴물로 볼 것 같아요. 수술을 하면 입술에 못생긴 흉터가 남을 거예요."라고 말하며 울기 시작한다.

간호사로서 어떻게 대응할 것인가? 그 상황에서 어머니의 감정 외에 어떤 것이 걱정되는가? 얼굴 기형이 있는 아기를 낳는다면 어떤 기분이 들까? 어머니에게 가장 좋은 치료적 대응방법에 대해 생각해 보시오.

적절한 영양 증진

수술 전에도 모유수유는 가능하며 적절한 영양을 공급해야 한다(Rozelle & Arneja, 2017). 구순열 전용 젖병과 젖꼭지를 사용할 수 있다(그림 19.18). 아기가 빠는 데 어려움이 있다면 과도한 공기를 내보내도록 트림시킨다.

수술 전 구강수유로 인한 흡인의 위험이 있으므로 경우에 따라서는 보철기를 제작하여 구개 덮개를 적용할 수 있다. 이 기구는 모유 혹은 분유가 흡인되는 것을 막을 수 있다. 수술 후에도 가능한 빨리 모유수유를 재개하는 것을 권장하며(Rozelle & Arneja, 2017), 젖병으로 수유하는 영아는 특수 젖꼭지나 수유기구를 사용할 수 있다. 봉합선이 아물면 일반적 수유로 전환해도 된다.

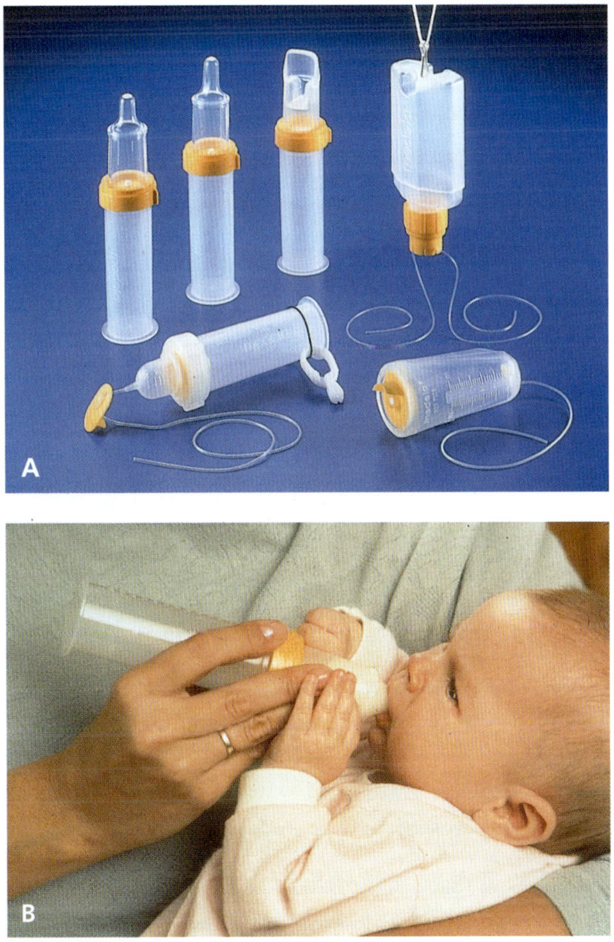

그림 19.18 **A.** 구순열과 구개열이 있는 아동을 위한 특수 수유기구, **B.** 수유기구를 사용해 수유 중인 아기

부모-아기 결속 강화

일부 부모들은 구순열의 외관에 거부감을 느끼므로 부모와 아기의 유대감을 강화하기 위한 전략이 필요하다. 출산 후 아기가 안정되면 즉시 안아볼 것을 권유한다. 부모가 느끼는 죄책감, 분노, 슬픔과 같은 정상적인 감정들에 대해 인정해 준다. 또한 부모가 아기를 돌보는 일, 특히 수유방법에 대해 부모를 지지한다. 예정된 수술 절차와 예후에 대해 교육을 제공한다.

식도폐쇄와 기관식도루

식도폐쇄(esophageal atresia)와 기관식도루(tracheoesophageal fistula)는 배아발달 초기에 식도와 기관이 분리되지 않은 위장계의 기형이다. 식도폐쇄는 선천적으로 식도의 불완전한 형성으로 식도가 위까지 연결되지 못하고 맹관을 형성한 것이다(그림 19.19).

기도식도루는 기도와 식도 사이의 비정상적인 누공이 형성된 것으로, 식도폐쇄가 함께 있는 경우 대부분 원위부 식도에서 누공이 발생한다(Smith & Grover, 2014). 기관과 식도의 결합은 태아발달 초기에 앞창자로부터 폐 기저부의 분리가 미완성된 결과로 생각된다. 식도폐쇄와 기관식도루가 있는 아동의 대부분에서 다른 선천성 기형을 동반하고 있다(Smith & Grover, 2014).

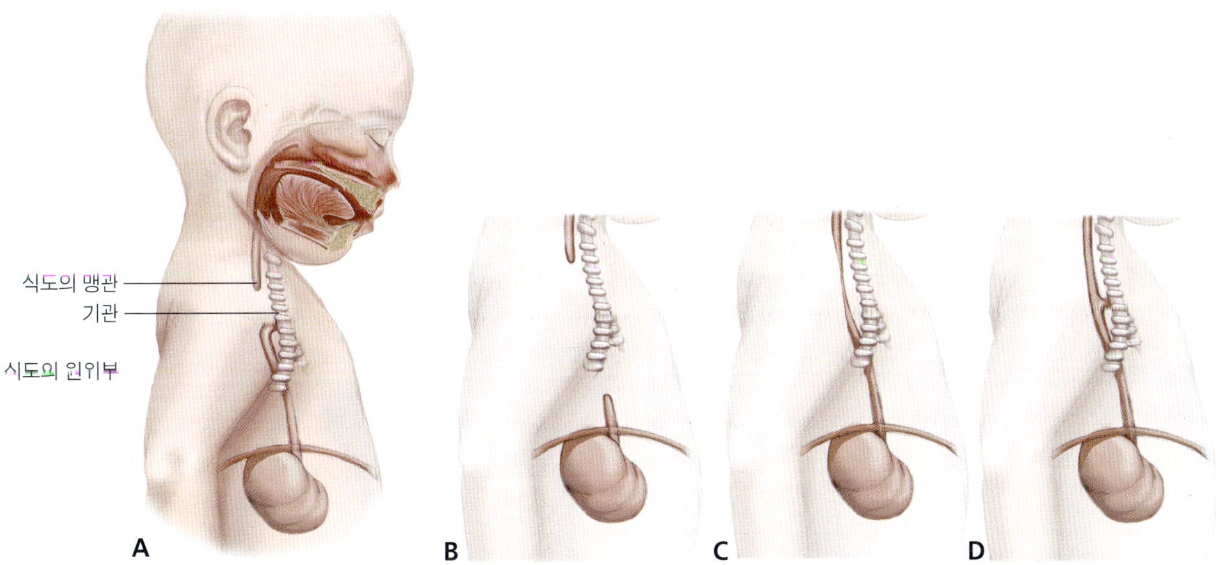

그림 19.19 식도폐쇄와 기관식도루. **A.** 원위식도기관루: 가장 흔한 종류로, 상부식도는 맹관으로 끝나며, 식도 원위부는 기관이나 기관지에 누공을 이루며 연결됨. **B.** 식도폐쇄: 상·하부의 식도가 맹관을 형성. **C.** 식도가 폐쇄되지는 않고 좁아진 부분이 있음. **D.** H형 식도기관루: 식도가 폐쇄되지 않고 정상적인 식도와 기도 사이 누공만 형성됨

A 간호사정

양수과다증에 대한 모체의 건강력은 식도폐쇄의 첫 번째 징후로, 태아가 자궁에서 양수를 삼키거나 흡수할 수 없어 축적될 수 있기 때문이다(Smith & Grover, 2014). 출생 직후의 신생아에서는 침을 흘리면서 많은 양의 거품이 있는 점액이 입과 코 안에 있는 것을 볼 수 있다. 또한 위 안에 공기가 차 있는 정도를 확인하기 위해 복부의 팽창을 확인한다. 식도폐쇄 시 위관은 식도부위가 맹관으로 끝나기 때문에 특정 지점 이상으로 삽입할 수 없다. 사정 시 연발음, 과도한 침 분비와 침흘림, 수유 시 '3C 증상'(기침, 질식, 청색증; coughing, choking, cyanosis)을 확인할 수 있다.

누공은 분비물과 음식의 흡인으로 인한 무기폐나 폐렴과 같은 호흡기 합병증의 위험을 증가시킨다. 진단은 X선 검사로 확인하는데, 상부식도에 삽입된 위관의 꼬임(식도폐쇄를 나타냄)이나 위장관의 공기(기도와 식도 사이 누공의 존재를 나타냄)를 확인할 수 있다.

I 간호관리

간호관리의 초점은 신생아와 부모의 수술 준비와 수술 후 간호 제공에 있다.

수술 전 간호

수술 전 간호중재는 다음을 포함한다.

- 구강섭취를 금한다.
- 역류와 흡인을 막기 위해서 침대머리를 30~45° 상승시킨다.
- 수화상태와 체액 및 전해질 균형을 모니터링한다. 필요시 비경구적 정맥수액요법을 수행한다.
- 비위관의 개방성을 유지하고 사정한다. 지속적인 낮은 압력으로 흡인이 시행되는지 평가한다.
- 신생아가 호흡곤란을 느낄 때 사용할 수 있도록 산소 및 흡인 장비를 준비해 둔다.
- 다른 기형을 감별하기 위하여 진단검사를 수행한다.
- 울음을 방지하고 호흡곤란을 예방하는 등 아동의 안위를 위하여 노리개젖꼭지를 사용한다.
- 신생아의 상태를 자주 관찰하여 기록한다.

수술 후 간호

수술은 누공을 폐쇄하고 식도끼리 연결시켜 주는 외과적 교정이 적용된다. 식도가 완전히 문합될 때까지 총비경구영양과 항생제를 투여한다. 일반적으로 수술 후 일주일 이내에 경구섭취를 시작한다. 부모에게 신생아의 상태와 경과에 대하여 계속하여 알려주고 수유 동안에 아이를 면밀히 사정하고 문제가 있는지 기록해야 한다.

항문직장기형

항문직장기형은 태생기 직장이 하강되지 않아 항문이 개구되지 못하거나(밀폐항문) 직장폐쇄, 무형성의 형태로 발생한다. 이는 신생아 5,000명당 1명의 빈도로 발생하며 선천성 기능장애도 함께 동반할 수도 있다(Levitt, Garza, Pena, & Lawai, 2017). 기형의 정도는 배변조절과 배설량에 중요한 영향을 미친다(그림 19.20). 치료는 종종 단계적으로 장이 직장에 붙어 개구될 수 있게 하거나 항문을 만드는 수술을 필요로 한다.

외과적 교정은 폐쇄 정도에 상관없이 필요하다. 결함이 심한 경우에는 신생아 기간 동안에 결장루술을 시행하며, 단계적으로 교정수술을 시행한다.

A 간호사정

신생아에게 항문이 적절히 개구되어 있는지 관찰한다. 만약 항문이 개구되어 있다면, 태어난 지 첫 24시간 이내에 태변이 배출되는지 관찰한다. 비뇨생식기계 문제가 동반되었는지 확인하기 위해 소변의 배설을 사정하고 기형의 결과로써 일어날 수도 있는 장폐색의 징후(복부 팽만과 담즙성 구토)를 사정한다.

I 간호관리

간호관리는 신생아의 수술 준비와 수술 후 간호에 중점을 두고 있다. 수술 전에는 신생아의 금식상태를 유지하고 위 감압을 제공하여야 한다. 처방에 따라 정맥 주입과 항생제 치료를 수행하고 탈수 여부를 모니터링한다. 부모에게 기형과 수술의 내용, 잠재적인 합병증, 전형적인 수술 후 과정 등에 대해 충분히 설명해

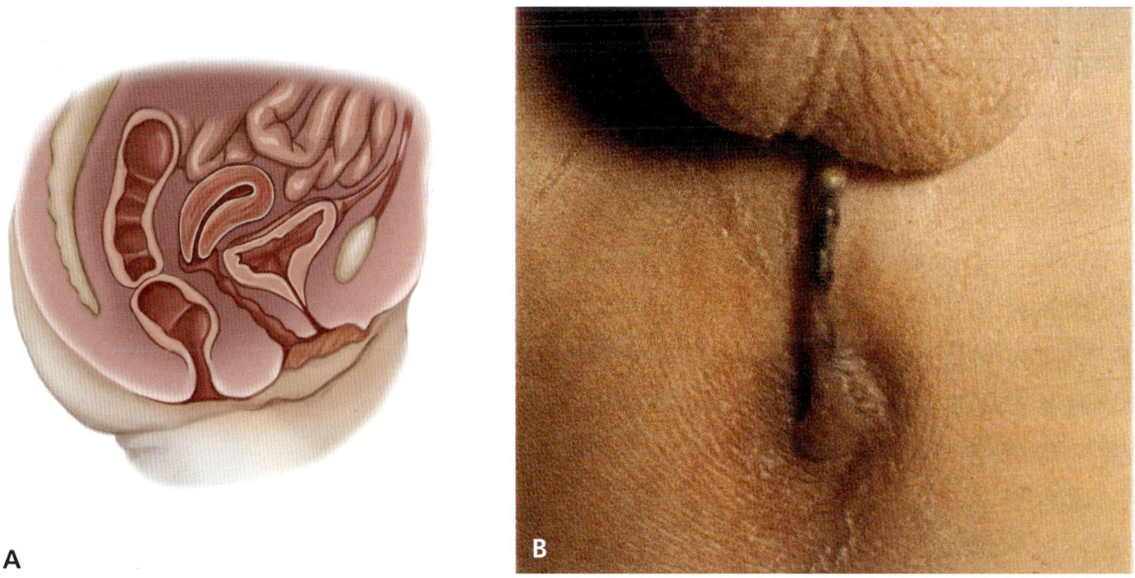

그림 19.20 **A.** 항문직장기형. **B.** 밀폐항문
【출처】 Kevin P. Lally, MD.

항문직장기형과 관련된 이상

- VACTERL 증후군: 척추, 직장항문, 심혈관계, 식도기관, 신장, 림프계의 기형
- 식도폐쇄
- 장폐색
- 장회전이상(장염전증)
- 신장 발육부전
- 요도하열
- 방광요관역류
- 방광외반증
- 심장기형
- 골격기형

야 한다. 장루가 필요할 수도 있는 가능성에 대하여 부모를 준비시켜야 하며 부모와 가족에 대한 지지를 제공하여야 한다.

수술 후 간호는 정상 장기능이 돌아올 때까지 통증 감소, 급식상태 유지, 위감압 유지가 필요하며 결장루를 적용 시 장루간호를 제공한다. 항문 주위 피부는 손상의 위험이 있으므로 매일 깨끗이 닦아준다.

선천성유문협착증

선천성유문협착증은 출생 후 2개월 이내에 수술을 요하는 가장 흔한 질병이다. 유문협착증(hypertrophic

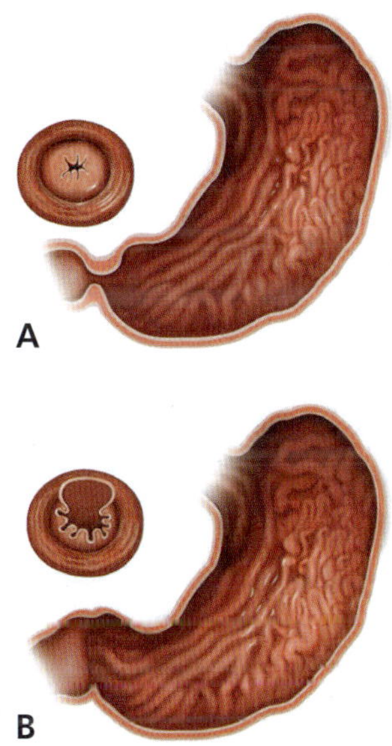

그림 19.21 **A.** 비후성 유문근과 좁아진 위 출구. **B.** 유문근절개술. 유문이 절개되어 유문출구의 직경이 커졌다.

pyloric stenosis)은 유문의 윤상근육이 비대되어 유문통로의 내강을 두껍게 만든다(그림 19.21). 이 두꺼워진 부분은 위 출구폐색을 일으키고 출생 후 3~6주 사이에 비담즙성 구토를 일으킨다. 구토는 시간이 지날수록 점점 더 잦고 심해지며 사출성으로 변한다. 신생아 1,000명당 2~3.5명의 빈도로 발생하며, 여아보다 남아가 4배 많이 발생하고 발병 환아의 30~40%가 첫

째 아기이다(Olivé & Endom, 2018).

유문협착증은 외과적 중재를 요한다. 유문근절개술(pyloromyotomy)은 유문의 근육을 절개하고 위 출구 폐색을 완화시키기 위하여 이루어진다. 수술 후 합병증은 드물다.

A 간호사정

건강력 조사 동안 확인할 수 있는 일반적인 증상과 징후는 다음과 같다.

- 수유자세와 상관 없는 사출성 비담즙성 구토
- 구토 후 배고픔
- 구토로 인한 체중 감소
- 점진적 탈수와 기면
- 가족력

우상복부에 단단하고 움직이는 올리브(olive) 모양의 병변을 촉진한다(비후된 유문). 만약 덩어리가 쉽게 촉진된다면 더 이상의 검사는 필요치 않고 수술적 상담이 요구된다. 탈수로 인한 대사성 알칼리증 여부를 판단하기 위해 임상검사 결과를 확인한다.

> ***TAKE NOTE!***
> 유문협착증이 의심되더라도 신생아의 복부검진은 어려울 수 있다. 노리개젖꼭지나 포도당액에 적신 젖꼭지는 복부검진을 수행하기 위하여 아기를 진정시킬 수 있는 방법 중 하나이다.

I 간호관리

수술 전 관리는 체액 및 전해질 균형을 바로잡는 것에 초점을 두어야 한다. 가족은 수술에 대한 불안감이 높을 수 있으므로 정서적 지지를 제공해야 한다. 가족에게 수술 절차와 수술 후 관리에 대해 교육한다. 수술 후 대개 1~2일 후 구강섭취가 가능하다.

선천거대결장

선천거대결장(Hirschsprung disease, congenital aganglionic megacolon)은 장의 일부분에 운동성 장애가 있어 폐쇄를 초래하는 선천성 기형이다(Bishop & Ebach, 2019)(그림 19.22). 생후 첫 24시간 이내에 태변 배출이 없는 것이 특징이며 장 내 신경절세포 부재가 원인이다. 신경절세포 부재는 직장-S자 결장에서부터 소장에 이르는 모든 부분에서 존재한다. 선천거대결장은 신생아 5,000명 중 1명 빈도로 발생하며, 여아보다 남아에서 4배 더 흔하다(Hoffenberg et al., 2018).

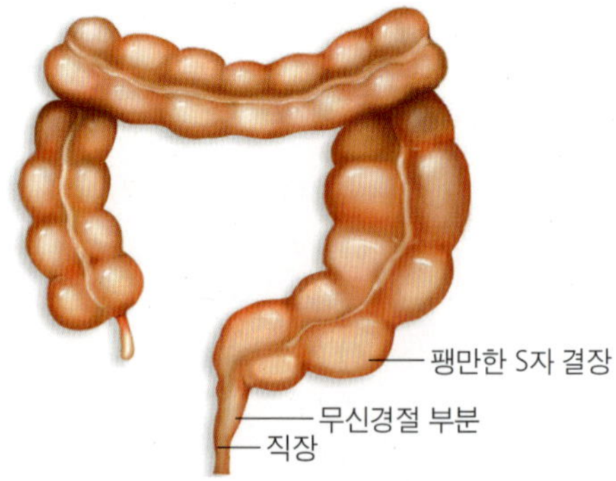

그림 19.22 선천거대결장

치료적 관리

신경절 세포가 없어 폐색된 장부위를 절제하고 남아 있는 장을 재문합하는 외과적 절개술이 필수적이다. 대부분의 수술은 단계적으로 진행되는데, 먼저 일시적인 결장루로 장폐색을 해결한 후 영아의 체중이 9 kg 이상 되면 장의 문합수술을 시행한다.

A 간호사정

신생아의 대변양상은 확진에 가장 중요한 요소이다. 신생아가 24~48시간 동안 태변을 배출했는지 사정한다. 선천거대결장, 다운증후군, 장폐쇄와 같은 위험요인에 대한 현재 및 과거력을 조사한다(Hoffenberg et al., 2018).

복부 팽만 여부와 대변 덩어리 유무를 확인하기 위해 복부를 촉진해 본다. 직장 긴장도를 사정하고 직장 안에 대변의 유무를 확인하기 위해 직장수지검사를 수행한다. 바륨 관장으로 장의 협착을 발견할 수도 있다. 직장생검으로 신경절 부재를 확인할 수 있다.

I 간호관리

간호관리는 수술 후 간호, 장루관리, 부모 교육을 포함한다.

수술 후 간호 및 장루관리

병변의 범위에 따라 직장루나 회장루를 시행할 수도 있다. 이러한 경우 피부손상을 예방하기 위해 장루관리가 필요하다. 아동의 체액상태를 사정하기 위해 대변 배출량을 정확히 측정하는 것도 중요하다.

다음과 같은 장염 징후와 증상을 관찰한다. 열, 복부팽만, 만성적 설사, 분출성 대변, 직장 출혈 등의 증상이 나타나면 즉시 의사에게 알리고 장을 쉬게 한 다음 정맥으로 수액과 항생제를 투여한다.

부모 교육

가족은 수술이나 합병증 때문에 매우 불안해 한다. 질병과 수술과정에 대해 상세한 정보를 가족에게 제공한다. 수술 후 간호로 투약과 적절한 장루관리에 대해서도 교육한다. 수술 후 가능한 문제를 교육하고 장염의 증상에 대한 즉각적 치료의 중요성을 강조한다.

담도폐쇄

담도폐쇄(biliary atresia)는 주요 담관의 일부 또는 전부가 없어 간에서 십이지장으로 담즙을 분비하지 못하는 것이다. 담즙 흐름의 폐쇄는 담즙울혈을 일으켜 황달을 야기하고 결국에는 간경화와 간섬유증을 일으킨다. 담도폐쇄는 신생아 12,000명당 1명 빈도로 발생한다(Sokol et al., 2018). 담도폐쇄의 원인은 알려져 있지 않지만 감염성, 자가면역성, 허혈성 등의 원인이 제기되고 있다.

치료적 관리

담도폐쇄 시 간문에서 발견되는 담관의 나머지 부분과 복강 내강을 연결시켜 주기 위해 카사이수술(hepatoportoenterostomy)이 수행될 수도 있다. 이 절차는 최대 45일까지의 아기에서 가장 성공적이다(Sokol et al., 2018). 왜냐하면 이후에는 영아의 담즙 흐름 복원이 어렵기 때문이다. 카사이수술(Kasai procedure)이 효과가 없거나 일찍 발견되지 못한 아동은 대개 2세 즈음에 간이식이 필요할 수도 있다(Sokol et al., 2018).

A 간호사정

지속적이거나 재발하는 황달 여부를 확인한다. 피부나 공막의 황달을 살핀다. 단단하고 비대해진 간 및 비장 비대가 있는지 복부를 촉진한다. 담도폐쇄일 경우 대변은 회백색일 것이다(담즙 색소가 없기 때문에 흰색이 섞인 회색). 혈청 빌리루빈, 알칼리 인산분해효소, 간효소, 감마 글루타밀 전이효소(γ-Glutamyl-transferase, GGT) 등의 수치가 상승되어 있거나 초음파, 담관스캔, 간생검 결과를 확인할 수 있다.

I 간호관리

담도폐쇄가 있는 아동의 간호관리 시 비타민과 칼로리 제공에 집중한다. 중간사슬지방을 포함한 특별한 분유를 사용하여 지용성 비타민 A, D, E, K를 보충한다. 이는 담즙울혈이 있을 시 지방흡수장애가 발생하기 때문이다. 칼로리섭취 증가를 위해서는 비위관을 통해 영양분을 공급할 수도 있다. 또한 감염의 징후를 확인하여 처방에 따라 항생제를 투여한다. 식단조절과 이뇨제로 복수를 관리한다. 부모와 가족에게 진단과 수술, 수술 후 합병증 간호에 대해 교육한다.

복벽손상

배꼽탈출(omphalocele)과 복벽파열(gastroschisis)은 앞 복벽의 선천적인 기형이다. 배꼽탈출과 복벽파열은 복부의 내용물들이 바깥의 복막주머니로 탈출하는 제대륜의 결장이다. 결함의 크기는 다양한데, 장관에 제한되거나 소화기관과 간 전체를 포함할 수도 있다(그림 19.23). 배꼽탈출은 신생아 10,000명당 2명 빈도로 발생하며(Smith & Grover, 2014), 복벽파열은 출생 신생아의 0.03~0.1% 확률로 발생한다(Smith & Grover, 2014). 복벽파열은 장기들을 보호하는 복막주머니가 없어서 장기가 양수에 노출되면 두꺼워지고,

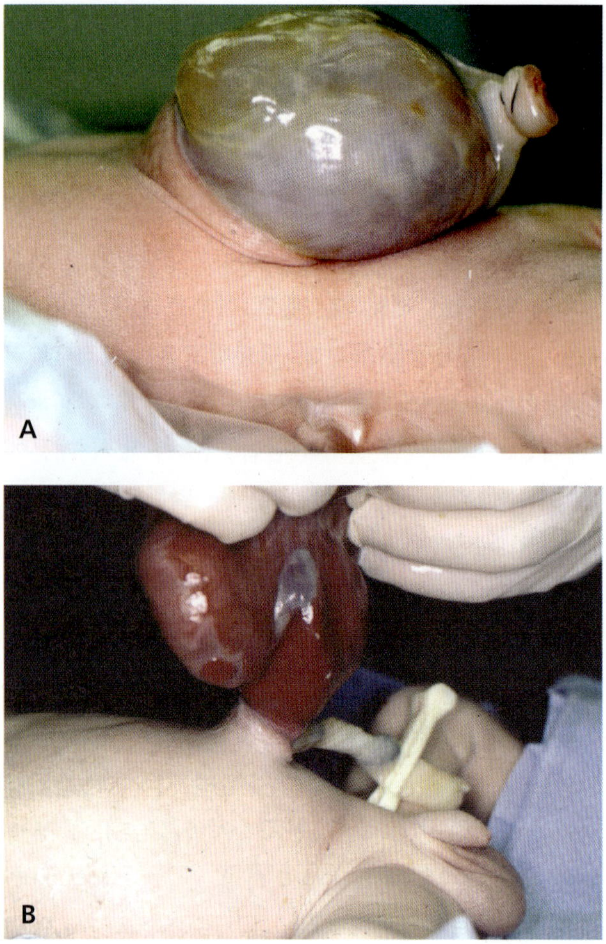

그림 19.23 **A.** 배꼽탈출: 노출된 장기를 주머니(낭)막이 둘러싸고 있다. **B.** 복벽파열에서 장기들은 막으로 둘러싸여 있지 않다.

부종, 염증이 생길 수 있다.

A 간호사정

모체의 질병과 감염, 약물 사용, 흡연, 고위험 임신 등 모체의 건강력을 확인한다. 이는 태반기능부전과 미숙아, 저체중아 출생을 야기하는데, 이러한 경우에 복부의 결함이 흔히 나타나기 때문이다. 복부의 돌출부와 탈장에 대해 기록한다. 또한 주머니 안의 내용물과 색깔을 기록하고 배꼽탈출의 크기를 사정한다.

전형적으로 이러한 선천적인 상태는 심혈관계, 비뇨생식기 그리고 중추신경계와 같은 다른 선천적인 기형들과 연관되어 있다.

I 간호관리

복벽손상이나 복벽파열을 가지고 있는 신생아의 간호중재는 저체온증 예방, 관류 유지, 장기의 외상과 감염으로부터의 보호에 초점을 둔다. 장기의 손상을 방지하기 위하여 복부 내용물은 소독된 드레싱패드로 덮어준다. 오염을 예방하기 위하여 철저한 무균술이 필요하다. 방사보온기는 신생아의 체온을 유지하는 데 필수적이다. 비닐 덮개나 장주머니로 장을 감싸주는 것은 열과 체액 소실을 감소시키는 데 도움이 된다(Stephenson, Lockwood, & MacKenzie, 2019).

정맥 주입을 통해 수액 및 전해질 균형을 유지하고 항생제 치료를 정기적으로 제공해야 한다. 노출된 장기와 조직에 관류를 유지하기 위해서는 2~3배의 유지관리가 필요할 수 있다(Stephenson et al., 2019). 신생아의 체액상태를 자주 관찰하고, 노출된 장기의 상태와 체온 감소 등을 면밀히 관찰하며 즉시 기록한다.

수술 후 간호

외과적 수술은 신생아의 안정과 다른 기형에 대한 평가가 이루어진 후에 시행한다.

수술간호로 통증관리, 호흡상태와 심장상태 사정, 섭취량과 배설량 사정, 혈역학적 변화 사정, 비위관 흡인 유지, 분비물의 양과 색깔 기록, 처방된 약물의 투약과 치료의 이행 등을 포함한다. 또한 짧은창자증후군과 같은 합병증에 대하여 주의해야 한다.

부모-아기 애착관계 증진

부모는 아이의 기형으로 인해 우울한 상태일 수 있으며 그들의 아이를 만지는 것을 두려워할 수도 있다. 부모에게 아이를 만지도록 격려하고 최대한 아이의 간호에 참여하도록 해야 한다. 선천성 결함은 부모와 아기의 결속을 제한할 수 있다. 결함과 치료양상 및 예후에 대하여 부모에게 정보를 제공하고 수술 후 간호방법과 가정간호에 대하여 교육한다.

탈장: 서혜부탈장과 배꼽탈장

서혜부와 배꼽 탈장은 태아발달 동안에 일어나는 결

함이다. 출생 시 보일 수도 있고 서혜부탈장은 그 후에 발견될 수도 있다(Hoffenberg et al., 2018).

서혜부탈장

배아발달 동안에 초상돌기가 완전히 닫히는 데에 실패하여 서혜부탈장(inguinal hernia)이 발생한다. 이것은 복부나 골반 내 내장들이 내부 서혜륜을 따라 서혜관으로 가게 한다. 탈상낭은 보통 남아에서는 소장을, 여아에서는 나팔관 또는 난소를 포함한다. 남아가 여아보다 서혜부탈장이 빈번하며, 미숙아에서 발병률이 높다(Hoffenberg et al., 2018). 서혜부탈장 수술은 보통 아기가 태어난 지 몇 주 후에 시행한다.

A 간호사정

복부 아랫부분에 불룩한 덩어리가 존재하는 서혜부탈장 여부를 사정한다(그림 19.24). 덩어리가 관찰될 수도 있지만, 종종 아기가 울거나 압력을 받을 때만 관찰될 수도 있기 때문에 확인하기 어려울 수도 있다.

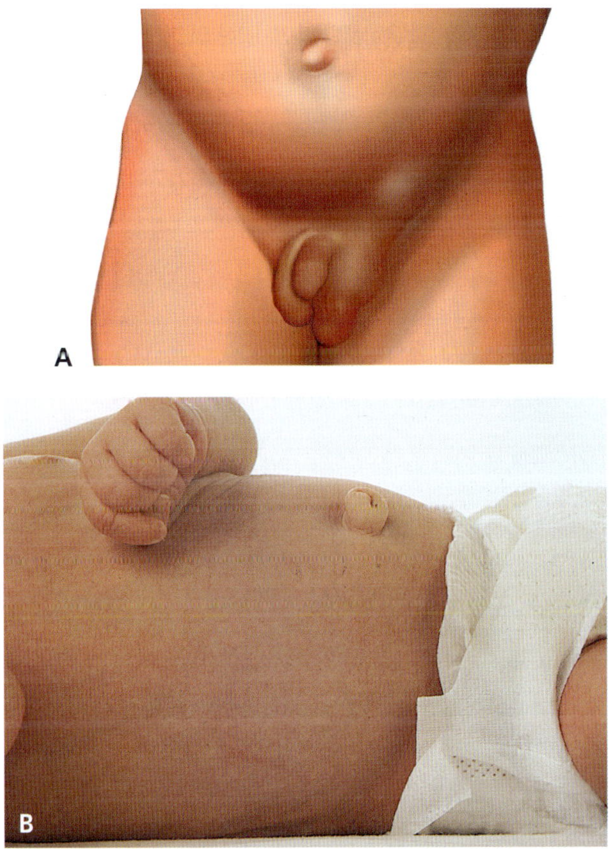

그림 19.24 A. 서혜부탈장, B. 배꼽탈장

I 간호관리

덩어리가 촉진되면 의료진은 외부 서혜륜을 통해 밀어넣어 탈장이 감소되는지 시도해본다. 탈장을 줄이는 것은 일시적인 방법이며 서혜부탈장은 반드시 외과적 수술로 교정되어야 한다. 만약 진정(sedation)으로도 탈장이 줄어들지 않는다면 탈장이 감돈된 것일 수 있는데, 감돈된 탈장은 결국 소장의 협착을 초래할 수도 있다(Hoffenberg et al., 2018).

탈장은 수술 전까지 손으로 감소시켜야 하기 때문에 가족에게 탈장을 줄이는 방법을 교육해야 한다.

> **임상적 추론 시 주의점!**
>
> 만약 아동의 서혜부탈장이 딱딱해지고 변색되거나 통증을 호소한다면 병원이나 응급실을 방문하도록 부모를 교육한다.

배꼽탈장

배꼽탈장(umbilical hernia)은 일반적으로 미숙아에서 발생하며 백인보다는 아프리카계 미국인에서 발생빈도가 높다(Hoffenberg et al., 2018). 배꼽탈장은 제대륜이 불완전하게 닫혀 발생하며, 개구를 통해 장내 내용물이 탈장될 수 있다. 서혜부탈장과는 달리 대부분의 배꼽탈장은 수술로 교정하지 않는다. 대부분의 아동은 4세가 되면 배꼽탈장이 저절로 닫히기도 한다(Hoffenberg et al., 2018). 외과적 교정수술은 4세가 되어서도 닫히지 않은 배꼽탈장의 경우에만 필요로 한다.

A 간호사정

탈장이 축소될 수 있는지의 여부를 사정한다. 만약 탈상이 줄어들지 않는다면 의사에게 보고한다. 매우 드물게 감돈이 나타나지만 감돈된 아동은 제대부위 복부 통증, 압통, 발적 등을 호소한다(그림 19.24).

I 간호관리

배꼽탈장은 서혜부탈장처럼 수술로 교정하지 않기 때문에 간호관리의 목적은 교육이다. 가족에게 탈장을 줄일 수 있는 방법을 교육해야 한다. 정복되지 않은 배꼽탈장의 돌출부로 인해 불안감이나 신체상에 문제가 있을 수 있으므로 이에 대해 교육한다.

> *TAKE NOTE!*
> 배꼽탈장을 줄이기 위해 복대나 테이핑의 사용은 피부손상의 위험성을 증가시키므로 자제해야 한다(Palazzi & Brandt, 2019).

괴사소장대장염

괴사소장대장염(necrotizing enterocolitis)은 허혈성 및 괴사성 손상을 일으킬 수 있는 장의 염증성 질환이다. 심각한 후천성 장애로 입원한 미숙아에서 가장 흔하며 신생아 질환 이환율 및 사망률과 관련이 있다. 괴사소장대장염은 체중이 1,500 g 미만인 신생아의 약 10%에서 발생하며 사망률은 최대 50%이다(Brown, 2020). 괴사소장대장염의 위험을 줄이기 위한 시도에는 장내 항생제, 비경구약 투여, 모유수유, 산전 코르티코스테로이드(corticosteroids), 장내 프로바이오틱스(Lactobacillus acidophilus) 및 점적 수유 등이 포함된다(Caplan, 2019).

병태생리

괴사소장대장염의 병태생리는 명확하지 않으며 본질적으로 여러 요인에 의한 것으로 파악된다. 현재까지 알려진 주요 요인은 장 저산소성-허혈(bowel hypoxic-ischemia events), 주산기 스트레스, 미성숙 장 장벽, 비정상적인 박테리아 집락화 및 분유수유 등이다. 미숙아의 장은 면역력이 낮고 장점막의 손상이 쉽다. 결과적으로 장은 병원체에 의한 세균감염에 민감하게 반응하며, 염증반응이 쉽게 유발된다(Martin et al., 2020). 주산기 또는 산후 스트레스 동안 산소는 장에서 심장이나 뇌와 같이 더 중요한 기관으로 이동한다. 허혈 및 장벽 손상이 발생하여 박테리아가 침입하고, 박테리아가 증식하면 일부 점막의 괴사가 발생한다. 장의 모든 영역이 영향을 받을 수 있지만 특히 원위 회장과 근위 결장이 영향을 받게 된다. 괴사소장대장염은 일반적으로 생후 3~12일 사이에 발생하지만 일부 신생아에서는 몇 주 후에도 발생할 수 있다(Blackburn, 2018). 괴사소장대장염에 대한 가장 효과적인 예방전략은 모유수유이다. 전적으로 모유수유를 하는 신생아는 괴사소장대장염의 위험이 감소하는 것으로 알려져 있다.

A 간호사정

괴사소장대장염은 심각한 상황을 초래할 수 있으므로 신속한 평가가 중요하다. 장관내 영양 공급을 받는 조산아에서 섭식 불내증, 복부 팽만 및 혈변 증상이 있다면 의심해볼 수 있다. 질병이 악화됨에 따라 패혈성 쇼크(호흡곤란, 체온 불안정, 혼수, 저혈압 및 핍뇨)의 징후와 증상이 나타난다. 간호사는 조산아를 돌볼 때 이러한 증상을 주의 깊게 관찰해야 한다.

건강력과 신체검진

괴사소장대장염과 관련된 위험요인에 대해 병력을 평가한다. 조산뿐 아니라 산전 및 산후의 위험요소가 글상자 19.3에 제시되어 있다.

또한 다음과 같은 일반적인 징후와 증상에 대해 신

> **글상자 19.3 괴사소장대장염 발병 관련 요인**
>
> **산전요인**
> - 조기진통
> - 양막의 조기파열
> - 전치태반
> - 패혈증
> - 양막염
> - 자궁내 저산소증
>
> **산후요인**
> - 호흡곤란증후군
> - 동맥관개존증
> - 선천심장병
> - 교환수혈
> - 저체중출생
> - 낮은 APGAR 점수
> - 제대 카테터 삽입
> - 저체온증
> - 위장관계 감염
> - 저혈당증
> - 질식
> - 쇼크

생아를 관찰한다.

- 섭식 불내증
- 복부 팽만 및 압통
- 혈변
- 설사 및 구토
- 지연된 위 배출
- 호흡곤란
- 대사성 산증
- 체온 불안정
- 장음 감소
- 패혈증
- 대변의 잠혈
- 무기력
- 무호흡
- 쇼크(Brown, 2020)

미숙아를 다룰 때, 특히 경장영양을 할 때 괴사소장대장염의 가능성을 항상 염두에 두어야 한다. 호흡곤란, 청색증, 혼수, 활동수준 감소, 체온 불안정, 섭식 불내증, 설사, 담즙 섞인 구토, 심한 혈변 등에 유의해야 한다. 저혈압에 주의하면서 혈압을 평가한다. 신생아의 복부 팽만, 압통 등을 평가한다. 복부둘레를 측정하고, 수유 전 잔여물 양을 확인해야 한다(Kenner et al., 2020).

임상 및 진단검사

괴사소장대장염 진단과 사정 시 처방될 수 있는 임상 및 진단검사는 다음과 같다.

- 신상요관방광(KUB)단순촬영: 장벽기종(pneumatosis intestinalis)과 확장된 장 루프의 존재를 확인한다.
- 복부 x-ray: 확장된 장 루프, 비정상적인 가스패턴, 박테리아에서 발생하는 기포 및 두꺼워진 장벽을 확인한다.
- 혈액검사: 대사성 산증, 백혈구 증가, 혈소판감소증, 호중구감소증, 전해질 불균형 또는 파종혈관내응고(DIC) 확인(Sanchez & Kadrofske, 2019)

I 간호관리

괴사소장대장염을 위한 간호관리는 수분과 영양 상태 유지, 지지적 치료 제공, 상태와 예후에 대해 가족 교육에 중점을 둔다. 치료적 관리는 초기에 장 휴식과 항생제 치료로 구성된다. 신장요관방광 x-ray 및 C반응단백질 수준은 상태의 호전 여부를 평가하는 데 사용된다. 치료가 되지 않으면 장을 최대한 보존하면서 외과적 개입을 통해 괴사된 부분을 절제해야 한다. 문합부위가 재연결할 준비가 될 때까지는 근위 장루를 설치해야 한다. 수술 후 치료 및 간호에는 수액, TPN, 항생제 및 10~14일 동안의 장 휴식이 포함된다.

영양 공급

괴사소장대장염이 의심되는 경우 진단이 내려질 때까지 경장영양 공급을 즉시 중단해야 한다. 체액의 균형을 회복하기 위해 처음에 정맥으로 수액을 투여한다. 처방이 있는 경우 완전비경구영양(TPN)을 적용한다. 패혈증을 예방하기 위해 처방된 항생제를 투약한다. 섭취와 배출을 주의 깊게 모니터링한다.

지지적 간호 제공

처방에 따라 진통제를 투여하여 통증을 관리한다. 손 씻기 등 감염관리가 중요하며, 다음과 같은 중재를 지속적으로 시행한다.

- 대변에 혈액이 분비되는지 확인해야 한다.
- 복부둘레를 측정한다.
- 저혈압이 있는지 혈압을 모니터링한다.
- 복부를 촉진하여 압통과 경직을 확인한다.
- 복부 사분면 모두에서 정상적인 장음 여부를 확인한다.
- 혈액가스와 산소포화도를 모니터링한다.
- 복막염 징후(복부가 붉어지거나 윤기가 나는지)를 관찰한다.
- 부모에게 정서적 지지를 제공한다.

가족 교육

괴사소장대장염의 진단은 가족에게 심각한 불안을 유발할 수 있다. 가족의 걱정과 두려움에 귀를 기울이고 질문에 정직하게 대답해야 한다. 의학적 치료를 받은 경우 일반적으로 경구 수유 중단 후 48시간 이내에 해결되지만 외과적 치료가 필요한 괴사소장대장염의 경우 훨씬 더 긴 치료과정이 될 수 있음을 알린다. 절제되거나 괴사된 장의 양이 많을수록 의학적 문제가 많을 가능성이 있음을 알린다. 단장증후군은 절제부위가 많을 때 발생할 수 있다. 필요시 장루관리에 대한 교육을 제공한다.

신생아와의 상호작용을 촉진한다. 부모의 적극적인 참여, 신생아관리에 대한 안내 및 교육 등 적극적인 간호는 부모와의 긍정적이고 신뢰적인 관계를 형성하는 데 도움이 된다(Gephart & Quinn, 2019; Kenner et al., 2020).

고위험 산모의 신생아

당뇨병 산모의 신생아

당뇨병 산모의 신생아(infant of diabetic mother, IDM)는 정상 모체에서 태어난 신생아에 비해 건강 관련 합병증, 특히 저혈당의 위험이 높다. 주산기관리의 발전에도 불구하고 IDM은 조산, 질식, 호흡곤란, 저혈당, 저칼슘혈증, 고빌리루빈혈증, 적혈구증가증, 심근병증 및 중추신경계 이상 등의 위험요인이다. 또한 성장제한, 질식, 태아 및 신생아의 사망 위험을 높인다. IDM의 아기는 또한 비만, 당뇨병 및 심혈관질환의 위험에 취약하다(Brown, 2020). 선천성 기형의 발생률도 높은데(Riskin & Garcia-Prats, 2020), 심혈관계, 골격계, 중추신경계, 위장관 및 비뇨생식기계의 기형을 포함하며 심장기형이 가장 흔하다(Martin & Rosenfeld, 2019).

또한 당뇨병 산모의 신생아는 재태연령에 비해 크거나 작을 수 있다. 재태연령에 비해 큰 체중아는 종종 저혈당 증상을 보인다(Fanaroff & Fanaroff, 2020). 재태연령에 비해 작은 체중아는 일반적으로 자궁내 영양실조로 고통받거나 출산과정을 견딜 만한 포도당이 충분히 비축되어 있지 않다.

산모의 고혈당상태는 태아의 인슐린 생산을 증가시키고 태아의 과성장과 지방축적을 야기하며 체세포 성장을 촉진해 거대아로 만든다. 이에 따라 태아는 혈당농도를 낮추기 위해 더 많은 양의 인슐린을 분비한다(Brown, 2020). 태아의 기형 정도나 문제는 임신 중 산모의 당뇨병 중증도, 기간 및 혈당조절상태에 따라 다르다.

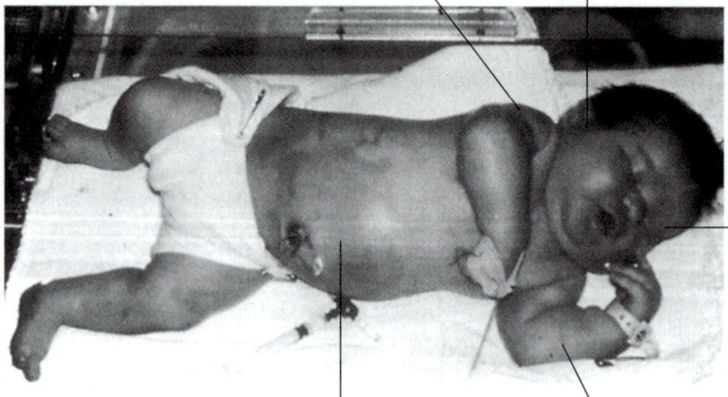

그림 19.25 당뇨병 산모의 신생아 특징

【출처】 McDonald, M. G., Seshia, M. M. K. [2016]. *Avery's neonatology: Pathophysiology & management of the newborn* [7th ed.]. Wolters Kluwer.

주요 개념

- 선천성 결함은 단일 유전자장애, 염색체 이상, 기형유발물질에 대한 노출 및 원인을 알 수 없는 여러 요인으로 인해 발생할 수 있다.
- 출생시 손상과 관련된 요인에는 아두골반 불균형, 산모의 골반기형, 양수과소증, 장기간 또는 빠른 진통, 미숙아, 거대아 및 태아기형이 포함된다.
- 신생아 패혈증은 일반적으로 발병시기에 따라 출생 직전, 분만 중 수직전파에 의한 감염, 출생 후 획득된 후기감염으로 분류할 수 있다.
- 태변흡인은 기도폐쇄, 계면활성제 기능장애 등 폐에 중대한 영향을 미친다.
- 미숙아는 미숙아망막병과 관련하여 시력결손이 발생할 위험이 높다.
- 갑상선저하증의 조기진단 및 치료는 성장장애와 심각한 인지장애를 예방할 수 있다.
- 선천성 갑상선저하증의 중요한 조사결과는 두껍고 불퉁한 혀, 확대된 천문, 모유수유 어려움, 근긴장 저하, 무기력함(lcthargy)이다.
- 선천부신과다형성증은 스테로이드 합성 손상을 야기하는 유전적 결함과 여성에게 애매한 외부 생식기(ambiguous genitalia)를 초래하는 인드로젠 과잉생산에서 비롯된다.
- 뇌실내출혈은 일반적으로 뇌실막하 배기질(subependymal germinal matrix)에서 기인되는 출혈이다.
- 수막척수류가 있는 아동의 간호중재는 감염 예방, 장 운동과 배뇨 증진하기, 적절한 영양 증진하기, 라텍스알레르기 반응 예방하기, 피부 통합성 유지하기, 가족에게 교육과 지지 제공하기, 수두증이나 증가된 뇌압 등 질병과 관련된 합병증 인식하기에 집중한다.
- 수두증에서 나타나는 일몰 징후는 두개내압 증가를 나타낼 수 있다.
- 수두증은 뇌척수액의 생산과 흡수 불균형으로 인해 발생한다. 주요 사정결과는 영아의 급격한 머리둘레 증가 또는 나이든 아동의 발달지연과 성격을 변화를 포함한다. 두개내압 증가와 관련된 증상과 징후가 나타날 수 있다.
- 수두증 아동의 간호관리는 뇌관류 유지, 신경학적 합병증 최소화, 단락감염 및 오작동 인지 및 예방, 적절한 영양 유지, 성장과 발달 촉진, 아동과 가족의 지지 및 교육에 초점을 둔다.
- 주산기의 가장 흔한 손상인 저산소성허혈뇌병증은 지적장애, 뇌성마비 또는 경련을 유발할 수 있다.
- 발달성 고관절 이형성증(DDH)이나 만곡족 같은 선천적 혹은 발달적 문제의 경우 기형을 예방하고 교정을 돕기 위해 보조기나 석고붕대 적용이 필요하다.
- 구개열과 구순열 교정에 관련된 중요한 간호중재는 회복하는 동인 수술부위를 보호하는 것이다.
- 서혜부탈장이나 배꼽탈장은 반드시 정복술이 필요하며, 만일 정복술이 불가능하다면 즉시 의사에게 알린다.
- 괴사소장대장염은 장의 일부에 괴사를 초래할 수 있는, 원인을 알 수 없는 심각한 위장관계 질환이다.
- 당뇨병 산모의 신생아는 심혈관계, 골격계, 중추신경계, 위장관계, 비뇨생식기계와 관련된 기형의 위험이 크며, 심장기형이 가장 흔하다.

참고문헌

Ahlfeld, S. K. (2020). Respiratory tract. In R. M. Kliegman, J. St. Geme, N. J. Blum, S. S. Shah, R. C. Tasker, K. M. Wilson, & R. E. Behrman (Eds.), *Nelson textbook of pediatrics* (21st ed., pp. 929–948). Elsevier.

American Academy of Pediatrics. (2020). *Fetal alcohol spectrum disorders program: Diagnostics at a glance*. Retrieved June 16, 2020, from https://www.aap.org/en-us/advocacyand-policy/aap-health-initiatives/fetal-alcohol-spectrumdisorders toolkit/Pages/Diagnostics-at-a-Glance.aspx

American Academy of Pediatrics (AAP), & American Heart Association (AHA). (2016). *Textbook of neonatal resuscitation* (7th ed.). American Academy of Pediatrics.

Annibale, D. J., & Hill, J. G. (2019). Intraventricular hemorrhage in the preterm infant. *eMedicine*. Retrieved June 24, 2018, from https://emedicine.medscape.com/article/976654-overview

Ansong-Assoku, B., & Ankola, P.A. (2019). Neonatal jaundice. *StatPearls*. Retrieved January 24, 2020, from https://www.ncbi.nlm.nih.gov/books/NBK532930/

Bahr, T. M., Christensen, R. D., Agarwal, A. M., George, T. I., & Bhutani, V. K. (2019). The neonatal acute bilirubin encephalopathy registry (NABER): Background, aims and protocol. *Neonatology, 115*(3), 242–246.

Bamat, N., Fierro, J., Wang, Y., Millar, D., & Kirpalani, H. (2019). Positive end-expiratory pressure for preterm infants requiring conventional mechanical ventilation for respiratory distress syndrome or bronchopulmonary dysplasia. *Cochrane Database of Systematic Reviews*. https://doi.org//10.1002/14651858. CD004500.pub3

Benitz, W. E., Smith, P. B., & Polin, R. A. (2019). *Infectious diseases and pharmacology: Neonatology questions and controversies*. Elsevier.

Blackburn, S. T. (2018). *Maternal, fetal, neonatal physiology: A clinical perspective*. (5th ed.). Elsevier.

Brown, R. L. (2020). Digestive system disorders. In R. M. Kliegman, J. St. Geme, N. J. Blum, S. S. Shah, R. C. Tasker, K. M. Wilson, & R. E. Behrman (Eds.), *Nelson textbook of pediatrics* (21st ed., pp. 949–960). Elsevier.

Calkovska, A., Mokra, D., Calkovsky, V., Matasova, K., & Zibolen, M. (2019). Clinical considerations when treating neonatal aspiration syndromes. *Expert Review of Respiratory Medicine, 13*(2), 193–203.

Caplan, M. S. (2019). Improving outcomes due to neonatal necrotizing enterocolitis. *Clinics in Perinatology, 46*(1), xvii–viii. https://doi.org/10.1016/j.clp.2018.12.001

Cataldo, I., Azhari, A., Coppola, A., Bornstein, M. H., & Esposito, G. (2019). The influence of drug abuse on motherinfant interaction through the lens of the biopsychosocial model of health and illness: A review. *Frontiers in Public Health, 12*, 45. https://doi.org/10.3389/fpubh.2019. 00045

Centers for Disease Control and Prevention (CDC). (2018). *Folic acid*. Retrieved January, 24, 2020, from https://www.cdc.gov/ncbddd/folicacid/index.html

Centers for Disease Control and Prevention (CDC). (2019a). *Facts about esophageal atresia*. Retrieved January 24, 2020, from https://www.cdc.gov/ncbddd/birthdefects/esophage alatresia.html

Centers for Disease Control and Prevention (CDC). (2019b). *Facts about omphalocele*. Retrieved June 16, 2020, from https://www.

cdc.gov/ncbddd/birthdefects/omphalocele.html
Centers for Disease Control and Prevention (CDC). (2019c). *Fetal alcohol spectrum disorders*. Retrieved January 24, 2020, from https://www.cdc.gov/ncbddd/fasd/index.html
Centers for Disease Control and Prevention (CDC). (2020). *Data and statistics on birth defects*. Retrieved January 24, 2020, from https://www.cdc.gov/ncbddd/birthdefects/data.html
Chacham, S., Kumar, J., Dutta, S., & Kumar, P. (2019). Adverse events following blood exchange transfusion for neonatal hyperbilirubinemia: A prospective study. *Journal of Clinical Neonatology, 8*(2), 79–84.
Corsini, I., Parri, N., Gozzini, E., Coviello, C., Leonardi, V., Poggi, C., … Dani, C. (2019). Lung ultrasound for the differential diagnosis of respiratory distress in neonates. *Neonatology, 115*, 77–84. https://doi.org/10.1159/000493001
Cunningham, F. G., Leveno, K. J., Bloom, S. L., Dashe, J. S., Hoffman, B. L., Casey, B. M., & Spong, C. Y. (2018). *William's obstetrics* (25th ed.). McGraw-Hill Education.
Das, S., & van Landeghem, F. K. H. (2019). Clinicopathological spectrum of bilirubin encephalopathy/kernicterus. *Diagnostics, 9*(1), 24. https://doi.org/10.3390/diagnostics 9010024
Davies, A., Wassink, G., Bennet, L., Gunn, A. J., & Davidson, J. O. (2019). Can we optimize therapeutic hypothermia for hypoxic-ischemic encephalopathy? *Neural Regenerative Research, 14*(10), 1678–1683.
Dyer, J. (2019). Neonatal respiratory distress syndrome: Tackling a worldwide problem. *Pharmacy & Therapeutics, 44*(1), 12–14.
Edwards, M. S. (2019). Management and outcome of sepsis in term and late preterm infants. *UpToDate*. Retrieved August 14, 2019, from https://www.uptodate.com/contents/management-and-outcome-of-sepsis-in-term-and-latepreterm-infants
Edwards, E. M., Lakshminrusimha, S., Ehret, D. E. Y., & Horbar, J. D. (2019). NICU admissions for meconium aspiration syndrome before and after a National Resuscitation Program suctioning guideline change. *Children, 6*(5), 68. https://doi.org/10.3390/children6050068
Fanaroff, A. A., & Fanaroff, J. M. (2020). *Klaus and Fanaroff's care of the high-risk neonate* (7th ed.). Elsevier.
Garcia-Prats, J. A. (2020). Prevention and management of meconium aspiration syndrome. *UpToDate*. Retrieved January 7, 2020, from https://www.uptodate.com/contents/preventionand-management-of-meconium-aspiration-syndrome
Genetics Home Reference (GHR). (2020). *Abdominal wall defect*. Retrieved June 16, 2020, from https://ghr.nlm.nih.gov/condition/abdominal-wall-defect#statistics
Gephart, S. M., & Quinn, M. C. (2019). Relationship of necrotizing enterocolitis rates to adoption of prevention practices in US neonatal intensive care units. *Advances in Neonatal Care, 19*(4), 331–332. https://doi.org/10.1097/ANC.0000000000000592
Gollehon, N. S., & Anderson-Berry, A.L. (2019). Neonatal sepsis. *eMedicine*. Retrieved June 13, 2019, from https://emedicine. medscape.com/article/978352-overview
Grossman, M., & Berkwitt, A. (2019). Neonatal abstinence syndrome. *Seminars in Perinatology, 43*(3), 173–186.
Hamdan, A. H. (2017). Neonatal abstinence syndrome. *eMedicine*. Retrieved December 20, 2017, from http://emedicine. medscape.com/article/978763-overview
Hedstrom, A. B., Gove, N. E., Mayock, D. E., & Batra, M. (2018). Performance of the Silverman Andersen Respiratory Severity Score in predicting pCO2 and respiratory support in newborns: a prospective cohort study. *Journal of Perinatology, 38*(5), 5055–5011. https://doi.org/10.1038/s41372-018-0049-3
Huang, F. A. S., & Brady, R. C. (2020). Congenital and perinatal infections. In R. M. Kliegman, J. St. Geme, N. J. Blum, S. S. Shah, R. C. Tasker, K. M. Wilson, & R. E. Behrman (Eds.), *Nelson textbook of pediatrics* (21st ed., pp. 1008–1013). Elsevier.
Jansson, L. M. (2020). Infants of mothers with substance use disorder. *UpToDate*. Retrieved March 10, 2020, from https://www.uptodate.com/contents/infants-of-mothers-withsubstance-use-disorder
Jha, K., & Makker, K. (2020). Transient tachypnea of the newborn. *StatPearls*. Retrieved June 5, 2020, from https://www.ncbi.nlm.nih.gov/books/NBK537354/
Jordan, R. G., Farley, C. L., & Grace, K. T. (2019). *Prenatal and postnatal care: A woman-centered approach* (2nd ed.). John Wiley & Sons, Inc.
Kenner, C., Altimier, L., & Boykova, M. V. (Eds.). (2020). *Comprehensive neonatal nursing care* (6th ed.). Springer Publishing Company.
Khan, S., & Matta, S. K. R. (2020). Esophageal atresia and tracheoesophageal fistula. In R. M. Kliegman, J. St. Geme, N. J. Blum, S. S. Shah, R. C. Tasker, K. M. Wilson, & R. E. Behrman (Eds.), *Nelson textbook of pediatrics* (21st ed., Vol. II, pp. 1929–1931). Elsevier.
King, T. L., Brucker, M. C., Osborne, K., & Jevitt, C. M. (2019). *Varney's midwifery* (6th ed.). Jones & Bartlett Learning.
Kondili, E., & Duryea, D. G. (2019). The role of mother-infant bond in neonatal abstinence syndrome (NAS) management. *Archives of Psychiatric Nursing, 33*(3), 267–274.
March of Dimes. (2019). *Neonatal abstinence syndrome (NAS)*. Retrieved June 16, 2020, from https://www.marchofdimes.org/complications/neonatal-abstinence-syndrome-(nas).aspx
March of Dimes. (2020). *Birth defects research*. Retrieved June 16, 2020, from https://www.marchofdimes.org/birth-defectsresearch.aspx
Martin, R. J., Fanaroff, A. A., & Walsh, M. C. (2020). *Fanaroff and Martin's neonatal-perinatal medicine: Diseases of the fetus and infant* (11th ed.). Elsevier.
Martin, G. I., & Rosenfeld, W. (2019). *Common problems in the newborn nursery: An evidence and case-based guide*. Springer International Publishing.
McQueen, K., Taylor, C., & Murphy-Oikonen, J. (2019). Systematic review of newborn feeding method and outcomes related to neonatal abstinence syndrome. *Journal of Obstetric, Gynecologic, & Neonatal Nursing, 48*(4), 398–407.
Merhar, S. L., & Thomas, C. W. (2020). Nervous System. In R. M. Kliegman, J. St. Geme, N. J. Blum, S. S. Shah, R. C. Tasker, K. M. Wilson, & R. E. Behrman (Eds.), *Nelson textbook of pediatrics* (21st ed., pp. 913–925). Elsevier.
National Association of Pediatric Nurse Practitioners (NAPNAP). (2019). NAPNAP position statement on breastfeeding. *Journal of Pediatric Health Care, 33*, A6–A10.
National Institute on Drug Abuse (NIDA). (2019). *Dramatic increases in maternal opioid use and neonatal abstinence syndrome*. Retrieved June 16, 2020, from https://www.drugabuse.gov/related-topics/trends-statistics/infographics/dramatic-increases-in-maternal-opioid-use-neonatalabstinence-syndrome
National Organization for Rare Disorders (NORD). (2020a). *Bladder exstrophy*. Retrieved June 16, 2020, from https://rarediseases.org/rare-diseases/bladder-exstrophy-epispadiascloacal-exstrophy-complex/
National Organization for Rare Disorders (NORD). (2020b). *Gastroschisis*. Retrieved June 16, 2020, from https://rarediseases.org/rare-diseases/gastroschisis/
National Organization for Rare Disorders (NORD). (2020c). *Imperforate anus*. Retrieved June 16, 2020, from https://rarediseases.org/rare-diseases/imperforate-anus/
Niss, O., & Ware, R. E. (2020). Hemolytic disease of the fetus and newborn. In R. M. Kliegman, J. St. Geme, N. J. Blum, S. S. Shah, R. C. Tasker, K. M. Wilson, & R. E. Behrman (Eds.), *Nelson textbook of pediatrics* (21st ed., pp. 967–971). Elsevier.
Ng, Q. X., Venkatanarayanan, N., Ho, C. Y. X., Sim, W. S., Lim, D. Y., & Yeo, W.S. (2019). Selective serotonin reuptake inhibitors and persistent pulmonary hypertension of the newborn: An update meta-analysis. *Journal of Women's Health, 28*(3), 331–338.
Oakes, M. C., Porto, M., & Chung, J. H. (2019). Advances in prenatal and perinatal diagnosis and management of gastroschisis. *Seminars in Pediatric Surgery, 27*(5), 289–299.
Pammi, M. (2019). Clinical features and diagnosis of bacterial sep-

sis in preterm infants <34 weeks gestation. *UpToDate*. Retrieved April 4, 2019, from https://www.uptodate.com/contents/clinical-features-and-diagnosis-of-bacterial-sepsisin-preterm-infants-less-than34-weeks-gestation

Pan, D. H., & Rivas, Y. (2017). Jaundice: Newborn to age 2 months. *Pediatrics in Review*, *38*(11), 499–510.

Puopolo, K. M. (2019). Early-onset group B strep: New guidance includes changes in dosing, assessment. *AAP News*. Retrieved January 24, 2020, from https://www.aappublications.org/news/2019/07/08/gbs070819

Resnik, R., Lockwood, C. J., Moore, T. R., Greene, M. F., Copel, J. A., & Silver, R. M. (2019). *Creasy & Resnik's maternal-fetal medicine: Principles and practice* (8th ed.). Elsevier.

Riskin, A., & Garcia-Prats, J. A., (2020). Infants of women with diabetes. *UpToDate*. Retrieved May 28, 2020, from https://www.uptodate.com/contents/infants-of-women-withdiabetes

Salik, I., & Paul, M. (2019). Tracheoesophageal fistula. *Stat-Pearls*. Retrieved June 16, 2020, from https://www.ncbi.nlm.nih.gov/books/NBK535376/

Sanchez, J. B., & Kadrofske, M. (2019). Necrotizing enterocolitis. *Neurogastroenterology & Motility*, *31*(3), https://doi.org/10.1111/nmo.13569

Schump, E. A. (2018). Neonatal encephalopathy: Current management and future trends. *Critical Care Nursing Clinics*, *30*(4), 509–521.

Shanti, C. M. (2020). Anorectal malformations. In R. M. Kliegman, J. St. Geme, N. J. Blum, S. S. Shah, R. C. Tasker, K. M. Wilson, & R. E. Behrman (Eds.), *Nelson textbook of pediatrics* (21st ed., Vol. II, pp. 2055–2058). Elsevier.

Shaughnessy, E. E., & Goyal, N. K. (2020). Jaundice and hyperbilirubinemia. In R. M. Kliegman, J. St. Geme, N. J. Blum, S. S. Shah, R. C. Tasker, K. M. Wilson, & R. E. Behrman (Eds.), *Nelson textbook of pediatrics* (21st ed., pp. 953–961). Elsevier.

Shipley, L., Gyorkos, T., Dorling, J., Tata, L. J., Szatkowski, L., & Sharkey, D. (2019). Risk of severe intraventricular hemorrhage in the first week of life in preterm infants transported before 72 hours of age. *Pediatric Critical Care Medicine*, *20*(7), 638–644.

Singh, M., & Gray, C. P. (2019). Neonatal sepsis. *StatPearls*. Retrieved June 2, 2020, from https://www.ncbi.nlm.nih.gov/books/NBK531478/

Smith, J. R. (2019). Neonatal nurses transforming care through innovation. *Journal of Perinatal & Neonatal Nursing*, *33*(1), 7–8.

Smith, D., & Grover, D. (2018). Chapter 2: The newborn infant. In W. W. Hay, Jr., M. J. Levin, R. R. Deterding, & M. J. Abzug (Eds.), *Current diagnosis and treatment: Pediatrics* (24th ed., pp. 10–66). McGraw-Hill Education.

Sotiriadis, A., Makrydimas, G., Papatheodorou, S., Ioannidis, J., & McGoldrick, E. (2018). Corticosteroids for preventing neonatal respiratory morbidity after elective caesarean section at term. *Cochrane Database of Systematic Reviews*. https://doi.org//10.1002/14651858.CD006614.pub3

Stark, A. R., & Eichenwald, E. C. (2019). Persistent pulmonary hypertension of the newborn. *UpToDate*. Retrieved October 8, 2019, from https://www.uptodate.com/contents/persistent-pulmonary-hypertension-of-the-newborn

Stephenson, C. D., Lockwood, C. J., & MacKenzie, A. P. (2020). Gastroschisis. *UpToDate*. Retrieved June 8, 2020, from https://www.uptodate.com/contents/gastroschisis

Taheritafti, R. & Taheritafti, M. (2019). Intermittent versus continuous phototherapy for the treatment of non-hemolytic moderate hyperbilirubinemia in term infants: A randomized controlled trial. *Tehran University Medical Journal*, *76*(10), 686–691. http://tumj.tums.ac.ir/article-1-9282-en.html

U.S. Department of Health and Human Services. (2020). *Proposed objectives for inclusion in Healthy People 2030*. Retrieved January 24, 2020, from https://www.healthypeople.gov/sites/default/files/ObjectivesPublicComment508_1.17.19.pdf

van Bel, F., Vaes, J., & Groenendaal, F. (2019). Prevention, reduction and repair of brain injury of the preterm infant. *Frontiers in Physiology*, *20*. https://doi.org/10.3389/fphys.2019.00181

Wexelblatt, S. L. (2020). Abstinence syndromes. In R. M. Kliegman, J. St. Geme, N. J. Blum, S. S. Shah, R. C. Tasker, K. M. Wilson, & R. E. Behrman (Eds.), *Nelson textbook of pediatrics* (21st ed., pp. 976–982). Elsevier.

Whalen, B. L., Holmes, A. V., & Blythe, S. (2019). Models of care for neonatal abstinence syndrome: What works? *Seminars in Fetal and Neonatal Medicine*, *24*(2), 121–132.

Wong, R. J., & Bhutani, V. K. (2020). Evaluation of unconjugated hyperbilirubinemia in term and late preterm infants. *UpToDate*. Retrieved January 15, 2020, from https://www.uptodate.com/contents/evaluation-of-unconjugated-hyper bilirubinemia-in-term-and-late-preterm-infants#H1

World Health Organization (WHO). (2016). *Congenital anomalies*. Retrieved June 16, 2020, from https://www.who.int/en/news-room/fact-sheets/detail/congenital-anomalies

Zanelli, S. A., Stanley, D. P., & Kaufman, D. A. (2018). Hypoxicischemic encephalopathy. *eMedicine*. Retrieved July 18, 2018, from https://emedicine.medscape.com/article/973501-overview

임상적 판단능력

객관식 문제

1. 다음 중 신생아가 호흡곤란을 겪고 있음을 의심할 만한 지표는 무엇인가?
   a. 복부 팽만
   b. 말단청색증
   c. 천문함몰
   d. 비강확장

2. 기관식도루가 있는 신생아에게서 확인할 수 있는 지표는 무엇인가?
   a. 저체온
   b. 모로반사 소실
   c. 삼킴능력 소실
   d. 침흘림

3. 다음 중에서 일과성 빈호흡 발현에 가장 주의할 신생아는 어떤 경우인가?
   a. 제왕절개로 태어난 신생아
   b. 진정제를 투여받지 않은 신생아
   c. 심장병이 있는 산모에게서 태어난 신생아
   d. 재태연령에 비해 작은 신생아

비판적 사고 연습

1. 당신은 간호사로서 분만실에서 갓 태어난 아기를 받아 복사온열기 아래에 눕혔다. 의무기록지에 산모의 양막이 언제 파열되었는지 잘 모르며 지난 몇 시간 동안 발열이 있었다고 기록되어 있었다. 신생아의 Apgar score는 좋았으나, 신생아는 늘어져 보였다. 건강사정을 시작할 때 당신은 신생아의 저체온, 심박수 180회/분, 호흡수 70회/분을 확인하였다.
   a. 산모의 기록에서 주의 깊게 볼 것은 무엇인가?
   b. 이 신생아는 어떤 상태 때문에 고위험군으로 볼 수 있는가?
   c. 이러한 상황에서 적절한 중재는 무엇인가?

2. 갓 태어난 만삭의 남아 태호가 신생아실로 왔다. 그의 어머니는 산전관리를 받지 않았지만 신생아의 Apgar 점수는 양호하였다. 간호사가 신생아 평가를 수행할 때 항문이 뚫리지 않았으며 음낭에서 고환이 촉지되지 않았다.
   a. 간호사가 해볼 추가 사정에는 어떤 것이 있는가?
   b. 밀폐항문과 비뇨생식기 이상은 흔한가?
   c. 어떤 진단검사가 더 필요한가? 이 신생아의 치료계획에 무엇이 포함될 수 있는가?

3. 수막척수류를 진단 받은 5세 여아가 교정적 외과 시술을 위해 병원에 입원하였다. 아동의 간호를 계획하는 것을 돕는 건강력을 얻을 때 간호사가 해야 하는 질문을 아래에서 고르시오.
   a. 아동의 현재 기동성 상태는 어떠한가요?
   b. 수막척수류의 가족력이 있나요?
   c. 아동의 비뇨생식기와 장기능, 식이는 어떠한가요?
   d. 아동에게 shunt(단락)와 관련 있는 수두증 과거력이 있나요?
   e. 아동은 라텍스에 대한 민감성을 가지고 있나요?
   f. 아동을 임신하였을 때 다른 합병증이 있었나요?
   g. 어머니께서는 주산기 동안 엽산 보충물을 드셨나요?

4. 위의 질문을 바탕으로 수막척수류가 있는 아동의 간호계획을 세워보시오.

학습활동

1. 아픈 신생아를 돌보는 간호사의 역할을 보기 위해 병원 NICU 견학을 추진해 보시오. 간호사에게 각 신생아의 상태에 대한 간략한 설명을 요청해 보시오. 간호사의 역할은 상상했던 대로였는가? NICU에 대한 경험과 느낌은 어떠했으며 예비 부모에게 NICU를 어떻게 설명하겠는가?
2. 고위험 신생아를 둔 부모에게 도움이 될 만한 정보를 찾아보시오.
3. 출생 시 신생아의 탈장은 ___________을(를) 의미한다.
4. 수두증 병력이 있는 4개월 아동이 뇌실복막강 션트 설치 수술을 받았다. 교육계획에 어떤 정보를 넣을 것인가?

APPENDIX

부 록

A. 소아 · 청소년 성장도표

성장표 QR 코드

B. 한국형 Denver II 검사지

키(신장) 남자 0~35개월

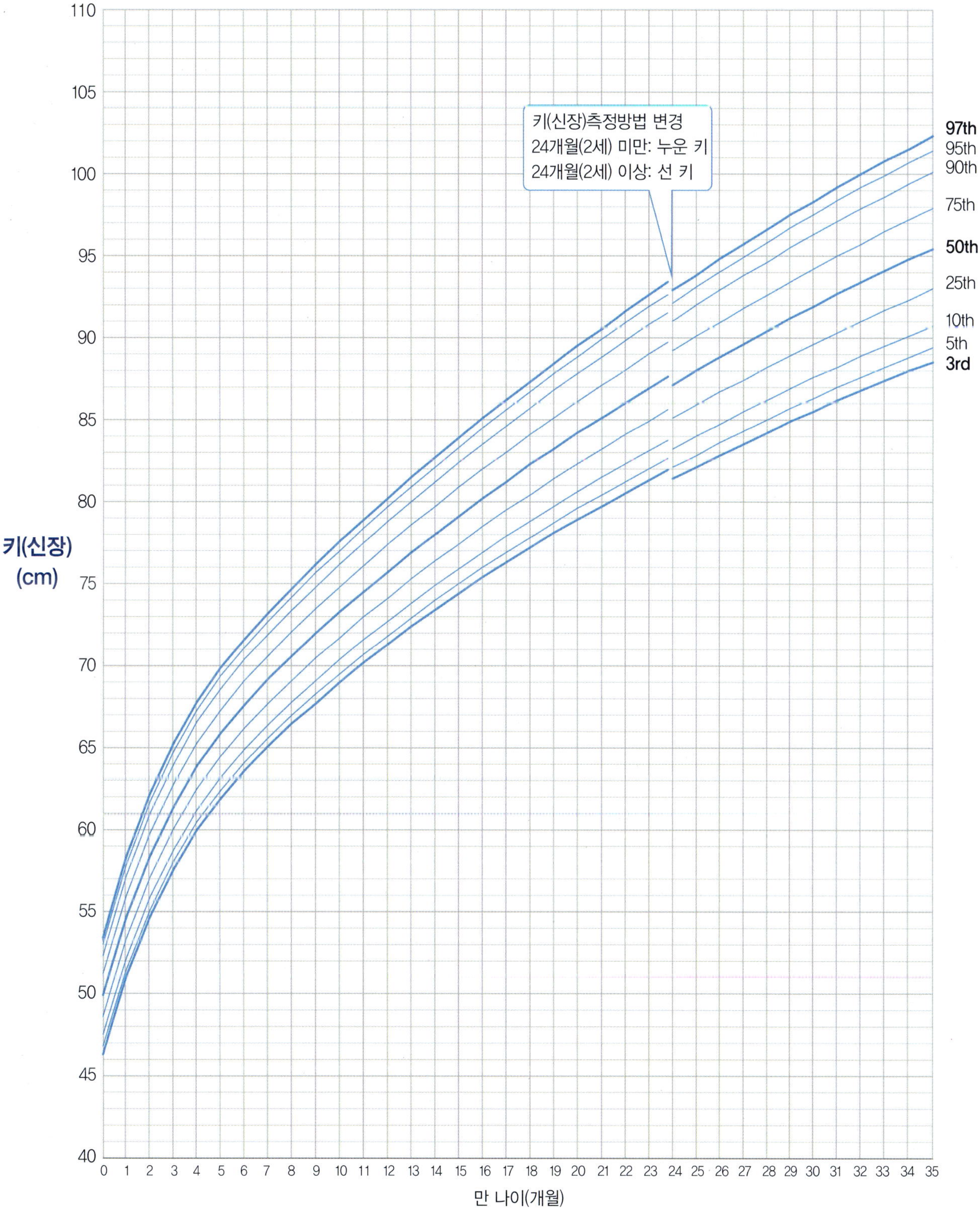

그림 1. 연령별 키(신장) 백분위수 성장곡선, 3세 미만(0~35개월), 남자

키(신장) 여자 0~35개월

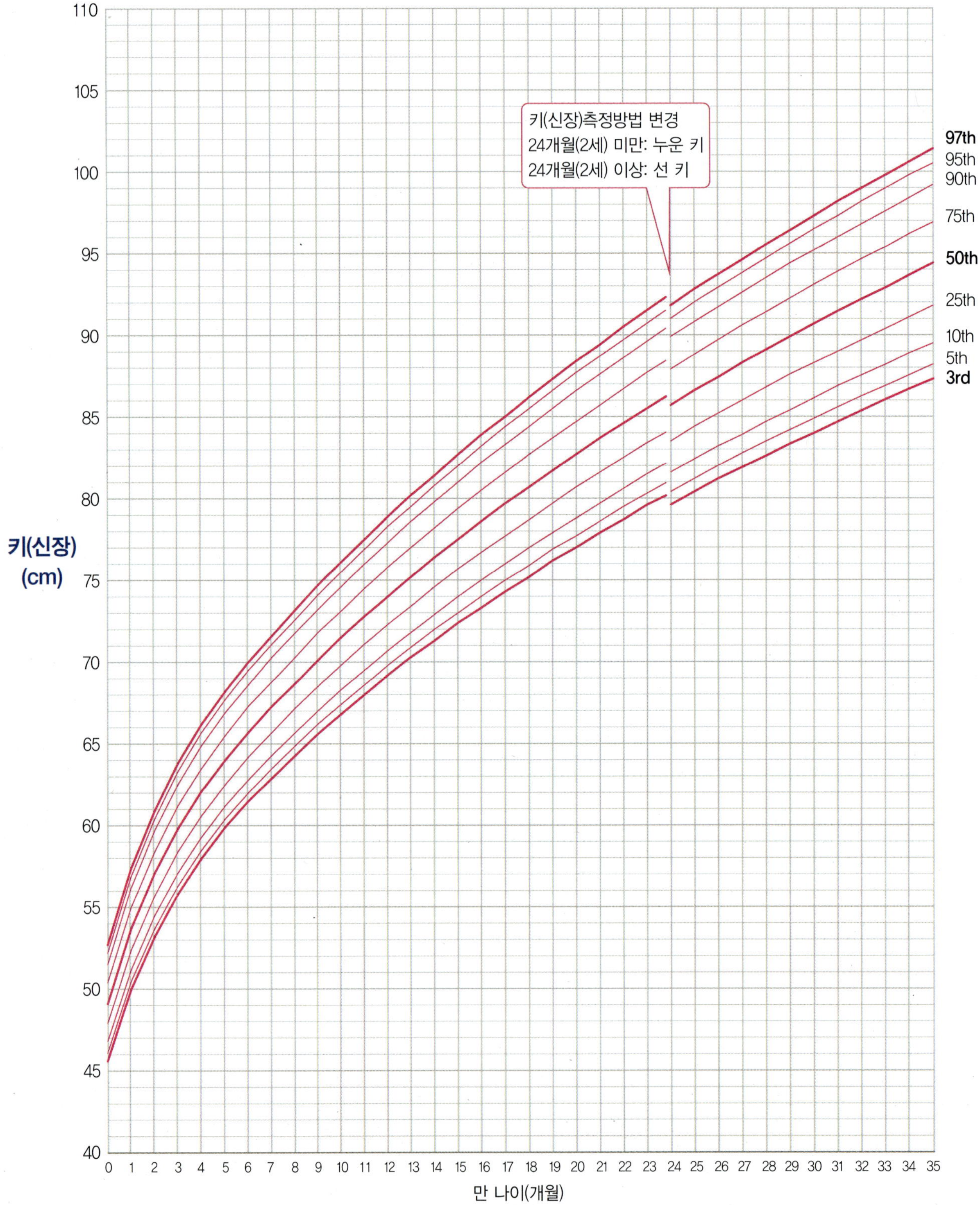

그림 2. 연령별 키(신장) 백분위수 성장곡선, 3세 미만(0~35개월), 여자

키(신장) 남자 3~18세

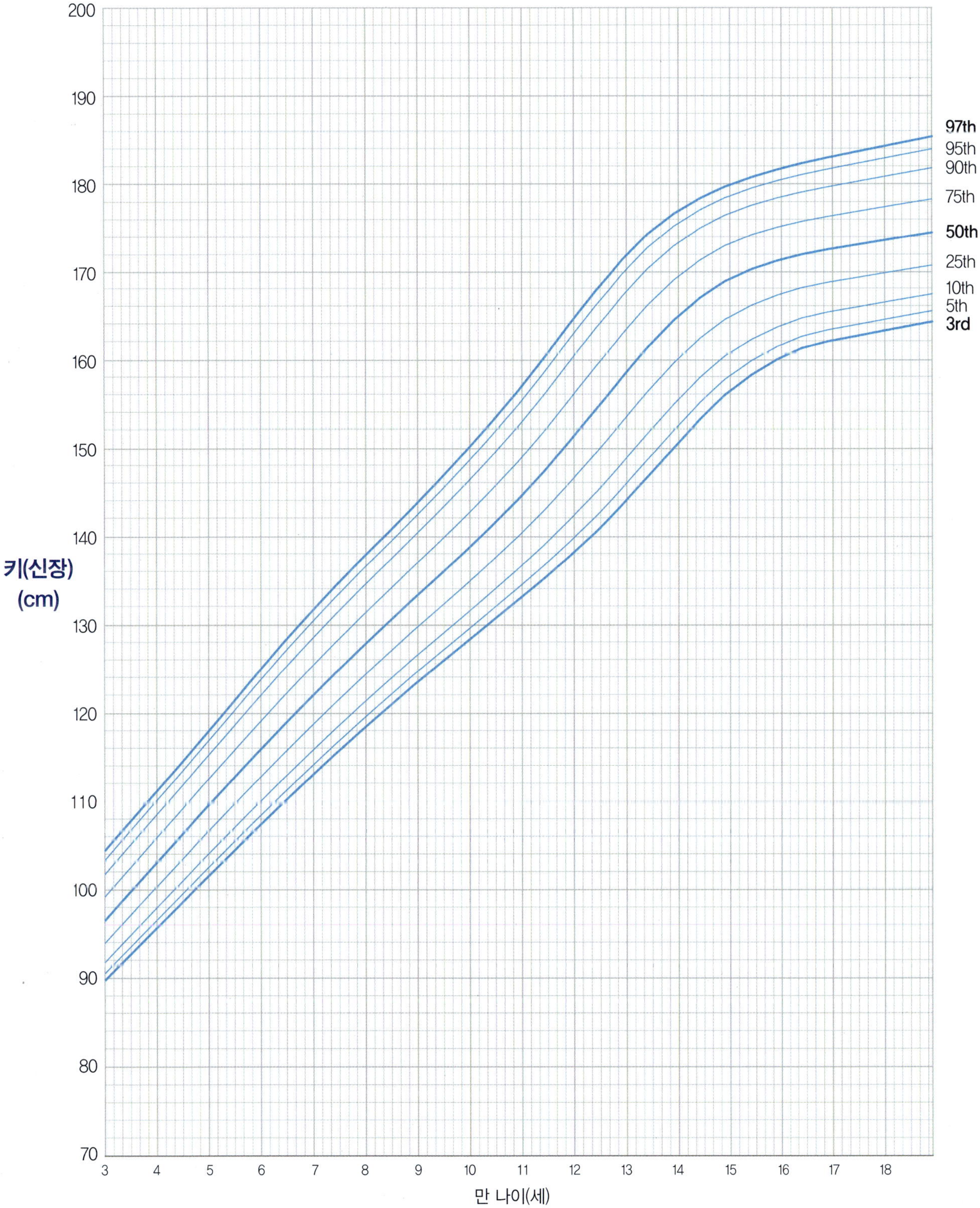

그림 3. 연령별 키(신장) 백분위수 성장곡선, 3~18세, 남자

키(신장) 여자 3~18세

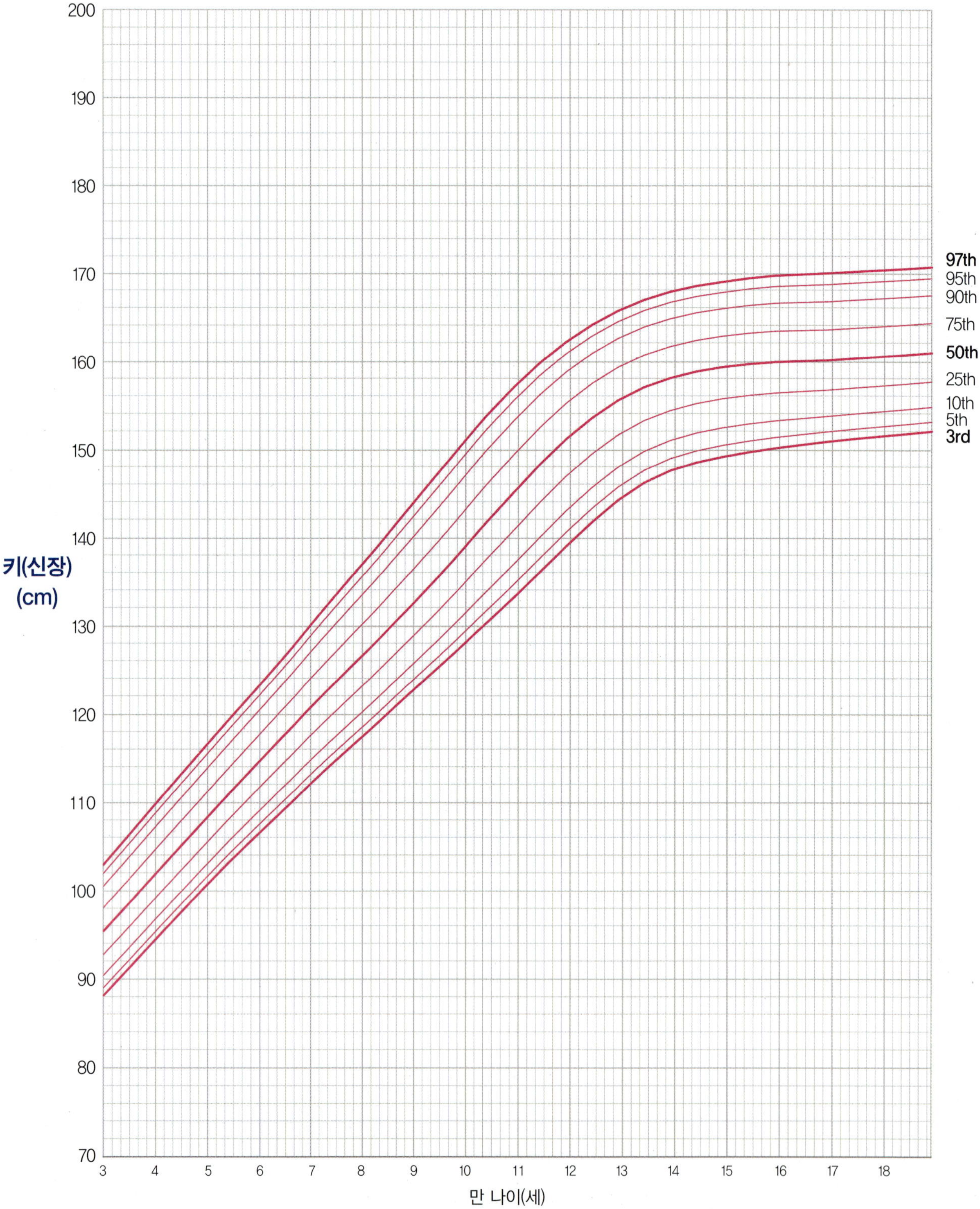

그림 4. 연령별 키(신장) 백분위수 성장곡선, 3~18세, 여자

체중 남자 0~35개월

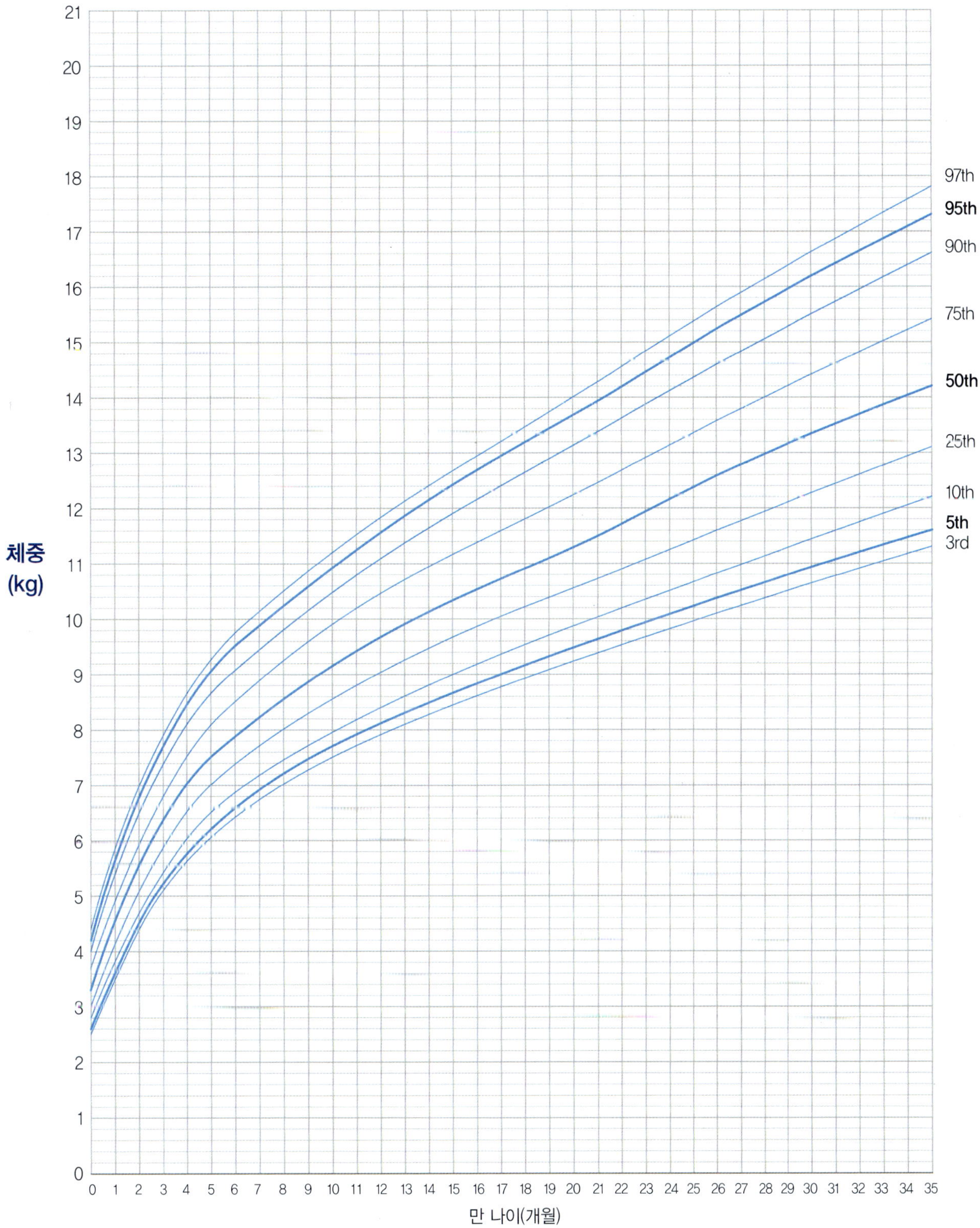

그림 5. 연령별 체중 백분위수 성장곡선, 3세 미만(0~35개월), 남자

체중 여자 0~35개월

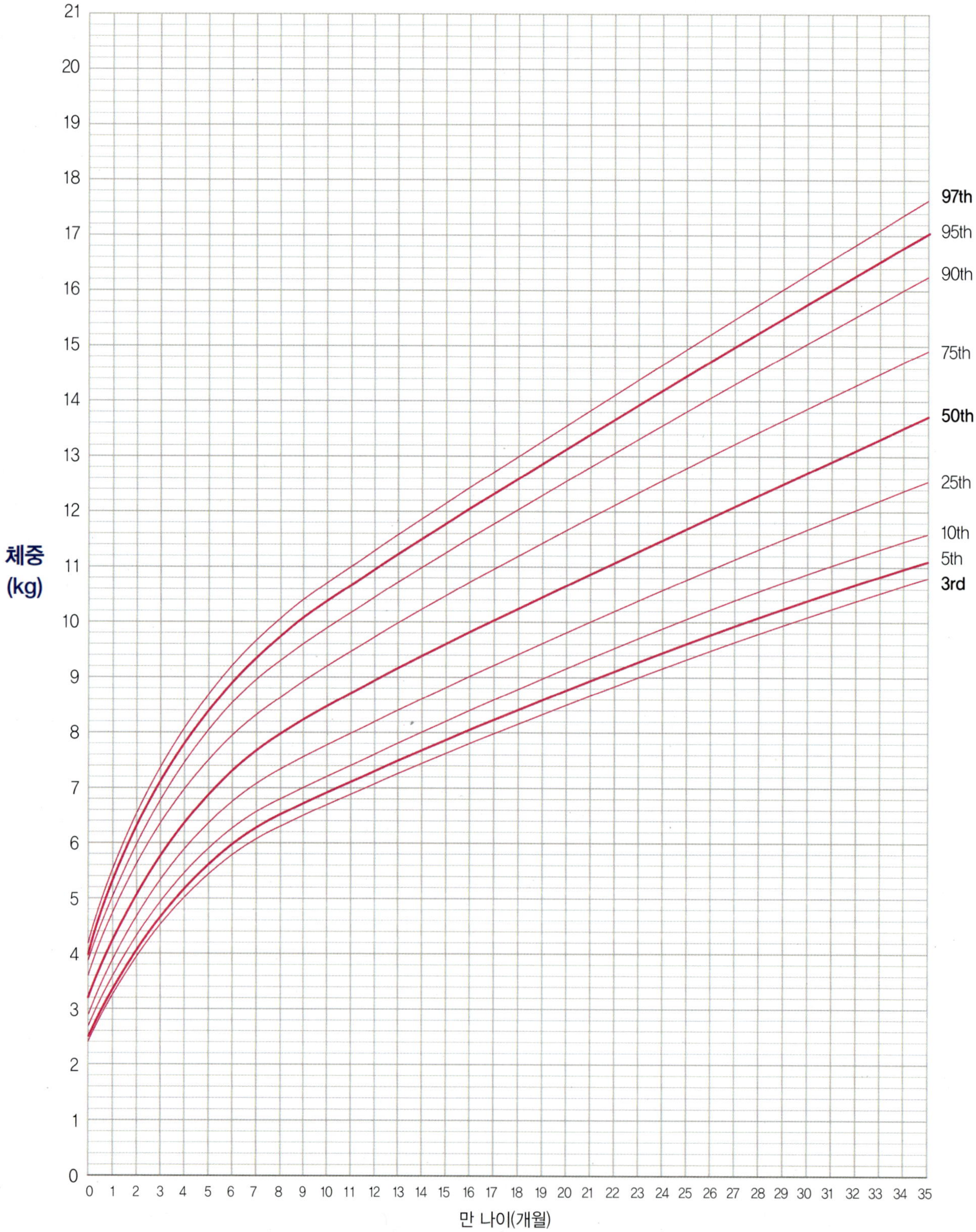

그림 6. 연령별 체중 백분위수 성장곡선, 3세 미만(0~35개월), 여자

체중 남자 3~18세

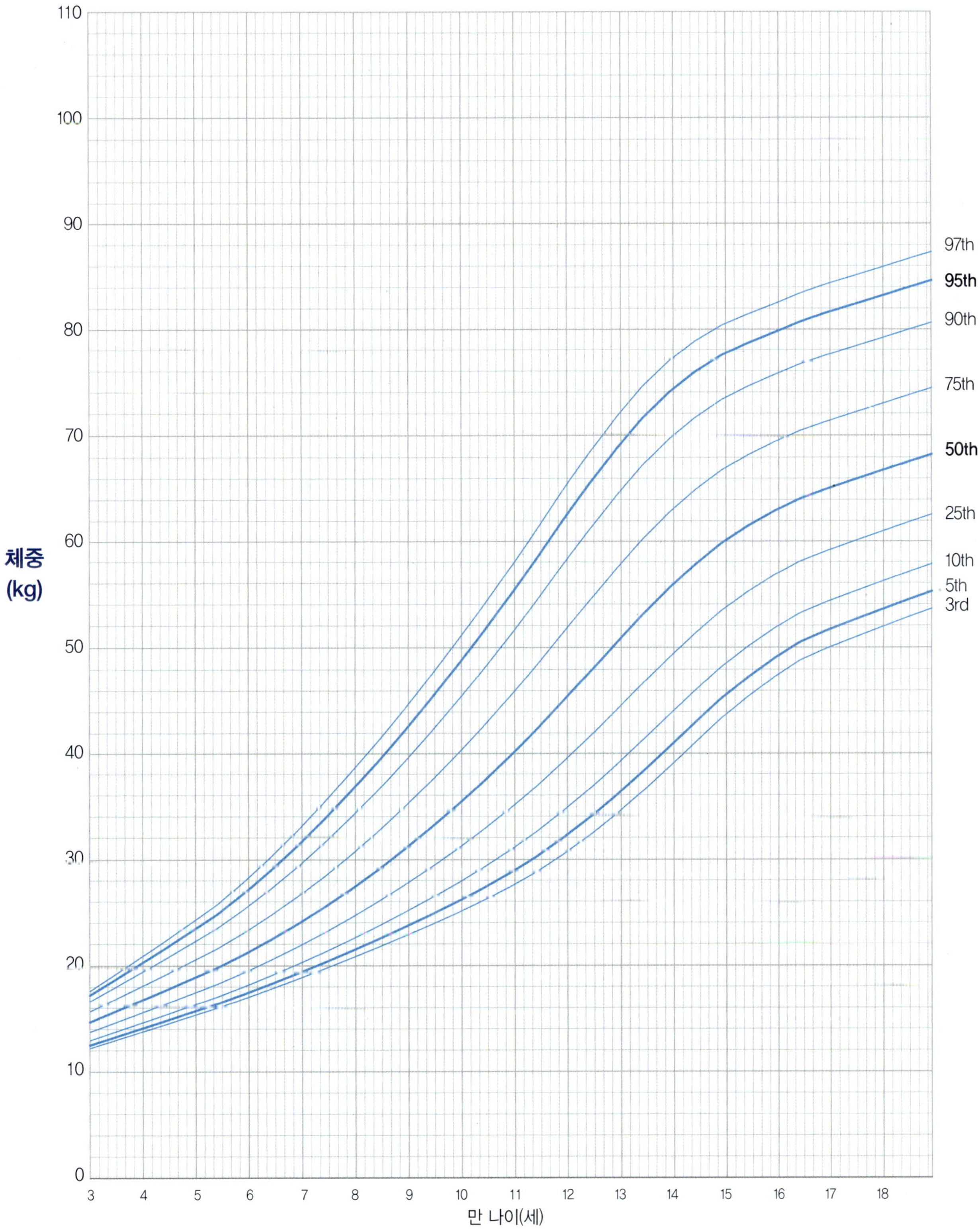

그림 7. 연령별 체중 백분위수 성장곡선, 3~18세, 남자

체중 여자 3~18세

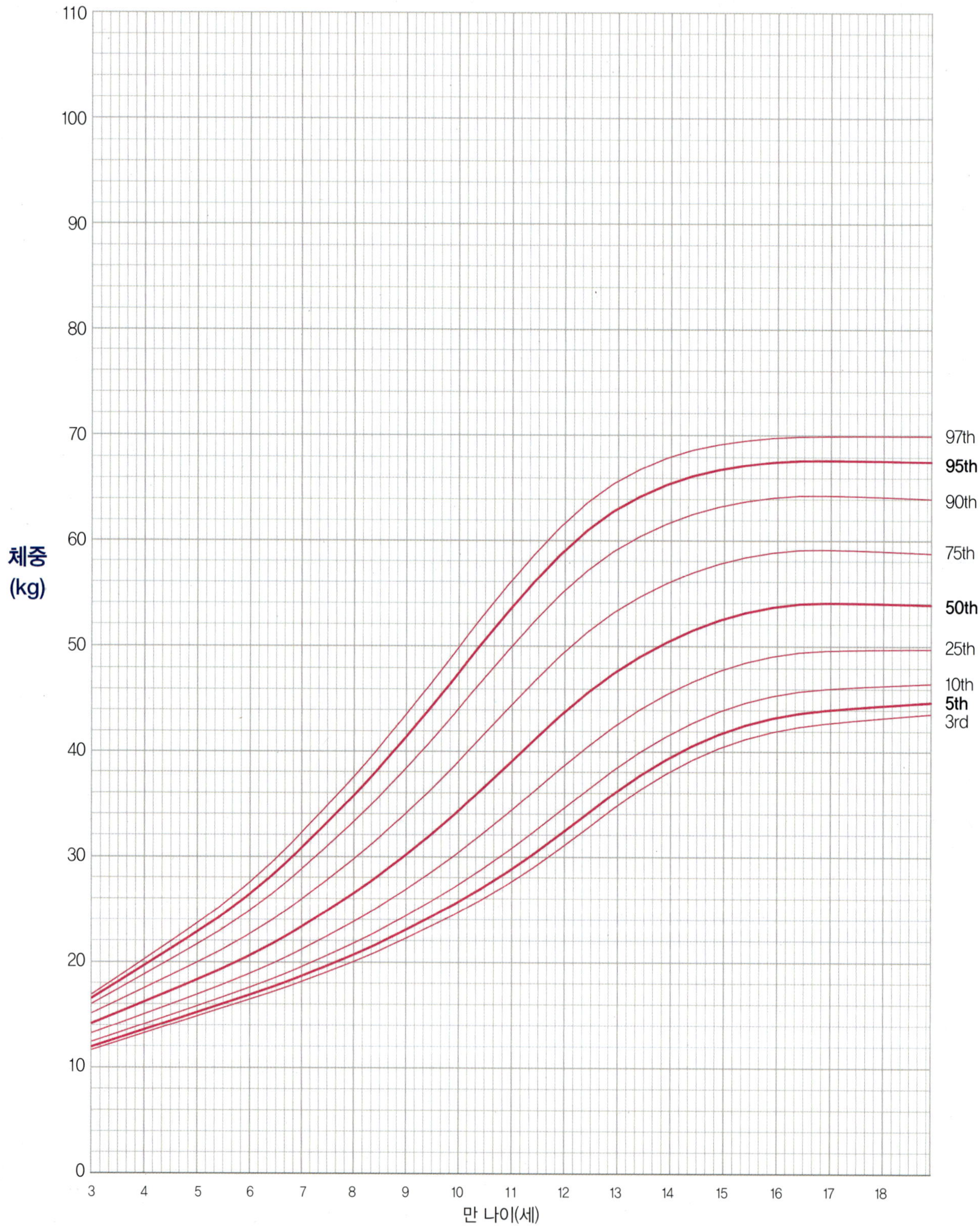

그림 8. 연령별 체중 백분위수 성장곡선, 3~18세, 여자

체질량지수 남자 2~18세

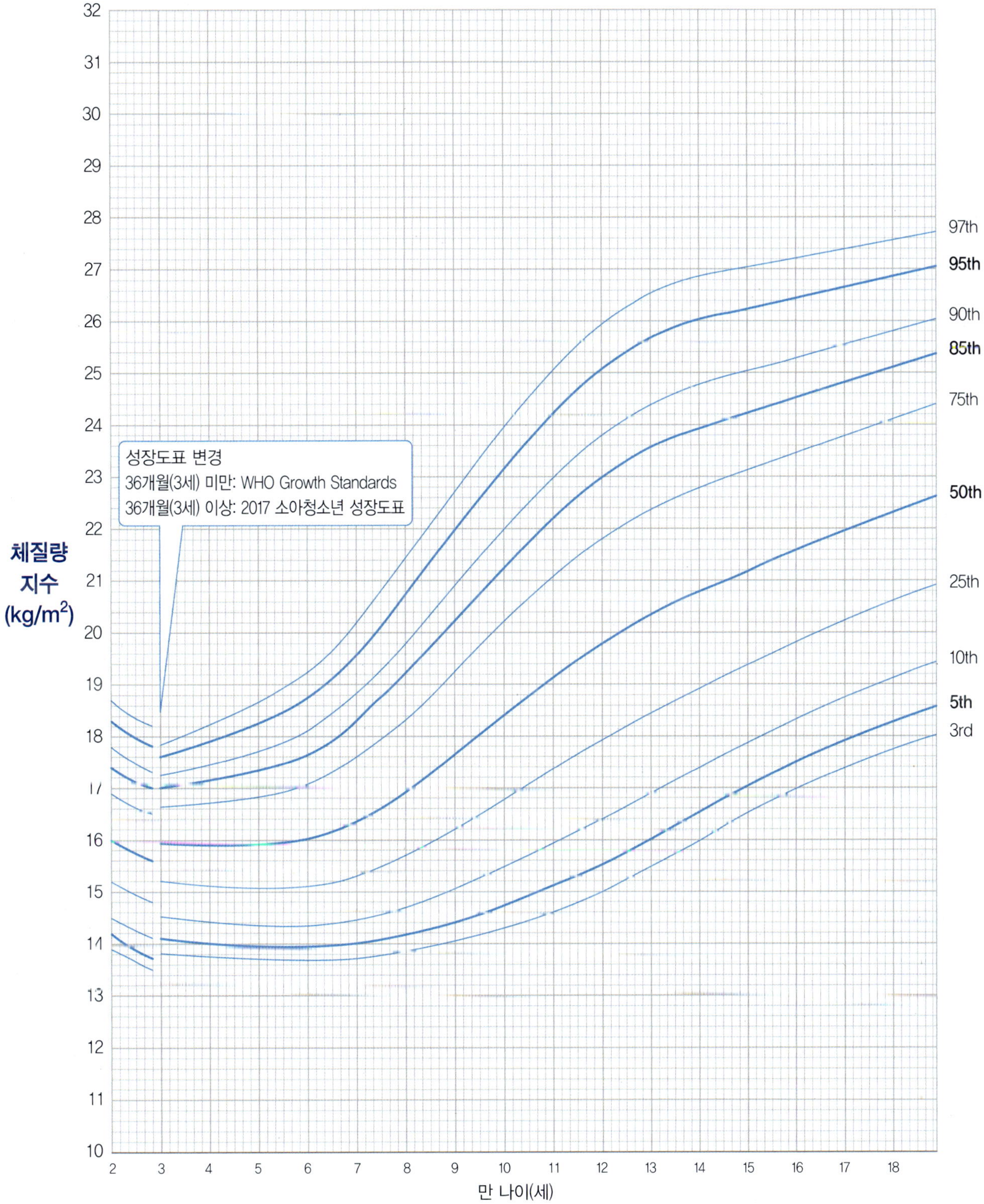

그림 9. 연령별 체질량지수 백분위수 성장곡선, 2~18세, 남자

체질량지수 여자 2~18세

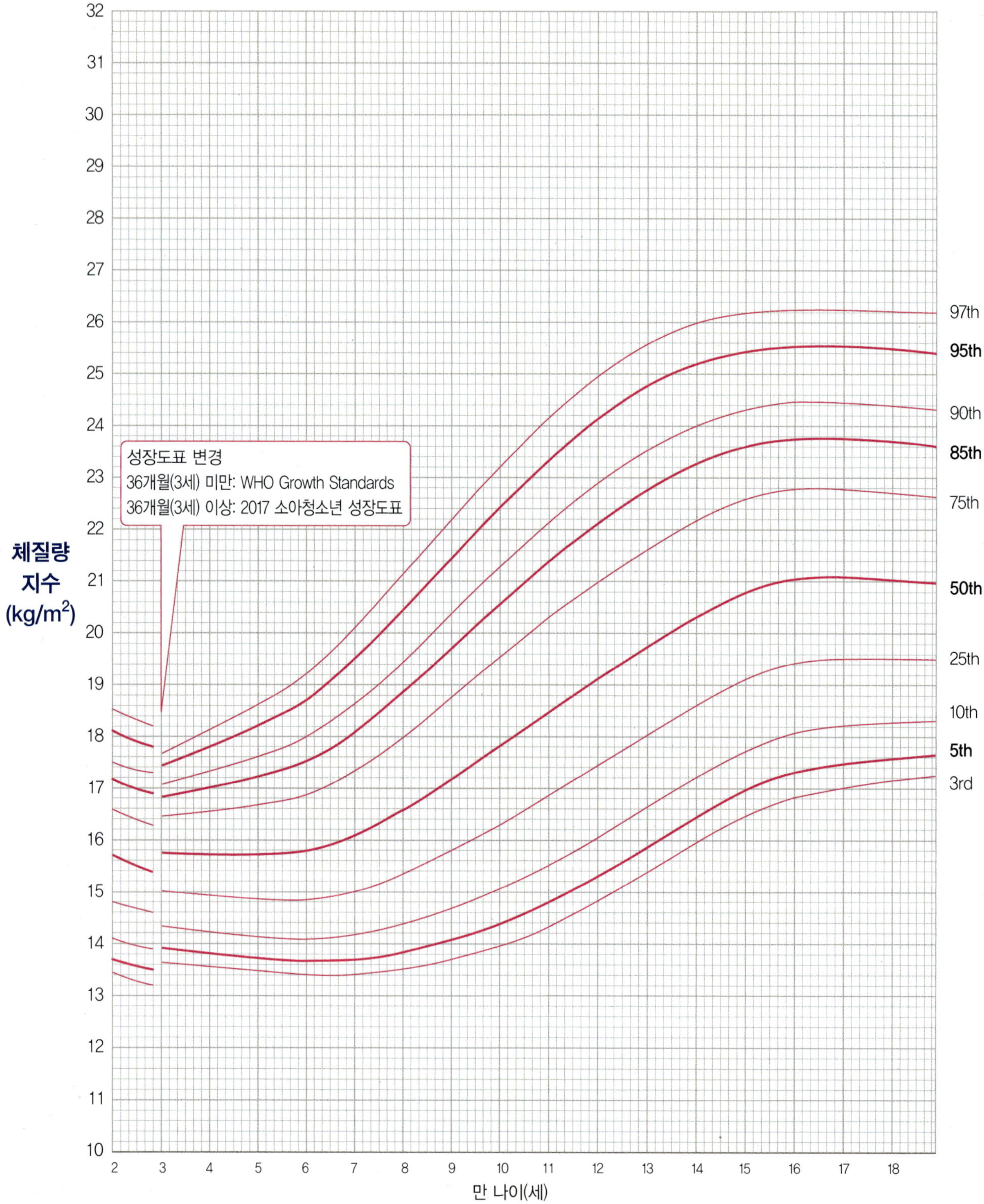

그림 10. 연령별 체질량지수 백분위수 성장곡선, 2~18세, 여자

키(신장)별 체중 남자 0~23개월

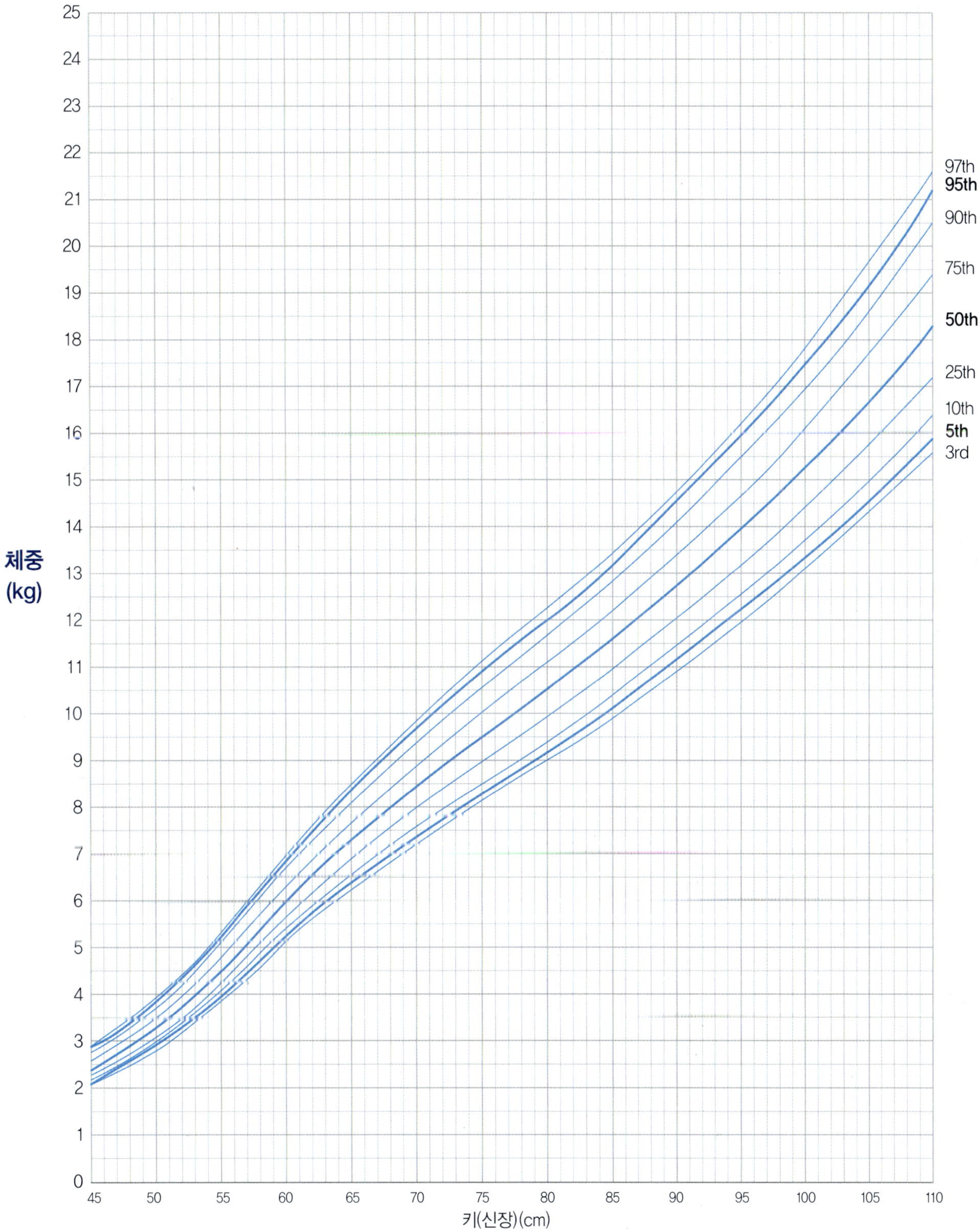

그림 11. 키(신장)별 체중 백분위수 성장곡선, 2세 미만(0~23개월), 남자

키(신장)별 체중 여자 0~23개월

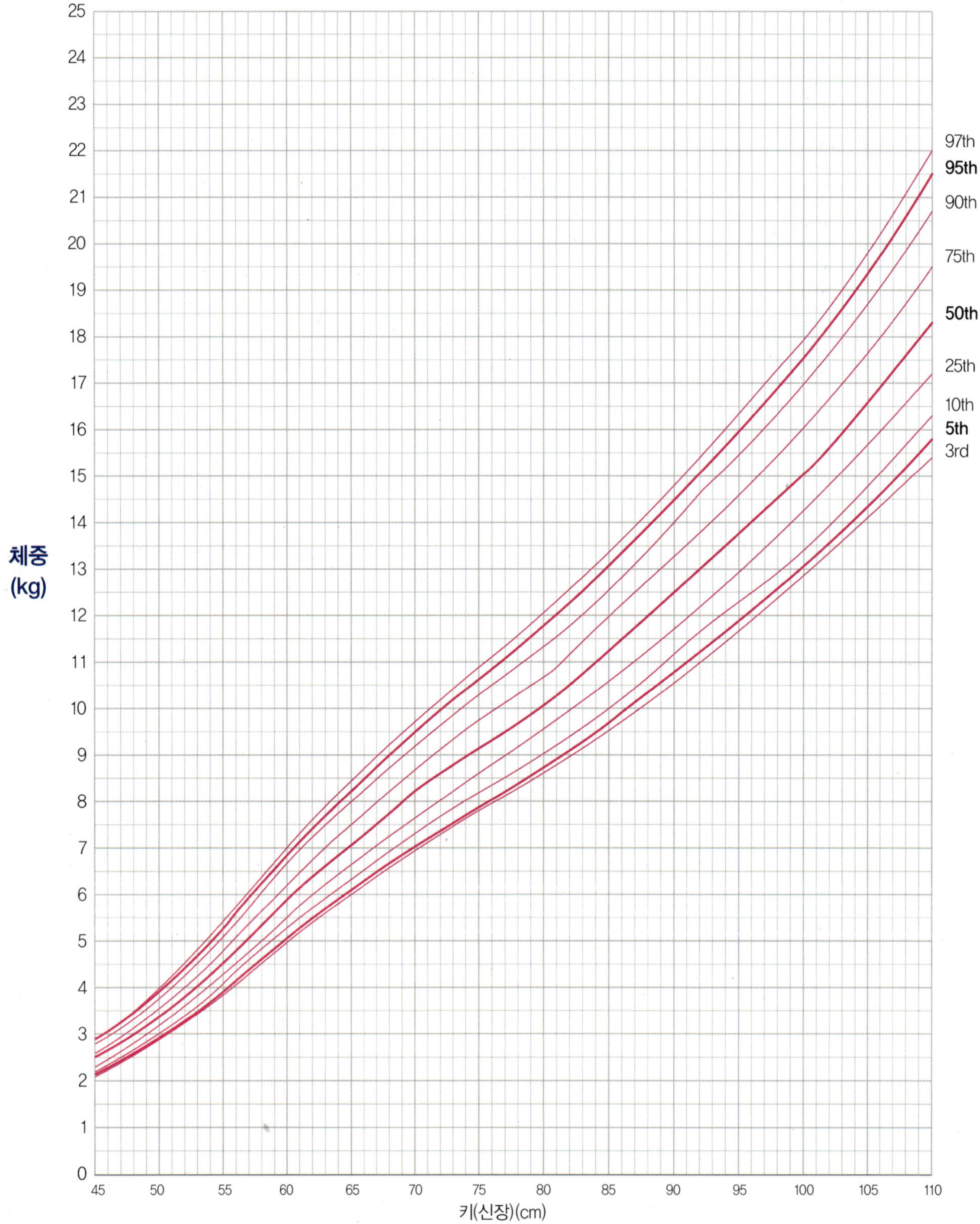

그림 12. 키(신장)별 체중 백분위수 성장곡선, 2세 미만(0~23개월), 여자

머리둘레 남자 0~35개월

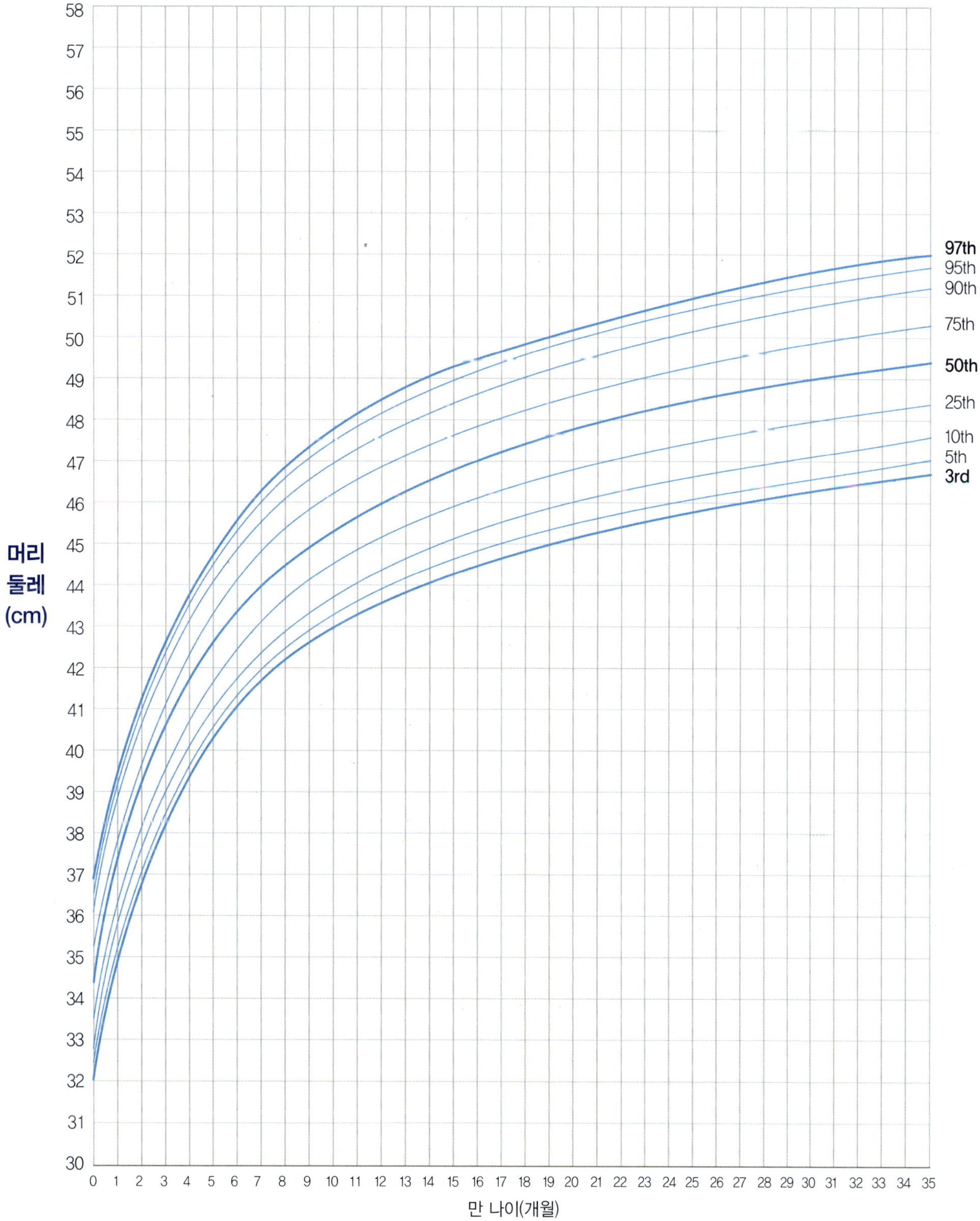

그림 13. 연령별 머리둘레 백분위수 성장곡선, 3세 미만(0~35개월), 남자

머리둘레 여자 0~35개월

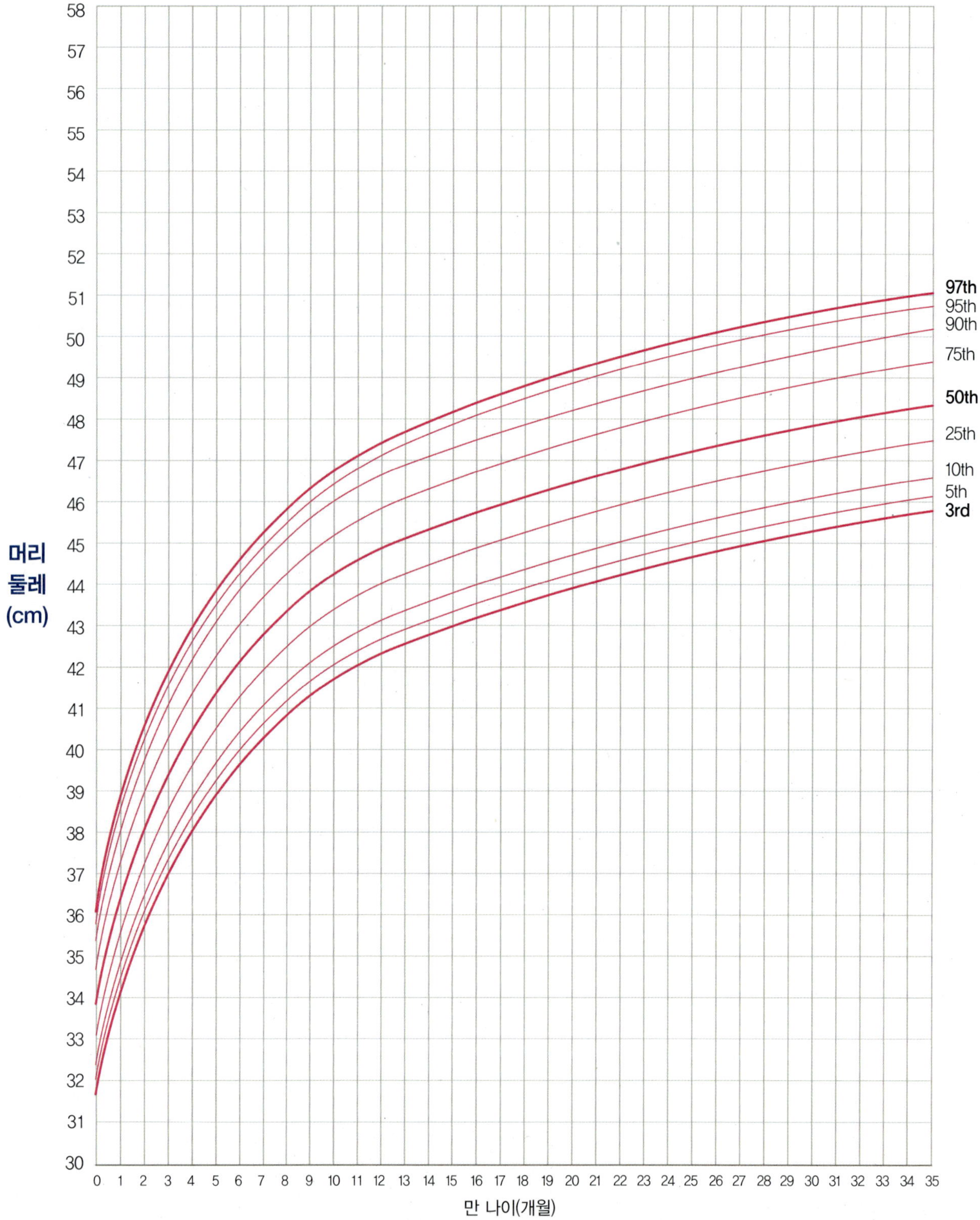

그림 14. 연령별 머리둘레 백분위수 성장곡선, 3세 미만(0~35개월), 여자

【출처】 질병관리본부. (2017). 2017 소아청소년 성장도표 해설집. 세종: 보건복지부. https://knhanes.kdca.go.kr/knhanes/sub08/sub08_01.do

B 한국형 Denver II 검사지

Denver II

검사자 :

검사일 :

I D :

이 름 :

출생일 :

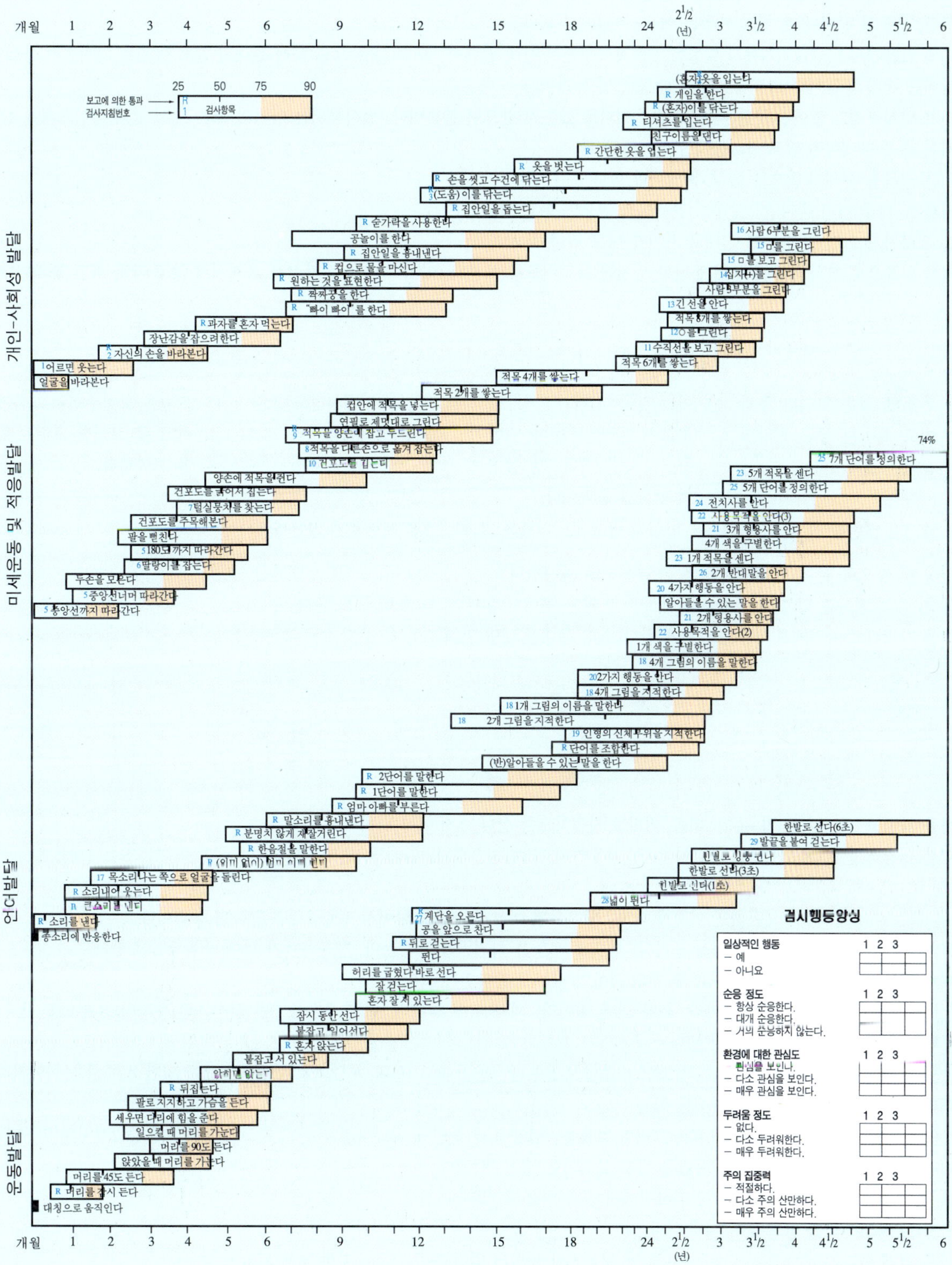

검사지침

1. 웃고, 이야기하고, 손을 흔들어서 웃게 한다. 만지지 않을 것
2. 아기는 몇 초간 손을 응시해야 한다.
3. 부모는 칫솔질하는 것을 보여주고 치약을 묻혀 주어도 된다.
4. 구두끈, 운동화 끈이나 옷 뒤의 단추는 끼울 수 없어도 된다.
5. 아기의 얼굴에서 15 cm 거리에서 털실뭉치를 보여주면서 한쪽 끝에서 서서히 중앙으로 해서 반대편 끝까지 원을 그리면서 움직인다.
6. 딸랑이를 손가락 끝이나 손등에 대었을 때 잡으면 통과이다.
7. 아기가 털실뭉치가 없어진 곳을 계속 보거나 어디로 갔는지 찾으면 통과이다. 털실뭉치는 아기가 보는 데서 빨리 떨어뜨려야 한다. 검사자는 손을 움직이지 말고 털실뭉치만 떨어뜨린다.
8. 아기는 적목을 손에서 손으로 옮길 수 있어야 한다.
9. 엄지와 또 다른 어떤 손가락으로라도 건포도를 집으면 통과이다.
10. 선은 검사자가 그린 것과 30도 이내로 차이가 나도 된다.
11. 엄지를 위쪽으로 향하게 주먹을 쥐게 하고 엄지를 움직이도록 해본다. 아기가 다른 손가락을 움직이지 않고 따라 하면 통과이다.

12. 완전히 원을 그리면 통과이고 계속된 둥근 모양만 그리면 실패이다.
13. 어느 것이 더 긴가? 거꾸로 놓고서 다시 묻는다. 3번 물어서 다 맞거나 6번 중 5번 맞으면 통과이다.
14. 선이 어디에서라도 교차되면 통과이다.
15. 그림을 보여주면서 그리게 하고 못 그리면 그리는 것을 보여준다.

※ 12, 14, 15번을 할 때 모양 이름은 말하지 말고 12, 14번은 그리는 것을 보여주지 않는다.

16. 계산할 때 쌍으로 된 것(팔, 다리 등)은 한 부분으로 계산한다.
17. 컵에 한 개의 적목을 넣고 아기 귀 가까이 보이지 않는 곳에서 흔든다. 다른 쪽 귀도 한다.
18. 그림을 가리키고 아기에게 이름을 말하게 한다(소리 흉내만 내면 안 된다).

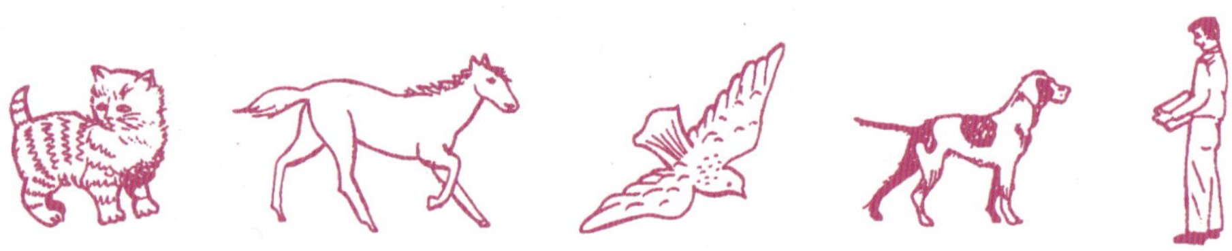

19. 인형을 가지고 코, 눈, 귀, 입, 손발, 배꼽, 머리를 지적하도록 한다. 6개 이상 맞히면 통과이다.
20. 그림을 이용해 묻는다. "어느 것이 날아가지? 야옹하지? 말하지? 짖지? 따가닥 따가닥 달리지?" 5개 중 2개 또는 4개를 맞히면 통과이다.
21. "추울 때는 어떻게 하지? 피곤하면 어떻게 하지? 배고프면 어떻게 하지?" 물어서 3번 중 2번 답하면 통과이다.
22. "컵으로 무엇을 하지? 의자는 무엇에 쓰이지? 연필로 무엇을 하지?"라고 묻는다. 행동용어가 답에 포함되어야 한다.
23. 아이가 맞는 개수의 적목을 옮겨놓고 몇 개의 적목이 있는지 말하면 통과이다.
24. "책상 밑에 놓아라. 책상 위에 놓아라. 의자 앞에 놓아라. 의자 뒤에 놓아라."하여 4번 중 3번 실시하면 통과이다(손으로 가리키거나 눈, 머리를 돌려서 알려주어서는 안 된다).
25. 공, 연못, 책상, 집, 바나나, 커튼, 문, 지붕이 무엇인지 묻는다. 만일 용도, 형태, 무엇으로 만들어졌는지 일반적 특성을 이야기하면 통과이다(예: 바나나는 과일, 꼭 노란색은 아님).
26. "말은 크다. 그러면 쥐는? 불은 뜨겁다. 그러면 얼음은? 태양이 낮 동안에 빛난다면 달은?" 하고 물어서 3개 중 2개 맞히면 통과이다.
27. 벽이나 난간을 사용하여 올라가되 사람을 잡고 올라가는 것은 안 된다.
28. 손을 들어서 1 m 정도의 거리에 있는 검사자에게 공을 받을 수 있게 던진다.
29. 검사자(21.5 cm 폭)를 놓고 넓이 뛰게 한다.
30. 똑바로 걷게 한다. 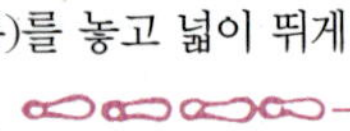 앞발 뒤꿈치와 뒷발의 엄지발이 2.5 cm 거리 내에 되도록 걷는다.
    검사자가 실제 걸어 보이고 아이는 네 발자국 이상 걸어야 하며 3번 시도해서 2번 하면 통과이다.
31. 2세에서 정상 아동의 반 정도는 비협조적이다.

찾아보기

INDEX

한 글

ㅇ

기 타

영 문

아동간호학 I

ESSENTIALS of Pediatric Nursing
FOURTH EDITION

인 쇄 | 2022년 8월 24일
발 행 | 2022년 8월 31일

저 자 | Terri Kyle, Susan Carman
편 역 | 김가은 어용숙 박은아 정옥분 배수현
손순영 이연규 박선희 윤희옥 외

발행인 | 유 해 영
발행처 | **현 문 사**
주 소 | 서울시 송파구 송파대로 201 테라타워2차 A동 1401호(문정동)
우) 05854
전 화 | 02-511-5394·5 Fax | 02-517-4462
출판등록 | 1989년 3월 10일 제2017-000062호

E-mail | hyunmoon@hyunmoon.co.kr
http://www.hyunmoon.co.kr

정가 45,000원

ISBN 979-11-6697-958-3(set)
979-11-6697-959-0(1권)